药品 GMP 指南 第2版

无菌制剂

上册　无菌制剂

国家药品监督管理局食品药品审核查验中心◎组织编写

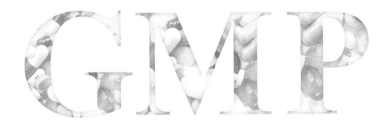

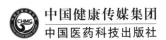

中国健康传媒集团
中国医药科技出版社

内 容 提 要

"药品 GMP 指南"（第 2 版）由国家药品监督管理局食品药品审核查验中心组织编写。《无菌制剂》分册内容紧扣《药品生产质量管理规范（2010 年修订）》及其附录的要求，结合国内外制药行业的具体实践，吸收参考了国际组织和监管机构有关指南的关键变化。本书以上版内容为基础，新增生物制品（单抗）和细胞治疗产品两个部分，以及脂质体和预灌封注射剂产品、一次性使用技术和免洗物料等内容。

本书可供药品生产企业、药品上市许可持有人、工程设计、设备制造、药品监管机构等相关人员和检查员参考使用。

图书在版编目（CIP）数据

无菌制剂 / 国家药品监督管理局食品药品审核查验中心组织编写；高天兵，郑强主编.
—北京：中国医药科技出版社，2023.4
（药品 GMP 指南）
ISBN 978-7-5214-3822-2

Ⅰ.①无…　Ⅱ.①国…②高…③郑…　Ⅲ.①制剂—药品管理—质量管理—中国—指南　Ⅳ.① R943-62

中国国家版本馆 CIP 数据核字（2023）第 042756 号

责任编辑　吴思思　张　睿
美术编辑　陈君杞
版式设计　也　在

出版　**中国健康传媒集团** ｜ 中国医药科技出版社
地址　北京市海淀区文慧园北路甲 22 号
邮编　100082
电话　发行：010-62227427　邮购：010-62236938
网址　www.cmstp.com
规格　787×1092mm $^1/_{16}$
印张　71 $^3/_4$
字数　1396 千字
版次　2023 年 4 月第 1 版
印次　2023 年 4 月第 1 次印刷
印刷　三河市万龙印装有限公司
经销　全国各地新华书店
书号　ISBN 978-7-5214-3822-2
定价　**598.00 元**（上、下册）

获取新书信息、投稿、为图书纠错，请扫码联系我们。

编 委 会

主　　编　高天兵　郑　强
副 主 编　曹　轶　韩　亮
编　　委（以姓氏汉语拼音为序）

毕　军　　陈建新　　陈中怡　　程　玥　　葛均友　　蓝科蔚　　李建科

任　民　　陶铜静　　王　丰　　王　刚　　王　亮　　王　歆　　王董明

王静怡　　肖志坚　　姚艳平　　尹放东　　张　华　　张凤珊　　郑金旺

撰稿人员（以姓氏汉语拼音为序）

安文强　　柴庶泽　　陈　瑞　　陈茂伟　　陈青连　　陈苏玲　　程　尹

崔雨婕　　邓　艳　　邓春来　　东寰睿　　段雪建　　顿　昕　　多　佳

方小聪　　付　阳　　郭建海　　郭燕红　　何　畅　　何明霞　　何燕娜

侯　军　　胡继猛　　胡仲新　　黄　洁　　黄　俊　　黄清竹　　黄晓刚

Ivan Lin　江满秀　　蒋靖欣　　阚　静　　康　健　　柯桂盛　　李　进

李　鹏　　李　泉　　李　锐　　李　珩　　李贺平　　李佳懿　　李凌梅

李明刚　　李森武　　李彦辉　　凌　磊　　刘秋琳　　刘苏建　　刘勋涛

南东坡　　牛　君　　潘友文　　丘崇辉　　饶岳俊　　宋洪杰　　苏　虹

苏纪兰　　孙　健　　孙　磊　　孙智明　　Tatiana Golovina　　王　丹

王德毅　　王金成　　王启明　　王胜怿　　王潇寒　　王月明　　王朝艳

魏才学　　魏洪超　　文剑丹　　吴岚琛　　吴文蕾　　武福军　　夏　杰

夏禄华　　肖　辉　　肖　婧　　肖勇生　　谢贵兵　　谢胜华　　徐晶晶

徐兰兰　　薛　骏　　杨　慧　　杨　昀　　杨秋艳　　杨兴伟　　易赛花

应伟娜　　袁　野　　袁　冶　　张　兰　　张　沁　　张爱波　　张小燕

张永华　　赵天贵　　赵振坤　　郑　琪　　钟　楠　　钟亚玲　　周进红

周进莉　　朱　甜　　朱慧君

审稿人员 （以姓氏汉语拼音为序）

敖卓列　曹　辉　曹　渊　曹艳华　成　殷　崔　强　刁旺喜

丁　勇　丁满生　方笑语　甘一迪　高　杨　高存强　葛渊源

龚丽萍　韩　强　郝旭梅　贺铮怡　黄　维　黄锦航　黄雪月

孔　妍　李　晶　李　静　李达龙　李红秀　李建平　李香玉

梁　颖　刘　芬　刘俊云　娄再飞　楼双凤　马敏华　马岩松

潘志成　庞海河　裴艳茹　朴晋华　齐菲菲　沈　沁　盛　娉

施瑞娜　史　晶　孙　朗　孙程洁　孙素梅　汤　平　汤正坤

唐文燕　王　芳　王　元　王立杰　王诗琳　王守斌　温艳华

肖洁琼　徐　赜　许　丹　许青青　许文铂　宣培军　闫　桐

闫兆光　颜若曦　杨红艳　杨敬鹏　杨晓林　杨永胜　姚　泳

姚树元　叶　非　尹逊辽　俞佳宁　张　闯　张　新　张　燕

张长军　张凤梅　张华敏　张灵敏　张楠楠　张晓刚　张越琳

赵　飞　赵　俭　赵小军　赵孝斌　郑起平　周　亮　周　艳

周晓丽　周有治　周志彩　颛孙燕　卓亚红

编写说明

"药品 GMP 指南"丛书自 2011 年 8 月出版以来，对帮助我国制药行业更好学习、理解、实施药品生产质量管理规范（GMP）发挥了重要作用，同时也为药品 GMP 检查员提供了学习教材。十年来，我国制药工业质量管理体系建设不断完善，质量管理水平不断提升，《药品管理法》《疫苗管理法》《药品注册管理办法》《药品生产监督管理办法》等法律、部门规章陆续修制定，以及多个 GMP 附录颁布实施，不断加强与完善了药品 GMP 实施的要求。随着国家药监局成为 ICH 管委会成员，疫苗国家监管体系通过世界卫生组织 NRA 评估，积极筹备申请加入药品检查合作计划（PIC/S），我国药品监管国际化程度日益深化。特别是近十年来国际药品 GMP 指南不断更新，涉及数据可靠性、无菌产品、连续制造等新理念、新标准、新技术，产业界对于"药品 GMP 指南"丛书内容更新修订的需求日益迫切。

2021 年 8 月，在国家药品监督管理局以及相关业务司局的支持和指导下，国家药品监督管理局食品药品审核查验中心会同北京大学知识工程与监管科学实验室和中国健康传媒集团中国医药科技出版社组织开展"药品 GMP 指南"修订工作。

"药品 GMP 指南"第 2 版以上版内容为基础，结合过去十几年国内外制药行业的具体实践，吸收 ICH、WHO、PIC/S、美国 FDA、EMA 有关指南，以及借鉴 ISPE、ISO、PDA、APIC 等有关指南的关键变化，旨在服务于知识和创新驱动的产业发展和以患者为中心、基于风险的科学监管。

来自 130 多家国内外药品监督管理机构、生产企业和研究机构的 500 余位专家积极参与再版修订工作，完成了 500 多万字的稿件，内容较上版增加近 1 倍。

"药品 GMP 指南"第 2 版《质量管理体系》分册新增研发质量体系、数据可靠性策略章节和药品上市许可持有人管理要求等;《厂房设施与设备》分册新增工艺气体系统、信息化和计算机化系统、先进制造三个部分;《口服固体制剂与非无菌吸入制剂》分册新增吸入制剂、缓控释制剂和中药颗粒剂附录,技术转移、工艺验证、共线生产等内容;《无菌制剂》分册新增生物制品(单抗)和细胞治疗产品两个部分,以及脂质体和预灌封注射剂产品、一次性使用技术和免洗物料等;《质量控制实验室与物料系统》《原料药》分册对接国内外产业法规指南全面升级,并就实验室调查、微生物实验室、供应商管理、委托储存、临床用原料药、溶媒回收等热点内容进行专题讨论。

　　本次修订得到了国家药品监督管理局以及相关业务司局的支持和指导,北京大学知识工程与监管科学实验室和有关企业给予了全力配合。在此,谨对关心和支持本次修订的各级领导和专家表示衷心的感谢!特别感谢北京市药品审评检查中心、辽宁省药品审评查验中心、上海药品审评核查中心、江苏省药品监督管理局审核查验中心、山东省食品药品审评查验中心、广东省药品监督管理局审评认证中心对本丛书审核工作给予的大力支持。

　　"药品 GMP 指南"第 2 版涉及的内容广泛,虽经努力,但因时间仓促、水平有限,错漏之处恳请广大读者批评指正。

国家药品监督管理局食品药品审核查验中心
2023 年 1 月

总目录

无菌制剂

GMP

目 录

4 √ 人员

5 √ 清洗和准备

$6\sqrt{}$ 配制

$7\sqrt{}$ 灌装

11　无菌制剂的最终处理

12　无菌工艺模拟试验

13 √ 清洁和消毒

$14\sqrt{}$ 环境监测

$15\sqrt{}$ 无菌检查

16 吹灌封技术

17 屏障技术

18 一次性使用技术和免洗物料

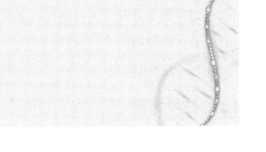

1 前言

1.1 背景

1.1.1 指南说明

本指南通过介绍国内外无菌药品生产和质量控制的先进理念和良好实践,旨在为无菌制剂生产和质量控制的具体实施方法提供参考;希望能够帮助企业落实《药品生产质量管理规范(2010 年修订)》(以下简称 GMP)及其无菌药品附录的要求,提高无菌制剂的生产管理和质量控制水平,也希望为我国制药企业的国际化以及无菌制剂 GMP 检查与国际接轨提供帮助。

本指南是推荐性、非强制性的,无菌制剂生产企业可以结合产品和工厂的实际情况,基于科学和风险合理选择本指南及其他符合 GMP 要求的方法。

本指南中如无特别说明,GMP 均指《药品生产质量管理规范(2010 年修订)》及其附录;如无特别说明,《中国药典》均指现行版。

1.1.2 法规背景

为了推动我国无菌制剂生产企业进一步科学合理实施 GMP,加强对无菌制剂生产过程的管理和监督,本指南在 GMP 及其无菌药品附录的基础上,借鉴了国家药品监督管理局(NMPA)、世界卫生组织(WHO)、国际人用药品注册技术协调会(ICH)、药品检查合作计划(PIC/S)、美国食品药品管理局(FDA)、欧洲药品管理局(EMA)、国际标准化组织(ISO)、美国注射剂协会(PDA)、国际制药工程协会(ISPE)、药物与医疗保健科学协会(PHSS)等药品监管机构、国际组织或行业协会颁布的与无菌药品生产相关的规范、指南或技术文件以及无菌制剂研究的最新进展,尤其是根据 2011年以来无菌药品法规、指南或标准更新的情况进行了修订,例如,NMPA 颁布的《除菌过滤技术及应用指南》《无菌工艺模拟试验指南(无菌制剂)》《化学药品注射剂灭菌和无菌工艺研究及验证指导原则(试行)》《化学药品注射剂与塑料包装材料相容性研究技术指导原则（试行）》《化学药品注射剂包装系统密封性研究技术指南（试行）》等，以及欧盟于 2022 年 8 月颁布的 GMP 附录 1 无菌药品生产。同时，在编纂过程中充分考虑了我国无菌制剂生产企业的实际状况及需求，并参考国内外先进制药企业的具体实践，使指南更具指导性、实用性和可操作性。

1.1.3 技术背景

无菌制剂是指法定药品标准中列有无菌检查项目的制剂，包括注射剂、眼用制剂、无菌软膏剂等。

无菌制剂的上市许可持有人和生产企业均应清楚认识到，受到污染的无菌制剂一旦流入市场，可能会对患者的健康造成危害，严重的甚至可能危及患者生命。因此，要确保无菌制剂的无菌性，生产企业必须具备具有高度质量风险意识、精深科学知识和严谨认真工作态度的专业技术人员，基于科学和风险建立完善的无菌制剂生产和质量控制策略、污染控制策略和无菌保证系统，建立良好的、严密的质量管理体系并予以有效运行。在产品的全生命周期中，随着对产品和工艺知识的理解不断加深，无菌制剂生产和质量控制策略、污染控制策略和无菌保证系统等核心要素，需要根据质量风险管理和质量管理体系的要求定期回顾与审核，持续改进和更新，以确保能持续地生产出符合预定用途和质量要求的产品。

无菌制剂需要基于科学和风险对其生产全过程进行精心设计、验证和控制，对可能引起微生物、热原和微粒的潜在污染进行严格控制，对药品生产相关人员进行充分的培训。本指南旨在为制药企业在无菌制剂生产工艺的设计、生产和质量控制策略的建立、污染相关风险评估、污染控制策略制定及实施，以及无菌工艺生产人员的培训和资质确认等方面提供科学的思路和具体实施方法，以确保无菌制剂的安全性。

无菌制剂的生产工艺一般分为最终灭菌工艺和无菌生产工艺，两者之间存在本质区别。

最终灭菌工艺通常要求在严格的生产环境中进行产品灌装和容器的密封。在此环境下进行灌装和密封能够尽可能降低中间产品的微生物和微粒污染，结合后续的最终灭菌工艺，能更好地确保产品的无菌性。大多数情况下，在产品最终灭菌前，药品、容器和密封组件的微生物污染水平已经控制在较低的范围内，但尚未达到无菌状态，所以药品在最终容器中密封后需要接受灭菌处理，如湿热灭菌。

相对采用除菌过滤工艺生产的无菌制剂，在密封容器中经过最终灭菌的无菌制剂产品的无菌性更有保证，还可以有效降低因生产操作失误造成的质量风险。因此，在条件允许的情况下，无菌制剂的工艺开发应尽可能考虑采取最终灭菌工艺。当最终灭菌工艺对产品的质量或稳定性有不利影响时，可以采取经过验证的无菌生产工艺生产无菌制剂。有些情况下，可采取在无菌生产工艺的基础上增加适当温度热处理的方法，以更好地保证产品的无菌性和安全性。

采用无菌生产工艺生产无菌制剂的过程中，原料药和辅料各组分、容器和密封组件首先以适当的方式分别灭菌或除菌，然后组合在一起，因为产品在最终容器中密封后不再进行灭菌处理，所以必须在更为严格的生产环境中进行产品的无菌生产操作和容器密封。相对于最终灭菌工艺，无菌生产工艺存在更多的可变因素，采用良好的无菌生产工艺设计可以从源头上降低无菌操作过程的污染风险。在组合并加工成为最终的无菌制剂之前，产品的每个部分通常都要接受不同的灭菌处理。如玻璃容器进行干热灭菌或除热原，胶塞进行湿热灭菌，药液进行过滤除菌等。以上生产工艺均需要经过验证，并在生产过程中进行控制。任何一个工序发生失误，都可能导致产品受到污染。

在将已灭菌或无菌的原料药、各种部件、容器或密封组件组合并加工成为最终的无菌制剂过程中，任何与容器密封完整性相关的手工操作或机械操作失误，均可能会向无菌制剂引入质量风险或污染风险，因此，无菌制剂的包装系统必须经过科学设计，并在生产中对容器密封完整性进行严格验证和控制。

随着吹灌封技术、屏障技术和一次性使用技术在我国制药工业得到越来越多的应用，在无菌制剂的无菌性得到更好保证的同时，也需要考虑新设备、新技术本身可能带来的新的质量风险。无菌制剂生产企业对先进制造技术的恰当应用和管控也是保证无菌制剂质量的重要环节。

综上所述，无菌制剂生产企业需要基于科学和风险建立完善的无菌保证系统、产品生产和质量控制策略以及污染控制策略，从人员培训、无菌制剂生产工艺设计、厂房设施和设备、确认和验证、生产和质量控制、质量管理体系实施以及先进制造技术应用各个环节加强管理，以保证产品的无菌性。

1.2 范围

本指南适用于无菌制剂的生产和质量控制，除了化学无菌制剂外，本指南还适用于单克隆抗体和细胞治疗产品等生物制品。无菌原料药、中药注射剂、疫苗不在本指南中专门论述，但其无菌生产工艺的设计和污染控制的思路也可参考本指南，无菌原料药生产和质量控制的具体实施方法请参考本丛书《原料药》分册。

本指南主要突出了无菌制剂的特点，无菌制剂生产所需其他系统的详细介绍，请参见本丛书的其他分册指南（如《质量管理体系》《厂房设施与设备》《质量控制实验室与物料系统》等）。

1.3 框架

本指南首先在本分册无菌制剂部分"2 无菌制剂生产和质量管理概要"中阐述了无菌制剂控制策略、产品生产和质量控制策略、污染控制策略和无菌保证系统等核心理念，其次，根据无菌制剂生产工艺的特点（包括最终灭菌工艺和无菌生产工艺），主要从设施设备、流程设计及管理、人员、新技术、新产品等五方面，对无菌制剂的GMP 实施进行了阐述。

对流程设计和管理的要求是本指南的重点，本指南主要从生产管理和质量管理两方面对无菌制剂生产、质量控制的要求进行阐述。在生产管理方面，首先在"3 生产管理"中，介绍了无菌制剂生产的特殊要求，然后对无菌制剂生产中关键工艺分别进行介绍，包括"5 清洗和准备""6 配制""7 灌装""8 冻干""9 轧盖""10 灭菌方法""11 无菌制剂的最终处理""12 无菌工艺模拟试验""13 清洁和消毒"。在质量管理方面，根据无菌制剂污染监测和质量控制方面要求，主要撰写了"14 环境监测""15 无菌检查"等相关章节。

对厂房设施、公用系统、仪器设备等设施设备的要求，在本丛书《厂房设施与设备》分册中均有详细介绍，物料管理的要求也可参考本丛书的《质量控制实验室与物料系统》分册，故本指南着重强调无菌制剂在厂房设施、公用系统、设备和物料方面的特殊要求，相关内容在"3 生产管理"中进行阐述。在 GMP 实施过程中，人员是关键因素，对于无菌制剂，需要对人员的无菌更衣、无菌操作技能及所接受的培训进行有效管理，相关要求见"4 人员"。

随着科技的发展，在无菌制剂生产领域，出现了许多新技术、新设备，本指南对吹灌封技术、屏障技术和一次性使用技术，分别在"16 吹灌封技术""17 屏障技术""18 一次性使用技术和免洗物料"进行了介绍。

近年来，单克隆抗体和细胞治疗产品在我国逐步从产品研发阶段进入到商业化生产阶段，本次修订特别在本指南中新增生物制品（单抗）和细胞治疗产品两部分内容，为这两类产品的 GMP 实施提供指导。

同时本指南附录选取了大容量注射剂、冻干粉针剂、无菌分装粉针剂、无菌脂质体制剂、预灌封注射剂等 5 个典型的无菌制剂剂型或药械组合包装形式为案例，对生产质量管理过程中的要点、风险控制点进行具体阐述，为读者提供更多指导。

本指南框架可参见图 1-1 指南框架示意图，其中，虚线框中的内容请读者主要参考本丛书《质量控制实验室与物料系统》分册和《厂房设施与设备》分册，本指南仅重点强调其与无菌制剂相关的特殊性要求。

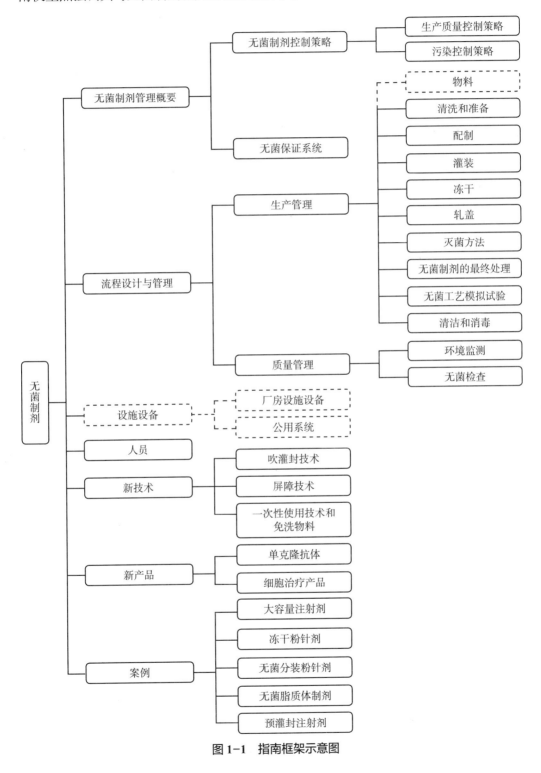

图 1-1　指南框架示意图

2 无菌制剂生产和质量管理概要

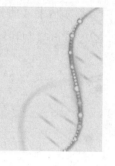

本章主要内容:

☞ 无菌制剂控制策略

☞ 无菌制剂生产和质量控制策略的制订

☞ 污染控制策略的制订

☞ 无菌保证系统的构建

法规要求

药品生产质量管理规范（2010 年修订）无菌药品附录

第三条 无菌药品的生产须满足其质量和预定用途的要求，应当最大限度降低微生物、各种微粒和热原的污染。生产人员的技能、所接受的培训及其工作态度是达到上述目标的关键因素，无菌药品的生产必须严格按照精心设计并经验证的方法及规程进行，产品的无菌或其它质量特性绝不能只依赖于任何形式的最终处理或成品检验（包括无菌检查）。

第五条 无菌药品生产的人员、设备和物料应通过气锁间进入洁净区，采用机械连续传输物料的，应当用正压气流保护并监测压差。

第六条 物料准备、产品配制和灌装或分装等操作必须在洁净区内分区域（室）进行。

第七条 应当根据产品特性、工艺和设备等因素，确定无菌药品生产用洁净区的级别。每一步生产操作的环境都应当达到适当的动态洁净度标准，尽可能降低产品或所处理的物料被微粒或微生物污染的风险。

背景介绍

要正确理解并良好实施无菌药品生产和质量管理的 GMP 规定，首先必须对微生物、热原、微粒、无菌和无菌药品的定义有清晰、准确的了解，尤其是需要对微生物、热原、微粒有基本的科学认识，且对质量源于设计的药品研发方法与控制策略有基本的了解。

A. 微生物

微生物是指个体难以用肉眼看清，需要借助光学显微镜或电子显微镜才能观察到的一切微小生物的总称。

微生物具有以下特点：

（1）个体微小。除了蘑菇、灵芝等大型真菌外，绝大多数的微生物个体都非常微小，无法用肉眼直接观察到。目前地球上已知最小的能独立生活的微生物是支原体，大小约为 100nm，是一类介于细菌和病毒之间的单细胞微生物，需要寄生在某种特定活细胞内的病毒则更小。

（2）代谢旺盛，具有极其高效的生物化学转化能力。例如，乳糖菌在 1 小时之内能够分解其自身重量 1000~10000 倍的乳糖，产朊假丝酵母菌的蛋白合成能力是大豆蛋白合成能力的 100 倍。

（3）生长繁殖快。大肠埃希菌约 20 分钟繁殖 1 次。假设 1 个大肠埃希菌每 20 分钟分裂 1 次，1 小时分裂 3 次，1 昼夜 24 小时可分裂 24×3=72 次，大概可产生 4722366500 万亿个（2^{72}）大肠埃希菌。微生物的这一特性使其在制药工业上有广泛的应用，如发酵生产各种化学原料药或生物制品。

（4）适应性强，容易发生变异。对极端环境具有很强的适应性，例如芽孢杆菌在营养缺乏、干燥的条件下可以从营养体形成芽孢，在有氧和无氧条件下都能存活，待条件适宜时又可以重新萌发成营养体。

（5）分布广，种类多。微生物能在各种环境中生长，如空间、海洋、土壤、水、空气、动物和植物等。自然界中的微生物达几万种，与人类关系密切。大多数微生物对人类有益，只有少部分能致病，能引起人和动物致病的微生物叫病原微生物，一般包括细菌、真菌、支原体、衣原体、立克次体、螺旋体、病毒。

无菌制剂生产过程中，微生物可以来自生产环境、公用系统、设备、物料、物品、人员等各个方面。

历史上发生的注射剂相关的药害事件充分说明了被微生物污染的无菌制剂对患

者健康或生命造成危害的严重性。例如，2006年发生的"欣弗事件"中，克林霉素磷酸酯葡萄糖注射液（即欣弗注射液）生产企业未按批准的工艺参数灭菌，降低灭菌温度、缩短灭菌时间、增加灭菌柜装载量导致无菌检查和热原检查不符合规定。又如，在2008年发生的"刺五加注射液"事件中，由于特大暴雨造成库存的刺五加注射液被雨水浸泡，药品受到细菌污染。

B. 热原

热原（pyrogen）系指注入机体后能引起体温异常升高的致热物质。广义的热原包括细菌性热原、内源性高分子热原、内源性低分子热原及化学热原等。细菌性热原主要是某些微生物的代谢产物、细菌尸体及内毒素。致热能力最强的是革兰阴性杆菌的细胞壁产物，即通常所说的细菌内毒素（bacteria endotoxin），主要化学成分是脂多糖中的类脂A，其次是革兰阳性杆菌类，革兰阳性球菌则较弱，霉菌、酵母菌、甚至病毒也能产生热原。

热原具有耐热性、滤过性、水溶性、不挥发性、被吸附性，最主要特性为耐热性，其为由磷脂、脂多糖和多肽所组成的复合物，存在于细菌的细胞膜和细胞壁。细菌在存活状态时不释放出来，只有当细菌死亡自溶或粘附在其他细胞时，才表现其毒性。

注入人体的注射剂中含有热原量达1μg/kg就可引起不良反应，通常在注入0.5~1小时后出现发热反应，可使人体产生发冷、寒颤、发热、出汗、恶心、呕吐等症状，有时体温可升至40℃以上，严重者甚至昏迷、虚脱，如不及时抢救，可危及生命。该现象称为"热原反应"。

针对热原和细菌内毒素的检测，《中华人民共和国药典》（以下简称《中国药典》或ChP）中收载有热原检查法和细菌内毒素检查法。热原检查法是将一定剂量的供试品，静脉注入家兔体内，在规定时间内，观察家兔体温升高的情况，以判定供试品中所含热原的限度是否符合规定的一种方法。细菌内毒素检查法系利用鲎试剂来检测或量化由革兰阴性菌产生的细菌内毒素，以判断供试品中细菌内毒素的限量是否符合规定的一种方法。

C. 微粒

微粒是指极细小的颗粒，在《中国药典》中也称为不溶性微粒。不溶性微粒（sub-visible particle/particulate matter）与可见异物（visible particle）相对应，意指不溶于水和有机溶剂、非代谢性的、肉眼所看不见的颗粒。不溶性微粒一般指的

是粒径 < 50μm 的微粒，而可见异物一般指的是粒径 > 50μm 的肉眼可见的微粒（图 2-1）。

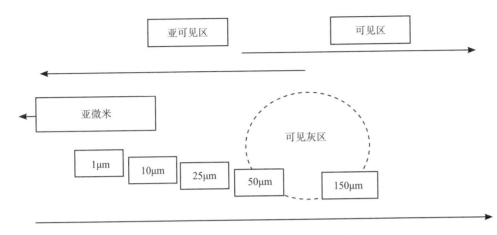

图 2-1 不溶性微粒与可见异物的粒径范围

一旦不溶性微粒进入人体循环系统中可导致不良反应。例如，输液时如有大量微粒进入血管，一些人会在输液时或输液后，出现过敏反应，如红疹、瘙痒、肿胀等；有的堵塞微循环发生肌细胞坏死；或出现热原反应。有些患者的过敏症状在输液后几天内才会出现，常被认为是其他疾病；还有潜藏在血管里的微粒，使人几年或几十年后才出现中风、栓塞等疾病，而这些都可能是由于输液污染导致。

成人毛细血管为 6~8μm，婴儿毛细血管仅为 3μm。由于婴幼儿的血管比成人细，自身免疫功能也低，不溶性微粒对他们的不良反应和造成的危害也更明显和严重。老年患者、肿瘤患者、心脑血管疾病患者由于通常都伴有血管硬化、管壁增厚、管腔狭窄等病变，不溶性微粒对其影响比普通患者更严重。

注射剂中不溶性微粒通常来源于外源污染，如金属屑、玻璃屑、纤毛、块状物等，或来源于内源产生，如药品生产、贮存、运输过程及临床配药操作污染等途径，或者是药物配伍使用时发生物理或化学性质变化。不溶性微粒不仅直接关系到患者的用药安全，也可间接反映出药品是否严格按 GMP 的要求生产，产品的处方、工艺和药包材的选择是否合理，剂型的选择是否得当，因此，对不溶性微粒进行严格控制很有必要。

D. 无菌

无菌是指在指定物体、介质或环境中不存在任何活的微生物。

E. 无菌药品

根据上述无菌的定义，所谓无菌药品是指没有活的微生物的药品。在 GMP 无菌药品附录中，无菌药品实际是指法定药品标准中列有无菌检查项目的制剂和原料药。

根据《中国药典》通则 1101 无菌检查法的规定，"无菌检查法系用于检查药典要求无菌的药品、医疗器具、原料、辅料及其他品种是否无菌的一种方法。若供试品符合无菌检查法的规定，仅表明了供试品在该检验条件下未发现微生物污染。"从《中国药典》的上述规定看出，无菌检查法存在供试品取样和检验条件的局限性，即由于微生物在一批无菌制剂中的分布缺乏均一性，能否取到被微生物污染的样品对无菌检查的结果有直接影响，即便取到了被微生物污染的样品，还可能因培养基的选择性和灵敏度、培养条件、培养时间、检查操作的方法、检查环境、结果观察的方法等的局限性而不能有效发现污染。因此，采用无菌检查法判断样品的无菌性存在局限性，更不用说判断整批产品的无菌性了。GMP 无菌药品附录第三条明确指出，"产品的无菌或其它质量特性绝不能只依赖于任何形式的最终处理或成品检验（包括无菌检查）"，世界卫生组织的"无菌药品 GMP"也有类似的规定，"对成品进行的无菌检查只能被视为确保无菌的一系列控制措施中的最后一项"。

F. 质量源于设计的药品研发方法与控制策略

ICH Q8、Q9 和 Q10 提供了一个系统性的方法，用于在药品研发阶段确定产品关键质量属性（critical quality attribute，CQA）、设计空间（design space，DS）、控制策略（control strategy，CS），使药品在任何情况下都能符合患者的需求，达到预期的产品性能，充分体现质量源于设计（quality by design，QbD）的理念，该方法即是质量源于设计的系统性的药品研发方法。

其中，设计空间、关键质量属性、关键工艺参数、控制策略分别定义如下：

设计空间（DS）是已被证明能保证产品质量的输入变量（如物料属性）和工艺参数的多维组合和交互作用的范围。在设计空间内的变动，在监管上不被视为注册变更。而一旦超出设计空间，则应视为注册变更，并应启动上市后的变更申请。设计空间由上市许可持有人提出，送交监管机构审评并批准。

关键质量属性（CQA）是指产品的物理、化学、生物或微生物性质或特征，应在适当的限度、范围或分布之内，以确保预期的产品质量。

关键工艺参数（CPP）是指其波动会影响到产品关键质量属性而应该被监测或控制的工艺参数，以确保能生产出预期质量的产品。

控制策略（CS）是指为确保工艺性能和产品质量，基于当前对产品和工艺的理解而建立的一套有计划的控制，包括与原料药、制剂生产所用物料和组件、厂房设施和设备运行条件、过程控制、成品质量标准、相关监测和控制的方法和频次等的相关参数和特性。

ICH Q8 指出，质量源于设计的系统性的药品研发方法包括：在整个产品生命周期中，已有知识以及实验设计研究结果的整合；质量风险管理以及知识管理方法的运用。这种系统的方法有助于药品预期质量的达成，并使监管者能够更好地了解企业的策略。而对药品及其工艺的认知，可以通过药品生命周期中获得的新知识不断更新。该系统性的药品研发方法应至少包括以下要素：

- 确定目标产品的质量概况（quality target product profile，QTPP），因为这关系到药品的质量、安全性和有效性，需要考虑诸如给药途径、剂型、生物利用度、规格和稳定性等内容。
- 明确制剂潜在的关键质量属性，以使那些对药品质量有影响的药品特性得以研究和控制。
- 确定原料药、辅料等的关键质量属性，并选择为达到药品预期质量所用的辅料类型和用量。
- 选择合适的生产工艺。
- 将质量风险管理结合到对药品和工艺的深刻理解中，建立适当的控制策略，该策略可以是一个建议的设计空间和（或）实时放行检验（real time release test，RTRT）方案。
- 对处方和生产工艺的系统评价、理解和改进过程，包括：
  ○ 根据已有的知识、试验和风险评估，确定能影响药品关键质量属性的物料特性和工艺参数。
  ○ 确定物料特性和工艺参数与药品关键质量属性之间的相互关系。

由此可见，控制策略应在药品研发阶段建立，是构成药品研发的要素之一。药品上市许可持有人应在药品研发过程中确定和了解会影响产品质量的变异来源，加以控制，并论证物料（原料药和辅料）、中间体（过程中物质）、容器密封系统和制剂的控制对成品质量的作用。基于对产品和工艺的了解，结合质量风险管理，将更有利于工艺控制，使变更（如原材料的变更）以适当的方式得到调节，从而保证持续稳定的产品质量。这些控制应以对产品、处方和工艺的理解为基础，并至少包括对关键工艺参数和物料属性的控制。控制策略应具有一定的工艺调节能力以确保制剂所有的关键质量属性受控（图 2-2）。

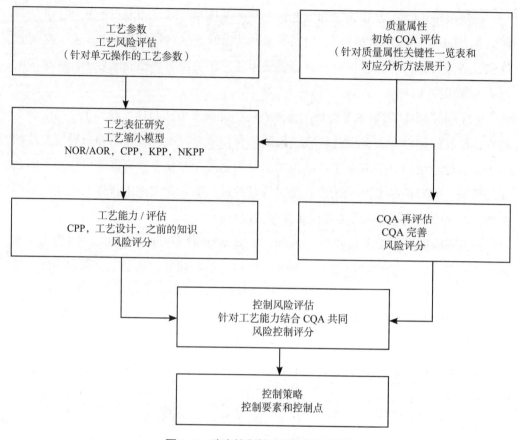

图 2-2　建立控制策略的流程示意图

控制策略可以包括，但不限于以下内容：

● 物料（如原料、辅料、与药品直接接触的包装材料）属性的控制，应以其对工艺性能或产品质量的影响为基础。

● 产品质量标准。

● 对下游操作或成品质量有影响的单元操作的控制，如冻干干燥对制剂降解的影响。

对生产工艺的理解可能提供更多可选择的生产模式。比如，对可能无需过于严格控制的物料变化，只需设计一个有适当控制的工艺步骤，即对物料有相应的步骤，就能确保产品质量的持续稳定。对产品性能的深入理解可以判断不同生产模式下的产品是否符合其质量属性，这种判断方法的使用可支持实时放行检验，提供更高的质量保证水平。

因此，当过程分析技术（process analytical technology，PAT）应用于产品生产工艺的过程控制或实时放行检验时，控制策略还应包括以下内容：

● 替代成品检验的过程控制或实时放行检验，如生产过程中对关键质量属性的测量和控制。

● 确认多变量预测模型的监控程序（如定期的全面产品检测）。

控制策略中可包括不同的要素。例如，控制策略的一个要素可以依赖于成品检验，另一个要素可以依赖于实时放行检验。

GMP 确认与验证附录的第二十条规定，"企业应当有书面文件确定产品的关键质量属性、关键工艺参数、常规生产和工艺控制中的关键工艺参数范围，并根据对产品和工艺知识的理解进行更新。"因此，当药品研发完成后进入到技术转移阶段时，药品上市许可持有人应将书面的控制策略连同制剂的处方、生产工艺、质量标准、分析方法，以及关键质量属性、关键工艺参数的质量风险评估报告等提供给药品生产企业，将产品和工艺的知识有效传递给接收方，并在技术转移过程中基于新获得的产品和工艺知识以及生产经验，对处方、生产工艺、质量标准、分析方法和控制策略加以改进，进行工艺确认或工艺验证，同时评估控制策略的适用性和有效性。

在商业化生产阶段，药品生产活动的目标包括实现产品上市，建立并维护受控状态以及促进持续改进。药品质量体系应能确保可随时获得预期的产品质量，达到合适的工艺性能具有适当的控制，评估和确定改进机会，不断扩大知识体系。药品生产企业应对工艺性能进行监控，以确保能够得到设计空间所预期的产品质量属性。随着在常规生产中不断获得经验，这种监控可以包括对生产工艺的趋势进行分析。对于运用数学模型的设计空间，进行定期维护有助于确保该模型的性能。如果设计空间不变，药品生产企业可以根据内部质量体系的管理规定进行模型维护。在获得新的工艺知识后，设计空间可以被扩展、缩小或再定义，控制策略也随之予以相应变更，并根据对产品和工艺知识理解深度的不同，采用不同的注册变更策略，向药品监管机构申报注册变更。

对于早期未根据 ICH Q8、Q9 和 Q10 的要求所研发的药品，药品生产企业应当尽可能收集研发资料和数据，结合实际商业化生产和质量管理中积累的产品工艺知识及经验，采用质量风险评估的方法，梳理总结出控制策略。

总之，控制策略应在药品研发阶段获得的产品和工艺知识的基础上，运用质量风险管理和知识管理的方法设计和建立，在整个产品生命周期中，随着对产品和工艺知识的理解不断加深，控制策略还需要根据质量风险管理和质量管理体系的要求定期回顾与审核，持续改进和更新，以不断改进产品工艺，提升产品质量，确保能持续地生产出符合预定用途和质量要求的产品。

对无菌制剂而言，产品的无菌性、热原或细菌内毒素、不溶性微粒均是与安全性相关的极为重要的关键质量属性。GMP 中单独设置了无菌药品附录，全面、系统地阐述无菌药品相关的 GMP 规定，以最大限度降低微生物、各种微粒和热原的污染，保证无菌药品的安全性。因此本章首先概述了无菌制剂的控制策略，在生产和质量控制策略、污染控制策略中详细地阐述了制订策略应考虑的原则和具体方法，并结合药品质量管理体系的要求介绍构建无菌保证系统需考虑的因素，概述无菌制剂生产和质量管理的要点和要求，并为读者正确理解其他章节的内容提供必要的基础。

2.1 无菌制剂控制策略

📋 技术要求

2014 年 8 月，药物与医疗保健科学协会（Pharmaceutical and Healthcare Sciences Society，PHSS）发布了 *Control Strategy White Paper–In Manufacture of Sterile Pharmaceutical/ Drug Products*（《无菌药品生产控制策略白皮书》），系统地提出了无菌药品 / 制剂的控制策略。本章将结合该白皮书中的内容系统地介绍无菌制剂的控制策略。

该白皮书认为，控制策略应基于对有助于产品质量、疗效和患者安全所有方面的整体认识，至少考虑产品类型和剂型、监管要求、关键质量属性、生产过程、厂房设施等因素，包括公用设施、人员及其相互影响、实践、废弃物管理以及与洁净室环境控制相关的任何节能管理。

应以文件化的控制策略形式制定无菌产品生产控制方法，为任何既定产品或工艺明确规定目标，并制定在产品生产中实施基于风险方法的原则要求。

控制策略应得到风险评估的支持，这些风险评估应有助于做出关键决策，以确定产品生产控制目标是如何通过被视为连续的控制步骤而实现的，首先是设计（设施和工艺），其次是过程控制，之后是操作规程控制，在良好设计的监控系统中通过偏差做出反应。

控制策略应基于不断更新的产品、工艺和风险知识，保持"实时有效"的状态。整体考虑和对风险的积极响应是控制策略的内在属性。应认识到，通过建立控制的过程可引导药品生产企业正式确立控制状态，作为生产工艺批准的一部分，变更控制程序将适用于任何基于质量、疗效和患者安全风险需要进行风险 / 影响评估的变更。

对于无菌制剂而言，产品的无菌性、热原或细菌内毒素、不溶性微粒均是与安全性相关的极为重要的关键质量属性，因此，控制策略至少可以由紧密关联的三个部分组成，即：生产控制策略、质量控制策略、污染控制策略（图2-3），其中，生产控制策略基于产品类型、需求、过程和风险建立，在有的药品生产企业中也被称为工艺控制策略；质量控制策略基于对风险的理解，在满足监管要求的生产过程中控制关键质量属性；污染控制策略包括交叉污染控制，可包括控制放行或产品分隔的要求。本书部分章节中也将生产控制策略和质量控制策略统称为生产和质量控制策略。

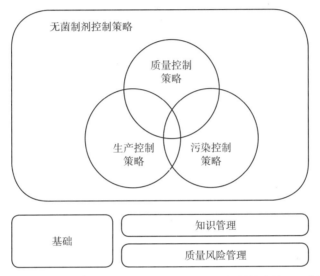

图 2-3　生产控制策略、质量控制策略、污染控制策略关系示意图

无菌制剂的生产在设计上需要基于风险的方法，质量应在设计时即被构建到产品中，并根据整合了质量风险管理的药品质量体系要求管控产品质量。

生产中的控制策略建立应结合生产控制、质量控制和污染控制，以保证产品的安全、有效和质量可控。

在制定控制策略时，需要考虑生产、质量和污染控制的每个方面。

本章中将阐述建立无菌制剂生产和质量控制策略应考虑的原则，并围绕污染控制策略进行更为详细的阐述。

2.1.1　无菌制剂生产和质量控制策略

实施指导

无菌制剂的生产控制策略应包括以下方面的考虑，并规定如何实现或实施特定控制水平的方法：

● 产品是采用最终灭菌工艺（基于患者安全的风险管理应优先采用）还是无菌生产工艺（基于产品类型）生产。在产品研发过程中，可以参考国家药品监督管理局药品审评中心颁布的《化学药品注射剂灭菌和无菌工艺研究及验证指导原则》（试行）中"注射剂灭菌工艺选择的决策树"（图 2-4），根据产品的特性依次选择过度杀灭、残存概率的最终灭菌工艺、除菌过滤的无菌生产工艺、不可除菌过滤的完全无菌生产工艺。即便是选择无菌生产工艺，也应优先考虑增加适当温度热处理，以尽可能达到所需的优于无菌生产工艺的无菌保证水平（SAL）。

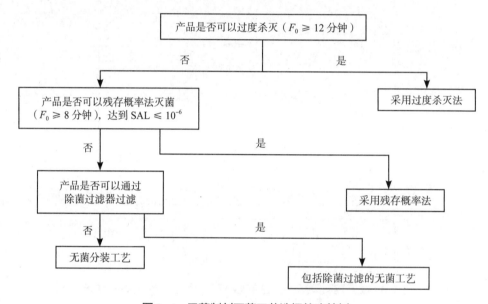

图 2-4　无菌制剂灭菌工艺选择的决策树

● 产品类型、剂型、所需数量，以及供应阶段，如临床试验批次或需满足上市许可要求的商业化生产批次。

● 生产过程是按批次、阶段性生产还是连续生产方式进行；如是阶段性生产（对无菌制剂而言，阶段性生产不是特指无菌分装工序，可以是其他生产工序，如配制，过滤）的，每生产多少批进行一次彻底的清洁；如是连续生产的，生产多少数量或多长时间为一批；如何控制品种切换。

● 具体的工艺过程、所用的设备是什么，以及工艺步骤如何整合形成规定的工艺设计或工艺流程。

● 生产阶段的目标终点是什么（如配液步骤，目标终点混合步骤结束）。

● 满足生产控制要求所需的自动化程度如何，人员或操作人员将如何与工艺过程互动。

● 厂房设施或公用设施与工艺设备如何结合以达到生产控制目标。

- 制剂生产中应进行风险评估的主要风险是什么。
- 药品监管机构对既定产品或工艺的具体要求是什么。

无菌制剂的质量控制策略应围绕对产品、生产工艺和关键质量属性的理解而制定，控制策略不应用于解释或支持不良设计或实践。

生产和质量控制的关键质量属性发生偏差时，偏差的风险和影响因产品类型及其所采用的工艺操作或技术而有所不同。如具有细胞毒性的产品采用无菌工艺生产，产品既是无菌的，又具有细胞毒性；或者是无菌的生物制品（包括含有不具有致病性的活病毒制品，如使用对生产操作人员风险不高的病毒载体所生产的生物制品），则所需的产品保护、操作人员防护和交叉污染控制的各种措施是不同的。无论如何，对于可以预见的关键质量属性发生偏差的情形，应事先在控制策略中规定相应的处理措施。如：药液灌装过程中发生装量不合格的情况时，控制策略中可事先规定相应处置的措施，包括隔离可疑产品。

质量控制策略应全面考虑无菌制剂的整个产品生命周期，并在每个阶段（如毒理研究批次、临床试验批次、商业化生产批次的生产）采取控制措施，以满足规定的目标、要求和终点。

应认识到，在制定控制策略时，需要采用基于产品和过程的风险管理的系统方法，且需要保持文件的"持续有效"状态，如必要，需及时根据最新发现的风险进行更新。

如果发生严重依赖质量检验作为风险管理或风险降低的情形，则应适当考虑重新评估初始设计的控制策略。

产品、工艺和风险知识可能会在工艺研发中迭代发展，随着知识在生产实施过程以及后续的产品生命周期中的积累，需要积极主动做出响应。

重点应始终放在产品的安全、有效和质量可控上，因此，应根据不断积累的知识来确保始终满足这些关键要求。

在药品质量体系（PQS）中，通过变更控制程序在产品生产的所有阶段控制所有变更至关重要。质量控制策略中应包括如何管理变更的策略。

2.1.2 污染控制策略

法规要求 ··

药品生产质量管理规范（2010年修订）无菌药品附录

第三条 无菌药品的生产须满足其质量和预定用途的要求，应当最大限度降低微生物、各种微粒和热原的污染。

第四十六条 生产的每个阶段（包括灭菌前的各阶段）应当采取措施降低污染。

背景介绍

实施 GMP 的重要目的就是要最大限度地避免对药品的污染和交叉污染，除了在 GMP 正文中阐述的相关要求外，无菌药品附录在 29 个条款中提及污染和污染控制，涉及厂房设施设备、洁净要求、人员管理、生产管理、物料管理、清洁消毒、灭（除）菌工艺、质量控制等主要的 GMP 管理要素，凸显了污染控制对无菌药品的重要性。

污染控制策略（contamination control strategy，CCS）的概念在欧盟 GMP 附录 1 无菌药品生产 2017 年 12 月发布的修订草案中提出，并且在 2020 年 2 月经过完善后再次公开征求意见，于 2022 年 8 月正式发布。根据其定义，污染控制策略是基于对产品和工艺的理解，为确保工艺性能和产品质量而制定的一整套对微生物、热原和微粒的控制措施。这些控制包括与活性成分、辅料、药物及其包装容器组件，设施和设备的运行状态、中间品、成品质量标准等相关的参数和属性的设定，以及监控方法和频次。

此污染控制策略的定义反映了 ICH Q8、Q9、Q10 的综合理念和要求，是三个指南在无菌药品污染控制上的具体应用，从而使污染控制策略与风险评估、工艺和质量属性的监控，以及产品质量生命周期管理要求之间的关系变得易于理解。

GMP 和无菌药品附录本身已经涵盖了无菌药品生产中污染控制策略的很多内容，ICH Q9 质量风险管理和 ICH Q10 质量体系也在企业有了较广泛的应用，所以污染控制策略并非是一个全新的要求，其"新"之处只在于要求企业专门针对污染控制，整合已有的控制措施，建立一个全面的整体方案，以确定和连接整个生产体系中的关键控制点（critical control point，CCP），并评估与污染风险相关的所有控制措施（设计、流程、技术和人员）和监测措施的有效性。

技术要求

污染控制策略文件需要确定所有关键污染控制点并评估所有控制措施（设计、

流程、技术、人员等）以及监控方式的有效性。污染控制策略文件需要不断更新以推动生产和控制措施的持续改进。

对于无菌药品，污染控制策略中针对的污染源主要包括三类：微生物、热原（或内毒素）和微粒（如玻璃和其他可见或不可见微粒）。

污染控制策略文件中至少应该考虑如下因素（表2-1）：

表2-1　污染控制策略需要考虑的因素

与生产系统相关的因素	厂房设计	设施和设备	人员	公用工程和介质	综合评估污染控制措施在各因素中的有效性，推进持续改进
	清洁和消毒	环境控制	供应商和外包服务	预防性维护	
与产品和工艺相关的因素	产品信息和工艺设计	物料（原料、辅料、包装材料）和中间产品及其控制	产品容器及密封系统	供应商和外包服务	
	工艺风险评估	工艺（包括灭菌工艺）验证、清洁验证	生产过程及环境监测系统	趋势分析及纠正预防措施	

需要指出的是，污染风险的控制程度是由一系列措施相互结合而形成的整体效果，虽然对不同风险因素的评估、控制和监测往往是单独进行的，但需要注意前后的联系和总体的把握。

控制策略的建立是质量风险管理应用的结果，因此污染控制策略同样需要不断地评估和完善。另外，产品和工艺本身随着时间的推移也必然面临内外部的变化，企业的质量管理体系应保证污染控制策略行之有效并不断更新。无菌药品生产企业的质量管理体系除了满足GMP正文中的要求之外，为了最大限度地降低微生物、热原和微粒对产品的污染风险，还需要包括以下几个方面的考虑：

（1）在产品生命周期的各阶段有效应用质量风险管理以最大限度降低污染风险并确保无菌药品的质量。

（2）企业需要对所生产产品和工艺有足够的了解，对可能影响产品质量的关键因素，如设施、设备、工艺等有充分的专业知识。

（3）确保任何偏差，如无菌检查结果阳性、环境监测超标、违背规定的工艺或流程、设备故障等，得到充分的调查以确定发生的根本原因，并且充分评估对涉及的产品批次或其他批次可能造成的影响。对于受影响产品批次的范围确定需要有明确的理由。合理制定与偏差相关的CAPA并保证切实执行。

（4）将风险管理的应用贯穿于污染控制策略的制定和维护的全过程中，以评估、

31

降低或消除（如可能）污染风险。需要有风险管理的文件以记录风险控制决策，包括风险管控措施和所接受的残留风险。

（5）风险评估结果应纳入定期的质量管理评审、变更管理和产品质量回顾中进行审核。

（6）无菌产品的最终处理和运输过程不应对产品的质量造成负面影响，需要考虑的因素包括：容器的完整性，在注册的条件下储存以避免降解或造成不必要的污染风险。

（7）确保无菌产品放行人员具备足够的无菌产品生产知识和经验，掌握产品关键质量属性和关键工艺参数，从而能够准确判断相关产品的生产过程和质量控制符合注册标准和相应的质量要求。

图 2-5 对污染控制策略的对象、目的和基本要求进行了概括。

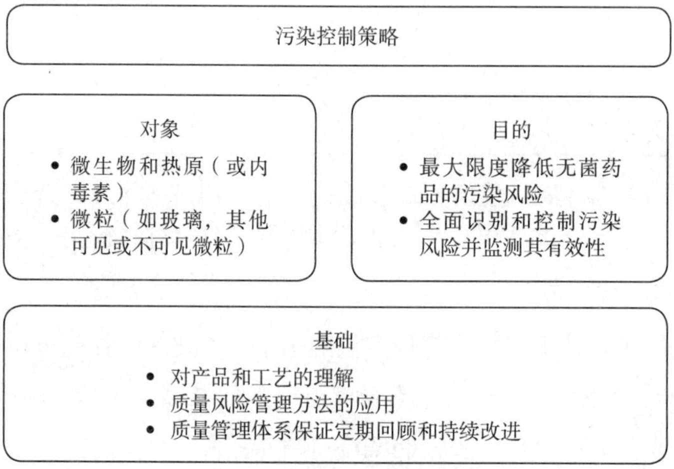

图 2-5　污染控制策略的概述

实施指导

由于污染控制策略是针对整个工厂及其产品的污染风险识别、控制、监测、分析和改进的一份全面的概括性文件，其基础是一整套涉及面非常广、内容庞大的风险评估文件。它既可以应用在新建设施上，也可以应用在现有的设施上。当应用在现有设施上时，现有设施、产品和工艺信息的收集和回顾的全面程度，包括已经有的质量风险评估文件，对污染控制策略文件的制定起到非常重要的作用。对于新建设施，通常需要在设计阶段就开始考虑建立污染控制策略。

下面将阐述污染控制策略制定的基本流程（图 2-6）。

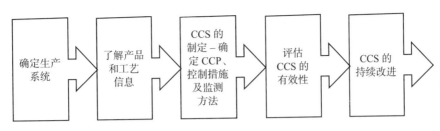

图 2-6　污染控制策略制定的基本流程

A. 确定生产系统

确定生产系统，指的是确定污染控制策略所涉及的具体设施、设备、流程、产品以及所处的环境等，比如生产企业可以针对某个无菌灌装工艺车间制定一个污染控制策略。对于一个车间生产多个产品的情况，因为设施、设备和工艺等方面基本一致或相似，通常可以形成一个 CCS 文件。

确定生产系统的过程也是收集相关信息的过程，为之后的风险评估做准备。这些信息通常包括以下几个方面：

（1）车间布局　洁净区洁净级别的设计与划分、洁净区环境表面对微生物污染的防控性、人流物流、各功能间情况等。

（2）设施　空调系统的设置、确认和监控，空气过滤器的维护和完整性测试；水系统、气体系统、真空系统的确认、监控情况。

（3）设备　主要工艺设备和各设备之间的连接情况，设备外表面对洁净区环境微生物污染控制的协同性、设备的清洁确认与验证，灭菌设备的验证和监控，灭菌后部件的传递情况，除菌过滤系统的情况。

（4）预防性维护　阐述相关设施设备预防性维护的计划和操作流程，特别注意在洁净区内进行的操作以评估污染引入的风险。

（5）环境控制　洁净区域、设备、物料、人员进入的清洁和消毒程序，环境验证和监控。

（6）人员情况　各区域人员的职责和培训情况，工作班次和工作时长情况，关键区域人员的管理制度，如人数控制，更衣、消毒和日常微生物监控等。

（7）供应商和外包服务情况　外购已灭菌的部件、消毒剂等供应商资质确认和入厂检验，清洁服务供应商和人员管理的情况。

（8）其他　建立了哪些监控系统，这些系统的数据获得和参数设置情况、报警处理；目前进行了哪些数据的趋势分析，结果如何，出现偏差后的调查处理情况等。

B. 了解产品和工艺信息

产品和工艺的信息决定了生产系统中一个产品污染控制策略的特性。对于无菌药品，其质量特征在污染控制方面是基本相同的，即避免一般微生物（细菌、霉菌、酵母、支原体）和病毒的污染，并控制热原、内毒素和微粒在一定的限度内。但即使在同一个车间中，不同产品的原料、中间产品的特性和工艺步骤也会存在一定的差异，从而污染控制策略的复杂程度和形式可能会因产品不同而有所不同，因此对产品和工艺进行分析是很有必要的。

（1）产品信息　原料、辅料、内包装材料和中间产品的特性，比如是否易于滋生微生物，与污染控制相关的项目（如微生物负荷或内毒素水平）检测情况，包括为了在灭菌前降低微生物、内毒素和微粒的污染而规定的清洗要求，产品包装和密封的基本情况以及密封性检查的要求等。

（2）工艺信息　一般通过工艺流程图来说明产品的制造工艺流程，需要注意的是，这里的工艺流程目的是为污染风险分析和控制措施的制定提供信息，因此需要特别关注工艺中可能的污染风险点的情况，比如除菌过滤前的微生物水平、灭菌部件的安装、分装过程的操作、环境控制、轧盖过程密封性保障等；工艺验证包括无菌工艺模拟试验等文件，能提供非常多的这方面的信息。对于共线生产多个品种，需要逐个进行工艺流程的分析，了解可能存在的差异，以便在之后的风险评估中进行单独或按最差状况进行评估，并且需要关注是否存在不同产品间的污染和交叉污染的风险。

从上述两个步骤可以看出，生产系统、产品和工艺方面的信息涉及的范围很广，大多已有相关文件描述了，所以在污染控制策略文件中这部分内容可以采用概括引用为主的方式，提供文件的链接，从而既能系统性总结生产系统、产品和工艺的情况，又能充分利用已有的文件，避免重复工作。

C. 污染控制策略的制定

为了制定一个有效的污染控制策略，必须理解和分析前述的污染控制策略所应考虑的生产系统、产品和工艺的各要素（表2-1）以及上述步骤1和2收集的相关信息，在此基础上根据产品工艺流程运用质量风险评估的方法识别污染源并确定关键控制点、制定污染控制措施、设定监测指标、位置和频率。可以采用企业已有的质量风险评估报告，但需要确保其包括了产品和环境中微生物、热原和微粒的控制措施。

控制措施的制定可以采用多种形式，比如可以控制与原料、辅料、中间品和成品相关的属性参数，与设施设备相关的运行参数，以及中间过程控制和监测的方法和频率等，另外也可以包括供应商确认，预防性维护程序，纠正及预防措施等。这些控制措施需要通过 SOP、工艺规程、质量标准等文件进行落实，并通过 CCS 的定期回顾确认这些控制措施的有效性。

需要指出的是，污染控制策略的制定涉及很广的专业知识，需要跨部门团队的合作，比如包括质量保证人员、生产人员、资深的制药微生物专家、相关领域专家，甚至包括供应商，在实施和改进的过程中也需要很好的沟通和培训，这与质量风险管理的理念是一致的。

D. 评估污染控制策略的有效性

污染控制策略实施后，其有效性通常可以从以下几个方面进行评估：污染关键控制点的监测结果和趋势分析，关键质量指标的回顾以及对偏差和变更的分析。

对于根据控制策略制定的监测位置和频率，必须收集、分析这些关键控制指标随着时间推移的表现，从而判断所制定控制措施的有效性，特别是发生偏差或变更的时候，这些关键控制点的监测指标会反映控制措施的有效性。

定期回顾某些质量指标也能捕捉到一些与污染控制策略有效性相关的信息，比如：与污染控制相关的偏差数量和趋势、报废批次情况、环境监测趋势、无菌测试失败情况、CAPA 按时完成率等。

污染控制策略有效性的评估结果应包括在企业定期的管理层评审中。

E. 污染控制策略的持续改进

通过污染控制策略有效性的评估会产生一系列的改进需求，这些改进需求促使企业回到流程的前面步骤，再次进行风险评估并制定和改进控制措施或监测方法，因此污染控制策略及文件的制定过程是一个持续改进不断完善的过程，不可能一次就能写出最好的污染控制策略文件，最重要的是按正确的思路和方法制定出来并付诸实施，再根据实践的反馈在提升认知、积累数据的基础上不断更新污染控制策略，这样，我们得到的不仅是不断更新的文件，更是一个持续提升的无菌保证水平。

综上所述，污染控制策略的制定是一个系统工程，企业为了全面而系统地实施污染控制策略，有必要建立一个公司或集团层面专门针对建立和实施 CCS 的标准操作流程（SOP）。在 SOP 中至少要包含以下内容：

（1）责任部门　CCS 的建立、实施和评估会涉及到多个部门的合作，因此，需要在 SOP 内规定清楚参与部门的职责。有经验的制药微生物专家是制定和实施 CCS 的主要核心成员之一。

（2）生产系统和产品信息

● 生产设施情况。

● 产品信息，如无菌产品（包括生物药）、有微生物限度和内毒素水平控制要求的原料、是商业化产品还是也包括临床产品等。

（3）污染控制对象

● 一般微生物（细菌、霉菌、酵母、芽孢、支原体）。

● 热原（细菌内毒素）。

● 病毒。

● 微粒。

（4）污染控制策略制定流程。

（5）定期评估的内容和频率。

（6）污染控制策略的持续改进计划。

2.2 无菌保证系统

无菌保证系统是指为保证产品无菌性而所进行的所有活动的总和。无菌制剂生产企业应当在充分了解可能污染产品的微生物种类、来源和特点的基础上，结合产品的特性和生产工艺以及所识别的污染风险，有针对性地采取降低微生物污染的措施，构建起严密的无菌保证系统，并在无菌制剂生产和质量管理的实践中持续改进和完善，达到上市的每个产品中都没有活的微生物的最终目标。

需要强调的是，良好的微生物监测和鉴别能力是构建严密无菌保证系统的重要条件之一。如果无菌制剂生产企业对需要防控的可能污染产品的微生物一无所知，那构建无菌保证系统就是盲目的，其实施因缺乏针对性也可能不会真正有效。

另外，不同的无菌制剂生产企业因其产品和生产工艺、物料、生产环境（包括厂房、设施）、设备和人员等的不同，导致可能污染产品的微生物种类、来源不同，即便是生产同一品种的无菌制剂，其构建的无菌保证系统也可能是不完全相同的。

污染控制策略的各项输出以及无菌药品的相关 GMP 规范即构成了无菌保证系统。以下分别以采用最终灭菌工艺、无菌工艺、使用来源于动物或人体的细胞、组织或体液的原材料进行生产的无菌制剂为例，具体阐述其无菌保证系统应包括的内容，并选择我国无菌制剂生产典型的薄弱环节重点阐述需要注意的要点，其余无菌保证系统各个方面的内容需要注意的要点将在本指南后续章节中具体阐述。

实施指导

A. 采用最终灭菌工艺生产无菌制剂的无菌保证系统

采用最终灭菌工艺的无菌制剂，其无菌保证系统应当至少包括以下内容：

（1）产品设计。

（2）了解构成产品的物料（如原辅料、直接接触药品的包装材料）与工艺助剂（如气体和润滑剂）的微生物状况并进行必要的控制。

（3）对生产工艺进行污染控制，以避免微生物进入产品及其在产品中增殖，通常采用下列方法来实现：

● 对接触产品的表面进行清洁、干燥、消毒和灭菌。

● 对洁净室空气进行净化处理，以防止空气污染。

● 控制工艺时限。

● 必要时进行过滤。

（4）采用经验证的灭菌工艺，并对灭菌过程中的关键工艺参数进行实时监控。

（5）防止生产过程中无菌与非无菌产品的混淆。

（6）保持产品的包装密封完整性。

（7）包括无菌保证系统在内的质量管理体系，例如：人员培训和资质确认，书面规程，放行审核，供应商管理，变更控制，设备的校准、确认和有计划的预防性维护，失效模式分析，预防人为差错等。

（8）无菌环境的监测，包括悬浮粒子和微生物。

以"欣弗事件"为例，不合理的灭菌工艺设计实际是导致这起药害事件发生的根本原因。欣弗注射液中的克林霉素磷酸酯在水溶液中易水解，且不耐热，在高温条件下会加速水解，该产品不适合采用最终灭菌工艺生产。因此，企业在生产过程中擅自将灭菌温度降低到100~104℃，将灭菌时间缩短到1~4分钟，以增加产品无菌性风险的方法来满足产品质量标准中杂质限度的要求，结果导致了药害事件的发生。

灭菌工艺及其验证是保证最终灭菌制剂无菌性的重要环节。1971年4月至1972年3月期间，在英国的德文波特医院发生多名病人因输注5%无菌葡萄糖溶液死亡的事件，经调查发现，直接的根本原因是用于产品灭菌的设备排水口发生堵塞，导致灭菌过程中蒸汽遇冷产生的冷凝水无法通过排水口排出，放置在灭菌柜底部的产品因部分浸泡在冷凝水中而未达到灭菌温度，产品未被完全灭菌。该事件发生之后，产品的灭菌工艺应强制进行验证开始在制药行业实施。

保持产品包装密封完整性是无菌制剂另一个需要关注的重点。"刺五加注射液"事件中，企业对保持产品的包装密封完整性缺乏基本的风险意识且未予充分重视，特别是刺五加注射液被雨水浸泡后，更换包装标签后继续销售，未科学评估意外事件对产品质量的影响。

国家药品监督管理局于 2020 年 5 月 12 日对已上市的化学药品注射剂仿制药按照与原研药品质量和疗效一致原则开展一致性评价后，从产品处方和工艺开发、审评审批的源头上严格把关，使我国因产品设计而导致的注射剂污染风险显著降低。应注意，化学药品注射剂仿制药仅仅是无菌制剂的一个类别，其他无菌制剂的生产同样需首先严格、细致审核其产品设计的合理性，识别出产品设计上存在的无菌风险，存在重大无菌风险的无菌制剂不应当继续生产、上市销售，而应优先解决产品设计的缺陷问题，从根本上保证产品的无菌性。

B. 采用无菌工艺生产无菌制剂的无菌保证系统

采用无菌生产工艺的无菌制剂，其产品的无菌性由各组分和各步骤灭菌或无菌工艺共同构成，无菌保证系统应当至少包括以下内容：

（1）产品设计。

（2）了解构成产品的物料（如原辅料、直接接触药品的包装材料）与工艺助剂（如气体和润滑剂）的微生物状况并进行必要的控制。

（3）对生产工艺进行污染控制，以避免微生物进入产品及其在产品中增殖，通常采用下列方法来实现：

- 对接触产品的表面进行清洁、干燥、消毒和灭菌或灭活。
- 对洁净室空气进行净化处理，以防止空气污染。
- 良好的无菌工艺设计、操作和无菌工艺模拟，以评估和防止人员和操作带来的污染。
- 控制工艺时限。
- 过滤，包括以降低微生物负荷为目标的减菌过滤和以达到产品无菌为目标的除菌过滤。

（4）采用经验证的除菌过滤工艺，并对除菌过滤过程中的关键工艺参数进行实时监控。

（5）防止生产中无菌与非无菌物料、产品、设备和工器具的混淆。

（6）保持无菌产品在生产过程中所存放容器或所使用系统的密封完整性。

（7）保持产品包装的密封完整性。

（8）包括无菌保证系统在内的质量管理体系，例如：人员培训和资质确认、书面规程、放行审核、供应商管理、变更控制、设备的校准、确认和有计划的预防性维护、失效模式分析、预防人为差错等。

其中，国内无菌制剂生产企业往往容易忽略的是无菌工艺未经精心设计、充分验证，也未进行有效监督和持续改进。未能通过验证有效证明无菌产品在生产过程中所存放的容器或所使用系统的密封完整性。

C. 使用来源于动物或人体的原材料生产无菌制剂的无菌保证系统

如果无菌制剂的生产过程中使用了来源于动物或人体的细胞、组织或体液作为原材料，则无菌保证系统还应考虑确保生物安全的措施，例如：

（1）了解动物源性的原材料或来源于人体细胞、组织或体液的原材料的微生物条件并进行必要的控制，例如：按特定的标准、检疫或检查方法对提供原材料的动物或人进行筛选，选择无特定病原体的动物或健康人作为供者，以避免在制剂中引入经动物或人传染的病原微生物，如传染疯牛病的朊病毒，传染艾滋病的 HIV 病毒；对动物源性的原材料或来源于人体细胞、组织或体液的原材料，按照质量标准进行检测和放行审核，确保生产中仅使用合格的原材料；对相关供应商进行现场质量审计；监测疫情中出现的新病原体。

（2）对生产工艺进行污染控制，以避免经动物或人传染的病原微生物进入产品及其在产品中的增殖，通常采用下列方法来实现：

● 对接触产品的表面进行清洁、消毒或灭活。

● 对洁净室进行分隔，对空气进行净化处理，以防止空气污染，例如：病毒去除或灭活前、后的生产区和空调净化系统均分开单独设置。

● 生产或实验动物房与生产车间严格分开设置，不共用同一建筑。

● 限制从事动物组织加工处理的人员或从事与当前生产无关的微生物培养的人员进入生产车间。

（3）在生产过程中采用验证的病毒去除或灭活方法，以防止因检测方法及其灵敏度的局限性造成病原微生物漏检的风险。

（4）对疫情进行监测，一旦发现新的经动物或人传染的病原微生物，重新评价现有工艺和方法去除或灭活该病原微生物（如病毒去除或灭活方法）的适用性和有效性。

（5）防止生产中无病原微生物与有病原微生物的物料、产品、设备和工器具的混淆。

（6）包括无菌保证系统在内的质量管理体系，例如：人员培训和资质确认，书面规程，放行审核，供应商管理，变更控制，设备的校准、确认和有计划的预防性维护，失效模式分析，预防人为差错等。

3 生产管理

本章主要内容:

☞ 无菌制剂中常见的工艺过程和特殊要求

☞ 如何管理生产管理过程中各生产要素

☞ 如何控制生产过程中微生物、热原/细菌内毒素和微粒等污染

☞ 生产过程中各工序工艺时限控制要求

☞ 批次划分的要求

☞ 清场管理的基本要求

☞ 如何减少取样过程的污染与交叉污染

法规要求 ··

药品生产质量管理规范（2010 年修订）无菌药品附录

第四十六条 生产的每个阶段（包括灭菌前的各阶段）应当采取措施降低污染。

第四十八条 应当采取措施保证验证不能对生产造成不良影响。

第四十九条 无菌原料药精制、无菌药品配制、直接接触药品的包装材料和器具等最终清洗、A/B 级洁净区内消毒剂和清洁剂配制的用水应当符合注射用水的质量标准。

第五十一条 当无菌生产正在进行时，应当特别注意减少洁净区内的各种活动。应当减少人员走动，避免剧烈活动散发过多的微粒和微生物。由于所穿工作服的特性，环境的温湿度应当保证操作人员的舒适性。

第五十三条 洁净区内应当避免使用易脱落纤维的容器和物料；在无菌生产的过程中，不得使用此类容器和物料。

第五十四条　应当采取各种措施减少最终产品的微粒污染。

第五十五条　最终清洗后包装材料、容器和设备的处理应当避免被再次污染。

第五十九条　无菌生产所用的包装材料、容器、设备和任何其它物品都应当灭菌，并通过双扉灭菌柜进入无菌生产区，或以其它方式进入无菌生产区，但应当避免引入污染。

背景介绍

药品质量源于设计，但实现于制造过程，因此生产管理是保证药品质量形成的关键过程。与非无菌产品相比，无菌产品的关键质量属性通常还包括无菌、热原／细菌内毒素、微粒等指标，产品的无菌得不到保障或热原／细菌内毒素、微粒超标很可能会对患者带来危害，且无菌检测有一定的局限性，因此，无菌产品的生产管控尤为重要。

生产管理的目的是采取有效措施，最大限度地降低药品生产过程中污染、交叉污染以及混淆、差错等风险。其一，采用批准的经过验证的工艺组织生产，确保产品的批内均一性和批间一致性；其二，按照批准的管理规程和标准操作规程进行操作，确保生产的持续稳定；其三，通过批次管理建立从原辅包投入到中间品、成品等生产制造全过程的生产质量追溯体系。

本章以注射剂的生产特点为例，对实现无菌制剂生产的物料、厂房设施、设备、公用系统（如 HVAC、水系统）等要素要求进行简要描述，说明无菌制剂生产过程的控制要求。同时描述无菌制剂生产管理的部分控制项目（如热原／细菌内毒素控制），后续章节以生产工序划分，对具体生产工艺中可能的风险进行分析，提出合理的控制和管理要求。

3.1 无菌制剂工艺流程概述

无菌制剂的生产工艺不尽相同，通常分为最终灭菌工艺和无菌生产工艺。采用最终灭菌工艺的产品包括大容量注射剂和小容量注射剂等（图 3-1）；采用无菌生产工艺的产品包括无菌灌装的小容量注射剂、无菌分装粉针剂、冻干粉针剂、滴眼剂和无菌软膏剂等（图 3-2）。

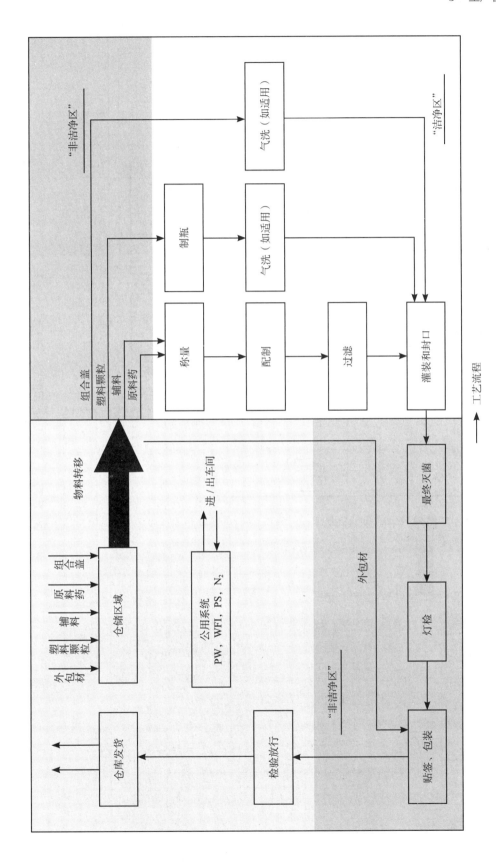

图3-1 最终灭菌工艺流程图示例（塑瓶产品）

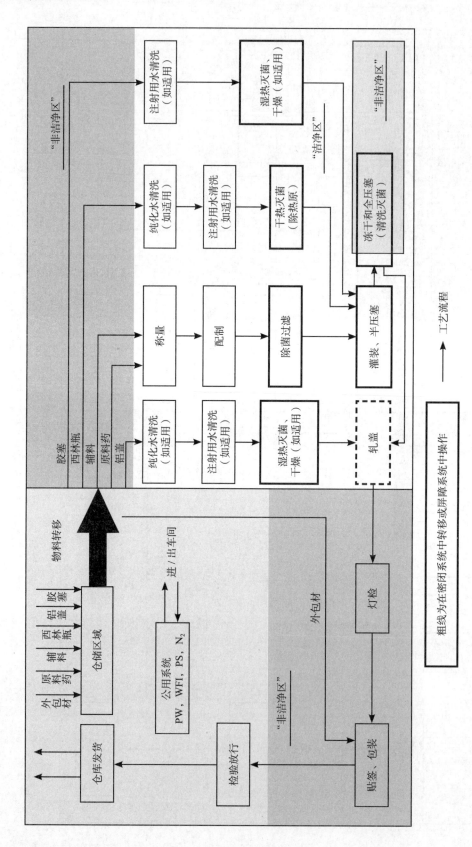

图 3-2 无菌生产工艺流程图示例（冻干产品）

粗线为在密闭系统中转移或屏障系统中操作

⟶ 工艺流程

随着制药技术的发展和临床用药的需求，出现了大量即配型注射剂。这类产品通过不同腔室的设计，形成了创新的复合型制剂，如双腔或多腔的粉－液，液－液等不同组合的新型注射剂。

图 3-1 和 3-2 展示了最终灭菌和无菌生产工艺产品的生产流程，洁净环境级别的设置可参考对应 GMP 要求，根据装备水平和产品质量特性综合评估确定。本节将结合最终灭菌产品和无菌生产工艺产品进行综合描述，通常情况下，主要工艺包含如下部分：

A. 清洗和准备（包括物料和工器具）

无菌制剂生产所使用的物料、容器、工器具在使用前通常需要进行清洗、干燥、灭菌（如适用）、保存等处理。清洗和准备过程中要关注相关操作对物料、容器、工器具和环境带来的不良影响，并根据所处环境和质量特性控制工艺时限，且时限应经过验证。

直接接触药品的包装材料（如胶塞、容器）通常存在以下污染类型：微生物、热原／细菌内毒素、微粒和化学污染。经验证的清洗工艺可以将微生物、微粒、化学污染、热原／细菌内毒素控制在规定的限度内，通常清洗后的内包材应经灭菌后使用。

工器具的清洗和灭菌处理和物料有相似的要求。对无菌生产工艺而言，直接与内包材、产品相接触的设备零部件必须按规定进行清洁和灭菌，如料斗、进料轨道、灌装分液器、灌装针头等。

包装材料和工器具的清洗和灭菌工艺应经验证。包装材料和工器具使用后至清洗前的存放时间、清洗时间、清洗后的存放时间、灭菌后的存放时间应经过验证，存放和转运应避免二次污染。清洗和准备的其他内容可详见本分册无菌制剂部分"5 清洗和准备"。

B. 药液的配制（包括原辅料备料、称量、配制、过滤）

药液配制流程通常包括称量、配制、中间产品控制、过滤等过程。药液配制过程中应重点关注粉尘扩散引起的污染和交叉污染、物料的微生物污染、混合的均匀性、配制过程工艺时限控制等。配制相关的洁净区级别应根据产品的生产工艺确定。

称量过程应能防止差错、混淆、污染和交叉污染，称量重量（体积）符合批用量要求，标识清晰，如采用人工称量，称量过程要有第二人进行复核，及时打印或记录称量数据，防止称量或转运过程中产生差错。使用自动称量系统的设备，应考虑称量系统的连接电缆、软连接对称量线性和称量范围的准确性的影响。称量过程应注意物料的防护和微生物污染的控制，避免因容器具使用、环境控制、人员操作等引入污染。

配液结束后对溶液的质量应进行必要的监控，如含量、微生物限度、pH 值、渗透压摩尔浓度等。部分特殊药液，如混悬液，为避免药液在贮存和输送过程中因为沉降而出现含量不均一情况，可对配制结束后仍需保持均一状态所需要的搅拌条件进行研究和监测。

过滤通常包括预过滤和除（减）菌过滤。药液配制后通常先通过预过滤去除药液中较大的微粒，再经过减菌过滤降低灌装前药液的微生物负荷，或者通过除菌过滤器除菌，达到灌装前药液的无菌。建议配液后直接过滤至专用缓冲罐，以缩短除菌过滤前药液的存放时间。对于无菌生产工艺产品，应充分考虑产品贮存的稳定性、与接触材料的相容性、除菌过滤前的微生物限度、过滤后的无菌保持等问题，各个生产阶段最长的允许时间应经过验证，如：药液配制完成到除菌过滤开始、除菌过滤开始到结束、除菌过滤结束到灌装、灌装开始到结束等不同阶段。

配制容器和附属系统的清洗、灭菌方法应经过验证，宜选择在线清洗和在线灭菌。

除菌过滤器使用后，必须采用适当的方法进行完整性测试并记录，必要时也应对过滤前的完整性进行检查。企业应当根据实际情况进行充分的风险评估，包括具体产品类型、工艺类型及其风险、完整性测试操作和系统设计可能带来的污染风险等，以确定何时进行完整性测试。过滤器完整性测试宜考虑在线测试，当无法满足在线测试条件时，可选择进行离线完整性测试。欧盟 GMP 附录 1 无菌药品生产中提出，应在使用前通过完整性测试（使用前灭菌后完整性测试或 PUPSIT）核实无菌过滤器组件的完整性，以检查由于使用前过滤器准备造成的损坏和完整性损失。除菌过滤器完整性测试需要注意的事项，可详见本分册无菌制剂部分 "10.6 除菌过滤"。

使用容易产尘的物料时应采取物理隔离、除尘或其他装置，降低污染和交叉污染的风险。使用具有细胞毒性和高活性物料时，建议在满足职业暴露等级的设备 / 设施内完成称量和投料，人员应根据职业健康需要，做好相应的防护。现场通风设施应能阻止气流引起的交叉污染。

药液配制的其他要求可详见本分册无菌制剂部分 "6 配制"。

C. 灌装（包括粉末分装）

灌装通常包括以下操作：灌装前工器具清洗和灭菌（如适用）准备、部件的装配、灌装程序的选择和参数设定、预冲洗（如适用）和装量调节、产品灌装和过程监控等流程。

液体灌装和粉末分装使用不同的装量控制技术，液体装量控制一般使用计量活塞泵或者时间 – 压力控制系统，粉末分装一般使用气流式分装机或螺杆式分装机，通过活塞孔容积和螺杆间隙体积进行定量灌装。

对无菌生产工艺而言，灌装（或分装）是高风险的生产工序，除菌过滤后的药液将直接暴露在开放空气条件下，虽然在 A 级环境下操作，但仍应该缩短灌装和密封的时间，以最大程度降低污染的可能。灌装工艺应经过验证，低温存放的产品应控制在低湿度条件下，以防止设备和容器的结露。粉体分装机加料过程宜考虑使用加料连接管、周转桶等措施，以降低污染的风险。灌装过程中，还应基于风险评估的结果，确定动态粒子、表面微生物、浮游菌和沉降菌等环境监测的标准。

灌装后部分产品（如对氧气敏感的粉针剂）需要通入经除菌过滤的保护性气体，降低灌装中氧气的混入量，充保护性气体控制残氧的效果应经过验证。

灭菌后灌装零部件应采取防止污染的措施，如在 A 级保护或者密闭条件下传送。灌装工序的其他要求可详见本分册无菌制剂部分"7 灌装"。

D. 冻干

冻干过程通常包括产品预冻、一次干燥（升华）和二次干燥（解吸附）三个阶段。

从灌装到冻干应采取充足的保护措施，尤其是已灌装产品装载必须在 A 级环境下实施，尽可能减少操作人员的干预。冻干过程中掺入冻干机箱体内，用于调节真空度的压缩空气或者保护性气体应经过除菌过滤。

冻干机的清洗和灭菌建议选择在线清洗和在线灭菌系统，无法满足在线清洗和灭菌时，也可选择进行离线清洗和在线灭菌结合的方式。冻干机清洗和灭菌的频率应基于设计和使用过程中与系统污染相关的风险评估来确定。

冻干机应结合产品特性进行确认，如真空泄漏率、搁板升 / 降温速率、搁板温度均匀性等。

具体内容详见本分册无菌制剂部分"8 冻干"。

E. 轧盖

轧盖工序主要是防止胶塞脱落，为产品提供长期的密封保证。轧盖区域应结合产品的密封性能、设备状况、铝盖特性等设计合适的洁净级别。

轧盖过程中容易产生金属微粒或胶塞脱落现象，因此应考虑设定必要的检查装置和除污染装置。轧盖前、后宜采用自动检测技术检测并剔除缺塞、缺盖等不良品，尽量避免人员对轧盖过程的干扰，自动化检测和剔除方法应经过确认。

轧盖后的产品应采用经过验证的检查方法开展包装系统密封性（又称容器密封完整性）检查，密封性检查方法优选能检测出产品最大允许泄漏限度的确定性方法，并需要对方法的灵敏度等进行验证。可根据产品包装的类型、预期控制要求、药品自身特点、生产工艺和药品生命周期的不同阶段，结合检查方法的灵敏度和适用性等，基于风险评估，选择适宜的密封完整性检查方法。采用最终灭菌工艺的产品，包装系统密封性检查通常在灭菌后进行，采用无菌生产工艺的产品，包装系统密封性检查通常在产品完全封闭时进行。包装系统密封性检查方法的选择可参考本分册无菌制剂部分"11 无菌制剂的最终处理"。

轧盖工序的其他内容可详见本分册无菌制剂部分"9 轧盖"。

F. 灭菌

应结合产品或灭菌物品的特性、特殊要求（如除热原）选择合适的灭菌工艺。

无菌制剂应优先选择最终灭菌工艺，并保证无菌保证水平（Sterility Assurance Level，SAL）≤ 10^{-6}，灭菌工艺的选择可参照灭菌工艺选择的决策树进行，如：CDE在 2020 年 12 月 31 日发布的《化学药品注射剂灭菌和无菌工艺研究及验证指导原则》（试行）、EMA 在 2019 年 10 月 1 日实施的 *Guideline on the Sterilisation of the Medicinal Product，Active Substance，Excipient and Primary Container*（《药品、活性物质、辅料和内包材灭菌指南定稿》）。如果因产品处方对热不稳定，不能进行最终灭菌时，则应采用无菌生产工艺。不能因为包材对热不稳定而改变产品的灭菌方式，针对此类情况建议更换为耐热包材。

灭菌设备性能应经过确认，灭菌工艺应得到验证。

灭菌相关的其他内容可详见本分册无菌制剂部分"10 灭菌方法"。

G. 无菌药品的最终处理

无菌药品的最终处理通常包括包装系统密封性检查、可见异物和其他包装外观缺陷检查、贴签、包装等过程。无菌药品的最终处理过程中需要重点关注以下方面：

• 产品的密封完整性应得到确认。

• 缺陷检查（如可见异物、破损）应采用风险评估工具，基于产品特性、生产工艺、内包材、历史缺陷数据等确定产品可能存在的缺陷类型和标准，并根据缺陷对患者安全的影响对缺陷类型进行等级分类（通常分为严重、中等、轻微三种等级）。选择检查方法时需要考虑方法对各种缺陷的适用性。在日常生产中应对所有缺陷进行逐一确认，缺陷类型及数量应详细记录于批生产记录中，并定期进行趋势分析，必要时需开展调查。

● 最终包装前，应对容器、包装材料、标签和标签打印内容（如批号、有效期）等进行确认，以减少产品的包装差错和混淆的风险。

无菌制剂最终处理的具体要求，可详见本分册无菌制剂部分"11 无菌制剂的最终处理"。

3.2 产品生产实现要素

无菌药品质量保证的重点在于无菌保证、热原/细菌内毒素和微粒（如可见异物、微粒、药品本身的絮状颗粒等）污染的控制。同时，也应特别关注防止差错、混淆、污染和交叉污染。产品无菌或其他质量特性绝不能只依赖于任何形式的最终处理或成品检验。应对无菌药品生产与质量管理的全过程进行良好的控制。

物料、厂房设施、设备、公共系统、文件和记录的相关要求，在配套指南已有详细的叙述，本节主要根据无菌药品的特殊性，阐述其生产要素的特殊要求。

3.2.1 物料

对于无菌药品生产中所用物料，应重点关注以下几个方面。

A. 物料的供应

所有物料供应商的确定及变更均应进行质量评估，并经质量管理部门批准后方可采购。

对物料进行供应商审计时，应重点评估生产商的质量保证体系，考察其生产过程对微生物污染、热原/细菌内毒素污染、微粒污染、产品差错、混淆和交叉污染风险的控制措施以及供应商/生产商资质的符合性。可考虑采用文件矩阵的方式逐项进行确认。应对供应商及其供应的原辅料进行年度质量回顾分析，以评估其质量状况。对有质量不良趋势的供应商应采取必要的措施，如增加现场检查的频率，更严格的抽样方案，必要时暂停其物料的供应，重新进行全面质量评估。

B. 物料的验收、贮存、发放

物料验收时，应特别关注包装容器的完整性，如果包装有破损、变形、泄露、脏污或其他可能影响物料质量的情况，应进行隔离和标识，向质量管理部门报告并进行记录。物料验收后应及时按待验状态管理，直至放行。待验状态可以通过不同的方式来实现，例如：分隔区域、计算机化系统控制等。

生产车间根据生产计划安排，领取已检验放行的物料，物料按照先进先出、近效期先出的原则发放。车间接收物料时应核对物料外包装完好性及物料信息，如：物料名称、物料编码、生产厂家、批号、有效期等。

由于生产安排或设备故障等原因，领用后未使用完的物料需要按照 SOP 进行退库时，应考虑恢复原包装形态，并由生产部门对剩余物料是否受到影响进行评估和确认，如污染风险、贮存条件等，整个操作需要得到质量管理部门的批准。

正常情况下，物料宜按照生产需求量发放，但无菌原料药应在最小包装量基础上按照生产需求发放，不建议在仓库开封物料内包装。生产过程中无菌原料药推荐集中使用完毕，以降低退出无菌室并重复使用可能带来的风险。

C. 物料的取样检验

企业可根据成品法定标准，考虑成品质量要求以及影响成品质量的不稳定因素，制定物料取样规程、质量内控标准。对于无菌原料药或无菌物料（如已灭菌胶塞），由于取样操作会破坏原包装密封完整性，且取样操作可能引入污染风险，企业在确定此类物料的取样规则及制定取样规程时，应充分评估相关风险，制定合理的风险最小化的规程，必要时可考虑无菌物料条件放行、投料前取样和无菌物料随行取样等方式，采用物料随行取样的，应特别关注供应商的审计和管理，需要在和供应商的质量协议中说明取样方法、包装方法和取样时间等要求。建议对取样结束后恢复包装密封完整性的效果进行确认。

取样相关要求参见本分册无菌制剂部分"3.3.7 取样管理"及本丛书《质量控制实验室与物料系统》分册。

物料的内控标准应不低于法定标准，如根据工艺要求，增加有关物质等化学指标，以及根据剂型要求、工艺要求、处方用量和风险评估的结果，增加微生物限度、热原/细菌内毒素等相关指标，并建立相应的放行标准或拒收标准。内包材也应设定相应的微生物限度，以确保产品灭菌前的微生物污染水平符合要求。

D. 物料的传递

物料的传递方式应经过确认，证明可以有效去除物料内包装外表面的微生物或颗粒。传递方式不应对物料本身和接收环境产生不良影响。

物料的无菌传递方式应根据物料的特性和工艺要求进行选择，如连续传递的隧道烘箱、双扉湿热灭菌器、灭菌传递窗或干热灭菌柜等。当采用双扉灭菌设备传递时，应有联锁控制和报警系统，以防止两侧的门同时打开，并保证无菌区一侧的门只有在灭菌程序完成后才可以打开。

对于不能经过热力灭菌的物品，可以考虑其他合适的灭菌/去污染方式，如辐射、熏蒸、环氧乙烷灭菌、汽化过氧化氢（VHP）去污染等方式，并在进入无菌区前，使用适当的消毒剂对物料包装外表面进行喷洒或擦拭消毒或紫外照射消毒后传入无菌室。例如环境监测碟传入 B 级区流程可参考以下操作：首先将环境监测碟脱去物料最外层包装或对物料外包装进行清洁/消毒，然后放置于物料气锁间自净。自净结束后，从气锁间取出物料，转移到 VHP 处理器内，按照经过验证的装载摆放整齐，经 VHP 去污染后传入 B 级区（注：汽化过氧化氢表面处理是一种常见的生物净化方式，相关内容可参考 PDA 第 34 号报告）。

无菌生产工艺用的药液可以由与无菌生产区相毗邻的配液室提供，经过管道以除菌过滤的方式输入无菌区。传输管线和过滤器应考虑在线灭菌，如过滤器或管线使用灭菌柜灭菌时，无菌区内转移应有防止污染的措施，如尽可能使用密闭转运、使用净化车等。连接或拆卸管道和设备时，应避免污染和交叉污染，例如连接时从高洁净级别到低洁净级别连接，拆卸时从高洁净级别到低洁净级别拆卸。

3.2.2 厂房设施

厂房设施的布局必须进行整体设计，在满足生产、设备和工艺布局要求下，同时考虑房间特定功能，设计合适的气流方向，最佳的人流、物流方向，以便最大限度降低污染、交叉污染风险，同时便于生产操作、清洁和维护。

A. 高风险区的嵌入式设计

针对无菌制剂，设计时应考虑如下方面：高风险操作区（如无菌配制和灌装）应采取嵌入式的设计，在其外部设置保护区域，人员经过更衣控制，物料和部件则需要经过必要的清洁消毒或灭菌后方可进入无菌操作区域，使外界对无菌环境的影响降到最低。对于嵌入式设计，还需重点关注清洁和消毒的可行性及便捷性（图 3-3）。

B. 气锁设计

人员、设备和物料应通过气锁间进入洁净区。

气锁的主要功能，一是控制气流组织，有效防止空气污染；二是维持两个区域间压差；三是提供缓冲区域，以控制污染物的侵入或外泄。

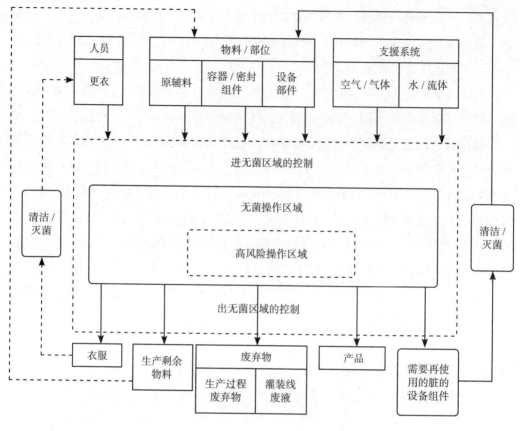

图 3-3 嵌入式设计

气锁是两个不同洁净区间的连接通道，因此可跨越气锁间设立压差监控系统，以监控相邻洁净级别间的压差。气锁可采用连锁系统或光学或（和）声学的报警系统，防止两侧的门同时被打开。

C. 洁净级别确认

洁净级别确认是厂房设施确认的一部分，并需要根据运行情况开展再确认，如日常环境监测有不良趋势或有重大偏差、厂房设施发生变更等。洁净级别确认和洁净区监测是两个环节，应该明确予以区分并分别管理。

洁净区的设计必须符合相应的洁净度要求，包括悬浮粒子达到"静态"和"动态"的标准。房间在使用时会引起环境条件的恶化，因此静态条件下的房间设计和测试应考虑更高的标准（可考虑参照 ISO14644 的要求），以确保房间在动态使用条件下满足动态环境管理的要求。

自净时间是评估一个特定洁净室整体性能的重要指标。自净时间的任何重大变动都预示着洁净室存在问题。

洁净级别确认的详细内容可参见本丛书《厂房设施与设备》分册"空调净化系统"部分。

D. 压差控制

控制相邻房间压差（气流方向）对保护生产操作起着关键作用。

GMP 规定"洁净区与非洁净区之间、不同等级洁净区之间的压差应不低于 10Pa。必要时，相同洁净度级别的不同功能区域（操作间）之间应保持适当的压差梯度。"洁净室压差的设计通常是气流由高洁净级别流向低洁净级别。

E. 气流组织（气流方向）

气流应按照预先要求的方向进行流动。适当的气流组织有助于较快地满足环境的温湿度和分级要求，有利于防止有害环境污染物对产品产生不利影响。静态环境下可通过烟雾试验观察单向流系统保护下的气流与设备的相互作用，如果空气因为湍流而产生回流，系统必须重新平衡或调整。动态环境下除上述试验外还需在人员进入操作时，继续考察气流流向，若操作时烟雾回流，应建立操作规程以避免由于人员进入操作对上述区域的气流组织造成影响，防止污染和交叉污染，确保敞口的无菌操作区域接触到的是首过空气（first air，指在接触暴露的产品和产品接触表面之前没有被中断，从而在到达关键区之前不太可能被污染的经过过滤的空气）。

气流方向检测方法包括示踪线法、示踪剂注入法、用图像处理技术进行气流目检、用速度分布测量进行气流目检等方法，其具体操作和标准可参见 ISO 14644-3：2019 附件 B.3 和 GB/T 25915.3—2010《洁净室及相关受控环境 第 3 部分：检测方法》。

F. 人员控制

各相关洁净区可考虑设计门禁系统，限制无权限的人员进出洁净区，并对进出洁净区的人数进行控制。此外厂房设计时应考虑通信系统、录像监控系统或观察窗，方便管理人员或其他人员从外部观察、指导内部的操作行为，尽可能减少非必要人员进出洁净区的次数。

洁净区不同房间最大允许进入人数需综合考虑该房间空调净化系统送风的新风量、人员带来的微生物以及微粒污染、空调的自净能力、满足动态洁净度标准等因素确定。可以参考下列两种计算方式，取计算的最小值确定洁净区房间最大允许进入人数。

● 按照洁净室内新鲜空气量进行计算：最大允许进入人数 = 实际送风量（m³/h）× 新风占比（%）/ 标准新风量［m³/（人·h）］，标准新风量建议参照《医药工业洁净厂房设计标准》（GB 50457—2019）第 9.1.4 条确定。

● 根据不同的空气洁净度等级和工作人员数量进行计算：洁净厂房内人员净化用室和生活用室的建筑面积应合理确定，原则上可按每人 2~4m² 进行计算，确定洁净区设计人数，计算时应考虑剔除洁净区设备占有面积。具体可参考 GB 50073—2013《洁净厂房设计规范》中相关章节。

3.2.3 设备

设备应满足生产工艺技术要求，使用过程中不污染产品和环境，便于清洗、消毒或灭菌，能够符合生产需要。

对于无菌生产工艺，直接接触内包材或药品的设备零部件（如无菌粉针分装机灌装部件、胶塞料斗、轨道等）应考虑设计在线清洗、在线灭菌设施或者拆卸后便于清洗和灭菌。上述设备部件的材料应能够耐受灭菌处理，如：湿热、干热灭菌处理，应尽可能在灭菌前组装，以降低二次污染的风险。

应识别灭菌过程的风险，如气流式分装机分装盘、液体灌装机的管道灭菌风险等，灭菌工艺应经过验证。

专用部件的清洗应考虑专用清洗设备，以确保清洗效果的重现性。人工清洗时应考虑对清洁效果进行必要的周期性确认。使用在线清洗 / 灭菌（CIP/SIP）系统的设备或管线应配备除菌过滤器（呼吸器）。

高污染风险的操作宜采用密闭系统，如吹灌封设备、限制进出隔离系统（RABS）、隔离器等，具体见本分册无菌制剂部分"16 吹灌封技术"和"17 屏障技术"。

3.2.4 公用系统

A. 空调净化系统

对无菌制剂而言，生产环境对产品的主要风险在于生产环境中的微生物和微粒可能对产品产生污染，以及进入环境的药品成分以空气为媒介产生交叉污染。良好的空调净化系统设计，通过必要的洁净级别、合理的气流方向、适当的压差梯度等将很大程度降低上述污染风险。

自净时间与换气次数密切相关。在操作结束、人员撤离条件下，经 15~20 分钟（指导值）"自净"后，洁净室的悬浮粒子应达到静态标准。因此空调净化系统设计时应提供必要的换气次数，特别是更衣室等房间的设计。换气次数的设计，必须考虑满足空间产生的热/湿量、微粒数、维持环境级别所需的自净时间三个条件。

洁净区的悬浮粒子、浮游菌、沉降菌应进行动态监测，应符合相应的动态标准。必要时应进行人员及环境表面微生物监测。监测点位和频率应通过风险评估确定。

应制定适当的悬浮粒子和微生物监测警戒限度和纠偏限度。操作规程中应详细说明结果超标时需采取的纠偏措施。具体内容详见本分册无菌制剂部分"14 环境监测"。

环境消毒使用熏蒸工艺时，空调净化系统应关注排风系统的设计，确保排风、正常送风模式切换时相邻区域压差的维持，防止出现气流倒灌进入高风险操作区。

空调净化系统应进行 DQ、IQ、OQ 和 PQ 等确认工作，具体详见本丛书《厂房设施与设备》分册"空调净化系统"部分。

B. 水系统

无菌制剂配制、直接接触无菌制剂的包装材料和器具等最终清洗、A/B 级洁净区内消毒剂和清洁剂配制的用水应当符合注射用水的质量标准。

纯化水、注射用水的生产尤其是分配过程的微生物污染风险，应通过良好的系统设计和建造来控制，而不是依靠截留微生物的方式实现。通常系统设计和验收过程中，应考虑：配管的坡度、避免死角盲管、建造材料的控制、焊接质量检查、系统合理的抛光度控制、内表面钝化处理、卫生型的连接、输送速度、储罐腾空次数控制、循环的设计和循环过程中温度的保持、淋洗效果、流速要求和雷诺系数要求等项目确认。

工艺用水（纯化水、注射用水）系统应进行 DQ、IQ、OQ、PQ 等确认工作，其性能确认一般分为三个阶段进行较长周期的确认，具体详见本丛书《厂房设施与设备》分册"制药用水系统"部分。

生产过程中，应有效地控制水系统的微生物和热原/细菌内毒素的污染水平，应设定企业内控警戒限度及纠偏限度，以便及时发现异常，采取措施。

C. 气体系统

制药企业应根据需要配备气体系统，包括压缩空气系统和惰性气体系统。其中压缩空气通常用于设备驱动、容器及管路吹扫、物料顶空输送等，而惰性气体（通常为氮气）用于隔绝氧气保护产品。无菌制剂需要使用清洁的压缩空气和惰性气体，并在进入无菌生产区或与无菌容器、物料接触前经过可靠的除菌过滤。

（1）洁净压缩空气　洁净压缩空气特指进入洁净室或可能与经清洁的产品容器或物料相接触的压缩空气。企业应根据产品特性和工艺特点制定压缩空气的标准，设计压缩空气系统。

①质量标准：对于无菌制剂，压缩空气质量标准通常包括露点、含油量、微生物限度、固体颗粒等指标（具体指标可参考本丛书《厂房设施与设备》分册"工艺气体系统"部分）。

• 露点：露点的实质是空气中的含水量，露点标准取决于产品对水分的敏感程度、空气与产品接触的量。对以水为主要溶剂的注射液而言，空气中含水量多少对产品本身没有什么风险，考虑水分对气体传输管道可能的腐蚀性（视管道的材质），露点一般不超过 −20℃（由于南方区域雨季的潮湿，露点可考虑不超过 −40℃），通常能满足绝大多数药品的需要。

• 含油量：常规监测方法通常采用显色反应管，其检测限可达 0.1mg/m^3。如没有特殊要求，压缩空气的含油量通常不大于 0.1mg/m^3。

• 微生物限度：根据产品风险确定压缩空气的微生物限度。进入无菌区（通常指 B 级和 A 级区使用点）的压缩空气应经过除菌过滤，可通过控制过滤前压缩空气的微生物限度、除菌过滤器的截留能力和完整性来确保除菌过滤的效果，至少达到所进入区域空气的微生物限度水平。

• 固体颗粒：根据产品生产过程中对压缩空气的需求，确定压缩空气固体颗粒标准，与终产品、除菌过滤后料液或者是与灭菌后内包装材料及与终产品、除菌过滤后料液直接接触的容器具、工器具直接接触的压缩空气需经过除菌过滤后使用，固体颗粒检测标准至少应该达到使用点相应环境级别标准。例如在 C 级区使用的压缩空气颗粒控制标准应达到 C 级洁净区颗粒控制标准。

②系统设计：通常采用无油空气压缩机将空气压缩，经冷却器冷却、分子筛除水、管道过滤器过滤除去绝大部分尘埃粒子后，即得到干燥、清洁的压缩空气。在系统中应设置缓冲罐以提供压力和流量稳定的压缩空气。洁净厂房外的气体管道和进入洁净室的气体管道材料选择可参见相关设计标准。

可为管道过滤器设计反吹管路，定期反吹过滤器，以延长过滤器的使用寿命。根据实际运行情况，确定过滤器更换周期。

无菌生产工艺使用的压缩空气，需要在使用点经过 0.22μm 孔径（更小孔径或相同过滤效力）的除菌过滤器过滤除去可能存在的微生物和微粒。气体过滤器为疏水性过滤器，可方便地用纯蒸汽进行 SIP。GMP 规定应定期检查这类气体过滤器的完整性。而欧盟 GMP 附录 1 无菌药品生产则要求对每批无菌生产工艺生产后的气体过滤器进行完整性测试（如果过滤器是基于批次使用或作为产品容器排气过滤器）。

最终灭菌产品使用的压缩空气，建议经过除菌过滤器后再使用。在滤芯完整性检测合格的基础上，可参考滤芯厂家提供的纳污量、使用周期等参数定期进行更换。

③验证与检验：压缩空气系统的验证应符合验证的一般要求，建议基于 URS 进行设计确认、安装确认、运行确认和性能确认。验证实施可参考各类文献、指南，如《药品生产验证指南》（2003）、*ISPE Baseline® Guide: Commissioning and Qualification*（《调试和确认》）、*ISPE-GPG-Process Gas 2011*（《工艺气体》）、*WHO: Guidelines on Validation*（《验证指南》）等。内容包括：

- 设计确认：设备硬件、软件是否符合设计要求的确认。
- 安装确认：设备安装后各种技术检查、技术文件的归档，提高运行确认的预备条件。
- 运行确认：证明设备运行状态良好，能达到设计标准。
- 性能确认：在运行确认完成基础上，对压缩空气采样以确认能符合压缩空气质量标准。气候变化也许对系统的性能有影响，但通常压缩空气系统原理和结构比较简单，不难设计出能够应对气候变化影响的系统。所以压缩空气系统通常不要求分阶段实施性能确认，考察气候变化对性能影响。在系统经验证、运行状态良好的前提下，根据产品风险压缩空气的检验可定期进行，检验周期可根据风险评估自行制定。取样点可通过风险分析，选择有代表性的使用点取样。

（2）氮气　氮气是制药行业常用的惰性气体，用于将产品同氧气隔离以提高产品的稳定性或增强产品耐受热处理（如湿热灭菌）的能力。在无菌药品生产中应用较为普遍。作为接触产品的气体，应采取有效措施去除微生物、微粒。用于成品充氮保护用的氮气，建议参照辅料或医用气体进行管理。这些措施应与产品的风险相适应。

①质量标准：欧洲药典（EP）制药用氮气标准系制药氮气的通用标准，可供我国企业参考，企业应根据氮气使用目的和产品风险特点，确定企业特定的质量标准。实际上对产品质量更直接更重要的是与产品接触的空间的氧气含量、药液中的溶解氧含量，氮气中的氧气含量限度应能保证达到产品中氧气含量限度的目标（表 3-1）。

表 3-1　EP 制药用氮气标准

项目	限度
氮气纯度	不得小于 99.5%
氧气含量	不大于 50ppm V/V
一氧化碳含量	不大于 5ppm V/V
二氧化碳含量	不大于 300ppm V/V
水分含量	不大于 67ppm V/V

②微生物限度：根据产品风险确定氮气的微生物限度。进入无菌区（通常指 B 级和 A 级区使用点）的氮气应经过除菌过滤，可通过控制过滤前氮气的微生物限度、除菌过滤器的截留能力和完整性来确保除菌过滤的效果，至少应达到所进入区域空气的微生物限度水平。

③微粒：根据产品生产过程中对氮气的需求，确定氮气悬浮粒子标准，与终产品、除菌过滤后料液或者是灭菌后内包装材料及与终产品、除菌过滤后料液直接接触的容器具、工器具直接接触的氮气需经过除菌过滤后使用，微粒检测标准至少应该达到使用点相应环境级别标准。例如在 C 级区使用的氮气微粒控制标准至少要达到 C 级洁净区微粒控制标准。

④氮气系统设计：氮气制备通常采用空气液化分馏技术。制药企业通常采购专业气体生产企业供应的液氮，经蒸发汽化后进入缓冲罐，再经管道送达使用点。洁净厂房外的氮气管道通常采用镀锌铁管，进入洁净室后采用不锈钢管。

氮气用量特别大的企业也会自行建造空气液化分馏车间以制备氮气。尽管我国药品监管部门未将氮气列为生产监管的对象，企业仍应按照 GMP 的原则严格管理这一重要物料的生产和质量控制。

对于采用分子筛技术制备氮气的小型装置，由于所制备氮气的纯度较低且受分子筛性能的影响较大，企业应做详细调查确认其适用于本企业的目的。

为降低产品的风险，建议在氮气管道中安装在线氧气分析仪，以实现对氮气中残留氧的连续监测。

无菌生产工艺使用的氮气，需要在使用点经过 0.22μm 孔径（更小孔径或相同过滤效力）的除菌过滤器过滤，除去可能存在的微生物和微粒。气体过滤器为疏水性过滤器，可方便地用纯蒸汽进行 SIP。GMP 规定应定期检查这类气体过滤器的完整性。而欧盟 GMP 附录 1 无菌药品生产则要求对每批无菌生产工艺生产后的气体过滤器进行完整性测试（如果过滤器是基于批次使用或作为产品容器排气过滤器）。

最终灭菌产品使用的氮气，建议经过除菌过滤器后再使用。在滤芯完整性检测合格的基础上，可参考滤芯厂家提供的纳污量、使用周期等参数定期进行更换。

⑤验证与检验：氮气系统的验证相对制药企业的其他工艺系统而言较为简单，符合验证的一般原则，确认其供应能力和氮气质量符合标准即可。

应按照供应商确认的原则对氮气供应商进行审计确认，对每批氮气查验供应商提供的化验证书。安装了在线氧气分析仪后，氮气的主要潜在风险得以可靠控制，可不必对每批液氮另行取样分析，通常每半年至一年进行一次检验即可。另外对于企业使用制氮机连续自制的氮气，可自行评估按照一定的周期对氮气进行检验，确保氮气质量符合质量标准和工艺要求。

3.2.5 人员

无菌制剂的生产应配备足够数量的符合条件的人员，这些人员在无菌制剂生产和检验以及现场生产操作使用的任何具体的生产技术方面应接受相应的培训、具有适当的资质和经验。无菌制剂生产人员的管理应重点关注以下方面：

A. 人员培训

无菌制剂生产从业人员应接受适宜的培训，特别是无菌生产工艺生产区域内的人员在生产区独立工作之前，应完成培训计划和人员资质确认，以确保人员能正确工作，降低对产品的污染和发生差错的风险。

人员培训的具体要求可详见本分册无菌制剂部分"4 人员"。

B. 人员资质确认

从事无菌制剂生产的人员应具有适当的资质和经验，例如进入 B 级区人员的资质确认、无菌设备操作技能确认、手工清洗 / 灭菌人员资质确认、灯检人员资质确认等。

人员资质确认的具体要求可详见本分册无菌制剂部分"4 人员"。

C. 人员监测

应基于评估确定人员监测内容和频次，建立人员监测计划，通过对操作人员的手套和衣着表面取样，实现对人员的监测和评价，清楚地反映客观状况并输出相应的解决措施。

人员监测的具体要求详见本分册无菌制剂部分"4 人员"。

D. 人员行为规范

无菌制剂生产中，人员在无菌生产洁净区的行为习惯对无菌制剂最终质量影响最大，应对人员的行为制定明确的规范，并建立无菌生产洁净区行为规范的观察体系，系统督促现场工作人员培养和保持良好的操作习惯。

人员行为规范的具体要求详见本分册无菌制剂部分"4 人员"。

E. 人员健康管理

无菌制剂生产企业应建立人员健康管理规程对人员进行健康检查，并建立《员工健康档案》，只有体检合格的员工方可继续上岗。宜根据不同岗位的工作需要和对产品质量影响的评估制定体检的项目和合格标准，例如视力、辨色能力检查、青霉素和头孢药物过敏测试（如适用）等。应建立员工健康异常报告和处理制度，便于员工健康状况出现异常时能够进行合适的处理，最大限度地降低人员对制剂生产造成污染的风险。还应评估物料/产品对人员健康的影响。

3.2.6 文件和记录

文件和记录是生产执行有法可依、有章可循和有据可查的基石。对于无菌药品的生产，由于人是最大的污染源，也是最大的不确定因素，故制订完整、细致的文件，并培训员工如实记录操作过程和结果显得尤为重要。

根据无菌制剂的质量特性和生产过程管控要求，企业在编制岗位操作规程时，建议特别注意描述污染的风险、操作步骤和注意事项，特别应包含影响无菌保证的重要操作，例如：人员更衣、物品进入 A/B 级区的程序、无菌组装的操作和顺序、灭菌柜装载方式、数量、灭菌后工器具的保存和无菌传递方式、过滤器完整性检查、生产过程中的无菌操作技术等。建议根据验证的结果，在工艺文件或操作规程中明确规定相应的操作参数和可接受标准，例如：

- 药液保存时间、过滤压力、过滤时间、过滤器完整性测试可接受标准。
- 容器清洗循环水温度和压力、注射用水温度和压力、压缩空气压力、隧道烘箱灭菌段温度、网带速度、冷却段温度、各段之间压差和对背景区域的压差等。
- 内包材灭菌温度和时间、灌装用工器具灭菌温度和时间、配液系统和灌装管道灭菌温度和时间等。
- 生产过程中参与无菌保证的设备（如隔离器表面、灌装器具、配液无菌罐等设备）表面灭菌的温度、时间、化学气体浓度（如适用）、密闭系统泄漏率测试可接受标准等。

- 各工序工艺时限。

- 环境监测的取样点、可接受标准等。

无菌制剂批生产记录除包含常规的品名、批号、工艺要求、操作过程、操作人、复核人之外，建议在设计时，考虑以下方面：

- 便于工艺时限的计算和检查。

- 可追溯过滤器的使用信息（如厂家、滤器型号、滤器编号、完整性测试结果等）。

- 可追溯工器具、配液系统灭菌过程的信息（如灭菌柜保压测试结果、BD 测试结果、工器具装载方式和数量、灭菌过程数据和曲线、灭菌指示标识等）。

- 可追溯容器和密封部件灭菌处理过程的信息（如灭菌温度、网带速度、灭菌时间、真空检漏记录等）。

- 可追溯产品灭菌过程的信息（如产品装载方式和数量、灭菌过程数据和曲线等）。

- 无菌操作过程中基于无菌工艺模拟试验验证过的干预操作。

- 建议将过程抽查或控制的重要项目直接收集在批记录中，如包装系统密封性检查、药液可见异物检查、容器和密封组件最终清洗水可见异物检查等。

环境监测取样基于空调性能确认（PQ）和风险评估的输出，除文件规定的取样点外，还应对生产活动干扰较多的关键区域进行额外取样。应制定记录审核规程，明确各类记录收集、审核、归档的要求和责任人，以便决定产品是否放行，如：批检定或者检验记录、批生产记录、批包装记录等。记录形式包括但不限于下列形式：纸质书写记录、各种原始打印记录及其复印件、设备 / 系统生产的电子记录和数据、电子批记录等，审核过程中应遵循数据可靠性的要求。文件和记录编制和管理过程中的其他重要控制点及风险点详见本丛书《质量管理体系》分册 "6 文件管理"。

3.3 关键控制项目

无菌制剂质量保证的重点在于微生物、热原 / 细菌内毒素和微粒的污染控制，同时也需要关注混淆、差错和交叉污染。基于风险管理的理念，生产应当精心设计并按照经验证的方法和规程进行。

为了降低微粒、微生物和热原 / 细菌内毒素污染的风险，无菌制剂的生产过程中应考虑各种接触品的潜在污染，如清洗用水、直接（间接）接触物料、器具、零件的清洗过程、灭菌过程、灭菌后存放条件，从污染物的来源、灭菌方法的有效性、容器密封完整性、保证体系等方面采取措施降低污染风险。

本节仅就微生物污染控制、热原/细菌内毒素控制、微粒、可见异物控制、时限管理、批次划分、清场、取样管理进行说明。

3.3.1 微生物污染控制

法规要求 ··

药品生产质量管理规范（2010 年修订）

第九十九条 纯化水、注射用水的制备、贮存和分配应当能够防止微生物的滋生。纯化水可采用循环，注射用水可采用 70℃以上保温循环。

第一百零一条 应当按照操作规程对纯化水、注射用水管道进行清洗消毒，并有相关记录。发现制药用水微生物污染达到警戒限度、纠偏限度时应当按照操作规程处理。

第一百八十九条 在生产的每一阶段，应当保护产品和物料免受微生物和其他污染。

药品生产质量管理规范（2010 年修订）无菌药品附录

第二十二条 从事无菌药品生产的员工应当随时报告任何可能导致污染的异常情况，包括污染的类型和程度。当员工由于健康状况可能导致微生物污染风险增大时，应当由指定的人员采取适当的措施。

第二十三条 应当按照操作规程更衣和洗手，尽可能减少对洁净区的污染或将污染物带入洁净区。

第五十八条 应当根据所用灭菌方法的效果确定灭菌前产品微生物污染水平的监控标准，并定期监控。必要时，还应当监控热原或细菌内毒素。

背景介绍 ————————————————

　　药品生产过程中，生产工艺各环节都有可能成为微生物的污染源，所以必须在除菌/灭菌前就了解产品的微生物污染水平。产品除菌/灭菌前，应依据所采用除菌/灭菌方法的有效性和热原/细菌内毒素污染的相关风险，制定除菌/灭菌前微生物污染的控制标准。

　　微生物污染的途径包括但不限于：

　　（1）原辅料、溶剂。

　　（2）设备、工器具、容器、软连接等。

　　（3）内包材。

　　（4）生产环境。

　　（5）人员。

📋 技术要求

　　应制定详细的微生物控制措施，并在文件中规定定期检测方式或周期，该控制措施应经过验证，生产过程应严格执行。

　　原辅料、部件、溶剂应包括微生物限度的要求。

　　设备应经过合理设计，避免出现清洁死角，应制定详细的清洁操作规程，以最大程度降低操作过程中带来的微生物污染，且其方式应经过验证。

　　内包装材料使用前应经过清洗，必要时应经过灭菌。清洗或灭菌后应采取有效的措施防止转运、存放、使用过程中的二次污染，例如灭菌后密封保存转移或在A级层流下存放，存放时限应有规定。

　　无菌制剂生产应在受控环境中进行，同时需定期对环境进行清洁、消毒和监测。

　　凡在洁净区工作的人员（包括清洁工和设备维修工）应当定期培训，使无菌制剂的操作符合要求。培训的内容应当包括卫生和微生物方面的基础知识。每年还应进行至少一次健康体检。在无菌制剂生产过程中应避免从人员引入污染的风险。

实施指导

（1）原辅料、溶剂　无菌制剂物料应符合相关法规标准，应有良好的物料质量控制措施，其在转运、贮存、使用过程中应避免出现二次污染：详见本分册无菌制剂部分"3.2.1 物料"。

（2）工器具、容器、软连接等　工器具等的清洁应有相关清洁操作规程，使用前必须经过充分清洗、干燥，并存放在清洁的环境中。使用后应及时按文件规定进行清洁、消毒。详见本分册无菌制剂部分"5 清洗和准备"。

（3）内包材　内包装容器和组件应使用经验证的工艺进行清洗、灭菌（如适用），按规定的包装形式及时限存放，以确保污染得到适当控制，满足工艺需求。详见本分册无菌制剂部分"5 清洗和准备"。

（4）生产环境　为降低污染和交叉污染的风险，产品生产环境应当根据所生产药品的特性、工艺流程及相应洁净度级别要求进行合理设计、布局、使用和监测。

（5）人员引入　建立更衣的标准操作程序、更衣的确认程序、无菌生产洁净区行为规范的观察体系。详见本分册无菌制剂部分"4 人员"。

3.3.2　热原 / 细菌内毒素控制

法规要求

药品生产质量管理规范（2010 年修订）无菌药品附录

第五十条　必要时，应当定期监测制药用水的细菌内毒素，保存监测结果及所采取纠偏措施的相关记录。

第五十二条　应当尽可能减少物料的微生物污染程度。必要时，物料的质量标准中应当包括微生物限度、细菌内毒素或热原检查项目。

第五十八条　应当根据所用灭菌方法的效果确定灭菌前产品微生物污染水平的监控标准，并定期监控。必要时，还应当监控热原或细菌内毒素。

背景介绍

　　注射剂的热原/细菌内毒素污染可能由于微生物控制不充分而产生。特定患者群,例如新生儿,对热原的反应可能比按照正常健康成年人体重确定的限度的预期反应更严重,这种临床影响使控制热原/细菌内毒素变得更为重要,应适当强化控制,以防止热原/细菌内毒素的产生,尤其是对药品原辅料、容器、密封组件、贮存时限、生产设备的热原/细菌内毒素控制。

　　热原/细菌内毒素污染的可能途径包括以下内容。

　　(1)注射用水　注射用水是设备、器具清洗、溶液配制的基础,是注射剂出现细菌内毒素污染的重要潜在来源。例如:蒸馏水制备系统结构不合理,或操作不当,在制备过程中热原可以随着未汽化的水滴进入蒸馏水。同样注射用水在长期循环过程中,如果出现微生物滋生,也会引发污染。因此各国药典对注射用水的细菌内毒素检测都进行了严格的规定。

　　(2)从原辅料中带入　包装不适宜或者破损,以及一些本身容易滋长微生物的原辅料,如胰岛素、葡萄糖等,都可能导致热原的污染。

　　(3)从容器、用具、管道和装置等带入　如器具清洗后未能及时干燥,滋生微生物,继而引发热原污染;清洗过程不彻底或者被外部清洗水污染;在灭菌除热原过程中灭菌工艺条件发生偏离,导致除热原失效。

　　(4)制备过程中的污染　制备过程中,由于操作时间长,装置不密闭,人员操作不当等都会增加微生物污染的机会,从而可能产生热原。

📋 技术要求

　　应以适当的周期对注射用水质量进行细菌内毒素检测。注射用水应当适用于其用途,并符合《中国药典》的质量标准及相关要求,并有相关记录。

　　各工艺加工前应尽可能降低污染物水平,同时在加工过程中防止引入新的污染,如洁净环境的定期监控、采取防止尘埃产生和扩散的措施、A/B区清洗和消毒剂配制用水应符合注射用水标准等。

　　可根据原辅料在成品中的比例折算,合理制定原辅料热原/细菌内毒素限度。

　　应以适当的时间间隔对设备和用具进行清洁、干燥和(或)消毒,直接接触药品的设备和用具最后淋洗水应符合注射用水的要求,以控制微生物污染水平和热原/细菌内毒素的影响。清洁后应及时干燥,必要时进行灭菌处理。

直接接触药品的包装材料应清洗，并根据其性质选择合适的灭菌方式和除热原方式，确保符合预期的使用目的。

除菌过滤和湿热灭菌已经被证明不能有效地除去热原/细菌内毒素。

适当的设备清洁、干燥和贮存措施能有效地控制微生物污染水平及热原/细菌内毒素的污染水平。设备的设计应便于拆装、清洁、消毒或灭菌。如没有适当的控制，工艺设备的上游及下游均有可能被热原/细菌内毒素污染。设备表面的热原/细菌内毒素能被高温干热灭活，或通过清洗从设备表面去除或降低至可接受水平。某些在线清洁操作可采用适当纯化水和（或）其他溶剂（例如酸、碱、表面活性剂）进行初步冲洗，再用注射用水进行最终冲洗。设备完成清洁后，一般应做干燥处理，必要时进行灭菌。使用其他溶剂时应确认其残留符合要求。

实施指导

目前通常认为，除热原/细菌内毒素工艺可以使细菌内毒素数量下降三个对数单位，热原/细菌内毒素的污染可以通过控制物料、器具的存放条件或者清洗、灭菌工艺，减少微生物的滋生，一定程度上降低细菌内毒素的生成。对于存在细菌内毒素污染的物质或器具，可以选择下述方法去除：

（1）加热法　一般选干热灭菌法，可参考本分册无菌制剂部分"10.3 干热灭菌"。

（2）酸碱法　酸法氧化，碱法水解。常用于药液的管道、工器具、容器的除热原，如用稀氢氧化钠溶液煮沸 30 分钟以上。

（3）蒸馏法　一般用于去除水中的热原。例如：在生产注射用水的过程中，原水被加热后变为水蒸气，在蒸馏塔的螺旋管道中向上高速流动。由于水的分子量很小，而细菌内毒素分子量相对较大，在高速运行中由于离心力的作用，分子量较大的细菌内毒素被"甩"出来，形成"脏水"流出。而去除了（或部分去除了）细菌内毒素的水蒸气继续上升，到达冷凝塔后凝结成"合格"的注射用水。

（4）吸附法　常用的吸附剂为活性炭，可以脱色并有效去除热原，常用量为 0.1%~0.2%。由于活性炭自身的杂质问题、清洁难度以及可能对药物产生吸附，在制剂生产中应该慎重使用。

（5）超滤法　细菌内毒素在溶液中，尺寸一般不会超过 0.1μm，所以 0.22μm（更小孔径或相同过滤效力）的除菌滤膜对细菌内毒素的去除没有显著效果。一般去除热原超滤膜截留量为 10000 分子量，操作时要注意过滤时的温度和压力。

（6）其他　使用离子交换法、凝胶过滤法、微波、反渗透等也可去除细菌内毒素。使用注射用水按有效的清洁方式进行淋洗，也可有效降低细菌内毒素。

实例分析

实例1：玻璃容器清洗除热原工艺验证

通常选择50~100只玻璃容器进行挑战试验。先将定量的细菌内毒素喷涂在试验容器内，风干，然后将挑战样品进行显著标识，确保样品处理后能被及时取出（冻干固定细菌内毒素的方式容易被去除，不推荐使用）。清洗过程应考虑使用最差工艺条件，如降低清洗温度、提高清洗速度等，清洗验证应能覆盖设备启动、稳定、结束时的状况。

判定标准：验证研究数据应证明该操作能降低三个对数单位的内毒素含量或基于清洗前细菌内毒素负荷情况制定合格标准，详细内容可参考USP1228.4。

注意：在满足反映三个对数级降低的条件下，应尽可能降低细菌内毒素的涂布量。

3.3.3 微粒、可见异物控制

法规要求

药品生产质量管理规范（2010年修订）无菌药品附录

第三条　无菌药品的生产须满足其质量和预定用途的要求，应当最大限度降低微生物、各种微粒和热原的污染。生产人员的技能、所接受的培训及其工作态度是达到上述目标的关键因素，无菌药品的生产必须严格按照精心设计并经验证的方法及规程进行，产品的无菌或其它质量特性绝不能只依赖于任何形式的最终处理或成品检验（包括无菌检查）。

第三十五条　轧盖会产生大量微粒，应当设置单独的轧盖区域并设置适当的抽风装置。不单独设置轧盖区域的，应当能够证明轧盖操作对产品质量没有不利影响。

第五十四条　应当采取各种措施减少最终产品的微粒污染。

背景介绍

注射剂中的微粒来源非常广泛，可能的来源包括但不限于：

（1）注射用水。

（2）原辅料、包装材料。

（3）制备过程。

（4）生产环境。

（5）药液稳定性。

（6）包装材料的相容性。

（7）其他。

技术要求

药品生产过程中可见异物污染应从生产环境控制、设备和工器具的选择及处理、处方、过程工艺参数控制、人员行为规范等方面进行系统的控制。由于生产环节引入可见异物的风险因素较多，因此需考虑可能的风险因素并输出对应控制措施。例如：生产过程中不应使用易脱落材质，以避免在产品中引入异物；操作人员更衣规范，以避免人员带入异物等。

实施指导

药品生产所用的原辅料、与药品直接接触的包装材料应当符合相应的质量标准。详见本分册无菌制剂部分"3.2.1 物料"。

无菌制剂生产区域应配置有空调净化系统，并制定相关环境监测标准，空调净化系统应当保证环境在静态和动态下均能达到相应标准。详见本分册无菌制剂部分"14 环境监测"。

内包装材料清洗介质应符合生产工艺要求，内包装材料不应与产品发生化学反应，其使用应经过相关稳定性、相容性研究。详见本分册无菌制剂部分"5 清洗和准备"。

3.3.4 时限管理

法规要求 ···

药品生产质量管理规范（2010 年修订）无菌药品附录

第五十六条 应当尽可能缩短包装材料、容器和设备的清洗、干燥和灭菌的间隔时间以及灭菌至使用的间隔时间。应当建立规定贮存条件下的间隔时间控制标准。

第五十七条 应当尽可能缩短药液从开始配制到灭菌（或除菌过滤）的间隔时间。应当根据产品的特性及贮存条件建立相应的间隔时间控制标准。

📋 **技术要求**

无菌制剂生产准备和生产过程各个环节的持续时间应限定在规定时限内，时限应经过验证，包括：

（1）设备、组件和工器具清洁、干燥和灭菌之间的保持时间。

（2）已灭菌设备、组件和工器具在使用前和灌装／装配过程中的保持时间。

（3）已净化环境（例如：RABS 或隔离器）在使用前的保持时间。

（4）从产品制备开始、到产品灭菌或通过除菌过滤器过滤（如适用）、直到无菌灌装过程结束之间的时间。每个产品应有最长允许时间，其中考虑了其组件和规定的贮存方法。

（5）已除菌过滤后药液灌装前的保持时间。

（6）无菌工艺时间。

（7）灌装时间。

除了微生物相关要求外，必须指出，部分产品在溶液或其他状态下不稳定，极易降解，产生新的杂质，因此基于药品化学稳定性的时间管理，也是确定存放时限的制定依据。

实施指导

在适当的时候，应制定关键操作的时间限度。例如，药液的准备和过滤应考虑从混合调配开始到过滤的时间、过滤到灌装的存放时间、灌装的产品在灭菌前的存放时间，以及已灭菌设备、容器、物料和密闭系统等的贮存时间、除菌过滤器的过滤总时间等。过滤相关内容见本分册无菌制剂部分"6.3 过滤工艺"。

确定各阶段存放时间时，应进行充分评估。任何偏离时间限度的偏差都应被记录和调查。检查结果应归入批生产记录。

实例分析

实例 2：产品配制存放时限确认

某产品药液称量完成后，从投料配制开始计时至配制完成后待过滤前，按确认方案进行取样检测，根据检测结果及产品特点等综合评估确定该产品的配制存放时限。通常可使用专用的灭菌除热原容器对配制完待过滤药液直接取样，依据产品特性定时采集样品（如可以前期间隔 2 小时，后期增加取样频次），检测样品含量、有关物质、微生物负荷等指标，确认配液时限内是否会给产品带来质量风险，可根据试验结果预留一定的安全时间后，作为内部控制时限要求。

3.3.5 批次划分

法规要求

药品生产质量管理规范（2010 年修订）无菌药品附录

第六十条 除另有规定外，无菌药品批次划分的原则：

（一）大（小）容量注射剂以同一配液罐最终一次配制的药液所生产的均质产品为一批；同一批产品如用不同的灭菌设备或同一灭菌设备分次灭菌的，应当可以追溯；

（二）粉针剂以一批无菌原料药在同一连续生产周期内生产的均质产品为一批；

（三）冻干产品以同一批配制的药液使用同一台冻干设备在同一生产周

70

期内生产的均质产品为一批；

（四）眼用制剂、软膏剂、乳剂和混悬剂等以同一配制罐最终一次配制所生产的均质产品为一批。

实施指导

企业应当建立必要的"药品批次管理"文件，对药品批次划分进行明确规定。应能够通过批号追踪和审查该批药品的生产全过程和生产历史。

每个批次产品应具有预期均一质量特性，必要时应采取亚批或其他管理方式，确保潜在的质量差异可以在最终产品批号、最终质量检验明确区分，并在批记录中准确记录。

例如：小容量注射剂使用同一配制罐一次配制的药液生产的产品，但使用不同的灭菌设备或者同一灭菌设备进行分次灭菌，可使用亚批号或不同批号对每一灭菌批次进行追踪，依据产品特性及风险评估制定取样原则，且样品应当从各个/次灭菌设备中抽取。

3.3.6 清场管理

法规要求

药品生产质量管理规范（2010 年修订）

第一百九十九条 生产开始前应当进行检查，确保设备和工作场所没有上批遗留的产品、文件或与本批产品生产无关的物料，设备处于已清洁及待用状态。检查结果应当有记录。

生产操作前，还应当核对物料或中间产品的名称、代码、批号和标识，确保生产所用物料或中间产品正确且符合要求。

背景介绍

为了防止药品生产中不同品种、规格、批号之间的污染和交叉污染、混淆和差错，各生产工序在更换品种、更换规格、更换批号或阶段性生产结束时，应彻底清理及检查作业场所。

清场是"5S 管理"（整理、整顿、清洁、清扫、素养）在污染控制方面的具体体现，其主要内容包括清除非本批生产用物品、将待用物品正确放置和标识等内容。

清洁是去除残留，防止交叉污染的关键工艺，国内通常将清洁视为清场的主要内容。清洁主要是清除上批产品的残留污染，使上批产品残留的活性成分对后续生产的污染控制在安全限度内。从卫生角度而言，清洁也可以去除关键操作区的微生物污染和非活性微粒污染，有助于设备消毒和灭菌，因此清洁和消毒往往是紧密相连的。

实施指导

A. 清场要求

● 清场后应确保下批次生产前设备内、生产线、生产区无上次生产遗留物，无与生产无关的杂物，比如上批产品传送带接口处可能出现产品意外脱落，生产线生产停机时传送带的残留品或包装材料，上批产品生产的作业记录或者生产结束后设备维护用工具等，生产人员应根据实际情况制定检查清单，并逐一核查，由岗位负责人或质量人员复核签字后方可生产。

● 称量后暂不使用的物料或批生产结束时未使用完毕的尾料，应在适当洁净级别下密封完好。

● 不同物料或者同一种物料的不同处理状态应进行有效隔离和显著标识（如已经灭菌产品和待灭菌产品的区分、清洁工具与待清洁工具的区分等），防止误用，如无菌区废弃的不合格品宜指定专区，使用显著区别的专用容器存放；现场检查用样品或标准品应专用区域存放，并建立每次使用和收回的记录。

● 生产结束后应按要求处理不合格品与废弃物，不合格品的处理应由岗位负责人或质量人员复核。

● 无菌作业人员退出无菌区时，应确认人员佩戴的手套、护目镜等的数量和完好性。

● 应根据不同的工艺要求制定相应的清洁程序，如：

○ 更换不同品种、不同规格间的清洁。

○ 同品种不同批次间的清洁以及同品种连续生产若干批次后的清洁，同品种连续生产的最大批次数量应经过验证。

B. 生产清洁和消毒

● 清洁和消毒措施应考虑对设备、设施的污染、腐蚀以及对人员的健康影响，进入无菌区及毗邻功能间的消毒液应采取除菌过滤或其他方式消除微生物污染。

● 对于直接接触药品和内包材的关键设备表面，清洁可以去除如粉尘、环境监测用的培养基等污染，有助于确保后续的消毒效果。清洁方法和效果应经过验证。

● 地面、墙壁和其他非关键表面的清洁可根据工艺需要，使用擦拭、喷雾等方法进行日常消毒，并规定消毒的周期，以防止微生物的污染或滋生。

● 使用水清洁时，应及时干燥，以防止微生物生长。消毒剂的残留应依据风险评估结果制定，评估内容包括但不限于对产品的污染、设备的腐蚀、人员的安全等。消毒剂应经常轮换，通常情况下交叉使用消毒剂，常用的有 75% 乙醇、苯酚等。

● 环境监测是确认环境控制状态的关键工具，也是判断清洁、消毒效果的基础。当环境洁净度不能满足要求时，如微生物污染显著变化，可能反映清洁消毒措施的失效或者外部环境新增的挑战等，因此需考虑调整清洁消毒方案。

相关内容可以参见本分册无菌制剂部分"13 清洁和消毒"。

C. 清场记录

● 清场工作应有清场记录。清场记录应包括工序、清场前产品的品名、规格、批号、清场日期、清场项目、合格标准、检查情况、清场人、复核人及其签字。

● 清场结束由清场人员及复核人员进行双人复核，对清场记录签字确认或发放清场合格证。

3.3.7 取样管理

法规要求 ··

药品生产质量管理规范（2010 年修订）取样附录

第二十五条 工艺用水取样操作应与正常生产操作一致，取样后应及时进行检验，以防止质量发生变化。

第二十八条 中间产品的取样应能够及时准确反应生产情况，在线取样时应充分考虑工艺和设备对样品的影响，选择相应的生产时段和取样位置进行取样操作；非在线取样，取样件数可按照本附录第二十条的要求进行计算取样。

第二十九条 成品的取样应考虑生产过程中的偏差和风险。对于无菌检查样品的取样，取样件数应按照本规范无菌药品附录第八十条的规定，结合《中华人民共和国药典》附录无菌检查法中批出厂产品最少检验数量的要求计算。

第三十条 放射性药品的取样操作可根据产品的实际情况进行，并采取相应的预防措施。

第三十一条 物料和产品标准中有特定取样要求的，应按标准要求进行。对包装材料、工艺用水等，按具体情况制定取样操作原则。

第三十二条 取样后应分别进行样品的外观检查，必要时进行鉴别检查。若每个样品的结果一致，则可将其合并为一份样品，并分装为检验样品、留样样品，检验样品作为实验室全检样品。

第三十三条 取样数量应能够满足《药品生产质量管理规范（2010年修订）》中检验及留样的要求。

背景介绍

取样有不同的目的，如：委托品的接受、批放行测试、中间控制、特殊控制、变质或杂质混入调查或者留样用。本节仅针对中间控制微生物项目的取样进行阐述，包括无菌原料的取样、直接接触药品的包装材料微生物检查或者微生物相关的限度检查的取样。更多内容详见本丛书的《质量控制实验室与物料系统》分册。

技术要求

药品生产过程取样应制定有效的措施，防止物料、产品和抽取的样品之间的混淆、差错、污染与交叉污染，并保证样品的代表性，具体应符合以下要求：

• 物料或产品取样须有对应的操作规程，包含取样方法、所用器具、样品量、存放样品容器、取样注意事项（尤其是无菌或有害物料的取样以及防止取样过程中污染和交叉污染的注意事项）、贮存条件、剩余物料的再包装方式等信息。

• 取样人员应该接受取样操作培训，使其熟悉取样方案和流程；对于无菌物料及产品，取样人员还应该具备无菌知识，同时必须掌握取样工具的使用，熟悉取样过程避免样品受污染的安全防范措施。取样人员需定期接受取样专业技术培训。

- 物料取样环境的洁净级别应与使用该物料的生产环境相一致或高于该物料的生产环境。

- 无菌原料的取样最好在专门的无菌取样室进行。在无菌生产区取样时应进行风险控制，可采取清场、分室取样或其他隔离措施，避免差错和交叉污染。取样后原料和样品保管容器应使用合适的方法进行及时密封、包装并转移出生产区，防止物料混淆和污染。

- 对有无菌、微生物限度等检查项目的固体或粉末进行取样时，取样工具应具有光滑表面，易于清洁、消毒或灭菌，器具应避免与样品发生反应、吸附或引起污染。使用前需进行清洁、消毒或灭菌处理并确保取样器具干燥。使用后应充分清洗、干燥，并存放在洁净的环境中备用。

- 被抽检的物料与产品应是均匀的，若待取样不具有物理均匀性，取样前应采用经过验证的措施，恢复其均匀性。例如，分层的液体通过搅拌或者升温解决均匀性问题；混悬液静置时或在管道中可能发生沉降，取样前应搅拌或循环，使其均一后再取样。

取样的注意事项包括：取样时应避免取样过程对物料造成污染；物料取样后应根据物料的贮存要求进行保护，防止污染或变质，并加贴取样标识，并建立相关 SOP。取样后应及时转移，其转移过程应能防止污染，不影响样品质量。剩余物料应及时按文件要求进行管理。物料取样时，原则上可按取样规则：若总件数为 n，则当 $n \leqslant 3$ 时，每件取样；当 $3 < n \leqslant 300$ 时，按 $\sqrt{n}+1$ 件随机取样；当 $n > 300$ 时，按 $\sqrt{n}/2+1$ 件随机取样。但对于无菌物料的取样，取样数量可基于风险评估来确定。

灭菌后物料（如胶塞）无菌检验取样时，可在 A 级条件使用无菌器具采集样品，放入灭菌注射用水或其他灭菌溶液中进行荡洗，过滤，对滤膜进行培养检验，也可直接将灭菌胶塞放置于培养基中培养观察。

实施指导

A. 取样准备

应有书面程序对取样进行明确规定。取样人员按照文件准备样品开口工具、取样工具及样品标签，样品标签应包含必要的内容，如批号、可能的容器号、取样量、用途等。

B. 取样

药品取样过程应设计相应记录，用于记录产品的流向或用途。

药品生产过程，应定期对公用介质进行取样检测，检测周期与标准应有文件规定；同时生产过程中，为保证产品质量，应在生产工序中设置不同取样位置，监控药品生产周期内质量符合要求。对于最终灭菌产品无菌取样应该涵盖每一灭菌柜次相对冷点位置；对于无菌生产工艺产品无菌取样必须包括最初、最终灌装的产品。

洗瓶岗位应定期检测洗瓶机压缩空气及注射用水等介质质量，保证药品生产时，介质质量符合工艺需求，清洗后的西林瓶使用前保证洁净度；清洗胶塞后的淋洗水可见异物应符合文件规定等。

配液或总混岗位产品生产完毕，应根据产品生产工艺要求取样，如检测产品含量与 pH 值等，保证产品质量符合规定。

灌装或分装岗位对产品的关键质量控制点定期进行检测，如可见异物与装量等。对于灭菌后物料（如胶塞、西林瓶）无菌取样时，应在 A 级条件使用无菌器具采集样品。

轧盖岗位定期对轧盖效果进行取样检测。

取样人员取样前，应接受相应的培训，取样过程应有必要的复核。取样程序应保证能够检出原辅料的不均匀性，对于不均匀性的任何现象应保持高度注意，如结晶粉末的晶形、粒径、色泽，吸湿性物料的结块、液体制剂或半固体制剂的沉淀、液体制剂的分层等。

C. 贮存和保留

产品贮存时，容器应避免与样品发生反应、吸附或引起污染，取样环境应符合药品生产与相关贮存要求。通常采用避光、密封等措施保存。

有些微生物在药液中繁殖速度很快。例如，在 25~29℃ 条件下，革兰阴性杆菌及革兰阳性芽孢杆菌在脂肪乳剂中，经 3 小时后可增长 4~11 倍，如果样品不在产品灭菌的同时进行微生物项目检验，样品将丧失其生物学的代表性，因此，灭菌前产品的微生物检验应在取样后尽快完成。微生物检验样品取样后不能及时检验的，其放置方法应进行确认评估。比如，在常温下放置一般不超过 2 小时，否则应将样品放入 2~8℃ 冰箱冷藏，并在取样的 24 小时内完成检验，且在检验前至少有 30 分钟时间让潜在的微生物恢复活力。

4 人员

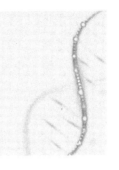

本章主要内容：

☞ 无菌生产对人员卫生的要求

☞ 人员资质的获取流程及维护方式

☞ 如何制定和维护洁净区的基本行为规范

☞ 洁净区如何进行更衣管理

☞ 洁净区如何进行工作服的管理

☞ 如何开展人员监测及进行趋势管理

　　企业应确保无菌产品生产及质量活动相关人员均经过足够的培训和适当的资质确认，并具备无菌产品生产相关经验，从而最大程度降低人员对无菌产品的污染风险。企业在设计无菌制剂生产工艺时，应考虑如何尽可能降低人员对无菌制剂质量的影响，而在设计、维护及运行良好的无菌制剂生产工艺的同时，建立良好的无菌制剂生产人员管理体系也尤为重要。

　　本章将重点阐述无菌制剂生产人员管理体系中，人员卫生、人员培训及资质确认、洁净区人员行为规范和管理、洁净区人员更衣规范和管理、人员监测等内容。企业应时刻维护好无菌制剂生产人员管理体系，并通过各种手段提高人员对无菌制剂的高风险性的认识，加强日常管控，最大程度降低人员对产品质量的风险。

4.1 人员卫生

法规要求 ···

药品生产质量管理规范（2010 年修订）

　　第三十条　人员卫生操作规程应当包括与健康、卫生习惯及人员着装相关的内容。生产区和质量控制区的人员应当正确理解相关的人员卫生操作规程。企业应当采取措施确保人员卫生操作规程的执行。

第三十一条 企业应当对人员健康进行管理，并建立健康档案。直接接触药品的生产人员上岗前应当接受健康检查，以后每年至少进行一次健康检查。

第三十二条 企业应当采取适当措施，避免体表有伤口、患有传染病或其他可能污染药品疾病的人员从事直接接触药品的生产。

第三十五条 进入洁净生产区的人员不得化妆和佩带饰物。

第三十六条 生产区、仓储区应当禁止吸烟和饮食，禁止存放食品、饮料、香烟和个人用药品等非生产用物品。

药品生产质量管理规范（2010 年修订）无菌药品附录

第二十一条 从事动物组织加工处理的人员或者从事与当前生产无关的微生物培养的工作人员通常不得进入无菌药品生产区，不可避免时，应当严格执行相关的人员净化操作规程。

第二十二条 从事无菌药品生产的员工应当随时报告任何可能导致污染的异常情况，包括污染的类型和程度。当员工由于健康状况可能导致微生物污染风险增大时，应当由指定的人员采取适当的措施。

实施指导

无菌制剂生产要求人员具有较高标准的人员卫生，尽可能降低微生物负荷和微粒水平。从事无菌制剂生产的人员若由于健康状况可能导致微生物污染风险增大时，需及时向相应的管理人员报告，企业也可采取适当措施，及时发现人员的身体异常，当企业发现或收到相应异常报告时，应有处理机制，以降低人员污染风险。

从事动物组织加工处理的人员或者从事与当前生产无关的微生物培养的工作人员可能会携带一定量的微生物，通常情况下不得进入无菌制剂生产区，对于生产工艺流程要求必须进入的，如进行动物组织处理或微生物培养操作的人员进入生产区进行生物制品原液阶段的无菌操作等，需严格执行相关的人员净化操作规程，以避免对产品的污染，对于进入 B 级洁净区的人员，该净化流程需经过相应评估或验证。

进入洁净区的人员（包括外来人员）不得化妆，不得佩戴手表、手机、首饰等生产非必需物品。除此之外，不得佩戴假睫毛、美甲或假指甲；洁净区的人员因其岗位的特殊性，在开始工作前一定时间内应尽可能避免户外剧烈运动，避免由于出汗、身体脏污、呼吸急促、身体代谢加剧等原因，影响洁净区环境或洁净服的阻隔性能。

企业应根据自身情况制定人员卫生操作规程，特别针对需进入洁净区工作的人员，规范其个人卫生行为，比如着装整洁、勤洗手、勤洗澡、勤剪指甲、保持指甲干净、不留胡须或保持胡须干净整洁等，进入洁净区应当将胡须、头发等相关部位遮盖。

4.2 人员培训与资质确认

法规要求

药品生产质量管理规范（2010 年修订）

第二十六条 企业应当指定部门或专人负责培训管理工作，应当由经生产管理负责人或质量管理负责人审核或批准的培训方案或计划，培训记录应当予以保存。

第二十七条 与药品生产、质量有关的所有人员都应当经过培训，培训的内容应当与岗位的要求相适应。除进行本规范理论和实践的培训外，还应当有相关法规、相应岗位的职责、技能的培训，并定期评估培训的实际效果。

第二十九条 所有人员都应当接受卫生要求的培训，企业应当建立人员卫生操作规程，最大限度地降低人员对药品生产造成污染的风险。

第三十三条 参观人员和未经培训的人员不得进入生产区和质量控制区，特殊情况确需进入的，应当事先对个人卫生、更衣等事项进行指导。

药品生产质量管理规范（2010 年修订）无菌药品附录

第二十条 凡在洁净区工作的人员（包括清洁工和设备维修工）应当定期培训，使无菌药品的操作符合要求。培训的内容应当包括卫生和微生物方面的基础知识。未受培训的外部人员（如外部施工人员或维修人员）在生产期间需进入洁净区时，应当对他们进行特别详细的指导和监督。

实施指导

所有从事无菌制剂生产和相关检测的人员都应经过培训和适当的资质确认，并应在培训和生产操作中积累无菌制剂生产和相关检测的实践经验，从而保证相关活动符合 GMP 法规要求。对于无菌制剂生产，人员是最大的污染源，企业具备完善的无菌药品人员培训和资质确认体系，是降低无菌药品质量风险的重要手段。

A. 洁净区工作人员的培训和资质确认

需进入洁净区进行包括生产、清洁、维修、监控等在内的各种工作的人员，需完成与洁净区无菌制剂生产相关的常规培训。培训内容可包括但不限于如下方面：

- 无菌制剂的特点和风险。
- 微生物学基础知识。
- 洁净区行为。
- 人员卫生。
- 更衣规范。
- 无菌生产设施（洁净区空调系统、单向流系统、气流流型等）。
- 无菌技术（清洁消毒、灭菌、环境监控、屏障技术等）。
- 污染控制。

应根据相应人员工作的洁净区和工作内容对产品质量的风险程度，制定不同级别的培训计划。培训内容应具有一致性，建议涵盖"知识"和"技能"两个方面，在接受相应培训后，还需完成适当的考核，取得相关资质后方可进行岗位操作。人员培训应有文件记录，记录应保存。

对于需进入 B 级洁净区和需在 A 级区域下进行干预操作的人员，在上述培训考核的基础上，还应至少参与一次成功的无菌工艺模拟试验后，才可授予其无菌生产操作资质，表明其具备了在 A/B 级洁净区从事无菌操作的常规知识与技能。模拟试验过程中仅进行观察，而未执行模拟生产操作不视为参加成功的模拟试验。建议企业基于风险评估将 A 级区干预操作分类为简单干预操作和复杂干预操作，对于需要在 A 级区域下进行操作的人员，在参加无菌工艺模拟试验时，若仅完成简单干预操作，无法充分确认该人员的无菌操作技能，在后续生产过程中可能存在一定的产品污染风险，因此不可授予其无菌生产操作资质，只有当其完成的干预操作包含了相应岗位的复杂干预操作后才可授予其无菌生产操作资质（关于简单干预和复杂干预的描述详见本分册无菌制剂部分"12 无菌工艺模拟试验"）。

从风险控制的角度，建议优先按照"非洁净区—C/D 级洁净区—A/B 级洁净区"的顺序逐级培训，比如，从非洁净区员工中选拔合适员工进入 C/D 级洁净区，从 C/D 级洁净区员工中选拔合适员工进入 A/B 级洁净区，员工在获得 C/D 级洁净区岗位操作资质，并达到一定的工作时限或工作技能水平后，再培训其 A/B 级洁净区操作，建议企业建立洁净区工作人员储备的动态机制，从而保证时刻有洁净区相关工作经验的人员在高风险区从事生产工作。

对于有多条无菌生产线的企业，在确定各生产线布局、气流方向、干预操作等完全一致的前提下，可通过风险评估等方式确定各生产线 A/B 级洁净区人员资质通用。

B. 洁净区工作人员的资质维护

企业应设定合理的周期对洁净区人员进行定期再培训。对于需进入 B 级洁净区和需在 A 级区域下进行干预操作的人员，还应定期（如一年）对其资质进行再确认，该再确认需要包括参与至少一次成功的无菌工艺模拟试验。企业应有取消人员洁净区工作资质的相关规定，包括对人员日常操作表现的评估、发现人员监测不良趋势、得到无菌工艺模拟试验失败结果等对人员洁净区工作资质有影响的情形。

企业应对不同级别洁净区员工操作资质的有效期做出规定，对于 C/D 级洁净区，若员工离岗时间超过期限，在重新上岗前，应考虑对离岗员工的岗位相关知识、技能等方面进行评估，以确定其重新培训的内容及方式，完成培训并通过考核后方可批准返岗。对于 A/B 级洁净区，若员工离岗时间超过期限，建议分如下两种情况进行考虑：

● 若该员工离岗期间未在 A/B 级洁净区进行其他岗位的操作，考虑其长期离开 A/B 级洁净区，若只培训岗位操作便返岗，可能会带来环境或产品污染的风险，因此建议其返岗前，不仅要对其缺席岗位重新进行培训考核，还要对其无菌生产操作资质进行再确认，该再确认需包括参与至少一次成功的无菌工艺模拟试验和一次成功的 B 级区更衣资质确认，参与该无菌工艺模拟试验时，其所完成的干预操作同样需包含相应岗位的复杂干预操作。

● 若该员工离岗期间一直从事 A/B 级洁净区内其他岗位的操作，考虑其并未离开 A/B 级洁净区，其无菌意识等仍可维持在较高的水平，因此建议可仅对其缺席岗位重新进行岗位考核。

实例 1：人员培训及资质确认实例

对于进入洁净区工作的员工，需按照既定的培训计划参与培训并通过考核。本实例以 C/D 级洁净区零件清洗岗位和 A/B 级洁净区分装岗位为例，介绍培训及资质确认流程（图 4-1）。

A. 制定培训计划

C/D 级洁净区和 A/B 级洁净区的工作内容及质量风险不同，其培训计划有所区别，"知识"和"技能"方面的培训内容也呈现出梯度差异。对于"知识"类培训，C/D 级和 A/B 级洁净区员工所接受的基础知识基本相同，对于"技能"方面的培训，二者区别较大，主要体现在操作性质的不同，A/B 级洁净区的技能要求明显要高于 C/D 级洁净区。

B. 实施培训及资质确认

企业可在洁净区外设置专门的无菌培训中心，该培训中心可最大程度地还原洁净区内设备及布局，使其具备相应基础洁净区技能的培训条件，并减少培训工作对洁净区环境和日常生产所带来的潜在干扰和风险。企业可选择经验丰富的操作人员担任无菌教练，并作为专职培训人员，用于无菌制剂生产人员的知识培训、技能训练、现场指导以及相关考核工作。

在培训中心对基础知识和操作技能进行培训时，可采用教学和实操相结合的培训方式，也可以图片、视频等不同的方式对被培训人员进行全方位指导。

对于计划进入 C/D 级洁净区零件清洗岗位的员工，在完成基础知识和操作技能培训且通过考核后，由零件清洗岗位培训师对其进行岗位技能培训，而后由无菌教练对其进行考核，考核通过后即可获得相应的零件清洗岗位资质。

对于计划进入 A/B 级洁净区分装岗位的员工，在通过洁净区基础知识培训和 A/B 级洁净区操作技能培训并通过考核后，还需完成分装岗位技能培训并通过考核（表 4-1），同时获取无菌更衣资质，在通过无菌工艺模拟试验后方可获取相应的分装岗位资质。

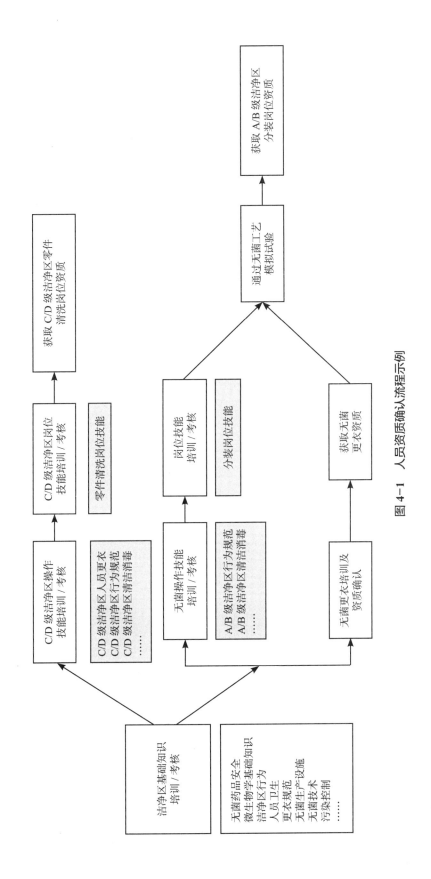

图 4-1 人员资质确认流程示例

表 4-1　分装岗位操作技能考核表

分装岗位操作技能考核

被考核人 / 日期：_____

岗位课程表培训状态确认：

员工已完成　分装　岗位课程表所有项目的学习。　　　考核者 / 日期：_____

考核评估内容：

评估要点	评估结果	考核者 确认签字 / 日期
1. 转移 / 装载胶塞 a. 剪开胶塞外塑料袋封口绳，操作过程需避免胶塞呼吸袋破损； b. 消毒无菌手套，用无菌抹布和 70% 乙醇擦拭胶塞暂存台； c. 提出 1 袋胶塞，放入胶塞暂存台，用 70% 乙醇消毒无菌手套，剪开胶塞第二层呼吸袋透明侧； d.……	□合格　□不合格	
2. 处理卡胶塞 a. 使用专门镊子夹取粘连胶塞并盛放至废弃胶塞容器中，将镊子放回专用工具架上； b. 清空分装机内产品。	□合格　□不合格	
3.……	□合格　□不合格	

评估结论：

□被培训人考核合格。

□未达到培训要求，需重新培训并考核。

备注：_____

考核者 / 日期：_____　　　　批准人 / 日期：_____

4.3　洁净区人员行为规范和管理

法规要求 ··

药品生产质量管理规范（2010 年修订）

　　第三十七条　操作人员应当避免裸手直接接触药品、与药品直接接触的包装材料和设备表面。

药品生产质量管理规范（2010年修订）无菌药品附录

第十九条 洁净区内的人数应当严加控制，检查和监督应当尽可能在无菌生产的洁净区外进行。

第五十一条 当无菌生产正在进行时，应当特别注意减少洁净区内的各种活动。应当减少人员走动，避免剧烈运动散发过多的微粒和微生物。由于所穿工作服的特性，环境的温湿度应当保证操作人员的舒适性。

实施指导

无菌生产洁净区人员行为规范是无菌生产人员管理的重要组成部分，人员在洁净区内的各种动作，都会产生微粒和微生物的脱落，可能会对无菌产品质量带来极大影响，风险极高，企业应建立相应规程来规范无菌生产洁净区人员的行为，最大程度降低污染物的发散，从而降低对产品的污染风险。

本章节将从 C/D 级洁净区和 A/B 级洁净区两个方面对人员行为规范做出描述。

对于 C/D 级洁净区人员的行为规范，建议企业考虑对以下几个方面做出规定：

● 人员在 C/D 级洁净区移动和操作速度不可过快，不可进行跑、跳等剧烈活动。

● C/D 级洁净区内仅存放必要的物料和可移动设备，存放时物料和可移动设备需避免接触墙面、地面等。人员活动和物品摆放时，需避免遮挡回风口。

● C/D 级洁净区人员在执行关键操作（如直接接触物料或内包材等）时应佩戴无颗粒物散发的橡胶或塑料手套，关键操作前，应使用无残留的消毒剂（如乙醇）对手套进行消毒。手部接触到地面、人员面部等任何潜在的污染区后，也应使用乙醇等对手部进行消毒。

● 应对 C/D 级洁净区的最大人数进行定义，日常生产时需对洁净区内人数进行控制。

对于 A/B 级洁净区人员的行为规范，建议企业考虑对以下几个方面做出规定：

● 基本行为规范

  ○ 基本原则：如图 4-2 所示，人员动作幅度和速度的增加，将直接导致人体发尘量的增加，因此人员在 A/B 级洁净区动作需缓慢且小心，应避免无目的的走动。

○ 手臂姿势：无操作时，双手小臂应端平并保持在腰部以上，不得下垂、叉腰或夹在腋下。

○ 开关门：如有可能，洁净区内可以安装感应门，减少开关门人为操作。洁净区内所有开关门的操作，应尽量避免用手直接接触，建议使用肘部、前臂、背部等身体部分来完成，避免交叉污染。

○ 除工作需要，应尽可能避免过多的说话或交谈。

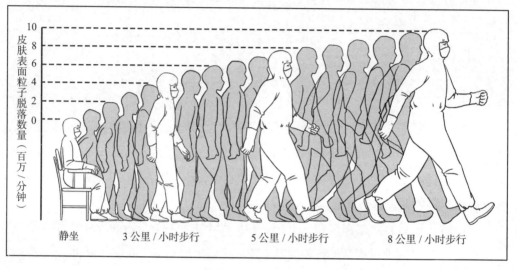

图 4-2　皮肤表面粒子脱落数量与人员活动速度的关系

● 手套消毒和操作：建议在每次接触物品后使用无残留的消毒剂（如乙醇）对双手进行消毒，晾干后进行下一步操作。在进入高风险操作区内进行关键操作之前，也应先进行双手消毒，而后再进入该区域进行操作。人员在无菌生产洁净区时，即使没有接触任何物品，也应定期（如每隔 10~20 分钟）对所戴无菌手套进行消毒，必要时可退出操作间更换无菌手套，以最大限度地降低污染风险。

● 保护气流和产品无菌性：不得用身体或设备阻挡回风口；应尽量在适当的侧面进行操作，不得阻碍单向流的流向或路径，在进行无菌连接等无菌操作时，不得用手和手臂、RABS 手套和倾斜的身体部位接触或者经过开口的无菌容器、产品直接接触的设备零件、无菌产品及原料的上方。

● 保持洁净服的包裹效果：尽量减少影响无菌服包裹的活动，如双手高举超过肩部、伸长腿部或下蹲等；应定期检查着装，尤其在进行动作幅度较大的操作后，应确认无菌服、手套、脚套、头套等接驳处是否穿戴紧密或是否有破损。

● 洁净区接触行为准则

○ 避免接触非必要表面：不得倚靠设备设施或墙面；人员间应尽可能保持一

段距离，尽可能不接触本人或他人无菌服的任何部位；不得躺或坐在地面，所有掉落或接触到地面的物品在该批生产过程中不得用手触摸，更不能再次捡起使用，生产结束后才能对地上的工具、仪器及物品进行必要的处理，并妥善保存。若不慎接触了地面，应立即返回更衣室更换洁净服或手套。

○ 仅用无菌工具接触无菌物料：在进行无菌操作时，仅用无菌工具接触无菌物料，每次使用期间，无菌工具应保存在 A 级环境中，保存方式应能避免污染（如放在无菌容器中等）。在操作过程中，应以一定的频率对无菌工具进行定期更换。如果发现无菌工具被污染，用于存放无菌工具的容器也应进行更换。

● 尽量减少进入无菌生产洁净区的人数和次数：进入 A/B 级洁净区的最大人数应经过验证，日常生产时应保持工作需要的最低人数并尽量减少人员进出次数。应使用适当的方式对进入洁净区的人员进行追溯管理，如计算机化系统或纸质记录等。生产设计时应考虑尽可能地保证设备维修和维护可在无菌生产洁净区外进行，检查和控制也尽可能在无菌生产洁净区外进行，生产无关人员尽量不要进入无菌生产洁净区。

● 无菌行为观察体系：为保证无菌行为规范的执行效果，企业可建立无菌行为观察体系对洁净区人员的无菌行为进行观察，对其实际操作与规程的符合性进行评估，对无菌操作进行持续改进。负责无菌行为观察的观察者应受过无菌行为规范规程的专业培训，并熟悉 GMP 法规和指南中无菌行为规范的相关内容。

实例分析

实例 2：无菌行为观察实例

详细的计划、严谨的执行过程、及时的沟通与分析、良好的结果保持等是无菌行为观察成功实施的重要组成部分。

在制定计划时，不仅需涵盖各生产线的各个岗位及班次，还要重点关注关键步骤和高风险操作等，例如设备组装、拆机清扫。在执行过程中，观察人员使用行为观察日志对所观察区域、操作、时间、观察者等信息进行记录（表 4-2）。

表 4-2　行为观察日志

日期	生产线／岗位	班次	开始时间	操作	结束时间	观察者

行为观察的方法是多样化的，不仅可通过观察视窗、监控录像系统等进行远程观察，也可委派无菌教练等人员进行现场观察。对于行为观察的发现项，一方面观察人员需及时与所在区域管理人员和操作人员进行现场沟通，并共同制定改进方案，形成"行为观察—问题记录—问题反馈—行为改进和培训"的持续改进体系，以不断提高无菌生产洁净区的行为规范水平。另一方面也需要对其按生产工序、人员班次、操作行为等类型进行趋势分析，若发现不良趋势，需及时向区域管理人员反馈，并采取再培训、流程优化等方式进行改进。如果在行为观察中发现有潜在质量风险的行为，需按偏差进行调查处理。

为确保行为观察结果能及时与区域管理人员和操作人员沟通与分析，可建立日沟通和周沟通机制。对于日沟通，各生产线或岗位可设计可视化看板，用不同的颜色标示出不同的行为，并设定合理的良好无菌行为指标以监控日常无菌行为，对于周沟通，沟通对象包含所有相关生产线或岗位，分主题集中介绍优秀的无菌行为，以对良好的行为观察结果和改进结果进行保持和推广借鉴。

无菌行为观察员在观察过程中可参考表 4-3 中项目进行观察，但观察内容不仅限于表格内容。

表 4-3　行为观察表

代码	项目
A	**无菌基本行为**
A1	无菌区内动作要尽量轻缓，避免剧烈动作，移动速度为 1 秒移动 1 步
A2	尽可能减少语言交流，不能擅自离开工作岗位
A3	在无菌生产区内，不要依靠墙壁、工作站设备，应保持无菌区标准的站姿和坐姿，禁止交叉手臂或交叉双手
A4	……

代码	项目
B	**无菌生产操作**
B1	禁止越过开口的西林瓶、已上胶塞的西林瓶、接触产品的零件和无菌胶塞拿取药品
B2	当分装线在运行时，禁止移动分装生产线上的任何部件
B3	脱呼吸帽时，从远离操作者的一面向靠近操作者的一面开口，缓慢地将呼吸帽脱掉
B4	……
C	**环境监测**
C1	环境监测时，手部不应该经过空气取样头和开口的平皿上方，进行干扰
C2	表面微生物取样结束后使用含有 70% 乙醇无菌的抹布擦拭取样表面，保证清除全部残留培养基
C3	取样操作应保证取样充分，有代表性
C4	……
D	**无菌更衣**
D1	更衣过程中，每一步完成后均对手部进行消毒
D2	更衣过程中，无菌服、手套未接触墙面、地面等区域
D3	完成更衣后没有皮肤 / 非无菌部分暴露
D4	……
E	……
E1	……

观察日期 / 班次：　　　　观察者：

观察区域：

序号	行为观察结果记录

行动			
发现项序号	行动内容及完成时间	责任人确认	完成情况

4.4 洁净区人员更衣规范和管理

法规要求 ....

药品生产质量管理规范（2010 年修订）

第三十四条 任何进入生产区的人员均应当按照规定更衣。工作服的选材、式样及穿戴方式应当与所从事的工作和空气洁净度级别要求相适应。

药品生产质量管理规范（2010 年修订）无菌药品附录

第二十三条 应当按照操作规程更衣和洗手，尽可能减少对洁净区的污染或将污染物带入洁净区。

第二十四条 工作服及其质量应当与生产操作的要求及操作区的洁净度级别相适应，其式样和穿着方式应当能够满足保护产品和人员的要求。各洁净区的着装要求规定如下：

D 级洁净区：应当将头发、胡须等相关部位遮盖。应当穿合适的工作服和鞋子或鞋套。应当采取适当措施，以避免带入洁净区外的污染物。

C 级洁净区：应当将头发、胡须等相关部位遮盖，应当戴口罩。应当穿手腕处可收紧的连体服或衣裤分开的工作服，并穿适当的鞋子或鞋套。工作服应当不脱落纤维或微粒。

A/B 级洁净区：应当用头罩将所有头发以及胡须等相关部位全部遮盖，头罩应当塞进衣领内，应当戴口罩以防散发飞沫，必要时戴防护目镜。应当戴经灭菌且无颗粒物（如滑石粉）散发的橡胶或塑料手套，穿经灭菌或消毒的脚套，裤腿应当塞进脚套内，袖口应当塞进手套内。工作服应为灭菌的连体工作服，不脱落纤维或微粒，并能滞留身体散发的微粒。

第二十五条 个人外衣不得带入通向 B 级或 C 级洁净区的更衣室。每位员工每次进入 A/B 级洁净区，应当更换无菌工作服；或每班至少更换一次，但应当用监测结果证明这种方法的可行性。操作期间应当经常消毒手套，并在必要时更换口罩和手套。

第二十六条 洁净区所用工作服的清洗和处理方式应当能够保证其不

携带有污染物，不会污染洁净区。应当按照相关操作规程进行工作服的清洗、灭菌，洗衣间最好单独设置。

  第三十条 应当按照气锁方式设计更衣室，使更衣室的不同阶段分开，尽可能避免工作服被微生物和微粒污染。更衣室应当有足够的换气次数。更衣室后段的静态级别应当与其相应的洁净区的级别相同。必要时，可将进入和离开洁净区的更衣间分开设置。一般情况下，洗手设施只能安装在更衣的第一阶段。

实施指导

  无菌生产人员的工作服以及以适当的穿着方式进行更衣是阻隔人员带来的污染物污染环境和产品的重要手段。对于更衣管理，企业应至少从洁净区更衣管理、洁净区更衣培训和资质确认、洁净工作服的管理等三个方面进行考虑。

A. 洁净区更衣管理

  • 洁净区更衣的厂房设施要求：建议企业分别设置进入和退出无菌生产洁净区的更衣区域，若未分别设置，则应规定该更衣区域不能同时进入和退出，以最大限度地减少污染发生的可能性。

  在设计上，更衣区域应能尽可能减少无菌生产洁净区的人员进出次数，并对更衣间的最大容纳人数进行限制，应考虑可以降低污染的措施，例如在更衣区域设置隔断，或采用门、气闸间、隔离凳或者地上的警戒线等将更衣区域分割成"洁净"侧和"非洁净"侧，对于通往 B 级洁净区的更衣室，建议在更衣后设置缓冲间。

  根据更衣洁净级别的需要，应配备洗手设施或手消毒设施，若配备洗手设施，洗手设施只能设置在更衣室的第一阶段。在更衣后进入洁净区的入口处，应配备手部消毒设施，以便让员工在完成更衣准备进入洁净区前，对手部进行最终消毒。

  建议在无菌生产洁净区更衣区域的醒目位置张贴标准的更衣说明或更衣流程图，以更好地指导员工进行更衣操作，更衣说明或更衣流程图应当与当前最新批准生效的 SOP 一致。更衣区域应设置一个全身镜，以便员工随时确认更衣效果。

  • 洁净区更衣规范：企业应根据具体情况对不同级别的洁净区和更衣室制定合理的无菌生产洁净区更衣流程，建立完备的更衣 SOP 并遵照执行，更衣 SOP 中建议配备清晰明了的更衣照片或示意图。

根据洁净区工作内容的不同以及对无菌工艺的直接或间接影响，员工应穿着与相应区域和工作对应的洁净工作服。对于各洁净区的着装要求，应注意以下几点：

- 个人外衣（例如室外穿着的外衣或鞋）不得带入通向 B 级或 C 级洁净区的更衣室。在进行 B 级或 C 级洁净区的更衣前，员工可以穿着个人内衣，但除内衣以外，需穿着企业提供的工作服，且该工作服应可以覆盖员工胳膊和腿部，也应穿着袜子覆盖员工脚部，以防止洁净服的防护能力受损对洁净区造成不良影响。

- 更衣前应检查洁净服及其他更衣物品包裹的完整性。更衣过程中应避免工作服受到污染。更衣完毕后，员工应检查更衣效果，以确认符合对应洁净级别的更衣要求。退出洁净区时，也应考虑对更衣完整性进行检查。

- 所有更衣用一次性物品，如口罩、手套、头罩、胡须罩等，均应一次性使用。

- 每位员工每次进入 A/B 级洁净区，应当更换一套新灭菌的无菌工作服，包括无菌护目镜，每位员工均应穿着符合自身尺寸的无菌工作服，避免过大（导致衣物穿着后存在鼓起或膨胀，从而使身体内部非无菌空气从衣物缝隙流出）或过小（出汗或皮肤暴露风险增加、袖口裤腿领口等接驳处暴露风险增加），影响无菌工作服包裹性能以及员工在无菌生产区的无菌操作。

- C/D 级洁净区的非一次性工作服可在一定期限内（建议是一个班次内，或有相应评估支持更长时间）重复使用，若 C/D 级洁净工作服、护目镜等非一次性更衣用品在该期限内用于再次进入时使用，员工在退出 C/D 级洁净区脱衣时，应将其悬挂或放置在指定位置，不得将其丢弃在洗衣房收集容器内。不得将已经丢弃入洗衣房收集容器内的更衣用品未经重新清洗而再次更衣使用。

- 对于 C/D 级洁净区工作的员工，手套和护目镜的佩戴不是必须的，进行清洗、包裹准备灭菌的设备、容器或包装材料、称量、投料等关键操作时，建议全程佩戴无颗粒物散发的橡胶或塑料手套，考虑 C/D 级洁净区会用到消毒剂、注射用水等，从安全的角度，也可选择性佩戴护目镜。

- 进入 A/B 级洁净区后，如发现无菌工作服或内层手套破损，或环境监测过程中无菌工作服不慎被污染等，应立即退出无菌生产洁净区。如发现外层手套破损，应前往无菌更衣室进行更换。

B. 洁净区更衣培训和资质确认

企业应建立规程规定洁净区更衣的培训和资质确认要求。洁净区更衣资质确认应作为洁净区操作人员资质确认的一部分，确保只有经过专门培训并经批准获取洁净区更衣资质的人员才可进入无菌生产洁净区，并定期评估工作人员的更衣效果。

- C/D 级洁净区更衣培训和资质确认程序：
  ○ 在进行更衣培训前，洁净区员工事先必须经过洁净区相关基础知识的培训，培训内容详见本分册无菌制剂部分"4.2 人员培训与资质确认"。
  ○ 应有专门的培训师，对更衣流程进行培训，并要求员工在与洁净区更衣室相近的环境进行一定期限的更衣实践练习，以达到较为熟练地进行洁净区更衣的程度。
  ○ 完成洁净区更衣培训后，应按照相应方式进行考核，考核通过后方可授予该员工对应洁净级别的更衣资质。

- A/B 级洁净区更衣培训和资质确认程序：针对在 A/B 级洁净区进行操作、维修、清洁等的人员，企业应建立"首次更衣资质确认、定期更衣资质再确认、取消更衣资质"等的更衣资质管理程序，企业应充分评估更衣资质确认和再确认时的监测位点，建议该监测位点多于日常更衣监测时的位点。A/B 级洁净区员工在完成上述洁净区更衣培训的基础上，还须在相应的更衣室完成 3 次更衣评估（包括 3 次实际无菌更衣，每次均使用表面微生物取样法如接触碟法完成相应的人员监测），3 次更衣评估结果均符合规定后，方可批准其 A/B 级洁净区更衣资质。需定期对该更衣资质进行再确认，如每年针对每个具有 A/B 级洁净区更衣资质的人员，重新进行一次更衣评估，若评估结果不通过或该员工出现确认的人员监测不良趋势时，应考虑取消其更衣资质。所有更衣资质的培训考核、授予、再评估和取消，均应有相应记录支持。未取得更衣资质的人员（如临时厂房设施维修人员、外部法规审计检查员等），不得进入 A/B 级洁净区，确需进入的，企业应有相应的规程规定未取得更衣资质人员进入 A/B 级洁净区的程序，并需要有更衣资质的人员全程监督其更衣等活动，同时评估其对相应洁净区域环境的影响，如其在退出 B 级洁净区前对其进行人员微生物监测。

C. 洁净区工作服的管理

- 洁净区工作服的基本要求和测试/确认：洁净区更衣组分包括洁净区工作服（连体工作服或非连体工作服、头套、靴子/鞋套、口罩等）、防护眼镜、无尘手套等。洁净区工作服等更衣组分需要从经批准的供应商处采购，且需要满足预期标准/要求，有可重复使用的工作服和一次性使用的工作服两种。对于一次性使用的工作服，特别是无菌洁净服，企业应进行到货检查确认，并对其供应商进行管理；对于可重复使用的工作服，也应有程序评估其质量的可靠性。洁净区工作服的材质应不脱落纤维或微粒、不起毛、不起静电，接缝、缝合部位、拉链等起到密合作用的位置密合完好无破损，可以始终达到滞留身体散发的微粒的效果。企业应建立规程规定洁净区工作服的管理，包括其清洗、检查、灭菌和使用等相关要求。

应使用相应的方法对洁净区工作服进行测试和确认，以便确认其可以达到对应使用级别的使用要求，测试主要需评估工作服的粒子阻隔能力和洁净度，该测试和确认可由企业自己进行，也可由供应商进行，若由供应商进行，企业应从供应商处获取测试或确认结果。这些测试项目也将在洁净区工作服清洗和灭菌次数验证评估时，作为判断其是否合格的依据，测试项目和方法的选择可参考表 4-4。

表 4-4　洁净区工作服测试项目和方法举例

测试项目	参考标准	测试评估目标
粒子迁移	EN ISO 12947	粒子阻隔能力
Helmke 滚筒测试	IEST-RP-CC003.3	粒子阻隔能力
Body Box 测试	IEST-RP-CC003.3	粒子阻隔能力
洗衣流程验证	ISO 14698，Annex E	洁净度
残留清洗剂测试	TOC，电导率或者 pH	洁净度
微生物穿透测试	IEST-RP-CC003.3	洁净度
孔径测试	织物经纬密度	粒子阻隔能力

● 洁净区工作服的清洗和灭菌：洁净区工作服的清洗和灭菌均应经过验证，基于验证数据和结果，以及历史数据和实际使用情况，进行综合评估确定最大清洗和灭菌次数。如使用清洗剂，需从经过批准的供应商处采购，并在洁净区工作服清洗验证中考虑清洗剂残留的评估。洁净区工作服清洗验证应考虑清洗后粒子水平的评估，以证明清洗后可以满足对应洁净区级别的更衣要求。

建议使用可控制粒子污染的洗衣机和烘干机进行洁净区工作服清洗操作，可使用采用具有双门设计的洗衣机，其洁净侧应至少在 D 级以上洁净区。

清洗过程应不会导致洁净区工作服的破损或被纤维及其他粒子污染。清洗流程完成后，应有专门员工在粒子可控的区域（如 C/D 级洁净区内的 A 级送风）进行洁净区工作服的外观检查和折叠包装，确认洁净区工作服是否有破损或纤维等其他粒子的残留，检查区域应有充足的照明，必要时使用其他辅助照明工具协助检查，应对从事该检查的操作者进行培训，确保其检查效果，在完成清洗和检查后，应采用适当的方式进行折叠或包装，以便让员工在更衣操作时尽可能不接触衣物的外表面。

对于清洗后需灭菌的 A/B 级洁净区无菌工作服，应采用适当的灭菌方法进行灭菌，常用蒸汽灭菌或伽马射线辐射灭菌，相应灭菌方法应经过验证，蒸汽灭菌应对其负载模式进行验证，辐射灭菌应至少包含每个无菌服组分的剂量分布确认。针对不同的灭菌方式，应采用适合相应灭菌方式的包装方式进行包装，如使用呼吸袋包装以适应蒸汽灭菌等。若委托外部供应商对 A/B 级洁净区工作服进行灭菌，应与相应供应商签订质量协议，并且每批无菌工作服到货时都需要查验其灭菌证明文件。A/B 级洁净区更衣需穿着的其他物品，如口罩、手套、靴子 / 鞋套、防护眼镜等，应直接采购无菌级物品或者使用适当的方式灭菌处理。灭菌后的无菌工作服等物品应有明显的标识及状态，以与未灭菌物品进行区分。

• 洁净区工作服的使用：洁净区工作服在清洗（灭菌，如果有）后，应整齐摆放在更衣室的柜子或架子上，在日常使用中，企业应建立适当的体系，对其清洗和灭菌的次数进行追踪，超过验证次数、发现破损、变形或无法清洗的脏污等情况的洁净区工作服应进行报废处理。每次使用前，应检查洁净区工作服的洁净度和完整性，对于经过灭菌的洁净区工作服，还应检查其灭菌状态、灭菌包装的完整性以及是否超过灭菌有效期。

实例分析

实例 3：更衣流程实例

A. C/D 级洁净区员工更衣

以非最终灭菌产品的生产为例，C/D 级洁净区主要是进行灌装前可除菌过滤的药液或产品的配制、产品过滤、直接接触药品的包装材料 / 器具的最终清洗 / 装配或包装 / 灭菌、采用洁净工艺的轧盖等操作，区域内的物料均不是无菌状态，但从质量风险控制的角度考虑，需要控制其微生物负荷。其更衣流程举例如下：

• 在一般控制区工作鞋外套上一层洁净的鞋套或更换 C/D 级专用工作鞋。

- 对手部进行清洗并烘干，或使用消毒剂进行手部消毒。
- 使用洁净的头套罩住全部头发，若留有胡须，还应使用洁净的胡须罩罩住全部胡须。
- 佩戴口罩。
- 穿着 C/D 级洁净区工作服。
- 佩戴护目镜（必要时）。
- 佩戴无尘手套，并保证洁净区工作服袖口被掖入手套袖口内（必要时）。
- 进入 C/D 级洁净区前，在全身镜下检查更衣效果是否完好，同时再次检查衣物和手套是否有破损。

B. A/B 级洁净区员工更衣

A/B 级洁净区为高风险操作区，其人员更衣明显严于 C/D 级洁净区，如无菌橡胶或塑料手套的佩戴等，此外，更衣过程的操作也要重点关注，如更衣过程中需避免无菌服接触非无菌物体、取用无菌服时需避免接触无菌服外表面等。

A/B 级洁净区员工更衣过程中，每一步骤完成后或意外接触任何非更衣必要的其他表面时，均需对手部进行消毒，更衣过程中需注意不可给无菌服带来污染，更衣后，对照全身镜进行检查，保证身体被全部包裹，没有皮肤裸露。依据无菌服材质、遮蔽效果等条件，以防止微生物及微粒等的污染为目的，A/B 级洁净区更衣可穿着两层无菌服，也可穿着单层无菌服。本实例以图 4-3 所示更衣气闸为例，穿着两层洁净服，具体更衣流程举例如下：

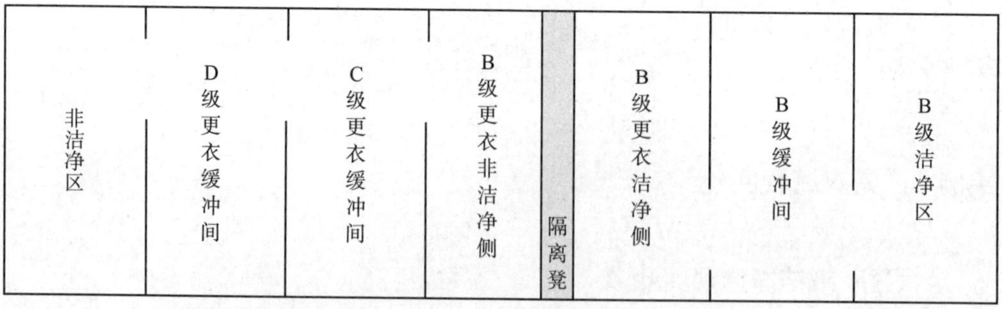

非洁净区	D 级更衣缓冲间	C 级更衣缓冲间	B 级更衣非洁净侧	隔离凳	B 级更衣洁净侧	B 级缓冲间	B 级洁净区

图 4-3　更衣气闸

- 在 D 级更衣缓冲间穿上鞋套。
- 在 C 级更衣缓冲间佩戴第一层无菌橡胶或塑料手套，穿上洁净区工作服并保证洁净区工作服袖口掖入手套袖口内，然后消毒手套。
- 在 B 级更衣室非洁净侧选择正确尺寸无菌服，并确认灭菌状态、有效期和完整性，然后穿上无菌服。

- 佩戴无菌口罩。

- 佩戴无菌护目镜。

- 擦拭隔离凳。

- 穿上无菌靴，每次穿一只鞋套后踩到隔离凳无菌侧，依次完成，并确保无菌靴能够覆盖无菌工作服的腿部。

- 佩戴第二层无菌橡胶或塑料手套，并保证无菌工作服袖口被掖入手套袖口内。

- 在进入 B 级缓冲间前，在全身镜下检查更衣效果是否完好，同时再次检查衣物和手套是否有破损，然后再次消毒手套后进入洁净区。

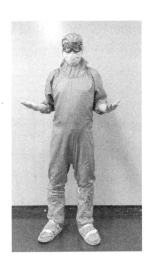

图 4-4　更衣示例

4.5 人员监测

法规要求

药品生产质量管理规范（2010 年修订）无菌药品附录

第十一条　应当对微生物进行动态监测，评估无菌生产的微生物状况。监测方法有沉降菌法、定量空气浮游菌采样法和表面取样法（如棉签擦拭法和接触碟法）等。动态取样应当避免对洁净区造成不良影响。成品批记录的审核应当包括环境监测的结果。对表面和操作人员的监测，应当在关键操作完成后进行。在正常的生产操作监测外，可在系统验证、清洁或消毒等操作完成后增加微生物监测。

第十二条　应当制定适当的悬浮粒子和微生物监测警戒限度和纠偏限度。操作规程中应当详细说明结果超标时需采取的纠偏措施。

实施指导

企业应当建立人员监测程序，在日常生产中，检查和评估 A/B 级洁净区工作人员的无菌更衣操作和无菌行为规范的执行情况。人员监测一般针对 A/B 级洁净区工作的员工，对 C/D 级洁净区通常没有要求，除非经过评估该 C/D 级房间所从事的无菌生产工艺操作需要对人员进行微生物监测。

- 监测方法和频次：在日常生产中，应通过对每个操作人员的衣着进行表面取样（常用方法为接触碟法）实现对人员的监测，监测结果应进行记录，应根据风险评估确定取样部位和取样频率，人员监测取样操作应不会对无菌生产工艺造成不良影响。

- 监测位点：常规的人员监测分为"手套监测"和"更衣监测"。
  - 手套监测取样应包括双手的所有手指，但不可以对手套进行消毒后立即进行取样，手套监测后，若需继续从事生产操作，在操作前，应对手套进行更换等处理。
  - 更衣监测通常在退出 A/B 级洁净区前进行，监测位点应基于风险确定，应能充分反映无菌工作服的微生物状况，一般包括更衣时手容易接触到的位点、操作中容易接触物品表面的位点等，如小臂袖子、胸口、拉链等。更衣监测后无菌工作服应被脱掉更换，由于更衣监测后的工作服上残留有培养基，更换后的工作服在清洗前可能会对环境产生影响，企业在制定更衣流程时需对此风险进行考虑，如增加更衣监测后工作服上培养基去除方式、限定更衣监测后工作服的收纳和清洗时限等。
  - 取样频率根据不同区域的风险高低进行，比如每班一次、每批一次、每天一次等，也应考虑在关键干扰操作、特殊无菌工艺后进行取样，如进入 A 级洁净区进行零件安装等干预操作后进行取样，即使取样发生在 B 级洁净区，此种情况也仍需按照 A 级洁净区人员监测标准限度执行。

- 监测取样资质：进行人员监测取样的人员应具备相应的资质，这些人员可以为质量部门人员，或者经过质量部门授权的人员。特殊情况下需要进行自行取样的，应在质量部门人员或经过取样培训并有取样授权的人员监视下进行，以确保取样操作符合要求。

- 监测限度标准：针对人员监测，建议企业建立相应规程，评估和制定相应的警戒限和行动限。

手套监测的行动限应不得低于 GMP 标准，即 A 级区无微生物生长、B 级区不得超过 5 个菌落；更衣监测的行动限，应考虑所取样的身体位点对产品影响的风险级别、对应环境级别的环境监测限度和相应风险评估综合确定，如表 4-5 举例。

表 4-5　人员微生物监测的频次和动态标准（参考示例）

环境级别		A 级	作为 A 级背景的 B 级	不作为 A 级背景的 B 级	C 级	D 级
监测频次		关键干扰操作后	每次退出 B 级区时（欧盟标准）	每次退出 B 级区时（欧盟标准）	不适用	不适用
动态标准	手套监测	＜ 1（欧盟标准为无生长）	≤ 5cfu	≤ 5cfu	不适用	不适用
	更衣监测	如适用，根据风险评估确定	＜ 2cfu（袖子）＜ 5cfu（胸部等）	≤ 5cfu	不适用	不适用

注：人员监测的频次和位点，建议通过风险评估确定。

企业应根据员工所从事的实际无菌操作情况，决定其人员监测所依据的标准，凡是进入 A 级区操作的人员，即使其人员监测取样在 B 级区进行，仍应按照 A 级区标准进行把控。手套监测和更衣监测的警戒限应根据趋势分析结果确定，在产生趋势分析数据前，建议警戒限设定在行动限的 50%；在产生趋势分析数据后，需根据该数据确定适当的警戒限从而能够足以识别出非典型差异，以便可以更早地发现潜在不良趋势。

A/B 级洁净区更衣监测时若发现微生物，建议对其进行鉴定。

● 人员监测不良趋势的处理：企业应对人员监测不良趋势的情况做出界定，如连续三次超警戒限等，并规定当人员监测结果超出行动限或呈现不良趋势时需进行调查并采取风险降低措施，这些措施包括但不限于增加取样数量或频次、增加行为观察、重新培训、更衣资质再确认等。需要注意的是，持续发现某种微生物或突然发现某种不常见的微生物或霉菌时，即使低于警戒限，也可能意味着存在污染，需进行调查。

某些情况，例如 A/B 级洁净区人员连续 2 次，或 4 周内有 3 次超过行动限，除非调查得到其他原因，应考虑将该相应人员立即调离 A/B 级洁净区，并应重新按照人员更衣要求进行再培训，观察和评估该员工重新熟练掌握符合规定的更衣技术后，需按照无菌更衣资质确认，重新进行 3 次更衣评估，全部监测结果均符合规定后才可允许返回 A/B 级洁净区。

5 清洗和准备

本章主要内容：

☞ 无菌制剂的主要内包装材料
☞ 胶塞的清洗及常用的胶塞种类
☞ 玻璃容器的清洗
☞ 胶塞和玻璃容器的清洗验证
☞ 铝盖的清洗准备
☞ 塑料容器的清洗和准备
☞ 清洗和准备所使用的主要设备、技术要求和确认
☞ 清洗后的设备干燥、保存以及转移要求

法规要求

药品生产质量管理规范（2010 年修订）

第七十二条　应当建立设备使用、清洁、维护和维修的操作规程，并保存相应的操作记录。

第一百四十三条　清洁方法应当经过验证，证实其清洁的效果，以有效防止污染和交叉污染。清洁验证应当综合考虑设备使用情况、所使用的清洁剂和消毒剂、取样方法和位置以及相应的取样回收率、残留物的性质和限度、残留物检验方法的灵敏度等因素。

药品生产质量管理规范（2010 年修订）无菌药品附录

第十三条　无菌药品的生产操作环境可参照表格中的示例进行选择。

洁净度级别	最终灭菌产品生产操作示例
C级背景下的局部A级	高污染风险⁽¹⁾的产品灌装（或灌封）
C级	1. 产品灌装（或灌封） 2. 高污染风险⁽²⁾的产品配制和过滤 3. 眼用制剂、无菌软膏剂、无菌混悬剂的配制、灌装（或灌封） 4. 直接接触药品的包装材料和器具最终清洗后的处理
D级	1. 轧盖 2. 灌装前物料的准备 3. 产品配制（指浓配或采用密闭系统的配制）和过滤直接接触药品的包装材料和器具的最终清洗

注：（1）此处的高污染风险是指产品容易长菌、灌装速度慢、灌装用容器为广口瓶、容器须暴露数秒后方可密封等状况；

（2）此处的高污染风险是指产品容易长菌、配制后需等待较长时间方可灭菌或不在密闭系统中配制等状况。

洁净度级别	非最终灭菌产品的无菌生产操作示例
B级背景下的A级	1. 处于未完全密封⁽¹⁾状态下产品的操作和转运，如产品灌装（或灌封）、分装、压塞、轧盖⁽²⁾等 2. 灌装前无法除菌过滤的药液或产品的配制 3. 直接接触药品的包装材料、器具灭菌后的装配以及处于未完全密封状态下的转运和存放 4. 无菌原料药的粉碎、过筛、混合、分装
B级	1. 处于未完全密封⁽¹⁾状态下的产品置于完全密封容器内的转运 2. 直接接触药品的包装材料、器具灭菌后处于密闭容器内的转运和存放
C级	1. 灌装前可除菌过滤的药液或产品的配制 2. 产品的过滤
D级	直接接触药品的包装材料、器具的最终清洗、装配或包装、灭菌

注：（1）轧盖前产品视为处于未完全密封状态；

（2）根据已压塞产品的密封性、轧盖设备的设计、铝盖的特性等因素，轧盖操作可选择在C级或D级背景下的A级送风环境中进行。A级送风环境应当至少符合A级区的静态要求。

第四十九条 无菌原料药精制、无菌药品配制、直接接触药品的包装材料和器具等最终清洗、A/B级洁净区内消毒剂和清洁剂配制的用水应当符合注射用水的质量标准。

第五十四条 应当采取各种措施减少最终产品的微粒污染。

第五十五条 最终清洗后包装材料、容器和设备的处理应当避免被再

101

次污染。

> **第五十六条** 应当尽可能缩短包装材料、容器和设备的清洗、干燥和灭菌的间隔时间以及灭菌至使用的间隔时间。应当建立规定贮存条件下的间隔时间控制标准。

背景介绍

无菌制剂主要的内包装材料有胶塞、玻璃容器、塑料容器等。本章重点讨论直接接触药品的材料和容器（胶塞、玻璃容器、塑料容器、工器具等）的清洗和准备以及铝盖清洗和准备。

对于上述这些主要物料、容器清洗目的在于去除物料和容器具的颗粒物、化学活性物质的污染，以及降低微生物负荷和细菌内毒素负荷。

对于上述这些主要容器材料，如果没有特别的清洁剂要求，清洗一般使用纯化水或者注射用水，但最终淋洗水应是注射用水。纯化水和注射用水的质量标准参见本丛书《厂房设施与设备》分册中的"制药用水系统"部分。应对清洗程序进行验证，以证明清洗的效果。胶塞的去热原可通过注射用水或其他清洗剂经验证的程序冲洗来实现，清洗剂的残留需经确认。

生产无菌制剂所用的物料容器（如桶、罐）、灌装零部件要保持干燥，干燥方法要合适，不得对清洗后的物料容器和环境带来不良影响，从清洗到灭菌的时间经必要评估和验证，避免时间过长导致微生物增加的风险。应尽可能缩短直接接触药品的包装材料、容器和设备、器具的清洗、干燥和灭菌的间隔时间，并应控制灭菌后至使用的时限，此时限应经验证。时限的规定可根据产品的工艺要求、容器具所处环境和容器的特性来决定。

最终清洗后的内包装材料、容器和设备的处理应避免被再次污染。

5.1 胶塞

5.1.1 胶塞的清洗和准备

胶塞清洗和准备的工艺流程如图 5-1 所示。

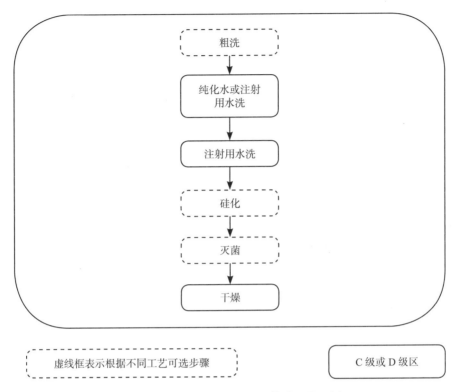

图 5-1　胶塞清洗和准备的工艺流程图示例

背景介绍

药品包材使用的胶塞通常是由合成橡胶制成。由于橡胶的弹性好，可以在瓶颈处提供高密封力，高耐磨性也可以确保胶塞的多次挤压不会出现开裂、掉屑。橡胶材料可以在过热蒸汽中进行灭菌，不含有毒成分并且清洗相对简单。另外，橡胶易于着色，亦可以生产出各种不同硬度级别的橡胶制品。

合成橡胶制成的胶塞，其配方及加工过程使其表面或其母体中存在多种污染物，最主要的污染物是丁基化合物、来自胶塞模板的金属粒子、润滑油、外部微生物、细菌内毒素污染。此外，在橡胶配方中还有一些可萃取的物质，如硫、酚类、醛类及酮类化合物。

一些特殊的要求（比如耐高温、抗矿物油等），或者安全方面的需求（比如密封性、生物安全性或其他类似需求）下，可使用聚四氟乙烯或硅橡胶。

"硅"在不同情况下的含义并不相同，可以指有机硅化合物，也可以指更为精确定义的某种硅化合键。在氧气作用下，化合物上残留的碳氢化合物（通常是甲基）会与硅原子形成长链、网状或立体的结构，这样的产物通常具有耐热、疏水、绝缘、不易挥发、不易燃的特性，并且在温度波动的情况下几乎不改变黏度。根据分子链长度以及联结程度的不同，可以生产出不同状态的材料，比如液态的"硅油"或是固态的"硅橡胶"，大多用于制造软管和垫圈等。硅橡胶大多数情况下是由硅与氯甲烷反应（Rochow 反应）制得的。所制得的氯硅烷会发生裂解、水解、凝结或聚合。

硅橡胶具有下列优点：

- 耐热、耐冷、高强度。
- 弹性好。
- 无生理活性。
- 抗老化。
- 使用期限长。
- 疏水性。
- 表面光滑。
- 挥发性物质含量低。

国际上根据洁净度把胶塞通常分为 4 类：需洗涤的胶塞、需漂洗的胶塞、免洗胶塞和即用胶塞。

这 4 种胶塞的共同点是在炼胶、硫化和冲切工序中的生产工艺都是相同的，只是在清洗时根据产品的不同而有所调整。企业可根据自身工艺要求选择不同类型胶塞，并且应对胶塞厂家进行供应商审计，确保胶塞质量符合工艺要求。

- 需洗涤的胶塞：这类胶塞在使用前要进行深层次的处理，需要清洗和用二甲硅油进行硅化。清洗时需要用清洗剂和大量清洗用水进行漂洗和精洗，以除去胶塞表面及其固有的异物（纤维、胶屑和微粒等）。

该类产品的特点是胶塞中可能含有中等到高水平的微生物、热原和颗粒污染。

对制药企业来说，由于这种胶塞使用前工序比较繁杂，目前国内、国际上较少使用。

- 需漂洗的胶塞：这类胶塞是目前国内常用的胶塞种类，这类胶塞在使用前需用适量热注射用水漂洗。

目前国内胶塞生产企业一般在清洗时都会进行深层次的清洗，并进行初步的灭菌操作，出厂时一般要检测细菌内毒素，建议制药企业入厂检验时检查胶塞细菌内毒素负荷，对于这类胶塞，制药企业只需简单漂洗，但应注意：在某些方面应用时要用硅油进行适当的硅化，或要求胶塞出厂前有适度的硅化，特别是对用于粉针剂和冻干制品的，但要避免过度硅化，否则会产生跳塞现象，影响生产效率。

● 免洗胶塞：这类胶塞又叫待灭菌胶塞，国际上通用名称是 RTS（ready to sterilize closure），它是指制药企业拿到的胶塞只需灭菌即可使用的胶塞，前提条件是胶塞必须进行预润滑，微粒和细菌内毒素符合规定，要求在胶塞生产厂最终清洗时必须使用注射用水。它的特点是：已有效去除了细菌内毒素、微生物、可见异物与不溶性微粒。

在制药企业能够直接灭菌使用是因为此类胶塞采用的是专用的待灭菌袋进行包装，这种袋子称为超净清洁蒸汽袋，或称呼吸袋。这种袋子的封口处有灭菌的标志，灭菌结束后标志颜色会发生变化。

这种包装的产品方便了制药企业的使用，避免了因再次分装带来的二次污染，在保证产品质量的前提下可以减少甚至消除胶塞进厂后的产品质量再控制，消除了使用前的清洗、硅化和烘干等过程，方便无专用清洗设备的企业使用。

待灭菌包装的使用注意事项如下：

适合的灭菌方式包括：蒸汽灭菌、环氧乙烷灭菌和 γ 射线灭菌，但不适用于干热灭菌。

为防止微粒的产生，待灭菌包装在灭菌结束后应使用合适方式打开包装袋，如用锋利剪刀剪开等。

作为参考，有的企业选择的灭菌条件为 121℃ × 20 分钟、蒸汽压力 ≥ 100kPa 的湿热灭菌，随即在 80℃条件下干燥 1 小时。

此类产品的关键是供应商应对细菌内毒素、微生物、可见异物和不溶性微粒进行控制，同时使用企业应在物料进厂验收时对这些项目进行相关检测。

● 即用胶塞：又叫待用胶塞，简称 RTU（ready to use closure）。此类胶塞是洁净度等级"最高"的胶塞，包含 RTS（待灭菌）胶塞的全部要求，且经过提前的灭菌过程，并保持无菌状态。

此类胶塞的厂家一般采用 3 种方式进行灭菌：蒸汽、环氧乙烷或 γ 射线灭菌。使用蒸汽灭菌时，蒸汽会增加胶塞的含水量，给冻干制品带来潜在问题；环氧乙烷灭菌时胶塞会吸附环氧乙烷气体，影响药品的质量，所以，国外常采用 ^{60}Co γ 射线进行灭菌，但灭菌时需要控制射线辐射的强度，有效灭菌的同时保护胶塞不受损害。

对于免洗胶塞和即用胶塞，在供应商审计时应特别关注胶塞清洗程序和清洗验证效果。胶塞的清洗或灭菌的效果应符合 GMP 要求和企业使用要求。必要时，在质量协议中增加企业对胶塞清洗或灭菌要求的相关条款。

关于即用胶塞的使用和管理要求详见本分册无菌制剂部分"18 一次性使用技术

和免洗物料"。

📋 技术要求

　　胶塞的清洗、硅化、灭菌、干燥等处理的质量对产品质量起至关重要的作用，应严格监控每一步骤的质量情况，如在清洗过程中检测淋洗水的微粒和可见异物，按照验证的要求进行硅化，确认硅油数量、硅化时间等，严格监控灭菌、干燥的时间、温度、压力等，并监测胶塞细菌内毒素，应符合要求。

　　目前多数企业选用胶塞清洗灭菌机，胶塞的清洗、硅化、灭菌、干燥等步骤可一并完成，能较好满足生产的需要。

　　近年来，不少企业也开始选用即用或免洗胶塞。

　　无菌制剂使用的胶塞应满足以下要求：

- 具有适宜的硬度、尺寸以及形状，以供不同的需求。
- 胶塞生产商应有固定的橡胶配方，制成胶塞后，应进行预清洗，以尽量减少着色剂、增塑剂的残留。
- 最大程度避免吸附任何待包装的药品。
- 避免向药品中释放任何物质。
- 需具有光滑的表面和干净光滑的边缘。
- 极低的脆碎性。

实施指导

A. 胶塞的清洗

必须根据批准的 SOP 实施清洗步骤，注意事项包括：

- 胶塞清洗生产工艺应稳定可控，该工艺须经过验证。
- 应规定胶塞从清洗、灭菌到使用的时间限度，以保证产品对无菌特性的要求。
- 应规定允许一次清洗胶塞的最大和最小清洗数量，以保证胶塞的清洗效果。

　　为了有效去除胶塞表面的颗粒物、微生物负荷及细菌内毒素负荷，且不影响胶塞的性质，应达到以下要求：

- 使用由纯化水或注射用水配成的清洗液（如需要可加入表面活性剂，这时需要关注表面活性剂的种类、残留并经过验证）。

- 确定清洗液体积与胶塞数量的配比。
- 经过滤的清洗液通过循环，持续去除其中的颗粒。
- 应尽可能降低胶塞表面之间的摩擦，避免胶塞互相粘在一起，如采用"漂洗"的清洗手段。
- 尽可能采用边界层效应（空气／液体／蒸汽），作用于胶塞的表面（指对胶塞表面的冲击力等），以提高清洗能力。
- 淋洗阶段和最终淋洗的温度建议在70℃以上，以减少细菌内毒素和微生物负荷。
- 最终淋洗必须使用注射用水。
- 进行灭菌（如适用）。

胶塞的清洗通过洗塞机的清洗程序来实现。洗塞机可以采用不同的清洗介质，调节不同的清洗时间等参数。根据胶塞的种类（冻干胶塞、粉针剂胶塞、输液胶塞等）和数量，来规定清洗程序，并对其进行验证。经过清洗的胶塞应该从清洗机转移到已经过清洗的容器中，如果需要，也可转移至可灭菌的容器中进行灭菌。胶塞清洗的质量需要进行持续的监控。

胶塞清洗机采用水力冲洗或者机械搅动清除黏附的微粒物质，避免微粒再次沉积到别的胶塞上。洗涤过程的初始冲洗至少应使用纯化水，接着用注射用水进行最终冲洗。通常经多次热的注射用水冲洗后能够去除细菌内毒素（也可以采用清洁剂提高去除细菌内毒素的能力）。再对清洗过后的胶塞进行灭菌和干燥。这些措施可以分别进行，但应注意，胶塞上的残留水分可能滋生微生物，进而导致细菌内毒素的产生，应尽量缩短胶塞处于潮湿环境的时间，在最短时间内，在经过滤的蒸汽或热风中进行灭菌和干燥。

胶塞清洗工序中应对淋洗水（纯化水和注射用水）进行必要的检查。

B. 胶塞的硅化

为了保证胶塞在灭菌干燥后具有较好的上机性能，必要时可在胶塞清洗过程中进行硅化。常用的硅化工序是在精洗合格后进行，根据硅化膜厚度的要求，将核定用量的硅油加入清洗箱内，清洗箱内的注射用水温度宜在80~90℃，在稍高的清洗桶转速下进行硅化。

硅化程度不够，在加塞时走机不顺畅，压塞困难；硅化过度，容易造成压塞反弹、跳塞，走机落塞，同时真空干燥时易落塞，起不到干燥的作用，并且会增加不溶性微粒。应控制胶塞每平方厘米比表面积硅油含量，不同胶塞的硅油含量是不同的（如普通丁基胶塞硅油量为 0.01~0.03mg/cm²），以实现胶塞硅化度与上机性能、不溶性微粒之间的最优化。可通过如红外分光光度法等控制胶塞硅化度。

在胶塞制备中使用的二甲基硅油应符合药用质量控制标准，并且对制剂的安全性、质量或纯度没有不利影响。

C. 胶塞的灭菌

胶塞灭菌一般采用蒸汽灭菌或 γ 射线灭菌，但是不建议对胶塞进行二次灭菌使用。

最终灭菌产品的胶塞可不进行灭菌处理，但需要保证胶塞细菌内毒素和微生物限度满足工艺要求。

非最终灭菌产品的胶塞和产品直接接触，需要保证其无菌的特性，必须经过灭菌处理。胶塞灭菌工艺一般使用过度杀灭工艺，但是长时间的高温可能会对胶塞带来影响。胶塞灭菌工艺需要进行验证，灭菌后的胶塞应保证其压塞顺畅、密封性完好及相容性合格。

D. 胶塞的干燥

胶塞灭菌后，表面和内部有可能残留水分，对胶塞出料、贮存和环境等有较大风险，一般情况下需要对胶塞进行干燥处理。胶塞干燥的方式有真空干燥、热风干燥等。干燥过程不能对胶塞质量属性带来其他影响。一些产品，如粉针剂产品对水分要求严格，应注意胶塞含水量影响产品的风险，确保胶塞含水量达到工艺要求。

E. 胶塞清洗的验证

为了确保胶塞的清洁和无菌（颗粒和微生物），应对胶塞清洗、灭菌、干燥工艺进行验证。由于橡胶是热不良导体，在灭菌工艺验证中应特别注意胶塞的热穿透试验。洗涤操作的验证数据应证明胶塞的细菌内毒素成功去除到可接受水平。

应验证胶塞从清洗、灭菌到使用的时间限度，以保证产品对无菌特性的要求。

如果胶塞清洗液中加入了表面活性剂，则需关注加入活性剂的种类，并确保活性剂的残留不会对产品质量产生影响。

📋 要点备忘

A. 工艺要点

- 胶塞和淋洗水的目视检测。
- 清洗灭菌过程关键参数的记录和审核。
- 清洗后待使用的胶塞在贮存过程中应有防止二次污染的措施。
- 为降低污染风险，清洗后胶塞的存放时间应该小于验证过的存放时间。

B. 验证要点

为实现清洗、灭菌、干燥后的胶塞符合工艺要求（如可见异物、微生物、不溶性微粒、细菌内毒素等），应对以下内容进行确认。

胶塞清洗验证要点：

- 清洗程序确认（清洗时间、清洗频次、水量、水温确认等）。
- 胶塞清洗量、细菌内毒素挑战确认（如适用）。
- 清洗剂的残留确认（如适用）。

胶塞灭菌验证要点：

- 灭菌温度、时间的确认。
- 最大装载热穿透确认、最小装载热穿透确认（如需要）。
- 微生物挑战试验。

胶塞干燥验证要点：

- 干燥方式、干燥温度、干燥频次和干燥时间确认。
- 干燥后的胶塞含水量确认。
- 清洗灭菌后待使用胶塞的不溶性微粒、可见异物、无菌、热原或细菌内毒素的确认。
- 清洗后待使用胶塞的贮存条件和贮存时间的确认。

5.1.2 胶塞清洗机

背景介绍 ───

　　胶塞的处理分为清洗、灭菌、干燥等工序，这些工序可以分开，也可以组合成一个连续的处理系统，以消除或减少胶塞在处理过程中可能出现的再次污染的风险。

如有需要，还包括硅化工序。

胶塞清洗机应用优质耐腐蚀材料（如316L）制造，其表面应经过抛光处理。

如果胶塞清洗后不立即灭菌，则应将胶塞干燥，避免滋生微生物，增加热原污染的风险。

胶塞清洗机多数采用气流及水流搅动的手段进行清洁，使胶塞表面的污染物解吸或洗脱，或使粘在胶塞表面的不溶性微粒脱落，然后被水冲走。

以下重点讨论清洗、灭菌、干燥一体的胶塞清洗机。

📋 技术要求

胶塞清洗机一般采用真空吸料、真空脱泡、汽水沸腾、胶塞悬浮换位滚动等工艺除掉胶塞上的污垢和杂质。胶塞清洗机可使洗涤、高压水喷淋，硅化、干燥灭菌在箱内一次自动完成。

胶塞清洗机所有与产品接触的内部材料必须在整个工艺环境范围内（压力、温度）具有化学惰性与不剥落性。与产品接触的金属部件宜用316L不锈钢（或耐受性相当的材料）制造。密封需选用高弹性且能耐高温材料。

实施指导

A. 胶塞清洗机的技术要求

- 胶塞清洗机的蒸汽灭菌采用 F_0 值控制标准，确保灭菌工艺符合要求。

- 胶塞清洗机一般采用负压真空干燥或热风循环干燥胶塞。

- 胶塞清洗机也可在清洗过程中设有高压喷淋系统，精洗、硅化、灭菌、真空干燥、逆转自动出塞等程序均采用自动控制一次完成。

- 温度自动控制、显示及记录。

- 胶塞清洗机宜有取样系统。

- 胶塞清洗机需提供安全阀门。

- 胶塞清洗机带有除菌过滤器的通气阀。

- 胶塞清洗机的控制系统（压力、时间等）。

- 胶塞清洗机可提供真空系统用以排除冷空气和干燥灭菌后的胶塞。

B. 胶塞清洗机设备的确认

（1）胶塞清洗机设备确认和工艺验证中应关注以下内容

- 主要组件：仪器仪表需校验并给予正确标识。
- 胶塞清洗：可见异物、不溶性微粒符合工艺要求。
- 灭菌温度：需可调，能达到灭菌要求。
- 标准灭菌时间 F_0 值需达到要求值。
- 温度均一性。
- 灭菌时间：需可调。
- 胶塞干燥：含水量符合工艺要求。
- 数据安全：备份和恢复。

（2）有控制系统时，至少对下列内容进行控制与监测

灭菌室温度、灭菌室压力、运行时间、真空、批号、周期开始日期/时间、F_0 值、操作员 ID（姓名/标识）、警报、灭菌柜 ID（设备编号/标识）。

（3）安装确认应包括但不限于以下内容

- 仪表经校验。
- 相关资料［说明书、相关图纸（PID 图等）、部件清单等］经确认。
- 安装环境经确认。
- 材质经确认。
- 计算机化系统安装确认、输入输出的确认。
- 管道、水电以及部件安装完好。
- 空气过滤器的完整性。

（4）运行确认应包括但不限于以下内容

- 运行顺畅、无异响等异常现象。
- PLC 界面及点动确认。
- 报警、联锁功能正常，符合技术要求。
- 各权限设置符合要求。
- 电子数据和打印条符合要求。

（5）性能确认应包括但不限于以下内容

胶塞清洗确认内容：

- 清洗胶塞批量。
- 胶塞清洗程序。

- 超声波频率（如适用）。

- 水温、水压、气压。

- 硅化程度（如适用）。

- 效果确认：如可见异物、不溶性微粒、细菌内毒素。

胶塞灭菌确认内容：

- 装载胶塞灭菌温度和时间、灭菌温度的均一性。

- 微生物挑战试验。

- 干燥温度和时间。

- 干燥后胶塞的含水量（如需要）。

灭菌后胶塞的密封方式与存放时限应进行验证。

实例分析

实例 1：胶塞清洗灭菌一体机的关键工艺参数

胶塞清洗灭菌一体机包括了胶塞的清洗、硅化、灭菌和干燥处理过程。自动化程度高，是胶塞处理的关键设备。

胶塞清洗的关键工艺参数包括：转速（立式胶塞机为摆动频率）、清洗程序（水温、水量、洗涤时间、洗涤频次等）。

胶塞硅化的关键工艺参数包括：转速（立式胶塞机为摆动频率）、硅化温度、硅化时间、硅油量等。

胶塞的灭菌关键工艺参数包括：转速（立式胶塞机为摆动频率）、灭菌温度、灭菌时间、灭菌压力等。

胶塞干燥的关键工艺参数包括：转速（立式胶塞机为摆动频率）、真空干燥相关参数（真空度、真空时间、真空频次等）、热风干燥相关参数（热风温度、热风时间、热风频次等）。

实例 2：胶塞清洗细菌内毒素挑战试验

漂洗是减少或去除胶塞上细菌内毒素的常用方法，企业应结合供应商去细菌内毒素污染控制情况，评估对产品潜在质量风险的影响，对无法满足工艺需求的应开展去除细菌内毒素挑战试验，证明胶塞清洗工艺能有效去除胶塞附着的细菌内毒素。

细菌内毒素回收率试验：取一定数量具有代表性的胶塞清洗后进行细菌内毒素溶液涂布试验，涂布后进行晾干，然后进行细菌内毒素检测。

$$细菌内毒素回收率 = \frac{晾干后胶塞中细菌内毒素检测量}{细菌内毒素涂布理论量} \times 100\%$$

胶塞清洗细菌内毒素挑战试验方法：根据胶塞清洗量评估取一定数量的具有代表性的胶塞（进行标识，区别于阴性胶塞），按照回收率试验方法进行细菌内毒素涂布和晾干后，与其他胶塞按最大清洗量置于胶塞清洗机中进行清洗程序。程序完成后，取出进行挑战的阳性胶塞，进行细菌内毒素检测。

需要注意的是如细菌内毒素回收率较低或者回收率重复性较差时，需考虑涂布量的合理性。一般情况下较低的涂布量可能会导致细菌内毒素回收率较低或者回收率重复性较差。

该试验如在生产线进行，应注意阳性胶塞样品对生产环境和设备的污染风险，应有合适方法去除设备内细菌内毒素的污染。

5.2 玻璃容器

玻璃容器清洗和准备的工艺流程如图 5-2 所示。

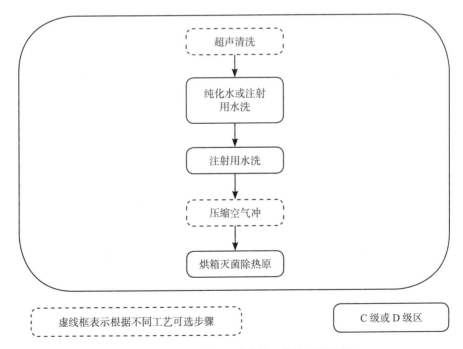

图 5-2　西林瓶清洗和准备的工艺流程图示例

5.2.1 玻璃容器的清洗和准备

背景介绍

　　药用玻璃是药物制剂最常用的药品包装材料之一，药用玻璃具有其他材料无可比拟的良好化学稳定性、耐热性、抗机械强度等性能，另外，还具有价廉、美观且易于制成不同大小及各种形状的容器的优点。

　　药用玻璃容器可以按照材质、性能、成型工艺、成型后表面处理、形制等进行分类。

　　按照玻璃材质，药用玻璃可以分为石英玻璃、硼硅玻璃、铝硅玻璃、钠钙玻璃四类。每类玻璃的化学组成并不恒定，可在一定范围内波动，同类型玻璃化学组成允许有差异，其中硼硅玻璃又分为高硼硅玻璃、中硼硅玻璃、低硼硅玻璃。

　　药用玻璃容器按玻璃内表面耐水性可分为Ⅰ类玻璃、Ⅱ类玻璃、Ⅲ类玻璃。Ⅰ类玻璃具有高的耐水性，Ⅱ类玻璃经过中性化处理达到高耐水性，Ⅲ类玻璃未经过中性化处理，具有中等耐水性。

　　按遮光性分类，药用玻璃容器分为无色和有色两种。有色玻璃具有遮光性能，如棕色玻璃等。

　　按照成型工艺的不同，药用玻璃容器分为管制瓶和模制瓶。管制药用玻璃容器有管制注射剂瓶（西林瓶）、安瓿、笔式注射器套筒（卡式瓶）、预灌封注射器针管、管制口服液瓶、管制药瓶等。模制的药用玻璃容器有输液瓶、注射剂瓶（西林瓶）及药瓶等。

　　按成型后表面处理分类，为改善某些性能在成型后进行表面处理的药用玻璃容器，可分为中性化处理、硅化处理、二氧化硅镀膜处理、化学强化处理、冷端涂层和热端涂层等容器。

　　按形制分类，药用玻璃容器按形制分为安瓿、注射剂瓶（西林瓶）、输液瓶、预灌封注射器、笔式注射器用玻璃套筒（卡式瓶）、管制口服液瓶、玻璃药瓶等。

　　玻璃容器主要包括安瓿、西林瓶、输液瓶、预灌封注射器等。

　　安瓿、西林瓶的清洗和灭菌自动化程度比较高，目前多数采用洗、烘、灌联动生产线，可有效提高洗瓶效率，也可避免生产过程中的微生物污染。在生产过程中，应定时抽取安瓿、西林瓶检查洁净度，控制洗瓶速度、超声波频率（如适用）、注射用水水温（如适用）、注射用水压力、洁净压缩空气压力等，监控隧道烘箱的温度、压差、履带传送速度等，此外，还应定期监测隧道烘箱内的悬浮粒子数等。应规定灭菌后安瓿、西林瓶的使用时限，以及在隧道烘箱内驻留最长时间。

制药工业的玻璃容器制造需符合行业规范和药用包材的基本要求，热密封和后续压缩操作可以将微生物和微粒数控制在尽可能低的水平。包装方式通常分为安全包装、防水包装和清洁包装。

📋 技术要求

对于无菌产品，玻璃容器的清洗是灌装工序第一环。清洗过程能有效去除杂质。建议使用纯化水或注射用水进行清洗，以避免对容器的再次污染。最终淋洗水应符合注射用水的要求。

清洗工艺需要关注以下污染物并对其进行控制：

- 微生物污染水平（如适用）：活菌数量（cfu＝菌落形成单位）。
- 细菌内毒素（如适用）：因微生物生长和降解产生的致热物质。
- 微粒：一般来自于容器生产、包装以及运输过程的固体微粒物质（如玻璃碎片）。
- 化学污染物：例如，用于表面处理后残余的化学物质。

实施指导

A. 玻璃容器的清洗

清洗操作可以去除容器表面的微粒和化学物。容器干热去热原操作，可以灭活微生物和降低细菌内毒素。根据容器大小、材质、质量以及装载结构设置具体的灭菌、去热原的温度和时间。

大规模的生产中，通常的方法是容器通过输送机械进行自动流转，采用一体化的清洗设备和隧道烘箱，对容器进行清洗和去热原操作。容器经清洗后，洁净空气将为容器流转到隧道烘箱提供保护，最大程度降低容器二次污染的风险。

清洗设备设计成旋转式或者箱体式系统。清洗介质包括除菌过滤的压缩空气、纯化水或与注射用水相连的循环水。在最后冲淋时使用注射用水。清洗灭菌程序包括以下所列步骤：

- 超声波（可选）。
- 通过喷嘴用纯化水或注射用水喷淋容器内外表面。

- 用注射用水喷淋。

- 通入除菌过滤的压缩空气吹干（必要时）。

- 灭菌或除热原（必要时）。

清洗程序第一步所用的超声（容器被灌装后浸入水浴），目的是利用"气穴"效应对杂质进行机械分离（超声在水中形成空穴）。为防止超声对玻瓶质量造成影响，需对超声后的玻瓶进行目检，必要时需对超声频率参数进行确认。

清洗机的操作一般分为几个步骤。使用纯化水或注射用水进行冲淋，之后，使用注射用水至少冲洗一次，然后进行灭菌（必要时）干燥操作。

用过滤的纯化水或注射用水进行喷淋时，应确保用水能在规定时间内排干，否则含有微粒的清洗用水在容器内流转过后，微粒不会随水流走，而是残留在容器内。应控制冲淋容器时的进水量，以确保在容器内表面实现气体/液体的边界层效应。冲淋次数取决于产品和工艺的要求。

无菌容器须使用注射用水作为最终的清洗介质，且不能掺有任何添加剂。纯化水仅适用于初始清洗步骤。

玻璃容器的清洗工序应关注包装材料质量（如清洁度等）、工艺用水（纯化水、注射用水）的质量（可见异物）及洗涤后的容器清洁度。

B. 玻璃容器的待灌装

通常，清洗后或灭菌后的玻璃容器被转移至配有层流的灌装设备或净化操作台上进行灌装，灭菌后的玻瓶贮存期限需要进行验证。

C. 清洗工序的验证

（1）清洗工艺验证　所有清洗工艺都须经过验证，下列参数可作为评估整个清洗程序效果的参考：

- 超声频率参数确认（如适用）。

- 水浴、超声波（如适用）维持时间。

- 水浴温度。

- 容器中的喷淋水压（如 1~3bar）。

- 喷针的型号、喷针插入角度、喷针插入深度。

- 压缩空气的压力。

- 通入压缩空气后的瓶内残留水量。

- 循环次数。

- 洗瓶速度（瓶的破损率）、水压。

- 洗涤后的可见异物、不溶性微粒、微生物指标（后续无除热原工序时，检测细菌内毒素下降值；如有，则检测细菌内毒素负荷）、玻瓶内残留水。

清洗程序的有效性可由异物挑战试验和细菌内毒素挑战试验（如适用）来证明。

洗瓶机性能确认时需要进行核黄素、NaCl 或标准粒子进行挑战试验。例如：将 NaCl 或标准粒子溶液加到待测容器表面，然后将溶液风干（注意避免风干环境可能带来的外来污染）。也可以考虑采用玻屑、纸屑等进行污染物挑战。经洗瓶机清洗后，取样检查玻瓶电导率或标准粒子数。标准粒子挑战需要进行实验室回收率验证，清洗验证应证明清洗操作能将粒子含量下降三个对数单位。

对于通过冲洗进行去热原工艺，如：安瓿、西林瓶等物料清洗后无其他除热原步骤，应考虑在清洗工序进行细菌内毒素挑战试验。挑战试验通常直接将细菌内毒素溶液加到待测表面上，然后将细菌内毒素溶液风干（注意避免风干环境可能的细菌内毒素外来污染），按清洗程序清洗后检测待测样品细菌内毒素含量。挑战试验前，应用上述方法，先在实验室进行细菌内毒素的回收率验证。清洗挑战应证明细菌内毒素含量低于科学确定的目标水平，如：应证明清洗工艺能降低三个对数单位的细菌内毒素含量或基于清洗前细菌内毒素负荷情况制定的细菌内毒素限度，详细内容可参考 *USP 1228.4 Depyrogenation by Rinsing*（《清洗除热原》）。

在清洗表面粒子时，与清洗剂用量相比，其冲淋速率与工艺反复次数才是更重要的因素。例如，如果一次清洗程序就能除掉 99% 的粒子，3 次清洗就可减少 6 个对数单位。这意味着后续清洗对微粒的作用不大了，但仍能进一步去除细菌内毒素。因而后续工序中，喷淋压力及对容器表面结构的"穿透深度"更为重要，但上述功能是有局限的，限制包括清洗设备本身、时间设定（被清洗对象处于喷淋状态的持续时间）及每小时排出的已清洗物数量。

用注射用水作最后冲淋的步骤尤其重要。进行这一步操作需要确保容器内表面的洁净度与注射用水的性质相符。之后通入经 0.22μm 孔径过滤器过滤后的压缩空气，使得容器内仅残留少量的注射用水（如 10~150mg），然后在隧道烘箱中灭菌时，沉淀到内表面的水分才会尽可能少。

（2）干热灭菌和除热原工艺的验证　干热灭菌和除热原的验证应包括适当的热分布、热穿透研究以及细菌内毒素挑战试验，以及使用最差条件下的操作环节、容器特征（如大容量容器）和特殊装载方式，以模拟最差条件下的生产状态进行测试。

进行容器和密闭系统灭菌或除热原的供应商应接受相同的法规要求，与内部操作建立的标准类似。最终产品的生产企业应复核和评估供应商的验证方案和最终验证报告。生产企业经过适当的时间间隔确定了供应商试验结果的可靠性后，可以根据目测鉴别和分析供应商审核证书的结果，判断是否接受该容器或密闭系统。

要点备忘

A. 工艺要点

- 瓶的洁净度观察。
- 灭菌过程的温度、压差以及网带速度的观察与记录。
- 空气及水的过滤器滤芯完整性检查及定时更换。
- 空气及水过滤时压力控制。

B. 验证要点

- 清洗、灭菌时间的确认。
- 空气压力和清洗水的压力确认。
- 喷针型号、喷针插入角度和插入程度确认。
- 水温的确认。
- 循环次数。
- 清洗挑战确认。
- 灭菌设备单向流的洁净度确认。
- 热分布和热穿透确认。
- 热原或细菌内毒素的确认。

5.2.2 洗瓶机

背景介绍

洗瓶机通常由超声波清洗槽、传送系统、水（纯化水、注射用水）供应系统、压缩空气供应系统和控制系统组成。

📋 技术要求

A. 洗瓶机的一般技术要求

（1）洗瓶机应能够使用纯化水和注射用水对空玻璃瓶的内部和外部进行清洗。

（2）洗瓶机应能够在瓶清洗完后使用压缩空气进行吹干。

（3）所有与瓶接触的材料在整个工艺条件（压力、温度及超声波）下须为化学惰性且防脱落。

（4）洗瓶机的焊接与表面应适于传送及清洗工艺。

（5）玻璃瓶可在清洗前通过超声波洗槽，去除或弄散任何大颗粒。

（6）超声波洗槽应用水浸泡并清洗整个玻璃瓶。

（7）玻璃瓶的传送系统应能够防止玻璃瓶倒瓶、损毁、刮伤、破裂或工艺中其他的损坏。

（8）洗瓶机的设计将能确保使用后能排水顺畅。

（9）排水管必须装有反倒流或反倒吸系统。

（10）如有必要，洗瓶机应能够适合多种规格玻璃瓶的清洗。

（11）洗瓶速度应能满足工艺要求。

（12）洗瓶机应能与隧道干热烘箱、灌装机在线相连。洗瓶机与隧道干热烘箱、灌装机之间的传感器，监控玻璃瓶超载情况，3台机器的速度需保持同步，便于操作。

（13）洗瓶机外罩应装有蒸汽抽取系统，该系统须安装反倒流装置。

（14）机器的设计必须方便清洁。

（15）压缩空气必须通过除菌过滤器进行过滤。

（16）洗瓶注射用水应考虑增加过滤器，减少可见异物和颗粒污染。应注意过滤器的微生物控制，应保持过滤器水循环，定期排空以及定期更换或者灭菌。

（17）洗瓶机宜对以下参数进行控制

- 压缩空气压力。
- 循环管路水压、水温。
- 纯化水管路水压（如果使用纯化水）、水温。
- 注射用水管路水压、水温。
- 清洗槽温度。
- 超声波频率（如适用）。

● 洗瓶速度。

（18）停电后，电源重新恢复后，在没有操作人员或通信线路输入指令的情况下，系统不应重启。

（19）操作台上的操作人员应能够方便使用紧急制动按钮。

（20）洗瓶机宜具有以下警报或警告

● 缺瓶。

● 出瓶已满。

● 压缩空气压力过低。

● 清洗槽水温度过低。

● 循环水压力过低。

● 纯化水压力过低（如果使用纯化水）。

● 注射用水压力过低。

出现以上报警时机器应立即停止。要求操作人员在重置警报并重启机器前获知警报。

（21）洗瓶机洗出的瓶子质量应符合企业内控标准。

（22）洗瓶机的破损率应达到相应的要求。

（23）需考虑洗瓶机在不运行时管路存在死水情况，需要在使用前进行相关处理（如消毒、灭菌或排空等），且洗瓶机清洗水取样点设置要合理。

B. 洗瓶机的确认

（1）安装确认应包括但不限于以下内容

● 仪表经校验。

● 相关资料（说明书、相关图纸、部件清单等）经确认。

● 安装环境经确认。

● 材质经确认。

● 管道、水电以及部件安装完好，管路排水坡度确认或排水顺畅性确认。

（2）运行确认应包括但不限于以下内容

● 运行顺畅、无异响等异常现象。

● PLC 界面及点动确认。

● 各部报警、联锁功能正常，符合技术要求。

● 各权限设置符合要求。

● 电子数据和打印条符合要求。

（3）性能确认应包括但不限于以下内容

● 最大运行速度。

● 超声波频率确认（如需要）。

● 水温、水压、气压。

● 清洁能力挑战试验。

● 效果确认：如可见异物、不溶性微粒、细菌内毒素（如适用）、玻瓶残留水。

5.2.3 隧道烘箱

背景介绍 ————————

隧道烘箱的设计一般采用单向流。隧道必须设有预热段（或进瓶区）、高温灭菌段以及冷却段。容器在装置中进行流转，在设定的温度下驻留一定的时间，可达到灭菌及去除热原的效果。容器离开烘干隧道时的温度应该降低到能够避免灌装操作时影响产品，或不改变传输带出口上方的单向流。对最终灭菌效果以及去除细菌内毒素效果的保护措施应进行验证。

隧道烘箱的日常管理参见本分册无菌制剂部分"10.3.3 干热灭菌设备日常管理要点"。

技术要求

A. 隧道烘箱的一般技术要求

（1）经过隧道烘箱的瓶子，细菌内毒素负荷至少下降3个对数单位。当达到这一要求时，在这些情况下不需要证明灭菌。

（2）进入隧道烘箱内的空气应经过高效过滤器过滤，高效过滤器应可耐高温，如预热段和冷却段高效过滤器耐温不低于100℃，高温灭菌段高温高效过滤器耐温不低于350℃。高效过滤器应有高效检测口，并定期进行检漏，一般情况每半年进行一次高效检漏。检漏前建议先对高效进行风速检测，避免风速过低或过高。

（3）隧道烘箱联机自动工作时，当出现与安全相关的偏差时能立即停止传送带运转，故障没有解决时隧道烘箱输送带应不会重启。

（4）设备应易于维护，操作需简单且安全。

（5）超范围偏差系统需提供警报，高温段低于设置温度时，能立即停止传送带运转，故障没有解决时隧道烘箱输送带应不会重启。

（6）操作系统应设置分级权限控制。

（7）设备组件需允许快速更换、拆装，易于处理，尽可能少的使用工具。

（8）工作能力需达到工艺要求。

（9）洗瓶机、隧道烘箱、灌装机连接，各个机器运行速度需同步，达到联动运行的目的。

（10）隧道烘箱必须能在工艺要求之内由常温升到设定温度。

（11）输送网带应运行平稳，应有张紧和速度调节功能。

（12）隧道烘箱传送带空载温度一致性测量：传送带上方横向温度波动应达到要求。

（13）在隧道烘箱出口处玻璃瓶温度需降至工艺所要求的温度。

（14）隧道烘箱应关注以下工艺参数：

● 预热段的温度。

● 高温灭菌段的温度。

● 冷却段的温度（如适用）。

● 高效过滤器上下端的压差。

● 各段对洗瓶间的压差。

● 网带速度。

（15）至少需提供以下传感器与安全机械装置：

● 洗瓶机与隧道烘箱、灌装机之间的传感器，监控玻璃瓶超载情况。

● 设备需有紧急按钮，能保证在安全位置立刻停止运转。

● 当实际灭菌温度低于设定值时，传送带应自动停止。

（16）工作段必须能够维持：

● 相对于外界环境正压。

● 干热灭菌/去热原隧道的配置应确保气流通过通道保持适当的压差和气流，保护 A 级灭菌区的完整性和性能。应评估隧道烘箱的压差分布，评估任何气流变化的影响，以确保维持加热曲线。

（17）隧道烘箱灭菌段和冷却段宜预留不锈钢的悬浮粒子采样头，冷却段宜预留浮游菌检测装置（建议根据风险评估定期对冷却段进行悬浮粒子和浮游菌检测。无在线监测装置可考虑离线监测）。

（18）隧道烘箱冷却段宜设计配备灭菌程序。

（19）隧道烘箱需具备温度、网带速度等关键参数的自动记录和打印系统。

B. 隧道烘箱的材质要求

所有与玻瓶接触的材料应具有化学惰性、非剥落性与耐高温性，满足工艺及环境要求，如洁净级别、温度等。

与瓶接触的部件应为不锈钢制造。隧道烘箱内各进风管、挡风板、回风管、静压箱、电加热管、冷凝器等应为不锈钢或防腐蚀性相当的材料制造。

所有与玻瓶接触的材料需提供材质认证。

C. 隧道烘箱的确认和验证

（1）安装确认应包括但不限于以下内容

- 仪表经校验。

- 相关资料（说明书、相关图纸、部件清单等）经确认。

- 安装环境经确认。

- 材质经确认。

- 管道、水电以及部件安装完好。

（2）运行确认应包括但不限于以下内容

- 运行顺畅、无异响等异常现象。

- PLC 界面及点动确认。

- 各部报警、联锁功能正常，符合技术要求。

- 各权限设置符合要求。

- 电子数据和打印条符合要求。

- 高效过滤器检漏确认。

- 过滤器出口风速确认。

- 隧道烘箱腔室内的洁净度确认，悬浮粒子测定，冷却段浮游菌的检测。

- 高效过滤器上下端压差确认。

- 灭菌程序的设定，即对网带传送速度和高温区温度设定的确认。

- 生产能力的确认。

- 冷却段灭菌程序确认（如适用）。

- 冷却段灭菌微生物挑战试验（如适用）。

- 空载热（温度）分布的验证。

- 满载热分布的验证。

（3）性能确认应包括但不限于以下内容

- 装载热穿透。
- 细菌内毒素挑战试验。
- 微生物挑战试验（如适用）。
- 冷却后玻瓶温度确认（如适用）。
- 权限以及电子数据存储、备份、恢复和打印报表的确认。
- 烘干灭菌后玻瓶可见异物、不溶性微粒的检查（如需要）。

5.3 铝盖的清洗和准备

背景介绍

铝盖的作用是轧紧瓶颈处已压的胶塞，从而保证产品在长时间内的完整性和无菌性。

铝塑组合盖生产工艺：将铝盖和塑盖倒入热合机相应的转盘内进行热合，即可得到铝塑组合盖。

铝盖的原料为铝合金板，不同规格的铝盖，需要用不同规格的铝合金板进行生产。根据铝合金板是否涂膜，铝盖分为普通铝盖（即不涂膜）、单涂膜铝盖和双涂膜铝盖三种。

实施指导

A. 最终灭菌药品的铝盖处理

通常铝盖生产的最后清洗和包装应在洁净区进行，以保证铝盖的卫生洁净。考虑多次清洗会增加对铝盖表面涂层的伤害，且铝盖在使用过程中本身会产生微粒污染，建议通过对供应商的控制保证铝盖的洁净程度，减少制剂生产过程中铝盖的清洗等处理。

B. 非最终灭菌药品的铝盖处理

轧盖工艺可分为"无菌轧盖"（B 级背景下的 A 级）和"洁净轧盖"（C 级或 D 级背景下的 A 级送风）。"无菌轧盖"工艺的铝盖处理需要进行严格的清洗灭菌，并且清洗灭菌工艺需经过验证。

"洁净轧盖"工艺的铝盖处理需要考虑铝盖对环境的影响，如供应商已对铝盖的生产环境进行控制或者已对铝盖进行了处理，使得铝盖能够达到制剂生产的要求，可减少铝盖相应的清洗或灭菌步骤。反之，制剂企业需要对铝盖进行清洗或消毒（灭菌）处理。

组合型（如卡式瓶）铝盖，因铝盖和胶塞一体，处理方式参考本分册无菌制剂部分"5.1.1 胶塞的清洗和准备"。

5.4 塑料容器

背景介绍

自 20 世纪 60 年代起，大容量糖类、电解质、氨基酸以及部分小容量注射剂、滴眼剂等所使用的容器，就出现了以塑料容器替代玻璃容器的倾向。与传统的玻璃瓶相比，塑料容器有轻便、不易破损、包装运输方便等优点（表 5-1）。

表 5-1　塑料容器的优点

优点	解释
系统密闭	不用通气针即可滴注，药液不接触外界空气，从而保持洁净
混加药液方便	容器柔软（塑料瓶具有一定自立性），混加其他药时，不需通气针也能很方便地加入数十毫升至数百毫升
穿刺针方便	针刺阻力小
便于废弃处理	容器柔软可塑，点滴结束后容易处理
有利于运输	可减少运输过程中的破损

实施指导

A. 清洗

BFS 吹灌封一体技术制作的塑料容器和塑料软袋容器，由于其制瓶、灌装、封口在同一工位完成，基本无暴露或暴露时间很短（具体参见本分册无菌制剂部分"16 吹灌封技术"），因此在灌装药液前通常不需要进行清洗，塑料软袋通常情况也不需清洗。对于传统吹灌封技术制作的塑料容器，在灌装药液前要经过清洗，主要目的是除去异物。

（1）塑料容器的一般清洗方法

①尽可能考虑使用离子风吹洗的方法，以提高清洗效果。洁净压缩空气过滤时多用 0.22μm 孔径滤芯，既可滤除尘埃粒子，又可滤除空气中的浮游微生物。

②工艺控制要点：

- 压力：吹洗压力。
- 时间：吹洗时间。
- 位置：吹洗针头在容器中的位置。

（2）对于塑料软袋容器的清洗

①因制作工艺的特殊性，容器内部一般不需清洗。对于制袋后有开袋操作的塑料软袋容器，需要清洗的主要有：

- 制袋过程中切割时需要去离子风吹扫，去除切割过程中产生的微粒，避免在灌装过程中微粒的污染。
- 对于管口等，需在熔封前用去离子风进行清洗，去除表面可能的异物、微粒等。

②工艺控制要点：

- 压力：吹洗压力。
- 时间：吹洗时间。
- 位置：吹洗针头在容器中的位置。

B. 除静电

塑料容器内部往往附着异物，这是因为塑料容器带有正电荷，仅采用过滤空气吹洗的方法，尚不足以将带有静电的异物除净。因此，通常采用离子风气洗的方式。经高压离子发生器发射产生带有负电荷的离子风（应将电压控制在不产生电火花的安全范围内），使之与容器所带的正电荷中和，去除静电改善吹洗效果。

对于制袋后有开袋操作的软袋容器，通常在制袋切割时和管口熔封前，使用离子风在吹洗时同步除静电。

验证的方法：人为地将一定数量、一定大小的异物（如金属或毛发、直径在 0.5mm 左右、厚度为 50μm 左右的碎屑）添加于塑料容器内，然后对经过空气除静电吹洗检查，确认无碎屑残留。

C. 灭菌

塑料容器由于容易受塑料物理性能的影响（温度、压力的不当会导致容器变形），应采用合适的灭菌条件。灭菌程序应当进行验证外，还应对原料、配液用水、原材料的清洗、过滤、灌装熔封的无菌操作以及生产环境进行必要的验证和严格的监控。

实例分析

实例 3：大容量注射剂软袋的制备

软袋输液制剂多数采用现场直接进行软袋的生产制备，考虑袋体的密封性，其生产工艺要求更为严格。

在 C 级背景的 A 级送风条件下，将包装膜（如非 PVC 多层共挤膜）、口管、组合盖等直接接触产品的包材，在单向流保护下直接加装在有单向流保护的生产设备上。

软袋的制作通常有两种方式。一种是首先加热模具将双层包装膜按照设定的温度和时间进行周边热合和接口热合，制成共挤输液袋送入灌装工位，药液灌装后送入焊盖工位进行焊盖。另一种方式则是首先加热模具将双层包装膜按照设定的温度和时间进行周边热合和口管热合，制成共挤输液袋送入灌装工位，药液灌装后对袋尾焊接区域进行加热焊接，将尾部完全密封，然后冲切输液挂孔。

考虑不同的产品要求，加工工艺会有所区别。如多室袋产品有组合盖熔封、管口熔封、室间熔封要求等。产品包装如采用现场印字或其他印刷工艺，应考虑印刷材料对袋体本身及产品的影响。

软袋设备生产线通常采用离子风去静电装置，对运输、切割等环节产生的微粒进行吹除，吹除效果应进行验证。胶塞、口管、包装膜等表面微生物污染水平、微粒可以由供应商进行控制，使用前进行必要的检测。

制袋过程中，熔封、焊接后各部的拉伸力、开通力等在验证阶段进行相关测定，确保其数据满足产品开发、注册工艺的要求。

5.5 容器、管道及工器具

实施指导

所有接触药品的容器、用具、滤器、管道等，均应按照要求进行清洗，并用适宜的方法除去热原和灭菌。

A. 清洗方法

● 配制罐及管道推荐使用在线清洗程序进行清洗，最终淋洗水应符合清洗验证标准要求，必要时清洗后需进行在线消毒或者灭菌。

● 清洗过程可先使用专用清洗液（需要关注清洗液的种类、组分等信息）清洁处理，然后用纯化水进行清洗，再用注射用水清洗，也可直接用注射用水清洗，清洗液残留需经过验证。为了规避异物或微粒污染，清洗后的器具可在单向流的保护下装配或包扎。

● 应尽量采用自动化清洗以增加清洗结果的重现性，采用自动化清洗方法时，应当对清洗设备的参数范围进行验证。

● 因手工清洗较自动化清洁重现性差，影响因素多且不确定，采用手工清洗时，应制定详细的手工清洗的操作程序和可接受标准（如：目视检查、擦拭取样或淋洗水取样检查），上岗前应对操作人员进行培训和考核，并进行周期性的再考核和再确认。

● 采用手工清洗时，清洗验证中应当评估影响清洁效果的各种因素，如操作人员、清洁规程详细程度（如淋洗水量、淋洗时间、水温、淋洗水压力等），对于人工操作，如果明确了可变因素，在清洗验证过程中应当考虑相应的最差条件，应对手工清洗效果进行周期性再确认。

B. 清洗验证关注点

● 清洁工艺的开发以及变更后清洁方法的适用性。

● 器具清洗机内的装载方式。

● 清洗步骤和相关参数。

● 微生物负荷、细菌内毒素负荷、化学残留（如需要）、产品残留（如适用）。

● 取样方式要进行评估，宜擦拭取样与淋洗取样相结合；取样点应经风险评估确定。

- 应考虑生产完后至清洗开始时限与清洁后清洁状态保持时限。

C. 灭菌

- 清洗后的容器、管道以及工器具，应进行干燥，对于非最终灭菌产品，应根据工艺和器具的特性在湿热或干热灭菌柜内灭菌，对于最终灭菌产品，可根据工艺和器具的特性要求进行清洁、消毒或灭菌处理。
- 根据验证设定装载的形式和灭菌程序。

D. 包装

- 灭菌后的容器具应置于密封且经过灭菌处理的包装容器中（如：无菌袋、呼吸袋）贮存。
- 无菌内包装袋应在层流下贮存或运转，应在层流下打开最终内包装。

E. 不同工器具的清洁和灭菌

对于采用塑料、橡胶等材质制造的容器具、硅胶管、灌装针、滤器、滤膜等，应先清洗，适合用湿热灭菌的方式进行灭菌处理。

对于不锈钢或者玻璃等可耐受高温的材质制造的容器具，可采用干热灭菌的方法除去热原。也可采取用热注射用水清洗去除热原，然后进行湿热灭菌或其他消毒处理。

对于较大型的配制罐、药液储存罐等设备，推荐在线清洗和在线灭菌的方式清洗和灭菌，清洗水的细菌内毒素和化学残留应符合要求。清洗、消毒及灭菌的方法应经过验证。在线清洗应根据验证设置清洗液品种、温度、用量、流量及压力，对配制罐进行冲洗，再通过配制罐对管道及过滤系统进行循环冲洗。在线灭菌应根据配制罐及管道和过滤器的最低排放点的温度控制进气的压力，切换相关阀门，保证纯蒸汽能够顺利通过配制系统中每条洁净管道、过滤器和呼吸器上游，并能够维持灭菌蒸汽压力对其灭菌。建议清洗灭菌后通入无菌压缩空气（应进行验证和定期的再验证，以保证符合工艺的要求），确保排干净每条支路的冷凝水并将其吹干，并使系统对外界处于正压状态，避免外界空气污染。

F. 转运

- 进入C级非无菌区域的工器具在D/C级非无菌区域出箱，通过在C级的气锁室去除外层包装，在C级区待用。

● 进入 B 级无菌区域的工器具在 A 级单向流或 RABS 空气保护下出箱或密闭转运，如需暂存，暂存期限需进行验证并在效期内使用。

5.6 颗粒和异物

背景介绍

颗粒和异物大部分来源于胶塞。由于材料具有弹性和成型工艺中吸附颗粒的特性，想要通过清洗保持胶塞 100% 完全不含颗粒物是较困难的，准确地说，胶塞只能含有少量颗粒物。确认胶塞上颗粒物的数量和形状大小是一个非常耗时且复杂的过程。使用清洗液对胶塞上的所有颗粒进行清洗，这一过程需要独立进行。当没有颗粒物再从胶塞上被冲淋至特定的清洗液中时，产品本身不可能从胶塞上置换下更多颗粒。当然，这必须通过对比试验进行证明。

在最终容器中使用的胶塞只有其较低的部位（大约三分之一的胶塞表面）会被溶液润湿，因此只有在胶塞这个部位才会脱落颗粒物，直接影响产品的质量（穿刺也会影响质量，因此胶塞有此控制项目）。

如果将胶塞放置在蒸汽灭菌（灭菌包）箱中进行灭菌，胶塞上颗粒的状态又会发生改变。灌装机器上的传输系统对胶塞也有重要的影响（推进器中的剪切力会导致颗粒物的产生）。

技术要求

胶塞上的颗粒很少增加药物溶液中 10~25μm 的微粒，但会影响药物溶液的可见异物，应检查产品的可见异物和不溶性微粒。可见异物和不溶性微粒的检查方法和含量限度参见《中国药典》通则 0904 可见异物检查法和 0903 不溶性微粒检查法。

理论上，引起溶液中存在颗粒物的原因如下：

（1）来源于溶液的颗粒。

（2）来自环境的颗粒。

（3）来自于最终容器内表面的颗粒，这些颗粒在清洗过程中没有被除去（可以使用合适的试验方法确认颗粒）。

（4）来自于与产品接触的胶塞表面的颗粒。

对于（1），来自溶液的颗粒可以有效地控制（经过 0.22μm 膜过滤器）。经过滤的溶液中存在超 5μm 的颗粒的可能性很小，远远低于规定的颗粒含量限度。

对于（2），A 级单向流所产生的颗粒物可以忽略，因为不会存在大于 5μm 的颗粒。

因此，只有（3）和（4）可能会产生实际影响。

如果想要评估清洗步骤的影响，应就（3）中的问题与最终灭菌容器的颗粒对比。在灌装、最终灭菌、运输等过程中，这些颗粒也会落入药品中。容量在 2~250ml 的容器中的残留水分（注射用水）的量应进行控制，例如可控制在 10~150mg。

如果每个容器中的残留水分（注射用水）的量为 150mg，由表 5-2 中的计算可知，每个容器中的微粒数远远小于规定值。

表 5-2　容器中残留水分对微粒数的影响

项目		规定量	
每个容器的残留注射用水量（最坏情况）		150mg	
注射用水微粒含量（最坏情况）	10μm 及 10μm 以上的微粒	12P/ml	
	25μm 及 25μm 以上的微粒	2P/ml	
每个容器中的颗粒	10μm 及 10μm 以上的微粒	2 个（12P/ml × 0.15ml=1.8P）	
	25μm 及 25μm 以上的微粒	0.3 个（2P/ml × 0.15ml=0.3P）	
《中国药典》不溶性微粒规定（光阻法）	100ml 以下的注射液	10μm 及 10μm 以上的微粒	不得过 6000 粒 / 容器
		25μm 及 25μm 以上的微粒	不得过 600 粒 / 容器
	100ml 或 100ml 以上的注射液	10μm 及 10μm 以上的微粒	每 1ml 不得过 25 粒
		25μm 及 25μm 以上的微粒	每 1ml 不得过 3 粒
《中国药典》不溶性微粒规定（显微计数法）	100ml 以下的注射液	10μm 及 10μm 以上的微粒	不得过 3000 粒 / 容器
		25μm 及 25μm 以上的微粒	不得过 300 粒 / 容器
	100ml 或 100ml 以上的注射液	10μm 及 10μm 以上的微粒	每 1ml 不得过 12 粒
		25μm 及 25μm 以上的微粒	每 1ml 不得过 2 粒

对于（4），合成橡胶的特性及其生产过程造成合成橡胶的表面要比其他表面（例如玻璃表面）更容易产生颗粒物。大约 80% 的颗粒物是由胶塞密封系统产生的（聚四氟乙烯胶塞有较好的试验结果）。

5.7 保存和传递

实施指导

胶塞拆包后通过清洗机进行清洗和灭菌后，自动或半自动在层流下归入已灭菌和除热原后的容器中，例如无菌袋、不锈钢转运桶等。将密闭好装有胶塞的容器在层流保护下转运或者贮存。贮存期限需要进行验证。使用的时候转入压塞机。在压塞机上，胶塞在层流下进入传送轨道。

对于灌装隔离器使用的胶塞和铝盖，可采用清洗灭菌后的设备直接无菌对接隔离器进行胶塞转移下料，也可以使用快速转移接口（rapid transfer port，RTP）等其他方式进行相关物料传递。

最终灭菌产品所使用的胶塞无需在灌装步骤前灭菌，清洗后不用时应密封存放在合适区域，存放时间应进行验证。

在清洗、干热灭菌和灌装过程中，玻璃容器在传送架、传送带和螺旋传送装置上进行传递，应遵循最简路线。生产结束时，容器应归入不锈钢或塑料框中存放。

保存方式应避免二次污染，包装应密封，避免微生物污染，有特殊要求的（温度、湿度等）需要考虑其他贮存要求。目前有带有快速转移仓的不锈钢容器、铝箔纸或呼吸袋等方式。

传递过程必须关注传递手段以防止二次污染。传递可以全程在层流下进行，为了保证传递不受二次污染，可以进行多层无菌袋包装。清洗灭菌后的物料、容器具或工器具应在经过验证的贮存时间内使用，尽量缩短贮存时间。

5.8 物料向洁净区的转移

法规要求

药品生产质量管理规范（2010 年修订）无菌药品附录

第五条 无菌药品生产的人员、设备和物料应通过气锁间进入洁净区，采用机械连续传输物料的，应当用正压气流保护并监测压差。

第七条 应当根据产品特性、工艺和设备等因素，确定无菌药品生产用洁净区的级别。每一步生产操作的环境都应当达到适当的动态洁净度标准，尽可能降低产品或所处理的物料被微粒或微生物污染的风险。

第十四条 高污染风险的操作宜在隔离操作器中完成。隔离操作器及其所处环境的设计，应当能够保证相应区域空气的质量达到设定标准。传输装置可设计成单门或双门，也可是同灭菌设备相连的全密闭系统。物品进出隔离操作器应当特别注意防止污染。隔离操作器所处环境取决于其设计及应用，无菌生产的隔离操作器所处的环境至少应为 D 级洁净区。

第五十九条 无菌生产所用的包装材料、容器、设备和任何其它物品都应当灭菌，并通过双扉灭菌柜进入无菌生产区，或以其它方式进入无菌生产区，但应当避免引入污染。

背景介绍

对于一个有效的清洁和消毒体系，除需关注洁净区内活性微生物的繁殖外，还需要控制污染物进入洁净区。如果进入洁净区域的污染物得到有效控制，那么随着污染物的减少，区域清洁和消毒的挑战也会相应减少，有利于保证受控区域内的环境达到适当的洁净度标准，并尽可能降低产品受到微粒或微生物污染的风险。

控制污染引入洁净区内，应重点关注于待转移物料的洁净程度，如生产设备和物料、推车、罐体、工具和仪器等。应确认所有待转移物料能否进行有效的清洁和消毒（必要时，或灭菌），同时应对清洁和消毒（或灭菌）的流程进行标准化和严格控制，最大程度地降低污染物水平。

本节主要讨论的内容是：生产过程中，无菌包装的无菌物料或设备以及非无菌的物料或设备由一般控制区向洁净区（D 级、C 级、B 级和 A 级洁净区）的转移方式和控制措施。

实施指导

A. 物料转移的一般原则

对于转移至洁净区（D 级、C 级、B 级和 A 级洁净区）的物料，企业应关注在转移过程中的一般原则，包括但不限于以下内容：

- 在进行物料转移前，应首先对物料的包装形式、状态等进行确认。

- 根据物料的用途和对产品的质量的影响，确认物料转移过程中的清洁消毒或灭菌方式。

- 对于可能产生粒子或隐藏微生物的物品，例如木制品、纸箱等，不应被转移至洁净区内。

- 最大化单向转移流程，避免交叉污染。

- 尽可能区分人流和物流，不建议人员更衣和物料转移同时进行，避免交叉污染。

在生产区域设计方面，建议采用梯度降低 / 增加洁净级别的方式（图 5-3）。在跨越洁净级别的区域，可设计物料转移气闸或物料传递仓等作为物料转移的通道，通过清洁消毒或灭菌等方式，降低物料表面的微粒和微生物负荷，进而保证受控区域内的环境可以达到适当的洁净度标准。

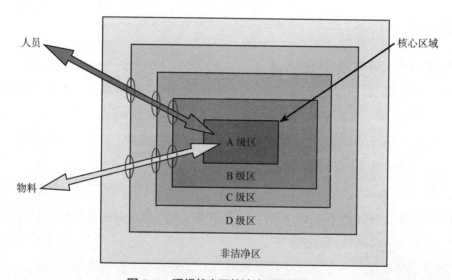

图 5-3　理想状态下的洁净区设计模型

对于需转移至 B 级或 A 级洁净区的物料，应建立经批准的物料转移清单，物料转移过程应经过验证，仅允许清单内的物品通过气闸或传递仓进行转移。如有清单外的物品需要被转移，则需进行额外的评估和批准。

同时，企业也应关注物料从洁净区转出的过程，并建立物料转出通道，如气闸或传递仓等，避免转出过程对高级别洁净区的污染。对于与无菌区相连的物料转出通道，在使用后可考虑通过环境的清洁消毒、自净等方式进行有效控制。

B. 物料转移方式的选择

环境的洁净级别越高，物料的转移过程对产品带来污染的风险越高，下面将根据转移过程中洁净级别的不同，分别说明其转移的方式和对应的关注要点（表 5-3）。

表 5-3 跨不同洁净级别的物料转移方式汇总

物料转移过程的 环境洁净级别	推荐的转移方式
一般控制区至 C/D 级洁净区 D 级洁净区至 C 级洁净区	通过气闸或传递仓，使用消毒剂对物料外表面进行擦拭 / 喷洒消毒或脱包装（可考虑使用较高级别的消毒剂，以便从洁净区入口端，就最大程度降低外源污染的引入）
C 级洁净区至 B 级洁净区	对于产品直接或间接接触的无菌生产用零件 / 胶塞 / 西林瓶等，应通过经验证的灭菌方式进行转移
	对于非产品直接 / 间接接触的物品或密封包装的无菌物料，应通过经验证的消毒方式（如 VHP 等）进行转移；或使用消毒剂对无菌物料的包装外表面进行擦拭 / 喷洒消毒
无菌物料转移至 A 级洁净区	根据无菌行为规范的要求，使用消毒剂对无菌物料的包装外表面进行擦拭 / 喷洒消毒或脱包装。应保证物料在进入 A 级区时，保持无菌状态，包装外表面的消毒或脱包装过程不应对物料本身的无菌性造成影响
	具有消毒 / 灭菌功能的气闸或传递仓（如 VHP 等）；或快速转移接口（RTP）等无菌转移设备

a. 一般控制区至 C/D 级洁净区（D 级洁净区至 C 级洁净区）

物料向高洁净级别区域转移前，应首先被转移至物料气闸内，物料气闸通常作为两个不同洁净级别房间之间的缓冲区域，一般会配备连锁装置，可以是用于物料转移的房间，也可以是传递仓的形式。在缓冲气闸的设计上，应尽量使物流通道与人流通道分开，保证物料转移过程使用独立的物流通道，从而降低污染风险。不建议人流和物料共用通道，否则需保证人员更衣和物料转移操作不可同时进行，最大程度降低交叉污染风险。

在转移的过程中，企业应关注以下要点，以保证转移过程消毒的有效性：

●气闸的设计应考虑连锁装置、压差控制、环境洁净级别等因素。

●擦拭过程应保证物料表面全部被消毒剂润湿，特别注意容易被遮挡表面的消毒，如塑料袋接缝处等。

●消毒剂接触时间（润湿时间）应经过验证并在实际操作中建立手段控制并监控是否达到规定的接触时间限度。

- 应建立标准的操作规程，详细规定转移和消毒的方法，保证操作过程的可重复性。

- 对于密封包装的无菌物料，在转移过程中应对其包装的完整性进行检查。

- 应关注消毒剂是否会对物品包装产生影响，进而影响物料的完整性和无菌性。

- 转移过程中建议尽量使用自动化的去污染设备（如蒸汽灭菌柜、VHP 等）。如采用手工消毒，企业可考虑优先使用杀孢子剂，尽可能降低芽孢从低级别区域引入高级别区域的风险，最大化降低微生物负荷和污染，保证消毒效果，如使用的杀孢子剂存在残留，应在设计转移流程时考虑消毒剂去残留操作。

- 物料转移过程中，不同洁净级别区域工作、不同级别着装的操作者应避免同时出现在同一缓冲气闸。

如物料有多层包装，也可采用脱包装的方式代替消毒剂的消毒方式，但需要注意的是脱包装后物料表面的洁净级别，即物料对应包装层的初始包装环境，应满足转移后所在区域的环境洁净级别。

b. C 级洁净区至 B 级洁净区

转移至无菌生产区（A/B 级洁净区）的物料，应采取物料能承受的最高水平的去污染措施，宜建立独立的单向转移流程。

如物料可进行灭菌，应首选灭菌的方式。对于与产品直接接触的零件或内包装材料（如胶塞、西林瓶等），需选择湿热灭菌、干热烘箱或隧道除热原、辐射灭菌等多种方式。

如物料无法承受灭菌的方式，可采用汽化过氧化氢消毒、使用杀孢子剂进行手工消毒（如擦拭或喷洒）等方式对物料外表面进行消毒。如使用自动化的去污染设备，消毒程序和负载应经过验证，同时需注意保证物料最大程度的暴露，与消毒剂充分接触。

c. 至 A 级区的物料转移过程

A 级区为产品无菌性保证的最核心区域，对于进入 A 级区的物料，应确保所有产品直接接触的物料均经过灭菌处理。灭菌处理后的物料，可通过多种形式转移至 A 级区，如无菌操作、快速转移接口等方式，在转移的过程中，企业应注意物料转移过程，对生产关键区域的影响。

- 无菌操作：应关注无菌物料的包装表面所经过区域的洁净级别，若无菌物料包装外表面暴露在了 B 级等更低级别区域，可通过无菌转移操作对物料包装进行处理，从而降低转移过程对 A 级区造成污染的风险。

如无菌物料为多层包装，可考虑将其转移至临近 A 级区的区域，使用无菌操作脱去包装进行转移。为最小化污染引入，可考虑使用"伙伴转移法"进行转移操作。"伙伴转移法"的操作方式如下：操作者 B 在 B 级洁净区进行辅助转移操作，操作者 A 进行 A 级洁净区内的无菌操作。操作者 B 将物料转移至 A 级区外的边界区域，开启外层包装袋，操作过程中避免接触包装内物料及包装内表面；操作者 A 通过良好的无菌操作将包装内物品取出转移进入 A 级区，操作过程中避免接触外层包装袋外表面。转移过程中应避免 B 级区已暴露的包装进入 A 级区，也应避免物料进入 A 级区前提前在 B 级区暴露。

● 物料转移仓：生产工艺中如使用 RABS 或隔离器，可配备具有消毒 / 灭菌功能的物料转移仓，如 VHP 仓或电子束辐射灭菌仓等，对无菌物料的外表面进行消毒 / 灭菌，该气闸与 A 级区直接相连，可在物料表面消毒后最小化污染的风险。

● 快速转移接口（RTP）：生产工艺中如使用 RABS 或隔离器，可应用 RTP 实现无菌物料的转入，RTP 可分为 α 端口（常安装在 RABS 或隔离器的门或墙壁上）和 β 端口（安装在盛放物料的容器上）两个部分。α 端口与 β 端口对接后，操作者可通过 RABS 手套或隔离手套，从内部打开 RTP，将无菌物料转移至 RABS 或隔离器内部，整个转移过程可实现污染最小化。RTP 常见的容器有转运桶或转运袋，RTP 不仅可以实现无菌物料的转入，也可以用于物料的转出。除物料可和 RTP 桶 / 袋一同灭菌的情况外，如涉及无菌物料向灭菌后 RTP 桶 / 袋装载的过程，应确保相应装载环境和操作，不会对无菌物料本身的无菌性造成影响。

C. 转移物品的包装选择策略

对于需转移至 A/B 级洁净区的物品，应根据物料的消毒或灭菌方式，对其包装形式进行合理的选择。

如物料采用灭菌的方式，选择的包装应与灭菌方法有良好的兼容性，可根据物料转移后的最终目的设计物料的包装。同时，对于包装的尺寸也应进行合理设计，以蒸汽灭菌为例，物料的包装可能在灭菌过程中发生尺寸变化（如膨胀或收缩），例如受到脉动真空过程的影响，可能导致包装的收缩，过度的收缩可能会导致包装的破损，在进行包装设计时，应选择合适的包装尺寸（图 5-4）。

如无菌物料通过气闸或传递仓，采用消毒方式从非洁净区（如仓库）转移至无菌区，建议无菌物料至少为 2 层包装（最好为 3 层包装），以便适应多次跨级别消毒转移过程。

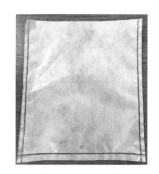

图 5-4 呼吸袋

D. 手工消毒物料转移过程的微生物监测

对于自动化消毒/灭菌的转移方式，可通过对设备和相应负载模式进行定期再验证以及设备定期回顾的方式来监控其运行稳定性，但对于经物料转移气闸或其他设施，使用消毒剂进行手工消毒方式转移的物料，除对所使用消毒剂的杀菌效力进行确认外，企业还可考虑采用风险评估的方式，定期对有代表性的物料或物料包装外表面进行微生物监测取样（建议使用擦拭法，避免培养基的残留），用于鉴别和监测物料表面的微生物种类和负载。微生物监测结果标准应符合转移后所在区域的表面微生物监测标准，以确认物料外表面的微生物监测结果是否满足转移后所在区域的环境洁净级别。该环境监测结果可及时发现如季节变化导致的物料表面微生物负荷的增加，或厂房设施泄露等问题，以便及时采取纠偏措施。同时，该微生物监测结果还可用于评估转移过程中手工消毒方法的有效性和可靠性，以评估是否需要对消毒过程进行调整。

实例分析

实例 4：气闸的设计和转移流程

以 D 级和 C 级洁净区之间的物料转移为例，介绍物料转移的气闸设计和转移流程（图 5-5）：

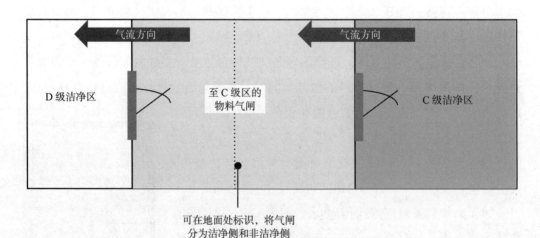

图 5-5　物料转移气闸的设计举例

物料转移气闸的设计，可考虑以下几个方面：

- 应配备连锁装置，与不同洁净级别相连接的门不可同时开启，如没有配备气闸连锁装置，应建立可视化的设备，提示操作者，气闸的一侧门开启时，另一侧门不允许同时开启。

- 压差控制措施，与该气闸相邻的 D 级、C 级洁净区的压差应当不低于 10Pa。

- 在静态条件下，该气闸的环境监测结果（悬浮粒子和微生物）应符合 C 级洁净级别标准。

- 可考虑将物料气闸的地面进行标记，将其分为洁净侧和非洁净侧，避免交叉污染。

根据上述气闸设计，可制定对应的物料转移流程：物料在转移至气闸前，应首先确认物料表面洁净，无灰尘或其他污染物，以保证消毒过程的有效性。气闸内非洁净侧的操作者，首先清洁并消毒非洁净侧的架子车，将物料转移至非洁净侧的架子车上，然后对物料的所有表面进行消毒（如擦拭或喷洒消毒剂），消毒完成后，将待转移的物料放置在洁净侧已进行清洁并消毒的架子车上，在达到验证的消毒剂的接触时间后，转移至临近的高级别洁净区（图 5-6）。如物料有多层包装，也可采用脱包装的方式代替消毒剂的消毒方式。

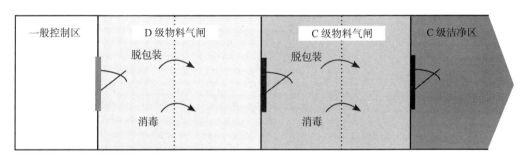

图 5-6　C/D 级物料转移气闸的设计和转移流程举例

实例 5：物料的去污染方式

转移至无菌生产区（A/B 级洁净区）的物料，根据物料性质和用途，列举了不同种类物料的去污染方式见表 5-4：

表 5-4 不同种类物料的去污染方式举例

去污染方式		物料举例	去污染目的
除热原	干热灭菌（干热灭菌柜或隧道式烘箱）	西林瓶	西林瓶本身实现无菌
灭菌	湿热灭菌（蒸汽灭菌柜/胶塞处理机）	胶塞	胶塞本身实现无菌
	辐射灭菌（⁶⁰Co辐射）/湿热灭菌（蒸汽灭菌柜）	铝盖	铝盖本身实现无菌
消毒/灭菌	汽态过氧化氢（VHP）去污染	密封包装的无菌物料或内外均一的洁净物料	无菌物料包装表面或洁净物料表面等可被过氧化氢气体触及的所有表面实现无菌
消毒	脱包装	密封包装的无菌物料	无菌物料本身或无菌物料内层包装达到初始包装时的微生物级别标准
	手工消毒	密封包装的无菌物料或内外均一的洁净物料	无菌物料包装表面或洁净物料表面达到转移后级别的微生物级别标准

6 配制

本章主要内容:

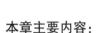 物料需要达到的要求

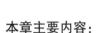 配制需要的洁净级别

 降低药液的微生物、细菌内毒素和微粒的方式

 有关的工艺步骤和控制要点

配制是指灌装前将原辅料和溶剂(如有)混合的过程,本章节分为最终灭菌产品和非最终灭菌产品两方面来讨论物料的准备、配制、微生物和细菌内毒素污染水平监控、药液过滤等方面的内容。

法规要求

药品生产质量管理规范(2010年修订)无菌药品附录

第十三条 无菌药品的生产操作环境可参照表格中的示例进行选择。

洁净度级别	最终灭菌产品生产操作示例
C级背景下的局部A级	高污染风险[1]的产品灌装(或灌封)
C级	1.产品灌装(或灌封); 2.高污染风险[2]产品的配制和过滤; 3.眼用制剂、无菌软膏剂、无菌混悬剂等的配制、灌装(或灌封); 4.直接接触药品的包装材料和器具最终清洗后的处理
D级	1.轧盖; 2.灌装前物料的准备; 3.产品配制(指浓配或采用密闭系统的配制)和过滤直接接触药品的包装材料和器具的最终清洗

注:(1)此处的高污染风险是指产品容易长菌、灌装速度慢、灌装用容器为广口瓶、容器须暴露数秒后方可密封等状况;

(2)此处的高污染风险是指产品容易长菌、配制后需等待较长时间方可灭菌或不在密闭系统中配制等状况。

洁净度级别	非最终灭菌产品的无菌生产操作示例
B 级背景下的 A 级	1. 处于未完全密封[(1)]状态下产品的操作和转运，如产品灌装（或灌封）、分装、压塞、轧盖[(2)]等； 2. 灌装前无法除菌过滤的药液或产品的配制； 3. 直接接触药品的包装材料、器具灭菌后的装配以及处于未完全密封状态下的转运和存放； 4. 无菌原料药的粉碎、过筛、混合、分装
B 级	1. 处于未完全密封[(1)]状态下的产品置于完全密封容器内的转运； 2. 直接接触药品的包装材料、器具灭菌后处于密闭内的转运和存放
C 级	1. 灌装前可除菌过滤的药液或产品的配制； 2. 产品的过滤
D 级	直接接触药品的包装材料、器具的最终清洗、装配或包装、灭菌

注：（1）轧盖前产品视为处于未完全密封状态。

（2）根据已压塞产品的密封性、轧盖设备的设计、铝盖的特性等因素，轧盖操作可选择在 C 级或 D 级背景下的 A 级送风环境中进行。A 级送风环境应当至少符合 A 级区的静态要求。

6.1 最终灭菌产品的配制

最终灭菌产品的工艺流程见图 6-1。

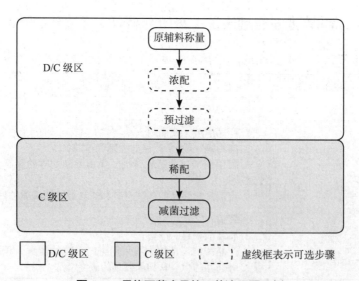

图 6-1 最终灭菌产品的工艺流程图示例

注：①根据原料或工艺要求的不同，有企业将浓配与稀配分别设置，也有些将二者合并在一个区内完成。②预过滤的方式包括钛棒、滤芯、超滤等。

6.1.1 物料的准备

法规要求 ···

药品生产质量管理规范（2010年修订）

第一百一十六条　配制的每一物料及其重量或体积应当由他人独立进行复核，并有复核记录。

第一百九十七条　生产过程中应当尽可能采取措施，防止污染和交叉污染，如：

（一）在分隔的区域内生产不同品种的药品；

（二）采用阶段性生产方式；

（三）设置必要的气锁间和排风；空气洁净度级别不同的区域应当有压差控制；

（四）应当降低未经处理或未经充分处理的空气再次进入生产区导致污染的风险；

（五）在易产生交叉污染的生产区内，操作人员应当穿戴该区域专用的防护服；

（六）采用经过验证或已知有效的清洁和去污染操作规程进行设备清洁；必要时，应当对与物料直接接触的设备表面的残留物进行检测；

（七）采用密闭系统生产；

（八）干燥设备的进风应当有空气过滤器，排风应当有防止空气倒流装置；

（九）生产和清洁过程中应当避免使用易碎、易脱屑、易发霉器具；使用筛网时，应当有防止因筛网断裂而造成污染的措施；

（十）液体制剂的配制、过滤、灌封、灭菌等工序应当在规定时间内完成；

（十一）软膏剂、乳膏剂、凝胶剂等半固体制剂以及栓剂的中间产品应当规定贮存期和贮存条件。

药品生产质量管理规范（2010年修订）无菌药品附录

第四十九条 无菌原料药精制、无菌药品配制、直接接触药品的包装材料和器具等最终清洗、A/B 级洁净区内消毒剂和清洁剂配制的用水应当符合注射用水的质量标准。

背景介绍

溶液配制用的物料一般包括：溶剂、原料药、辅料和工艺助剂。

药品生产中常用的溶剂为：

- 注射用水。

- 乙醇。

- 植物油。

- 含多种溶剂的混合溶剂。

原料药：任何作为活性成分且用于医药产品生产的物质或混合物质。该类物质旨在预防、诊断、处置、缓解或治疗疾病中发挥药理作用或其他直接效用，或者影响人体的结构和机能。

原料：在生物制品生产过程中常指使用的所有生物材料和化学材料，不包括辅料。

辅料：系指生产药品和调配处方时使用的赋形剂和附加剂；是除活性成分或前体以外，在安全性方面已进行了合理的评估，并且包含在药物制剂中的物质。在作为非活性物质时，辅料除了赋形、充当载体、提高稳定性外，还具有增溶、助溶、调节释放等重要功能，是可能会影响到制剂的质量、安全性和有效性的重要成分。对于生物制品，辅料通常指在配制过程中所使用的辅助材料，如佐剂、稳定剂、赋形剂等。

工艺助剂：在产品生产中起辅助作用，本身不会出现在制剂产品中（如活性炭，但不包括溶剂）。

技术要求

通常要求最大限度降低药液中的微生物和微粒，在灭菌前将微生物负荷降低至可接受的低水平。对于将固体状态的原辅料进行溶解并最终灭菌的产品，化学药品原辅料需氧菌总数通常 ≤ 10^2cfu/g。

应根据产品特性，制定每种物料的细菌内毒素限度标准，确保制剂中细菌内毒素含量符合要求。

实施指导

A. 传递输送

应特别注意传递输送的方式。产品和工艺特点决定物料输送室的空气洁净度要求。物料外表面除尘后进行传输，通常物料有两层包装，在一般区除去外包装后，再对内包装清洁消毒后传输。

一般有两种主要的传递输送方法：

● 集中传递输送。

● 分散传递输送。

通常，集中传递输送仅限固体活性成分和辅料，分散传递输送用于生产区域内的液体（水和溶剂）。固体活性成分和辅料通过称量后进行传递输送。液体可以通过流量计进行计量，但是最终批次仍用重量方式进行复核。称量通常需要在重量传感器或地磅上放置称量容器。这两种方法均要注意软管和电线的影响，不得影响称量的线性和准确度范围。

在物料传递输送过程中，需特别注意潜在的交叉污染的风险。针对高活／高毒物料，还应该注意在称量过程中的人员防护，传输过程中出现破损的应急处理措施。在专用厂房中，存在将前一批次的剩余物料带入到下一批次从而产生污染的风险；对多品种生产厂房而言，考虑不同物料因机械转移、空气传播、混淆以及可能来自前一批不同产品的残留等导致交叉污染的风险。

有必要在设计中阐明解决交叉污染的措施，包括产品或设备的物理隔离，大规模的在线清洁。应有通风系统来防止空气（气源性的）尘埃的交叉污染。

设计中还应考虑到传递输送工具的除污以及清洁方法，例如勺子、天平托盘、传递输送装置以及真空管等。

B. 称量前的准备

使用的物料应在工艺规程中有具体规定。为确保物料和处方的一致性，称量前应核对物料名称、规格、批号等信息，可考虑使用信息化手段确认物料和处方要求的一致性。由于同一物料在不同的产品处方中可能存在不同的标准，有的企业还会核对物料质量标准的准确性。物料称量前，应检查物料颜色、结晶等物理性状是否正常。传递至车间的物料通常还包括放行标识以表明物料已批准许可用于生产，当使用完全计算机化方式进行放行时，保留放行标识，产品放行信息可不必以书面可读的方式标出。只有经质量部门批准放行的物料才可用于下一步生产。

C. 称量

通常，物料在洁净环境内进行称量，避免有可能的污染和交叉污染。为防止粉尘扩散和交叉污染，其称量应在完全独立的区域内完成（如独立的通风橱或称量罩）。称量室应采取适当措施有效避免交叉污染，降低所称物料对其他区域污染的风险，如称量室保持相对负压、回风口除尘机捕集等。如使用自动称量，也应满足数据可靠性要求，需注意称量的精度需符合工艺要求、大宗物料的结块可能影响称量的准确性、称重模块应定期确认和校准、确认输送管路的残留等。如称量物料为黏稠液体或易吸附且投料损耗对含量影响较大的原料药，应注意减少转移次数，转移后进行洗涤，洗涤水应转移至配制系统，尽量减少物料损失。根据物料的微生物负荷（如需氧菌总数 ≤ 10^2cfu/g）或工艺风险评估情况确定称量环境。

由于环境中会有微粒（来自固体物料）脱落和可能的人员影响，物料的处理应符合操作规程。当物料为高活或高毒性物料时，应考虑人员安全防护，如佩戴口罩/护目镜，使用正压式呼吸罩，称量过程在隔离系统进行等。开始称量后，称量过程记录于批生产记录中（表6-1）。批生产记录的每一份称量打印件的内容宜包含称量日期、物料名称或代码、物料批号、产品名称或代码、生产批号以及用于追踪物料的专属识别码或标识等，这些专属的识别码或标识也用于产品监控和审计。如果在称量过程中要用到多个包装的同一种物料，每个包装的称量信息也必须记录。若使用电子批记录系统，电子批记录中应包含以上内容。

表 6-1 称量记录示例

物料名称	生产厂家	物料代码/批号	检验/放行编号	处方量（100%）	称量重量	皮重	净重	操作人员	复核人
XYZ	ABCD	111111	1234567890	……kg	……kg	……kg	……kg		

物料应在清洁的容器中称量，容器的材质有多种（不锈钢、塑料、玻璃、塑料袋等），物料可称量于已知清洁程度的容器中。所有称量过的物料应贴有标签标明用

途（标有名称、数量、用于制备的产品名称、批号等）。称量后的物料应密封保存，用于同一批的物料应统一贮存。

称量过程应独立复核，以避免人员操作、设备误差等不易被发现的异常差异。一般是一人称量另一人独立复核，或一人称量另一人监督。若称量天平没有连接打印机或未通过电子方式记录，一人应记录数据，另一人确认数据是否准确。通常不采用第二人再次称量的方式进行复核，如采用，应考虑两次称量使用的不同设备的潜在风险，称量误差应符合法规、工艺的要求。不同物料的误差范围不同，应确保量具的准确性、重复性。

容器和设备使用后可以用纯化水作为冲洗水；在清洗过程中，纯化水也可以作为直接接触产品容器的冲洗水以及浸泡水和喷洒水。在最终清洗时清洗水必须符合注射用水的质量标准，其清洁程序应得到验证。

D. 称量后物料处理

已称量物料应立即密封称量容器，然后贴上标识，标明内容物的名称、数量、批号、日期、拟生产批号、企业内部物料代码、称量人、复核人等信息，对于自动打印功能的电子秤，可以将打印条作为已称量物料的标识，打印条应包含物料名称、批号、重量、日期等信息，内容应清晰、完整、准确。当进行连续称量操作时，称量完成后立即密封称量容器，若直接将称量物料转至配料桶，则不需进行密封操作。

对于剩余物料，称量结束后应及时封口，封口方式应和原物料封口方式一致或有相同效果，重新包装好后，在剩余物料包装上贴上标识，标明物料名称、数量、批号、企业内部物料代码、操作人、复核人等信息，对于有上次剩余物料标识的，应去除之后再贴标识，对物料进行退库或处理。剩余物料需要制定预防交叉污染和混淆的措施。

有特殊要求的物料，应根据物料的贮存要求进行管理，比如：物料对光敏感，应将称量后的物料进行避光处理。

6.1.2 药液配制

背景介绍

溶液的配制是按工艺规程要求把各活性成分、辅料以及溶剂等按顺序投料并进行混合，制备成溶液，以待下一步灌装。配制可以包括固体物料的溶解，或者简单的液体混合，还可以包括更为复杂的操作，如乳化或者脂质体的形成。

技术要求

配制之前，应对工艺器皿和包材进行清洁、消毒或灭菌，以最大程度降低微生物和细菌内毒素污染。配制操作和传递输送操作一样，需考虑空气洁净度的要求、交叉污染的预防和人员的劳动保护。

配制过程应重点关注：

- 应采取密封、密闭、遮盖等措施尽可能减少已备好物料被污染的风险。
- 配制前对配制间、配制系统、工器具等的清场或清洁状态进行确认，确认清场、清洁符合要求且在规定的有效期内。
- 配制的准确性（包括投料顺序的准确性、特殊品种需要考虑投料速度的控制、组分的准确性、配制量的准确性、pH、温度控制的准确性等）。
- 配制过程与注册工艺的一致性，工艺过程和工艺参数的准确性。
- 混合后的均一性。
- 不稳定物料的保护，例如：控温、控氧、避光等。
- 应有防粉尘飞扬的措施，避免交叉污染。
- 配制高活性、高毒性物料，须考虑人员防护：比如参考职业接触限值（OEL）或职业暴露等级（OEB）制定合理的措施。
- 采用有机溶剂配制时的防爆措施。
- 配制过程的时限规定。
- 应设计合适的配制系统，一般包括配液罐、定容设施、循环和（或）搅拌系统、预过滤系统等，配制系统的设计和要求参见本分册无菌制剂部分"6.4 药液配制设备"。

实施指导

A. 产品的配制

（1）配制室的设置　根据原料或工艺要求的不同，有一些企业将浓配与稀配分区域设置，也有一些企业将浓配和稀配合并设置在C级区，但应考虑提高洁净级别后，对其他C级区域的污染风险。配制罐、管道等密闭部分可依据风险放置在低级别区。

（2）活性炭吸附工艺　传统注射剂工艺中，由于物料质量问题等原因，处方中大多会加入活性炭以吸附药液中色素、分子量较大的杂质，如细菌内毒素。活性炭吸附工艺常用于浓配－稀配两步法，但部分一步配制法的产品，也会采用活性炭吸附工艺。

由于活性炭固有的缺陷，会给产品质量带来不良影响，建议通过科学合理的研究，取消活性炭的使用（即采用"无炭工艺"），若是在原有工艺中取消活性炭的使用应经国家药品监督管理局批准后执行。

当不可避免需要使用活性炭吸附工艺时，应注意以下几点：

● 活性炭中的可溶性杂质（如金属离子）进入药液不易除去。

● 活性炭具有富集物料中杂质的作用，连续生产时，富集的杂质可能会对后续批次产品造成不良影响。

● 活性炭有污染药液管道系统和后端滤芯的风险。

● 容易污染洁净区和空调净化系统。

● 必须对活性炭的用量、加入工序、加热温度及时间进行控制和确认（验证）。

● 应关注活性炭自身质量的差异。比如：相同工艺、不同厂家之间的差异、不同工艺之间的差异、同厂家不同批次间的差异。

（3）无炭工艺　无炭工艺是更为推荐的方法。采用无炭工艺的前提是原料生产企业采用可靠的去除细菌内毒素污染的工艺，如粗品溶解后加活性炭处理后结晶，使活性炭带入的可溶性杂质留在母液中。原料生产企业还应采取防止微生物污染的措施，能确保微生物和细菌内毒素污染水平可控。

当拟取消活性炭吸附工艺，变更为无炭工艺时，应注意以下几点：

● 应确认物料供应商针对细菌内毒素和微生物污染水平的控制能力，严控物料标准。

● 取消活性炭吸附工艺后，生产工艺中如何保证对细菌内毒素的控制能力。

● 取消活性炭吸附工艺后，是否对后续采用滤芯过滤药液的过程带来不良影响（比如堵塞滤芯），以及注意消除相关影响的方法。

● 变更前后配制液过滤前微生物负荷的变化。

● 当存在"有炭工艺"与"无炭工艺"的不同产品共线生产时，应有科学合理的评估和措施，降低交叉污染的风险。

当产品特性需要去除细菌内毒素，又不能使用活性炭吸附工艺时，可以采用预溶解过滤－稀配工艺，将物料预溶解后，采用超滤工艺代替活性炭吸附工艺，对药液进行过滤，以控制细菌内毒素负荷，再进行稀配定容。

当部分物料中的杂质溶解度变化较大，或与活性成分的溶解度区别较大时，也可以采用预溶解过滤－稀配工艺，将物料预溶解后，通过调整参数（比如温度、配制浓度等），并采用合适的过滤方式，将杂质除去。

（4）注射用乳剂的配制　除了溶液型注射剂，注射用乳剂在临床使用中也较为常见，具体产品以水包油（O/W）型居多（比如：肠外营养脂肪乳和载药脂肪乳类）。

乳剂配制的基本工艺流程是油相配制——水相配制——初乳配制（初步乳化）——乳剂配制（最终乳化），具体见图 6-2。

油相和水相配制的注意事项基本与配制溶液型注射剂相同。对于乳化过程，由于一般需要多次乳化才能达到最终制剂需求，因此，除上述配制溶液型注射剂的注意事项外，还应特别关注以下几点：

● 配液罐、乳化（均质）设备的管道连接和阀门位置设计，应保证尽可能减少每一次乳化的残留，确保批内的均一性。

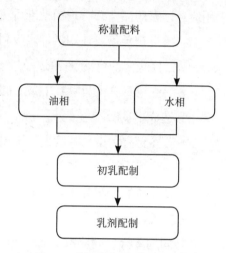

图 6-2　乳剂配制的工艺流程图示例

● 初乳乳化的均一性对最终乳化效果的影响。

● 乳剂粒径分布的批内、批间差异应在可接受范围内。

● 因乳剂粒径原因，不能进行除菌过滤和减菌过滤时，应关注对微生物和细菌内毒素污染水平的整体控制策略。

● 乳剂配制过程中的稳定性。

B. 执行配制

（1）手动控制配制系统　每批配制前，应确保设备、管道和过滤器等的清洗以及消毒／灭菌步骤正确执行，物料领用、称量、标识正确，各计量器具在校准的有效期内，各公用系统情况符合工艺需求，无上批产品、文件、记录的遗留物，各主要阀门开关状态正常，负责控制的操作人员应在记录的指定地方签名。溶剂通常按照重量或体积计算后，按照工艺要求进行配制操作，如：事先将一部分溶剂放入配液罐中，待所有物料投料完毕后，再放入剩余溶剂，进行最终定容，确保配制量正确无误。需注意的是，不论是以重量还是体积进行配制批量计算，准确性应在计量系统允许的误差范围。

当每一步单元操作步骤完成后，操作人员和复核人员应及时签名确认，操作和复核示例见表6–2，天平或称量仪器的任何打印记录都应附在批生产记录上。

表6–2 批生产记录的操作和复核部分示例

工艺过程	工艺要求	操作记录	操作人／复核人
操作前检查	按照×××进行检查： a.×××××× b.×××××× c.××××××	a. _____ b. 符合规定（ ） c. 符合规定（ ）	操作人： 复核人：
配制	1. 操作ABC 2. 操作XYZ 3. 中间体质量标准 　目标值：_____	1. _____ 2. _____ 3. 实际值 　结果 _____	操作人： 复核人： 取样人：

操作人员应在配制前检查确认事先称量好的当批的每个原辅料的重量、原辅料的批号与备料称量记录一致。配制过程中原辅料按照工艺投料顺序全部投料。配制过程中按照各物料的溶解参数（如温度、搅拌时间、搅拌速度等）进行物料溶解。并在配制过程中或配制结束后按照工艺规定进行取样。复核人员要复核配制全过程操作及工艺参数符合要求。

生产工艺中随后的生产步骤可以按照相同的方式进行。在生产结束时，将实际值与处方的目标值进行比较，计算百分比。物料平衡必须在预先规定的目标范围内，如果不在此范围内，应对偏差作出合理的解释。收率的处理方式根据企业自身情况确定。

固体物料在加入配料罐时应最大限度地减少产尘，比如采用与投料口密闭对接的投料罐。如采用抽风的方式吸尘，应关注待投料成分的损失，如定期检查抽风管道中是否有物料残留。如果成分的流动性和管路直径允许，可以采用吸料技术，但应关注残留和损失。配制结束后，使用管路传输药液时，可以采用过滤后的氮气或压缩空气压送药液，但需控制好压力，防止对滤芯完整性的损害。

药液配制的SOP不仅应描述连续的操作与活动，还应有对设备和部件上一步操作进行检查的要求。任何异常和偏离规范的现象必须记录并处理。

（2）自动化控制配制系统　随着各种复杂注射剂的出现，配制工序的复杂程度越来越高，采用人工手动控制，往往带来更多的差错风险，因此越来越多的自动化控制的配制系统应用于配液过程。

当采用自动化控制系统时，由事先编写好的程序控制各配制参数以及阀门的开闭，很多原本需要人工进行的操作和复核行为，都可以由计算机化系统来控制，操作员往往只需要相对较少的人工操作，就可以完成整个配制操作。由于生产过程中的各种反馈信号可以输出到计算机化系统中，并被保存下来，生产过程的各参数可以被实时监测、记录，也可以实现审计追踪功能，有利于保证工艺执行的规范性，也有利于事后追溯。但是，自控系统并不能完全降低复杂注射剂配制工艺中存在的固有风险。

当使用自动化控制配制系统时，除了要符合计算机化系统的通用性要求外，建议关注与手动控制操作存在较大差异的几个方面：

- 应谨慎变更自控程序，每一步配制程序均应进行测试或验证。
- 当采用计算机化系统进行复核（代替人工复核）时，应全面评估可能出现的差错风险。
- 当配制系统中同时存在自动化控制和手动控制操作时，宜根据风险高低，设置手动控制的复核点，避免因手动操作失误，影响自动化控制的结果。
- 硬件系统（含公用系统）和软件系统的任何变更，均有可能影响已编写的原有程序的正常执行，需全面评估后决定是否进行测试和验证。
- 自动化控制过程，往往依赖于各种测量信号的自动反馈，应充分重视各种测量装置及信号传输过程的可靠性。
- 如采用纸质记录，应进行评估，确定自动化系统记录的各种信息中，哪些内容应直接打印纳入批记录，哪些内容仅需手工记录在批记录上，哪些内容无需纳入批记录。

（3）连续制造　相对于传统制造，连续制造具有需要的设备和空间小、缩短供应链、更低的批间变异等特点。

在连续制造中，每一工艺步骤中产生的物料被直接地连续地送往下一步骤进一步处理。物料和产品同时分别向流程中输入和从流程中输出。

在连续制造中，单个连续单元操作被连接成一个整合的制造过程。过程分析技术（PAT）系统可用于提供过程监测和控制的实时数据。更多内容可参见本丛书《厂房设施与设备》分册"先进制造"。

C. 药液的配制流程

- 检查公用系统、设备（含称量和检测仪器）、计量器具、容器、各种物料（含溶剂和工艺助剂）、文件和记录是否齐全，且符合规定。
- 检查清场情况是否符合要求。
- 投入物料，确保配制顺序正确，投料顺序、投料速度（如适用）与方式、各工艺参数符合规定，确认标签或名称无误，确保阀门开关无误。

● 溶解持续时间、温度等符合要求，目视检查溶解情况，或通过在线、离线监控确定溶解效果（必要时）。

● 如必要，添加调节（pH、密度、含量等）用的成分。

● 如分次添加溶剂，根据工艺需求，定容至所需配制量。

● 根据工艺和中间体质量标准，对配制好的药液进行在线监测或离线检测。

● 在规定温度下，使用设计好的过滤系统进行过滤。对于活性炭吸附工艺，需选用钛棒或合适的滤芯先滤出活性炭。根据工艺要求可先选用 5μm、0.65μm、0.45μm、0.2μm 孔径的滤芯其中一种或两种的组合作为预过滤滤除较大微粒，再用 0.22μm（有些过滤器厂家标识为 0.2μm）或更小孔径的除菌过滤器过滤降低微生物负荷。

企业应通过风险评估，确定使用前完整性测试的必要性。除菌过滤器使用后应做完整性测试，非除菌过滤器使用后建议目视检查外观是否完好。

● 按要求填写批记录，注意计算收率和物料平衡。

● 生产结束后要进行清场，同品种连续生产换批时，清场方式可以不同于更换品种时的清场方式。剩余物料宜结转或退库。

D. 验证工作要点

● 均一性。

● 配制过程药液稳定性（如适用）。

● 均质效果（如适用）。

● 配制最长时限的验证。

● 混合工艺的验证。

● 混合后保留时间的验证。

实例分析

实例 1：配制实例

（1）配制生产前准备

①依据生产指令，核对生产所需原辅料是否备齐。

②确认配制房间已完成清场工作并在清洁效期内。

③确认配制系统各设备、设施状态完好，并已清洁（或已消毒、已灭菌），待用，确认配制所用物料批号、数量以及放行状态。

④确认接触原辅料和药液的器具，已按规定处理，且在清洁、消毒、灭菌有效期内。

⑤确认药液滤芯完整性测试结果，应符合规定（如适用）。

⑥如采用称重系统的配液罐，每批配制前或定期需对称重系统的准确性进行确认。

⑦确认配制所需的记录、文件、标识等均符合规定。

（2）配制过程

按照验证的工艺和批准的工艺流程执行，举例如下：

①配制开始时，挂上标识牌，注明内容物的品名、规格、批号、状态和日期。

②确认必须关闭的阀门（如罐底阀）处于关闭状态，避免跑料。

③按工艺要求，向配制罐中加入注射用水。

④如为非密闭投料，提前开启抽风等捕尘设施。

⑤将物料按工艺规程的要求投入配制罐。

⑥开启加热至规定温度（如工艺有要求），开启搅拌至规定转速，确认物料搅拌溶解完毕后，关闭搅拌。

⑦补加注射用水至规定的配制批量。

⑧开启搅拌，达到该产品工艺规程规定的搅拌时间后，调节 pH 值至该产品配制液质量标准规定范围，取样后通知 QC 人员进行中间产品检测。

⑨对于细菌内毒素和微生物限度检测等指标，由于检测时间长，建议在前期制定工艺的时候，通过风险评估确定是否需要等待。

⑩根据工艺要求，启动药液传输，药液按工艺规程要求进行过滤，将药液送至灌装岗位，过滤前应注意排气。

（3）配制结束

①及时更换生产的状态标识。

②每步操作结束后，及时填写配制操作记录，本批生产完成后，计算物料平衡，物料平衡控制范围应符合产品工艺规程规定范围。

③生产结束，按清洗灭菌操作相关规定对配制系统进行处理。

④使用过的工器具按工器具清洗消毒灭菌相关规定进行清洗、消毒、灭菌、存放。

⑤过滤器按要求进行完整性测试。

⑥按设施设备清场工作要求进行清场，由岗位人员交叉检查清场效果。

⑦废弃物按规定处理。

⑧按洁净区清洁的要求对生产场地进行清洁。

配液生产记录见表 6-3。

表6-3 配液生产记录表示例

产品名称		规格		批号	
操作依据	《_____工艺规程》（文件编号：____）	配制体积		生产日期	
设备编号	操作间编号	完整性测试仪编号		产品代码	
工艺过程	工艺要求	操作记录		操作人/复核人 年 月 日	
操作前检查	1. 按照SOPx×x要求进行清场检查： a. 确认配液罐及药液管道灭菌后至使用前是否超过时限A小时，若超过，则重新清洗灭菌。 b. 确保生产现场无与本批生产无关的物料。 c. 确保生产现场无与上批生产无关的文件记录。 d. 确保岗位无上批产品的遗留物和废弃物。 2. 确认计量器具具有检验合格有效期内。 3. 确认配制罐清场重系统已进行清零操作	a. 灭菌结束时间：____日____时____分 操作前确认时间：____日____时____分 间隔时间：____小时____分；超过（ ）未超过（ ） b. 符合规定（ ） c. 符合规定（ ） d. 符合规定（ ） 2. 符合规定（ ） 3. 已清零（ ） 检查结束时间：____时____分		操作人： 复核人：	
配制	1. 开启注射用水阀，向配制内加注射用水约定容量的40%~70%，按工艺规程要求投入原辅料，开启稀配罐搅拌，加注射用水至定容量×××，开启稀配罐搅拌（搅拌频率为×××），搅拌B分钟以上。 2. 通知QC人员检测ABC的含量及pH值，应符合ABC质量标准。 a. 性状：×××××。 b. ××含量：××x·w/v%。 3. 关闭配制罐搅拌，配制结束	1. 配制开始时间：____时____分 加注射用水至：____kg 搅拌频率：____Hz 搅拌时间：____时____分～____时____分（共____分钟） 符合规定（ ） 2. 中间体取样时间：____时____分 性状符合标准（ ） ××含量：____w/v% pH值：____ 符合规定（ ） 3. 配制结束时间：____时____分		操作人： 复核人： 取样人：	

工艺时限确认	从配制开始到配制结束应不得超过 C 小时				配制开始时间： 时 分 时限确认： 小时 符合规定 （ ）				操作人： 复核人：
送灌装前准备	1. 药液滤芯进行完整性检测，检测数据应符合 ××× 的规定								操作人： 复核人：
	过滤级数	滤芯材质	滤芯厂家代码	滤芯编号	滤芯孔径	起泡点压力（MPa）	扩散流压力（mbar）	扩散流流量（ml/min）	结论
	一级	PP （ ）	（ ）		0.45μm （ ）	-	-	-	符合规定 （ ）
	二级	PP （ ）	（ ）		0.22μm （ ）	-	-	-	符合规定 （ ）
	三级	PES （ ）	（ ）		0.22μm （ ）	-	-	-	符合规定 （ ）
	滤芯完整性测试原始记录粘贴区：（需骑缝签字）								
送至灌装	1. 首批开始生产时，药液循环 D 分钟以上开始灌装，使用氮气/压缩空气将留罐内残留药液吹完后，药液循环 E 分钟以上开始灌装。 2. 过滤器运行时过滤器压力读数。（若压力表读数≥0.35MPa，则滤芯堵塞需更换）				1. 药液循环时间： 时 分～ 时 分（共 分钟） 符合规定（ ） 2. 过滤器压力读数：一级： MPa 二级： MPa 三级： MPa 管道压力读数： MPa				操作人： 复核人：

实例 2：配制常见偏差分析

配制常见偏差分析见表 6-4。

表 6-4　配制常见偏差分析

偏差	常见原因
中控检测含量超标	1. 物料称量不准确：读数错误，电子秤未校准，称量重量错误 2. 投料过程中物料损失或投料错误 3. 定容量不准确：读数错误，称重系统未校准，称重系统故障，定容量设置错误，阀门未关严而引入多余注射用水 4. 管道系统中有残留余水，导致药液被稀释 5. 物料质量问题 6. 取样错误 7. 药液交叉污染 8. 物料溶解不完全 9. 浓配向稀配转移药液不完全 10. 热敏物料在高温下分解 11. 搅拌时间不足，导致药液含量不均匀
中控检测 pH 值超标	1. pH 调节剂加入错误 2. 清场不彻底，有酸碱残留 3. 车间 pH 计使用前未校准，导致药液 pH 值调节错误 4. 原辅料投料错误
药液过滤缓慢	1. 物料溶解不全 2. 物料杂质多 3. 药液黏性大 4. 活性炭透过钛棒，堵塞滤芯 5. 活性炭使用过多，堵塞钛棒罐 6. 钛棒或滤芯使用时间太长 7. 药液泵动力不足 8. 阀门未完全开启
滤芯完整性测试失败	1. 装配错误 2. 设备未校准 3. 系统发生泄漏 4. 测试温度不符合要求 5. 测试参数错误 6. 润湿液和润湿方法错误 7. 滤芯已不完整
药液泄漏	1. 安装错误 2. 阀门开启错误 3. 阀门未关严 4. 阀门老化损坏 5. 密封垫圈老化 6. 密封件密封操作不当 7. 压力设置错误
药液变色	1. 氧敏感产品，未控制好水中溶解氧或罐内残氧 2. 光敏感品种，未做好遮光保护 3. 金属离子敏感品种，未控制好金属离子（比如：红锈、管道腐蚀、活性炭吸附杂质累积等）

6.1.3 微生物和细菌内毒素污染水平监控

法规要求 ·

药品生产质量管理规范（2010 年修订）无菌药品附录

第五十八条 应当根据所用灭菌方法的效果确定灭菌前产品微生物污染水平的监控标准，并定期监控。必要时，还应当监控热原或细菌内毒素。

背景介绍 ————————————————————————

在药液配制过程中，由于所有的表面、物料、周围空气和其他媒介（氮气、压缩空气等），以及所有人员都有可能成为微生物的污染源，所以必须了解产品的微生物污染水平。

产品灭菌前微生物监控也是国际制药行业监管的共识，应该依据所采用灭菌/除菌方法的有效性和热原污染的相关风险，制定灭菌前微生物负荷的控制标准，必要时应制定灭菌前热原或细菌内毒素控制标准。无菌药品灭菌/除菌的无菌保证值与灭菌前产品的微生物污染程度有关，对灭菌前微生物污染状况进行监控是对产品作无菌评价的先决条件。控制灭菌前微生物污染水平是控制产品热原污染的主要手段。

无菌检查并不能保证最终灭菌产品的无菌状态。应当把成品的无菌检查看作确保无菌的一系列控制措施中的最后一项措施。因此，灭菌前产品的微生物控制应当作为注射剂生产中最重要的质量保证措施和正常生产的先决条件，并在产品验证阶段进行确认。

技术要求

最终灭菌产品一般采用的标准如下：

● 企业可以根据自身情况制定灭菌前药液的微生物负荷标准，原则是确保每个容器在灭菌后无菌保证水平达到 10^{-6}。微生物负荷标准的制定应有依据和理由，常见的如每 100ml 药液中污染菌不超过 100cfu（有些企业以单位容器来规定限度），当以体积数制定标准时，针对体积较大的产品（如透析液），需要根据产品规格制定相应的标准。

• 在设定的灭菌程序下，污染菌的耐热性不影响规定的无菌保证水平。

• 产品中的细菌内毒素应考虑物料和生产过程中可能引入的风险，物料的引入较多来源于注射用水、原辅料、直接接触产品的包装材料，应建立相应的细菌内毒素标准。

实施指导

A. 灭菌前微生物污染水平监测方法

灭菌前微生物污染水平监测的取样应考虑正常生产的整个过程，应基于风险评估选取最有代表性的样品，且要充分考虑到产品从灌装到灭菌前的放置时间。

通常灌装后段配制药液储存的时间最长，微生物滋生的风险增加，应对灌装后段产品进行取样，监测微生物污染水平。如果灌装持续时间较长，根据验证结果确定取样的时间和频率，如从每批产品灌装开始、中间及结束时分别取样，取样量一般不少于100ml。

灭菌前药液微生物污染水平监测：采用过度杀灭法的灭菌工艺经过风险评估以适当的频次进行监测；采用残存概率法的灭菌工艺，为确保每一单元容器生物负荷符合要求，应当对每一批药液进行监测，同时应根据灭菌前微生物污染水平监测结果开展污染菌耐热性检查。

由于清洁后的玻璃瓶仍然存在不同程度的微生物污染，因此，应当对瓶子清洁的效果进行验证，若清洗后有灭菌工序，对灭菌/除热原效果进行验证。

当灭菌前药液微生物污染水平超标准时，应对污染菌进行鉴别，调查污染菌的来源并采取相应纠正措施。当耐热性检查发现药液存在耐热菌污染时，可采用定时沸腾法将它和已知生物指示剂的耐热性比较，必要时再测试D值，然后根据灭菌的F_0值及污染菌的耐热性对产品无菌性作出评价。

B. 灭菌前微生物污染水平测试方法

污染水平检查：参考《中国药典》非无菌检查方法，使用经验证过的检验方法定量过滤药液，若样品有抑菌性，应根据企业开发的方法，对抑菌性进行处理，如采用中和剂冲洗，将此滤膜移至胰酪大豆蛋白胨培养基琼脂平板上，在 30~35℃ 培养 3~5 天，计数。

耐热性检查：对于灭菌前微生物污染水平监测中发现有污染菌的产品，应采用合适的方法对疑似存在的耐热菌进行耐热性测试，如沸水测试或 D 值测定。

①耐热菌检查：将样品长菌的滤膜转入适量 0.9% 氯化钠溶液中进行热激（指导值：80℃ 30 分钟），然后采用薄膜过滤法重新制得另一张新膜，并在 30~35℃ 胰酪大豆蛋白胨肉汤培养基中培养 7 天，观察是否有菌生长，若有生长则可能存在耐热菌，对疑似耐热菌进行鉴别，对鉴别为产芽孢菌的微生物做进一步测试（沸水测试或 D 值测定）。

②沸水测试：沸水测试方法可对一些 D 值较低的微生物进行耐热性初筛。对鉴别为产芽孢菌的纯培养物进行转接，采用适宜的方法制成一定浓度的孢子悬液进行沸水测试。

例如，在进行沸水测试时，将鉴别的芽孢菌使用促芽孢生成培养基进行培养，制成 10^4cfu/ml 孢子悬液，进行沸水处理 100 分钟，通过计算：

通过公式 $F_0 = L \times t$，沸水处理 100 分钟条件下的 F_0 值：

$F_0 = 10^{[(100-121)/10]} \times 100\text{min} \approx 0.8\text{min}$。

式中，L 为灭菌率，t 为特定温度的持续时间。$L = D_T/D_{121} = 10^{(T-121)/Z}$（T 为灭菌温度，121 为标准参比温度，当参比温度为 121℃ 时，$Z = 10$℃）。

通过公式 $F_0 = (\lg N_0 - \lg N_t) \times D_{121}$ 和 $SLR = \lg N_0 - \lg N_t$ 计算，其中 SLR 为 spore logreduction，即孢子对数下降值（N_0 为灭菌前容器内初始孢子数，N_t 为灭菌后容器内残存孢子数），D_{121} 为所测试芽孢类微生物（生物指示剂）在 121℃ 下的 D 值。若沸水测试不长菌，则说明 $SLR = \lg 10^4 - \lg 1 = 4$，那么计算可得测试芽孢 $D_{121} <$ 0.8/4 = 0.2min。

F_0、D、Z、灭菌率的术语定义参见本分册无菌制剂部分"10.2.1 湿热灭菌概述"。

由于该方法受孢子悬液初始浓度、处理时间以及不同地区海拔带来的温度差异的影响，结果计算可能存在差异，建议结合不同的实验室条件开展必要的方法验证。

③D 值测定：经确认为耐热菌，可考虑进行微生物 D 值测定，测定方法有残存曲线法和阴性分数法。具体可参考《中国药典》通则 9208 生物指示剂耐受性检查法指导原则。

6.2 非最终灭菌产品的配制

非最终灭菌产品（可除菌过滤）的工艺流程见图6-3。

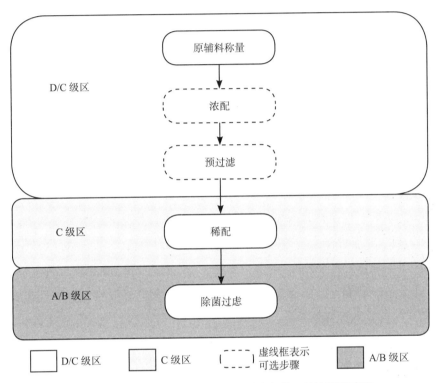

图 6-3　非最终灭菌产品（可除菌过滤）的工艺流程图示例

注：①配制步骤和环境要求方面，非最终灭菌和最终灭菌产品并无明显区别，此图与图6-1一致。②因原料药等因素，有些企业目前将浓配与稀配分别设置，也有些将二者合并在一个区内完成。③如果使用密闭配制系统，企业可以根据风险评估及验证结果将除菌过滤放在C级区进行。

6.2.1 物料的准备

法规要求 ···

药品生产质量管理规范（2010 年修订）

　　第一百一十六条　配制的每一物料及其重量或体积应当由他人独立进行复核，并有复核记录。

　　第一百九十七条　生产过程中应当尽可能采取措施，防止污染和交叉污染，如：

（一）在分隔的区域内生产不同品种的药品；

（二）采用阶段性生产方式；

（三）设置必要的气锁间和排风；空气洁净度级别不同的区域应当有压差控制；

（四）应当降低未经处理或未经充分处理的空气再次进入生产区导致污染的风险；

（五）在易产生交叉污染的生产区内，操作人员应当穿戴该区域专用的防护服；

（六）采用经过验证或已知有效的清洁和去污染操作规程进行设备清洁；必要时，应当对与物料直接接触的设备表面的残留物进行检测；

（七）采用密闭系统生产；

（八）干燥设备的进风应当有空气过滤器，排风应当有防止空气倒流装置；

（九）生产和清洁过程中应当避免使用易碎、易脱屑、易发霉器具；使用筛网时，应当有防止因筛网断裂而造成污染的措施；

（十）液体制剂的配制、过滤、灌封、灭菌等工序应当在规定时间内完成；

（十一）软膏剂、乳膏剂、凝胶剂等半固体制剂以及栓剂的中间产品应当规定贮存期和贮存条件。

药品生产质量管理规范（2010 年修订）无菌药品附录

第四十九条　无菌原料药精制、无菌药品配制、直接接触药品的包装材料和器具等最终清洗、A/B 级洁净区内消毒剂和清洁剂配制的用水应当符合注射用水的质量标准。

📋 技术要求

对于固体溶解并进行无菌过滤的产品而言，物料的微生物污染水平应进行控制（如通常为需氧菌总数 ≤ 10^2 cfu/g）。

由无菌工艺生产的产品，可因使用一个或多个被微生物或细菌内毒素污染的组分（包括活性组分、注射用水及其他组分）而成为污染品。因此，有必要规定每一个可能被污染组分与微生物污染相关的控制项目（如微生物限度和细菌内毒素），并建立适当的限度标准。

细菌内毒素的污染水平是至关重要的。应有书面规程并建立每批可能含有细菌内毒素原辅材料放行或拒收的标准。不符合设定细菌内毒素限度的原辅料应予拒收（参见本分册无菌制剂部分"3.2.1 物料"）。降低细菌内毒素污染水平的前提是，原辅料生产企业采用可靠的去除细菌内毒素污染的工艺，还应采取防止微生物污染的措施。

实施指导

A. 传递输送

应特别注意传递输送的方式。产品和工艺特点决定物料输送室的空气洁净度要求。物料通常有两层包装，物料进入生产区前，首先对物料外包装表面除尘，在一般区除去外包装，并对内包装清洁消毒后传输入洁净区。配制不能进行除菌过滤的药液（例如混悬液）时，已去除外包装的物料，应在以 B 级为背景的 A 级空气洁净度下进行输送。配制能够进行除菌过滤的药液，可在 C 级空气洁净度为背景的条件下进行输送。传递输送方法可参见本分册无菌制剂部分"6.1.1 物料的准备"。

B. 称量前的准备

称量前的准备同最终灭菌药液的配制，可参见本分册无菌制剂部分"6.1.1 物料的准备"。

C. 称量

基本要求同最终灭菌药液的配制，可参见本分册无菌制剂部分"6.1.1 物料的准备"。

但应注意，若使用全无菌工艺进行配制，应在 A 级环境下对无菌物料进行称量。若配制后药液经除菌过滤，则应在 A 级送风下进行称量，其背景环境至少符合 C 级洁净级别的要求。若使用无菌隔离器进行非最终灭菌产品的配制，无菌隔离器背景环境应符合洁净区要求。

无菌物料在背景环境为 B 级洁净区进行称量时，人员着装须符合 B 级洁净级别的要求，如使用无菌隔离器称量，人员着装应符合背景环境的要求。必要时，从人员安全出发，宜佩戴防尘口罩／护目镜。

D. 称量后物料处理

称量后物料处理同最终灭菌药液的配制，可参见本分册无菌制剂部分 "6.1.1 物料的准备"。

6.2.2 药液配制及无菌物料混合

📋 技术要求

A. 无菌分装粉针剂的混合

无菌分装粉针剂的混合必须在无菌环境下进行，并应尽量采用自动化混合系统。自动化设备安装在隔离器内将最大限度地减少污染风险。

B. 冻干粉针剂、小容量注射剂及其他

流程与最终灭菌产品的配制基本相同，流程参见本分册无菌制剂部分 "6.1.2 药液配制"。

与最终灭菌产品相比，非最终灭菌产品在配液阶段有所不同的是，环境、人员、设备、物料中微生物应有更严格的控制和监测。非最终灭菌产品的配制，根据产品特点不同，可以有多种配制方法。其中，当仅采用除菌过滤方法配制时，宜采用冗余过滤系统（串联过滤），终端除菌过滤前应监控除菌过滤前药液微生物污染水平，除菌过滤后药液接触的所有药液罐、管道系统应进行灭菌处理；当采用无菌投料时，应采用隔离器或 RABS 进行投料，前者的无菌风险比后者更低；还有一些更为复杂的工艺，比如形成混悬液灭菌，再与其他物料进行无菌混合。但无论使用何种配制方法，均应严格按照工艺执行。

实施指导

A. 非最终灭菌药液的配制流程

（1）配制开始前关键要素准备和检查

①环境及卫生检查：检查配制间的温湿度、压差、环境卫生状况符合生产工艺要求，确认已完成清场工作且在有效期内。

②公用介质检查及准备：确保压缩空气、保护气体等满足生产需要，各接口无泄漏。

③仪器检查：检查如电子天平等仪器完好，校验标识在有效期内。

④检查气体过滤滤芯应在规定使用期限内。

⑤设备 / 器具清洁检查：确认配制系统各设备、设施状态完好，并已清洁消毒灭菌，且在有效期内，器具经清洁灭菌后无菌转运至配制间待用。如果不是无菌投料，配制工具可以灭菌后密闭转移。

⑥检查 A 级区的层流装置，确保层流运行正常（如适用）。

⑦检查配制所需的记录、文件、标识等均符合规定。

⑧按照批生产指令和产品工艺规程，设置工艺参数及配制模块，下载产品配方和填写配方名称及批次、批量，包括工艺参数涉及物料名称、物料重量、混粉转速 /频率、混粉时间等（如适用）。

⑨物料准备和检查：按照批生产指令核对生产所需原辅料是否齐全，且包装袋或容器应密封且完好，经过消毒或灭菌后经过无菌转运至称量处。如果不是无菌称量，工具灭菌后密闭转移。

⑩消毒液的领取准备：检查即将使用的消毒液应在配制有效期内。

（2）配制过程岗位操作

①根据产品工艺规程计算复核批生产指令的原辅料投料量应准确无误，并双人复核。

②若使用全无菌工艺进行配制，应在 A 级环境下对无菌物料进行称量，并双人复核。若配制后药液经除菌过滤，则应在 A 级送风下进行称量。

③按产品工艺顺序及要求逐一核实原、辅料的品名、性状、重量等，准确无误后开始按工艺要求无菌投料，建议采用自动投料设备以降低投料过程的污染风险。

④应按照产品工艺规程的规定转速、时间等要求，进行混合。

配制岗位日常生产监控点见表 6-5。

（3）配制结束后

①剩余物料需在对应称量环境级别下进行密封，如若使用全无菌工艺进行配制，应在 A 级环境下对剩余无菌物料进行密封，若配制后药液经除菌过滤，则应在 A 级送风下对剩余物料进行密封。专人确认后进行退库 / 处理。对于已开封剩余物料的包装流程和密封效果、转移及再次使用流程应有相关研究和要求。

②生产结束后进行滤芯完整性测试，使用前可通过风险评估确定滤芯完整性测试的必要性。

③岗位清场，各设施、设备、工器具拆卸、清洗、消毒、灭菌。

④配制系统在线清洗（CIP）和在线灭菌（SIP）等。

表 6-5 配制岗位日常生产监控点

工序	监控点	监控项目
配制	物料	单件鉴别、含量、杂质、细菌内毒素、无菌检查（如适用）、有机残留溶剂、酸碱度、溶液的澄清度、溶液的颜色、水分、不溶性微粒、可见异物、溶解性等（监控项目参考物料质量标准要求进行）
	药液除菌滤芯	滤芯材质、型号和生产后完整性； 压差应符合规定要求
	气体滤芯	是否在规定的使用期限内
	环境控制	1. 不同粉剂对温湿度要求不一致，对温湿度敏感产品需加强监控 2. 悬浮粒子 3. 沉降菌（如适用） 4. 表面微生物（取样方法如，棉签擦拭法和接触碟法） 5. 浮游菌（如适用）
	时限控制	配制开始至配制结束的时限

B. 验证工作要点

- 配制均一性。
- 配制过程药液稳定性（如适用）。
- 药液无菌性（如适用）。
- 均质效果（如适用）。
- 配制最长时限的验证。
- 配制结束后的贮存期限验证。

6.2.3 微生物和细菌内毒素污染水平监控

📋 技术要求

- 最终除菌过滤前非最终灭菌产品微生物的限度标准一般 ≤ 10cfu/100ml。
- 产品中细菌内毒素的控制标准，应考虑物料和生产过程中可能引入的风险，物料的引入较多来源于注射用水、原辅料、直接接触产品的包装材料等，应建立相应的细菌内毒素标准。

实施指导

除菌过滤前微生物污染水平的监控方法

最终除菌过滤前，待过滤介质的微生物污染水平一般 ≤ 10cfu/100ml。可以从以下几个方面进行微生物控制：

（1）监控物料的微生物状况　要确定通过过滤除菌工艺生产产品的无菌保证水平，除了掌握除菌过滤器的对数下降值外，也应监控过滤前产品的微生物负荷，对生产所用物料的微生物负荷/无菌检测将有利于预测除菌过滤前产品的微生物负荷。

在最初设计阶段，应制定一个适当的取样计划，以便对一定批数的原料逐一进行调查，掌握各种原料药的微生物污染情况，包括批间差异、季节影响等有关情况。调查中微生物计数方法可根据不同情况选用《中国药典》收载的平皿法、薄膜过滤法和最可能数法（简称 MPN 法）。此后，根据这一阶段的调查结果，设定微生物污染水平的允许范围，然后定期进行确认。在正常生产时，各个环节应尽可能降低微生物负荷，通常要求除菌过滤前应 ≤ 10cfu/100ml 的标准。

（2）监控工艺用水的微生物负荷和细菌内毒素　与物料一样，应事先监控工艺用水的微生物负荷和细菌内毒素。对于用于清洗与产品相接触的容器或器具的注射用水，还应考虑污染菌的耐热性质（清洗后的容器或器具，一般都应经高压蒸汽灭菌或者隧道烘箱除热原后再使用）。水中微生物易于繁殖，因此应采用有效措施防止污染，并应定期对工艺用水监测中出现的异常趋势进行调查。

（3）监控容器的微生物状况　对于采用除菌过滤的无菌产品，都是将药液过滤后无菌灌装至产品容器中，因此所用容器应无菌。有必要在设计阶段对所用容器在刚购入或刚生产出时进行微生物污染状况调查，以便根据调查结果选择适当的洗涤方法及灭菌方法。

实例分析

实例 3: 采用除菌过滤的无菌产品过滤前微生物污染水平测试方法

本实验方法适用于药液无菌过滤前的微生物限度检查，也适用于无菌工艺模拟试验中 TSB 液体培养基无菌过滤前的微生物限度检查，以及无菌工艺模拟试验清洁后最后一遍清洗水的微生物限度检查。

微生物实验室负责样品的微生物限度检查工作以及取样瓶、试验用培养基和淋洗液的准备工作。

（1）培养基和淋洗液　培养基：大豆胰蛋白胨琼脂培养基（TSA）。

淋洗液：0.1% 蛋白胨水。

（2）试验规程　试验应在层流台下进行，并注意无菌操作。

取一定量供试液通过装有孔径不大于 0.45μm，直径约 50mm 的薄膜过滤器，然后用 0.1% 蛋白胨水淋洗薄膜 3 次（如产品有抑菌性，可根据已验证的方法选择淋洗液或中和剂），每次 Xml。过滤结束后将滤膜贴于新近制备的大豆胰蛋白胨琼脂表面（至少 15ml），保证滤膜与培养基完全接触。同时取 100ml 的 0.1% 蛋白胨水淋洗液依法操作，只需直接过滤，不必再进行淋洗，作为阴性对照。

试验结束后，将大豆胰蛋白胨琼脂平板倒置，除另有规定外，在 30~35℃下培养 3~5 天。

当培养时间结束以后点计平板上的菌落数并计算样品中的微生物数，本试验只有在阴性对照结果为阴性时才有效。通常在计数中发现微生物超过警戒限时应进行微生物鉴定。

（3）结果纪录　对培养完成的测试样品读数和记录结果，为了便于偏差调查，需要详细记录本次实验过程所使用的溶液、培养基等材料的详细信息，例如批号、灭菌有效期等。

（4）可接受标准　≤ 10cfu/100ml。

6.3 过滤工艺

法规要求 ··

药品生产质量管理规范（2010 年修订）无菌药品附录

第四十一条　过滤器应当尽可能不脱落纤维。严禁使用含石棉的过滤器。过滤器不得因与产品发生反应、释放物质或吸附作用而对产品质量造成不利影响。

第七十五条　非最终灭菌产品的过滤除菌应当符合以下要求：

（一）可最终灭菌的产品不得以过滤除菌工艺替代最终灭菌工艺。如果药品不能在其最终包装容器中灭菌，可用 0.22μm（更小或相同过滤效力）的除菌过滤器将药液滤入预先灭菌的容器内。由于除菌过滤器不能将病毒或支原体全部滤除，可采用热处理方法来弥补除菌过滤的不足。

（二）应当采取措施降低过滤除菌的风险。宜安装第二只已灭菌的除菌过滤器再次过滤药液，最终的除菌过滤滤器应当尽可能接近灌装点。

（三）除菌过滤器使用后，必须采用适当的方法立即对其完整性进行检查并记录。常用的方法有起泡点试验、扩散流试验或压力保持试验。

（四）过滤除菌工艺应当经过验证，验证中应当确定过滤一定量药液所需时间及过滤器二侧的压力。任何明显偏离正常时间或压力的情况应当有记录并进行调查，调查结果应当归入批记录。

（五）同一规格和型号的除菌过滤器使用时限应当经过验证，一般不得超过一个工作日。

背景介绍

制药行业所称的过滤，根据过滤孔径的大小可分成粗滤、微滤、超滤和反渗透四种方式。其中粗滤一般指截留物直径大于 $10\mu m$ 的过滤，广泛用于药液的澄清，细胞碎片的去除等。微滤一般指孔径从 $0.1\mu m$ 到 $10\mu m$ 之间的过滤。主要目的是去除微生物和药液中的小型颗粒。例如：$0.65\mu m$ 过滤器常用于对真菌的去除，相对孔径的 $0.22\mu m$（有些过滤器厂家标识为 $0.2\mu m$）过滤器常用作除菌过滤，而 $0.1\mu m$ 过滤器也广泛用于去除血清中的支原体。超滤通常用于大分子物质的纯化和浓缩工艺，例如蛋白质、脂肪、糖类、核酸物质的纯化工艺。另外，超滤还常用于去除一些小分子药品中的热原。反渗透主要用于纯化水的制备。

下文所指的"过滤"特指无菌制剂所用的微滤工艺。

在无菌制剂的生产中，微滤工艺被广泛使用。尤其是生物制药，在很大程度上依赖过滤系统，对其大量连续的物料进行澄清、纯化和除菌。为了使生产能够高效有序地进行，必须使用规范的方法对流体中的颗粒、胶质和微生物等杂质进行去除，在某些情况下，可能需要使用多步过滤工艺才能完成（图6-4）。

选择正确的过滤器，不仅可以得到满意的产品质量，还可以提高过滤效率，降低过滤成本。预过滤能够减少微生物污染水平、去除颗粒，而这些物质正是造成终端过滤堵塞、过滤效率降低和寿命缩短的原因。通过合理匹配预过滤和终端过滤的流量、容污能力和截留效率，即便对于大批量的药液，也能得到经济的过滤过程。过滤器材质、尺寸和结构的选择，取决于不同的应用和物料的性质，例如颗粒的分布、颗粒的数量、黏度、化学兼容性，以及法规方面的要求。

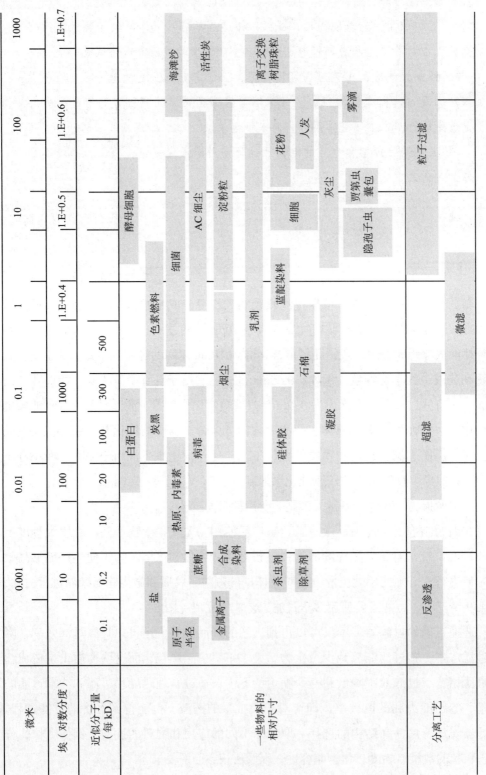

图 6-4　颗粒分布与过滤分类图

无菌制剂生产所用的微滤过滤器有多种分类方式。根据使用目的的不同分成三种：澄清过滤器、预过滤器和除菌过滤器。这三种过滤器可能有不同或相同的规格，例如 0.22μm 规格，可以用于预过滤，也可以用于除菌过滤（对于澄清过滤器经常是指名义孔径，对除菌过滤器而言孔径等级根据细菌截留能力来确定）。

除菌过滤器在无菌药品的生产中被广泛使用。除了去除药液中的微生物，过滤器还可以截留药液中的一些颗粒，有利于过滤后药液的澄清度。由于过滤过程复杂，并受到诸多因素的影响，例如压力或流速、温度、时间等，因此相对于湿热灭菌而言，风险更高。

除菌过滤器广泛应用于最终灭菌产品和非最终灭菌产品。在两种生产工艺中，根据过滤的目的不同，将过滤分为除菌过滤和减菌过滤。

除菌过滤是指采用物理截留的方法去除液体或气体中的微生物，以达到无菌药品相关质量要求。

相对于除菌过滤，减菌过滤是通过过滤的方法将待过滤介质中的微生物污染水平下降到可接受程度的过滤工艺。

除菌过滤参见本分册无菌制剂部分"10.6 除菌过滤"，本章节主要针对减菌过滤进行说明。减菌过滤器在最终灭菌工艺和非最终灭菌工艺中的应用分别见图 6-5、图 6-6。

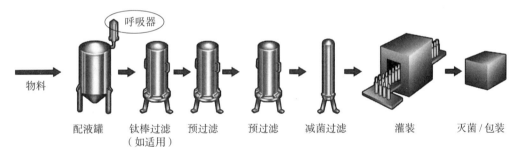

图 6-5　减菌过滤器在最终灭菌工艺中的应用

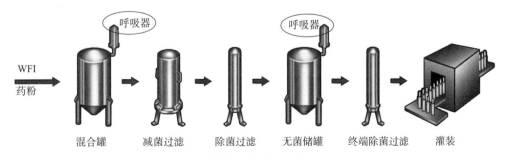

图 6-6　减菌过滤器在非最终灭菌工艺中的应用

技术要求

A. 减菌过滤系统设计

减菌过滤通常设计在最终灭菌工艺生产的无菌制剂的灌装前端，或非最终灭菌工艺生产的无菌制剂的除菌过滤工序前端。减菌过滤的目的是使产品最终灭菌前的微生物污染水平符合预期要求，并不要求过滤后的药液中没有微生物，而只是要求降低到某一可接受水平。减菌过滤不仅能够有效地控制和降低药液中的微生物污染水平，而且能去除药液中的一些杂质颗粒等。从另一方面，由于减菌过滤器的使用，湿热灭菌前药液中的微生物污染水平降低，灭菌后的热原水平相对较低。

B. 过滤系统设计及所属区域要求

液体过滤器以下三种形式较为常见，但设计方式不止如此（图 6-7、图 6-8、图 6-9）。

第一种情况，主过滤器和冗余过滤器都安置在 C 级区，药液经过两级过滤后进入 B 级和 A 级。这种情况下，两级过滤器经常会选择套筒式过滤器，并采用 SIP 的方式进行灭菌。

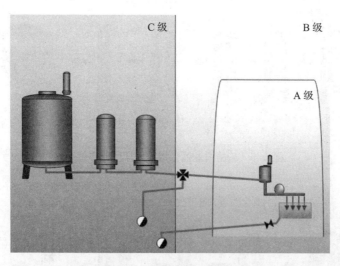

图 6-7　冗余过滤布局图一

第二种情况，主过滤器安置在 B 级，而附属过滤器安置在 C 级区。两级过滤器都选用套筒式过滤器，并经过 SIP 灭菌。

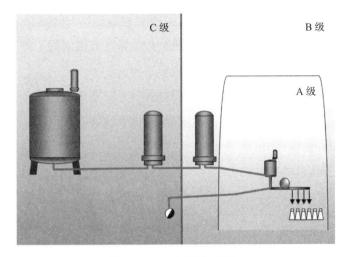

图 6-8　冗余过滤布局图二

第三种情况是，冗余过滤器安置在 C 级区，选择套筒式过滤器，并经 SIP 灭菌。主过滤器选用"抛弃型囊式过滤器"，安置在 A 级区。在使用前经过高压灭菌柜灭菌。

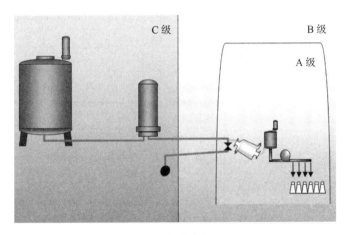

图 6-9　冗余过滤布局图三

气体过滤器

气体过滤器根据产品工艺需求，一般安装在洁净环境 A 级区、B 级区、C 级区、D 级区，如需要，也可以安装在一般区，如灭菌柜的压缩空气过滤器。

C. 过滤系统的硬件配置

当条件允许时，全封闭的并能在线灭菌和完整性测试的系统对无菌工艺方面是第一选择。除菌过滤系统设计可参见本分册无菌制剂部分"10.6 除菌过滤"。

过滤系统一般组成包括：过滤器前药液罐、过滤后药液罐、泵、完整性测试仪、过滤器（套筒、过滤芯）、压力测定装置（压力表或压力传感器）、温度记录装置（温度表或温度传感器）、过滤管线、冷凝水处理装置（如疏水阀）等。

无菌产品过滤所用的不锈钢套筒的一般要求为：

- 接触药液的部分应选用 316L 不锈钢材质。
- 耐高压和高温，例如：121℃，耐压 150psi（约 10bar）。
- 卫生级夹具的进口和出口。
- 卫生级软管接口的排气和排水。
- 易于冷凝水的排放。
- 易于冷空气的排放。
- 药液残余少。
- 磨制 / 电解质抛光。
- 兼容性较好的垫片和 O 型圈。

冗余过滤系统的阀门管道设计见图 6-10。

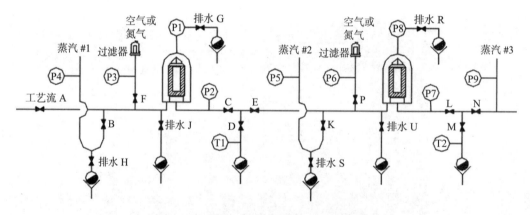

图 6-10 某冗余过滤系统的阀门管道设计

过滤后储罐位置的要求：对于过滤系统中，过滤后药液罐或缓冲罐的位置有多种形式，具体见图 6-11。

实施指导

A. 减菌过滤系统设计

减菌过滤系统应采用孔径 0.45 微米或 0.22（或以下）微米的过滤器，以获得可接受的微生物污染水平。过滤系统的设计应以工艺参数和结果可控为目标，综合考

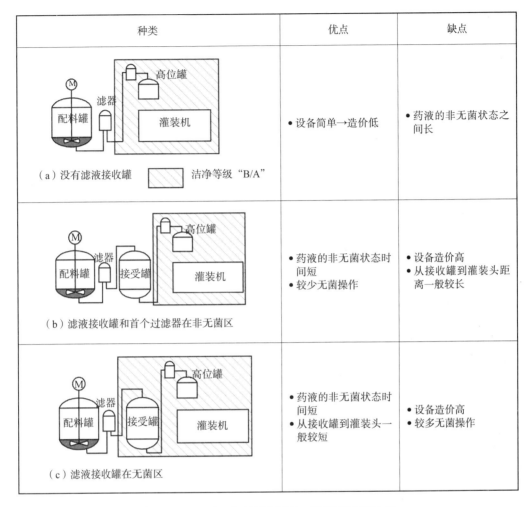

种类	优点	缺点
（a）没有滤液接收罐 洁净等级 "B/A"	• 设备简单→造价低	• 药液的非无菌状态之间长
（b）滤液接收罐和首个过滤器在非无菌区	• 药液的非无菌状态时间短 • 较少无菌操作	• 设备造价高 • 从接收罐到灌装头距离一般较长
（c）滤液接收罐在无菌区	• 药液的非无菌状态时间短 • 从接收罐到灌装头一般较短	• 设备造价高 • 较多无菌操作

图 6-11　过滤器与储罐设计的三种形式及优缺点

虑过滤器的尺寸、过滤药液量、过滤时间、过滤压差、药液的接收和贮存的方式和时间等要素。由于过滤前后的药液是非无菌的，设计时应注意药液中微生物污染水平的变化。

应通过验证来确认减菌过滤器不会对药液产生负面影响。减菌过滤工艺的验证可作为产品工艺验证的一部分。

过滤器的选择和设计参见本分册无菌制剂部分"10.6 除菌过滤"。

B. 减菌过滤系统过滤器使用

为保证产品最终灭菌前的微生物污染水平符合可接受限度，通常终端滤芯采用除菌级过滤器，其使用要求参见本分册无菌制剂部分"10.6 除菌过滤"。当某些产品因产品特性无法做灌装前的除菌过滤，例如油剂类产品，可以使用 5μm、0.65μm、

0.45μm 等孔径的滤芯过滤降低微生物负荷。

减菌过滤器的重复使用

液体减菌过滤器在设计和制造时，一般只考虑了在单一批次中的使用情况，或者在多批次连续生产周期内使用的情形。但是在实际工作中，有时过滤器被使用在多批次、同一产品的生产工艺中。一般认为"液体减菌过滤器的重复使用"可以定义为：用于同一液体产品的多批次过滤。以下情况都属于液体过滤器重复使用情况：

（1）批次间进行冲洗。

（2）批次间冲洗和灭菌。

（3）批次间清洗、保存和灭菌。

应在充分了解产品和工艺风险的基础上，采用风险评估的方式，对能否反复使用过滤器进行评价。风险因素包括：细菌的穿透、过滤器完整性缺陷、可提取物的增加、清洗方法对产品内各组分清洗的适用性、产品存在的残留（或组分经灭菌后的衍生物）对下一批次产品质量风险的影响、过滤器过早堵塞、过滤器组件老化引起的性能改变等。随着使用次数和灭菌次数的增加，应有数据或相关研究支持最多使用次数、最大过滤批量、滤芯清洗效果、相容性研究和提取物（浸出物），并对关键信息进行记录（如：批号或其他唯一识别号、过滤药液名称及批号、过滤器使用次数等）。

预过滤是为了降低终端过滤器的负载，其材质通常采用 PP 材质，由于材质本身特性无需进行完整性测试，因此应按照厂家推荐的条件进行重复使用，随着使用次数和灭菌次数的增加，应有数据或相关研究支持最多使用次数、最大过滤批量、滤芯清洗效果、相容性研究和提取物（浸出物），在使用过程中应关注过滤器的灭菌（或消毒）次数、使用次数、过滤压力等，并对关键信息进行记录。

工艺中有活性炭需采用钛棒过滤器除去活性炭的，对于钛棒过滤器应分品种专用，使用前应检查钛棒过滤器的完整性（如目视检查有无破损、裂缝，浸水通气观察气泡等）。

重复使用滤器应对待过滤介质无不良影响，不增加产品污染和交叉污染的风险。重复使用的滤器应专用，不得用于其他产品。应制定标准操作规程管理重复使用滤器的清洗、灭菌、储存、标识等重要事项。

C. 减菌过滤系统过滤器验证

参见本分册无菌制剂部分"10.6 除菌过滤"。

D. 存放

使用前：过滤器采购后应该分型号按日期登记入库，应遵循分类存放，先进先出原则。

使用后：重复使用的滤芯存放在洁净环境中，根据滤芯使用频次采取不同的保存方式，如烘干和浸泡的方式。采用浸泡方式时容器必须专用。钛棒应分品种进行烘干保存，并做好标识。

E. 使用前确认

将滤芯从单独包装取出时，应佩戴无粉手套。应根据相关批记录进行型号确认，并填写领用记录。

根据包装盒标签上的产品编号，确认相关产品的"用户指南""合格证"等文件。

由操作者在使用前核对，并在批记录应该注明每步工艺所使用的过滤器型号、滤芯序列号及批号。

F. 安装

（1）套筒安装

● 按照方向指示小心安装，不应将套筒反装。药液正常的流动方向应是从外向内。

● 应在易于滤芯安装拆卸的地方安装套筒并保持套筒顶部清洁。

● 确保套筒进出接口与系统管道的符合性。

● 安装压力表和压力传感器，以便监控过滤压力和压差。

（2）过滤芯的安装

● 确保安装了正确的滤芯。验明并记录过滤芯外标签上的产品编号符合工艺规程。将包装盒中的合格证存档。

● 记录过滤芯的"身份"号码。除菌过滤芯一般都印有产品编号和批号。有的滤芯的系列号热融在滤芯柱上。

● 打开过滤器套筒。

● 用纯水或注射用水浸润套筒底座和 O 型圈。

● 确保滤芯的卡口上清洁无污物。将滤芯接头垂直向下紧紧插入套筒底座接口（图 6-12），轻轻旋转并向下加压直到接口完全同底座吻合，然后拿掉塑料袋。安装时切勿倾斜，以免损坏接头或 O 型圈。

● 关上套筒筒身，重新放好卡箍，注意检查套筒密封垫是否到位，用卡箍夹收紧套筒。

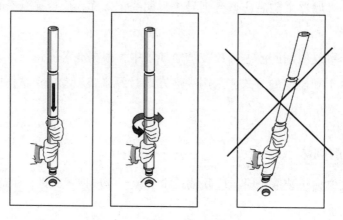

图 6-12　过滤芯安装示意图

G. 过滤器的灭菌和完整性测试

参见本分册无菌制剂部分"10.6 除菌过滤"。

H. 过滤过程

（1）规程的制定　在过滤过程的 SOP 中应制定压差、温度、过滤时间、过滤速度（过滤一定量药液所需时间）的范围。这些参数必须根据过滤器验证中（细菌截留、析出物、兼容性等）的最差条件而制定。例如，生产过程中所允许的最大压差应不大于细菌截留验证中的最大压差。生产过程的最长过滤时间应不得长于验证中的最长过滤时间。SOP 中还应含有压差、温度、流速、过滤时间等关键参数发生偏差时的处理措施。

（2）装置

● 过滤系统应有观察压差的装置，最好有自动控制压差、压差报警和记录压差的装置。

● 过滤系统应含有记录过滤时间的装置。如无装置，应人工记录过滤时间。

● 过滤系统应含有记录温度范围的装置。

（3）过滤操作者应经过适当培训

（4）过程控制　在生产过程中，应对过滤器的过滤温度、时间、压力、上下游压差、滤芯使用次数等进行记录。

6.4 药液配制设备

背景介绍

药液配制系统主要设备有溶解罐、浓配罐、稀配罐等，复杂制剂的配制系统还涉及水相罐、油相罐、初乳罐、缓冲罐、均质机、输送泵、称重仪高位槽、各类过滤器等。

配料罐设备具有加热、冷却和保温、搅拌、调配等功能。

配料罐等与药液接触设备应全部采用不锈钢制造，表面光滑。对于一次性使用技术的配液袋，与药液接触部分应进行相容性和系统泄漏测试。

配料罐（配有不锈钢搅拌、磁力搅拌等）、稀配罐、油相罐、甘油罐、初乳罐、缓冲罐：用于药液配制、贮存及药液灌装时的搅拌混合。

配制罐、稀配罐、油相罐、初乳罐等亦有全封闭型的，并配有搅拌设备、或自旋转清洗球、空气呼吸器、液位计、温度计等，或配有在线灭菌设施、保温夹套等。

对于油相罐、初乳罐、缓冲罐（如适用），通常具备夹套过热水持续控温、外套保温，配备高剪切分散乳化机、压力传感器、温度传感器、安全爆破装置、自动称重等设施实现自动控制。

使用均质机处理药液时，过程中应避免供液流量不足、断流、混入气体，缓冲罐内物料残留尽可能少，通过称重、时间程序控制等方式保证充分均质后的药液稳定均一性。

配液也可以使用一次性使用技术，如一次性搅拌配液系统——搅拌平台和搅拌袋。

一次性搅拌技术为药物成分搅拌提供了一种方便、快捷的技术，适合从料液（如培养基、缓冲液）准备、到中间体药物以及终产品的搅拌。一次性塑料袋中整合了磁搅拌子，可移动平台上整合了搅拌电机。其特点/优势包括：

● 降低污染风险。

● 降低验证清洁状态和处理工艺导致的停机时间。

● 能够提高多产品产能，适合多产品共用一套设备的一次性使用技术。

● 易于安装和使用，便于拆卸和清洗。

● 占地面积小，没有死角，可移动的装载箱架构能提高产品应用灵活性。

需要注意的是，搅拌桨的设计需关注是否是卫生型设计，是否无死角、无残留，运转的时候是否完全无颗粒物产生等。

辅助单元，如不锈钢材质 100L、200L 和 500L 搅拌平台。可选不锈钢设计或者不锈钢夹套设计，其中不锈钢夹套设计适用于需要保温的应用。

📋 技术要求

A. 药液配制设备的配置要求

- 设计科学、配置合理、制造工艺先进、符合 GMP（2010 年修订）要求的配料罐及管路系统，无残留、无死角；最好可在线清洗和在线消毒灭菌。
- 自动控制、显示及记录配料温度。
- 配制设备的工艺管路满足工艺要求。
- 配液罐的呼吸器满足工艺要求。
- 压缩空气、氮气等需用气体除菌过滤器（根据工艺要求）。
- 纯蒸汽过滤器滤芯为可耐高温。
- 可配置工艺需求的仪器，并能耐受高温灭菌。
- 管路尺寸、耐受压力需根据上述要求设计合理，部分仪表、管路阀门及控制元件需根据实际要求设计配置。
- 接口采用国际通用标准快装式。
- 采用自动控制的系统进行配制时，需有自控阀门并能对开关状态进行反馈。
- 一次性使用系统的材料（如袋体外观、管路外观、连接件外观等）、物理性能（如截留夹性能、完整性、连接牢固度、不溶性微粒、热合强度等）、化学性能（pH 变化值、紫外吸收度、重金属等）、生物性能（细菌内毒素、细胞毒性）均应符合要求，可参考《生物工艺中一次性使用系统生产技术规范》。

B. 药液配制控制系统要求

- 控制系统应满足生产安全性和相关法规要求。
- 自控系统根据安全等级、工艺需求配置相关产品。
- 自控阀门、传感器选型符合卫生要求，阀门考虑残留，关键点合理采用双阀和开关反馈。
- 自控系统对全流程进行控制：工艺建模 – 工艺仿真 – 批次指令 – 批次生产 – 实时历史记录 – 批记录 – 电子签名与电子记录 – 审计追踪 – 预防性维护 – 权限管理。
- 可参考工业 4.0 要求，实现工艺建模，使虚拟模型与现实设备一一对应，虚拟模型将参与产品整个生命周期：研发中、生产前实现工艺建模、工艺仿真，提前验证工艺与设备，预知风险；生产中模型与生产过程保持一致，可直观查看与回顾；全生命周期，模型的预防性维护可提前预测并消除部分风险。

- 全部生产数据应有实时历史记录，记录器件建议满足 GAMP 相关要求，建议采取冗余措施并保存至相关年限。

- 电子签名和电子记录符合相关法规要求。

- 权限管理需符合相关法规要求。

- 自控系统需具备审计追踪模块。

- 自控系统本身需做风险评估，针对评估结果制定相应的验证计划、日常维护保养与检修计划。

可充分利用自控模型和自控系统实现设备的预防性维护，提前预知并消除部分风险。

C. 配料系统在设备确认和工艺验证中的关注点

- 搅拌速度：可考虑转速可控、确保药品在规定时间内溶解等。

- 温控情况：升、降温速度可控，具有加热和保温功能，使物料处于最佳温度。

- 计量校验：确保在线电导率、温控传感器等已完成计量。

- 称重校准：确保投料准确。校准一般分外部检定（外部校准）和日常内部校准（日常核验）。内部校准应在每次使用前或经评估后定期进行。常见方法如下：①用标准砝码对称重系统进行校准确认。②与质量流量计（定期校准）进行比对。③重量递增的方法。如，先在配制罐中加适量水，记录配制罐称重系统显示数值，再加已知重量的水，复核数值，结果应在允差范围内。

- 清洗球清洗：应确保清洁彻底，无死角。

- 压力保持：确保设备密封性。

- 容器材质：设备耐腐蚀以及与产品相容性。

- 产品混合均匀性。

- 药液配制系统及其管路的 CIP 验证（清洁剂、清洁方法和相关的使用参数）。

- 药液配制系统及其管路的 SIP 验证（灭菌方法和相关的使用参数）。

- 自控系统控制准确性。

- 工艺需求的控制能力，比如：含氧量的控制。

- 权限管理。

- 电子签名和电子记录符合相关法规要求。

- 审计追踪功能。

● 一次性使用系统的安全性和有效性。验证内容包括但不限于生物相容性验证、可提取物验证、辐射灭菌验证、密封性验证。可参考《生物工艺中一次性使用系统生产技术规范》。

实例分析

实例 4：药液配料罐配置要求

某公司冻干粉针及小容量注射液车间药液配料罐配置要求见表 6-6。

表 6-6　冻干粉针及小容量注射液车间药液配料罐配置要求

车间		冻干车间			水针车间		
罐体		浓配罐	稀配罐	分装罐	浓配罐	稀配罐	分装罐
有效容积（L）		a	b	c	x	y	z
外形		立式	立式	立式	立式	立式	立式
罐体及管路材质要求		316L 不锈钢，耐酸 $pH \geq 1.5$	316L 不锈钢，耐酸 $pH \geq 1.5$	316L 不锈钢，耐酸 $pH \geq 1.5$	316L 不锈钢	316L 不锈钢	316L 不锈钢
夹套		有（盘管保温、冷却）	—		有（盘管保温、冷却）	—	
搅拌方式		机械搅拌	机械搅拌	—	机械搅拌	机械搅拌	—
液位显示		采用可视液位方式，无死角	采用可视液位方式，无死角	采用可视液位方式，无死角	采用可视液位方式，无死角	采用可视液位方式，无死角	采用可视液位方式，无死角
视镜		有	有	—	有	有	—
视灯		有	有	—	有	有	—
投料口		有	有	可拆顶盖	有	有	可拆顶盖
罐内连接管路	纯蒸汽	有	有	流通蒸汽灭菌	有	有	流通蒸汽灭菌
	CO_2	—	—	—	有	有	—
	注射用水	有	有	—	有	有	—
带疏水性呼吸器		$0.22\mu m$	$0.22\mu m$	—	$0.22\mu m$	$0.22\mu m$	—
取样口		带取样阀			带取样阀		
清洗参数		CIP 温度、用量、流量及压力			CIP 温度、用量、流量及压力		

车间	冻干车间	水针车间
灭菌参数	SIP 温度、压力	SIP 温度、压力
钛棒滤器	1μm	1μm
预过滤器	0.45μm 滤芯，耐酸碱、高温	0.45μm 滤芯，耐酸碱、高温
精过滤器	0.22μm 滤芯，耐酸碱、高温	0.22μm 滤芯，耐酸碱、高温
工艺管路阀门	卫生隔膜阀（耐酸碱、高温）	卫生隔膜阀（耐酸碱、高温）
卫生泵	√（耐酸碱、高温）	√（耐酸碱、高温）
仪表	配备相应的温度、压力表（隔膜）	配备相应的温度、压力表（隔膜）

实例 5：药液配制设备确认的实例

（1）配料罐描述　配制工序为产品生产工艺过程中的重要环节，配制罐是实现物料的溶解和产品混合均一的关键，配制好的药液经过脱碳（如适用）、预过滤、除菌过滤或者减菌过滤后进入灌装机进行灌装。配制系统由以下组件组成：

①主要设备：

● 配制罐。

● 搅拌桨（磁力搅拌）。

● 搅拌电机。

● 药液泵。

● 阀门。

● 配电控制柜。

● 自控系统。

● 过滤器 [预过滤 + 除菌过滤（减菌过滤）]。

②辅助设备：

● 气体过滤器。

③仪器：

● 称重系统。

● 温度传感器。

● 压力表或压力传感器。

④公用系统：

● 注射用水。

- 纯化水。
- 氮气。
- 真空。
- 电源。
- 压缩空气。
- 工业蒸汽。

（2）设备风险评估（RA） 对配制系统关键部件进行风险评估，拟定风险控制措施和设备确认项目。企业也可以参考 ISPE Commissioning & Qualification（《调试和确认》）进行系统风险评估，见表 6-7。

表 6-7　配制系统关键部件风险评估

功能 / 关键部件	失效事件	风险优先性	建议采取措施
罐体	材质不符合要求，导致罐体生锈	H	IQ 中对材质进行检查
	焊接不符合要求，导致焊接部位不平滑、有死角	H	IQ 中对焊接文件进行检查，OQ 进行保压测试
	表面粗糙不符合要求，导致产品滞留	H	IQ 中对表面粗糙度进行检查
	钝化不符合要求，对接触物料的材料表面产生影响，有残留	H	IQ 中对钝化进行检查
取样阀	材质不合格，引入杂质	H	IQ 中对材质进行检查
	阀门泄漏	H	制定维护 SOP 定期检查，OQ 确认工作状态
罐底阀	阀门泄漏	H	制定维护 SOP 定期检查；OQ 确认工作状态
	材质不合格，引入杂质	H	IQ 中对材质进行检查
温度传感器	仪表指示失灵	H	在 IQ 中检查校准证书，OQ 进行环路测试；制定仪表检查校准 SOP，对仪表进行定期检查、校准
	材质不符合要求	H	IQ 中对材质进行检查
压力表	仪表指示失灵	H	在 IQ 中检查校准证书，OQ 进行环路测试；制定仪表检查校准 SOP，对仪表进行定期检查、校准
	材质不符合要求	H	IQ 中对材质进行检查

续表

功能/关键部件	失效事件	风险优先性	建议采取措施
液位传感器	仪表指示失灵	H	在 IQ 中检查校准证书，OQ 进行环路测试；制定仪表检查校准 SOP，对仪表进行定期检查、校准
	材质不符合要求	H	IQ 中对材质进行检查
呼吸滤器	滤膜材质不符合要求	H	IQ 中检查产品和滤膜的化学兼容性证明
	过滤精度不合要求	H	IQ 时检查过滤器精度
	过滤器堵塞、泄漏	H	OQ 中检查过滤器完整性；制定维护 SOP，定期检查过滤器完整性
管道和阀门	阀门泄漏	H	制定维护 SOP，定期检查；OQ 中确认工作状态
	材质不合格，引入杂质	H	IQ 中对材质进行检查
	管道设计安装不合理，有死角	H	在 IQ 中检查管路死角
除菌滤器	滤器材质不符合要求	H	IQ 中检查产品和滤膜的化学兼容性证明
	过滤精度不合要求	H	IQ 时检查过滤器精度
	过滤器堵塞、泄漏	H	OQ 中检查过滤器完整性；制定维护 SOP，定期检查过滤器完整性
滤壳	材质不符合要求	H	IQ 中对材质进行检查
管道和阀门	阀门泄漏	H	制定维护 SOP，定期检查；OQ 中确认工作状态
	材质不合格，引入杂质	H	IQ 中对材质进行检查
	管道设计安装不合格，有死角	H	在 IQ 中检查管路死角
喷淋球	材质不合格，引入杂质	H	IQ 中对材质进行检查
	喷淋球故障，不能正常喷淋，导致罐内有清洗死角	H	制定维护保养 SOP，定期巡检；在 OQ 中确认喷淋效果
搅拌子	材质不合格、引入杂质	M	IQ 中对材质进行检查
	搅拌能力不足	H	OQ 中确认搅拌工作状态
PLC 控制系统	程序异常或传输数据出错	M	IQ 中记录软件版本；OQ 时检查程序运行、报警功能
	控制器损坏	H	IQ 时检查硬件安装情况

功能／关键部件	失效事件	风险优先性	建议采取措施
人机界面	触摸屏界面连接显示不准确	M	OQ 中对触摸屏的界面及控制按钮功能进行确认
	用户权限失控	H	OQ 中进行用户权限确认
	触摸屏损坏	H	OQ 中对触摸屏的界面及控制按钮功能进行确认
洁净无油压缩空气管路	材质不合格，引入杂质	H	IQ 中对材质进行检查
温度传感器	仪表指示失灵	H	在 IQ 中检查校准证书，OQ 进行环路测试；制定仪表检查校准 SOP，对仪表进行定期检查、校准
注射用水管道路和阀门	材质不合格，引入杂质	H	IQ 中对材质进行检查
纯蒸汽管路	材质不合格，引入杂质	H	IQ 中对材质进行检查
温度传感器	仪表指示失灵	H	在 IQ 中检查校准证书，OQ 进行环路测试；制定仪表检查校准 SOP，对仪表进行定期检查、校准

注：以上案例仅供参考，建议采取的措施应根据事件失效原因进行分析制定。

（3）安装确认（IQ）

①确认要素：表 6-8 包含了和安装确认直接关联的关键确认要素。

- 技术文件。
- 图纸和电路图、PID 图与实物一致性确认。
- 配送系统设计：无盲管段、放液口、适当坡度等。
- 设备特征。
- 设备材质。
- 关键仪器的校准。
- 公用设施。
- 标准操作规程。
- 软件的基础信息：软件名称、版本号等。
- 软件已正确安装。
- 网络确认。
- 回路确认。

● I/O 确认（输入 / 输出确认）。

②确认策略：表6-8详细说明了安装确认策略，其中确认要素与其接受标准一一对应。

表 6-8　安装确认策略

要素	接受标准
技术文件	配料罐及主要部件相关所有技术文件详细且正确归档 现有的文件正确适当地描述了当前的安装
图纸与电路图 配送系统设计	安装的配料罐及主要部件符合最新版本的装配图纸 安装的配料罐电器部件符合最新版本的电路装配图 配送系统有合适的放液接口，无盲管 配送系统安装需有合适的倾角以避免液体聚集
设备特征	配料罐及主要部件主要技术参数已经记录 配料罐，公用设施和仪器仪表都正确标记和标识 除菌过滤器（0.22μm）已正确安装于设备出口处关键设施管路中 过滤器通过完整性测试并有维护计划
设备材质	配料罐及主要部件中与原料和产品接触的部件所使用的材料适用于工艺过程
关键仪器的校准	所有关键仪器的校准证书齐备 关键仪器的校准计划都经过复核并且符合要求 所有校准相关的规程完整无误 标准证书齐备
公用设施	配料罐所用公用设施适当 公用设施的接口处于良好维护状态，和设备正常连接
标准操作规程	现有相关使用，控制，维护与过滤器完整性 SOP 齐备 所有文件已更新，最新的版本经过批准 维护计划设备，计划描述需要进行的维护工作和任务 设备使用人员的培训记录齐备

③确认方法：安装确认活动将会按以下内容进行并记录。

● 目的：测试目的。

● 方法：为达成目标如何展开测试。

● 接受标准：测试成功所预期的结果。

所有的测试结果都将记录在相关的数据记录表中，并且有执行测试人的签名和日期。执行测试所产生的其他文件将会附在测试上，此类文件需标明文件名、测试和方案编号、日期和签名以及"验证副本"字样。

任何和测试预期结果不符的偏差都记录在偏差表中，该偏差表中将会记录方案和测试编号、偏差描述以及偏差重要性。

当该方案所有测试都执行完成后，将会有一份报告描述所进行的测试。

（4）运行确认（OQ）

①确认要素：表6-9包含了和运行确认直接关联的关键确认要素。

- 过滤器完整性测试。
- 搅拌。
- 惰性气体保护。
- 装载和卸载操作——装载单元。
- 过滤步骤。
- 从配料罐到灌装机的产品运输。
- 人机界面。
- 控制系统各功能。
- 权限。
- 报警。
- 审计追踪。
- 断电恢复。
- 数据和程序的备份和恢复。
- 时间锁定。
- CIP、SIP 功能测试。

②确认策略：表6-9详细说明了运行确认策略，其中确认要素与其接受标准一一对应。

表6-9　运行确认策略

要素	接受标准
完整性测试	真空泵能够到达最大设定值 配料罐内真空度保持恒定，最大偏差率低于5%
搅拌	搅拌速度达到设定值 搅拌速度保持恒定，最大偏差不超过10%
惰性气体保护	配料罐中氮气流惰化保护正常 氮气流稳定，最大偏差率为10%
装载与卸载操作-装载单元过滤步骤 从配料罐到灌装机的产品运输	自动装载系统工作正常 配送系统允许配料罐完全卸料 液体可通过过滤段 从配料罐到灌装机的产品运输方法恰当，没有损失 装载单元能计算配料罐药剂载入量
警报与互锁	设备所有警报与互锁均正确激活

③确认方法：运行确认活动将会按以下内容进行并记录。

● 目的：测试目的。

● 方法：为达成目标如何展开测试。

● 接受标准：测试成功所预期的结果。

还应对以下参数和运行进行确认（可结合工艺条件）：

● 物料温度（降温、升温速度）、搅拌的速率、过滤效果、配制罐称量模块校正。

● 配制系统的在线清洗方式、清洗液种类和用量、清洗时间（压力）。

● 配制系统在线灭菌时的方式和参数（蒸汽温度和压力等）。

● 也应对以下情况进行验证：配制罐排水口、过滤器下游分配管道最末端的温度，确保各部位能有效灭菌。

测试过程和结果应有相应的记录，并且有执行测试人的签名和日期。执行测试所产生的其他文件应作为验证资料归档保存。

任何和测试预期结果不符的偏差都记录在偏差表中，该偏差表中将会记录方案和测试编号、偏差描述以及偏差重要性。

该方案所有测试执行完成后，会有一份报告描述所进行的测试活动、测试结果以及偏差。

（5）性能确认（PQ）

● 目的：测试目的。

● 方法：为达成目标如何展开测试。

● 接受标准：测试成功所预期的结果。

还应对以下性能进行确认（可结合工艺需求）：

● 充氮及抽真空性能（如需）。

● 均质效果（如需）。

● 均一性：应根据工艺及产品特点，选择具有代表性的配制均一性相关质量指标（如含量等），取样量、取样点位、取样时间的选择应具有代表性。

● CIP 性能确认：CIP 常见使用酸／碱类清洗液、纯化水（PW）、注射用水（WFI），具体清洗剂、清洁程序和相关参数应经过确认，并确认配制系统 CIP 效果是否符合要求。

● SIP 性能确认。

测试过程和结果都应进行记录，并且有执行测试人的签名和日期。执行测试所产生的其他文件作为验证资料归档保存。

任何和测试预期结果不符的偏差都应记录在偏差表中，该偏差表中将会记录方案和测试编号、偏差描述以及偏差类别。

该方案所有测试执行完成后，会有一份报告描述所进行的测试活动、测试结果以及偏差。

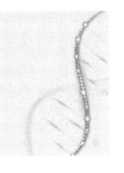

7 灌装

本章主要内容：

☞ 灌装工序对洁净室和洁净度级别的要求

☞ 灌装系统中各系统的功能和控制要点

☞ 灌装系统的种类和评估方式

☞ 灌装工序的实施步骤和控制

☞ 生产操作过程中可能出现的问题及相应的控制和预防手段

☞ 粉针剂分装时需要考虑的因素

无菌制剂的灌装根据工艺方式可分为最终灭菌产品的灌装和非最终灭菌产品的灌装。最终灭菌产品剂型一般为大容量注射剂和小容量注射剂，非最终灭菌产品剂型一般包括小容量注射剂、滴眼剂、冻干粉针剂和无菌粉针剂。根据灌装内容物形态的不同又可分为溶液灌装、粉末分装、混悬液灌装、乳剂灌装、膏剂灌装等。和其他剂型相比，无菌制剂的生产过程有以下几个难点：

● 发生微生物污染、细菌内毒素污染和微粒污染后会对使用者造成严重后果，而降低微生物、细菌内毒素和微粒污染的技术复杂性较高。

● 维持厂房洁净度的难度大、成本高。

● 通常情况会配备在线清洁和灭菌，工艺管道连接复杂，导致发生污染和交叉污染的风险大。

在实际灌装过程中涉及诸多需要关注的内容，如灌装精度及其稳定性关系到产品的装量差异，因此应定时进行监测。除了对装量进行控制外，还需注意对灌装环境的定期监测和充分控制。另外，因人员及其操作行为被视为最大污染源，所以对人员的行为操作及卫生要求应给予特殊的控制，包括控制进入区域内的人数，参见本分册无菌制剂部分"4 人员"。为验证无菌灌装的可靠性，采用培养基进行模拟灌装（无菌工艺模拟试验），参见本分册无菌制剂部分"12 无菌工艺模拟试验"。由于在无菌操作中涉及大量的工艺步骤，而且会因为人员、活动、环境、培养基和设备等因素引起偏差，所以采取这种控制过程是必要的。而在生产中采取的常规监控也只是对操作状态的一种瞬时反映。

目前，在灌装系统中采用的无菌隔离技术（参见本分册无菌制剂部分"17 屏障技术"）能有效降低微生物污染的风险，并能最大限度减少对操作人员的暴露。

下文中针对无菌制剂的不同生产工艺，提出灌装过程的 GMP 要求和实施指导。

法规要求

药品生产质量管理规范（2010 年修订）无菌药品附录

第六条 物料准备、产品配制和灌装或分装等操作必须在洁净区内分区域（室）进行。

第九条 无菌药品生产所需的洁净区可分为以下 4 个级别：

A 级：高风险操作区，如灌装区、放置胶塞桶和与无菌制剂直接接触的敞口包装容器的区域及无菌装配或连接操作的区域，应当用单向流操作台（罩）维持该区的环境状态。单向流系统在其工作区域必须均匀送风，风速为 0.36~0.54m/s（指导值）。应当有数据证明单向流的状态并经过验证。

在密闭的隔离操作器或手套箱内，可使用较低的风速。

B 级：指无菌配制和灌装等高风险操作 A 级洁净区所处的背景区域。

C 级和 D 级：指无菌药品生产过程中重要程度较低操作步骤的洁净区。

以上各级别空气悬浮粒子的标准规定如下表：

洁净度级别	悬浮粒子最大允许数 / 立方米			
	静态		动态[3]	
	≥ 0.5μm	≥ 5.0μm[2]	≥ 0.5μm	≥ 5.0μm
A 级[1]	3520	20	3520	20
B 级	3520	29	352000	2900
C 级	352000	2900	3520000	29000
D 级	3520000	29000	不作规定	不作规定

注：（1）为确认 A 级洁净区的级别，每个采样点的采样量不得少于 1 立方米。A 级洁净区空气悬浮粒子的级别为 ISO 4.8，以 ≥ 5.0μm 的悬浮粒子为限度标准。B 级洁净区（静态）的空气悬浮粒子的级别为 ISO 5，同时包括表中两种粒径的悬浮粒子。对于 C 级洁净区（静态和动态）而言，空气悬浮粒子的级别分别为 ISO 7 和 ISO 8。对于 D 级洁净区（静态）空气悬浮粒子的级别为 ISO 8。测试方法可参照 ISO 14644-1。

（2）在确认级别时，应当使用采样管较短的便携式尘埃粒子计数器，避免 ≥ 5.0μm 悬浮粒子在远程采样系统的长采样管中沉降。在单向流系统中，应当采用等动力学的取样头。

（3）动态测试可在常规操作、培养基模拟灌装过程中进行，证明达到动态的洁净度级别，但培养基模拟灌装试验要求在"最差状况"下进行动态测试。

第十条　应当按以下要求对洁净区的悬浮粒子进行动态监测：

（一）根据洁净度级别和空气净化系统确认的结果及风险评估，确定取样点的位置并进行日常动态监控。

（二）在关键操作的全过程中，包括设备组装操作，应当对 A 级洁净区进行悬浮粒子监测。生产过程中的污染（如活生物、放射危害）可能损坏尘埃粒子计数器时，应当在设备调试操作和模拟操作期间进行测试。A 级洁净区监测的频率及取样量，应能及时发现所有人为干预、偶发事件及任何系统的损坏。灌装或分装时，由于产品本身产生粒子或液滴，允许灌装点 ≥ 5.0μm 的悬浮粒子出现不符合标准的情况。

（三）在 B 级洁净区可采用与 A 级洁净区相似的监测系统。可根据 B 级洁净区对相邻 A 级洁净区的影响程度，调整采样频率和采样量。

（四）悬浮粒子的监测系统应当考虑采样管的长度和弯管的半径对测试结果的影响。

（五）日常监测的采样量可与洁净度级别和空气净化系统确认时的空气采样量不同。

（六）在 A 级洁净区和 B 级洁净区，连续或有规律地出现少量 ≥ 5.0μm 的悬浮粒子时，应当进行调查。

（七）生产操作全部结束、操作人员撤出生产现场并经 15~20 分钟（指导值）自净后，洁净区的悬浮粒子应当达到表中的"静态"标准。

（八）应当按照质量风险管理的原则对 C 级洁净区和 D 级洁净区（必要时）进行动态监测。监控要求以及警戒限度和纠偏限度可根据操作的性质确定，但自净时间应当达到规定要求。

（九）应当根据产品及操作的性质制定温度、相对湿度等参数，这些参数不应对规定的洁净度造成不良影响。

第十三条　无菌药品的生产操作环境可参照表格中的示例进行选择。

洁净度级别	最终灭菌产品生产操作示例
C 级背景下的局部 A 级	高污染风险[1]的产品灌装（或灌封）
C 级	1. 产品灌装（或灌封） 2. 高污染风险[2]产品的配制和过滤 3. 眼用制剂、无菌软膏剂、无菌混悬剂等的配制、灌装（或灌装） 4. 直接接触药品的包装和器具最终清洗后的处理
D 级	1. 轧盖 2. 灌装前物料的准备 3. 产品配制（指浓配或采用密闭系统的配制）和过滤直接接触药品的包装材料和器具的最终清洗

注：（1）此处的高污染风险是指产品容易长菌、灌装速度慢、灌装用容器为广口瓶、容器须暴露数秒后方可密封等状况；

（2）此处的高污染风险是指产品容易长菌、配制后需等待较长时间方可灭菌或不在密闭系统中配制等状况。

洁净度级别	非最终灭菌产品的无菌生产操作示例
B 级背景下的 A 级	1. 处于未完全密封[1]状态下产品的操作和转运，如产品灌装（或灌封）、分装、压塞、轧盖[2]等 2. 灌装前无法除菌过滤的药液或产品的配制 3. 直接接触药品的包装材料、器具灭菌后的装配以及处于未完全密封状态下的转运和存放 4. 无菌原料的粉碎、过筛、混合、分装
B 级	1. 处于未完全密封[1]状态下的产品置于完全密封容器内的转运 2. 直接接触药品的包装材料、器具灭菌后处密闭容器内的转运和存放
C 级	1. 灌装前可除菌过滤的药液或产品的配制 2. 产品的过滤
D 级	直接接触药品的包装材料、器具的最终清洗、装配或包装、灭菌

注：（1）轧盖前产品视为处于未完全密封状态。

（2）根据已压塞产品的密封性、轧盖设备的设计、铝盖的特性等因素，轧盖操作可选择在 C 级或 D 级背景下的 A 级送风环境中进行。A 级送风环境应当至少符合 A 级区的静态要求。

7.1 最终灭菌产品的灌装

最终灭菌产品的灌装应至少在 C 级环境中进行，当环境对产品污染的风险比较大时，例如产品容易长菌、灌装速度慢，灌装用容器为广口瓶、容器须暴露数秒钟后方可封装等状况，则产品灌装应至少在 C 级背景下的局部 A 级。C 级背景下的局部 A 级应符合 A 级区的静态要求。

7.1.1 大容量注射剂的灌装

背景介绍

供静脉滴注用的大容量注射液也可称为输液，除另有规定外，一般不小于100ml，生物制品一般不小于50ml。大容量注射液常见的包装形式有玻璃瓶、塑料瓶、直立式聚丙烯袋、软袋等。玻璃瓶大容量注射液产品灌装前需对待使用的玻璃瓶、胶塞等进行清洗，灌装后还需加塞、轧盖进行密封。对于塑料瓶、直立式聚丙烯袋和软袋产品，灌装后进行焊接封口。

📋 技术要求

对于最终灭菌的大容量注射剂的灌装，建议尽量采用自动化灌装系统，以实现对灌装装量、焊接封口参数的自动调节，必要时应能根据产品特性要求在灌装过程中进行充气保护或抽真空。

灌装过程中应能对中间产品的装量稳定性、可见异物、微粒、微生物、产品密封性等进行有效控制。此外，还应结合产品特性考虑特殊控制要求的实现，如氧敏感品种的残氧控制等。

实施指导

大容量注射剂（玻璃瓶）灌装工艺流程见图7-1。

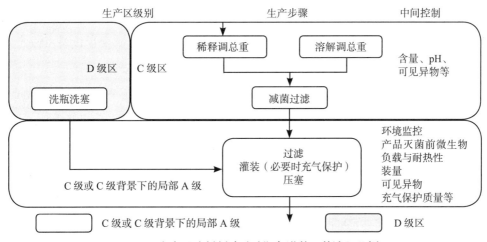

图7-1 大容量注射剂（玻璃瓶）灌装工艺流程示例

大容量注射剂（塑料瓶、直立式聚丙烯袋、软袋）灌装工艺流程见图 7-2。

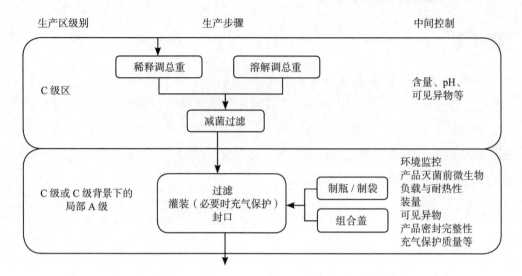

图 7-2　大容量注射剂（塑料瓶、直立式聚丙烯袋、软袋）灌装工艺流程示例

A. 灌装准备

● 接触部件的准备：在每次生产之前，应对产品或与产品接触的包材所用的设备部件进行清洗和灭菌／消毒（连续生产时可根据风险分析和验证结果确定合理周期）。与产品接触的设备部件包括灌装容器、过滤器壳体，以及灌装泵、灌装针、药液管道等，与产品接触的包材所用的设备部件包括震动盘、送料轨等。

● 产品直接接触的设备部件应经过清洗和灭菌／消毒，如使用清洁剂（如需）和纯化水对其进行清洗，最后用注射用水进行一次或多次的清洗。需要灭菌／消毒时，可以通过在线灭菌／消毒或使用灭菌柜离线灭菌等方式实现，或将不适用湿热灭菌的部件利用其他经过验证的灭菌方式（如干热灭菌）进行灭菌。对于在线灭菌设备，应考虑灭菌前后设备的密封性，以确保灭菌过程能顺利进行、灭菌后设备不被污染，企业可根据实际确定密封性检查方法。常见的密封性检查方法有：清洗过程检查设备是否有渗漏；灭菌后通入洁净压缩空气，监测设备内部正压下降等。不同设备因设计原理不同，需关注的风险点可能不同，通常需要关注密封件的连接部位，如各管道法兰连接处等。离线灭菌后的部件应考虑在局部 A 级送风层流下保护或采取其他措施，以避免贮存过程中被污染。

● 灌装部件和容器具应考虑细菌内毒素、可见异物、微生物等污染的风险，制订可靠、重现性好且经过验证的清洁程序进行生产准备。

● 不同级别洁净区之间的压差的检查，房间清场有效期、温湿度的检查。

- 洗瓶机、隧道烘箱（如使用）和灌装设备（包括 A 级送风）的检查，设备参数的核对。用于装量控制的计量器具（如称量设备、量筒、容量瓶等）的检查和校准。

- 液罐与灌装系统的连接确认：将已清洁、灭菌 / 消毒过的灌装泵、终端过滤器和软管连接在缓冲容器上。连接药液管道，根据实际情况在配液罐与缓冲容器间连接除菌过滤器。

- 必要时，根据产品工艺要求进行灌装前保护气体浓度等指标的检测操作。

- 检查与产品直接接触的包装材料（待用胶塞、组合盖等）符合使用要求后，放置在洁净的供料容器内。

- 灌装准备完成后等待配液工序药液开始过滤的通知（如适用）。

B. 灌装

- 接收配液岗位药液过滤通知后，启动灌装机（如适用）。

- 根据确认的验证结果检查程序选择、参数设定操作符合要求，检查确保灌装药液含量的均一性等操作要求已被执行。如需要，可通过药液循环以确保灌装药液的均一性，循环操作的关键参数应经过确认，如循环时间等；也可采用灌装初期排放部分药液的方式，应评估灌装初期药液废弃量，并对废弃量进行确认。

- 进行灌装装量的预调节。如需要，检查灌装针头在容器中的浸入深度。

- 装量预调节合格后，正式启动灌装。灌装过程中周期性进行装量、可见异物、封口质量等质量要点检查，完成相关记录。

- 灌装过程中进行灌装机运行状况、参数的检查，完成相关记录。

- 对于采用洗灌封一体的塑料瓶、直立式聚丙烯袋和软袋，还应注意以下几点：
  ○ 排气量（如适用）。
  ○ 熔封温度。
  ○ 产品密封性。
  ○ 避免熔封加热部件产生的微粒或异物对产品的污染。

C. 灌装结束

- 灌装管路、部件和辅助用具等在灌装结束后应及时进行清洗、灭菌 / 消毒；如使用在线清洗、在线灭菌 / 消毒，应注意连接注射用水、氮气、蒸汽和压缩空气等公用介质管道的切换操作。

- 设备表面的清洗和消毒。

- 灌装间的清场。

- 完成灌装物料、药液等衡算，转移和处理。

- 按照要求及时完成记录填写。

D. 环境监测

应对环境进行监测，根据环境监测计划测定悬浮粒子、沉降菌、浮游菌及压差等，参见本分册无菌制剂部分"14 环境监测"。

E. 人员控制

操作人员应具备良好的卫生和行为习惯，应控制洁净区内的人员数量，参见本分册无菌制剂部分"4.3 洁净区人员行为规范和管理"。

📋 要点备忘

A. 生产管理要点

（1）灌装准备

- 应使用经验证的清洁与灭菌 / 消毒程序对灌装机上液罐和管路进行清洁与灭菌 / 消毒。应选用不脱落微粒软管，且该软管与药液的相容性应符合要求。

- 如灌装时使用非免洗的胶塞或组合盖，则灌装前应使用经验证的清洗程序对使用的胶塞、组合盖等进行清洗。必要时进行相应监测控制。

（2）灌装

- 盛药液容器应密闭或置于层流保护下，置换入的气体应经过滤。

- 控制人员的生产操作，防止产生微生物污染、可见异物污染和微粒污染。

- 灌装时应定期进行过程质量控制，如中间产品的装量与可见异物等。

- 从配制结束到灌装结束不应超过规定时限。

B. 质量控制要点

- 药液的装量：应根据风险评估制定合理监测频次（出现异常现象时应进行额外的装量控制）。

- 当出现异常或进行高风险操作时，应评估可能产生的影响，并根据评估进行额外取样检测。

- 药液中的可见异物：应根据风险评估制定合理监测频次。

- 中间产品的微生物污染水平：根据风险评估确认中间产品微生物监测频次。

- 对于塑料瓶、直立式聚丙烯袋和软袋灌装的中间产品，应定期检查焊接封口质量。对于采用玻璃瓶灌装的输液，灌装过程中应关注产品压塞情况，按照要求剔除不合格产品。

- 某些特殊产品在灌装前、后或灌装过程中需要充入保护气体（如氮气、二氧化碳等），或是在灌装前抽真空，应对充气压力或流量、气体质量、真空度进行控制，必要时测定充氮过程的残氧量。气体质量控制指标包括但不限于浓度或纯度、微生物限度、悬浮粒子等。

- 取样频次和方法应充分考虑工艺和设备对样品的影响，选择相应的生产时段、取样方法和取样位置进行取样操作，取样操作要保证样品的代表性，避免取样操作对生产过程引入风险。例如：日常取样可考虑在最开始和结束时进行，以覆盖生产全过程，其他样本根据拟定的取样方案选择，当生产过程发生偏差或潜在风险时可以针对性地抽样。

C. 验证工作要点

- 灌装速度。

- 药液装量：应覆盖每根灌装针。

- 药液可见异物。

- 药液不溶性微粒。

- 充氮或抽真空效果（必要时）。

- 灌装过程中最长时限的验证：应当根据产品的特性及贮存条件设计相应的取样计划，取样考察项目应包括药液微生物指标和可能受影响的理化指标。

- 灌装过程中含量的均一性：取样应具有代表性，需要根据产品特性，基于科学或风险的原则确定，如取样频次、取样位置、取样量等，灌装过程取样应考虑产品及工艺的监测水平和频率，通常采用更高的取样频次，并持续贯穿灌装的全过程。取样数量的确定建议引入统计学的设计。考虑加强取样，可能包括但不局限于产量、工艺复杂性、工艺理解水平和类似产品及工艺的经验。灌装中不同阶段的样品应单独进行含量检测。

- 灌封后产品密封的完整性。

- 与产品直接接触的灌装系统、内包材的清洁、灭菌/消毒效果。

7.1.2 小容量注射剂的灌装

背景介绍

最终灭菌工艺生产的小容量注射剂的无菌保证要求与大容量注射剂无明显区别（参见本分册无菌制剂部分"7.1.1 大容量注射剂的灌装"），也有细菌内毒素、不溶性微粒等标准要求。

对小容量注射剂的灌装操作，近年来吹灌封系统（参见本分册无菌制剂部分"16 吹灌封技术"）已得到越来越广泛的应用。对灌装来说，其主要特点是缩短了药液暴露于环境的时间，降低了污染的风险。

最终灭菌小容量注射剂（玻璃、塑料安瓿）灌装工艺流程见图7-3。

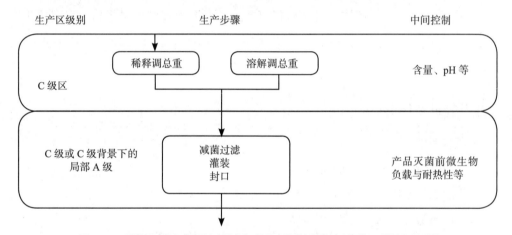

图 7-3 最终灭菌小容量注射剂（玻璃、塑料安瓿）灌装工艺流程示例

实施指导

最终灭菌小容量注射剂仅在具体装量控制上与大容量注射液有差异，其他控制要点具体参见本分册无菌制剂部分"7.1.1 大容量注射剂的灌装"实施指导内容。

📋 要点备忘

A. 生产管理控制要点

（1）灌装准备

● 灌装间的温湿度、压差检查。

- 玻璃安瓿灌装准备。

- 灌装前确认玻璃安瓿已清洗、灭菌并输送至灌装工位。

- 在最终灭菌小容量注射剂的灌装过程中应严防微生物的污染，已配好的药液应在规定时限内开始灌装，确保微生物限度符合要求。

- 应选用不脱落微粒的软管，且该软管与药液的相容性应符合要求。

- 确认灌装系统、滤器、管道已安装正确。

- 应使用经验证的清洁与灭菌程序对灌装机上液罐和管路进行清洁、灭菌/消毒。

- 玻璃安瓿应调节密封位置的火焰设定。

- 塑料安瓿瓶成型参数、质量和重量等控制应符合要求。

（2）灌装

- 盛药液容器应密闭或置于层流保护下，层流标准应符合要求，置换用的气体应经过滤。

- 需充填保护气体的产品在灌封操作过程中需注意气体压力的变化，保证充填足够的保护气体。

- 检查容器密封完整性、玻璃安瓿的封口是否严密、光滑，封口形状，检查灌封后产品的焦头等，塑料安瓿的外观质量检查。

- 灌封时应按照风险评估的结果定期检查中间产品的可见异物、装量、封口等质量控制要点。

（3）灌装结束

- 设备表面的清洗和消毒。

- 环境的清洁消毒。

- 灌装容器、过滤器壳体，以及灌装泵、灌装针、药液管道等拆卸（若需要）、清洁、灭菌。

- 按要求进行清场。

B. 质量控制要点

- 烘干容器的清洁度。

- 药液的颜色。

- 玻璃安瓿封口和塑料安瓿密封性质量。

- 药液装量。

- 药液的可见异物。

- 保护气体的压力、流量、微生物限度、悬浮粒子等控制。

• 熔封的产品（如玻璃安瓿或塑料安瓿）应当做 100% 检漏试验，其他包装容器的密封性应当根据操作规程进行抽样检查。

C. 验证工作要点

• 灌装速度。

• 药液灌装量：应覆盖每根灌装针。

• 保护气体的纯度（必要时）。

• 容器内充入惰性气体后的残氧量（必要时）。

• 灌装过程中最长时限的验证：应当根据产品的特性及贮存条件设计相应的取样计划，取样考察项目应包括药液微生物指标和可能受影响的理化指标。

• 灌封后产品密封的完整性。

• 与产品直接接触的灌装系统、内包材清洁、灭菌 / 消毒效果。

• 灌装过程中含量的均一性参见本分册无菌制剂部分"7.1.1 大容量注射剂的灌装"。

7.2 非最终灭菌产品的灌装

对于非最终灭菌产品的灌装，由于无法对半成品进行灭菌处理，该类灌装操作必须在 B 级区背景下的 A 级区内进行（若使用吹灌封设备参见本分册无菌制剂部分"16 吹灌封技术"的背景要求、使用隔离器设备参见本分册无菌制剂部分"17 屏障技术"的背景要求），并且考虑到无菌生产工艺的特殊性，物料转移一般均需要防污染措施（如 A 级保护）。

冻干粉针剂的灌装过程和小容量注射剂的要求一致，唯一不同在于灌装后进行半压塞，半压塞的产品在 A 级保护下或密封容器内转运至冻干机内。相关内容参见本分册无菌制剂部分"8.1 冻干流程"。

7.2.1 非最终灭菌小容量注射剂的灌装

背景介绍

小容量注射剂的品种很多，其中有些原料药的化学性质决定了无法耐受任何形式的最终灭菌工艺。在这种情况下，需要采用无菌生产工艺进行生产，生产的产品即为非最终灭菌的小容量注射剂或冻干粉针。

西林瓶、安瓿瓶与预充针为市场主流产品，随着行业发展，市场上出现了塑料安瓿水针新产品，其特色生产吹灌封系统（参见本分册无菌制剂部分"16 吹灌封技术"）也已得到越来越广泛的应用，其主要特点是缩短了药液暴露于环境的时间，降低了污染的风险。

📋 技术要求

药液的灌封必须在无菌环境下进行，并应尽量采用自动化灌封系统。若自动化设备安装在隔离器内，将最大限度地减少污染风险。

实施指导

非最终灭菌小容量注射剂（玻璃安瓿）灌装工艺流程见图 7-4。

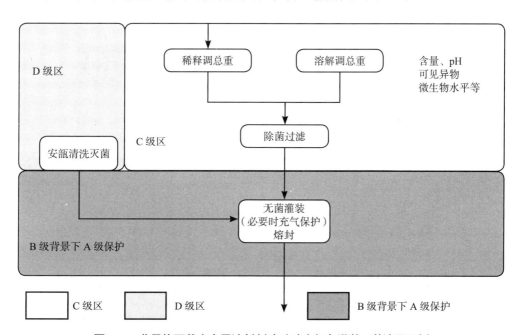

图 7-4　非最终灭菌小容量注射剂（玻璃安瓿）灌装工艺流程示例

通常采用 B 级背景下 A 级保护进行灌装，也有少数在 C 级背景下隔离器、BFS 灌装设备。

非最终灭菌小容量注射剂（塑料安瓿，西林瓶、预充针）灌装工艺流程分别见图 7-5，图 7-6。

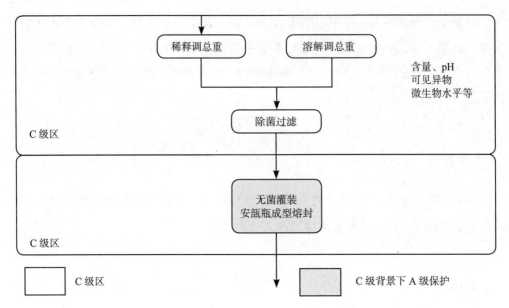

图 7-5 非最终灭菌小容量注射剂（塑料安瓿）灌装工艺流程示例

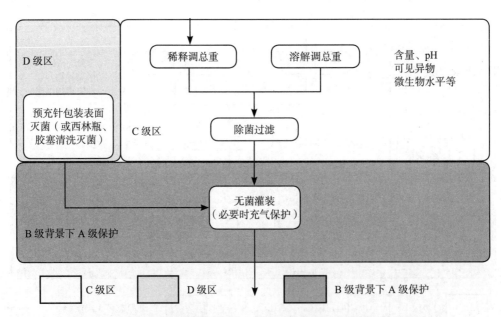

图 7-6 非最终灭菌小容量注射剂（西林瓶、预充针）灌装工艺流程示例

注：示例中过滤器使用多级过滤还是单级过滤器取决于产品和工艺相关要求，具体参见本分册无菌制剂部分"10.6 除菌过滤"。

A. 灌装准备

● 根据设备部件或物品是否与产品接触，一般分为：直接接触、间接接触、不接触。企业宜根据设备部件与无菌产品接触的不同方式并结合污染控制策略，制定相应的清洁、消毒、灭菌的措施。通常在每次生产之前，应对和产品直接接触或间接接触的设备部件进行清洗和灭菌，不与产品接触的物品也需经过适当的方式进行清洗、消毒/灭菌。采用连续生产或阶段性生产模式生产时，企业应在基于风险评估以及验证支持的前提下确定接触部件的清洁、消毒/灭菌周期。

- 直接接触产品的部件（例如：灌装容器，过滤器壳体，过滤器以及灌装泵、灌装针、泵芯管、药液管道等）、间接接触产品的设备部件（例如：料斗、加塞压塞盘、震荡锅、胶塞传动盘等）应经过灭菌，可通过在线灭菌、湿热灭菌柜等方式实现，或将不适于湿热灭菌的部件采用其他经过验证的灭菌方式进行灭菌。

- 不与产品直接接触的物品（例如：记录纸、笔等）可能是污染的来源，应经过消毒或灭菌，转移相关要求参见本分册无菌制剂部分"5.8 物料向洁净区的转移"。

- 不同级别洁净区之间压差的检查，房间清场效果和有效期的检查、温湿度的检查。

- 洗瓶机、隧道烘箱（如果使用的话，介质压力、温度、规格、速度等参数的检查）和灌装设备（包括 A 级送风）的检查。用于装量控制的计量器具（如称量设备、量筒、容量瓶等）的检查和校准。

- 检查灌装用器具（注意灭菌有效期、批次、数量、规格件等）。灌装用器具、内包材应采用层流车或双层无菌呼吸袋等无菌保护进行转运。

- 按无菌操作安装灌装设备（泵组、针头、管路、保护性气体过滤器和药液分配器）。

- 注射剂用包材外观、灭菌有效期等应符合要求，按照无菌要求传递。

- 灌装准备完成后等待配液岗位药液压滤通知（如适用）。

- 灌装前确认安瓿瓶、西林瓶等已清洗、灭菌并输送至灌装工位。

B. 灌装

- 接收配液岗位药液过滤通知后，启动灌装机（如适用）。

- 根据已确认的验证结果检查程序选择、参数设定操作符合要求，检查确保灌装药液含量的均一性等操作要求已被执行；如需要，可进行装量调节前的药液循环或排液处理等操作。

- 进行灌装装量的预备调节。如需要，检查灌装针头的浸入深度，并进行针头在容器内的中心调整。

- 装量预调节合格后，正式启动灌装。灌装过程中周期性进行设备运行状况、关键内包材组合、封口/压塞工位等质量要求检查。

- 装量、可见异物等质量控制点，并记录结果。
- 将灌装和密封好的产品送至中间品检测实验室（如需要）。

C. 环境监测

- 沉降菌法。
- 定量空气浮游菌采样法。
- 表面取样法（如棉签擦拭法和接触碟法）。
- 悬浮粒子监测。

D. 灌装结束

- 拆卸泵组、软管、药液分配器等。
- 灌装机清洁、台面消毒、地面消毒等。
- 物料、药液等衡算、转移和处理。
- 按照要求完成记录填写。

E. 人员控制

- 操作人员应具备良好的卫生和行为习惯，应控制洁净区内的人员数量，参见本分册无菌制剂部分"4.3 洁净区人员行为规范和管理"。

- 每一位操作人员都应在取得相应资质的前提下进行工作，包括无菌更衣，无菌技巧，以及执行该项操作的能力，例如部件设定安装，组件的转移及添加，正确执行纠正性干预等，且每年至少参与一次成功的无菌工艺模拟试验，参见本分册无菌制剂部分"12 无菌工艺模拟试验"。

- B级洁净区人员表面应定期进行监测，参见本分册无菌制剂部分"4.5 人员监测"。

📋 要点备忘

A. 生产管理控制要点

（1）灌装准备
- 灌装管道、针头等使用前用注射用水洗净并经灭菌。应选用不脱落微粒的软管，且该软管与药液的相容性应符合要求。

● 直接与药液接触的保护气体或压缩空气系统需经验证。使用前应确保经净化处理，其所含微粒、微生物、含油量等项目应符合要求。所用保护气体纯度应达到规定标准。

● 无菌装配和无菌操作要求：操作前应检查无菌操作人员的着装，并对手、手臂进行消毒，无菌操作人员禁止在无菌器具上风向进行无菌操作；仅用无菌工具接触无菌器具，禁止用手直接接触无菌器具，无菌器具必须放在无菌容器或无菌区内，脱离无菌区的无菌物品禁止使用，无菌器具一经使用后，必须再经无菌处理后方可使用。企业应根据评估制定操作人员双手消毒频率，人员无菌行为规范和消毒频率具体操作可参见本分册无菌制剂部分"4 人员"。

（2）灌装过程

● 灌装过程中应周期性检查装量，出现偏离时，应及时调整。

● 西林瓶、预充针灌装过程除上述检查项目外还应进行压塞的质量检查。

● 无菌器具组装、灌装过程中人员动作、操作频率、次数等应按照无菌工艺模拟试验结果进行控制，不得超出控制要求；若超出要求应进行偏差评估。

（3）灌装结束

● 按操作要求拆卸物料接触相关的部件 / 装置，在经验证的期限内进行清洗、灭菌。

● 对灌装区域及设备等进行清洁、消毒。

● 按文件要求进行清场。

B. 质量控制要点

● 药液的装量。

● 药液中的可见异物。

● 中间产品的微生物污染水平。

● 除菌过滤器完整性测试。

● 西林瓶压塞、预充针旋帽和压塞质量检查。

C. 验证工作要点

● 灌装速度。

● 药液装量：应覆盖每根灌装针。

● 充保护气及抽真空效果（必要时）。

● 灌装过程最长时限的验证：应当根据产品的特性及贮存条件设计相应的取样计划，取样考察项目应包括药液微生物指标和可能受影响的理化指标。

- 灌封后产品密封的完整性，相关密封性检查要求和方法参见本分册无菌制剂部分"11 无菌制剂的最终处理"。
- 灌装过程中含量的均一性参见本分册无菌制剂部分"7.1.1 大容量注射剂的灌装"。
- 无菌工艺模拟试验。
- 清洁灭菌效果。

7.2.2 粉针剂的分装

背景介绍

粉针剂是指采用无菌工艺或冻干技术制成的注射用无菌粉末或块状制剂。粉针剂是非最终灭菌的注射剂，具有无菌、无热原和高纯度等特性。粉剂分装常见的包装形式为西林瓶包装，近年来也有粉液双室袋等新包装形式，以降低医护人员药品配制过程人为差错和混淆风险，应对复杂环境下药品配制过程的安全风险，提高医患用药便捷性等问题。粉针剂相对其他剂型而言，产品的内在质量很大程度上依赖于原辅料、工艺及环境控制的无菌保证水平。通过无菌工艺模拟试验验证无菌工艺的可靠性后方能正式投产，且需定期进行再验证。

无菌粉末的分装是高风险操作，为最大限度降低产品污染的风险，需在 A 级环境进行。

技术要求

粉剂的分装必须在无菌环境下进行，并应尽量采用自动化分装系统。若自动化设备安装在隔离器内，将最大限度地减少污染风险。

实施指导

因注射用无菌粉针剂产品是将符合要求的药物粉末在无菌条件下直接分装于洁净灭菌的容器内，然后密封。因此，作为非最终灭菌的无菌产品，企业在分装无菌粉针剂前应对原料设立严格的质量标准和检测要求，以保证分装后产品的质量。无菌分装粉针剂分装工艺流程见图 7-7。

注射用无菌粉针剂的分装过程应注意下列要点（以西林瓶为例）：

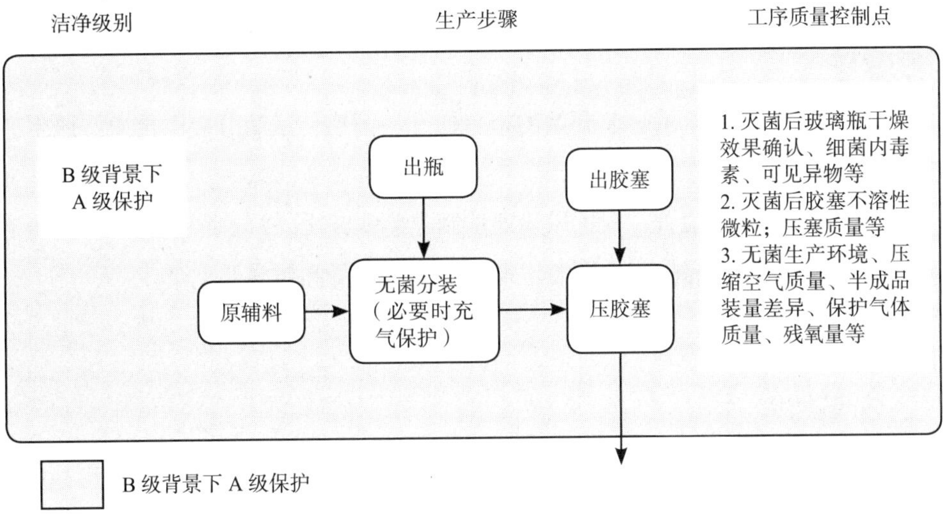

图 7-7　无菌分装粉针剂分装工艺流程示例

A. 分装准备

● 设备部件、物料的准备，参见本分册无菌制剂部分 "7.2.1 非最终灭菌小容量注射剂的灌装"。

● 不同级别洁净区之间压差的检查，房间清场有效期、温湿度的检查。

● 洗瓶机、隧道烘箱（如果使用的话）、分装设备（包括 A 级层流）分装料罐的检查。用于装量控制的计量器具（如称量设备等）的检查和校准。

● 检查分装用器具（注意灭菌有效期、批次、数量、规格件等）。分装用器具等通常采用层流车或双层无菌呼吸袋等无菌保护方式进行转运。

● 分装区域层流的检查（包括文件和记录）。

● 分装机的除尘系统功能状态的检查。

● 药品直接接触包装容器（如原料桶等）和药品直接接触包装材料（如免洗胶塞等）的外包装密封检查。

● 安装经清洁和灭菌的产品搅拌分装装置。

● 在单向流下将料罐与连接系统连接。

● A 级区的单向流控制，风速检查（包括但不仅限于分装位置）。

● 与产品直接接触的保护性气体确认（如保护气体压力、流量等）。

● 按照制定并经过验证的传递程序将物料转移至洁净区内，确认物料有效期等符合要求。应根据物料的特性和工艺要求采用相应的无菌传递方式（例如灭菌）。

B. 分装

● 上述准备完成后等待分装开始的指令通知。开启传送和分装工位。按照生产指令进行灌装装量预调节。

● 装量、可见异物检查：根据风险评估制定监测频次。

● 如需要进行充入保护气体则需定期检测充气流量和残氧并记录。

● 压塞质量的检查。

C. 分装结束

● 拆卸供料装置，在经验证的期限内进行清洗、灭菌。

● 分装结束后对分装室、设备清洁消毒。

● 若因生产安排或设备故障等原因，领用的无菌物料未使用完，并需做退库处理时，应向质量部门提出申请，经质量部门评估所剩物料质量是否受到影响，如污染风险、贮存条件等。

D. 环境监测

● 沉降菌法。

● 定量空气浮游菌采样法。

● 表面取样法（如棉签擦拭法和接触碟法）。

● 悬浮粒子监测（参见本分册无菌制剂部分"14 环境监测"）。

E. 人员控制

● 人员应进行手消毒并有良好的行为习惯，应控制洁净区内的人员数量，参见本分册无菌制剂部分"4.3 洁净区人员行为规范和管理"。

● 每一位操作人员都应在取得相应资质的前提下进行工作，包括无菌更衣、无菌技巧以及执行该项操作的能力，例如部件设定安装、组件的转移及添加、正确执行纠正性干预等，且每年至少参与一次成功的无菌工艺模拟试验，参见本分册无菌制剂部分"4 人员"。

● B级洁净区人员表面应定期进行监测，参见本分册无菌制剂部分"4.5 人员监测"。

📋 要点备忘

A. 生产管理要点

（1）分装前

- 确认各分装设备清洁、干燥、装量符合规定后方可正式生产。

- 应由专人将原料分配至分装设备，加料前后都应仔细检查原料入口，以防异物落入。

- 气流分装机（参见本分册无菌制剂部分"7.3 灌装设备"）在分装过程中所用压缩空气应经除油、去湿（根据产品性质控制湿度）和除菌过滤的处理。

- 螺杆分装机（参见本分册无菌制剂部分"7.3 灌装设备"）宜设有故障报警和自停装置，以防螺杆与漏斗摩擦产生金属屑。

（2）分装过程

- 分装过程中应定时进行装量检查，装量出现偏差时，应及时进行调整。

- 定期检查生产过程中产品内的可见异物。

- 控制压塞的质量。

- 分装过程纠正性干预操作应有记录。

（3）分装结束

- 接触粉末的部件应按照 SOP 要求进行拆洗和灭菌。

B. 质量控制要点

- 原料的主要质量控制项目为：无菌、不溶性微粒、可见异物等。

- 原料性质对装量的影响：如粒度等，企业应结合产品特性和《中国药典》要求制定适宜质量标准加以控制。

- 控制分装扬粉，防止扬粉影响封口进而影响产品密封性。

- 分装室温湿度控制：不同粉剂对温湿度要求不一致，根据产品特性进行房间、设施环境温湿度控制，更好地保证产品分装过程质量。

- 保护气体的压力、流量、微生物限度、悬浮粒子（参见本分册无菌制剂部分"14 环境监测"）等控制。

- 分装后半成品的装量控制：装量控制项目通常在无菌分装开始后马上进行，按照企业内控标准进行严格控制，以更好地确保分装过程中的剂量准确性。

C. 验证工作要点

● 确认分装能力达到设计要求，不同分装速度下装量达到企业内控标准的要求，确保分装机装量稳定性；确定实际生产中装量检查的频次。

● 层流过滤器完整性、风速、风量（如适用）等测定。

● 装量差异。

● 充保护气或抽真空性能。

● 分装过程最长时限验证。

● 无菌工艺模拟试验。

● 与产品直接接触的灌装系统、内包材的清洁灭菌效果。

对于粉液双室袋包装形式，此种包装形式有别于传统西林瓶等包装，生产工艺相对更为复杂。粉液双室袋包装分为液剂腔室和粉剂腔室，其中液剂腔室一般采用最终灭菌方式进行生产，具体要求参见本分册无菌制剂部分"7.1.1 大容量注射剂的灌装"。液剂腔室灌装结束后再进行粉剂腔室分装。此处重点讲解粉剂腔室无菌粉体的分装（图7-8）。

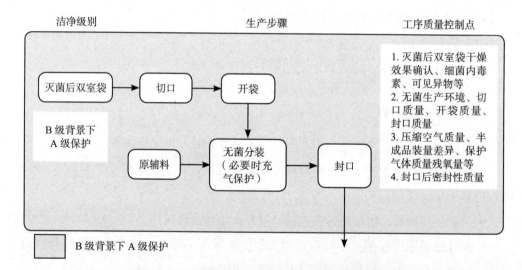

图7-8 粉液双室袋粉剂腔室无菌分装工艺流程示例

粉液双室袋非最终灭菌粉剂分装生产中的相关要求与西林瓶粉剂分装要求基本相同，部分要求可参见本分册无菌制剂部分"7.2.2 粉针剂的分装"西林瓶实例，但由于粉液双室袋的包装形式使得分装机发生变化，进而导致与西林瓶生产相关要求又出现一些不同之处：

● 分装过程：需要进行袋口残留粉和切口、开袋、封口效果的检查。

● 验证工作要点：确认分装机切口、开袋、充气（如需要）、封口等效果，开袋时的粒子情况，同时还需特别注意粉液双室袋灭菌后干燥效果。

7.2.3 混悬剂的灌装

根据灌装内容物形态的不同，无菌制剂可以分为溶液型、粉末型、混悬液型等。如无菌制剂是混悬液剂型，应额外注意以下事项：

● 灌装过程需要严格按照已确认的验证结果进行操作，确保灌装过程中药液含量的均一性等指标符合要求。验证项目应经过充分的风险评估，如缓冲罐持续搅拌、缓冲罐和分配器之间的药液循环流动等。验证关键参数应包括缓冲罐搅拌时间、搅拌速度、控制缓冲罐和分配器中药液的循环流动循环泵的泵速、灌装机速度等。混悬剂药液循环及搅拌设计见图7-9。

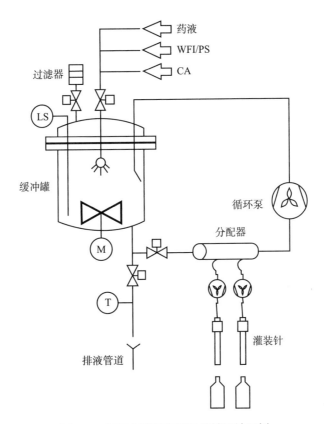

图7-9　混悬剂药液循环及搅拌设计示例

● 在灌装过程中根据药液的黏稠度选择适宜的灌装设备，控制药液粒径分布符合要求。

● 灌装过程的取样应基于风险评估检测药液样品的代表性，通常需结合产品特性、工艺要求确定取样点、取样量、取样频次，满足监测药液含量均一性的目的。

● 当灌装过程发生异常停机时需要制定对应的紧急预防措施，避免药液因静止出现沉降、絮凝等现象。例如，可采取经过确认的方式，对药液进行持续搅拌或边循环边搅拌等措施，并对搅拌的状态进行必要的监测，通常应避免使用管道循环代替搅拌的方式。处理措施需要考虑停机时间、停机原因、生产工艺要求以及对灌装产品质量影响程度等因素制定。应结合出现异常或进行高风险操作时（如停机、偏差等特殊情况）可能产生的影响进行评估，额外取代表性样品进行检测，检测结果可作为产品含量均一性评估的依据。

7.2.4 眼用制剂的灌装

非最终灭菌的无菌制剂除小容量注射剂和粉针剂等注射剂以外，还包括眼用制剂，其中滴眼剂是应用最广泛的眼用制剂类型。

滴眼剂是由药物与辅料制成的、供滴眼用的无菌澄明溶液或混悬液，按照使用次数可分为单剂量装和多剂量装。多剂量装的滴眼剂大多需要加入抑菌剂，以保证在两次用药的间隔时间内达到抑菌作用。

滴眼剂的包装材料通常采用 PET、低密度聚乙烯、高密度聚乙烯等材料，通常采用无菌灌装的方式，以保证最终产品达到无菌要求。

采用无菌灌装工艺生产的滴眼剂，其灌装实施指导和控制要点与非最终灭菌小容量注射剂的灌装要求一致，可参见本分册无菌制剂部分"7.2.1 非最终灭菌小容量注射剂的灌装"。

目前滴眼剂生产主要采用吹灌封一体化（BFS）技术，生产效率和无菌保障水平大大提高，BFS 技术具体参见本分册无菌制剂部分"16 吹灌封技术"。

7.3 灌装设备

背景介绍 —————

灌装设备通常分为液体灌装设备和粉针剂分装设备两种，随着制药行业发展，出现了一些药品新包装形式（如粉液双室袋）灌装设备，为满足这些新的需求，灌装设备结构、功能在原基础上发生了部分变化，但总体分类仍为上述两大类。随着自动化和信息化技术的日益发展进步，电子化记录在灌装设备上得到了应用，实现灌装数据的完整性和可追踪性。

灌装设备分类见表 7-1。

表 7-1　灌装设备分类

设备分类	液体灌装设备	粉针剂分装设备
主要组成部件	储液罐、缓冲容器、药液分配器、阀门、活塞剂量泵、针头（灌装头）、连接线/管、时间-压力灌装系统、灌装涡轮、灌装隔膜泵、蠕动泵和转子泵在线粒子监测装置（粒子监测设备企业可根据实际情况自己选配）等	储料罐、连接系统、螺杆输送、振荡管、分量盘的供料装置——振荡器、工艺除尘系统、称量装置—振荡传送装置和充气装置、封口装置、在线粒子监测装置（粒子监测设备企业可根据实际情况自己选配）（粉液双室袋还包括：切口装置和开袋装置）

液体产品可以通过计量方式灌装入容器内，常用的两种方法能达到液体灌装体积的精度要求，即采用固定体积/流量的输送泵（如活塞泵、蠕动泵等），或时间-压力系统（time-pressure system）。时间-压力系统中包含一个可控加压装置，该装置应用于固定时间内将产品灌装于容器内的过程。而容器的暴露时间以及加载压力将共同控制灌装的体积。乳剂和粉-液双室袋的液体部分的计量方式与上述基本一致。

粉针剂产品通常采用气流分装和螺杆分装两种方法，粉针剂产品的分装应根据产品特性和工艺，控制分装环境。如果工艺有要求，应在灌装后的产品中进一步充入无菌保护性气体（如氮气），以降低在分装过程中带入的氧气浓度。粉-液双室袋的粉针剂分装方法与上述相同，由于包装容器变成软袋，设备新增加了切口、开袋等功能。

📋 技术要求

对于无菌产品而言，灌装是一项关键操作。因为在产品进行除菌过滤后，灌装操作通常是使产品暴露在开放空气环境下的唯一阶段。灌装通常在 A 级单向流区域内进行。因此，灌装和压塞/封口之间的时间间隔应最小化，以尽可能降低污染的风险。

在最终灭菌大容量注射剂和小容量注射剂产品的生产联动线上：

如果待灌装容器为玻璃瓶，在经过清洗（水洗或气洗）后通过理瓶台/线，从输送轨道进入灌装机；如果待灌装容器为塑料瓶、直立式聚丙烯袋、软袋和塑料小水针，经气洗或直接进入灌装机。灌装前，也可通过针式喷嘴在容器内充入经过滤保护气以置换对于产品有效期等会产生不利影响的空气，然后进行灌装。灌装后进行封口。

常用的液体灌装机的主要结构 / 工位见表 7-2。

表 7-2　液体灌装机主要结构 / 工位列表

产品包装类型	灌装设备主要结构 / 工位
玻璃瓶	理瓶（理瓶台 / 线）– 灌装 – 充保护气 – 加塞
塑料瓶、直立式聚丙烯袋	清洗（气洗）– 灌装 – 充保护气 – 封口
软袋	制袋 – 灌装 – 充保护气 – 封口
塑料安瓿	制瓶 – 灌装 – 充保护气 – 封口

在非最终灭菌产品生产联动线上：

如果待灌装容器为西林瓶或卡式瓶，在经过除热原和冷却后通过理瓶台从输送轨道进入灌装机，或采用间歇式烘箱，并通过自动（推荐）或人工无菌方式将容器从托盘转运到灌装机上的供瓶装置。如果采用密闭玻璃安瓿，则先用火焰加热瓶颈，然后拉丝开口。灌装前，也可通过针式喷嘴在容器内充入无菌保护气以置换对于产品效价或有效期会产生不利影响的空气，然后进行灌装。灌装后进行封口。如果待灌装容器为塑料安瓿，常规采用吹灌封一体机（BFS），其相关技术要求参见本分册无菌制剂部分"16 吹灌封技术"。西林瓶灌装完毕，应立即进行加塞。清洗和灭菌后的胶塞通常从振荡盘进入灌装机，振荡盘能对胶塞进行正确导向。将胶塞盘置于A 级单向流下，以避免胶塞被污染。对于冻干用胶塞而言，需要预先调节压塞模具的高度，确保胶塞正确压塞。在联动线上，容器（如西林瓶）按照工艺流程通过机械手段转移至轧盖和卷边机或进入冻干机内。灌装机上可能采用多种传输方式，但通常采用机械（如涡轮、夹持链、星型轮或传送带）、伺服同步带或机器人等进行转运。在非联动设备上，压塞后的容器将被装载至用于转移的托盘器具内。灌装机在设计上应关注如下技术特征：

● 设备需要考虑清洁和消毒的便利性，特别是手伸不到的地方。

● 产品容器接触面为不锈钢材质、设计合理，且经过抛光处理，避免对产品产生污染。

● 对于多工位集成型设备，需要关注各工位区之间的隔断保护，避免不同区域之间相互影响。

● 设备应能将准确剂量的产品灌装入容器内，确保装量准确。需要考虑灌装防滴液设计，以免影响装量和后工序产品焊接质量。

- 产品和容器密封件接触部位应能承受反复清洗和灭菌。

- 活动部件应保持在外罩内，避免暴露在无菌环境中。

- 设备设计时应考虑便于批次间的清洁和灭菌。

- 设备应能进行必要的半成品检测样品的采样，并且不影响生产线的操作。

- 关键区域的设计应支持最佳流量的单向流模式。推荐采用自动清洗和灭菌，以最大限度降低微生物污染风险。

- 设备在安装时应考虑便于在灌装区域外执行日常干预和维护。

- 在灌装设备上需要考虑诸如西林瓶灌装机上的胶塞料斗、塑料瓶、直立式聚丙烯袋、软袋灌装机上的塑料组合盖等的输送料斗、输送轨道、双室袋粉体室切口装置等，可能会成为颗粒污染来源的部件，在设计时就应排除污染的可能性。如在相应部件上增加气洗 / 收集或一对一气洗装置。

- 条件允许的话，推荐使用可拆卸的胶塞盘和传送道，便于蒸汽灭菌。

- 对于装量控制要求严格的产品，灌装机上应设计抽检或 100% 称重装置，来控制装量的精度。推荐使用精密称重等对灌装开始的药品 100% 称重，称重结果反馈到灌装控制系统，自动调整灌装误差，超出既定误差范围会进行报警，待调整完成后进行抽检。称重系统应设计抗干扰，不受设备震动、层流风及静电等影响。

应根据每个容器的灌装量以及药液的溶液性质选择灌装系统，当然还需考虑其他重要方面，其中包括：液体的黏度、密度和药液的固体物质含量等。这些参数会影响到管路、泵组以及灌装头内的流速，因此会影响每一个容器的灌装时间。这些参数可用于计算设备的灌装性能。

A. 液体灌装系统

（1）系统组件　除时间 – 压力系统不使用任何泵组外，自吸泵应用广泛。各系统部件的功能描述如下。

- 储液罐（storage vessel）：在罐内储存药液，并根据工艺需要控制温度，必要的话，通过可降低微生物污染水平的过滤器或除菌过滤，在常压（或洁净气体）下将药液传输至灌装机的缓冲容器内，必要时在容器内配置搅拌器，以避免混悬剂等在贮存过程中药液沉降。

- 缓冲容器（level vessel）：缓冲容器材质为不锈钢或玻璃，并具备阀门，在无压力的情况下，保证药液在容器内的最高水平位置和最低水平位置之间。可通过缓冲容器设定的不同液位高度增加或降低泵的吸入压力（也可利用泵组进行定位），保证装量的精度。必要时在容器内配置搅拌器，以避免混悬剂等在灌装过程中产生药液沉降影响。

● 药液分配器（solution distributor）：属于小容器（0.5~1L），其中连接的泵管或软管从容器内抽取一定量的药液，直接转移至泵内。在药液分配器内形成负压，从缓冲容器内汲取药液，再及时重新灌入，从而进行下一轮循环。如果液罐中的药液水平约等于或高于泵内的药液量，则无需药液分配器。必要时配置循环系统，由分配器循环回缓冲容器，以避免混悬剂等在灌装时产生沉降影响。

● 阀门［valve mechanism（cursor）］：设置阀门的作用：在同步周期活塞缩回时形成从药液供给到泵体的吸入流道（suction channel）。然后，在活塞运动至最高点时关闭进水流道，打开通往灌装头的排放流道（outflow channel）。通过泵体向前推进活塞时，之前抽取的药液排向灌装头。活塞运动结束时，排放流道关闭，吸入流道再次迅速开启（反吸）。

● 活塞剂量泵（piston dosage pump）：在活塞运动至进气冲程时，活塞剂量泵汲取一定量的药液，在阀门打开位置后，通过可调节的设置渠道排出药液。主要目的就是始终排出相同的量。为了符合药典标准，需要达到规定的测量准确度。活塞剂量泵的材质可以选择不锈钢、陶瓷、玻璃或带密封的合成品，取决于装量体积和长期稳定性。其中需要考虑的一个重要因素就是安装的泵组材质是否能在机器内进行在线清洗（CIP）和在线灭菌（SIP）或蒸汽灭菌，目前通常采用不锈钢和陶瓷材质的泵组，在泵组和管路需要在使用后进行拆卸的情况下，各个部件需要按照 SOP 要求的顺序进行拆卸并清洁，且再次使用前需进行消毒（玻璃部件用蒸汽灭菌或干热灭菌）。泵组、管路和灌装头的 CIP/SIP 通常包括同时对液罐的供液装置的清洁。然后通过程序控制实施在线清洁 / 灭菌。

● 针头 / 灌装头（hollow needle/filling needle）：根据所需灌装的药液（黏度、泡沫特性、流速和表面张力）以及待灌容器的开口选择不同直径的灌装用针头。通常，灌装管直径为 2~10mm。当针头插入容器后，药液在泵活塞的压力作用下被灌装入容器（安瓿 / 小瓶）内。应最大限度减少药液在容器内的涡流，避免发泡。形成泡沫意味着当气泡破裂后，液滴将落在瓶颈部位，然后随着压塞而留在胶塞侧表面，从而有可能形成晶体沉积物，进入药液后会作为晶体成型诱导物。

● 连接线 / 管（connecting lines/tubes）：如果无需移动，且设备能进行在线清洗时，通常应采用固定连接线（管）来传输药液。在需要进行固定同步运动的位置（如与灌装头同步升降的相连软管）以及在清洁消毒时需要拆卸或部分拆卸的位置，必须使用软管。从流速的技术角度来看，软管须完成和固定连接线（管）同样的任务。这意味着软管壁的结构必须具备稳定的形状，软管在压力下的体积变化应维持最小（即应有最小的"呼吸"效应）。

● 时间－压力灌装系统（time-pressure filling system）：这种类型的灌装要求有准确、快速测量的方法，并根据流动的药液计算出截留装置（cut-off mechanism）的开启时间段。利用截留原理的包括挤压硅管（蠕动泵）、膜片阀或机械阀门（mechanical cursor）。

● 灌装涡轮（filling turbines）：灌装药液在预定压力范围内通过涡轮，如1~2bar。

● 隔膜泵（peristaltic pump）：气动隔膜泵缸头部分主要由一隔膜片将被输送的药液和工作液体分开，当隔膜片向传动机构一边运动，泵缸内工作时为负压而吸入药液，当隔膜片向另一边运动时，则排出药液。被输送的药液在泵缸内被膜片与工作液体隔开，只与泵缸、吸入阀、排出阀及膜片的泵内一侧接触，而不接触柱塞以及密封装置，这就使柱塞等重要零件完全在油介质中工作，处于良好的工作状态。

● 蠕动泵（peristaltic dosing）：蠕动泵靠驱动器提供动力，驱动泵头运转，依靠泵头内的数个辊子沿着一个弹性软管交替挤压、释放产生的泵送效能来工作的。管子内受到挤压的流体产生流量输出、压力消失后管子依靠自身弹性恢复原状时，容积增大，产生真空，吸入流体。

● 转子泵（rotor pump）：转子泵依靠两同步反向转动的转子（齿数为2~4）在旋转过程中于进口处产生吸力（真空度），从而吸入所要输送的药液。两转子将转子室分隔成几个小空间，并按a→b→c→d的次序运转。运转至位置a时，只有Ⅰ室中充满介质；到位置b时，B室中封闭了部分介质；到位置c时，A室中也封闭了介质；到位置d时，A室B室与Ⅱ室相通，介质即被输送至出料口。如此循环往复，介质（药液）即被源源不断输送出去。

（2）设备确认　灌装机安装确认和运行确认与其他设备确认的要求相似。在设备安装及运行确认完成以后，验证的重点是调查不同装量规格下的灌装速度及其装量可以接受的波动范围。通常，灌装的速度越高，灌装的准确度就越差。影响灌装准确度的因素有很多，如黏度、产品灌装时的温度、相对密度、溶解的气体、装量等。设备性能确认的目标是通过产品性质相似液体或产品的无菌工艺模拟试验确认产品在适当灌装速度下能够稳定地获得预定准确度的工艺条件。

（3）大容量注射剂灌装机设备确认示例

①设计确认（DQ）：

● 用户需求响应确认。

● 功能设计说明确认。

- 硬件设计说明。

- 软件设计说明。

- 设计图纸确认等。

②安装确认（IQ）：

- 安装检查。

- 主要部件和材质确认。

- 关键仪器仪表确认。

- 焊接、坡度确认。

- 控制系统确认等。

③运行确认（OQ）：

- 测试用仪器仪表计量确认。

- 公用设施检查确认。

- HMI 检查确认。

- I/O 测试确认。

- 报警测试、断电恢复测试。

- 配方及运行程序测试确认。

- 数据备份、审计跟踪测试确认（如适用）。

- 流量及压力测试确认。

- CIP/SIP 测试确认等。

④性能确认（PQ）：

- 生产能力确认。

- 灌装效果确认（装量等）。

- 熔封产品的密封性确认（适用于灌装封口一体的设备）。

- 制袋效果确认（适用于制袋灌封设备）。

- 充入保护气体效果确认（如适用）。

- 加塞效果确认（如适用）。

B. 无菌粉针剂分装系统

粉末性质，如流动性、堆密度、产尘、湿敏感性和分装容器的种类，都是分装机构造的决定性因素。

粉针剂分装机的要求和液体灌装机一致。需要特别关注的是清洁的区域、部件的安装和拆卸，以及气流。与液体灌装机相比，粉针剂的分装存在两个特点：

● 使用供料装置在分量盘/分装螺杆料斗内灌入一定量的粉末，然后喷入或螺杆转动机送入指定的容器内。

● 在称量室内通过振荡轨道将粉末转移至容器内直到达到预设装量，然后自动停止输送，并进行下一个容器的分装。

无菌粉针剂用分装机主要分为气流分装和螺杆分装两种。气流分装利用经过滤的无菌气体进行粉末分装，其速度和准确性较好，而自动化程度高，逐渐被广泛采用。螺杆分装机采用步进或伺服电机控制螺杆动作进行粉末分装，通过细分步数来完成分装物料的规格计量，具有稳定性好、计量精度高、适用范围广等优点。对于分装机的性能，重点关注的是装量的稳定性、报警剔除功能、分装操作位置的环境保证能力及其材质。

气流分装机的特点如下。

● 在粉腔中形成的粉末块直径较大，装填速度亦较快，一般可达 300~400 瓶/分钟。

● 装量精度高。

● 控制自动化程度高。

● 不完善之处在于：对于原粉剂状态有一定的要求，对于不同性状不同装量的粉剂需要采用不同的插杆或转盘，同时对于大装量规格适用性不强。

螺杆分装机的特点如下。

● 控制每次分装螺杆的转数就可实施精确的装量，相对装量易控制。

● 易装拆清洗。

● 使用中不会产生"漏粉"与"喷粉"现象。

● 结构简单，维护方便，运行成本低。

● 不完善之处在于：对原始粉剂状态有一定要求，当对流动性较差的粉剂进行分装时，要通过改变小搅浆和出粉口来确定装量精度。改善方法可以与供应商沟通后，通过质量协议约定，要求提供的粉末状态适合分装需求。

分装无菌粉针剂的设备通常包含如下功能部件。

● 储料罐（reservoir）：分装时储存粉末。通过料罐或螺旋输送装置上的振荡设施将粉末供给分装系统。

● 连接系统、螺杆输送、振荡管（coupling system, helical conveyor, vibration piping）：该系统与容器的连接安装，及在某些情况下的更换应在单向流保护下进行。

● 分量盘的供料装置——振荡器（feed shoe for molds-vibrating bars）：供料装置必须按照装量要求在分量盘内灌入粉末。振荡带或振荡管通过可调振荡（时间和振幅）以及倾斜度将粉末转移至指定容器。振荡时间可通过称重工位进行控制调节。

- 除尘系统（aspiration system for developing dust）：在分装粉末时，粉尘的集聚不可避免，不能在单向流下的任何位置都能满足 A 级关于"动态"的颗粒数要求。可考虑在供料装置和分量盘或振荡管之间针对粉尘采用除尘装置。这种捕尘方式也许对单向流内的气流有一定影响，但能限制颗粒在这些工位上的聚集。

- 称量装置——振荡传送装置（weighing system-vibration conveyor）：在称量和调零后启动振荡传送。

- 充气装置（inflation device）：部分产品分装后需充入保护气体，控制残氧量，来保证产品质量，因此需要通过充气装置对分装后产品进行充入保护气。

- 切口装置（incision device）：对于粉液双室袋的包装容器分装系统设计的切口装置，对呈密封状态的粉体室袋体切口，将粉体室切开，传送到开袋工位。切口可能产生颗粒污染物，通过离子风吹洗等方式去除污染物。

- 开袋装置（bag opening device）：对于粉液双室袋的包装容器的分装系统，通过真空吸盘或其他方式对切口后的袋体进行开袋，便于粉针剂顺利进入粉体室内部。开袋装置应考虑所处环境的控制，防止开袋后的粉体室污染。

- 封口装置（sealing device）：对于粉液双室袋的包装容器的分装系统，对分装后的粉体室进行密封，该装置通过热合等方式将分装、充保护气体（如需要）后的袋体进行封口，完成产品密封。

- 在线粒子监测装置（on line particle monitoring device）：利用真空泵抽取空气，空气从采样头进入，通过连接软管送到计数器检测后排出。粒子计数器采用光散射原理，当空气中悬浮粒子经过光敏区时，散射出与其粒径成一定比例的光通量，经光电转换、放大及处理后得到被采集粒子当量直径和数量。在线粒子监测装置安装位置应通过评估确定，应能真实反映监测点的粒子状态。

实例分析

实例：灌装过程中常见的设备故障及相应对策

对于整个灌装工序，灌装线的运行故障或产品缺陷，会引起对灌装机的调试，甚至包括维修。在很多情况下，调试或维修过程需要操作人员进入 A 级区域内操作，在这个过程中会诱发对灌装线的微生物污染风险。因此，通过良好的维护保养体系，能积累应急维修的经验，对减少灌装线故障和停机时间，从而减少微生物污染风险会有所帮助。表 7-3，7-4，7-5 分别列出了 3 类灌装过程中常见的设备故障及可采取的对策。企业可进行类似的信息收集，总结经验，以提高灌装设备运行的可靠性，避免在生产过程中由于设备故障而引入干扰活动，增加微生物污染的风险。

表 7-3　大容量注射剂灌装时的常见问题及其分析应对

可能出现的问题	原因 / 预防措施
药液流入瓶中，在灌装针头末端溅出	原因 1：泵的流速过高，灌装设备运行速度过快 预防：降低设备运行速度，同步调整泵的运行频率 原因 2：灌装针头的孔径太小 预防：使用适宜孔径的灌装针头
药液表面形成太多泡沫	原因 1：药液入瓶的高度太高 预防：降低灌装针头在瓶中的高度 原因 2：灌装针头太靠近瓶底 预防：通过提升灌装针头，缓和药液作用 原因 3：药液温度过高 预防：通过药液特征，调整适宜的温度 原因 4：灌装头孔径过大 预防：使用多孔灌装头 / 在灌装头前增加滤网
灌装针头漏液	原因 1：灌装针头过滤筛孔的太小 预防：选择大孔径或网径 原因 2：泵的回吸作用太小 预防：增加泵回吸时间（针内回吸路径 1~3cm） 原因 3：灌装阀门关闭不严 / 膜片破损 预防：检查压缩空气压力，根据使用寿命定期更换阀门或膜片
短暂的装量波动	原因 1：因为泵组过硬和药液残留改变抽液条件 预防：检查泵组和阀门控制运行正常，检查缓冲容器的液位控制 原因 2：压缩空气压力波动（气动隔膜阀控制） 预防：增加压缩空气压力报警
装量改变	原因：机器运行速度变化 预防：重新设置装量参数，使之与设备运行速度匹配

表 7-4　小容量注射剂灌装过程中的常见问题及其分析应对

可能出现的问题	原因 / 预防措施
瓶颈或瓶口有药液、瓶外下液	原因 1：灌装针头定位不准 预防：检查灌装针头的定位 原因 2：灌装针头弯曲 预防：矫正灌装针头

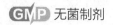

续表

可能出现的问题	原因 / 预防措施
瓶内药液表面产生泡沫	原因1：泵的灌装压力过高 预防：降低设备速度 原因2：灌装针头孔径太小 预防：选择适宜孔径的灌装针 原因3：药液灌装针头高度太高 预防：降低灌装针头插入深度 原因4：灌装针头太靠近安瓿底部 预防：抬升灌装针高度
灌装针头漏液	原因1：泵的回吸作用太小 预防：改变回吸作用的控制 原因2：灌装针头的压力管太长 预防：缩短软管长度，必要时采用硬质材料 原因3：硅胶管出现漏点后泄压 预防：安装前目视检查外观并定期更换

表 7-5　粉针剂分装的常见问题及其分析应对

可能出现的问题	原因 / 预防措施
料罐问题带来的粉末尾料	原因1：料罐内部分装水平线太高，造成大量浪费 预防：降低分装水平线 原因2：粉末流动性质，湿度太高 预防：检测 原因3：粒径改变 预防：检测 原因4：管子的直径需调整或料罐至耦合系统的宽度不够 预防：调整设置
药粉供给不够，停机	原因：分装速度太快 预防：降低或调整速度

在生产过程中灌装设备可能会发生意外故障，需要进行应急维修。此时应评估维修活动对生产线的污染风险，必要时对相应灌装部件进行重新灭菌或对必要的区域进行消毒，并进行额外的微生物取样，取样范围包括维修人员和设备表面以及空气浮游微生物等，取样结果可以帮助评价环境是否被污染，提供更多的信息用于产品放行前评估。

8 冻干

本章主要内容：

☞ 冷冻干燥如何进行

☞ 需要测定的工艺参数

☞ 冷冻干燥系统的技术要求

☞ 冷冻干燥工艺中的控制要求

☞ 生产过程中出现的问题及解决方式

☞ 冻干工艺验证中需要关注的内容

☞ 制定冻干曲线需要确定的数据

☞ 如何对冻干设备进行确认

☞ 冻干机确认中需要关注的要点

法规要求 ·······

药品生产质量管理规范（2010 年修订）无菌药品附录

第十三条 无菌药品的生产操作环境可参照表格中的示例进行选择。

洁净度级别	非最终灭菌产品的无菌生产操作示例
B 级背景下的 A 级	1. 处于未完全密封[(1)]状态下产品的操作和转运，如产品灌装（或灌封）、分装、压塞、轧盖[(2)]等 2. 灌装前无法除菌过滤的药液或产品的配制 3. 直接接触药品的包装材料、器具灭菌后的装配以及处于未完全密封状态下的转运和存放 4. 无菌原料药的粉碎、过筛、混合、分装
B 级	1. 处于未完全密封[(1)]状态下的产品置于完全密封容器内的转运 2. 直接接触药品的包装材料、器具灭菌后处于密闭容器内的转运和存放

续表

洁净度级别	非最终灭菌产品的无菌生产操作示例
C 级	1. 灌装前可除菌过滤的药液或产品的配制 2. 产品的过滤
D 级	直接接触药品的包装材料、器具的最终清洗、装配或包装、灭菌

注：（1）轧盖前产品视为处于未完全密封状态。

（2）根据已压塞产品的密封性、轧盖设备的设计、铝盖的特性等因素，轧盖操作可选择在 C 级或 D 级背景下的 A 级送风环境中进行。A 级送风环境应当至少符合 A 级区的静态要求。

第六十条 除另有规定外，无菌药品批次划分的原则：

（一）大（小）容量注射剂以同一配液罐最终一次配制的药液所生产的均质产品为一批；同一批产品如用不同的灭菌设备或同一灭菌设备分次灭菌的，应当可以追溯；

（二）粉针剂以一批无菌原料药在同一连续生产周期内生产的均质产品为一批；

（三）冻干产品以同一批配制的药液使用同一台冻干设备在同一生产周期内生产的均质产品为一批；

（四）眼用制剂、软膏剂、乳剂和混悬剂等以同一配制罐最终一次配制所生产的均质产品为一批。

8.1 冻干流程

背景介绍

冷冻干燥（freeze drying）全称为真空冷冻干燥（vacuum freeze-drying，简称冻干），是指将被干燥含水物料冷冻到其共晶点温度以下，凝结为固体后，在适当的真空度下逐渐升温，利用水的升华性能使冰直接升华为水蒸气，再利用真空系统中的冷凝器（捕水器）将水蒸气冷凝，使物料低温脱水而达到干燥目的的一种技术。该过程包括三个彼此独立又相互依赖的步骤：预冻、一次干燥（升华）以及二次干燥（解吸附）（见图 8-1）。

冻干产品的生产工艺一般包括以下步骤：

● 将药品和赋形剂溶解于适当的溶剂（通常使用注射用水）中。

- 将药液通过一个或两个串联的 0.22μm 除菌过滤器进行除菌。
- 灌装到各个已灭菌的容器中（通常为玻璃瓶），并在无菌条件下进行半加塞。
- 在无菌条件下将半加塞后的容器转移至冻干箱内搁板上面。
- 溶液的预冻：将搁板降温，将溶液冻结。
- 产品干燥：箱体抽真空并对搁板升温，以便在冷冻状态下通过升华除去水分。
- 全压塞密封：通常由安装在冻干机内的液压式或螺杆式压塞装置完成。

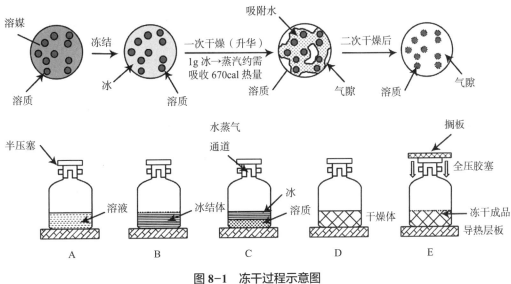

图 8-1　冻干过程示意图

📋 **技术要求**

A. 冻干工艺的技术要点

产品预冻：应当重点关注预冻速率、预冻温度、预冻时间、是否应用退火工艺等。

（1）预冻速率　预冻的快慢与冰晶大小有直接关系，通常速率快，冰晶小；速率慢、冰晶大。

（2）预冻温度　产品必须冷冻到共晶点以下的温度。

（3）预冻时间　在共晶点以下温度维持一定时间，所需时间主要受到批量、装量、容器形状和规格、产品类型、冻干机性能、冻干机大小等因素影响。

（4）退火　预冻阶段使用退火工艺，在升华阶段可以提高升华温度，提升升华速率；但退火工艺的加入会大大延长预冻的时间，在产品冻干工艺开发过程需要根据产品特点是否选择退火工艺。

一次干燥：又叫一次升华，主要去除的是产品中的自由水，自由水在产品中约占总水量的 90% 左右。在该阶段应当重点关注升华温度、真空控制、升华时间。

（1）升华温度　温度越高，升华速度越快，但产品温度如果超过关键温度（共熔点温度），会造成产品塌陷；温度过低，造成升华速度慢，所需的升华时间过长。

（2）真空控制　箱体内的压力并不是越低越好，虽然压力低有利于冰的升华，但压力低时对热传递不利，产品不易获得热量，反而导致升华速率变慢；当然压力也不是越高越好，当压力过高时，冰的升华速率变慢，升华吸热的作用减少，导致产品自身温度上升，当温度上升至关键温度（共熔点温度），产品发生熔融，造成冻干失败。

（3）升华时间　升华所需的时间主要依赖于升华温度和真空控制，通常提高温度，可以加快升华速率，缩短升华时间，但如果保持真空不变，产品温度也会上升；反之，保持升华温度不变，在一定范围内提高压力，也可以加快升华速率，缩短升华时间，但同样也会造成产品温度上升；当产品温度上升过高，就会发生冻干失败。不同升华温度和真空度之间可以组成很多不同的升华工艺，均能完成一次升华干燥，但所需要的升华时间不同。

二次干燥：又叫解析干燥，主要去除的是产品中的吸附水和结合水，这部分水分并不是通过升华方式除去的，而是通过蒸发的方式，因此，二次干燥的温度在一定程度上决定了产品最终的水分高低。在二次干燥阶段应当重点关注温度、真空、时间。

（1）温度　温度越高，干燥越完全，最终产品的水分越低，但温度不得超过该产品所允许的最高温度上限。

（2）时间　时间越长，干燥越完全，最终产品的水分越低，但长时间暴露于高温下，可能对产品理化性质造成影响。

（3）真空　提升压力，可以提高二次干燥的速率，但同时也会造成产品温度上升；因此，压力并不是越大越好。

B. 冻干工艺对环境的要求

B 级背景下的 A 级：产品的灌装、半加塞，冻干过程中制品处于未完全密封状态下的转运，直接接触药品的包装材料、器具灭菌后的装配以及处于未完全密封状态下的转运和存放。

B 级：冻干过程中制品处于未完全密封状态下的产品置于完全密封容器内的转运。直接接触药品的包装材料、器具灭菌后处于密闭容器内的转运和存放。

实施指导

冻干粉针剂的冻干工艺流程见图 8-2。

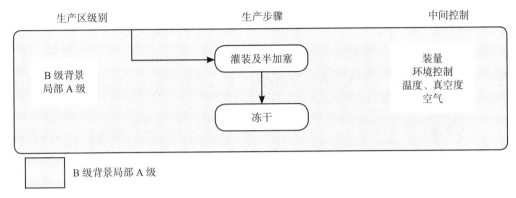

图 8-2 冻干粉针剂的冻干工艺流程示例

A. 产品进出料

在冻干机进料和出料时应有保护和防污染措施。

按照自动化程度不同可以分为：全人工进出料、半自动进出料、全自动进出料，全自动进出料如 RBR、AGV 多种形式。通常自动化程度越高，操作人员较少，但设备投入的成本也较高。

冻干机进料和出料方式的选择主要取决于产品工艺、生产规模等多重因素。

按照进料温度不同可以分为：低温进料、常温进料等形式；没有特定要求时，通常选择常温进料。

B. 冻干程序

冻干粉针剂的生产过程主要分为以下几个阶段：

预冻阶段：产品进料后，通过冻干机制冷系统，将产品降至一定温度（低于共晶点温度），并维持一定时间，确保产品完全被冻结，获得结晶固体（无定形物质，获得玻璃态）。预冻过程决定了冰晶的大小，从而决定了一次干燥中升华通道的大小，以及二次干燥样品比表面积的大小，进而决定了一次干燥的速度，和二次干燥完成后样品的最终水分含量。工业生产中，常见的预冻方式大体上分为两种：快速冻结法和缓慢冻结法。另外，还常用到退火工艺。

- 快速冻结法：晶核小，升华通道小，升华阻力大，不利于升华干燥，比表面积大。

● 缓慢冻结法：晶核大，升华通道大，升华阻力小，有利于升华干燥，比表面积小。

● 退火工艺：在预冻阶段，将已经冻结的产品加热到共熔点温度附近，但低于共晶点温度，在这个温度下保持一定时间（例如 30~120min），然后再次降温至预冻温度，使得其重结晶。通过退火工艺处理后，小晶体会转化为大晶体，玻璃态会转化为晶体，晶体大小会更加均匀，批间差异变得更小。经过退火处理后，可以提高一次干燥阶段的温度，升华速率也可以提高，一次干燥时间缩短。另外，破瓶和结皮等现象也会减轻。但是退火工艺会使得预冻阶段的时间大大延长。

一次干燥：预冻结束后，开启真空系统，当真空度达到一定数值后（通常为 0.1mbar 以上的真空度），开始进行升温，当达到一定温度后，保持一定时间，进行升华干燥，并控制箱体的真空度在一个合适的范围（例如 0.05mbar）。在一次干燥过程中，产品中大约 90%~95% 的水分被除去。

● 升温速率：根据产品特性的不同进行控制或不控制，例如按照 1℃/min 的速率进行升温，也可以按照冻干机最快升温速率进行。

● 升华温度：应尽可能地高，从而增加升华效率，缩短冻干时间；但产品温度（升华界面温度）应当低于关键温度（如崩解温度）。

● 传热方式：热传递方式主要有传导、辐射、对流等形式。当箱体中压力较低时，主要是以传导方式进行；当箱体中压力较大时，主要是以对流方式进行；辐射传递通常导致在冻干机中不同位置、不同阶段产品的温度的不均匀性。

● 真空控制：当箱体压力较低时（例如极限真空），空气缺少对流，热传递大大降低，导致升华速率大大下降；因此，通常为了保证一定的升华速率，在升华过程，需要将冻干机箱体的压力控制在一定范围，从而提高升华速率（例如控制在 0.05mbar）。当前，箱体压力的控制主要通过掺气的方式进行，常用的气体有无菌压缩空气和无菌氮气。

二次干燥：一次干燥完成后，继续加热升温至所需温度（例如 30℃），控制真空在一定范围或在极限真空条件下，保持一定时间（例如 4 小时），除去产品的残留水分。在该阶段除去的主要是产品中的结合水和吸附水。制品中水分的残留量决定了二次干燥所需的时间，水分过高或过低均对产品不利，水分含量应当有利于产品的长期存放，这需要依据产品本身的特性及需求而定。二次干燥对温度、真空等的控制与一次干燥本质上相同。

终点判断：在一次干燥后二次干燥开始前或者二次干燥结束后，可采用多种不同的形式进行终点判断，终点判断并不总是必需的。常用的方式见表 8-1。

表 8-1　冻干终点判断方法

方法	原理	适用范围
冷肼温度	一次干燥升华过程中，前箱样品源源不断的将热量带到冷肼，从而导致冷阱温度无法维持在极限值。会产生冷阱温度向上漂移的现象。漂移温度几度到几十度不等。具体数值和样品装载量、升华速率以及冻干机冷阱能力有关	样品量比较大
硅油进出口温度	一次干燥升华过程中，样品升华会吸收大量的热。因此，硅油进出口如果各安装一个探头，则会有温度差异。一次干燥结束，两个温度一致	样品量比较大
压力测试	双腔体冻干机，在一次干燥过程中，关闭中隔阀。如果产品中还有冰存在，升华还在进行，则会观察到前箱的一个明显的压力升 如果升华结束，则为一个非常小的压力升	配置有中隔阀的冻干机
双真空计	皮拉尼真空计（电阻式真空计）测量结果会受到环境湿度的影响；电容式真空计测量结果不会受到环境湿度的影响；当两个真空计显示数值相同时，说明箱体内已无水汽，一次干燥结束	经济、便捷、快速；但最终产品水分高，且装载量很大时，可能不适用
湿度分析（露点仪）	在一次干燥阶段，产品里的冰正在升华，环境湿度值高，露点温度也较高。当冰在产品中消失后，露点温度值逐渐变低，直到数值稳定。此时意味着一次干燥结束	无限制

全压塞：根据要求进行全真空压塞或充气（无菌压缩空气或无菌氮气）压塞。如果是全真空压塞，则在干燥结束后立即进行，如果采用充气压塞，则需进行预放气，将箱体内充到设定的压力（一般在 500~600mmHg 左右），然后压塞。压塞完毕后放气，直至达到大气压后出箱，出箱后进行轧铝盖、灯检、贴标签和包装的操作。

冻干工艺曲线见图 8-3。

C. 其他操作要点

在冷冻过程中，为了确保将水分由固态冰转化为水蒸气从产品中去除，药品层不宜高于 2cm。冻干的理想温度范围为 –20~–40℃。而在低浓度药液中，待干燥的溶液内不易形成外观均匀的"饼状物"。因此，为形成均匀的"饼状物"，可采取如下措施：

● 加入如甘露醇一类的"赋形剂"，使其形成供药物成分在上面均匀分布的基质。这应在药品的研发阶段就予以考虑。

● 增加固体物质含量的浓度，使"饼状物"在干燥阶段不会严重变形（破损、成块），还能确保在干燥后形成均匀的外观。

● 根据溶液 / 固体物质的湿表面积 / 体积的比率选择容器。这也是药品研发阶段

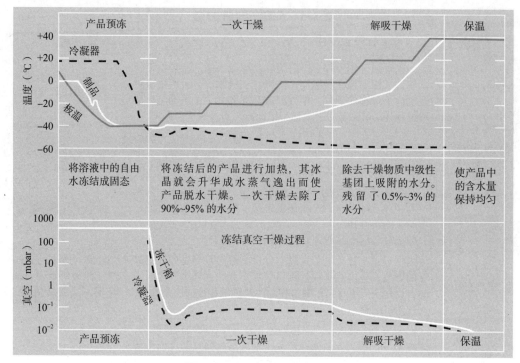

图 8-3　冻干工艺曲线示意图

的任务。

　　冻干机的清洗和灭菌宜采用在线方式进行，最终清洗介质为注射用水，特殊情况下可以加入一些清洁剂。清洗之后需要对冻干机的前箱和冷阱进行在线灭菌，通常灭菌方式以纯蒸汽为主。灭菌的频率应当根据设计和使用过程中与系统污染相关的风险来确定。对于没有采用屏障技术的手动装载或卸载的冻干机，应在每次装载前进行灭菌。对于通过自动化系统装载和卸载或者有密闭的屏障技术保护的冻干机，应当论证其灭菌频率。应当在维护或清洁后进行再灭菌，还应当在无菌工艺模拟试验（APS）期间适当地调整灭菌循环和使用之间的放置时间。

　　冻干生产过程中需要大量使用无菌压缩空气或无菌氮气，可使用除菌过滤器进行过滤以获得无菌气体。除菌过滤器应当定期进行完整性测试和灭菌。应当充分考虑产品的无菌风险，并进行相应的风险评估，从而确定气体除菌过滤器的灭菌周期、完整性测试频率等。

D. 冻干产品检验要点

　　冻干产品的成品检验需要重点关注：外观和水分。

　　（1）外观　冻干产品的外观是一项重要的指标，从产品的安全性和有效性而言，不一定是关键指标，但是外观缺陷可能会影响产品的质量。外观缺陷主要有：塌陷、回融、萎缩、开裂、结皮、爬壁等现象，常见缺陷的处理原则见表8-2。

（2）水分控制在冻干产品稳定性考察中的重要性　水分是冻干制剂的关键项目，产品有效期和水分控制标准应有足够的数据证明在该水分条件下产品足够稳定，在建立水分控制标准（限度）时，可参考长期稳定性考察数据。

对于冻干结束后的产品，由于胶塞中水分的迁移，可能会导致其在存放期间产品水分逐渐升高。因此，需要根据产品的特性，建立清洗灭菌后胶塞的水分标准，避免胶塞水分迁移影响产品的稳定性。特别是装量小或者冻干后固体物重量较小的产品。

实例分析

实例1：常见缺陷的处理原则

常见缺陷的处理原则见表8-2。

表8-2　常见缺陷的处理原则

类型	描述	何时发生	后果	是否接受
塌陷		一次干燥、二次干燥以及产品储存阶段均会出现的现象	①影响外观 ②物理和化学稳定性可能被改变 ③塌陷产品的最终水分含量会很高 ④塌陷产品复溶会很难	通常为不可接受
回融	在升华或者塌陷时"粉饼"融化	一次干燥的结束阶段或者二次干燥的开始阶段，产品里仍有残留的冰 一次干燥时设定的安全温度不够	①影响外观 ②影响产品的稳定性和活性 ③回融产品的最终的水分含量会很高	通常为不可接受
萎缩	萎缩使"粉饼"体积缩小导致产品脱壁	由于产品的配方和瓶子的特性造成的累积内应力导致"粉饼"收缩 萎缩也可能是塌陷的一个"信号"	粉饼变小	通常为可接受
开裂	粉饼是裂开的，而不是紧凑光滑的，粉饼会随着运动而破裂	由于产品的配方和瓶子的特性造成的累积内应力导致"粉饼"开裂	影响外观	通常为可接受

类型	描述	何时发生	后果	是否接受
结皮	粉饼表面一层薄薄的浓缩物	在预冻过程中（从瓶底到顶部）溶质不断浓缩被挤压到顶部	影响外观	通常为可接受
瓶颈与胶塞之间的液滴	一滴或者冻干产品颗粒位于西林瓶的壁和胶塞之间	灌装的时候可能有液滴在西林瓶，或者是升华的时候带到这个位置	影响西林瓶密封的完整性；因此无法保证产品的无菌性	通常为不可接受
产品逃逸	干燥的或者快要干燥的样品从冻干容器中逃逸出	一次干燥阶段水蒸气升华的速度将产品带出容器或者到胶塞里；通常发生在粉饼比较松散的情况下（样品溶度低），或者配方中含有有机溶剂	①损失了产品，所以复溶后产品的浓度、给一个病人的给药量减少了 ②产品位于胶塞和西林瓶之间，可能会影响西林瓶容器的完整性；因此，无法保证产品的无菌性	通常为不可接受
粉末	冻干后的粉饼没有形成一个坚实的固体结构	由于溶质或产物的浓度很低而且具有非常弱的固体结构	目视形成的是粉末而不是粉饼	通常为可接受
爬壁	一层产品通过小瓶内壁爬升，形成不同图案：雾、树枝、面纱状	当存在高表面张力差时，存在一个驱动力，趋向于将表面活性剂分子从低表面张力区域转移到具有较高表面张力的区域（marangoni 流动效应）	如果产品爬壁到胶塞附件时，则可能影响西林瓶密封的完整性	如果影响完整性，通常为不可接受
产品成环	冻干后的产品上方在容器内形成环状	在雾中发生了 marangoni 流动效应	如果产品上升到胶塞附件时，则可能影响西林瓶密封的完整性	如果影响完整性，通常为不可接受

类型	描述	何时发生	后果	是否接受
粉饼升高	 粉饼由底部提升到上部	粉饼在初次干燥期间，其中升华期间的水或溶剂蒸汽不能通过干燥相并将粉体提升到小瓶的顶部。粉饼从小瓶壁上分离。固体浓度低的会促成这种现象的出现	如果粉饼位于胶塞附件，则会影响瓶盖的完整性，从而不能确保产品的无菌性	如果影响完整性，通常为不可接受
沸腾	 产品沸腾并在固体表面形成泡沫	初级干燥过程中产品的温度超过共晶点温度，通过熔化形成的液体部分引起气泡膨胀	会影响产品的性能	通常为不可接受
倾斜	 冻干后的样品表面倾斜	由西林瓶放置位置不正确引起，通常在西林瓶上料时候发生	因为它不是与其他小瓶与平板有相同的接触，因此它可以影响产品的残余湿度，从而影响产品的稳定性和活性	通常为不可接受
西林瓶破裂	 容器发生裂缝或者完全破裂	预冻或者一次升温阶段，由于再结晶和结构的变化，导致粉饼体积的膨胀和增大	影响完整性	通常为不可接受

8.2 冻干工艺与验证

背景介绍

　　冻干产品的工艺验证应当包括首次验证、影响产品质量的重大变更后的验证、必要的再验证以及在产品生命周期中的持续工艺确认，以确保冻干工艺始终处于验证状态。产品冻干工艺的首次验证需通过一系列正常生产规模的验证试验，逐项确认其设计或中试技术参数在大规模生产中的适用性和重现性。持续工艺确认需通过对该产品与冻干工艺有关的技术数据的原始记录、产品的批生产质量数据等能够客观反映该制品的实际生产状况的数据进行汇总、归纳、分析，并对其进行技术评价，从而得出结论：冻干工艺参数在规定的范围内，是否能始终如一地生产出符合质量要求的产品，确保工艺和产品质量始终处于受控状态。在验证过程中，产品的批量应和常规生产相同，批次不能太少，否则统计的数据可信度不高，从而影响验证结论的可靠性。

实施指导

冻干产品生产工艺验证的内容通常包括两个方面，即制品进入冻干机前的工艺过程验证及制品进入冻干机后冻干过程的验证。

A. 冻干工艺开发和转移

由于制品的冻干工艺参数很多，科学研究工艺输入与输出的函数关系，确定关键质量属性、关键工艺参数是冻干工艺开发的重点。例如：溶液的结晶速度与结晶温度的关系十分密切，而冻结速度对溶液结晶的晶核大小和均匀性影响较大，需关注其冻干工艺在预冻、一次干燥、二次干燥的温度及速率；配液时如果使用了有机溶剂，了解并控制有机溶剂在冻干工艺过程中的含量，以及冻干过程完成后有机溶剂的残留量，将成为冻干制品工艺开发转移中的重要内容。

工艺开发转移文件中应包括对每批生产工艺数据和制品的分析与评价。生产工艺数据包含冻干时间、温度、压力等控制参数的记录，尤其是冻干工艺过程中制品温度的变化情况与制品最终结果的关系，冻干结束状态下得到的制品质量标准中各项目的检验结果的数据分析。

现对工艺开发转移的主要内容逐项讨论：

• 溶剂和冻结速度

①溶剂：溶剂是冻干粉针剂在制造过程中用以配制药液的水或其他溶剂。溶剂占"药液"的大部分，使用溶剂有助于提高剂量的准确度。但是，溶剂的成分影响药液冻结成冰晶的结构，并影响制品的复溶性能。

药液的过冷程度，对冻结质量（如结晶状况等）影响较大。冻干工艺必须仔细地控制药液的冻结过程，以获得尽可能理想的晶形结构。

制品溶液在冷冻过程中的过冷温度，特别容易受到配料溶剂中其他成分的影响。有机化合物（如糖、淀粉等）、无机化合物（如钠盐或钾盐等）以及一些其他赋形剂对药液的热力学特性影响很大，它决定了药液冻结所需的过冷程度，并最终影响制品的热力学性质、结晶状态和复溶性。

由此可见，溶剂中的这些其他组分对制品的结构、热力学性质的变化有特殊的影响，例如可能引起主药活性破坏、pH 的改变、复溶时间和复溶液浊度增加。因此，应充分考虑溶剂对药液的冷冻特性以及对制品理化性质的影响，并在验证试验中作为重点考察。

②冻结速度：因为待验证对象——冻干设备的制冷能力是固定的，但设备实际负荷量的大小、季节（冷热）变化、设备调整的不同状态，都可能导致压缩机制冷能力发生变化，影响制品的冻结速度，从而影响冻结质量。因此，制品在冻结阶段的冷冻速度，应通过验证试验确认。

对结晶性制品总是希望冻结速度不要太快，以使晶核较大，有利于形成大块冰晶体，使升华速度加快。但是，冻结速度太慢时结晶太大，可能造成晶核数量减少，制品结晶的均匀性差。相反，速冻能使一些分子呈无规则网状结构的高分子药物在药液中迅速定形，使包裹在其中的有机溶剂在低压条件下顺利逸出。因此，需要对冻干制品溶液的冷冻速度进行验证，以确定符合制品成型工艺要求的降温速度。

● 制品温度与干燥时间：工艺开发及转移阶段，制品在冻结干燥过程中的温度一般由直接放置于玻璃小瓶内或托盘内的温度传感器来测量，在多点全程记录仪或者控制电脑中记录反映出来。虽然能够直接测量制品温度，但制品温度是由搁板的温度变化间接控制的。因此，验证试验应确定不同冻结干燥阶段搁板温度的理论控制值与制品温度之间的相互关系，以及搁板的温度梯度的变化对制品温度的影响。还应通过验证试验确定，上述温度变化符合工艺技术的要求。

制品温度的正确控制可以优化冻干工艺的干燥过程。干燥过程中，当制品温度控制值较低时，最终产品的内在质量易于得到保证，但可能导致干燥时间较长，运行成本增高。制品温度控制值偏高或失控时，最终产品的质量指标将受到影响。因此，工艺验证的一项重要内容是验证制品温度的控制范围，确保在此范围内最终产品的质量，并通过验证试验进一步优化在干燥阶段制品温度控制的参数，从而减少干燥时间，使之符合工业化生产原则。

制品温度的试验分为以下几个方面进行。

①一次干燥阶段的制品温度：主要验证制品温度是否处于升华最快的温区。一次干燥阶段的制品温度与搁板温度对冻干结果影响的验证试验可结合在一起，同时进行。

②二次干燥阶段的制品温度和干燥终点的确定：二次干燥阶段主要验证其升高

的制品温度是否影响制品质量。若制品温度过高、持续时间过长，可导致制品的严重分解或变色。

由于在二次干燥阶段制品温度通常逐渐上升，最后等于搁板温度，如果没有精确的方法来确定温度是否满足要求，就难于确定干燥是否完全。如果制品干燥迅速，继续干燥将导致不必要的能源和时间浪费，且延长了制品处于高温区的时间，有可能会影响最终产品的质量。另一方面，如果水分排除很慢，由于时间不够长，则水分残留量将超过标准。因此，该阶段还应通过验证试验确定干燥终点的方法是否合适。

目前多采用压力升测试来分析判断冻干工艺过程的终点。试验操作方法是：在预先估计的干燥终点，切断冻干箱与真空泵间通道，观察在冻干箱内压力改变的速度。对于水蒸气，若压力的变化速度为 $\Delta H < 5Pa/3min$，则可大致判断为已达到干燥终点，这个方法还应结合制品水分残留量的分析。

压力升测试：工作原理是将冻干箱与冷凝器隔开（停止捕水），并保持搁板温度不变。此时产品中的水分会继续挥发，从而冻干箱的压力会上升。通过计算一定时间内压力上升的幅度来判断产品中的残留水分（图8-4）。

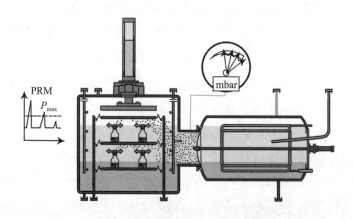

图 8-4　压力升测试工作原理示意图

当压力升测试无法通过可接受限度时，可以继续干燥过程，直至最终压力升测试结果符合可接受标准，即最终产品的水分含量符合要求。如果始终无法通过测试，则可能存在泄漏。冻干机在投入使用后由于综合性能下降，可能会导致在预设的冻干条件下产品最终的水分无法符合接受标准。而通过压力升测试来进行冻干工艺终点判断能够精确控制产品水分（冻干产品稳定性的关键指标）。在冻干的一次干燥和二次干燥结束后都可以进行压力升测试判断终点，但建议企业至少在二次干燥之后执行压力升测试判断工艺终点。压力升测试可以是自动控制，也可以是人工控制，但进行人工控制时，冻干机的操作人员一定要有丰富的操作经验，避免测试过程产品腔室压力超过产品的最大耐受压力，引起冻干饼塌陷。压力升测试见图8-5。

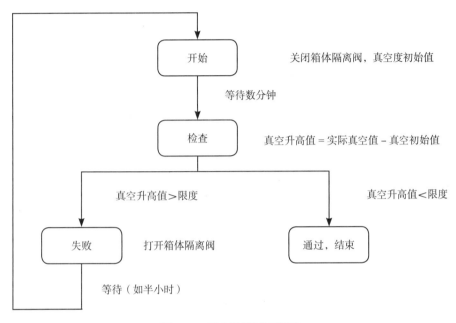

图中文字：
开始　　关闭箱体隔离阀，真空度初始值
等待数分钟
检查　　真空升高值 = 实际真空值 - 真空初始值
真空升高值>限度　　　　　　真空升高值<限度
失败　　打开箱体隔离阀　　　通过，结束
等待（如半小时）

图 8-5　压力升测试示意图

用压力升测试法可判定干燥是否到达终点，关闭冻干箱和冷凝器间的主阀较短的时间，如果冻干箱的压力升高得很少，则表示产品已经全部干燥。如果压力升高很多，则还需继续干燥。

●压力控制精度对最终产品的影响：在升华过程中，为了使热量能够顺利地从搁板传向容器底部，通常采用向干燥箱内充注气体改变压力形成对流而导热的方法，这一部分空气量对压力的变化造成的影响正好形成了对压力的控制。因此，找到既能形成恰当的热对流，又能使制品表面始终处于匀速干燥的压力状态，是一个追求的目标。适当的压力控制精度通常是由制品工艺条件决定的。一般情况下，当冰块较厚时，压力控制的要求较低，控制精度也可以低一点。而冰块较薄时，压力控制要求较高，控制精度也高一些。该项目的验证试验结论应以最终产品的外观分析和质检结果来评价。

●试生产工艺控制参数确认：制品在进行试生产时，一般均具备一个由技术开发部门制定的参考冻干控制程序。但是，由于实际生产条件、使用的设备、器具及公用工程设施等与开发部门的设计不可能完全吻合，因此需要在试生产中设计相应的试验来最终确定冻干程序。应设计足够次数的试验并抽取足量的样品进行外观检查和水分测定等，才能最终确定冻干程序的适用性和重现性。在确认中，应按照制造工艺的程序，逐项确认工艺参数的控制范围。

B. 冻干工艺应和产品特性相匹配

针对具体药品而设计的冻干优化工艺，需要收集如下信息：

- 共晶点温度。
- 干粉层的最高温度。
- 干燥工艺完成时的残留水分（考虑药品的解析附等温线）。
- 压力升测试（箱体／冷凝器）。

C. 制定冻干工艺曲线和时序

要确定下列数据：

- 预冻速度：大部分机器不能直接进行预冻速度的控制，因此只能以预冻温度和进箱时间来决定预冻的速率，要求预冻的速率快，则冻干箱先降低温度，然后才让产品进箱；要求预冻的速率慢，则产品进箱之后再让冻干箱降温。

- 预冻的最低温度：这个温度取决于产品的共晶点温度，预冻最低温度应低于该产品的共晶点温度。

- 预冻的时间：产品装量多，使用的容器底厚而不平整，不是把产品直接放在冻干箱搁板上冻干，冻干箱制冷能力差，搁板之间以及每一搁板的各部分之间温差大的机器，则要求预冻时间长些。为了使箱内每一瓶产品全部冻实，一般要求在样品的温度达到预定的最低温度之后再保持 1~2 小时。

- 冷凝器降温的时间：冷凝器要求在预冻末期，预冻尚未结束，抽真空之前开始降温。之前多久要由冷凝器机器的降温性能来决定。要求在预冻结束抽真空的时候，冷凝器的温度达到 –50℃左右。好的机器一般在抽真空之前半小时开始降温。

冷凝器的降温通常从开始之后一直持续到冻干结束为止。温度始终应在 –50℃以下。

- 抽真空时间：预冻结束就是开始抽真空的时间，要求在半小时左右真空度达到 1×10^{-1}mbar。抽真空的同时，也是冻干箱冷凝器之间的真空阀打开的时候，真空泵和真空阀门打开同样一直持续到冻干结束为止。

- 预冻结束的时间：预冻结束就是压缩机停止给搁板制冷，通常在抽真空的同时或真空抽到规定要求时停止压缩机对搁板制冷。

- 开始加热时间：一般当真空达到 0.1mbar 以后才开始加热（实际上抽真空开始

升华即已开始）。有些冻干机通过自动程序接通加热。有些冻干机是在抽真空之后半小时开始加热，这时真空度已达到 $1 \times 10^{-1} mbar$，甚至更高。

● 真空报警工作时间：由于真空度对于升华是极其重要的，因此新式的冻干机均设有真空报警装置。真空报警装置的工作时间是在加热开始之时到校正漏孔（leak standard）（用于有限空气泄漏法）使用之前，或从开始一直使用到冻干结束。

一旦升华过程中真空度下降而发生真空报警时，一方面发出报警信号，一方面自动切断搁板导热油的加热。同时还启动冻干箱的压缩机对产品进行降温，以保护产品不致发生熔化。

● 校正漏孔的工作时间：校正漏孔的目的是改进冻干箱内的热量传递，通常在第二阶段工作时使用，继续恢复高真空状态。使用时间的长短由产品的品种、装量和设定的真空度的数值所决定。

● 产品加热的最高许可温度：搁板加热的最高许可温度根据产品来决定，在升华时搁板的加热温度可以超过产品的最高许可温度，因为这时产品仍停留在低温阶段，提高搁板温度可促进升华。但冻干后期搁板温度需下降到与产品的最高许可温度相一致。由于传热的温差，搁板的温度可比产品的最高许可温度略高少许。

● 冻干的总时间：冻干的总时间是预冻时间加上一次干燥时间和二次干燥阶段工作的时间。总时间确定，冻干结束时间也确定。

总时间根据产品的品种、瓶子的品种、进箱方式、装量、机器性能等来决定，一般冻干的总时间在 18~24 小时左右，有些特殊的产品需要几天的时间。

D. 产品冻干工艺验证

冻干工艺验证中产品验证的实际意义是在特殊监控条件下的生产，它是各工艺设备及配套系统安装确认和运行确认的延续，其主要目的是在特定的生产条件下，通过实际生产的形式，系统验证设计工艺条件的可靠性和重现性。冻干粉针剂的验证通常包括下列内容：

● 冻干关键工艺参数的确认：制品在进行工艺验证前，一般已由技术开发部门通过开发与转移制定了相应的冻干控制程序和冻干参数。在工艺验证阶段，应根据风险评估制定冻干关键工艺参数，逐项确认参数的控制范围，同时对验证批的冻干曲线进行确认。

● 冻干产品关键质量属性的确认：应根据产品的特性制定产品的关键质量属性，并在工艺验证中对关键质量属性进行取样检验。产品冻干工艺验证的取样，一般对板层均匀布点取样的同时适当考虑对板层上特殊点位的取样，如：导热油进出口、中隔阀、视镜、进出料小门等。以下简单列举冻干产品的关键质量属性：

①物理性状和色泽：一般说来，最终产品的物理形状和容器中溶液冻结后的冰晶体的形状相同。药液冻结条件的差异，冻结晶核的分布、大小等因素可造成制品外观的差异，制品的色泽与药物的热稳定性和在二次干燥阶段中制品温度是否偏高，或二次干燥时间是否过长等密切相关。冻干工艺过程中机械设备或公用工程系统出现故障（例如停电、断水等）对最终产品的物理形状和色泽都有较大的影响。

此外，容器内表面化学或物理处理方法不同、真空干燥过程中压力控制精度太差等，也可能造成制品表面收缩度不一致、表层凹凸不平、制品分层、各层色泽不均匀等缺陷。

②水分：冻干产品的含水量分析验证，以考察相同的工艺条件下产品的含水量和水分均一性为目的。冻干箱内各层搁板温度不一致，造成制品升华速度快慢不一，这往往是导致最终产品含水量波动的直接原因。在验证过程中，通过对制品含水量的统计分析，确认试验采取的冻干曲线是否合适，要否需要延长干燥时间等。同时，依据验证结果调整冻干曲线以获得该制品最佳的运行条件。此项验证一般可安排在制品的扩大生产试验中进行，按事先设定的抽样计划抽样分析。

常用冻干产品含水量验证的化验分析方法有卡氏滴定法（KF法）、干燥失重称量法等。一般水溶性物质多采用KF法。该方法计量准确，且可以快速得出水分结果，在抽样试验中尤其适合。含有机溶剂的物质（如生物制品）的水分含量也可采用重量法化验分析，但此方法的精确度差。

一般冻干产品要求平均水分控制在2%以内，单个瓶样品水分也不应大于3%。

③溶液的浊度：与粉末分装制品相比较，玻璃瓶冻干粉针剂复溶得到的溶液的澄清度有时较差，这是由于在冻干过程中，在低压条件下，胶塞组分出现了某种程度的解吸附作用，并在靠近胶塞的部位及产品的表面形成雾状。产品表面吸附的挥发性胶塞组分（石蜡和硫等）可能是影响玻璃瓶冻干粉针剂复溶所得溶液的澄清度的重要原因。

④不溶性微粒：不溶性微粒的检查方法和标准可采用《中国药典》对不溶性微粒之规定，也可参考美国药典（USP）或日本药局方（JP）的有关规定施行。

⑤其他质量检验项目：除上述与冻结干燥过程联系紧密的质量要求外，还有一些质量项目需要控制，例如不溶性微粒、装量差异、pH、复溶效果、吸光度、旋光度等。制品的无菌试验、细菌内毒素试验、毒性试验、热原物质检查等均应符合规定。当药液配制过程中使用乙醇、丁醇、甲醇等有机溶剂时，还应控制制品溶剂的

残留量。

⑥冻干产品的稳定性：结合药典要求，进行成品的稳定性考察。

实例分析

实例 2：冻干工艺验证

由 XYZ 提供的冻干机安装在 000 建筑的 XY 洁净区内。用于无菌生产的冻干机，其冻干箱体的进箱开口位于 B 级背景环境下的 A 级区。设备的其余部位处在一般区的机械室内。验证方案的实例见表 8-3。

表 8-3　验证方案的实例（部分内容）

职责	负责人
验证负责人	生产经理、质量控制经理
验证经理	项目经理
验证小组	使用部门人员 QA 人员
验证实施职责	使用部门人员

（1）冻干工序关键工艺参数确认　参照工艺规程，对冻干关键工艺参数及冻干曲线进行确认。

- 设备：冻干机，XYZ 生产，编号，12345…，000 建筑。
- 预冻温度工艺参数：$-20\sim40℃$。
- 搁板温度：$-40℃$。
- 预冻时间：6 小时。
- 冷凝器温度：$-50\sim-75℃$。
- 根据具体产品而定的压力控制（干燥阶段）：$10^{-1}\sim10^{-2}mbar$。
- 升温：3℃/h（主要干燥阶段）。
- 开始最终干燥：设置压力范围至 $< 10^{-2}$，产品温度至终点温度（根据具体产品，$10\sim35℃$），维持在 4~X 小时内。
- 压力升测试：压力上升接近 0mbar。

根据企业内部 SOP 的要求进行冻干生产。

运用压力和温度控制进行冻干生产，采用多通道记录仪进行过程记录。更多有关技术的详细信息应记录在确认文件中。

每一次进料量和药品具体要求（共晶点温度、允许的残留水分、冻干粉的外观）的三个验证周期根据表 8-4 的操作顺序进行。

（2）冻干板层均一性验证　根据产品的关键质量属性，取冻干后样品进行关键质量属性如性状、水分、不溶性微粒等检验，产品冻干结束后根据取样计划，对板层进行取样，根据验证批量，本次进样板层共计 ×× 个板层，在每个板层的 × 个点取样，每个点取样 × 瓶，共计 ×× 瓶，分开单独轧盖，并做好标记。

表 8-4　操作顺序示例

操作顺序	
程序选择	自动 / 人工启动
预冻	冷却搁板（约 –40℃） 装盘 关闭系统
一次干燥	冷凝器冷却（约 –50℃） 打开真空泵 打开中隔阀 压力范围控制 搁板温度控制 搁板温度 > 0℃
二次干燥	压力范围控制 搁板温度控制，达到设置的终点温度 > 10℃至……
压力升测试	利用中隔阀关闭冷凝后箱体压力上升 单位时间内的压力升
复压	使用干燥空气通过 0.2μm 孔径的除菌过滤器进行最终复压

8.3 冻干机

背景介绍

设备用于实现完成药品的冻干工艺（lyophilization 或 freeze-drying），由于其干燥工艺在真空条件下进行，设备全称为真空冷冻干燥机，简称为冻干机（lyophilizer 或 freeze-dryer）。在生产冻干无菌制剂的过程中，冻干机是重要的工艺设备之一，其不仅要求设备能力可以确保能够实现预定冻干工艺配方，使冻干产品到达质量要求，同时，由于为了保留冻干工艺过程中产品水汽升华的通道，装有产品的西林瓶在向冻干机内装载期间和冷冻干燥过程之中，都处于半压塞状态，因此对于无菌制剂生产，冻干机的设计和功能还必须保证能够满足无菌条件的要求。

8.3.1 结构组成

冻干机以用于装载产品的冻干箱体和捕集升华水汽的冷阱为设备主体，配有制冷系统和换热介质（如硅油）循环加热系统用于温度调节，真空系统和掺气过滤器模块用于设备腔体内真空环境的创造和控制，液压系统用于实现搁板及箱阱主隔离阀运动，通过控制系统进行设备的控制和数据记录。冻干机的结构组成见图8-6。

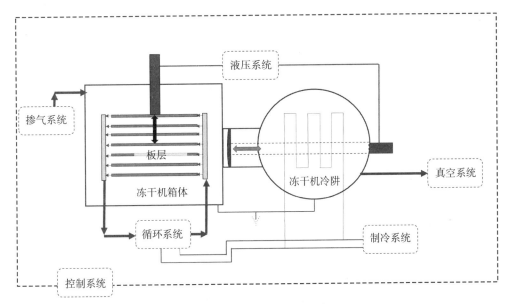

图 8-6 冻干机的结构组成

另外，冻干机还应根据需求，考虑配置在位灭菌 SIP，在位清洗 CIP，掺气过滤器、波纹管在线完整性检测的功能，以及相配套的进、出料系统。

冻干机的选择受到很多因素的影响，为了能选择满足需求的设备，首先需要明确：

● 产品的详细工艺配方信息、参数或设计空间（例如产品类别、密度、共晶点或玻璃态转换点、溶剂形式；进料、预冻、升华、压塞等阶段对应的温度、压力和时间的要求；升华水汽流量和总量）。

● 装载容器（如西林瓶）的尺寸。

● 产品的冷冻速率。

● 冷阱能达到的温度、最大捕水量或对应的捕水面积。

- 冻干机系统的泄漏率要求。

- 批次产量。

而在选择进出料方式时，应考虑：

- 单台冻干机产能、批次产量。

- 冻干机数量。

- 上游下游设备速度。

- 冻干机结构构造（例如：单侧进出料，还是冻干箱前侧进料后侧出料；冻干箱和冷阱在同层放置，还是在不同楼层放置）。

- 进、出料和屏障系统形式。

8.3.2 设备关键数据

A. 搁板总入口硅油温度

冻干时的制品温度由产品探头测量得到，但由于有线产品探头放置位置重现性低，对配有自动进料系统的冻干机，很难从进料侧插放至西林瓶内，并且产品探头对产品冻结会有直接影响，使其在实际规模化生产中很难代表整批产品工艺状态，通常不应用于实际控制，而是更多作为参考指标。

因此冻干机是基于装载搁板的总入口温度，即导热流体（如硅油）进入搁板前的温度进行控制，来实现对制品温度的间接控制。

因此对搁板入口探头测量出的性能指标要求，应根据产品冻干工艺进行评估，这会对冻干机的制冷系统（压缩机系统或液氮系统）和导热流体（低温流动性）的选型产生影响。例如以下指标：

- 搁板极限温度。

- 搁板升降温速率。

- 搁板温度控制精度。

B. 冻干箱体真空度

冻干箱箱体上的真空计，如果作为控制冻干工艺过程中的关键测量仪表应用，建议应能反应准确的箱内真空数值，箱体内水汽含量或气体成分变化应对其测量精度不产生影响。

同时，冻干机匹配的真空泵系统和冻干机腔体结构设计能保证冻干箱内的真空度在整个冻干过程中达到期望的真空维持能力，通常反映在以下指标：

- 冻干机极限真空度。
- 冻干机抽空速率。
- 冻干机真空控制精度。

8.3.3　其他性能数据

A. 冻干机搁板均匀性指标

搁板装载表面温度均匀性是决定批次内产品的冻干温度条件差异性的最重要因素之一。搁板均匀性的测量应在搁板表面多点分布测量，应尽量考虑到搁板内部的导热流体引导结构，对最差点进行评估和测量。

B. 最大捕水量

冻干产品在升华阶段的水汽，无法简单用普通真空泵来排除；需要冷阱内部的制冷金属表面（如盘管）把水汽凝结成冰霜，达到去除水汽的作用。

因此，冻干机设计的冷阱捕水量应不低于实际产品最大含水量，如存在露点温度以下条件的进料情况，还应充分考虑冷凝水等外界因素，且理论冷阱捕水量的计算应基于合理的冷阱盘管的平均凝冰厚度。

C. 系统真空泄漏率

在冻干过程中，冻干机内部有相当长的时间处于真空负压状态，因此设备需要能实现可接受的系统真空泄漏率，表明设备具有良好的密封完整性。泄漏率的制定可参考行业规范或设备厂家的合理建议指标，例如 ASME BPE 2022 中提及的 0.02mbar·L/s。系统真空漏率是冻干机性能的指标，不能完全等同于设备无菌保障能力，冻干机在使用生命周期内，如果发现冻干机无法达到制定的漏率指标，应首先对设备进行检查维护，不建议对漏率指标进行无风险评估的修改。

8.3.4　无菌过程影响因素

在非生产状态，应用于无菌制剂生产的冻干机需要考虑进行在线清洗和在线灭菌，来达到冻干箱体内、无菌工艺管路内的清洁和无菌条件。冻干机内部所有活动部件应能被正确清洗和灭菌，例如：搁板及搁板吊装机构、波纹管、主隔离阀等。

A. 冻干机的在线灭菌（SIP）

建议冻干机灭菌方法是在压力下使用不低于121℃的蒸汽。灭菌程序可参照湿热灭菌的相关内容。控制温度探头应根据设备设计情况，置于灭菌标的物的最冷点。

如果冻干机箱体为非承压结构，只能使用气体灭菌剂对冻干机进行灭菌，必须能够验证气体覆盖冻干机箱体和无菌工艺管路内部的均匀性和有效性，以及残留浓度限度。从目前应用情况看，此种灭菌式多应用于实验级、老旧设备改造等情况，在商业规模无菌冻干机上极少应用。

根据设计和使用过程中与系统污染相关的风险进行评估确定冻干机 SIP 频率。手工或没有屏障系统的进出料形式相比在密闭屏障系统内的自动进出料形式可能会带来更高的污染风险，应当考虑每批装载前进行灭菌。

B. 冻干机的在线清洗（CIP）

需要根据清洗对象（设备部件可能产生的颗粒、油脂、药物粉末等）的特性设定合理的清洗时间、水温、清洗剂。清洗水流量、水压和冻干机内部喷头的选型、数量需能保证有效的清洗覆盖率。

冻干机内的清洗覆盖率一般使用核黄素来进行验证，典型的验收标准是将核黄素溶液从所有目标区域移除，但由于冻干机内部机械结构和运动部件较多，有可能出现 CIP 水未能充分将核黄素稀释至视觉检测的极限，对此需要进行评估是否能够接受。

C. 隔离器和冻干机之间的相互影响

如果冻干机及其匹配的进出料系统与隔离器相连接，即冻干机进出料小门在隔离器内，需关注冻干机和隔离器相互之间的影响，不应存在净化、灭菌灰色区域，隔离器净化应在已验证的条件下运行。

当冻干机内部完成上述清洗和灭菌逻辑后，系统被认为处于无菌状态，一旦出现任何破坏无菌状态的事件，或超过验证的无菌状态保持时长，应重新进行清洗和灭菌，否则不应进行无菌冻干生产。

在生产阶段，灌装药液的西林瓶处于半压塞状态，从灌装机到冻干机的整个转运过程应该在 A 级条件下完成，因此冻干机匹配的进出料形式、结构设计和进出料侧冻干机箱门的开启关闭运动不应给无菌转运条件造成影响，减少或避免人员的干扰操作。接触西林瓶的转运部件（如传输带、导轨等）需保持清洁，在冻干过程中停留在冻干机内的转运部件或与产品直接接触的部件，必须在生产前进行清洗灭菌（如盘框）。

冻干周期运行过程中，需要关注环境与设备、设备内部（冻干箱体和冷阱）气流对冻干机内部的无菌影响：

● 冻干过程中的真空控制、预放气和最终放气气体须经过 0.2μm 除菌过滤器，除菌过滤器应具备独立或者和冻干机一起进行在位灭菌的功能，并且需进行完整性检测，建议考虑在线检测。

● 如果冷阱无法进行有效的清洗覆盖或无菌验证，应避免冻干过程中，气流从冷阱进入箱体。

● 在生产过程中，冻干机一旦出现真空泵故障或无电源供给，真空管路和冻干机之间的隔离阀必须能够自动关闭。

● 应关注冻干机搁板在对西林瓶压塞时是否存在粘塞现象，即被压胶塞与上方搁板发生粘连，因为此现象会对出料稳定性、容器密封完整性（CCI）产生潜在影响。

8.3.5 设备确认

冻干机的使用必须保证任何采用无菌灌装的产品在处理后达到所要求的结果：以适当的方式除去水分（除了明确允许的残留水分），且不造成微生物污染，可通过技术设计和确认来保证目标的实现。

在进行冻干机确认时，需考虑以下几个主要因素：

● 材质。
● 管路连接。
● 电子元件。
● 功能部件。
● 控制系统。
● 仪表。
● 空载性能。

对于冻干机设备的安装确认 IQ 和运行确认 OQ 的总体原则可参见本丛书《厂房设施与设备》分册中的相关内容。冻干机具有一些自身特点或影响冻干工艺的设计和功能，需要在以下设备确认中加以关注。

A. 安装确认（IQ）

● 设备布局：确认是否所有关键部件按要求安装放置、是否公共介质接口尺寸正确，设备安全标识的准确性。

- P&ID 检查：同时需确认是否按要求设备正确连接所需的公共设施。

- 电路确认：电路、通讯线路及标识正确以及电器安全检查。

- PLC I/O（输入 / 输出）测试。

- 控制电脑及控制软件验证：检查软件版本，设备、网络的初始设定和界面功能是否满足软件设计规范，控制电脑是否与 PLC 正常通讯，系统性恢复试验等。

- 排水能力确认：排水倾斜度。

- 死角的确认。

- 压力容器文件确认（适用于冻干机箱体和冷阱为压力容器的情况）。

- 搁板安装确认：平整度。

- 冻干机内表面粗糙度确认。

- 材质证明。

- 焊接控制和钝化。

- 仪表校验确认：温度、压力（量程、精确度合适）。

B. 运行确认（OQ）

功能确认：

- 冻干程序及压塞程序（手动、自动）功能测试。

- 化霜程序功能测试。

- CIP/SIP 程序功能测试。

- 掺气过滤器在线完整性测试程序的功能测试（适用于有此功能设备）。

- 过滤器在线灭菌程序的功能测试（如需单独灭菌）。

- 培养基灌装程序功能测试（适用于有此功能设备）。

- 紧急功能确认。

- 程序运行信息及报警信息的功能测试。

- 开门系统的确认。

- 不同操作模式的功能确认。

- 数据传输的确认。

- 误操作防护功能确认（有效数值范围、数据修改区域、程序不得同时运行等）。

- 密码保护确认（操作权限）。

- P&ID 屏幕显示确认。

- 报告功能确认。

- 如匹配自动进出料系统、隔离器等关联设备，需确认交互逻辑功能，搁板装载定位高度，精度等关联测试。
- 空载性能确认。
- 搁板升温降温性能：确认冻干机搁板极限温度（最高、最低）和升降温速率是否达到使用需求。
- 搁板温度均匀性测试。
- 搁板温度控制精度测试。
- 系统泄漏率测试。
- 冻干机内波纹管完整性测试。
- 冷阱降温性能：确认冻干机冷阱盘管最低温度和降温速率是否达到使用需求。
- 冷阱盘管捕水能力测试：最大装载量。
- 抽真空能力：确认抽空速率和极限真空度是否达到使用需求。
- 真空控制测试。
- CIP 覆盖率测试。
- SIP 温度和 SIP 期间的温度保持时间确认。
- 冻干机搁板定位效果。

实例分析

实例 3：某公司冻干机性能确认的要点

以某公司冻干机性能确认的要点为例：

A. 真空泄漏量

真空下的泄漏量测定中比较重要的是区别疑似泄漏量和真空泄漏量。内部产生的气体多数是吸附在搁板和冻干箱内表面的水分子。其他的还有包括橡胶类非金属材料放出的气体、热媒、冷媒、油缸的油、真空泵逆扩散的油分子、润滑剂等有机物也是考虑的对象。

（1）实际泄漏量的检测方法
- 清洁冻干机，并将其清空。
- 冷却冷凝器，将搁板维持在一定温度。通常在 40℃左右会促进放出外气。

● 如果冷凝器被冷却到 –40℃以下维持 10 分钟左右，抽空系统开始排气。

● 系统进行充分的抽空，时间建议不少于 2 小时。这段时间促进残留水分挥发或不吸附的不凝性气体的放出，减少了测量泄漏量时的错误判断。

● 在完成足够抽空时长，或压力到达预定值之后，真空泵系统关闭，但是冷凝器还应继续冷却，真空泵停机，同时关闭真空泵与冷凝器之间的阀门。

● 将搁板温度和冷凝器温度维持在一定范围内，开始测定系统的压力。

● 记录设定时间内的压力上升的情况，设定时间可根据容器腔体体积进行评估设定（如 1~2 小时）。监测仪器要通过标准仪器进行校正。

● 压力上升可能会是系统内的残留水分挥发或不吸附的不凝性气体所导致的"内部"原因致使的压力升高。系统内的抽空排气应该排除这种假泄漏，或将其持续到容易处理的程度。如果趋势是线性的话，那么这种上升可能是外部空气"真实"泄漏进冻干机内部的情况。实际上这种趋势可以被看成是两种泄漏的结合。

● 另外，真空度传感器需要能够测定全压，分析泄漏物质的种类需要使用质量分析器。查找泄漏部位需要使用氦质谱仪。

（2）泄漏量测定的实际情况，测定的频率要按照下面的内容考虑实施

①冻干时的每批次泄漏测试：按照冻干结束时该产品干燥时的泄漏测试，取得简单的测定记录。

②蒸汽灭菌结束之后的泄漏测试：因为蒸汽灭菌会给冻干箱带来很大的压力，所以要取得灭菌冷却之后的测定记录。

③定期验证时的泄漏测试：定期（如每年两次）进行验证。另外，关于①、②项的测试，如果发现有异常趋势，应迅速实施。

B. 搁板降温速率

搁板降温速率是指搁板入口温度从 20℃降到 –40℃所需要的时间。

（1）操作程序

● 进入手动模式。

● 保持搁板入口温度 20℃。

● 当搁板入口温度达到 20℃，记录时间，开始降温。

● 当搁板入口温度达到 –40℃，记录时间。

搁板降温速率记录见表 8–5。

表 8-5 搁板降温速率记录示意

测试项目	板层入口温度	当时时间
搁板入口降温时间		

（2）参考接受标准　搁板入口降温时间：20~–40℃，≤ 60 分钟。

C. 搁板升温速率

搁板升温速率是指温差除以搁板入口温度从 –40℃升到 20℃所用的时间。

（1）操作程序

- 进入手动模式。
- 保持搁板入口温度 –40℃。
- 当搁板入口温度达到 –40℃，记录时间，开始升温。
- 当搁板入口温度达到 20℃，记录达到时间。

搁板升温速率记录见表 8-6。

表 8-6 搁板升温速率记录示意

测试项目	板层入口温度	当时时间
搁板入口升温时间		

（2）参考接受标准　搁板入口升温速率：≥ 1.0℃ /min。

D. 空载性能：冷冻和加热条件下搁板温度均匀性

确认每个搁板和搁板之间的温度均匀且可控。该项测试将在空载时进行。在搁板温度设定点为 –40℃，0℃，40℃时进行控制，每个温度点维持大约 30 分钟。在过程中，冻干箱与冷凝器隔开，箱体可保持常压，如要考虑减少外界影响，也可考虑微负压进行箱门密封。

（1）操作程序　测试前，将温度探头连接到一个数据采集器并校验。根据搁板数量，建议准备每块搁板不少于 5 个温度探头，供数据采集器使用。

- 用编号识别每个温度探头。
- 准备好数据采集器。在设置面板中指明文件号和单元的名称。将在设定点保持期的打印间隔和文件记录间隔设定为 10 秒，其余为 60 秒。记录的数据包括每分钟打印间隔内的时间、温度和每个温度探头道数标签。本测试的所有设备的时钟都要同步。

- 在每块搁板上各放 5 个温度探头，测试搁板间的温度均匀性。所有的温度探头都与搁板表面有接触面，在位置图中记录温度探头的 ID 号。
- 在加载前，确认温度探头应已经被校验，并处于室温状态。
- 启动数据采集器，选择一个打印的时间间隔。
- 启动冷冻循环，在设定温度点 –40℃运行。保持搁板温度探头全部达到 –40℃后，再记录半个小时，确认搁板温度均匀性。
- 启动加热循环，在设定温度 0℃运行。保持搁板温度 0℃后，再记录半个小时，确认搁板温度均匀性。
- 启动加热循环，在设定温度 40℃运行。保持搁板温度探头全部达到 40℃后，再记录半个小时，确认搁板温度均匀性。

（2）测试后

- 在冻干机校验打印结果和数据采集器打印结果上签名，标明日期。总结报告中有打印结果和填写完整的测试表。
- 评估温度：确认温度是否在验收标准内。确认运行时所有温度探头的最高、最低温度。填写本文件中的数据总结工作表。

E. 冷凝器捕水量

确认在设计捕水量的最大工作量情况下冷凝器捕水能力符合要求。

（1）测试方法　以冷凝器额定最大工作量作为最大负载量。在各搁板上装载纯净的水。设定合理的冻干配方，进行冷冻和干燥。当冻干周期结束时，停止真空状态，让剩下的冰融化，测量搁板上剩余的水。

（2）测试结果　记录并打印整个循环过程中冷凝器温度、箱体真空状况和整个循环的搁板温度。

（3）可接受标准

- 盘中有规定要求的水升华并被捕集在冷凝器中，升华的水的重量 = 最初放进搁板上面的重量总和 – 最后搁板上面剩余水的重量总和，升华水的重量必须≥冷凝器最大捕水量。
- 干燥期间冷凝器温度始终保持在 –40℃以下。
- 干燥期间箱体真空度能维持设定值，例如不高于 30Pa。

8.3.6 设备保养及维护

需要进行定期功能检查的系统包括：搁板热媒循环系统、制冷系统、真空系统等，复压掺气过滤器、真空密封圈等宜根据运行时间、次数定期更换。实施监视、控制的温度控制器、真空、压力传感器等重要仪器，应定期校正，并保存相关记录。

由于冻干时间长，且机器是在严格条件下运行的，因此冻干过程中容易发生设备故障或停止运行。应当制定在生产现场出现异常情况时如何采取纠正措施的规程。除故障相关的内容要有正式记录外，还应对产品可能受到的影响进行评估。仅仅在冻干程序结束后对样品进行测试不足以证明样品外的产品符合标准。

对长期使用湿热蒸汽灭菌的冻干机，其内部结构将处于机械应力状态，这是由于其在操作过程中暴露在广泛的温度和压力范围内。随着时间的推移，这可能会增加泄漏风险，应强调有效的预防性维护和设备检查计划的重要性。

8.3.7 特殊产品处理考量

A. 有机溶剂

当冻干机需要处理含非水性有机溶剂时，应关注有机溶剂类型和含量是否会对设备安全和工艺条件带来潜在影响。对于可燃的有机溶剂，应考虑易燃化合物的特性，评估潜在不安全的风险，通过冻干机的软硬件设计或恰当的标准使用流程 SOP，至少确保冻干内外部时刻满足以下条件之一：

- 不存在溶剂和氧气的可燃混合物。
- 不存在点火源。

对于冰点低于冷阱捕水温度的溶剂，需根据溶剂的属性和含量，评估其汽化量在冻干过程中是否对工艺条件（如冻干机腔体内真空度）产生影响。

可根据风险评估结果和实际需求，选择冻干机是否配置溶剂捕集装置，以及独立的溶剂排放管路，溶媒捕集装置应可和冻干机一起进行在位清洗和灭菌。

B. 高活性成分

如果所被冻干的产品含有对操作人员有潜在危害的高活性成分，需进行合理的风险分析，根据产品的特性对所呈现的特定风险进行评估，考虑冻干机内潜在会被污染的表面：

- 冻干箱。
- 冷阱。
- 排水管路。
- 安全阀排放管路。
- 真空管路。

以及排放废水或气体到外部环境的方式进行评估：

- 产品装卸载过程。
- 真空排气。
- 排水管路连接。
- 安全阀排放。
- 验证口、阀门和仪表的拆装。
- 维修维护过程等。

判断是否可以通过冻干机的特定软硬件设计或标准使用流程 SOP 上降低或消除相应风险。

8.3.8 过程分析技术的应用

"设计空间"和"过程分析"是冻干工艺实现质量源于设计 QbD 理念的两个重要因素，但目前常规无菌生产型冻干机完成产品冻干工艺仅基于搁板入口温度和箱体真空度两个关键参数进行控制冻干过程，而这两个参数对产品间接测量出的数值所提供的冻干工艺过程信息相对有限，因此在不影响无菌生产条件的前提下，在冻干机上应用过程分析技术（PAT）设备，将在一定程度上有助于获得更多冻干动力学信息。

目前行业内常见的冻干过程分析技术设备可针对测量参数不同，分类如下：

（1）对产品温度进行测量

- 热电偶（TC）。
- 电阻式热探测器（RTD）。
- 温度远程询问系统，如无线产品探头，可应用于配合自动进出料系统的冻干机。
- 测压温度测量（MTM）。

（2）对升华水分含量进行测量

- 皮拉尼（pirani）探头与电容式压力计测量数值比对，利用气体热导率差异，来判断冻干箱内气体成分的变化。

● 质谱仪，通过测量质荷比和气体分压，来判断冻干箱体内气体变化的趋势。

● 可调谐激光吸收光谱仪（TDLAS），通常安装在冻干箱体与冷阱之间，用于测量通过二者之间水汽浓度，可换算为通过箱阱的质量流和水汽速度。

在应用过程分析技术设备时，应该充分了解其在不同冻干阶段的局限性，并且需要考虑其使用生命周期中如何维护校验，保证测量的准确性和可参考性，通常仅作为监测使用，不作为冻干产品关键属性的判断依据。

9 轧盖

本章主要内容：

☞ 轧盖的要求

☞ 轧盖的方法

☞ 常见的轧盖缺陷、缺陷的原因和预防措施

☞ 轧盖机的组成和技术要求

☞ 轧盖机的确认

法规要求 ···

药品生产质量管理规范（2010年修订）无菌药品附录

第十三条 无菌药品的生产操作环境可参照表格中的示例进行选择。

洁净度级别	最终灭菌产品生产操作示例
C 级背景下的局部 A 级	高污染风险[1]的产品灌装（或灌封）
C 级	1. 产品罐装（或灌封）； 2. 高污染风险[2]产品的配制和过滤； 3. 眼用制剂、无菌软膏剂、无菌混悬剂等的配制、灌装（或灌封）； 4. 直接接触药品的包装材料和器具最终清洗后的处理
D 级	1. 轧盖； 2. 灌装前物料的准备； 3. 产品配制（指浓配或采用密闭系统的配制）和过滤直接接触药品的包装材料和器具的最终清洗

注：（1）此处的高污染风险是指产品容易长菌、灌装速度慢、灌装用容器为广口瓶、容器须暴露数秒后方可密封等状况；

（2）此处的高污染风险是指产品容易长菌、配制后需等待较长时间方可灭菌或不在密闭系统中配制等状况。

洁净度级别	非最终灭菌产品的无菌生产操作示例
B 级背景下的 A 级	1. 处于未完全密封[1]状态下产品的操作和转运，如产品罐装（或灌封）、分装、压塞、轧盖[2]等； 2. 灌装前无法除菌过滤的药液或产品的配制； 3. 直接接触药品的包装材料、器具灭菌后的装配以及处于未完全密封状态下的转运和存放； 4. 无菌原料药的粉碎、过筛、混合、分装
B 级	1. 处于未完全密封[1]状态下的产品置于完全密封器内的转运； 2. 直接接触药品的包装材料、器具灭菌后处于密封器内的转运和存放
C 级	1. 灌装前可除菌过滤的药液或产品的配制； 2. 产品的过滤
D 级	直接接触药品的包装材料、器具的最终清洗、装配或包装、灭菌

注：（1）轧盖前产品视为处于未完全密封状态。

（2）根据已压塞产品的密封性、轧盖设备的设计、铝盖的特性等因素，轧盖操作可选择在 C 级或 D 级背景下的 A 级送风环境中进行。A 级送风环境应当至少符合 A 级区的静态要求。

第三十五条 轧盖会产生大量微粒，应当设置单独的轧盖区域并设置适当的抽风装置。不单独设置轧盖区域的，应当能够证明轧盖操作对产品质量没有不利影响。

第七十六条 小瓶压塞后应当尽快完成轧盖，轧盖前离开无菌操作区或房间的，应当采取适当措施防止产品受到污染。

9.1 轧盖工序

背景介绍

轧盖的目的是轧紧瓶颈处已压的胶塞，从而保证产品在长时间内的完整性和无菌性。非最终灭菌产品轧盖工艺一般流程见图 9-1。

技术要求

轧盖过程会产生大量的金属颗粒，影响洁净区环境，故轧盖区的设计应保证轧盖过程不会对"环境要求通常最高的灌装间"及灌装过程造成污染。为此宜做到以下两点，以防止微粒对产品的污染：

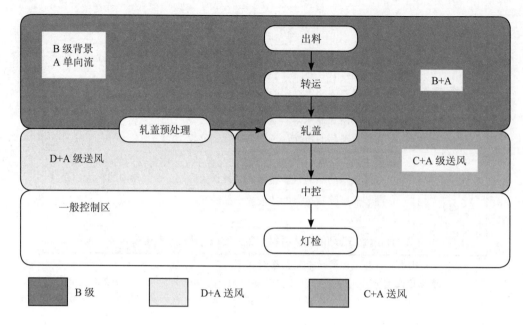

图 9-1 非最终灭菌产品轧盖工艺一般流程示例

注：轧盖的最低要求是 D+A 级送风。

中控：轧盖后产品的中控一般有扭力矩检测、密封性检测等。

对于最终灭菌产品，轧盖操作可在 D 级区进行。

● 轧盖机和灌装机通常分置于两个房间。

● 轧盖区域安装有抽风或者捕尘装置，用于对产生的颗粒的收集和处理。

可采用其他防止微粒污染风险的措施，但应通过针对轧盖机 RABS 开门、处理碎瓶/倒瓶、处理卡盖（关/开门）动态气流流型等验证证明其有效性。

在已压塞小瓶的铝盖完成轧盖以前，无菌灌装小瓶的密封系统视为处于未完全密封状态，因此，应当在压塞后尽快完成轧盖：

● 宜使用传感器或不同角度拍照的形式，检查全压塞后未轧盖产品的压塞状态，剔除不良品（如跳塞、压塞不完全、胶塞歪斜、无胶塞）。

● 未轧盖的产品，在存放、轨道输送的震动中胶塞有缓慢升高的风险，可进行密封性验证或无菌工艺模拟试验时模拟存放时间，规定产品压塞后至轧盖的时限，压塞后应尽快轧盖。

● 宜对轧盖后产品进行取样，检查产品的密封完整性，如检测铝盖的扭力矩，进行轧盖后产品的密封性检测，如压力衰减法、顶空氧检测、高压放电法、色水法等方法。轧盖后产品应防止铝盖和胶塞松脱，造成二次污染。

实施指导

当将铝盖放置在玻璃瓶上后，通常有两种不同的轧盖方法：

- 旋压卷边：自动轧盖机基本为该方式；
- 紧压力卷边：主要小型、手动轧盖设备使用该方式。

A. 最终灭菌产品（如大容量注射剂）

轧盖区应紧邻灌装区，至少设计在 D 级区内。

通常铝盖的最后清洗和包装应在洁净区进行，以保证铝盖的卫生洁净。考虑到多次清洗会增加对铝盖表面涂层的伤害，而且铝盖在使用过程中本身会产生大量微粒污染，大输液生产企业在使用前对铝盖进行清洗的意义不大。建议通过对供应商的控制保证铝盖的洁净程度，而尽可能避免对铝盖进行再次清洗。

B. 非最终灭菌产品

GMP 无菌药品附录第十三条中规定"轧盖前产品视为处于未完全密封状态"，应特别注意防止压塞后未轧盖产品受到污染。

胶塞与西林瓶的密封部位主要是西林瓶的瓶口内侧和胶塞开口上方的侧面进行匹配密封（胶塞和西林瓶是硬性密封，胶塞的塞颈直径大于西林瓶的瓶口内径尺寸）。当压塞不到位，或胶塞与西林瓶的尺寸不匹配（公差较大）或有其他缺陷时，产品的密封性就得不到保证。另外，在轧盖时，如果胶塞和铝盖产生相对位移，产品的密封性也得不到保证。在这种情况下，产品就有被微生物污染的风险。

无菌药品附录第十三条中增加了对于非最终灭菌产品轧盖的局部环境要求。轧盖操作可以使用"无菌轧盖"工艺——在 B 级背景下的 A 级中进行，也可以使用"洁净轧盖"工艺——在 C 级或 D 级背景下的 A 级送风环境中进行。压塞正确及对其完整性控制越好，对轧盖环境的依赖性就越低。

对于全压塞未轧盖产品的无菌密封性，如果西林瓶和胶塞尺寸的控制得当，压塞正确，产品已经有相当的无菌密封性。在轧盖过程中，确保轧盖在合适的环境条件下，严格按照要求操作，尽量避免人员对轧盖过程的干扰，剔除未轧盖的倒瓶，减少在 A 级区外暴露的时间，以及在轧盖前检查所有瓶子的压塞是否到位，以完全控制轧盖过程的微生物污染风险。

两种不同的轧盖工艺方式的控制要点如下。

（1）在 B 级区背景下的 A 级区，采用无菌轧盖工艺轧盖　所有操作应严格遵循无菌操作的要求，铝盖采取适当的灭菌方式进行灭菌，选用合适的干燥方式进行充分的干燥。在生产过程中，应监控灭菌柜的温度、压力、时间以及干燥温度和时间。目前企业有下述两种处理方式：

• 选用铝盖清洗灭菌机，铝盖的清洗、灭菌、干燥等步骤可一并完成，能较好满足生产的需要。

• 将铝盖装袋后使用脉动真空灭菌柜，进行灭菌干燥。

（2）在 C 级或 D 级背景下的 A 级送风环境，结合"洁净控制"生产工艺控制进行轧盖　液体产品和粉针剂的连接无菌加工区域和轧盖机的传输带、全压塞冻干瓶从冻干机至轧盖机的运输，以及轧盖机本身，都需要 A 级送风。

由于"洁净控制"并不是严格的无菌生产，需要更多的微生物污染风险控制措施，如：

• 经过验证的瓶塞错位或缺塞探测系统（如红外线高度检测、成像检测装置）。

• 应对铝盖的微生物负荷进行控制。

• 尽量避免人员对轧盖生产过程的干扰。

须特别注意的是，为了避免产品在这个阶段被污染，有多个因素都很重要，如瓶塞的组合设计、限定操作人员的进入、对操作人员良好的培训、手动干预及跟踪措施的完整程序，以及适当的环境条件等，同时应做好验证工作，例如进行密封性验证（轧盖前密封性或轧盖后密封性）。

应避免内包材尺寸质量公差缺陷引起的密封性风险，包括：

（1）选择合适的西林瓶、胶塞及铝盖组成产品的密封系统。应该认识到，铝盖只是起到固定胶塞的作用，真正产品的密封性是由西林瓶和胶塞决定的。在产品的密封系统确定以后，应进行定位器-密封件的完整性验证。西林瓶、胶塞、铝盖的材质、规格或供应商变更时，应评估是否需要重新进行容器密封系统的验证。

（2）企业对购入的西林瓶和胶塞应按质量标准严格控制，尤其要对西林瓶和胶塞的尺寸偏差以及胶塞与容器间的密合性进行检查，保证西林瓶和胶塞的规格尺寸具有良好的匹配度，确保产品的密封性。

（3）企业还有必要在日常生产中，对产品进行抽检，检查铝盖是否存在松动现象，避免出现影响密封完整性的不利因素。

9.2 轧盖的环境要求

实施指导

A. "A 级区" 和 "A 级送风环境"

（1）"A 级区" GMP 无菌药品附录中对 A 级区的规定见表 9–1、表 9–2。

表 9–1 A 级区空气悬浮粒子的标准规定

洁净度级别	悬浮粒子最大允许数 / 立方米			
	静态		动态	
	$\geq 0.5\mu m$	$\geq 5.0\mu m$	$\geq 0.5\mu m$	$\geq 5.0\mu m$
A 级	3520	20	3520	20

表 9–2 A 级区微生物监测的动态标准

洁净度级别	浮游菌 cfu/m³	沉降菌（φ90mm）cfu/4 小时	表面微生物	
			接触（φ55mm）cfu/碟	5 指手套 cfu/手套
A 级	< 1	< 1	< 1	< 1

（2）"A 级送风环境" "A 级送风" 特定用来描述一种经高效空气过滤器（HEPA）过滤的送风，在送风区域进行检测时，符合 A 级区悬浮粒子的要求（静态）。

"A 级送风环境" 可按下列要求进行确认和监测。

①确认要求：

● 确认仅是静态要求。静态是指送风打开，设备处于运行状态，且无操作人员干预的状态。对于轧盖机，当 A 级送风打开，轧盖机处于操作中（送入小瓶和瓶盖不是必需的），并且没有操作人员的干扰应达到静态要求。对于有些产品的输送隧道，A 级送风打开，传送带启动，并且没有操作者的干扰应达到静态要求。

● 应检测悬浮粒子，并符合 A 级要求。

● 应进行烟雾试验，不要求有单向流，但应证明对瓶子的有效保护，并证明没有房间的空气卷入 / 混入需有效保护的空间。

● 应有气流速度的限度标准并说明理由。请注意，由于轧盖的风险与产品暴露灌装所受污染的风险有所不同，不强求"A级送风"的风速与A级区相同。

②监测要求：

● 企业应通过风险评估，规定悬浮粒子和微生物的监测要求。

● 不需要对该区域的悬浮粒子进行连续监测。

B. 轧盖对环境的要求

对于冻干产品及所有的无菌灌装产品，灌装和轧盖工序在以下几个方面非常重要：在全压塞之前，半压塞的冻干产品应当始终处于A级条件下。

在全压塞之后，小瓶的轧盖可以采用经灭菌的盖以无菌操作形式完成，也可在无菌区之外以洁净的方式完成。在后一种情况下，小瓶应当在A级条件保护下，直到离开无菌操作区域，此后，压塞的瓶子应当在A级送风的保护下，直至完成轧盖操作。

对冻干产品而言，产品自灌装机到冻干机必须在B级背景的A级条件（如单向流空气移动装置）下进行，传送到轧盖设备的过程应该在A级条件下。对液体和无菌粉末产品而言，传送到轧盖设备的过程应该在A级条件下。对所有非最终灭菌产品而言，轧盖应当至少在A级条件下。当轧盖工序在无菌区时，铝盖必须经过灭菌。

对轧盖过程而言，人员数量和动作的限制和屏障技术的使用有助于环境符合要求，并减少人员的直接影响。

9.3 轧盖机

背景介绍

轧盖机是对已压胶塞的产品瓶用铝盖进行轧紧密封的设备，从而保证产品在长时间内的完整性和无菌性。轧盖机由供瓶部件、连续式输瓶传动部件、振荡加盖器、轧盖刀、电器控制系统等部件组成。在轧盖机中自动完成理瓶、进瓶、加盖、卷边、出瓶，完成轧盖工序。

轧盖机铝盖收边成形的方式通常为单刀或三刀滚压式。提供压盖压力的方式有弹簧或气压式。根据轧盖速度可设置数量若干的轧盖头。

目前较广泛使用的为机械式轧盖机。机械式轧盖机工作原理为：当瓶子进入轧盖工位，轧盖转盘带着瓶子进行公转，轧盖头也与转盘同步公转，并且轧盖头向下运行，轧盖头压紧瓶盖，撑开杠杆，使轧盖臂回缩轧盖，轧盖刀在齿轮的作用下做旋转动作，轧盖刀边缘对瓶盖下部滚压，使铝盖下端向内收缩，完成轧盖封口，轧盖完成后将瓶子输送至出瓶转盘。其中轧盖刀总成轴、铝盖压头等部件加压在铝盖、胶塞及瓶子上；轧盖刀、轧刀座、轧盖臂、滚子等部件作用在铝盖。轧盖刀总成轴的压力、轧盖刀与瓶子的贴合度、高度、刀具的磨损情况等，均影响轧盖封边效果。

📋 技术要求

A. 轧盖机的技术要求

● 供瓶部件、输瓶传动部件等与产品直接接触表面不应在运转中有颗粒脱落，不对瓶子有损伤，并应易清洁。高速进瓶应稳定流畅。

● 轧盖机轧盖无尖峰冲击，封口平顺完好，无伤瓶，无松盖现象。

● 在轧盖过程中有颗粒脱落时不应对药品产生污染，并应易清洁。应安装负压抽风捕尘装置，采集轧盖时产生的铝屑。捕尘装置建议安装在洁净室外，捕尘装置与捕尘口的连接管道应设置止回阀或具有连锁功能的阀门。如不可避免，捕尘装置应易清洁，其排风或者气流不对洁净区的洁净度及气流形态造成影响。

● 轧盖速度快、可靠、稳定。输送线应尽量减少爬坡设计，避免瓶子在输送线上长时间停留。非最终灭菌产品瓶子在输送过程中应设有倒瓶自动剔废功能。

● 轧盖前产品缺塞或翘塞现象的监测。可配置视觉监测功能，剔除胶塞或轧盖不合格产品。

● 加盖平稳可靠。振动盘内轨道具备反盖剔除功能。具有自动剔除缺塞、翘塞瓶子或未加盖瓶子的功能。加料斗、振动盘、传送装置等与盖子直接接触部件通常为316L不锈钢。非最终灭菌产品加料斗、振动盘、传送装置应满焊，与盖子直接接触表面经抛光处理，粗糙度 $R \leq 0.4\mu m$，光滑无死角，结构便于拆卸易于清洁灭菌。

● 具有剔废数量计数功能。

● 具有无瓶不加盖、无盖不轧盖、过载保护等多种安全保护功能。

● 非最终灭菌产品工作台面的材质和布局对A级区或者A级送风区环境的洁净度及气流方向没有影响。

● 在B级区背景下的A级区，采用无菌轧盖工艺轧盖时，轧盖前的进瓶传送轨道应被A级层流覆盖，在A级层流覆盖下完成添加盖子操作。可安装在线风速监测，超出上下限范围应有报警功能。

● 在 C 级或 D 级背景下的 A 级送风环境，结合"洁净控制"生产工艺控制进行轧盖时，轧盖前的进瓶传送轨道应被 A 级送风环境覆盖。可安装在线风速监测，超出上下限范围应有报警功能。

● 可采用可编程序控制、触摸屏面板操作的电器控制部件。控制系统具有设备运行过程中的生产信息、配方管理、报警信息、日志信息记录及权限管理等功能。

● 可采用变频调速控制、触摸屏面板操作的电器控制部件。

● 相关生产参数（如轧盖速度、产量、剔废数量等）建议可以记录、打印。轧盖压盖采用气压式的轧盖机时，生产参数应包括压盖压力。

● 可以根据实际设备考虑需要关注的关键数据，如主机速度、进瓶网带速度、振动盘速度、轧盖压力等。

● 轧盖机所使用的润滑油应至少符合食品级要求。非最终灭菌产品根据产品特性及风险评估选用合适等级的润滑油，风险较高的应选用卫生级润滑油。

B. 轧盖机的确认

（1）用户需求标准（user requirement specification，URS）

● 工艺需求：如爆瓶率、自动挂盖成功率、剔废成功率、轧盖缺陷率、运行速度等，运行时不得产生微粒，动态洁净度符合洁净区设计要求。

● 功能约束：如配置轧盖铝屑处理装置，防止铝屑污染洁净区；结构设计合理；触摸屏控制及显示要求（可显示运行状态、运行速度和轧盖数量、报警等功能，列出报警类别）；能实现入口缺瓶、出口堆瓶、缺盖的监测并自动停机，恢复时自动运行或者人工干预后自动运行；能实现缺塞或翘塞监测、自动剔除或自动停机；控制系统分级管理要求。

● 设计约束：如轧盖刀结构要求；送瓶转盘、输送转动部件及润滑油的材质要求；设备可拆卸易于清洁消毒要求；电气部分防尘、防水、散热、易于清洁等要求。

● 供应商需求及文件：如安装、调试及维护服务；备件清单；提供设备相关技术文件（材料手册；PID 图、控制电路图、布置图、机械图纸、电气接线图、气路图、装配图纸；设备装配图纸和配件型号及清单；操作手册等）。

（2）安装确认（IQ）

● 依据轧盖机安装图的设计要求，检查轧盖机的安装位置和空间能否满足生产和方便维修的需要。

● 依据轧盖机安装图要求，检查外接公共部分是否符合匹配和满足要求。

- 依据轧盖机的技术要求，检查外接电源。
- 依据轧盖机的技术要求，检查主要零件的材质。
- 依据轧盖机机器的外观及图纸，检查机器的完整性和其他问题。
- 依据轧盖机的技术要求进行仪器仪表校准确认。
- 供应商提供的设备操作、维护、验证资料确认。

（3）运行确认（OQ）

- 设备运转确认，包括轧盖速度确认、进出瓶及自动挂盖成功率、进出瓶及轧盖过程爆瓶率、剔废成功率、轧盖缺陷率等。
  - 设备控制确认
    - 控制系统测试：触摸屏各功能触点的动作反应灵敏，对应功能正常。具有完整的电控系统，满足整线自动控制及操作，包括电控柜、主开关、急停开关、PLC控制器，安全装置设置可靠，整机运行操作方便。

      控制系统分级管理及权限测试。确认不同级别用户的登录以及其权限与系统硬件及软件详细设计说明相一致。

      人机界面应可操控。人机界面适于参数配置，工艺数值和报警显示。
    - 输入和输出信号及状态确认：能完成设计预定的功能。
    - 报警及剔废功能确认：关键故障状态，设备都能报警并自动停机。缺塞或翘塞的产品能自动剔除或自动停机。报警剔废功能应进行挑战测试。
    - 软件备份确认：确认控制系统安装的软件版本为最终验收的版本，并且该版本软件已经得到备份并妥善保存。
- 设备安全性能确认，如机械防护，防护门互锁功能；急停功能；在突然断电后恢复送电的情况下，设备必须只能在操作人员的操作下才能重新启动等。
- 设备各项技术指标确认。
- 检查并确认空瓶轧盖速度满足生产要求和设计指标。
- 铝盖振荡器能定向送盖，如自动送盖、挂盖成功率，挂盖异常报警停机功能确认。报警停机功能应进行挑战测试。
- 空载噪声。
- 传动系统运转平稳。
- 试运行前控制屏幕上无错误信号。
- 轧盖后产品的密封完整性测试。测试方法参见本分册无菌制剂部分"11.1 包装系统密封性验证及检查"、《化学药品注射剂包装系统密封性研究技术指南（试行）》。
- 轧盖机以上运行确认完成后，对洁净区进行清洁消毒，并进行静态确认，应符合洁净区环境设计要求。轧盖机运行期间进行动态确认，洁净区环境应满足设计要求。如非最终灭菌产品 A 级区或者 A 级送风区动态环境的确认，应包括工作面风速、层流的气流模型确认。最终灭菌产品 C 级或 D 级区动态环境的确认。

（4）性能确认（PQ）

①设备在负载运行的实际生产能力

● 确认目的：检查并确认轧盖能力满足生产要求和设计指标。依据轧盖机操作手册，对设备在负载运行下的实际生产能力进行检查，并做出评价。

● 确认标准：实际轧盖生产能力。

②设备在负载运行下的控制准确性

● 确认目的：检查并确认机器中铝盖定向失误率、自动加盖成功率和工作时挤瓶破损率满足生产要求和设计指标。

● 确认标准：铝盖定向失误率，自动加盖成功率、挤瓶破损率。

③轧盖成品合格率

④密封完整性测试

⑤设备在负载运行下的安全性

⑥轧盖头压力确认。经验证确认合适的轧盖压力范围，轧盖压盖采用气压式，轧盖压力应明确上下限要求；轧盖压盖采用弹簧式，可通过调整轧盖刀总成轴的高度确认作用于铝盖、胶塞、瓶子的压力，轧盖刀总成轴高度应明确上下限要求。

实例分析

实例：常见的轧盖缺陷、缺陷产生的原因和预防

常见的轧盖缺陷、缺陷产生的原因和预防见表 9-3。

表 9-3　常见的轧盖缺陷、缺陷产生的原因和预防

轧盖缺陷	缺陷产生的原因	预防措施
轧盖不完全，不够紧	边太短，压紧铝盖的压力太大，铝盖材质偏软	增强柱塞的压力，选择合适高度及材质的铝盖
铝盖卷边头变形	压力过大，造成过度卷边	降低柱塞压力，检查卷边头的滚压位置
胶塞开裂	压力过大，轧盖头下压造成胶塞冠部与瓶口接触位置开裂	经过验证确认与胶塞、铝盖匹配的压力

续表

轧盖缺陷	缺陷产生的原因	预防措施
铝盖卷边破损	轧盖刀高度调整不当，铝盖材质偏软延展性太大，铝盖高度偏大，压紧铝盖的压力太大	轧盖刀调整至合适的高度，选择合适高度及材质的铝盖，调整合适的柱塞压力
轧盖后产品瓶颈割损	轧盖刀径向太紧，刀具在运行过程过于贴紧瓶颈转动 轧盖刀刀口过薄	调整轧盖刀径向贴合度 选择合适厚度的轧盖刀
轧盖皱边	轧盖刀具表面有磨损或者调整不到位	定期检查刀具的磨损情况，必要时更换刀具，调整刀具至合适位置
铝盖有部分包边不到位	自转故障	检查自转情况

10 灭菌方法

本章主要内容：

☞ 灭菌方法的种类及选择

☞ 灭菌程序的开发

☞ 灭菌方法的确认与验证

☞ 灭菌系统的日常维护

10.1 灭菌概述

背景介绍

灭菌（sterilization）系指用适当的物理或化学手段将物品中活的微生物杀灭或除去的工艺或过程。无菌物品是指物品中不含任何活的微生物，但对于任何一批无菌物品而言，绝对无菌既无法保证也无法用试验来证实。一批物品的无菌特性只能通过物品中活微生物的概率来表述，即非无菌概率（probability of a nonsterile unit，PNSU）或无菌保证水平（sterility assurance level，SAL）。已灭菌物品达到的非无菌概率可通过验证确定。

灭菌不仅要实现杀灭或除去所有微生物繁殖体和芽孢，最大限度地提高药物制剂的安全性，同时也必须保证制剂的稳定性及其临床疗效，因此选择适宜的灭菌方法对保证产品质量具有重要意义。

灭菌方法可分为两大类：物理灭菌法、化学灭菌法。物理灭菌法是利用蛋白质与核酸具有遇热、遇射线不稳定的特性，采用加热、射线和过滤方法，杀灭或除去微生物，包括干热灭菌、湿热灭菌、除菌过滤和辐射灭菌法等。化学灭菌法系指用灭菌剂直接作用于微生物而将其杀灭的方法。灭菌剂可分为气体灭菌剂和液体灭菌剂，例如本章介绍的环氧乙烷属于气体灭菌剂的一类。

实施指导

灭菌方法的选择受灭菌对象的稳定性、使用目的和具体条件等限制，可以选择不同的方法。例如，玻璃容器一般使用干热灭菌处理；衣物、橡胶制品等多使用湿热灭菌处理；模拟分装用乳糖等粉剂则可以选择辐射灭菌处理；氯化钠注射液由于耐热，一般采用湿热灭菌工艺处理；生物制品由于不耐热，一般采用除菌过滤工艺处理。

制剂产品为达到无菌所采用的生产工艺通常根据产品特性进行选择。无菌产品应首选灌装到最终容器内后进行最终灭菌，如果因产品处方对热不稳定不能进行最终灭菌时，则应考虑除菌过滤和（或）无菌生产。对于非法规规定的用于最终灭菌工艺的灭菌方法，如果无菌保证水平可达到官方认可的灭菌方法，则该方法经过验证后，可以作为替代的灭菌方法。

为了保证无菌产品的质量和安全，确保灭菌程序能够达到规定的无菌保证水平，灭菌方法的选择可以参考国家药品监督管理局药品审评中心发布的指导原则或欧盟的灭菌方法选择决策树，选择最佳的灭菌方法，同时控制灭菌前微生物污染水平。

无菌药品的生产企业，首先应根据特定的处方选择最佳的灭菌工艺，然后再选择包装材料，使用热不稳定的包装材料不能作为选择无菌工艺的理由。某些特定产品的包装材料的选择还必须考虑灭菌方法以外的其他因素，如容器类型、给药途径和病人受益等。比如容器类型不能进行最终灭菌（如某些眼用产品），此类产品可以采用经过验证的无菌工艺生产，但药品生产企业仍有责任不断寻找可接受的替代容器，使得产品可以采用最终灭菌的方法。

图 10-1 为溶液剂型产品的灭菌工艺选择的决策树，可以作为无菌药品生产企业在进行灭菌方法选择时的辅助参考工具。

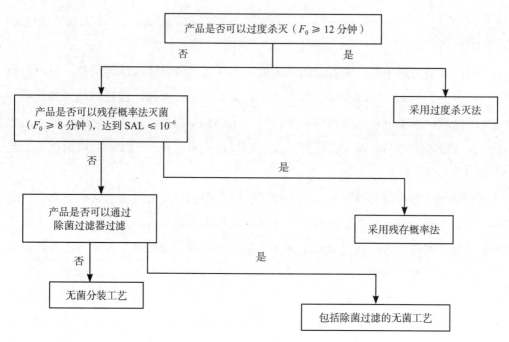

图 10-1　溶液剂型产品灭菌方法选择决策树

来源：国家药品监督管理局药品审评中心《化学药品注射剂灭菌和无菌工艺研究及验证指导原则（试行）》

10.2　湿热灭菌

法规要求

药品生产质量管理规范（2010 年修订）无菌药品附录

　　第六十一条　无菌药品应当尽可能采用加热方式进行最终灭菌，最终灭菌产品中的微生物存活概率（即无菌保证水平，SAL）不得高于 10^{-6}。采用湿热灭菌方法进行最终灭菌的，通常标准灭菌时间 F_0 值应当大于 8 分钟，流通蒸汽处理不属于最终灭菌。

　　对热不稳定的产品，可采用无菌生产操作或过滤除菌的替代方法。

　　第六十三条　任何灭菌工艺在投入使用前，必须采用物理检测手段和生物指示剂，验证其对产品或物品的适用性及所有部位达到了灭菌效果。

　　第六十四条　应当定期对灭菌工艺的有效性进行再验证（每年至少一次）。设备重大变更后，须进行再验证。应当保存再验证记录。

第六十六条　应当通过验证确认灭菌设备腔室内待灭菌产品和物品的装载方式。

第七十条　热力灭菌通常有湿热灭菌和干热灭菌，应当符合以下要求：

（一）在验证和生产过程中，用于监测或记录的温度探头与用于控制的温度探头应当分别设置，设置的位置应当通过验证确定。每次灭菌均应记录灭菌过程的时间－温度曲线。

采用自控和监测系统的，应当经过验证，保证符合关键工艺的要求。自控和监测系统应当能够记录系统以及工艺运行过程中出现的故障，并有操作人员监控。应当定期将独立的温度显示器的读数与灭菌过程中记录获得的图谱进行对照。

（二）可使用化学或生物指示剂监控灭菌工艺，但不得替代物理测试。

（三）应当监测每种装载方式所需升温时间，且从所有被灭菌产品或物品达到设定的灭菌温度后开始计算灭菌时间。

（四）应当有措施防止已灭菌产品或物品在冷却过程中被污染。除非能证明生产过程中可剔除任何渗漏的产品或物品，任何与产品或物品相接触的冷却用介质（液体或气体）应当经过灭菌或除菌处理。

第七十一条　湿热灭菌应当符合以下要求：

（一）湿热灭菌工艺监测的参数应当包括灭菌时间、温度或压力。

腔室底部装有排水口的灭菌柜，必要时应当测定并记录该点在灭菌全过程中的温度数据。灭菌工艺中包括抽真空操作的，应当定期对腔室作检漏测试。

（二）除已密封的产品外，被灭菌物品应当用合适的材料适当包扎，所用材料及包扎方式应当有利于空气排放、蒸汽穿透并在灭菌后能防止污染。在规定的温度和时间内，被灭菌物品所有部位均应与灭菌介质充分接触。

10.2.1　湿热灭菌概述

背景介绍

湿热灭菌法系指物质在灭菌器内利用高压蒸汽或其他热力灭菌手段杀灭微生物，具有穿透力强、传导快、灭菌能力更强的特点，为热力灭菌中最有效及用途最广的方法之一。药品、玻璃器械、培养基、无菌衣、胶塞以及其他遇高温与湿热不发生变化或损坏的物质均可选用。

由于蒸汽湿热灭菌本身具备无残留、不污染环境、不破坏产品表面、容易控制和重现性好等优点，被广泛应用于最终灭菌药品（尤其是注射剂）的灭菌过程中。目前《中国药典》、USP、EP、各国 GMP 规范等均收录该方法，企业还可以参考国家药品监督管理局药品审评中心发布的《化学药品注射剂灭菌和无菌工艺研究及验证指导原则（试行）》，ISO 17665-1《保健产品的灭菌 湿热 第 1 部分：医疗器械消毒过程的制定、确认和常规控制的要求》，美国注射剂协会（PDA）发布的技术报告 TR01《湿热灭菌工艺验证：周期设计，开发，验证和持续控制》，TR48《湿热灭菌系统：设计、调试、运行、确认和维护》，EN285《灭菌 - 蒸汽灭菌器 - 大型灭菌器》等。

以下主要介绍湿热灭菌工艺在产品灭菌中的应用，同时为湿热灭菌工艺开发及验证提供一些方法指南。

实施指导

A. 湿热灭菌原理

湿热灭菌的原理是使微生物的蛋白质及核酸变性导致其死亡。这种变性首先是分子中的氢键分裂，当氢键断裂时，蛋白质及核酸内部结构被破坏，进而丧失了原有功能。蛋白质及核酸的这种变性可以是可逆的，也可以是不可逆的。虽然微生物功能性结构被破坏，若氢键破裂的数量未达到微生物死亡的临界值，则其分子很可能恢复到原有的形式，微生物就没有被杀死。为使蛋白质有效地变性，如采用高压蒸汽灭菌时，就需要蒸汽有足够的温度和持续时间，这对灭菌效果十分重要。高温饱和蒸汽可迅速使蛋白质变性，在规定操作条件下，蛋白质发生变性的过程即微生物死亡的过程，是可预见和重复的。

微生物的灭活符合一级动力学方程，在恒定的热力灭菌条件下，同一种微生物死亡遵循一级动力学规则。即在给定的时间下被灭活的微生物与仍然存活数成正比。微生物死亡速率是微生物的耐热参数 D 和杀灭时间的函数，它与灭菌程序中微生物的数量无关。

$$\lg N_{\mathrm{t}} = \lg N_0 - F_{(\mathrm{T, Z})} / D_{\mathrm{T}}$$

式中，N_t 指 t 分钟后微生物计数值；N_0 指初始微生物计数值；D_T 指在 T 温度下的微生物降低一个对数单位所需要的时间，分钟；$F_{(T, z)}$ 指灭菌程序在确定温度系数 Z 的 T 温度的等效灭菌时间。

B. 湿热灭菌的影响因素

（1）灭菌物中微生物的种类和数量　不同的微生物耐热性相差很大，微生物处于不同发育阶段，所需灭菌的温度与时间也不相同。根据一级动力学反应规律，最初微生物数量越少，微生物的耐热性越差，所需要的灭菌时间越短。

（2）灭菌溶液的 pH　微生物的存活能力因介质的酸碱度差别而不同。一般微生物在中性溶液中耐热性最大，在碱性溶液中次之，酸性最不利于微生物的生长发育，如 pH 为 6~8 时不易杀灭，pH 小于 6 时，微生物容易被杀灭。

（3）灭菌物的性质　溶液中若含有营养性物质如糖类、氨基酸等，会对微生物有营养保护作用，并增强其耐热性。

（4）蒸汽的饱和度　饱和蒸汽的穿透性比过热蒸汽、干热空气的穿透性强很多，而蒸汽冷凝时会释放大量的潜热（2.27kJ/g）传递给被灭菌物，使微生物被杀灭，因此应尽可能使用饱和蒸汽进行灭菌，但对于液体装载，通常需要加入压缩空气加压，以保护产品。

C. 常用参数

为了评价不同灭菌工艺或者某一灭菌过程中温度波动等对灭菌效果的影响，业界通常使用灭菌率和标准灭菌时间的概念。

（1）Z 值　指某种微生物 D 值变化一个对数单位所需要升高或下降的温度数，也称灭菌温度系数，常规灭菌程序设计和评估中 Z 取 10℃。

（2）灭菌率（L）　指某一温度 T（℃）下灭菌 1 分钟所获取的标准灭菌时间（参比温度 Tref 下的灭菌时间）。

$$L_{(Tref, z)} = 10^{(T-Tref)/z}$$

式中，Tref 指参比温度。

例如：在 $Z = 10℃$ 的指示系统，温度 120℃灭菌 1 分钟，计算灭菌率 $L = 0.79$，意味着相当于 121℃下灭菌 0.79 分钟。

（3）物理杀灭力（F_T）　指在给定的 Z 值下，灭菌程序在参照温度为 T（℃）时计算出来等效灭菌时间。

F 值是整个灭菌程序中灭菌率的积分值。这个积分值是通过对梯形模式的数字累计而得，具体可以参考 PDA TR01 技术报告：

$$F_{Tref}=d\left(\sum L\right)$$

式中，d 为每次温度读数之间的间隔时间，L 为经计算的各个温度下的灭菌率。

（4）F_0 值　F_0 指湿热灭菌程序赋予被灭菌物在 121℃ 下的等效灭菌时间，计算时 Z 值取 10℃。通常用于不同灭菌程序灭菌能力的评价。

$$F_0 = \Delta t\Sigma10^{(T-121)/10}$$

（5）无菌保证水平（SAL）　指灭菌后一个被灭菌品中（或上）单个活菌存在的概率，通常指一项灭菌工艺赋予产品无菌保证的程度，用产品中非无菌品的概率表示，如 SAL $= 10^{-6}$，含义为 10^6 灭菌产品中存在活菌的产品不超过 1 个。

说明：SAL 取的量值通常为 10^{-6} 或 10^{-3}。用这个量值来评价无菌保证时，10^{-6} 比 10^{-3} 的无菌保证水平要好得多。

（6）非无菌概率（PNSU）　指无菌产品灭菌后非无菌产品出现概率的比例，一般灭菌工艺的预期设计终点是非无菌单元出现的概率≤百万分之一，即 PNSU $\leq 10^{-6}$ 或更优。

（7）物理杀灭时间 $F_{Physical}$（以下简写为 F_{phy}）和生物杀灭时间 $F_{Biological}$（以下简写为 F_{BIO}）

F_{phy} 值是描述致死率的值，系指以灭菌程序的物理参数计算的物理杀灭时间，是以灭菌工艺中的物理参数为基础的，等同"（3）物理杀灭力（F_T）"。F_{phy} 值是灭菌率（L）在时间上的累积，灭菌率以相关温度和 Z 值通过以下公式计算得到：

$$L=10^{\frac{T-T_b}{Z}}$$

F_{BIO} 系指灭菌程序的生物杀灭时间，它是生物指示剂挑战试验系统中微生物实际杀灭效果的量度，是通过实际杀灭的微生物或在生物指示剂挑战试验中测得。F_{BIO} 值是 D 值与灭菌工艺中微生物或生物指示剂实际的对数减少量计算得到：

$$F_{BIO} = D\times\left(\lg N_0-\lg N_F\right)$$

式中，N_F 指为了达到必要的非无菌单元的概率 PNSU，$N_F = 10^{-6}$。

对于一个灭菌程序而言，当一个生物指示剂的物理杀灭时间和生物杀灭时间可测量时，在同一位置测得的物理的标准灭菌时间和生物杀灭时间应该是等效的。灭菌程序确认的生物指示剂的灭活要求是生物指示剂呈阴性结果，通常要求物理的标准灭菌时间 F_{phy} 比较大，如果实际的灭菌时间明显低于所需物理标准灭菌时间 F_{phy}，灭菌效果将无法得到保证。

D. 湿热灭菌程序

常见湿热灭菌程序包括脉动真空灭菌程序（或称预真空灭菌程序）、混合蒸汽 - 空气灭菌程序和过热水灭菌程序等，同时也包括无菌生产设备和管道的在线灭菌（SIP）。对于大型蒸汽灭菌器而言，对于产品和物料的灭菌，灭菌温度波动范围应满足灭菌工艺的要求以及产品和物料的稳定性要求，对于设备和器具的灭菌，灭菌温度波动范围应满足设备和器具的灭菌需求以及避免对物品的破坏，对于废弃物的灭活仅需要考虑灭活的效果确认。

（1）脉动真空灭菌程序　该程序属于饱和蒸汽灭菌的一种方式，是在灭菌阶段开始之前通过真空泵或其他系统将空气从腔室中移除，然后通入饱和蒸汽进行灭菌。脉动真空灭菌程序常用于对空气难以去除的多孔 / 坚硬物品进行灭菌，尤其适用于可以包藏或夹带空气的装载物，比如软管、过滤器和灌装机部件。

脉动真空灭菌器通常由灭菌腔体、密封门、控制系统、管路系统等组成，并连接压缩空气、蒸汽 / 纯蒸汽、真空泵等。目前部分设计已采用正压保护（始终保持灭菌器正压）、呼吸器、门密封垫加压工艺，更大程度上保证灭菌物品的安全，见图10-2 脉动真空灭菌器示意图。

此类灭菌器设有真空系统和空气过滤系统，灭菌程序由计算机控制完成，腔体内冷空气排除比较彻底，具有灭菌周期短、效率高等特点，见图 10-3 脉动真空灭菌温度压力曲线示例。

（2）混合蒸汽 - 空气（SAM）灭菌程序　当蒸汽进入灭菌柜时，风机将蒸汽和灭菌器内的空气混合并循环，将产品和空气同时灭菌。与饱和蒸汽灭菌相比，它的热传递速率较低。

该型灭菌器配有灭菌腔体、离心风机、热交换器、隔板，并连接压缩空气、蒸汽 / 纯蒸汽、真空泵等，见图 10-4 混合蒸汽 - 空气灭菌器示意图。

该灭菌程序通常采用风扇来使蒸汽 - 空气混合物循环。图 10-5 表示这个灭菌程序的示例。容器内部压力和温度随容器种类、装量、顶部空间的大小和腔室温度而不同。

蒸汽 - 空气混合物灭菌程序在灭菌后，可以使用多种方法来冷却产品。最常用的方法是向灭菌器夹套或盘管上通冷却水，保持空气循环冷却。有些蒸汽 - 空气灭菌器通过在产品上方喷淋冷却水降温。

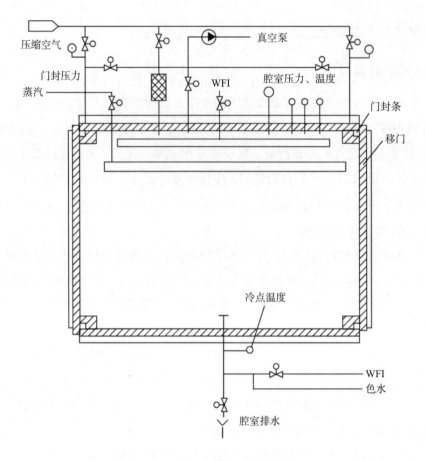

图 10-2　脉动真空灭菌器示意图

冷点温度是指相对的冷点温度，WFI 是指注射水，色水为真空检漏用

（3）过热水灭菌程序　此类灭菌程序在灭菌时，产品被固定在托盘上，灭菌用水开始进入灭菌腔体，通过换热器循环加热、蒸汽直接加热等方式对灭菌用水加热、喷淋灭菌。灭菌结束后灭菌器可以对灭菌用水进行回收。部分工艺可以通入无菌空气、加热循环、除水等工艺对产品进行干燥。工艺流程和工艺参数曲线示例见图10-6 和图 10-7。

过热水灭菌程序使用空气加压，保持产品的安全所需要的压力，通常适用于瓶装或袋装液体制剂的灭菌。

该类灭菌器配置热交换单元、循环泵等，部分设备还配置有独立贮罐、旋转式灭菌器还设计有旋转装置，配置干燥功能的设备还设计有循环风机、除水器等。

过热水灭菌程序使用的灭菌介质至少是纯化水，如多次反复使用，需要控制水质的质量和异物，对于灭菌后冷却用水，如果直接和产品接触也建议考虑控制其微生物限度。

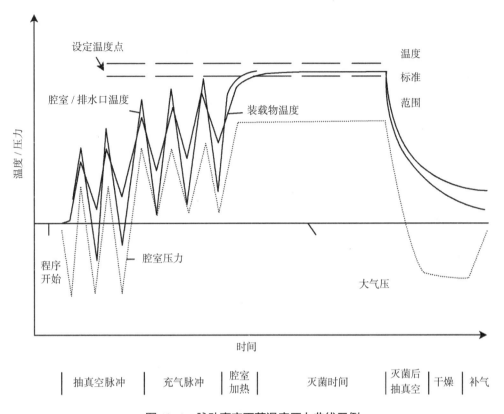

图 10-3 脉动真空灭菌温度压力曲线示例

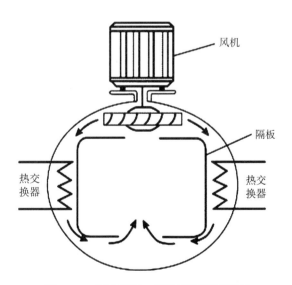

图 10-4 混合蒸汽－空气灭菌器示意图

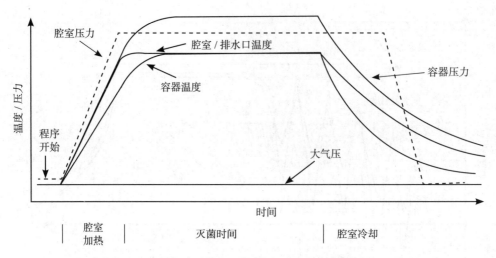

图 10-5　蒸汽 – 空气混合物程序示例

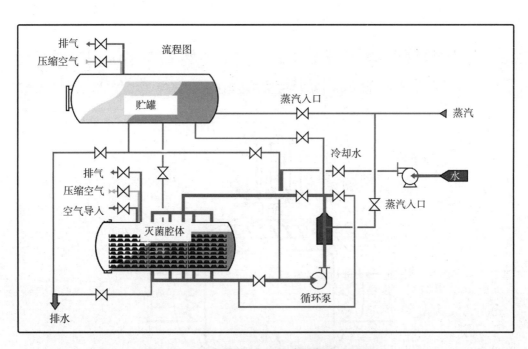

图 10-6　高压过热水喷淋灭菌器工艺流程示例

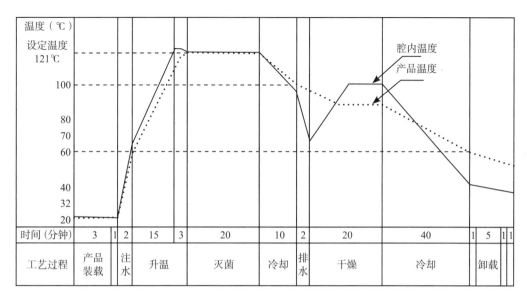

图 10-7 高压过热水喷淋灭菌器工艺参数曲线示例

10.2.2 湿热灭菌程序的开发

背景介绍

A. 湿热灭菌程序决策树

企业不一定需要针对每一种物品建立特殊的灭菌工艺，推荐使用标准的灭菌程序以降低灭菌工艺开发的成本。

针对特定的灭菌物品，需要选择适合的灭菌程序，确定灭菌程序的各项参数，以确保产品或材料在灭菌后，能够达到无菌要求，同时功能性质正常。湿热灭菌程序的开发可参照"图 10-8 湿热灭菌程序决策树"。

B. 湿热灭菌程序选择

根据被灭菌物微生物污染水平和耐受湿热的能力不同，湿热灭菌程序通常划分为过度杀灭法和残存概率法。两种方法都可以使被灭菌的产品和材料达到相同的无菌保证水平（如 SAL $\leqslant 10^{-6}$）。

在灭菌程序的设计中，两种设计方法的选择在很大程度上取决于被灭菌产品或材料的热稳定性。过度灭杀法对被灭菌物微生物初始数量和日常监控的信息要求较少，但要求的热能比较大，其后果是被灭菌物降解的可能性增大。残存概率法则相反，对被灭菌物的信息要求更多，包括微生物初始数量和日常监控微生物的耐热性。

281

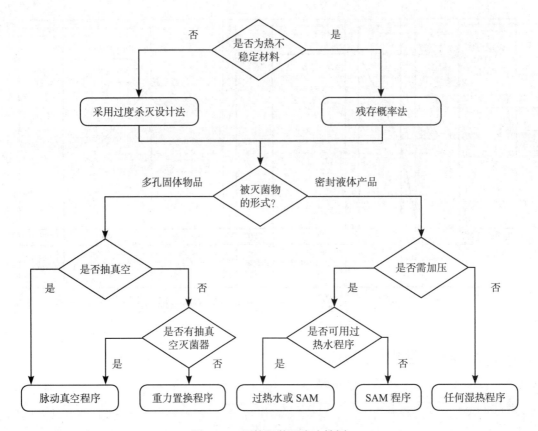

图 10-8　湿热灭菌程序决策树

SAM：蒸汽及空气的混合物
来源：PDA TR01 技术报告

（1）过度杀灭法　过度杀灭法的目标是确保达到一定程度的无菌保证水平，而不管被灭菌品微生物初始数量及其耐热性如何。

例如：微生物初始数量及耐热性值如下：$N_0 = 10^6/$ 单元，$D_{121℃} = 1$ 分钟，$Z = 10℃$。

为了达到必要的非无菌单元的概率 PNSU，$N_F = 10^{-6}$。

$$F_0 = D_{121℃} \times (\lg N_0 - \lg N_F) = 1.0 \times (\lg 10^6 - \lg 10^{-6}) = 12（分钟）$$

因此一个用过度杀灭法设计的灭菌程序可以定义为"一个被灭菌品获得的 F_0 至少为 12 分钟的灭菌程序"。

欧盟将过度杀灭定义为"湿热灭菌 121℃下 12 分钟"。

很少发现自然生成的微生物的 $D_{121℃}$ 值大于 0.5 分钟。过度杀灭法假设的微生物初始数量和耐热性都高于实际情况。大多数微生物的耐热性都比较低，因此，过度杀灭的灭菌程序能提供很高的无菌保证值。由于该方法已经对初始菌数量及耐热性做了最坏的假设，因此从产品无菌保证水平角度看，对被灭菌品不需要进行常规的初始菌监控。

（2）残存概率法　不耐热产品/物品的灭菌使用过度杀灭法可能导致产品不可接受的降解。因此灭菌程序的确认就需研究产品的微生物数量和耐热性。一旦确定了微生物初始数量和耐热性，就可以设计出一个能达到 PNSU 为 10^{-6} 的灭菌程序。

在设计时，N_0 和 D_T 的取值要根据初始微生物的分析，另需加上安全系数，它取决于专业判断、初始微生物数据的范围，以及对产品初始微生物常规测试的程度。

按 GMP 规范生产的产品，实际微生物初始数量应该是很低的，通常可以达到每个容器 1~100 个菌。D_T 值的选择应将初始微生物试验中检出的最耐热菌的安全系数考虑在内。所选定的安全系数反过来又与初始微生物的数量和耐热性测试的频率和程度相关。

例如：产品初始菌测定，耐热菌 $N_0 < 10^1/$ 单元，$D_{121℃} < 0.25$ 分钟。

灭菌程序设计值：耐热菌 $N_0 < 10^2/$ 单元，$D_{121℃} < 1$ 分钟；目标 $N_F = 10^{-6}$（PNSU）。

则残存概率 PNSU 达到小于 10^{-6} 的标准时间应为：$F_{121℃} = (\lg N_0 - \lg N_F) \times D_T = 8$ 分钟。

结论：微生物污染水平的增加或耐热性增加都会有可能造成灭菌程序的目标失败，因此应考虑监控产品或单个被灭菌容器的初始微生物污染水平、检出菌耐热性。

实施指导

灭菌物品通常划分为多孔/坚硬物品（或物料）和液体物品。不同类别的装载形式应选择相应的灭菌工艺（参见本分册"10.2.1 湿热灭菌概述"）。

多孔/坚硬物品的灭菌一般采用以直接接触饱和蒸汽来实现灭菌，当蒸汽在被灭菌物表面冷凝时，发生热量转移。常见的多孔/坚硬物品包括多孔物（如过滤器、滤膜、织物、胶塞、管道）和坚硬的物品（如不锈钢器具、零部件等）。通常企业可以选择饱和蒸汽灭菌程序。

液体物品的灭菌则需要通过传导和（或）对流作用，将能量传递给容器中的内容物。灭菌方法的选择应考虑容器本身的状况（如冷却过程容器内外的压差平衡）、非水溶液与水溶液的差别等。通常选择混合蒸汽灭菌程序，或者过热水灭菌程序。

A. 多孔／坚硬物品灭菌程序开发

多孔／坚硬物品灭菌重现性和获取无菌保证水平的最大风险是单个产品中可能夹带的空气，因此在灭菌之前，应确保充分地排除灭菌器腔室和产品中的空气，同时灭菌过程确保向灭菌器提供饱和干燥蒸汽。

通常多孔／坚硬物品灭菌程序的开发需要重点考虑以下因素：

（1）确认装载的最冷点（最难加热点）　在腔室热穿透试验以前，画出装载的分布图，进行装载热分布测试，以确定灭菌品中适当的监控点位置，确定产品或包装中最难加热的部位。

产品的温度监测应选取最难加热的产品（如质量大的、结构复杂的、易包藏空气的、长的软管，或这类特性兼备的物品）。作温度监测分布图时，要考虑装载物品对加热的影响（如去除空气难度、被灭菌物品加热的难度）并将温度探头放置在最难加热的位置。

测定灭菌物中蒸汽的渗透情况时，可能需要多个温度探头，放置温度探头时，要避免温度探头对蒸汽的导入产生干扰作用。

（2）物品的准备　多孔／坚硬物品的准备方式可有多种，包括但并不局限于以下示例：

- 用可穿透蒸汽和空气的包装材料将物品包扎（如灭菌呼吸袋）。
- 带盖但不封闭的包装桶／盒（如带孔的不锈钢桶／盒）。

无菌生产工艺中 A 级区使用的物品灭菌前需要考虑密封包装的设计，以便在使用之前保持无菌状态。可穿透蒸汽的包装材料需考虑空气和冷凝水的去除，避免微生物污染。

带有通气口或过滤器的生产设备，其设计应能够确保在灭菌过程中压力迅速达到平衡。在灭菌之前需要确认通气口处于开启的状态，且在去除空气过程中不会被包扎材料所堵塞。

（3）装载方式　在运行确认后及性能确认开始前，要确认装载的类型和方式（如：灭菌物品类型、装载模式、装载模式类型）并有相应记录。应考虑灭菌效果和生产效率的以下方面：

- 物品不能接触腔室的内壁。
- 尽可能减小金属容器平面间的接触以及与灭菌车之间的接触，必要时可采用可调节式的支架。
- 为方便去除空气、排冷凝水和蒸汽穿透（如桶要倒置），要明确装载物的方位并有相应记录。

• 对于多孔/坚硬物品而言，控制灭菌器中物品的数量是十分重要的。如果预期装载物的量是变化的，则需要确定最小和最大的装载量。

（4）灭菌工艺参数的确定　建立灭菌程序是满足灭菌工艺设计的目标，关键因素是确定灭菌工艺运行参数并确定它们属于关键因素或重要因素。灭菌工艺参数的考虑方面参见表10-1。

表10-1　灭菌工艺参数的考虑方面

过程	参数 *	用考虑的问题
全过程	夹套的温度和（或）压力	夹套温度不能超过或者明显低于腔室的灭菌温度。要控制温度以避免过热或者过冷。通常系重要参数
升温阶段	真空/脉冲的次数、范围和持续时间（如果使用）	决定去除多孔物品中空气和达到适当平衡的时间。通常是关键参数
升温阶段	真空速率	可以设定，以保护包装完整性；但不具有代表性。是可能的重要参数
升温阶段	充蒸汽的正脉冲次数、范围和持续时间（如果使用）	充入蒸汽的正脉冲是灭菌前为装载创造灭菌条件的有效方法。通常是重要参数
升温阶段	腔室加热时间	对于饱和蒸汽灭菌器而言，它与所供的蒸汽相关；可设报警线，对非正常的加热时间报警
灭菌阶段	灭菌时间	每个灭菌程序均需验证，并需监控/记录的关键参数
灭菌阶段	灭菌阶段温度设定值	这是验证过程中确认的关键控制点
灭菌阶段	灭菌阶段温度波动值	对灭菌程序是重要的控制参数
灭菌阶段	灭菌阶段排水畅通，或腔室温度不受影响	每个灭菌程序均需验证，并需监控/记录的关键参数
灭菌阶段	装载探头的温度	在多孔或固体物体的灭菌中没有广泛应用，不属于控制参数
灭菌阶段	灭菌期间的腔室压力	对于饱和蒸汽灭菌，可用以确认饱和蒸汽灭菌的条件。是一个依赖于控制系统可能的关键因素
灭菌阶段	装载探头最低 F_0 值	如采用装载探头，这是一个关键参数
冷却阶段	干燥时间	下列因素可能会提高干燥效率：加热、高真空、脉冲或这些因素的组合。装载有特定干燥要求时，它是灭菌程序的重要参数
冷却阶段	补气速率	可以设定，以保护包装和过滤器的完整性；但不具有代表性。是可能的重要参数

注：本表的参数仅供参考。

285

（5）灭菌后冷却阶段的物品干燥　灭菌后冷却阶段的物品需要尽可能的干燥，避免潮湿导致有可能的微生物滋生，灭菌后物品的干燥程度评估可以通过目测或比重法进行检测，并制定合理的可接受标准，如目视无肉眼可见明显液滴、无明显潮湿织物。

为了提高灭菌后装载干燥度，在冷却阶段中可采用以下方法：提高真空度、升高夹套加热的温度、增加脉冲真空次数和时间的方式或这些方法的组合来提高物品干燥程度。

同时在物品准备和装载的摆放方式上也需要进行开发和试验，如物品在灭菌前尽可能干燥、优化呼吸袋的摆放方式，调整容器开口的朝向，优化无菌包装的方式用于提高通透性。

（6）平衡时间　平衡时间是指腔室控制或检测温度探头（通常是最冷点或排水点位置的温度探头）达到最低设定灭菌温度和物品达到最低设定灭菌温度之间的时间间隔，后者由加热最慢的热穿透探头测得，通常在多孔 / 坚硬装载中需要对此进行评估，灭菌平衡时间的图示见图 10-9。这个时间表示去除空气和升温，使物品达到了适当灭菌条件的能力，也可参考欧盟 GMP 附录 1 以及 EN285 的定义。

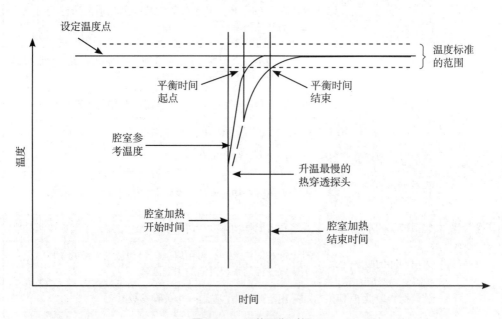

图 10-9　灭菌平衡时间

在开发阶段需要对灭菌工艺平衡时间进行测试和优化，具体测试方法和标准可以参考和借鉴 EN285《灭菌 - 蒸汽灭菌器 - 大型灭菌器》中的策略，按照基于风险评估原则和被灭菌物品的特点、工艺要求等综合因素，制定合理的平衡时间可接受标准。

即使最终达到了设定的灭菌温度，平衡时间的延长也反映去除空气或加热能力的不足。在灭菌程序建立过程中和日常生产验证活动中，应采取预防措施，尽可能缩短平衡时间，通常可以采用以下方法：

- 确认物品正确放置，能有效去除空气（如胶管不受挤压）。
- 增加真空或蒸汽脉冲（即充蒸汽）的次数。
- 提高真空脉冲的真空度。
- 优化装载方式。

不同的灭菌柜、灭菌程序和装载物品，平衡时间会有所差别，在验证过程需要基于科学和风险建立平衡时间的可接受标准，在平衡时间验证中如出现不合格，需要进行调查和评估，并采取纠正措施，如优化装载方式、提高真空脉冲的真空度等方法。

B. 液体物品灭菌程序的开发

密闭容器中液体的灭菌，是通过加热介质将能量传递给容器内液体来实现的。液体产品中的水提供了容器内部灭菌所需的温度。对于混悬剂和乳剂的灭菌，可能需要保持物品的运动状态（如旋转）来促进内部的热循环。加热介质可以是蒸汽、过热水或压缩空气的混合物，在浸入 – 喷淋式灭菌器中，可以使用过热水和压缩空气。这类灭菌方式通常不需要排除腔室中的空气就可完成灭菌，但一般要求加热 / 冷却介质强制循环，以促进物品加热 / 冷却过程中的热传递。

在建立最终灭菌产品的灭菌程序中，最需要关注的问题是保证冷点位置的产品获得足够的杀灭时间，同时，又要保证高温点的产品符合规定的质量要求。

（1）灭菌程序开发时考虑的因素

- 在生产过程中，物品的装载方式要保持在验证的范围。
- 灌装容器的微生物初始数量符合设定标准。
- 保持适当的腔室压力（如采用空气加压），避免容器的破损和变形。
- 用蒸汽、蒸汽 – 空气混合物或过热水对液体容器的外表面有效地加热，使灭菌物品具有相同的灭菌条件，有足够的空间允许灭菌介质适当的流动。
- 灭菌后，应控制产品的冷却速率，避免产品的爆裂，避免灭菌过程中产品移动和叠压。
- 产品稳定性（在最差条件下如最高的灭菌温度、最长的灭菌时间）。
- 容器密封系统的接口处的灭菌效果。
- 容器内部的热分布情况。

- 生物指示剂在产品中耐热性的变化。
- 应根据加热介质的类型（饱和蒸汽、蒸汽－空气混合物或过热水）和液体容器的类型（如玻璃容器、软袋、塑瓶）精心设计灭菌器的托盘／支架。

灭菌器中灭菌的每种容器及装载规格均应通过热穿透试验来确认装载的温度分布最差区域。应采用不同规格的密封、灌封液体的容器，进行多次试验才能完成。在微生物挑战试验期间，对将要试验的装载方式明确地加以定义，包括装载密度、支架位置、层间高度和其他参数。

（2）容器内冷点的确认　容器内的冷点是灭菌过程中灌封液体容器中最低 F_0 的部位。采用冷点建立灭菌程序的方法是一个比较保守的方法，因为它假设容器中所有的微生物都聚集在冷点，且只在那个位置的温度下灭菌。

对于大容量注射剂而言，通常冷点有可能位于产品几何中心和纵轴的底部（图 10-10），此冷点需要确认。在小容量注射剂中，冷点的定位并不典型，因为溶液升温的速率几乎与灭菌器相同。冷点的位置也受容器方位的影响。当容器旋转或摇摆时，可能找不到可辨别的冷点，冷点位置的判断可以参见本分册"附录 1　大容量注射剂 GMP 实施案例"相关章节。

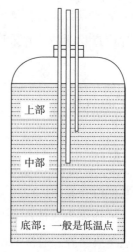

图 10-10　液体容器中探头位置示例

（3）灭菌参数的确定　灭菌程序开发的一个重要方面是确定运行参数，以实现设计目标并确定它们是否属关键参数或重要参数。关键参数与产品的安全和有效性相关（如灭菌温度）。重要参数可以保证日常灭菌程序在"受控状态"下运行（如循环水泵的转速）。重要参数不合格需要进行调查，并有文件记录装载处理的合理性。表 10-2 中列出了各种参数。

C. 在线灭菌系统应用

目前，蒸汽灭菌的应用研究多集中通过湿热灭菌柜对产品、材料和设备灭菌，通过工艺验证结果可以证实其杀灭效果。但是基于尺寸和结构的限制，大量的工艺设备无法进行灭菌柜灭菌，而整个系统的在线灭菌可以将无菌操作（如连接）的工作量大幅降低甚至消除，如配液罐、冻干箱、连接管路的灭菌等。

表 10-2　液体产品的典型操作参数

过程	参数	说明
整个程序	夹套的温度及（或）压力	在过热的水循环中，通常不用夹套。如果使用，夹套的温度不应高于灭菌器腔室的温度
	SAM 法中风扇每分钟的转数（RPM）	最低要求；风扇的故障应能启动警报。转速应是重要参数
	摇动 / 旋转速度（RPM）	最低要求：需要时，摇动 / 旋转应能在故障时启动警报。摇动 / 旋转速度应看作重要参数
	过热水循环流速	最低要求：泵的故障应启动警报器。泵的操作应是重要参数
加热	腔室的水位（过热水法）	要确定最低水位并设报警。系潜在重要参数
	腔室加热时间	对于饱和蒸汽灭菌而言，它与供汽相关。应设加热时间长短的警报限度。系 SAM 和过热水法灭菌潜在的重要参数
	腔室加热速率（℃/min）	在任何装载条件下，为使加热时间及热分布具有重视性，应为 SAM 和过热水工艺确定其控制功能，升温速率要考虑最差情况下装载对英国热量单位 BTU 的要求及公用系统的能力。系潜在的重要参数
	升压速率	对于一些使用 SAM 或过热水法的产品而言，保持特定容器的属性（如形状及针筒中胶塞的位置）需要有一定的速率。系潜在的重要参数
灭菌	设定温度点	这是验证过程中的关键控制点
	灭菌时间	如果不使用装载探头，这是一个关键参数。在每个灭菌程序中都需要对这个变量进行确认、监控、记录
	灭菌过程中腔室的压力	可用以证实饱和蒸汽条件，应作为重要参数。对空气加压循环而言，这是一个由用户定义的参数。根据所用的控制系统，它可能是饱和蒸汽潜在的关键参数
	灭菌期间独立的加热介质的温度	如果不使用装载探头，这是一个关键参数。每次灭菌时，要监控 / 记录这个温度
	装载探头时间超过特定的最低温度	可适用于有特定时间 / 温度要求的产品，以代替 F_0 要求。这是一个潜在的关键性或重要参数
	装载探头的最低 F_0 值	当采用装载探头时，这是一个典型的控制参数
冷却	装载探头的最小 F_0 值	当采用装载探头时，这是一个关键参数
	装载探头的最大 F_0 值	当采用装载探头时，这是一个关键参数
	降压速率（℃/min）	在 SAM 和过热水循环程序开发中，是一个控制功能
	降压速率	对于采用 SAM 或过热水法的灭菌程序而言，保持特定的容器属性需要有一定的速率（例如形状、注射器塞子的位置）。系容器完好性潜在的重要参数
	装载冷却时间	灭菌后，获得一个适当的产品温度所需要的时间，以进一步对产品进行加工（如贴签、装箱）。通常不是关键及重要参数

注：本表的参数仅供参考。

整体系统在线灭菌可以通过两种方式实现。简单系统通常在一次在线灭菌中连带其包含的所有可能的附件进行整体蒸汽灭菌，复杂系统则经常分为多个系统然后进行单独的在线灭菌。

虽然湿热灭菌柜的验证思路已经被广泛接受，但是类似的关键点在在线灭菌（SIP）设计、使用中却常常被忽视。众所周知，饱和蒸汽接触微生物表面，因蒸汽液化能够释放大量的潜热，比过热蒸汽、不饱和蒸汽能够发挥出更大的灭菌效能。SIP中有大量的热量与周围的环境交换，产生冷凝水，而试图通过更多的蒸汽将冷凝水的温度提高，只能产生更多的冷凝水。显然，维持系统的唯一方法确保有效灭菌，只能是排出整个系统的冷凝水。所以在系统的设计和确认过程中，系统排水能力测试非常重要，需要在设计时进行坡度计算和确认。

本节围绕 SIP 系统的常见问题提出一些建议，以促进更好的理解 SIP 系统的应用。

（1）SIP 系统关注重点　在灭菌原理上 SIP 系统与湿热灭菌器有很多相似的地方，但是灭菌器是一个装配复杂控制程序的压力容器，可以确保始终实现灭菌效果。表10-3 是与湿热灭菌器的特点对比，从中不难发现容易被忽略的问题。

表 10-3　湿热灭菌器与 SIP 系统设计特点对比

部件	湿热灭菌器	SIP 系统
真空泵	有	通常没有
低点排水口	有	多个排水口
呼吸器	有	需要时
程序控制器	有	有
温度控制、记录仪	有	有
压力记录仪	有	有
隔热	有	需要
蒸汽夹套	有	不推荐

结合表 10-3，一个好的 SIP 系统应考虑如下方面：

①系统的空气应彻底置换或去除：SIP 系统通常不使用真空系统（冻干机除外），而是采用增加排气口（如排放阀、疏水器）来消除空气残留。配液罐一般上部有很多接口，如呼吸器、过滤器壳、工艺液体管道、压力计等，每一个接口都是空气滞留的潜在点，必须评估是否增加排放口。

每一个低点、支管末端应设计排放口，以确保蒸汽容易供应到各使用点。此外，空气置换速度不应太快，因为压力低的情况下反而容易将空气排出，和重力置换式灭菌器工作原理相类似。

②消除产生的冷凝水：蒸汽灭菌器通常设计有保温夹套（温度和压力略微低于内室）、温控疏水阀、隔热保温材料，这些措施有助于降低冷凝水的产生或排放。

SIP系统则通过每一个低点的排水口排放冷凝水，这些口可以是温控疏水阀、可调节阀甚至固定的开口。冷凝水不能及时排出，没有足够的热量，自然对灭菌效果产生不利影响。储罐、管路设计时，良好的倾斜度有助于冷凝水的排放。

③可靠的灭菌程序控制：如依靠作业人员按照SOP作业，并仔细监控每一个工艺参数，也可以实现有效灭菌。采用自动化程序将有助于降低操作过程的潜在风险。

④灭菌后无菌状态的正确维持：使用湿热灭菌柜时，灭菌后的真空干燥和恢复成常压的过程通常存在较大的风险，因此泄漏检测、呼吸器成为最重要的保护措施。SIP系统有着类似的要求即保持系统从冷却到使用前的无菌状态。一般可以通过送入经除菌过滤的氮气或压缩空气解决，既可清除系统的蒸汽、冷凝水，发挥干燥作用，也可保持使用前的正压状态。对储罐而言，如果不能供应除菌的压缩空气，则冷却形成的负压有可能导致系统潜在的污染，在灭菌后可采用压力测试，并在使用前采用监测系统压力的方式维持正压（正压保护），保证系统的无菌性。

⑤除菌过滤器的在线灭菌：在系统进行在线灭菌的过程中，通常采用灭菌温度为121℃，灭菌时间为15分钟的灭菌程序，需要特别关注过滤器的在线灭菌的效果以及高温高压蒸汽对于除菌过滤器的潜在伤害，尤其要避免除菌过滤器反向被蒸汽灭菌，如因工艺或设备特殊需求需要进行反向灭菌，反向灭菌需考虑过滤器的耐受压力，需要评估该灭菌程序对于过滤器的破坏性，同时也需要控制纯蒸汽的温度，避免对除菌过滤器造成损伤和变形，关于过滤器完整性测试请参考"10.6 除菌过滤"章节建议。

（2）SIP系统的设计和验证　一个SIP系统的设计必须能够按照定义的温度和时间对系统范围内的全部内表面进行蒸汽灭菌。该设计也必须能够按照该系统所有者的需求在一定时间内对系统进行冷却。系统设计应使系统得到足够的热交换以确保蒸汽传递到系统内表面的热量（热传导）大于系统传递到外界环境的热损失（热对流）。蒸汽系统的输送能力必须符合或超过系统实现及保持灭菌条件的需求。

系统设计应使空气和冷凝水尽可能的容易排除，避免其在设备内表面蒸汽灭菌的位置累积，蒸汽在灭菌阶段期间需要与设备内表面表面持续接触，否则灭菌的效果会受到影响。

SIP系统的确认和验证遵循传统的方法，包括IQ、OQ和PQ三部分。

IQ部分基本出发点就是检查是否有空气或冷凝水的滞留，同时检查各阀门是否准确标示。OQ 部分则按照程序逐步进行阀门动作等，当然，在 OQ 实施前需要准备一份详细的灭菌作业规程，内容要包括管道及附件的连接、灭菌程序等。

PQ 灭菌验证实施最基本的方法是通过热电偶、生物指示剂（必要时）建立整个系统的温度分布情况。热电偶放置应包括全部低点（冷凝水集聚点）、各管道的终端（证实蒸汽的穿透情况）、固定温度测定点（建立与日常监控的关联）、过滤器的上、下游侧等关注点，目的是证实系统中哪些点可能出现冷凝水和温度降低的现象。储罐测试时应关注接入点、接出点的管道、罐内的固定温度测试点；储罐内放置很多的探头意义不是很大，因为这些点容易被蒸汽所到达。通常因为冷凝水的集聚，冷凝水排放口是储罐的最冷点。

测试管道内温度时，放置探头应防止干扰灭菌效果，不应因安装探头而对空气、冷凝水排出产生影响（包括强化或减缓影响）。对细小管道测试时应考虑使用外部探头或小探头以免产生不利影响。

生物指示剂挑战建议选择带有可渗透包装的指示剂，而不是菌片，因为菌片往往难以固定。可以制作不锈钢的网格袋（或管），放入孢子片，用细丝固定在设备上。但是该方式仅用于足够大的位置，不会干扰气流或液流。如将菌片固定在储罐的罐壁上，必须考虑蒸汽能够接触菌片的整个表面。对管道而言，放置的菌片很容易被蒸汽或冷凝水冲走，丢失。使用不锈钢样片，则容易捆扎、放置。样品的菌种数量和耐热性应得到确认。指示剂应放置在热电偶的附近。

实例分析

实例 1：生物指示剂

采用按产品特性设计的期望的最短标准灭菌时间（F）为 8.0 分钟，本确认方案预期生物指示剂残存数（$N_F = 10^0$），$D_{121℃}$ 值为 1.2 分钟。挑战试验用的生物指示剂初始菌数（N_0）可以通过以下方法计算得到：

$$\lg N_0 = \lg N_F + F/D$$
$$= \lg 10^0 + 8.0/1.2$$
$$\lg N_0 = 6.67$$
$$N_0 = 1 \times 10^{6.67}$$

因此，当 $F_{BIO} \geq 8.0$ 分钟时，该灭菌程序可杀灭 $N_0 = 1 \times 10^{6.67}$、D 值为 1.2 分钟的生物指示剂。

10.2.3 湿热灭菌确认与验证

背景介绍 ————————————————————————

湿热灭菌器的设计确认、测量仪器的检定和校准、安装确认、运行确认等通用思路在验证管理方面有专门论述，本部分仅以蒸汽灭菌器为例，对确认和验证项目作简要阐述。

实施指导

A. 博维－狄克试验（BD 试验）或空气移除试验

用于检查高真空多孔物品本身及其灭菌器腔室内的空气是否成功排除。建议对于灭菌柜进行周期性的 BD 试验，用于判断灭菌器腔室内的空气的排除效果。

试验过程：将测试包放置在灭菌腔内，空载进行灭菌，不需要干燥。试验结束后查看灭菌测试包中的指示卡。

判定方法：蒸汽快速平稳地渗入测试垫板（或测试包），使内部指示卡色条呈现均匀变色，符合要求。

可能的失败原因：

- 没有充分进行真空排气作业。
- 排出空气阶段出现泄漏。
- 蒸汽源中存在不凝性气体。

B. 气密性试验（真空状态下泄漏试验）

气密性测试用于验证在排除空气的过程中，渗入灭菌腔室的气体量不应干扰蒸汽的渗透，并且在干燥过程不会受到二次污染。

试验过程：将测试压力表安装在灭菌腔室上（设备如具有相应的绝对压力表，可以不再安装），抽真空室内室压力为 7kPa（或以下），关闭全部与灭菌室相连的阀门、真空泵，观察时间 t_1 和压力 p_1，至少等待 300 秒，但不得超过 600 秒，让灭菌器的冷凝水汽化，然后记录时间 t_2 和压力 p_2。600 秒 ± 10 秒，再记录一次。计算 600 秒内的升压速率。

判定标准：建议不应超出 1.3kPa/10min。

C. 空载热分布测试

专用温度验证测量系统，包括软件、标准温度计、有线或无线温度探头、干阱等系统，可对探头进行前校准、后校准，自动记录相关数据，并提供分析结论。

目的：确认灭菌室内的温度均匀性和灭菌介质的稳定性，测定灭菌腔内不同位置的温差状况，确定可能存在的冷点。

测试程序：建议通过风险评估方式确定温度探头的数量和位置（例如蒸汽最难或最易达到的位置、空气最难或最易移除的位置），一般至少选择 10 个温度探头，编号后固定在水平向和垂直向有代表性的空间内，几何中心和角落应有代表性点，另外在与温度控制传感器相连的冷凝水排放口（低温点）放置探头。连续重复 3 次测试应符合要求。

注意：

（1）测温探头尖端不能与灭菌腔的金属表面接触，连接线应与设备密封完好。通常情况下，冷凝的排水口是可能的最冷点。

（2）验证过程中无论使用有线传感器还是无线温度探头，探头必须周期性校验，热电偶探头用于验证前进行校正，热电阻探头定期进行校正。通常在验证前和验证后全部探头在恒温炉中进行测试。通常可以进行 0℃或 25℃、125℃两个条件的测试，各探头校准偏差建议应小于 ±1.0℃（验证设备有特殊要求时，可依据相关要求进行校准）。

（3）探头数量依据灭菌器托盘而定，但为保证热分布测试的代表性，探头必须覆盖被分化成大致体积一致的整个空间，实际操作中建议考虑在以下三个位置放置探头：

- 有可能的冷点附近的产品探头位置。
- 设备本身附带的温度探头位置。
- 冷凝排水口探头位置。

D. 满载热分布和热穿透试验

（1）过度杀灭法　测试时，通常只考虑连续进行 3 次热穿透试验，以确保测试点持续到达足够的杀灭效力。

热穿透温度探头可以基于风险评估和根据热分布数据结果或评估结论放置在最难穿透点、温度热分布较低点的灭菌物中。同一物品灭菌时探头应均一分布；多种物品混装灭菌时探头放置点应有代表性，获得的温度数据可以确定难于灭菌的位置。

对于热穿透探头数量没有硬性规定，但最小 F_0 值不低于 12 分钟。

就重要性而言，通常只关注热穿透数据，而对于热分布温度没有硬性标准。热分布数据多用于考察随着使用时间延长设备本身的性能变化。实施热穿透测试时，如果同时进行热分布测试，则热穿透探头数量和温度分布探头的比例可以通过风险评估进行计算（如 1∶1）。

设备负荷应该考虑一定灵活性，以便生产作业时部分装载。对均一灭菌物（如胶塞）而言，负载中的冷点非常容易识别。因此部分装载往往视为已验证的整体装载的一部分。

注意：负载的冷点因待灭菌物的包装方式、结构、灭菌物类型而不同。实施热穿透试验前，首先应明确装载布置图。

（2）残存概率法　对于该灭菌方式，一般在蒸汽灭菌柜中很少使用，大部分是应用在过热水灭菌工艺、空气和蒸汽混合式灭菌工艺等，满载热分布和热穿透测试建议分别实施，并制定详细的温度探头分布图。

满载热分布温度探头分布与空载一致。每种装载的连续 3 次测试应能够证实温度分布的重现性。

热穿透测试探头通常随着灭菌器容积大小而变化。典型的装载托盘或装载车建议至少配置 10 只探头，全部插入相应的产品容器，将容器固定在难于穿透的位置进行测试。通过验证试验确认热点、冷点、选择的温度控制点之间的关系。热穿透数据可以证实负载内所获取的最高温度和最大 F_0 值，应不影响产品的质量稳定性，同时确保冷点达到足够的杀灭效果。

E. 微生物挑战性试验

热穿透数据只能确认温度，不能确认真实杀灭微生物的能力，微生物挑战试验可以为负载各位置具有同样的杀灭效率提供必要的证据，通常和热穿透测试同时进行。标定的生物指示剂也可用于 F_0 的计算，并证实温度探头所获取的温度测试数据。

生物指示剂的耐热性应该比产品初始微生物的耐热性强。在过度杀灭法中，通常选择菌种 *G. stearothermophilus*（嗜热脂肪地芽孢杆菌）或其芽孢，也可采用其他对湿热灭菌耐热性强的微生物。在残存概率法中典型的生物指示剂包括：*Clostridium sporogenes*（生孢梭菌）、*Bacillus smithii*（史式芽孢杆菌）和 *Bacillus subtilis*（枯草芽孢杆菌）。

生物指示剂的耐热性和菌种浓度宜通过测试确认。特别是当生物指示剂所处的溶液或载体对生物指示剂的耐热性有影响时，例如葡萄糖溶液中、橡胶胶塞的表面（胶塞表面是多孔性材质，会导致微生物耐热性增加），应在验证试验中，对实际条件下生物指示剂的耐热性进行评估。

在微生物挑战试验中，生物指示剂可以放置在容器或包装内温度探头的测试点附近，灭菌后的生物指示剂通过复苏、相关的微生物测试程序，应证实灭菌程序可以实现低于 10^{-6} 的存活概率。

F. 呼吸器的评估

为保证冷却干燥过程中灭菌物品不会被空气二次污染，灭菌设备的呼吸器多采用 0.22μm 除菌过滤器。重复灭菌的呼吸器必须考虑灭菌效果确认、过滤器完整性和寿命三个方面。验证过程中可以在过滤器的灭菌下游侧放置生物指示剂以确认灭菌效果。在过滤器使用完成后，完整性测试可以以任何方便的方式进行测定。呼吸器的使用寿命可以通过供应商数据和日常运行数据获取。

G. 纯蒸汽质量测试

纯蒸汽质量的测试的目的是确保灭菌用纯蒸汽的质量能够满足预定的要求，保证物品的灭菌效果，纯蒸汽质量的检测通常包括不凝性气体、干燥值和过热值三个项目，蒸汽的不凝性气体是蒸汽发生器生产的蒸汽中可能夹带的气体，蒸汽的干燥值是蒸汽中携带液相水量的测试值，蒸汽的过热值是指在某一压力下，其温度超出该压力下的沸点温度值。这些因素对于蒸汽灭菌的效果存在一定的影响，建议在灭菌验证前对纯蒸汽的质量进行确认，保证灭菌效果的可靠性，并基于风险评估确定周期性检测的频率。

企业可以参考欧盟 EN285《灭菌 – 蒸汽灭菌器 – 大型灭菌器》相关标准，结合灭菌工艺需求，并基于风险评估原则建立企业可接受标准，同时基于风险评估原则可以无需对灭菌用纯蒸汽的微生物限度做要求。

10.2.4 灭菌系统的日常使用和维护

背景介绍 ———————————————————————

灭菌程序的开发及性能确认完成以后，需要对灭菌工艺加以监控，以保证灭菌程序处于受控的状态。日常灭菌程序监控计划的重要内容包括：对常规灭菌程序关键和重要参数的回顾检查；确认灭菌器的适用性；制定有效的变更控制计划，以及校准、维修保养计划；灭菌程序的再验证。

实施指导

A. 产品放行

除了药典要求的无菌检查结果以外，在产品放行中，还需对每批产品的灭菌程序的关键运行参数进行评估，包括：

- 灭菌应建立在温度压力曲线和饱和蒸汽曲线一致的基础上。
- 必要的热穿透（物体内的时间和温度）评估。
- 要求温度，灭菌时间。
- 升温、降温过程应符合验证要求。
- 物理参数的有效性评价（F_0）。

B. 适用性试验

该类试验的需求和频次由最终用户根据内部或可能的法规要求来确定。通常包括：BD 试验、真空泄漏试验、化学或综合化学指示剂试验，以证实灭菌器运行前相关性能符合要求。

C. 变更控制

灭菌器腔室改变、产品支架、装载排列、灭菌介质的供应和分配系统以及灭菌器运行控制模式发生改变，可能需要重新进行热分布、热穿透或微生物挑战试验。

待灭菌物质的性能、质量、体积、包装等发生变化时也需要进行评估，必要时重新进行验证。

灭菌器终结使用时宜进行相关确认，以证实其上次验证到系统退役前时间段的稳定性。

D. 再验证

灭菌器应定期进行再验证（通常为每年至少一次，如 11 个月至 13 个月），再验证活动需要基于风险评估，一般包括温度热分布、温度热穿透、微生物挑战、BD 测试持续保持验证状态和确保其能够达到预期的灭菌效果。

当一个灭菌器存在多个灭菌循坏和装载，每年的再验证过程中可基于风险评估选择其中部分循环和装载进行再验证，并在一定的周期内完成所有的灭菌循环和装载的再验证（如三年）。

E. 装载方式

应该按照灭菌验证的最大装载和最小装载进行风险评估和计算，并设计和管理灭菌过程中的实际的灭菌装载的数量和摆放方式，确保生产批次的灭菌装载满足灭菌验证的装载范围要求，持续保持验证状态和确保其能够达到预期的灭菌效果。

10.2.5 湿热灭菌常见问题讨论

问题 1：湿热灭菌柜的装载模式有哪些？对于非产品的固体物品（多孔／坚硬类的物品，如工器具、无菌服等）的灭菌，是否可采用"可变装载"的方式？需考虑哪些因素？

解答：通常情况下，灭菌柜的固体物品装载模式可有如下几种情况：

- 固定装载：物品固定＋位置固定。
- 可变装载：
  ○ 物品固定＋位置可变。
  ○ 物品可变＋位置固定。
  ○ 物品可变＋位置可变。

物品是指在灭菌柜中所有的需灭菌物品，位置指的是单个灭菌物品在灭菌柜中的放置位置。例如"物品可变"即为灭菌物品的数量，可在最小装载和最大装载的范围进行变化；"位置可变"即为灭菌物品的位置可在灭菌柜中变化，如放置在灭菌推车的任意一层。

灭菌使用固定装载模式是相对理想的操作方式，其验证工作也是最为简单的，但在商业生产中，固体物品（即多孔／坚硬的物品，如不锈钢器具、零部件、织物、胶塞、过滤器等）的实际使用可能存在多种变化情况，这样固定装载模式就存在很多局限性，比如固定装载模式下规定的所有物品均需要如数原位摆放在灭菌柜内，也许并非所有物品都是当时生产必需，可能造成一定程度的产品或其他物品或资源等的浪费。所以，一般在商业生产中，也需要考虑使用可变装载模式，来适应不同生产情况以及不同物品供给情况的需要。表 10-4 中对上述四种装载模式的一些要点进行了对比说明。

表 10-4 灭菌柜装载模式对比

装载模式类型　　　　对比项目	固定装载	可变装载		
	物品固定 + 位置固定	物品固定 + 位置可变	物品可变 + 位置固定	物品可变 + 位置可变
操作灵活性	低	中	中	高
验证复杂程度	低	高 *	中	高 *
生产控制复杂程度（操作规程及培训等的复杂度）	低	中	中	高

注：* 凡是选择采用"位置可变"的装载方式，建议需要有特别充分的验证评估和足够数据去支持该操作。

企业可基于实际需求和风险考虑对灭菌柜的装载模式进行设计，所有装载均需要经过充分的开发和验证，才可批准用于商业生产。在灭菌程序开发和验证中，如采用可变装载模式，除考虑装载设计的基本要素外，还需要考虑：

对于使用"物品可变"的可变装载模式，需描述最大装载和最小装载形式。最大装载一般可采用实际需求的最大物品量，最小装载物品可基于物品灭菌的热力表现进行选择，一般可选择最具有灭菌挑战的物品，例如可考虑选择最低的 F_0 数值等表征灭菌效果的数据做为最小装载物品选择的依据。通常需对最大装载和最小装载进行开发和验证。

对于使用"位置可变"的可变装载模式，前提是温度分布研究可以证明灭菌柜腔体内在程序灭菌阶段温度的均一性，并且通过开发和验证可以确认：当物品放置在不同位置时，平衡时间、F_0 值、干燥效果等关键指标能够满足标准的要求。通常也需对最大装载和最小装载进行开发和验证。

上述描述适用于固体装载采用脉动真空工艺的灭菌方式，对于液体装载或产品装载的湿热灭菌开发和验证的策略，重点是要评估出"最差条件"的情况，可基于如产品特性、容器规格和装量等进行分组考虑，需经过科学合理的评估制定装载模式的开发和验证的策略。

问题 2： 灭菌装载的设计考虑因素有哪些？

解答： 装载应在程序开发阶段进行设计和确定，良好的灭菌装载设计有利于保障物品的灭菌效果和干燥效果。保证良好的空气和蒸汽的流动以及利于排除冷凝水是良好装载设计考虑的重要方面。以脉动真空灭菌方式对物品灭菌为例，良好的装载设计具体示例如下：

● 物品如采用呼吸袋包装需注意包装尺寸，包装尺寸过小可能会有包装破损的风险；包装尺寸过大可能导致物品的包装或物品摆放中出现袋与袋之间折叠或重叠，这样可能形成如同"碗"状结构的存水空间，也可能会出现阻碍空气（蒸汽）的流动。

● 装载的物品不应过满、过多，物品之间需要有适当的空隙，且应考虑包装袋鼓起时所需的空间。

● 注意物品的摆放注意能够保持空气的顺畅流动，不要遮挡物品呼吸袋的呼吸面；呼吸袋包装的物品摆放注意尽量在物品之间留有空间，避免袋子膨胀后的接触。有些物品本身结构中出现气体滞留部分和易积水部分，如不锈钢桶、烧杯等物品倒置放置、管道类物品倾斜放置、软管类物品盘起放置。物品建议放置于特制架子上，这样的放置方式可以使空气和蒸汽在每个物品中进行较好的流动，有利于在真空脉动过程中空气的排出和蒸汽的接触，保障了物品的有效灭菌；要避免物品堆叠放置，堆叠放置不利于空气和蒸汽在物品之间的流动。这些摆放形式同时也有利于冷凝水的排出，避免物品灭菌后出现不干燥的情况。设计物品摆放时，可以以排水试验来类比考虑，如图 10-11。

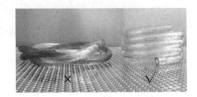

图 10-11 物品摆放方式

● 灭菌柜中的推车的设计也需注意有利于空气和蒸汽的流动，如多孔板或格栅形式。

● 建议将质量轻、体积小的物品放置在上层，质量大、体积大的物品放置在下层。这样一方面是安全考虑，另一方面考虑体积大、重量大的物品，一般产生冷凝水较多，放置在下层更利于排水，避免出现物品不干燥或者干燥阶段时间过长的不利情况。

问题 3： 如何确保装载物品灭菌后的干燥？

解答： 灭菌后的物品（多孔/坚硬类的物品）需要尽可能干燥，避免干燥冷却后表面仍带有水滴（英文常称为 wet load），从而对环境或已灭菌的物品带来微生物污染风险。尤其注意呼吸袋上残留水滴，可能会对呼吸袋带来潜在泄漏污染的风险。因此，确保物品灭菌后的干燥非常重要。如果发现灭菌后物品带有水滴未干燥的情况，可从以下几方面进行改进和排查（以脉动真空灭菌方式为例）：

● 灭菌装载设计方面：装载的设计对于物品干燥效果有较大影响，装载设计可参考"问题 2"中的原则。待灭菌的物品需注意保持干燥状态。

● 灭菌程序参数方面：灭菌程序的开发和验证中通常需考察物品的干燥效果，程序参数的设计需考虑尽可能减少和去除冷凝水，过多的冷凝水会对灭菌后的干燥阶段带来较大的挑战。程序参数可考虑以下方面：

- 预热：使用热压缩空气或夹套可对物品预热，从而减少蒸汽进入时产生的冷凝水。
- 干燥：采用脉动真空方式进行干燥，真空干燥阶段建议设置一定的真空保持时间，以利于水分蒸发，但注意真空时间不宜过长。

- 灭菌介质或设备部件方面：纯蒸汽的质量不符合规定时，可能会导致大量冷凝水的产生，对已有的干燥程序造成挑战，导致物品未干燥。另外疏水阀等部件的故障也可能会影响干燥效果。

问题 4：灭菌验证参数的最差条件应如何选择？

解答：通常来说，灭菌验证需考虑采用最差条件的方式进行。从灭菌参数的最差条件角度进行分析，可采用降低灭菌温度和（或）减少灭菌时间可做为最差条件。如采用降低灭菌温度，需注意考虑对物品受热情况和平衡时间的影响（例如，如降低灭菌温度，需要考虑是否会缩短平衡时间，即该验证参数不应对平衡时间是有利条件）；如采用减少灭菌时间，需注意降低的时间是否是显著的，且有意义的最差情况，其可依据 F_0 的有效变化进行考虑。

例如，某程序灭菌温度为 122℃，灭菌时间为 30 分钟，如减少灭菌时间作为验证的最差条件，如何设计其验证参数？

建议考虑灭菌柜设备控制探头的校验标准，如控制探头的校验标准为"标准温度 ±0.5℃"，可根据其校验标准推导如下：

根据 F_0 值计算公式可知，0.5℃差异意味着 12.2% 的 F_0 值变化。

根据 F_0 值计算公式可得，灭菌温度 122℃、灭菌时间 30 分钟的 F_0 约为 37.8 分钟（T_0 以 121℃ 计），0.5℃ 的波动对于该条件下 F_0 值影响约为 4.6 分钟（$37.8 \times 12.2\%$）。

对于该实例，对于灭菌温度 122℃ / 灭菌时间 30 分钟的日常灭菌工艺，可以考虑验证的最差条件为至少减少 5 分钟。

以上仅作为灭菌验证参数最差条件选择依据的思路示例，可借鉴此思路结合其他影响因素进行综合考虑，从而设定灭菌验证的最差条件。

问题 5：如何制定湿热灭菌的再验证策略？

解答：湿热灭菌应定期进行再验证，以确保仍能够达到预期的灭菌效果。再验证策略可采用"最差条件"的方法，即对所有装载进行风险评估，经评估得出"最差装载"，至少每年进行一次"最差装载"的再验证；其他装载模式也需进行周期性再验证，其验证频率需基于风险确定。

每个灭菌器装载的风险评估可考虑装载物品的复杂程度、F_0 值、平衡时间、物品重要程度等方面，且需注意后续变更带来的影响。

10.3 干热灭菌

法规要求

药品生产质量管理规范（2010 年修订）无菌药品附录

第七十二条 干热灭菌符合以下要求：

（一）干热灭菌时，灭菌柜腔室内的空气应当循环并保持正压，阻止非无菌空气进入。进入腔室的空气应当经过高效过滤器过滤，高效过滤器应当经过完整性测试。

（二）干热灭菌用于去除热原时，验证应当包括细菌内毒素挑战试验。

（三）干热灭菌过程中的温度、时间和腔室内、外压差应当有记录。

10.3.1 干热灭菌概述

背景介绍

干热灭菌是利用高温使微生物或脱氧核糖核酸酶等生物高分子产生非特异性氧化而杀灭微生物的方法。

按照热传递方式可以划分为对流传热、传导热、辐射热三种传热形式。按使用方式可把干热灭菌设备分为批量式（或间歇式）和连续式，前者如干热灭菌柜（示例见图 10-12），可用于金属器具、设备部件的灭菌除热原；连续干热灭菌设备，如隧道式灭菌烘箱（示例见图 10-13），可用于安瓿或西林瓶的灭菌。

干热灭菌适用于耐高温物品的灭菌，如玻璃、金属设备、器具，不需湿气穿透的油脂类，耐高温的粉末化学药品等，但不适用于橡胶、塑料及大部分药品的灭菌。同时干热也可用于除热原。

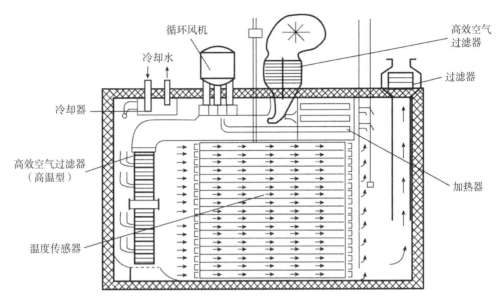

图 10-12 批量式强制对流干热灭菌柜

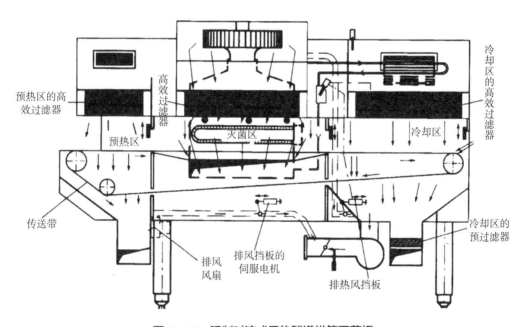

图 10-13 强制对流式干热隧道烘箱灭菌柜

📋 技术要求

干热灭菌法根据灭菌目的不同,可划分为灭菌工艺、除热原工艺。各国药典对干热灭菌有不同的规定(表 10-5):

表 10-5　各国药典干热灭菌条件对比

药典	灭菌条件
《中国药典》（2020 版）	干热灭菌法的工艺开发应考虑被灭菌物品的热稳定性、热穿透力、生物负载（或细菌内毒素污染水平）等因素。干热灭菌条件采用温度 – 时间参数或者结合 F_H 值（F_H 值为标准灭菌时间，系灭菌过程赋予被灭菌物品 160℃ 下的等效灭菌时间）综合考虑。干热灭菌温度范围一般为 160~190℃，当用于除热原时，温度范围一般为 170~400℃，无论采用何种灭菌条件，均应保证灭菌后的物品的 PNSU ≤ 10^{-6}
USP40–NF35	干热除热原工艺的测定指标是 F_D。$F_D = 1$ 即在 250℃ 加热 1 分钟内达到的除热原效果。F_D 值可对整个过程持续期间（时间）内的温度进行积分。F_D 方法被用来比较在不同温度下工作的过程所产生的干热除热原效果。可以使用基本数学来计算在 250℃ 以外的温度下产生的除热原效果，以确定与 250℃ 条件下的等效性 　当细菌内毒素下降到 NMT 0.1EU 时，除热原工艺被认为可以接受
EP9.0	常见的干热除热原循环包括将材料放在温度 250℃ 条件下至少 30 分钟，亦可使用与其他温度（高于 170℃）和时长组合 　工艺验证的标准为可回收细菌内毒素减少至少 3 个对数值

实施指导

A. 干热灭菌热力学原理及应用

干热灭菌与湿热灭菌的热力学特征相似，一定的灭菌条件下微生物的杀灭也符合对数规则，具体可以参照湿热灭菌部分内容。

F_H 是灭菌过程中灭菌对象接受的换算为参比温度（170℃）后的总灭菌时间，或称标准温度（170℃）下的等效时间。公式为：

$$F_H = \Delta t \times 10^{(T-170)/Z}$$

式中，$\Delta t =$ 灭菌时间（分钟），$T =$ 实际灭菌温度（℃）。

干热灭菌中 $Z = 20℃$，除热原时 $Z = 54℃$。

L 值指在某一温度 T（℃）下灭菌 1 分钟所获得的标准灭菌时间，L 无单位。

$$L = 10^{(T-170)/Z}$$

B. 灭菌工艺的设计

在设计灭菌程序时，应当考虑被灭菌产品的完整性、稳定性、无菌保证及经济性等多方面的因素，设定所有的操作参数，包括微生物污染水平、细菌内毒素污染水平、温度设定值、灭菌时间、所需要 F_H 值、温度穿透情况及传输速度（隧道灭菌烘箱）等，并通过验证加以确认设计周期的合理性。

（1）干热灭菌工艺

微生物污染水平 $N_0 = 1000$、$N_F = 10^{-6}$，$D_{180℃} = 0.5$ 分钟，180℃的干热灭菌工艺如下：

$$F_{180℃} = D_{180℃} \times (\lg N_0 - \lg N_F) = 0.5 \times (\lg 1000 - \lg 10^{-6}) = 4.5 \text{ 分钟}$$

但由于生产条件限制需通过升高温度（200℃）以更短的时间实现同等无菌保证水平，（灭菌工艺 Z 选择 20 进行计算），则灭菌周期计算如下：

$$L = F_s/F_t = 10^{(T_t - T_s)/Z} \quad \text{得} \quad F_{180℃}/F_{200℃} = 10^{(200-180)/20} = 10$$

$$F_{200℃} = F_{180℃}/L = 4.5/10 = 0.45 \text{ 分钟}$$

（2）除热原工艺

对于干热除热原工艺的设计和开发，应综合考虑以下因素：

● 除热原工艺开发前应充分了解待处理物料、容器、部件的细菌内毒素负荷。

● 除热原工艺开发和验证数据应能证明该除热原工艺能持续保证细菌内毒素下降 3 个对数值。

● 除热原工艺开发和验证数据能确保通过除热原工艺后并处理后的每个样品或容器的细菌内毒素量至少 ≤ 0.1EU。

● 除热原工艺开发和验证的结果等效于在 250℃ 条件下至少 30 分钟的除热原效果。

对于干热灭菌烘箱和隧道式烘箱，在除热原工艺设计、开发和和验证中应重点考虑热分布、热穿透和细菌内毒素挑战试验，所使用的方法应经过验证。干热除热原工艺开发中得出的温度曲线的重现性应通过最差装载条件下的热分布和热穿透进行确认，校准过的探头应置于在工艺开发温度分布和热穿透研究中确定的最冷点处。在热穿透确认中，需要确定被灭菌物品自隧道口离开后达到灌装工位时能够冷却到对产品安全的温度。

物理确认是证实干热灭菌柜或隧道烘箱内的温度分布性质，以确保内部待处理的物品在规定的时间内能达到要求的除热原的温度，一般除热原工艺物理确认建议等效于在 250℃ 条件下至少 30 分钟的除热原效果。

生物确认是通过使用细菌内毒素来确认对装载物品的细菌内毒素去除能力能持续达到要求。指示剂应放在装载物内的数个地方，包括除热原效果最差的位点，一般除热原工艺建议需要达到细菌内毒素下降 3 个对数值。

因微生物菌体对于干热的抵抗力不如细菌内毒素，在除热原效果可证明是有效的条件下，灭菌效果被可认为是有保证的。

同时企业也可以参考 USP 1228.1《干热除热原》和 PDA TR03《干热除热原和灭菌的验证》推荐的除热原工艺开发和验证的方法，如 F_D 值法和 F_H 值法进行：

• USP 1228.1《干热除热原》F_D 值法：F_D 方法被用来比较在不同温度下工作的过程所产生的干热除热原效果，可以使用基本数学来计算在 250℃ 以外的温度下产生的除热原效果，以确定与 250℃ 条件下的等效性。

F_D=1 即在 250℃ 加热 1 分钟内达到的除热原效果，F_D 值可对整个过程持续期间（时间）内的温度进行积分。干热除热原的 Z 值经证实在 45~55℃ 的范围内。本章节使用 50℃ 作为标准 Z 值，可以使用其他值。使用 250℃ 作为参考温度，设定 Z=50℃，F_D 计算如下：

$$F_D = \int_{t_1}^{t_2} 10^{\left(\frac{T-250}{50}\right)} \, \mathrm{d}t = \sum_{t_1}^{t_2} 10^{\left(\frac{T-250}{50}\right)} \Delta t$$

式中，F_D= 累积杀灭时间，t_1= 过程开始时间，t_2= 过程结束时间，T= 每段时间的温度，$\mathrm{d}t$= 温度测试时间间隔。

由于很难监测到 F_D 值与细菌内毒素破坏相关的指标，F_D 值仅用于确认工艺随着时间的推移的一致性，建议企业应定期监测 F_D 值的变化趋势，以确认随着时间的推移的干热除热原效果的变化趋势。

• PDA TR03《干热除热原和灭菌的验证》F_H 值法：干热除热原工艺的 F_H 值是用来计算在 250℃ 条件下干热产生的致死率或是细菌内毒素破坏效果的时间，以分钟表示，F_H 值的参考温度设定在 250℃，Z 值最小为 46.4℃，干热除热原的 F_H 值计算如下：

$$F_H = \int_{t_1}^{t_2} 10^{\left(T-T_0\right)Z} \mathrm{d}t$$

式中，t_1 为灭菌起始时间；t_2 为灭菌结束时间；T 为实测灭菌温度；T_0 为灭菌保证温度 170℃；Z 为温度变化升高的灭菌率，除热原为 54；$\mathrm{d}t$ 为灭菌时间。

F_H 值目的是指计算每个探头位置的 F 值将有助于评估工艺的可比性，评价工艺重现性，采用 F_H 的热穿透研究可用于确认除热原的最困难位置或冷点位置，而不是除热原的标准值。建议企业应定期监测 F_H 值的变化趋势，以确认随着时间的推移的干热除热原效果的一致性。

对于干热灭菌的 F_H 值是基于线性杀灭模型，但对于干热除热原工艺，其 F_H 值不能和细菌内毒素灭活的有效性进行换算和建立精确的关联关系。

10.3.2 干热灭菌确认与验证

背景介绍 ────

　　干热灭菌设备包括隧道式和干热灭菌烘箱。干热恒温箱主要由加热器、风阀气流调节器、风机、温度控制器及隔板等主要部分组成。在确认验证过程中需要考虑设备构造特点合理设定确认、验证项目。隧道烘箱相对批量式干热灭菌器而言结构更复杂，所需确认、验证项目更典型、全面，下述内容多采用隧道烘箱作为示例说明。

实施指导

A. 用户需求要点

　　为确保设备在设计阶段能够充分考虑生产的需求，用户应根据相关法规、安全环保、国家标准等要求、结合实际使用目的、实际生产条件提出所需设备的要求，主要涉及总体要求、设备能力、设备结构和组件、控制要求、工艺要求的基本参数范围、安全报警结构构造、配件清单等。示例见表 10-6。

B. 设计确认（DQ）要点

　　设备厂商结合产品生产工艺对设备与国家法律法规的符合性、工艺要求材质、构造要求以及 URS 的整体确认。通常认为 URS 就是设计确认的接受标准。

C. 安装确认（IQ）要点

　　安装确认是设备安装过程中进行的各种系统检查和技术资料的文件化工作。安装过程所处理的与工艺过程有关的设备、管道、电源等是否按图施工。也包括设备安装前的部分检查工作，如确认设备的型号、规格、备件、安装区域、环境等是否符合标准要求。

　　设备安装确认报告文件包括：设备资料文件整理、电气检查表、公用工程检查表、关键部件检查、关键材料检查（文件证明），并建立操作规程。

表 10-6　热风循环式隧道烘箱 URS

1. 概述
由预热段、灭菌段、冷却段及控制部分组成，各段送风均经高效过滤器过滤。具备干热灭菌、除热原功能
2. 主要技术参数 　机器尺寸：××× 　A 级单向流送风 　冷却模式：水冷（或风冷），冷却水流量和温度 　电气要求：×××
3. 结构和组件 　输送带侧面导向，轨道定位良好 　各段高效过滤器配压差表，且预留检漏测试口 　传送网带配制清洗系统，速度可以调节 　各段设立 Pt 100 温度传感器 　风路设计合理，不同功能区风速变频可控或独立调节。风机耐温、低噪、润滑油无渗 　箱体保温性能良好，正常使用时外壳升温控制在适当范围，保温材料不等不然灭菌样品和腔体内洁净空气
4. 材质和加工 　框架 SUS 304；输送带：SUS 316L 　接缝连续氩弧焊、平整、圆滑，整体无盲区，易于清洗，不易积尘 　门有门锁和手柄，便于操作 　润滑要求：××× 　图纸要求：每一可调部分应设有刻度或范围，以便检查 　气动元件要求：××× 　电气安装要求：×××
5. 控制 　内部压差可以监控 　传输带速度可以监控并调节 　全部参数可以在触摸屏显示，如各段温度、压差、输送带速度、报警 　参数设定应由密码保护
6. 安全报警 　隧道内高温停机保护、网带装载机械故障报警、加热元件电流实时监控 　急停按钮 　信号灯和蜂鸣器
7. 联机性 　隧道内温度、风机速度与传送带的联机性 　产品供入、排出与前后设备的联机性
8. 安装环境 　隧道烘箱出入口与上下工序的连接处均应处于 A 级单向流保护下
9. 文件 　应包括设备操作说明书、维护手册、仪表合格证、电气图纸、机械图纸，主要附件的说明书、质量合格证、材质证明书、备件清单
10. 其他 　验证服务（IQ/OQ 资料）等

D. 运行确认（OQ）要点

干热灭菌器通过各不同系统及整体设备的实际运转，证明其工作性能符合规定的范围、工艺要求。确认过程包括：控制仪表及记录仪进行校正和测试、控制器动作确认、整体空机系统确认，最大、最小装载条件下的运行确认。

（1）电器元件、设备部件确认　当温度低于灭菌/除热原温度时是否可以报警。程序控制器的确认。垫片密封性确保设备中不同功能区的密封性符合要求。通过挡板/连杆的调节实现空气平衡。确认腔室内空气以一定的气流方向和速度进行循环，当层流风机风速低于规定值时能报警。确认在各个灭菌过程中风阀调节器的振动处于最小值。空气平衡是通过压差确认灭菌腔室处于正压实现，确保设备外界非洁净空气不会进入腔室。确认所有加热元件运行正常。确认传送带速度和传送速度记录仪可正常运行，如有传送速度异常时能报警。

（2）过滤器完整性测试　干热灭菌器的出风系统必须保证符合 A 级洁净空气的标准，因此应对其高效过滤器定期进行完整性测试（如 PAO 测试）。高效过滤器的完整性测试可以考虑使用光度计扫描法，也可以使用离散粒子计数器法，具体方法可以参考 GB/T 25915.3—2010、ISO 14644-3、BS EN 1822，高温段高效过滤器可以在首次安装时使用光度计进行全面扫描泄漏测试，首次加热循环之后，使用有机溶剂进行高温高效过滤器完整性存在一定的风险，有可能气溶胶油将被截留到过滤器上并燃烧，并可能堵塞过滤介质并导致过滤器变脆，因此不建议再使用光度计扫描法测试，而可以采用离散粒子计数器法进行周期性高效过滤器完整性测试。高效过滤器本身可能被高温破坏产生悬浮粒子，同时在使用过程中升温和降温速度对高效过滤器的寿命亦有很大影响，必须严格按照供应商规定的升温、降温速度范围设计和控制灭菌程序。

对于高效过滤器完整性测试的可接受标准，企业可以参考过滤器厂家提供的泄漏率可接受标准、GB/T 13554—2020、GB/T 6165—2021 以及 BS EN 1822《高效空气过滤器 第 1 部分：分级、性能试验、标识》，并基于风险评估的结论建立企业内部的高温段高效过滤器泄漏率的可接受标准，由于高效过滤器的生产厂家、出厂标准、过滤器截留效率、等级划分存在区别，PAO 光度计法使用的 0.01% 的可接受标准有时候并不是适用的，建议包括高效过滤器的总体泄漏率和局部泄漏率，如高温段高效过滤器经常使用的 H13 和 H14 的高效过滤器，H13 高效过滤器的总体泄漏率为 ≤ 0.05%，局部泄漏率 ≤ 0.25%，H14 高效过滤器的总体泄漏率为 ≤ 0.005%，局部泄漏率 ≤ 0.025%。

（3）空载热分布　空载热分布测试是为确定设备空载时的温度均匀度及设备"冷点"进行的测试，一般在运行确认时进行。通过一组经过校正的温度传感器测定灭菌器腔室内各不同部位温度，并根据所测数据绘制温度分布图，以便于发现灭菌腔室内的冷点和热点。

测试过程中温度传感器至少 10 支以上。传感器安装时不应与腔室内金属（如内壁、架子等）接触，且测试中至少有一支传感器设置于设备自身控制系统的温度传感器附近。

正常情况下，腔室内各点温度值与设定值之间的误差均应在验证方案规定的范围之内，对于运行温度高于 250℃的干热灭菌、除热原系统，其灭菌腔室内空载热分布的可接受的合格范围建议为设定值 ±20℃，或基于工艺需求和风险评估进行制定。此试验应连续进行 3 次，以证明热分布的重现性。

测试条件应与生产过程相一致，尽可能模拟整个启动、生产、清空的隧道工艺，包括环境温度、相对湿度、作业区空气压力平衡等。记录整个温度变化过程，包括升温与降温过程。升温和降温的时间的偏差有助于发现灭菌过程中的设备故障。如测试中温度分布不符合标准则，应将此灭菌器进行调整或维修，通常情况下可通过调整进风、回风及循环风挡板，改善气流来解决。

E. 性能确认（PQ）要点

（1）热穿透试验和满载（负载）热分布　热穿透测试通常应选择规格和类型有代表性的材料进行测试。热穿透研究可证实在最差操作条件（更高的传送带速度和更低的灭菌温度）下的最差装载方式能够达到并维持除热原的温度。对干热烘箱而言，设定温度和时间应该缩短。对隧道式烘箱，则尽可能提高输送带速度，降低设定温度。除了难于穿透的物料（如捆扎较紧的物质）外，代表性的装载还包括最小、最大两种装载。

由于空气导热性较差，不同灭菌物品中的冷点和热点有可能变动。如果每种物料以不同的速度加热则热点和冷点变动的情况更可能发生。因此对干热烘箱，每次试验过程中都应该适当改变温度传感器的位置，以完整地反映热穿透状况，并准确地确定"冷点"。

热穿透状况不仅取决于腔室内的热分布，也取决于灭菌对象的特性、包装情况，所以热穿透测试可更准确的反映出实际使用情况，此项测试更为重要。热穿透状况的数据可以通过将温度传感器放到容器、物料、西林瓶或其他物品的内部并使温度传感器与物品表面接触以反映物品内表面温度。玻璃瓶通常以湿的状态进入除热原过程（无论是隧道还是烘箱），应进行评估，以适当确定对整体热输入的影响，在准备玻璃器具装载时，如果正常清洗过程中玻璃器具会有残留水，应考虑对前工序的洗瓶或玻璃清洗进行控制和要求，或者验证时需要在放置探头的物品中加入相应量的模拟残留水。

验证试验记录中必须有详细、准确的温度传感器分布图和相对应各点的温度值记录，并应在其分布上分别注明并找出装载状态下的热点和冷点，其热点对热敏感物质十分重要，而冷点则对于验证灭菌、除热原的效果十分重要。

装载热分布试验中使用的温度传感器安装时也需防止与固体表面接触，以确定装载对设备内空气热分布的影响。一种物品存在可能增强热分布的均一性，小的物品也可能成为最差的装载条件，因此需要测试系统是否反映出最差的作业条件和更大的工艺保证水平。

热穿透和热分布应同时监控。

在试验中记录空气和灭菌对象在升温、降温变化速度十分重要。指示热分布的温度传感器可以说明装载情况下空气温度达到灭菌温度设定值所需要的时间，而用于热穿透测试的温度传感器则反映灭菌对象达到灭菌暴露温度时所需要的时间。显然，灭菌对象达到最低灭菌温度的时间将滞后于腔室内热空气达到最低灭菌温度所用的时间，而滞后值在最大装载时最为明显。为了保证灭菌对象能够在灭菌温度下暴露足够长的时间，灭菌器控制系统的温度设定值常常高于灭菌、除热原过程所要求的最低温度值，产品暴露于最低灭菌温度的全部时间及累积 F_H 值均应记录于验证文件之中。

容器类物品（如西林瓶）的灭菌过程，在热分布及热穿透测试中若发现若干个"冷点"，在随后的试验中，"冷点"区域的西林瓶或其他容器应有足够的温度传感器加以监测。当热分布和热穿透测试达到设计和验证方案规定的标准时，应连续运行3次，以证明灭菌器的灭菌、除热原过程具有重现性。在重复试验中，必须在"冷点"区域集中安放一定数量的温度传感器和细菌内毒素指示剂，以证明"冷点"区域的干热除热原效果达到规定要求。

（2）微生物挑战性试验　杀菌力应通过微生物或细菌内毒素挑战试验证实，可以和热穿透同步实施，也可独立实施。

对灭菌工艺验证而言，可以将生物指示剂放置在每一个冷点（F_H 值最小）进行测试；也可选择负载中最冷点和最小 F_H 值放置，即最差条件情况。通常选择枯草杆菌黑色变种芽孢（*Bacillus subtilis Spores*）进行测试，浓度为 10^6 个 / 点。

对于除热原工艺的验证，生物指示剂一般选择大肠埃希菌内毒素（*Escherichia*

coli endoxin）进行测试，即细菌内毒素灭活试验。一般将不少于 1000 单位的细菌内毒素加入待除热原的物品中，证明除热原工艺能够使细菌内毒素至少下降 3 个对数单位。

细菌内毒素灭活验证时，应在装载条件最差（通常为最大装载）、升温最慢的区域放置样品，每个点 1~2 个样品，且应有一只温度探头放置在物品内部。由于除热原的工艺条件比杀灭孢子的灭菌工艺条件要苛刻得多，故而干热灭菌工艺验证中实施细菌内毒素挑战性试验时，不必再进行生物指示剂挑战性试验。

除热原验证使用的细菌内毒素挑战试剂可使用直接采购的细菌内毒素挑战测试标准品，也可根据情况使用自制细菌内毒素挑战测试样品，但均需在测试前对细菌内毒素标示量进行复核。如果是将细菌内毒素接种 / 涂布在玻璃瓶中或其他除热原的容器中，推荐使用空气干燥的方法对样品表面的细菌内毒素进行处理，由于固定方法和表面类型有可能影响细菌内毒素的回收率，自制的细菌内毒素挑战的样品需要进行细菌内毒素回收率试验。如果使用直接采购的细菌内毒素标准品，需要对比研究两种容器的热容和传热性（有可能存在标准品容器的穿透性要比产品容器差），用于评估除热原效果。

（3）环境确认　隧道式和干热灭菌烘箱中的洁净度应当符合法规规定的环境等级，需要基于风险评估的原则在环境级别确认时选择对悬浮粒子、浮游菌、沉降菌等项目进行确认，并定期进行日常监测。压差监测能够确保烘箱内外压差满足设计要求，并避免被外界污染。

F. 再验证 / 周期性再确认

隧道式和干热灭菌烘箱的除热原 / 灭菌的产品 / 物品发生变更时，应进行回顾来确定对已有验证状态的影响。应考虑在验证中使用的产品 / 物品最差情况，以及对产品 / 物品热传递性的任何影响，通过对设备、工艺、产品 / 物品变更的评估，来确定是否需要再验证。

设备应周期性进行再确认，隧道式和干热灭菌烘箱的除热原 / 灭菌工艺中最差装载情况应包括在再确认运行中。再确认应包括满载（负载）运行以评估温度分布情况。

实例分析

实例 2：隧道烘箱热分布验证

A. 验证仪器的预校准

验证用热电偶、数据记录仪可使用温度标准（玻璃水银温度计或铂 RTD）进行追踪校准，是验证实施前、后的重要工作。

低温校正：将热电偶和 RTD 同时放入低温槽，将热电偶连接的多点温度记录仪数据和 RTD 的监控数据进行比较，反复进行零点校正，使全部热电偶温度控制在 RTD 读数的 ±1.5℃以内。热电偶应维持在此范围 3 分钟以上，确保其稳定性。

高温校正：将热电偶和 RTD 取出，恢复到室温，然后插入高温槽，将热电偶连接的多点温度记录仪数据和 RTD 的监控数据进行比较，反复进行"量程校正"，是全部热电偶温度控制在 RTD 读数的 ±1.5℃以内。否则重新进行零点调整。打印或储存相关预确认的记录。

B. 隧道烘箱的空载热分布

空载测试主要证实热分布温度的均一性。

每列至少 5 支热电偶探头按图 10-14 所示用铜丝固定在不锈钢支架上（也可排成一行分两层放置铂电阻的探头，其间隔距离为瓶子高度，测得的温度代表性也比较强）。然后进行预热，待达到控制温度时，以最快速度开动网带，这时探头随不锈钢网带进入隧道烘箱。探头测得的温度由电脑屏显示，温度数据采集频率应以 10 秒到 30 秒一次为宜，待最后一只探头进入冷却段时，程序结束，停止试验。将所有温度数据打印出来，查明冷点位置。

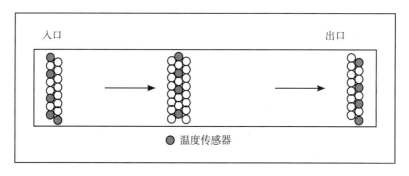

图 10-14　隧道烘箱空载探头布点

空载热分布进行测试，隧道灭菌温差建议不得超过设定点 ±20℃。

验证时环境温度条件应接近真实的生产条件，如房间温度、相对湿度、静压、风量平衡等。

C. 隧道烘箱的热穿透

隧道烘箱的最差条件通常表现在第一排、最后一排、输送带边缘以及中间堆放密度高的容器中。

每列至少 5 支热电偶探头按图 10-14 进行布置，热穿透探头放置在容器中，并接触容器，以确保测定的温度是容器表面温度，而不是空气的温度。由于气流很容易为灭菌瓶体所阻挡，瓶体本身的最低点通常是热穿透效果最差的位置。因此热穿透数据能够真实反映出冷点的灭菌情况。考虑隧道烘箱采用单向流送风，瓶体上部的温度仅仅是空气温度，温度热分布和热穿透可以同时进行。

热穿透测试时，一般选择大于 1000 单位的细菌内毒素指示剂放置在热穿透探头附近的容器中，同时进行挑战性试验，以证明其杀灭能力。

D. 验证仪器的后校准

热电偶后校准方法同"A.验证仪器的预校准"。也可以选择一个温度点进行后校验。

低温槽测试时，热电偶连接的多点温度记录仪数据和 RTD 的监控数据进行比较，应控制在 RTD 读数的 ±1.5℃以内。热电偶应维持在此范围 3 分钟以上，确保其稳定性。任何偏离标准要求的热电偶数据不能视为有效数据。

高温校正时，热电偶连接的多点温度记录仪数据和 RTD 的监控数据进行比较，建议控制在 RTD 读数的 ±1.5℃以内。任何偏离标准要求的热电偶数据不能视为有效数据。如果最冷点数据未能通过后校准，则该循环验证重新进行。打印或储存相关确认的记录。

10.3.3 干热灭菌设备日常管理要点

干热灭菌、除热原系统经过验证之后，则需对其进行监控使其维持在验证状态，即受控状态下，预防性维修、变更控制和再验证等计划均是为实现此目的而制定。

干热灭菌设备的高效过滤器需定期进行检漏测试以确认高效过滤器的性能，检漏测试周期可基于使用目的和风险评估确定，一般情况下半年检漏一次。设备的计量仪表应定期校准，以便监控设备运行、使用状态。

此外为保证对验证设备可进行良好的维护，尚需通过良好的培训制度对操作人员进行相关培训，以确保可按标准操作规程使用设备。

10.4 辐射灭菌

法规要求

药品生产质量管理规范（2010 年修订）无菌药品附录

第七十三条 辐射灭菌应当符合以下要求：

（一）经证明对产品质量没有不利影响的，方可采用辐射灭菌。辐射灭菌应当符合《中华人民共和国药典》和注册批准的相关要求。

（二）辐射灭菌工艺应当经过验证。验证方案应当包括辐射剂量、辐射时间、包装材质、装载方式，并考察包装密度变化对灭菌效果的影响。

（三）辐射灭菌过程中，应当采用剂量指示剂测定辐射剂量。

（四）生物指示剂可作为一种附加的监控手段。

（五）应当有措施防止已辐射物品与未辐射物品的混淆。在每个包装上均应有辐射后能产生颜色变化的辐射指示片。

（六）应当在规定的时间内达到总辐射剂量标准。

（七）辐射灭菌应当有记录。

10.4.1 辐射灭菌概述

背景介绍

辐射灭菌是利用 γ 射线、X 射线和电子束射线辐射处理产品，杀灭其中微生物的灭菌方法。射线穿透到产品内，作用于微生物，直接或间接破坏微生物的核糖核酸、蛋白质和酶，致使生物体的功能、代谢，结构发生变化从而杀死微生物。目前常用的辐射灭菌多采用 ^{60}Co 源放射出的 γ 射线，^{137}Cs 衰变产生的 γ 射线，电子加速器产生的电子束和 X 射线装置产生的 X 射线。γ 射线具有能量高、穿透力强、无放射性污染和残留量、冷灭菌、适用范围广等特点。物品在选择灭菌方式时，应根据物品特性选择合适的灭菌方式。放射性同位素 ^{60}Co 由高纯度的金属钴在原子反应堆中辐射后获得。与传统的消毒灭菌方法相比，辐射灭菌有以下优点：

- 在常温下处理，特别适用于不耐热物品的处理。
- 不会产生放射性污染，灭菌后的产品无残留毒性。
- 辐射穿透力强，可深入到被灭菌物体内部，灭菌彻底，可对包装后的产品灭菌。
- 对温度、压力无特殊要求，常温常压下即可进行。
- 辐射灭菌工艺参数易于控制，易于进行参数放行，适合于工业化大生产，节约能源。

辐射灭菌工艺的原理

辐射灭菌法系指将产品暴露于电离辐射的射线中以杀灭微生物的方法，即在一个特殊设计的装置中，产品暴露于由钴 60（^{60}Co）放射性核素或铯 137（^{137}Cs）放射性核素产生的 γ 射线，或由电子束发生器产生的电子束或 X 射线装置产生的 X 射线束中，从而达到杀灭微生物的方法。本法最常用的为钴 60（^{60}Co）γ 射线辐射灭菌。能够耐辐射的医疗器械、药品包装材料、生产辅助用品、原料药及制剂产品等均可用本法灭菌。

电离辐射大致分为两类：电磁辐射和粒子辐射。X 射线和 γ 射线为电磁辐射，加速电子流即为粒子辐射。电子加速器将电子加速到非常高的速度时，即获得了能量和穿透力。电离辐射杀死微生物的作用，可以分为直接作用和间接作用两种。直接作用是指生物体中的生物分子，直接受到电离辐射的作用，吸收辐射能量并导致肌体损伤的作用过程。间接作用是指电离辐射首先与肌体中的水分子作用，产生氢原子、羟基自由基、水合电子等活性粒子，这些活性粒子再与生物分子，如蛋白质、核酸、酶等作用，致使生物体的功能、代谢与结构发生变化，而遭受损伤。由于生物体中 80% 是水，在辐射产生的总效应中，通常主要是间接作用所产生的效应。不同微生物对辐射敏感度不同。在一定的辐射与环境条件下，杀灭一定量的微生物所需的剂量越小越敏感。一般来说，害虫和寄生虫对辐射是最敏感的；各种微生物对辐射敏感性差异很大。例如，革兰阴性微生物对辐射敏感，而有一些革兰阳性微生物对辐射异常顽固；芽孢比繁殖体更能抗辐射。一般认为，病毒比细菌芽孢对辐射更具有抵抗力，芽孢的抗辐射性能按次序比细菌、酵母菌、霉菌更强些。对微生物的致死剂量，还取决于所处环境及其生长周期的哪个阶段，不同阶段对辐射敏感程度不同。

由于辐射灭菌利用了核能，有些人对核辐射存在恐惧心理，担心辐射后的食品、药品等会有放射性残留。然而大量研究证明，从钴 60（^{60}Co）放射性核素或铯 137（^{137}Cs）放射性核素产生的 γ 射线能量水平不足以活化任何材料而产生放射性；如果电子束的能量水平不超过 10MeV 或用于产生 X 射线的能量不高于 5MeV，不会产生感生放射性，也不存在射线在被照射物的滞留，射线是瞬时作用的。1980 年 11 月，国际粮农组织（FAO）、国际原子能机构（IAEA）、世界卫生组织（WHO）根据国际食品辐射计划（IFIP）连续 6 年的国际合作研究结果得出结论："任何食品、药品当其总体平均吸收剂量不超过 10kGy 时，不需再做毒性实验，营养学和生物学上也是安全的。"该辐射剂量因此也被称为"国际安全线"。

目前国内工业化的辐射装置主要有伽马辐射装置和电子加速器，伽马辐射装置几乎都采用 ^{60}Co 放射源，^{60}Co 放射源产生的 γ 射线的平均能量为 1.25MeV，γ 射线是不带电的光子，它穿透力强；电子加速器是对电子进行加速，最大能量控制在 10MeV 内，它的穿透能力比 γ 射线弱些，适用于对密度较低的物品进行灭菌。

实施指导

通常采用辐射灭菌法灭菌后，应确保物品灭菌后的无菌保证水平（SAL）$\leqslant 10^{-6}$。不同的产品，可采用不同的辐射剂量，辐射灭菌控制的参数主要是辐射剂量（指灭菌物品的吸收剂量），包括最大和最小吸收剂量。该剂量的制定应考虑被灭菌物品的适宜性，以及可能污染的微生物数量（初始菌）及微生物对辐射的抗性。选用辐射灭菌方式时，应验证在所使用的灭菌剂量范围内，不影响被灭菌物品的安全性、有效性及稳定性。对最终产品、原料药、某些医疗器材应尽可能采用低辐射剂量灭菌。设定灭菌剂量前，应对被灭菌物品生物负载的数量进行测定，了解微生物抗辐射强度，以评价灭菌过程赋予该灭菌物品的无菌保证水平。对于已设定的剂量，应定期审核，以验证其有效性。灭菌工艺中，必须确定对产品和容器质量、稳定性、安全性和效能的中长期影响。可归纳各种材料的辐射兼容性，应对原料或成品包装进行曝光研究。同种材料的可兼容性结果可能会由于配方的微小变化、氧化剂的存在或缺少、可塑剂、电净化剂、材料加热历史和生产工艺中所受的其他材料应力条件等发生变化。

灭菌时，应采用适当的化学或物理方法对灭菌物品吸收的辐射剂量进行监测，以充分证实灭菌物品吸收的剂量是在规定的限度内。如采用与被加工物品一起被辐射的辐射剂量计，剂量计要置于规定的放置位置。辐射剂量计的放置位置应通过剂量分布测试进行确定。所采用的辐射剂量测量系统（包括剂量计及相关测量设备）应能进行溯源，并定期进行校正。

国家标准 GB 18280 和国际标准 ISO 11137 中对于无菌医疗保健产品的辐射灭菌的主要要求进行了详细的规定。

采用辐射灭菌要求产品采用致密的包装。

制药企业应首先对产品建立产品族；其次对每个产品族建立灭菌剂量以及产品最大可接受剂量，并对灭菌剂量进行定期审核以确认所建立的灭菌剂量的持续有效性。日常灭菌中，在考虑剂量不确定度后，要求产品辐射灭菌后的实际最小吸收剂量需大于建立的产品灭菌剂量，实际最大吸收剂量需小于设定的最大可接受剂量。

国内药厂采用辐射灭菌的方式，如采用委托加工方式进行的，则需要先选择合格的辐射灭菌供应商（或辐射装置），对辐射灭菌供应商需事先进行现场质量审计并需要签订质量协议。确定产品在辐射容器中的装载模式，并要在一定钴源活度下，进行性能确认（即产品剂量分布测试），确定结果满足要求后，制定产品日常灭菌工艺。

辐射灭菌供应商要建立完善的质量管理体系和剂量测量体系，对运行设备和设计参数的维护是相当重要的环节。如增加钴源或改变排布方式等影响到剂量分布的变更时，需要重新进行剂量分布测试，并制定新的灭菌工艺。

辐射灭菌供应商应规定辐射装置及其运行的方法，必要时修订辐射装置的规范并在辐射装置的使用期限内保留这些规范文件。同时，对用于控制和（或）监测过程的软件应满足质量管理体系要求，提供文件化证据证明软件的使用符合设计要求。

对辐射灭菌供应商进行资质确认或审计时，除了需要评估质量管理体系的运行，需要评估以下针对辐射灭菌的特定内容，包括但不仅限于：

● 辐射装置安装确认，运行确认，剂量分布试验等验证工作的有效执行，并确保验证文件的归档。

● 剂量测量不确定度的水平确定。

● 辐射过程的控制。

● 辐射装置的变更控制。

● 辐射灭菌加工类别的开发。

● 未辐射灭菌产品和已辐射灭菌产品的现场管理程序及执行情况。

● 辐射加工异常情况的处理 / 反馈程序。

而对于药厂的辐射灭菌工艺验证，审计中需要关注：

● 是否建立辐射灭菌工艺的验证程序，包括辐射装置安装运行确认要求、剂量设定、剂量分布、剂量审核、日常产品放行要求等；针对钴源衰减为达成有效灭菌剂量采取的控制措施。

- 辐射灭菌产品或产品族的定义，包括所有的组件及包装要求。

- 对构成加工类别的产品族进行年度审查，并形成文件。

- 为确保灭菌产品的灭菌剂量的有效性，产品应在受控条件下生产，以产生相似数量和类型的微生物，灭菌产品生产厂家需定期对生产环境进行监控，药厂需要对生产环境监控结果进行定期审核。

药厂与辐射灭菌供应商签订质量协议时，辐射灭菌供应商除了满足通常的质量协议中规定的质量体系的要求，允许药厂或药厂代表进行审计外，应确保设施满足辐射源的建设、维护和处理相关的法规要求，避免辐射源泄漏，还应允许并协助政府结构或认证机构进行的各种类型的审计，并就审计情况及时进行沟通，药厂在经历自身审计中得到辐射灭菌供应商的支持，辐射灭菌工艺或变更后的灭菌工艺需要得到药厂的批准后才允许使用。

10.4.2 辐射灭菌的确认和验证

背景介绍

辐射灭菌确认包括：建立辐射产品的最大可接受剂量、建立辐射产品的灭菌剂量、辐射装置的安装确认（IQ）和运行确认（OQ）、执行辐射产品的性能确认（PQ）、即产品剂量分布测试、辐射灭菌确认的评审和批准、维持灭菌过程有效性及辐射装置的变更控制。

辐射灭菌验证的关键在于剂量分布测试，在开展剂量分布测试前，应规定灭菌物品的包装形式、密度以及装载模式等。通过剂量分布测试，确定灭菌过程的最大和最小剂量值及其位置，如果日常监测使用参照计量位置，还需确定最大与最小剂量和日常监测位置的剂量间的关系。辐射灭菌一般不采用生物指示剂进行微生物挑战试验。

实施指导

A. 灭菌产品的确定

灭菌产品泛指各种灭菌物品，包括医疗器械、生产辅助用品、药品包装材料、原料药及制剂产品等。

• 应对待灭菌的产品包括包装材料、包装数量、包装产品的尺寸、密度、包装方式以及产品在包装中的摆放位置加以规定。

• 应对产品、产品包装的变更加以规定。

• 应对产品的生产体系加以规定并实施，以保证产品在提交灭菌时的状态及其生物负载是可控的，不会危及灭菌过程的有效性。应证实这个生产体系有效，并根据标准的规定，例如 ISO 11737，确定生物负载。

• 如果为一个产品族建立灭菌剂量，应满足标准定义的产品族的要求，如国家标准 GB 18280.2，或国际标准 ISO 11137-2，并将划分产品族的标准文件化。划分产品族主要根据产品中或产品内存在的微生物数量和类型（生物负载）。划分产品族时并不考虑产品的密度和产品在包装系统中的装载模式，因为这些因素并不影响生物负载。主要考虑潜在的产品族成员间的类似性，包括但不限于以下因素：

　　○ 原料的性质和来源，如果原料来源不止一个地方，还包括其造成的影响；

　　○ 产品的构成；

　　○ 产品的设计和尺寸；

　　○ 生产过程；

　　○ 生产设备；

　　○ 生产环境；

　　○ 生产地址。

• 如果出于常规灭菌的目的使用加工类别，则应按照关于产品是否包括在加工类别中的标准评估产品。评估应包括产品的相关变量和灭菌规范对产品吸收剂量影响的考虑。评估一个加工类别里所包含的产品的两个主要标准是拥有相似的剂量要求（灭菌剂量和最大可接受剂量）和相似的剂量吸收特性（如密度和装载模式）。应对评估的结果进行记录。

• 应执行加工类别评估标准的定期评审和构成加工类别的产品的定期评审，评审周期通常是一年。应对评审的结果进行记录。

B. 灭菌过程的确定

应对产品的最大可接受剂量和灭菌剂量加以规定。

（1）建立最大可接受剂量　建立最大可接受剂量的基本技术要求包括：能够评估产品预期功能的设施、代表常规生产的产品、能够精确提供所需剂量的合适的辐射源。将最大可接受剂量转移到不同于剂量最初所建立时的辐射源时，应进行评估，以证明这两个辐射源不影响剂量的有效性。评估应形成文件，且应记录结果。

用于辐射灭菌的产品必须至少以常规辐射灭菌期间预期最大剂量照射进行测试，以评价材料的辐射物理和辐射化学稳定性和生物适用性；对于包材，还应确定使用最大辐射剂量灭菌后是否能符合包材的相关标准，在规定的有效期内满足其规定的功能要求；对于多层共挤膜，使用 ^{60}Co 照射时，会增加通透性，同时也会产生一定量的溶出物，需要评价溶出物是否满足要求。对于使用这些包材的产品，应证明使用最大辐射灭菌剂量的包材而生产的产品在有效期限内的质量、安全和性能的测试或验证应被执行。

（2）建立灭菌剂量　产品灭菌剂量的建立可从下列两种方法中选择。

①获得并利用生物负载数量和（或）抗辐射强度的信息建立灭菌剂量。

注：建立灭菌剂量的方法和使用这些方法的条件详细叙述在 ISO 11137-2 中。

②选择并证实 15kGy 或 25kGy 作为灭菌剂量；在证实 15kGy 或 25kGy 时，应提供证据证明所选择的灭菌剂量能够满足规定的无菌要求。

注：VD_{max}^{25} 和 VD_{max}^{15} 方法及使用的条件描述在 ISO 11137-2 中。使用 VD_{max}^{25} 和 VD_{max}^{15} 方法得到的无菌保证水平是 10^{-6}。

建立灭菌剂量时，应选择具有代表性的产品，按照 ISO 11737-1 进行初始菌（生物负载）试验和按照 ISO 11737-1（GB/T 19973.2）进行无菌试验。辐射装置的灭菌剂量精度应能达到 1kGy 以内。

C. 灭菌过程验证

（1）装置的安装确认（IQ）　辐射装置主要有辐射源、产品传输系统、控制系统、安全实施和辐射室组成。在进行辐射灭菌前必须进行装置的安装确认。安装确认时，应对辐射装置及其传输系统的操作程序加以规定。应包括产品传输系统的结构，辐射容器的尺寸和材料、辐射源的活度与排列。

对于 γ 辐射装置，应记录源活度以及单个源部件的位置描述。

对于 γ 辐射装置的关键参数：工位时间设定、辐射时间或传输速度，以及剂量测量应进行规定和记录；对于电子束装置的关键参数应包括电子束的特征［电子能量、平均束流量、扫描的宽度和均匀度（如适用）］，应予以规定和记录。对 X 射线辐射装置，X 射线的特征［电子或 X 射线的能量、平均束流量、扫描的宽度和均匀度（如适用）］应予以规定并记录。

对过程和辅助设备，包括相关软件，应进行测试以证实其按照设计规范运行，且应文件化测试方法并应记录安装确认的测试结果。安装期间，对辐射装置做出的任何修改应有文件记录。

（2）装置的运行确认（OQ） 辐射装置运行确认的目的在于确认典型密度范围内的均匀产品在特定的辐射条件下所受的剂量大小、分布、剂量不均匀度与它们的重现性，确定产品吸收剂量与装置运行参数之间的关系，证实辐射装置的运行是安全、可靠的。

在运行确认之前，应确保所有需要使用的仪器设备经过校准，包括：用于监测、控制、指示或记录的测试仪器设备。

辐射容器剂量分布测试：

● 应使用均匀密度的材料，装填至辐射容器设计规范容积的上限，进行剂量分布测试。在均匀材料的不同已知深度的位置布放剂量计确定材料中的剂量分布。在剂量分布测试过程中，在辐射装置里应有足够数量的、按照装载有均匀材料至辐射容器容积上限的辐射容器，以有效模拟完全满载的辐射效果。剂量分布测试的指南见 ISO 11137-3。

● 剂量分布测试的记录应包括辐射容器、辐射装置运行条件、辐射用的材料、剂量测量和得出的结论。

● 作为剂量分布测试的结果，对于伽马辐射装置，应建立时间设定或传输装置速度和剂量间的关系；对于电子束和 X 射线辐射装置，在进行剂量分布测试时，束的特征变化应在电子束和 X 射线辐射装置规范的限制内；对于电子束和 X 射线辐射装置，应建立束的特征、传输装置速度和剂量间的关系。

● 应确定过程中断对剂量造成的影响并记录。

● 如果传输路径不止一个，应对用于灭菌产品的每个路径执行剂量分布测试。

（3）辐射灭菌的性能确认（PQ） 辐射灭菌的性能确认是对某一规定的产品的辐射灭菌工艺的确认，在此基础上建立产品装载模式，测量产品中的剂量分布和不均匀度，决定产品的传输速度或辐射时间。

①执行产品剂量分布测试时，应按照规定的装载模式装载产品，以便：

● 确定最大与最小剂量值和位置；

● 确定最大与最小剂量与日常监测位置的剂量之间的关系。

②执行产品剂量分布测试时，应规定灭菌产品的呈现方式，包括：

● 包装产品的尺寸和密度；

● 产品在包装中的位置摆放；

● 对辐射容器的描述（如果在一个辐射装置中使用多种辐射容器）；

● 对传输路径的描述（如果在辐射装置中有多个传输路径）。

③应对每个加工类别进行剂量分布测试。用于灭菌产品的每一个传输路径都要做剂量分布测试。

④常规灭菌中，如辐射容器部分装载，应确定并记录辐射容器部分装载对如下的影响：

- 辐射容器内剂量分布；
- 辐射装置中其他辐射容器中的剂量和剂量分布。

⑤应确定辐射装置中不同密度产品对剂量的影响以定义能在一起灭菌的产品。

产品剂量分布测试应连续在不少于三个的辐射容器上进行。产品剂量分布测试的记录应包括辐射容器、装载模式、传输路径、辐射装置运行条件、剂量测量和得出的结论。

（4）灭菌过程验证报告的评审和批准　在安装确认 IQ、运行确认 OQ 和性能确认 PQ 中获得的信息应得到评审。应记录评审的结果。并基于收集的信息和评审结果制定灭菌工艺规程。

①对于伽马辐射，灭菌工艺规程应包括：

- 对包装产品的描述，应包括：尺寸、密度和产品在包装中的摆放位置和可接受的偏差；
- 产品在辐射容器中的装载模式；
- 使用的传输路径；
- 最大可接受剂量；
- 灭菌剂量；
- 对于容易长菌的产品，从生产包装完成到完成辐射灭菌之间的最长间隔时间；
- 常规剂量计监测位置；
- 监测位置的剂量和最大与最小剂量间的关系；
- 对多次辐射的产品，每次辐射再定位的要求。

②对电子束和 X 射线的辐射装置，灭菌工艺规程应包括：

- 对包装产品的描述，包括：尺寸、密度和包装中产品的位置摆放；
- 产品在辐射容器中的装载模式；
- 使用的传输路径；
- 最大可接受剂量；
- 灭菌剂量；
- 对于支持微生物生长的产品，从制造到完成辐射之间的最大时间间隔；
- 常规剂量计监测位置；

- 监测位置的剂量和最大与最小剂量间的关系；
- 辐射装置的操作条件和限制（例如：束的特征和传输装置速度）；
- 对多次辐射的产品，每次辐射再定位的要求。

10.4.3 辐射灭菌的日常管理要点

实施指导

A. 灭菌要求的提出

制药企业和辐射灭菌供应商应以书面形式共同提出对产品的灭菌要求，包括要求辐射装置的控制和监测，确定各类灭菌产品在灭菌前、灭菌中和灭菌后应采取的工艺和处理方法。

B. 产品辐射前处理

需对待灭菌产品做详细清点记录，应包括收到的产品实际数量、规格、质量和包装，与装运单据数量有差异时，应核实注明，任何数量上的差异应在加工和（或）放行前得到解决。

应明确区分未辐射和已辐射的产品。待辐射灭菌和已辐射灭菌的产品应存放在各自专门存放区内，选用变色指示剂以帮助识别已辐射和未辐射的产品。

C. 产品辐射

（1）剂量计安排　必须选定常规剂量计，并根据剂量测量精确度的要求确定应用剂量计的数量，剂量计应放在预先确定的常规监测的位置。辐射后，对剂量计进行测量、记录和分析。

（2）产品装载　产品应按照操作程序中规定的装载模式，把产品摆放在辐射容器中。常见的辐射容器一般为托箱或吊箱。

（3）辐射过程监测　对于伽马辐射装置主控时间的设定和（或）传输速度应根据源衰变的文件化程序调整；源位置、定时器设定和（或）传输速度和辐射容器的传输应得到监测和记录。对于电子加速器和 X 射线辐射装置，应对电子束的特征和传输速度进行监测和记录。

用于主控时间设定的定时器应配有适当的辅助定时器，以监测该定时器工作是否正常。

应设立灭菌周期时间、传输设备操作、辐射源位置和辐射容器内产品排列的记录，该记录应是辐射灭菌文件的一部分。

定时器应按有关标准，由法定计量检定部门进行定期校准。

（4）产品卸载　产品灭菌后从辐射容器中取出时，应对产品总数再次核实并做好记录。

在取回全部剂量计时，应核对所有剂量计确实放在指定位置，送实验室测量和计算，记录并分析结果。

D. 产品辐射后处理

辐射后卸载的产品应贮存在为灭菌产品设计的专门存放区内。

辐射后的产品从贮存区启运之前，必须由专人负责放行。产品装运时，应清查产品的数量、规格和批号，确保与接收记录相一致，如有破损应记录。

E. 灭菌记录

辐射灭菌过程的记录应有辐射灭菌日期和可溯源的批记录。对灭菌的要求和条件应做记录，由专人保管，存档备查。灭菌记录包括如下内容：

- 辐射灭菌产品的名称、规格、批号和数量、收货日期；
- 产品在辐射容器内或辐射装置内的装载模式；
- 辐射容器或辐射装置内剂量计的类型、数量和位置；
- 灭菌批号，数量；
- 辐射灭菌剂量要求；
- 辐射加工的时间或速度；
- 核实的装入辐射容器中产品的名称、规格、批号和单元数；
- 灭菌日期；
- 核实的从辐射容器或辐射装置中卸载产品的名称、规格、批号和单元数；
- 剂量计监测结果；
- 发出产品的名称、规格、批号和单元数；
- 传输设备操作和源位置、产品灭菌中使用的传送通道；
- 灭菌处理中断和采取的措施；
- 灭菌操作人员签字。

F. 灭菌处理中断

对不容易长菌的产品，灭菌处理中断时一般不需要移动辐射容器内的产品。应记录和检查这种中断，保证准确的剂量读数，继续辐射。

对容易长菌的产品，灭菌处理中断时应查明中断期间产品微生物的变化，并考虑继续辐射对产品品质的可能影响，不合格产品应废弃。

辐射容器内的产品，在灭菌处理中断期间必须移动时，必须标注号码并归还到它原有的位置和应检查和记录产品的正确复位。

G. 灭菌产品的放行

产品放行之前，应完成所有周期性的检测、校准、维护任务和必要的重新确认，并记录结果。应规定对记录的审核和产品放行的程序。程序中应规定灭菌过程的合格标准，要考虑测量系统的不确定度。如不能满足这些要求，产品作为不合格品，按不符合程序处理。灭菌产品放行时，必须审核产品批生产和批检验的记录。

辐射灭菌产品放行时，通常情况下不再对产品进行无菌检测。

对于外购的一次性辐射灭菌耗材，应选择合格供应商，同时，接收使用中应特别注意包装的完整性以及辐射灭菌标记的检查，以确保灭菌的有效性和灭菌物品包装的完整性。

对于委托辐射的一次性灭菌耗材，其目的是降低微生物负荷，以降低污染风险，企业可基于风险评估，选择合适的灭菌剂量直接进行辐射后而使用。

H. 辐射灭菌过程有效性的保持

灭菌剂量的持续有效性应用如下方式证明。

测定生物负载以监测产品中的微生物数量并与规定的生物负载限度相比较，且执行灭菌剂量审核以监测产品的生物负载的抗辐射强度。灭菌剂量的审核方法参见 GB 18280.1—2015 或 ISO 11137-1 的规定，其中包括生物负载的确定。

应按照 ISO 11137-1 的要求建立有关生物负载确定的频率以及灭菌剂量审核的频率，并遵照实施以确保辐射灭菌过程的有效性。

I. 辐射灭菌设备的再确认

灭菌过程的再确认应针对规定的产品和特定的设备进行，按照规定的时间间隔或在变更评估之后执行。重新确认所涉及的范围应被证明是适当的。重新确认程序应加以规定，重新确认的记录应保存。

J. 变更评估

辐射装置的任何可能引起剂量或剂量分布的变更应得到评估。如果变更会导致剂量和（或）剂量分布的变化，则应重复做部分或全部的安装确认、运行确认、和（或）性能确认。应记录评估的结果和依据。有关辐射装置变更评估可参见 ISO 11137-1 中的变更评估章节，或相关国家标准的规定。

无论何时发生重要变更，应进行再验证。这些变更可能包括伽马射线源改变（源重新安放、添加或替换）、载体或载体系统改变、产品组件或包装更改，或原料或产品生物负荷变更。应使用既定的变更控制程序来监测运行、物料和分析程序中的变更。再验证的必要程度取决于变更大小。

物品灭菌工艺如果与产品注册批准的灭菌工艺不同，例如需要增加灭菌次数，则需要按相关变更要求进行申报。

实例分析

实例 3：辐射灭菌验证

辐射灭菌的验证程序由如下要素组成：

- 产品确认；
- 过程确认；
- 验证有效性的保持。

在产品确认过程中，要考虑的因素，涉及到对待辐射灭菌产品的定义，即识别这些产品的组成、结构、生产过程、环境因素等，是否能保证被辐射后，产品在有效期限内的安全性不受影响，并且不影响使用。因此，需要确定在适当的最大辐射剂量下，辐射产品与辐射方法的兼容性。其次，建立灭菌剂量以保证灭菌效果。

辐射方法的相容性作为医疗产品，在选择辐射灭菌方法时，考虑辐射对生产的稳定性是非常重要的一件工作。由 ^{60}Co 离子辐射产生的自由游离基能引发化学变化，通常自由基很快地结合，致使物理变化也跟着发生。也有些例外，如某些等级的聚丙烯塑料，在经过许多月后，会增加脆度，有许多变化可能仅是感官上的问题，如色彩和气味的变化等。有些配方的 PVC 塑料颜色会变成淡黄色，其他塑料可能会产生异常气味，还有些场合，产品的功能虽不变，但销售人员觉得其外观变化是不能接受的。

测定产品是否适合辐射处理的通常方法是把试样暴露在最小剂量的二倍剂量下，利用常规方法分析产品的功能。有时，供应商有在使用中的适合辐射处理等级的聚合物，其他时候对材料需要做一些改变。所幸，随着辐射处理得到越来越广泛的应用，塑料生产商发现开发适用辐射处理的材料是有价值的，如 PVC、聚丙烯等塑料都有辐射级。

在进行产品辐射兼容性试验时，通常包括一些物理和化学试验，必要时，可能需要考虑在辐射过程中，由于产生某些副产物而需要考虑生物相容性。有时，辐射对产品的影响并不能马上显现，因此可能需要考虑加速稳定性考察试验，以初步确定产品对辐射的兼容性。该稳定性试验一般可选择在接受高于最大灭菌剂量的条件下进行。

随着辐射剂量增加，副作用也倾向增加，所以应该确定辐射的最小剂量和最大剂量。最小剂量应保证其灭菌要求，而最大剂量则意味着超过该值是不能接受的。这两种剂量都应和辐射装置匹配。

当最终无菌包装成为辐射灭菌的一部分时，其辐射灭菌的兼容性，也应如上述进行评估。

（1）剂量确定　有关灭菌剂量设定的方法和其剂量审核程序是使用源自于自然状态下微生物群的灭活数据，依据微生物群灭活的概率模型建立的。当应用各类微生物作为初始菌时，该概率模型假定每一类有单独的 D_{10} 值。在模型中，将一指定产品暴露于给定的辐射剂量后，微生物存活的概率由辐射前物品上初始菌及其 D_{10} 值决定。该方法包括用低于灭菌剂量的辐射剂量照射后，对灭菌后样品进行无菌试验。一旦灭菌剂量建立，应进行常规剂量审核，以确定最终灭菌剂量保证了指定无菌保证水平。

进行剂量设定时应包括：

①选择剂量设定用的产品：样品应从常规生产的、具有代表加工程序和条件的产品中随机抽样。为了解初始菌的状况，应从 3 批产品中抽取，这 3 个批次应是同一产品族。按照 ISO 11137 的要求，每一批应至少抽取 10 个样品用于试验。

②微生物初始菌的检验：初始菌，应按照 ISO 11737-1 的要求进行，包括完成相关的试验方法的验证。

③获得验证剂量：剂量设定方法在 ISO 11137-2 以及 GB 18280.2 中已有详细的描述，基本原则是基于初始菌的状况或是基于增量剂量试验的方法。

④剂量设定时产品的辐射：用于剂量设定的产品的辐射，最好以产品的原始包装进行。辐射接受的剂量应按照选定的验证剂量，最终接收的剂量应在 ±10% 范围

内。如果产品获得的最高剂量超过验证剂量10%，则验证剂量试验应重复。如果产品接受的最大和最小剂量的算术平均值小于验证剂量的90%。验证剂量试验应重复。如果剂量中值低于验证剂量的90%且无菌试验的结果可接受，则验证试验不必重复。

⑤无菌检测：根据ISO 11737-2，逐个对每个辐射样品做无菌检测并记录阳性数。如果100个样品的无菌检测结果中阳性数不多于2个，则验证通过。

完成剂量设定后，剂量审核必须按照ISO 11137标准中规定的周期时间进行。

表10-7源自GB 18280.2《医疗保健产品灭菌 辐射 第2部分：建立灭菌剂量》的剂量。

表10-7 确定灭菌剂量

（方法1，取样比例SIP = 1.0，微生物污染水平< 1.0）

项目	值	说明
步骤1		
SAL	10^{-3}	产品无菌保证水平（SAL）要求为10^{-3}
SIP	1.0	微生物污染水平 = 1.0，完整的单元产品用于微生物污染水平确定和验证剂量实验
步骤2		
微生物污染水平总平均	382	3批测试产品的批平均微生物污染水平分别为360、402和384，总平均微生物污染水平为382。没有单批平均微生物污染水平大于等于总平均微生物污染水平的两倍，因此，总平均微生物污染水平382用于建立验证剂量
步骤3		
验证质量	9.7kGy	在GB 18280.2的表5中查出微生物污染水平382的验证剂量（当表中未列出微生物污染水平382时，下一个较大的微生物污染水平400被使用）
步骤4		
验证剂量实验	10.4kGy	实际吸收剂量在规定的剂量范围内（即< 10.7kGy）
步骤5		
结果的判定	1个阳性	验证剂量在规定的范围（即：< 10.7kGy）内并且无菌试验的结果被接受（即：≤ 2个阳性）因此，验证被接受
步骤6		
10^{-3} SAL的灭菌剂量	12.9kGy	在GB 18280.2的表5[a]中查出平均微生物污染水平382的10^{-3} SAL的灭菌剂量是12.9kGy

注：a.计算的平均微生物污染水平382并没有列在GB 18280.2的表5中，使用了表中列出的最接近的较大微生物污染水平400。

（2）辐射过程的验证　辐射过程的验证包括 IQ、OQ 及 PQ 三阶段。目的在于能保证一个持续、稳定的辐射灭菌过程，确保产品接受的剂量在规定的范围内。

辐射灭菌过程的验证主要包含有剂量分布的验证，剂量分布的验证跟产品的装置模式、产品包装形式、产品的密度以及辐射装置有关。在进行剂量分布验证时应进行不少于 3 个的辐射容器进行，以确定其重现性。

在进行剂量分布验证时，剂量计的布放应考虑辐射容器运行的方向及辐射的方向，同时考虑产品的密度。

通常，OQ 阶段的辐射容器的剂量分布测试的结果可用作产品剂量分布方案制定的依据，通过辐射容器剂量分布，可初步确定可能的辐射产品的高和低吸收剂量区域。通过产品剂量分布的测试，最终可以确定最高和最低剂量点位。在日常运行时，如果使用参照剂量点位时，必须指导参照剂量点位与最大和最小剂量点位之间的关系，并且，其偏差应进行评估，保证在可接受的偏差范围内。

绘制整个辐射容器的辐射剂量的分布图可以采用产品，也可以用模拟物品。必须要有足够的剂量，分布在各个位置上，从而能测出剂量最大值点和最小值点位。一旦剂量分布形态确定后，就应保持恒定，除非更换产品、辐射源进行改进和重新安装或者是运送系统有了大的变动。一旦发生改变，需重新执行剂量分布试验，重新绘制剂量分布图。

（3）执行产品剂量分布测试。

（4）总结　^{60}Co 钴辐射装置的灭菌确认的 3 个主要部分是：

● 确定产品的最大可接受剂量。

● 确定产品的灭菌剂量。

● 产品的剂量场分布测试。

实例 4：委托辐射

日常产品的灭菌必须符合标准。如果灭菌是委托给辐射灭菌供应商的，灭菌步骤仍被认为是生产过程的一部分，委托单位成为生产商的重要的延伸部分。因此，委托单位必须严格执行 GMP 的要求，工艺标准必须很详细地说明辐射灭菌供应商要如何对其物料进行辐射处理。一般至少要涉及到以下几个方面。

（1）辐射前产品的预处理　灭菌供应商收到待灭菌物品后，要清点数量。有关产品的实际数量和发运文件上所反映的差别在进一步处理之前必须解决。有关储存方法、产品分装要求以及其他要求也应指明。

（2）产品辐射　大多数的大型辐射装置采用托箱或吊箱把产品送入辐射装置。

托箱或吊箱的运行有固定的路线，其物理空间大小要能充分利用辐射线。

对常规辐射，技术参数主要应包括剂量计的布放和测试，确定的装载模式、辐射主控时间或运行速度，以及其他要求的参数。

国内伽马辐射装置有 100 多套，早期设计的装源容量在 100 万 Ci，悬挂链输送，实际装源活度较低。最近几年设计的装源容量在 400 万 Ci，采用步进式的输送系统，货盖源的模式。先进的大型商用伽马辐射装置主流机型是单板源双层四（或六）通道货盖源的步进式辐射装置，辐射容器采用高强度轻质材料制成。

每个辐射运行过程中，装载的产品可能与其他产品一起进行辐射灭菌处理，此时，应考虑其他产品对其产生的影响，前后装载的其他产品的密度及装载模式应被考虑。很多装置，包括上述的装置，以"缓行间停"方式作业。这就是说，每个装载车留在一个工位上停顿一段预先决定的时间，根据控制系统的讯号，每个装载车前移一个位置。然后再停止一段时间，这个步骤反复进行，直至离开辐射装置。

（3）辐射后处理　最后，辐射后处理的技术说明应包括产品数量清点规程，包括辐射标签的检查、产品装卸、发运规程，有关过程记录的要求等。

（4）总结　在运用辐射灭菌对药品进行灭菌处理时，应考虑与医疗器械辐射灭菌处理的差别，主要差别如下。

● 与医疗器械灭菌相比，药品允许的剂量范围更窄。

● 对于医疗器械，SAL 是对每一单位产品的微生物数而言的；对于药品，SAL 是对被污染的单位产品数而言的。

● 通常医疗器械对时间、温湿度不敏感，即不支持微生物生长；对药品来讲，时间、温湿度非常重要，且药品可能支持微生物的生长。

针对以上差别，在制定辐射灭菌工艺及验证时应进行考虑。

📋 要点备忘

辐射灭菌时，必须证明辐射灭菌对产品质量（包括产品的无菌包装）没有不良影响时方可采用，并应符合《中国药典》的相关要求。

在使用辐射灭菌时，限定灭菌前产品生物负载的水平对于保证灭菌的安全性是非常重要的，因此，必须保证产品的生产是在符合 GMP 的要求下组织进行，确保人、机、料、法、环均在受控条件下。

辐射装置验收、产品装载模式建立后和常规辐射灭菌中都应进行剂量测定。

辐射灭菌剂量应使用合理和精确的方法确定。即根据被灭菌产品上初始菌数量和其抗辐射性以及所要求的无菌保证水平确定。

当完全按照 ISO 11137 的要求进行辐射灭菌的控制，无需采用生物指示的方法，进行灭菌效果的测定。如果需要时，生物指示剂可作为一种附加的监控手段。

辐射灭菌的验证涉及到产品确认、辐射装载的确认、辐射加工过程的确认，以及辐射灭菌剂量持续有效性的审核。

产品辐射剂量范围的确定以及装载模式的确定是辐射灭菌加工过程非常重要的参数，它关系到产品对辐射过程和辐射灭菌的兼容性。

产品初始菌的监测和灭菌剂量的设定，与灭菌剂量审核直接相关，因此对采用的初始菌的测试方法，必须进行验证。

灭菌剂量的审核是确保辐射灭菌验证有效性的重要措施，须按照标准的要求执行。

应有措施防止已辐射物品与未辐射物品的混淆。在包装箱上应有辐射后能产生颜色变化的辐射指示片。辐射变色指示剂不应作为剂量测量，它只用于识别产品是否经辐射处理。

剂量测量系统应定期由计量标准实验室检定，并溯源到国家标准。剂量测定系统的有关技术可向计量部门或有经验的标准实验室请教或查阅有关参考书。剂量测定应有专人负责，并经过专业培训。

严格执行变更控制的要求，以确定是否需要进行重新验证。

10.5 环氧乙烷灭菌

法规要求 ············

药品生产质量管理规范（2010 年修订）无菌药品附录

第七十四条 环氧乙烷灭菌应当符合以下要求：

（一）环氧乙烷灭菌应当符合《中华人民共和国药典》和注册批准的相关要求。

（二）灭菌工艺验证应当能够证明环氧乙烷对产品不会造成破坏性影响，且针对不同产品或物料所设定的排气条件和时间，能够保证所有残留气体及反应产物降至设定的合格限度。

（三）应当采取措施避免微生物被包藏在晶体或干燥的蛋白质内，保证灭菌气体与微生物直接接触。应当确认被灭菌物品的包装材料的性质和数量对灭菌效果的影响。

（四）被灭菌物品达到灭菌工艺所规定的温、湿度条件后，应当尽快通入灭菌气体，保证灭菌效果。

（五）每次灭菌时，应当将适当的、一定数量的生物指示剂放置在被灭菌物品的不同部位，监测灭菌效果，监测结果应当纳入相应的批记录。

（六）每次灭菌记录的内容应当包括完成整个灭菌过程的时间、灭菌过程中腔室的压力、温度和湿度、环氧乙烷的浓度及总消耗量。应当记录整个灭菌过程的压力和温度，灭菌曲线应当纳入相应的批记录。

（七）灭菌后的物品应当存放在受控的通风环境中，以便将残留的气体及反应产物降至规定的限度内。

10.5.1 环氧乙烷灭菌概述

背景介绍

环氧乙烷灭菌是一种比较可靠的低温灭菌方法。环氧乙烷（EO），又名氧化乙烯，分子式 C_2H_4O，分子量 44.05。EO 的小分子、不稳定三元环结构，使它具有很强的化学活泼性和穿透性。

环氧乙烷灭菌主要应用于对那些不宜用其他方法灭菌的、热敏感的产品或部件。在制药行业中常用于无菌生产的部件和用品的灭菌，也用于给药器械的最终灭菌，例如：

- 环氧乙烷灭菌用于某些物品的无菌制造工艺，如塑料瓶或管、橡胶塞、塑料塞和盖。
- 环氧乙烷灭菌用于有最终包装的成品。这些产品主要是塑料或橡胶的给药器械。
- 环氧乙烷灭菌也用于工艺设备，如在制造区内所使用的冻干机。
- 含氯的物品及能吸附环氧乙烷的物品，不宜使用本法灭菌。

环氧乙烷灭菌具有如下优点：
- 能杀灭所有微生物，包括细菌芽孢。
- 灭菌物品可以被包裹、整体封装，可保持使用前呈无菌状态。
- 相对而言，EO 不腐蚀塑料、金属和橡胶，不会使物品发生变黄变脆。

● 能穿透形态不规则物品并灭菌。

● 可用于那些不能用消毒剂浸泡、干热、压力、蒸汽及其他化学气体灭菌之物品的灭菌。

但环氧乙烷本身是有毒气体，且具有易燃易爆性、致畸性，灭菌后需要解析去除残留物质，以避免残留物质对人员造成毒性。

常见的环氧乙烷灭菌工艺采用真空过程（低于 1atm），一般可采用 100% 纯环氧乙烷或含 40%~90% 环氧乙烷的混合气体（例如：与二氧化碳或氮气混合）。当采用正压过程时，采用 8%~20% 的环氧乙烷与二氧化碳气体混合使用。产品在充有灭菌气体的受压腔室内进行灭菌处理。

标准的环氧乙烷的灭菌处理过程由 3 个不同阶段组成：预处理、灭菌和解析。通常的环氧乙烷灭菌周期如下。

（1）预处理　灭菌开始前，在一房间或柜室内对需灭菌的产品进行处理，以达到预定的温度和湿度。预热时间和预热温度及湿度应能满足灭菌物品的灭菌预处理的要求。

灭菌物品的放置，应留有一定的空隙，以适应于灭菌室内热循环。

（2）抽真空　加热至灭菌温度后，应抽真空排除灭菌室内的空气。达到设定的真空度 2~3 分钟后，保持一定的时间（≥ 5 分钟）进行泄漏检测，在此期间，压力的升高不应超过每分钟 0.3kPa。

（3）加湿　通过加湿装置的加湿作用，使灭菌湿度满足灭菌要求。通常保持相对湿度在 45%~65%（在 40℃时）。加湿需用不含污染物的蒸汽。

（4）加药　整个加药过程应保证环氧乙烷充分气化，以气体状态进入灭菌室。

环氧乙烷的加入量（浓度）和加入速度，应能控制和调节；加入环氧乙烷气体后，灭菌室的压力不应超过灭菌器的最高工作压力。

（5）灭菌　灭菌物品应在灭菌室中设定的温度、压力、湿度范围内保持预先设定的一段时间。

整个灭菌过程应监测温度、压力、湿度、时间等各项参数，并形成记录。

目前环氧乙烷灭菌器分为 A 类和 B 类两种类型。

● A 类灭菌器：用户可编程灭菌器，适用于工业生产中灭菌。

● B 类灭菌器：具有一种或多种预置工作循环周期的、尺寸限定的灭菌器，通常灭菌室容积 ≤ 1m³。

环氧乙烷灭菌箱通常由电控箱、灭菌室、系统控制箱组成，系统控制箱通常由抽真空系统、排残系统、加热系统、净化系统、水循环系统和空气过滤系统组成。

📋 技术要求

采用环氧乙烷灭菌时，灭菌柜内的温度、湿度、灭菌气体浓度、灭菌时间、灭菌过程中腔室的压力是影响灭菌效果的重要因素。

灭菌条件应予验证。灭菌时，将灭菌腔室抽成真空，然后通入蒸汽使腔室内达到设定的温、湿度平衡的额定值，再通入经过滤和预热的环氧乙烷气体。灭菌过程中，应严密监控腔室的温度、湿度、压力、环氧乙烷浓度及灭菌时间。必要时使用生物指示剂监控灭菌效果。本法灭菌程序的控制具有一定难度，整个灭菌过程应在技术熟练人员的监督下进行。灭菌后，应采取新鲜空气置换，使残留环氧乙烷和其他易挥发性残留物消散。并对灭菌物品中的环氧乙烷残留物和反应产物进行监控，以证明其不超过规定的浓度，避免产生毒性。

采用环氧乙烷灭菌时，应进行泄漏试验，以确认灭菌腔室的密闭性。灭菌程序确认时，还应考虑物品包装材料和灭菌腔室中物品的排列方式对灭菌气体的和渗透的影响。生物指示剂一般采用萎缩芽孢杆菌。药厂外购经过环氧乙烷灭菌后的包材，可以通过检查粘贴在灭菌物品包外的环氧乙烷灭菌化学指示标签，用于快速检查物品是否经过环氧乙烷灭菌。但产品灭菌合格与否，必须以生物指示剂合格为判断标准。

国家标准 GB 18279.1—2015《医疗保健产品灭菌 环氧乙烷 第 1 部分：医疗器械灭菌过程的开发、确认和常规控制的要求》对于无菌医疗产品的环氧乙烷灭菌的主要要求进行了详细的规定；ISO 11135:2014 取消并替换了 ISO 11135-1:2007 和 ISO/TS 11135-2:2008，对两部分的内容在技术上都进行了修改，并将它们合并成了一个标准。另外，原国家食品药品监督管理总局在 2016 年颁布了医药行业标准 YY 0503—2016《环氧乙烷灭菌器》，对环氧乙烷灭菌器的分类、设备要求、试验方法及相关要求等进行了规定。以上标准中，虽然许多内容和要求是针对医疗器械产品，但是其基本原则和要求同样适用于制药行业。

同时，必须清楚，环氧乙烷是有毒的易燃易爆气体，使用时应特别注意有关的安全性和有效性，环氧乙烷灭菌后残留量可参照 GB/T 16886.7—2015《医疗器械生物学评价 第 7 部分：环氧乙烷灭菌残留量》执行。

实施指导

A. 环氧乙烷灭菌的原理

环氧乙烷（EO）是一种广谱灭菌剂，可在常温下杀灭各种微生物，包括芽孢、细菌、病毒、真菌等。

环氧乙烷可以与蛋白质上的羧基（—COOH）、氨基（—NH$_2$）、硫氢基（—SH）和羟基（—OH）发生烷基化作用，造成蛋白质失去反应团，阻碍蛋白质的正常生化反应和新陈代谢，从而导致微生物死亡。环氧乙烷也可以抑制生物酶活性，包括磷酸致活酶、肽酶、胆碱化酶和胆碱酯酶；环氧乙烷也和 DNA、RNA 发生烷基化作用而导致微生物的灭活。

环氧乙烷穿透性很强，可以穿透微孔，达到产品内部相应的深度，从而大大提高灭菌效果。

B. 灭菌过程设定和产品适用性

灭菌前应根据环氧乙烷灭菌的特性分析产品对环氧乙烷灭菌的适用性。考虑要素包括：

（1）产品　由产品的用途决定产品是否需要灭菌。

产品材料的物理、化学性能：产品的设计应允许蒸汽和环氧乙烷能渗透至最难灭菌的位置。在经过规定的灭菌过程后，产品及其包装符合安全、质量和性能的规定要求。

（2）产品结构　环氧乙烷灭菌气体的穿透性不受产品结构的影响，也不应改变产品的结构。产品包装的设计应允许排除空气并使湿气和环氧乙烷渗透。

（3）产品残留量　产品经环氧乙烷灭菌后的环氧乙烷残留水平将会影响产品对灭菌的适用性。产品经环氧乙烷灭菌后的环氧乙烷残留量和（或）其反应产物应符合标准 ISO 10993-7 的要求。

（4）产品再灭菌性　当产品需再次灭菌时应评价此类处理对产品和包装的影响，环氧乙烷残留量仍符合相关要求。

（5）产品最难灭菌部位　根据产品的设计确定灭菌剂最难达到的部位，在灭菌过程验证时，应采用过程挑战装置 PCD（process challenge device）进行验证。

C. 影响环氧乙烷灭菌效果的因素

该工艺必须控制的参数有四个：温度、环氧乙烷的浓度、湿度、时间。

（1）温度　环氧乙烷的杀菌作用、灭菌时间、对物品的穿透能力与温度密切相关。在一定的范围内，随着温度的升高，环氧乙烷的杀菌作用加强，同时也能增强其穿透力和缩短灭菌作用的时间。但是当温度高到足以使药物发挥最大作用时，再升高温度，则杀菌作用亦不再加强。

因此用环氧乙烷灭菌时，通过适当的提高温度，可以节省环氧乙烷用量与缩短灭菌时间。

（2）环氧乙烷浓度　工业上常采用 300~1200mg/L 的环氧乙烷气体浓度。低于 300mg/L 浓度的环氧乙烷气体，在实际的工艺时间内不会产生确实有效的、足够的环氧乙烷分子；高于 1200mg/L 的浓度只能增加工艺所需的环氧乙烷气体量，而不会缩短工艺的时间。灭菌的效果是由环氧乙烷分子的分子碰撞及受灭菌的生物体决定的，因此通常而言，分子越多工艺越有效。然而，考虑到费用，工艺常设计成较低的环氧乙烷浓度，目前常用的浓度条件是 400~600mg/L。

（3）湿度　在环氧乙烷灭菌工艺中，湿度是最主要的参数。灭菌物品的含水量、微生物本身的干燥环境和灭菌环境的相对湿度对环氧乙烷灭菌作用是至关重要的。没有适当的湿度，工艺就极大地受到制约。

环氧乙烷灭菌工艺能在 30%~90% 的相对湿度下进行。在实际灭菌时，被灭菌物品常用纸或塑料薄膜、纸盒等包装，灭菌过程中一部分水分和环氧乙烷被包装物吸收，因此必须根据灭菌物品及包装物的湿度和吸收情况来选择合适的相对湿度，通常选择 60% ± 10% 的相对湿度。

（4）时间　环氧乙烷灭菌不是一个快速过程，灭菌时间必须足以保证杀灭微生物。其灭菌时间长短受以下因素影响：灭菌物品的生物负载水平、所用包装材料的种类和密度、包装的大小和灭菌装载情况、环氧乙烷的浓度、灭菌时温度、环氧乙烷气体类型等。

最佳的工艺参数设计，应使环氧乙烷灭菌过程的时间控制在 90 分钟左右。

10.5.2 环氧乙烷灭菌的确认和验证

实施指导

A. 安装确认

安装确认应证明灭菌设备及其辅助设施已按照其规范提供和安装。灭菌设备应符合适用的安全标准。设备和所有相关辅助设施的安装应符合建筑和工程图纸。安装应符合国家、地区法规要求。应规定环氧乙烷的安全储存条件，以确保其质量和成分保持在规格范围内。

安装确认至少应包括以下内容。

（1）设备的相关技术资料　需提供设备的使用说明书、产品合格证、安全规程、维护保养计划、常见故障与排除一览表、主要技术图纸（安装图、管道图、电气图）、备品备件表等主要技术资料。

（2）计量器具校准　应确认灭菌设备上的主要计量器具，如温度表、压力表、湿度表、计时器及相应的传感器，已经过校验，其精度符合等级要求。计量器具必须在规定的鉴定周期内使用。计量器具的使用必须具备计量器具生产许可证、计量器具产品合格证及相关的合格证明材料。

（3）环境要求　灭菌器应安装在温度为 5~40 ℃，相对湿度不大于 85% 的环境下。灭菌车间须达到防爆要求；应安装防爆排风扇；车间远离明火至少 30m 以上；应离开办公区及其他生产区；环氧乙烷储存钢瓶应固定支撑、专用房间并通风阴凉。

（4）灭菌器供应商的资质证明　需提供灭菌器供应商的工商营业执照、医疗器械生产许可证、医疗器械产品注册证和医疗器械卫生许可证。

（5）管道的安装。

（6）电器控制系统的安装。

（7）计算机系统的安装（若有）。

（8）应规定设备的操作程序，操作程序包括但不限于：详细的操作说明、故障状况、故障显示方式和处理措施；维护和校验指导、技术支持联系方式等。

B. 运行确认

运行确认应证明已安装的设备能够在设定的公差范围内运行规定的过程，证明设备能满足设计规范的性能要求。YY 0503—2016《环氧乙烷灭菌器》对最高工作压力低于 100kPa、采用环氧乙烷液化气体灭菌的环氧乙烷灭菌器的要求及试验方法进行了详述。

（1）辅助设备的运行确认　辅助设备包括真空泵、气泵、循环泵、气化泵（若有）、加热系统（水箱、电热管）、蒸汽发生器（若有）等，根据各辅助设备应有的工作特性，分别接通电源试运转，确认各辅助设备运转的有效性。

（2）电器控制系统的运行确认　电器控制系统包括加热系统、压力系统、气化系统，需确认加热（水箱）温度、灭菌温度、灭菌压力、气化器温度（若有）的上下限控制，要求各仪表控制正确、可靠。

（3）报警系统的运行确认　应确认灭菌室超高温报警、灭菌室超高压报警、气化器（若有）超高温报警、灭菌剂（若有）超低温报警、计时器超时报警及开关门报警（若有）。要求报警装置正确、有效。

（4）计算机系统的运行确认　应确认计算机系统各部件，包括主机、显示器、打印机、UPS、控制机箱等运行的正确性，要求能正常运行，达到预期功能。

（5）灭菌柜空柜的运行确认

①真空速率试验：验证真空度达到 –15kPa、–50kPa 所需时间，要求抽 –15kPa 时 ≤ 6 分钟，–50kPa 时 ≤ 30 分钟。

②正压泄漏试验：验证灭菌器腔室在正压状态下的密封性。在空载、温度恒定的条件下，加正压至 +50kPa，保压 60 分钟，观察腔室压力变化，要求泄漏率 ≤ 0.1kPa/min。

③负压泄漏试验：验证灭菌器腔室在负压状态下的密封性。在空载、温度恒定的条件下，预真空至 –50kPa，保压 60 分钟，观察柜体压力变化，要求泄漏率 ≤ 0.1kPa/min。

④加湿试验：验证加湿系统的有效性。在空载条件下，保持灭菌室温度恒定，预真空至 –25~–50kPa，将蒸汽发生器的蒸汽压力加热至 0.1MPa，开始向灭菌室加湿。要求湿度明显变化在 30%~85% 的范围内。

⑤灭菌室箱壁温度均匀性试验：验证灭菌室箱壁温度均匀性是否符合要求。测试方法参考环氧乙烷灭菌器的国家医药行业标准 YY 0503—2016。

测试应在灭菌室空载、门关闭时进行，但灭菌室可装有灭菌时须用的辅助装置。

每个内表面不得少于一次测量（即至少有 6 个同步测量点），总容积在 300~8000L 的灭菌器，每个内表面至少测量 2 次，总容积每增加 4000L 则增加 6 个同步测量点。

应使用贴触式温度探头直接贴触柜壁来测得空柜室内表面的温度分布；温度探

头应放置于能代表温度变化最大的部位，如靠近柜室不受热的位置或柜门，和靠近蒸汽或气体入口的位置。其余的温度探头应均匀分布于整个灭菌器中。

所有灭菌室内表面的温度应不超过灭菌阶段的设定温度的 ±5℃。

空载灭菌室箱壁温度均匀性验证的温度传感器分布需有示意图表示。

⑥灭菌室空间温度均匀性试验：验证灭菌室空间温度均匀性是否符合要求。

测试时，灭菌室应空载，但可装有灭菌时须用的辅助装置，同时关闭灭菌室门。

灭菌室可用空间的代表区域的温度应被记录，包括可用灭菌室空间内可能温度波动极大的区域（温度极端变化的区域），比如靠近灭菌室门的未知加热区域和靠近进汽点区域等。

至少有 6 个同步测量点。总容积在 300~8000L 的灭菌器，至少同时测量 12 次；总容积每增加 4000L，增加 6 个同步测量点。

灭菌阶段空灭菌室的温度记录范围应不超过设定温度的 ±2℃。

空载灭菌室空间温度均匀性验证的温度传感器分布需有示意图表示。

C. 性能确认

性能确认（PQ）包括物理性能确认和微生物性能确认，需在用于灭菌产品的设备上执行。

引入新的或变更后的产品、包装、装载模式、设备或工艺参数应进行性能确认，除非已形成文件化证据表明其与之前已确认的产品、包装或装载模式的组合等效。

性能确认应使用产品或代表常规灭菌的材料来证明设备能持续在可接受标准内运行，且过程能生产出满足预期无菌保证水平的产品。

应规定灭菌产品的呈现方式，包括产品的装载方式。

用于 PQ 的装载应代表常规灭菌的装载，并应基于最具挑战性的常规装载进行定义。

对于有多种装载方式的产品，应评估装载差异性对灭菌工艺影响的程度。应证明所有经灭菌工艺加工的产品能达到所需的无菌保证水平。

如使用了产品以外的材料，则应提供对灭菌工艺至少同产品有相同的挑战性。

如果装载重复用于验证循环，则应在暴露之间对装载进行解析以满足工人安全的法规，并确保装载中环氧乙烷的残留物不会影响下一个微生物性能确认中的生物挑战。

如性能确认中使用了化学指示剂，应符合 ISO 11140-1 的要求，而且应结合微生物和物理监控一起使用。

PQ 中使用的生物指示剂应符合 GB 18281 最新版要求以及 ISO 11138 最新版要求。

（1）微生物性能确认（MPQ）

● 微生物性能确认应证明灭菌过程的应用能满足规定的无菌要求，确认研究应在生产灭菌柜内进行，使用设定的工艺参数，该过程参数与规定的灭菌过程参数相比具有较低的杀灭性。

● MPQ 应确认定义的工艺对生产性灭菌柜中产品 / 装载组合的有效性。

● 确定灭菌周期的杀灭率。

● 如使用半周期过度杀灭法，则半周期循环的内部过程挑战装置（IPCD）应不得有阳性。若已证明用于日常加工中的外部过程挑战装置（EPCD）比内部过程挑战装置提供了最坏状况挑战，半周期循环中外部过程挑战装置（EPCD）出现阳性是可接受的。

● 如使用过度杀灭计算方法或生物指示剂 / 生物负载法，有可能会出现一些阳性内部过程挑战装置，但计算的无菌保证水平需满足规定的值。（参见 ISO 11138-7）。

（2）物理性能确认（PPQ） 物理性能确认应证明：

a）装载满足拟定的日常灭菌工艺规程规定的可接受标准。

b）过程的重现性。

PPQ 应包括同一个研究的至少 3 个连续的确认循环，应符合所有规定的可接受标准。PPQ 可在 MPQ 期间执行。如果 PPQ 与 MPQ 的至少 3 个循环同时执行，则应至少执行一次使用全灭菌过程的 PPQ 循环。若确认过程中出现失败，其归因于与被验证工艺的有效性不相关的因素，可以记录为与工艺过程的性能无关，则不需要进行额外的三次连续成功的循环。这类失败类型包括但不限于停电、其他设施故障或外部监视设备故障。

物理性能确认应确定以下过程：

● 应建立进入灭菌过程的产品的最低温度和（或）达到最低温度的所需条件。

● 应建立在规定的预处理时间（若采用）结束时，灭菌装载在规定的温度和湿度范围。

● 预处理（若采用）结束至灭菌周期开始之间规定的最大时间间隔是合适的；一般情况下，转移时间不超过 60 分钟。

● 处理阶段结束时（若采用），灭菌装载温度和湿度在规定的范围内。

● 如使用参数放行，应记录灭菌柜室的湿度。

● 气态环氧乙烷已进入灭菌柜。

● 压力上升和环氧乙环的使用量或灭菌柜内环氧乙烷的浓度在规定范围内。如使用参数放行，直接分析测定柜内环氧乙烷浓度和公差以建立日常加工的灭菌工艺规程。取样应在规定的时间间隔内进行，应充分验证在整个环氧乙烷暴露期间所需的条件。

● 在灭菌周期中，灭菌柜的温度和湿度（如记录）和适用的其他工艺参数在灭菌工艺规程的规定范围内。

● 在暴露期间，产品装载温度在规定的范围内。

● 在解析期间（如使用），产品装载温度在规定的范围内。

（3）装载的方式　装载方式有几个关键因素必须确定：①应该规定灭菌产品及其包装形式；②应该确定产品包装后在托盘上的装载方式；③应该规定托盘在整个灭菌柜内的装载方式。

有些生产企业可能有几百种不同的产品，如果这些都是同一种类型的产品，可能由于相似的几何性状和材料，它们可以只需要 1~2 种不同的灭菌工艺灭菌。另一种可能，生产企业只有几种产品需要环氧乙烷灭菌，但是每一种产品与其他产品完全不同以至于所有产品的灭菌工艺必须进行性能确认。因此，对于待灭菌产品的分类是非常重要的，必须进行详细的评估。

一旦产品的分类确定后，装载方式也有可能发生改变。装载方式在制定时应该非常具体，但是根据它们对灭菌效率的影响，也可以进行适当的调整。一般说来，在规定装量基础上增减 25%，对工艺的生物学影响不大。许多情况下，还可以考察工艺验证前物料的处理情况，如果物料在一特定的环境中作了充分的预处理，确保有足够的水分渗入产品，足够的温度渗透加热产品，那么装载方式可以有较多的可变性。然而，如果装载的增加造成对垫仓板上的包装有较大的挤压，比如，标准的垫仓板堆放形成一个有效的烟囱状（主要盒子周围有空间），让气体易于透过垫仓板，而且增加 25% 的装量会占去这些相互间的空隙，造成了垫仓板堆放差异，这时就须有另外一个工艺确认方案。但是如果增加盒子后垫仓板仍能在灭菌器内使气体穿过，而且不影响垫仓板上的总体定位，那就没有必要再作另一个额外的工艺确认。

一旦装载确定，那么仪器应该放进物料中，以便监测与产品相关的环境。温度及相对湿度是最常检测的参数。

（4）残留物　在工艺验证中还必须考虑灭菌剂的残留物和灭菌剂与产品的反应产物。

环氧乙烷作为一种有毒物质，如果灭菌后有过量的残留物留在产品内，会使灭菌产品变成不能使用的产品。这些残留物通常是容易除去的，这和物料有一定的关系。常用的方法是将灭菌过的产品放在一个加热的、换气频繁的通风腔体内，或者直接暴露在受控的通风环境中也能让环氧乙烷气体消散。

另外，环氧乙烷气体与氯反应生成2-氯乙醇、与水反应生成次乙基乙二醇，这两种环氧乙烷的反应产物也被认为是有毒的，但是毒性比环氧乙烷气体低得多。这些反应产物不容易从物料中去除。因此，重要的是尽量减少这些反应产物的形成。就2-氯乙醇而言，如果灭菌介质是环氧乙烷气体，含有氯的化合物的产品及包装材料就不能用。

次乙基乙二醇的形成是随实际以水的形式存在的水分的量而定。水的pH会影响次乙基乙二醇形成的速度。反应一般相当慢，方法是尽量减少湿润过程中实际在产品和包装内积聚的水，并且在暴露于环氧乙烷后，用腔体的排空来除去湿度及环氧乙烷气体，这将有效地减少影响产品使用的次乙基乙二醇的形成。

实例分析

实例 5：环氧乙烷的灭菌验证

环氧乙烷的灭菌验证包括设备确认及灭菌工艺性能确认两大部分，验证内容如图 10-15 所示。验证的具体要求可参照 GB 18279 的要求。

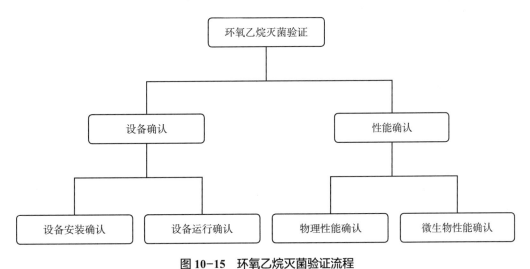

图 10-15　环氧乙烷灭菌验证流程

在设备确认时，应证明空载时预处理（如有）、灭菌和通风设备符合设备规范要求。确认文件应包括安装记录和空载试运行记录。

安装确认时，应记录有设备供应商资料，包括设备资料（如合格证、使用说明书、操作说明书、设备维护保养说明等）、设备安装记录和计量器具校验记录等。安装确认时，对于预处理区域应考虑有关加热系统、加湿系统、空气循环系统及控制和记录装置的安装情况；对于灭菌器，应考虑真空系统气动系统、加热系统、汽化装置、自动控制系统、废气处理系统及记录装置的安装情况；对于解析区域应考虑有关加热系统、通风系统及控制和记录装置的安装情况。

运行确认应考虑有关辅助设备的运行确认、电器控制系统的运行确认、报警系统的运行确认、计算机系统的运行确认以及灭菌循环运行确认。

灭菌柜空柜的运行确认应考虑有关真空速率验证、正压泄漏速率验证、负压（真空）泄漏速率验证、加湿系统性能验证、灭菌室箱壁温度均匀性验证、灭菌室空间温度均匀性验证、灭菌室满载温度均匀性验证。

微生物性能确认可使用存活曲线法、部分阴性法、半周期法等通用方法进行，在 GB 18279 有具体的描述。

环氧乙烷灭菌的生物指示剂一般采用萎缩芽孢杆菌（*Bacillus atrophaeus*），它对环氧乙烷工艺具有较强的抵抗力。指示物包括指示卡、片、条、带、器等各种形式的指示器件。对用于监测环氧乙烷灭菌效果的菌片，试验微生物的额定总数必须不小于 10^6 cfu。

生物指示剂应放于可能是产品中最难灭菌的地方，并均匀分布于整个被灭菌物品中。生物指示剂应在预处理之前放入被灭菌物品内或被灭菌物品的试件内。应尽量在灭菌周期完成后立即将生物指示剂从被灭菌物品中取出并进行培养。应确定任何延迟复苏，特别是暴露在残留环氧乙烷气体中的影响。若产品的设计不能将生物指示剂放于其最难灭菌地方，则应采用能提供已知数量活芽孢的芽孢悬液给产品染菌，芽孢悬液应符合 GB 18281.2 标准。

图 10-16 展示了一个典型的高真空纯环氧乙烷灭菌过程，在此环氧乙烷灭菌过程中包括了空气排空、处理、加入灭菌剂、暴露以及通入空气及去除环氧乙烷气体的过程。在此过程中多个阶段使用了氮气，用以避免环氧乙烷气体与空气（氧气）混合而引起的爆炸，以及对环氧乙烷气体在产品上的清洗。

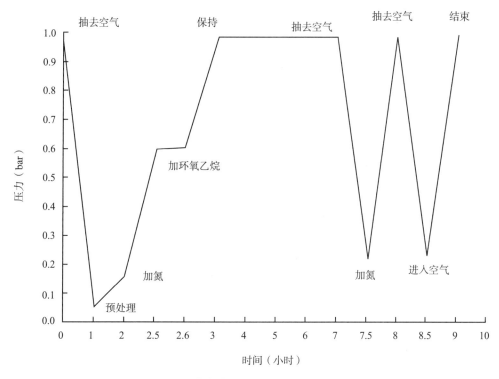

图 10-16 高真空纯环氧乙烷灭菌过程示意图

10.5.3 环氧乙烷灭菌的日常管理要点

实施指导

A. 灭菌数据的要求

常规监测和控制的目的是证明产品经过了已验证的指定的灭菌工艺的加工。应记录并保存每一个灭菌周期的数据，以证明满足灭菌工艺规程。数据应至少包括下列内容：

（1）产品进入灭菌过程的最低温度和（或）使产品装载达到要求所需的条件。

（2）在预处理区域（若采用）指定位置监测和记录的的温度和湿度。

（3）每一灭菌装载预处理开始时间和移出预处理区（若采用）时间。

（4）灭菌装载移出预处理区（若采用）到灭菌周期开始的间隔时间。

（5）通过压力，压力上升（ΔP）和（或）直接监测获得的处理阶段和（或）湿度驻留阶段的柜内湿度。

（6）处理时间。

（7）环氧乙烷注入和气体暴露期间，柜内气体循环系统（若采用）正常运作的指示。

（8）在整个灭菌周期，灭菌柜内的温度和压力。

（9）若压力作为首要的控制措施，则对次要措施的要求仅是证实环氧乙烷进入灭菌柜，至少通过以下其中一种方式确认：

- 所用环氧乙烷质量。
- 直接测定灭菌柜内环氧乙烷的浓度。
- 所用环氧乙烷体积。
  ○ 环氧乙烷注入时间。
  ○ 注入的惰性气体（若采用）。
  ○ 暴露时间。
  ○ 灭菌柜抽真空所需时间。
  ○ 暴露后换气的时间和压力变化。
  ○ 解析阶段的时间、温度、压力变化（如有）。

如日常监测中使用了生物指示剂，则需符合 GB 18281.1 的要求。

如果日常放行时使用的 PCD 不同于 MPQ 中所使用的 PCD，则它至少应具有与 MPQ 中使用的 PCD 相当的抗性。日常灭菌过程中如果出现 PCD 阳性，需鉴别阳性菌是否为萎缩芽孢杆菌，以便进一步调查是由于生物指示剂未被杀灭还是检测过程中导致的污染。

如日常监测中使用了化学指示剂，则应符合 GB 18281.1 的要求。

化学指示剂不能代替生物指示剂用于产品放行或用于支持参数放行的理由。

如采用参数放行，应记录并保留以下额外数据：

- 在整个灭菌周期，至少从两个位置测定柜内温度；
- 在处理阶段，直接测定的柜内湿度；
- 按规定时间间隔，通过直接分析灭菌柜内的气体确定环氧乙烷浓度，充分确认在整个暴露期间所需的条件。

B. 保持灭菌过程的有效性

- 用于确保产品灭菌状态的系统应证明其持续有效。用于控制和监测灭菌过程的仪表需定期校验以确保其准确性和可靠性。设备应有计划的按设备制造商的建议进行预防性维护。设备、产品、包装、灭菌产品的呈现方式或装载发生改变时，应评估其对灭菌过程有效性的影响，基于评估确定是否需要进行再验证。应每年对环氧乙烷灭菌工艺进行回顾，并定期进行再验证，再验证的时间间隔应有合理的解释说明。再验证时应确认满足 ISO 10993-7 中要求的产品中允许的 EO 残留。

• 若再验证表明灭菌过程可能不再能达到要求产品无菌保证水平，应调查原因，并开展纠正措施和（或）预防措施。作为调查的一部分，应考虑此前已灭菌的装载是否达到规定的无菌保证水平，并对其是否使用进行风险评估。如果调查表明不再能达到规定的无菌保证水平，应重新进行微生物性能确认和物理性能确认以重新建立规定的无菌保证水平。应记录调查及随后的活动。

📋 要点备忘

A. 预处理

预处理过程中温度、湿度的常规监测基准点，应是最难达到理想条件的地方。在产品放行进行灭菌之前，应审查常规监测数据的可靠性。

产品进入预处理区的环境温度应处在或高于确认中规定的最低温度。贮存条件已知时，一般不必测定预处理前产品的温度。如果产品向灭菌地运输时要经过恶劣的气候条件，则必须规定预处理前产品的特殊贮存方法。产品的包装形式和装载形式应与确认中规定的一致。每种被灭菌物品进出预处理区的次数均应记录。记录应予以保存，作为灭菌文件的相关部分。应对预处理区内的所有物品进行标识，作为灭菌文件的相关部分。

应根据已形成文件的计划对预处理区进行清洁，并保留清洁记录。应将预处理区环境所受微生物的污染控制到最小，并应特别注意防止真菌生长。对预处理期间每种经处理的被灭菌物品，均应保存有关放置时间、温度和湿度的清晰记录。

B. 处理

处理过程中湿度的连续监测与记录，为灭菌周期这一过程提供补充性数据。

C. 灭菌

（1）环氧乙烷气体浓度可以用气相色谱或红外光谱分析直接测定。应当考虑到，取样和分析易爆混合气体的系统可能产生危及安全的危险。最好还有一个能直接测定柜室内水含量的湿度测量系统。分析方法的精确度应当已知，校准程序中应包括有分析设备。

（2）生物指示剂分布于被灭菌物品中的数量应足够多。建议 MPQ 时采用以下数量生物指示剂：

- 产品装载体积不超过 10m³ 时，生物指示剂数量为 3 个 /m³，至少为 5 个。
- 产品装载体积超过 10m³ 时，每增加 1m³ 增加 1 个生物指示剂。

对于常规控制，生物指示剂数量通常为 MPQ 时的一半，但最多数量 30 个，计算结果应四舍五入到较大的数。

10.6 除菌过滤

除菌过滤是无菌药品生产的重要步骤。本章节将讨论除菌过滤系统的设计、选择、验证、使用等内容，适用于无菌药品从工艺开发到上市生产的生命周期。

10.6.1 除菌过滤系统的设计

法规要求 ···

药品生产质量管理规范（2010 年修订）

第九十八条 纯化水、注射用水储罐和输送管道所用材料应当无毒、耐腐蚀；储罐的通气口应当安装不脱落纤维的疏水性除菌滤器；管道的设计和安装应当避免死角、盲管。

药品生产质量管理规范（2010 年修订）无菌药品附录

第四十一条 过滤器应当尽可能不脱落纤维。严禁使用含石棉的过滤器。过滤器不得因与产品发生反应、释放物质或吸附作用而对产品质量造成不利影响。

第四十二条 进入无菌生产区的生产用气体（如压缩空气、氮气，但不包括可燃性气体）均应经过除菌过滤，应当定期检查除菌过滤器和呼吸过滤器的完整性。

第六十二条 可采用湿热、干热、离子辐射、环氧乙烷或过滤除菌的方式进行灭菌。每一种灭菌方式都有其特定的适用范围，灭菌工艺必须与注册批准的要求相一致，且应当经过验证。

第七十五条 非最终灭菌产品的过滤除菌应当符合以下要求：

（一）可最终灭菌的产品不得以过滤除菌工艺替代最终灭菌工艺。如果药品不能在其最终包装容器中灭菌，可用 0.22μm（更小或相同过滤效力）的除菌过滤器将药液滤入预先灭菌的容器内。由于除菌过滤器不能将病毒或支原体全部滤除，可采用热处理方法来弥补除菌过滤的不足。

（二）应当采取措施降低过滤除菌的风险。宜安装第二只已灭菌的除菌过滤器再次过滤药液，最终的除菌过滤器应当尽可能接近灌装点。

（三）除菌过滤器使用后，必须采用适当的方法立即对其完整性进行检查并记录。常用的方法有起泡点试验、扩散流试验或压力保持试验。

10.6.1.1 液体除菌过滤器的选择

选择液体过滤器，首先需要根据需求确定过滤膜的材质和孔径，然后设计缩小规模试验以确定过滤膜面积，最后结合实际工艺要求选择合适的过滤装置。

A. 过滤膜材质的选择

过滤膜材质的选择主要考虑构成过滤膜材质的物理化学性质是否符合实际工艺的要求。应充分考虑滤器与待过滤料液的兼容性。过滤器不得因与产品发生反应、释放物质或吸附作用而对产品质量产生不利影响。除菌过滤器不得脱落纤维，严禁使用含有石棉的过滤器。

滤膜材质分为亲水性膜材和疏水性膜材，亲水性膜材一般用于液体过滤，例如：亲水性聚偏二氟乙烯（polyvinylidene fluoride，PVDF）、聚砜（polysulfone）、聚醚砜（polyethersulfone，PES）、尼龙（nylon）、纤维素酯（cellulose ester）等。特殊情况下，例如有机溶媒的过滤，建议使用疏水性聚四氟乙烯（polytetrafluoroethylene）。

疏水性膜材一般用气体过滤和有机溶媒过滤，例如：聚四氟乙烯和疏水性聚偏二氟乙烯等。严格工艺条件下，应使用绝对疏水材质的气体过滤器，如聚四氟乙烯。

膜材的选择还应考虑不同料液的特性，通常可以通过小试工艺开发实验对不同的过滤器进行选择，小试工艺开发时会关注载量和流速，来选择适合的膜材。尤其是一些特殊或者新型治疗药物。比如纳米制剂具有粒径大、黏度高等特性，在过滤初期就会对滤膜造成堵塞，造成过滤载量低，在前期除菌过滤器筛选的时候，就会关注载量。

不同的膜材不仅影响过滤器的过滤效果，同时也影响过滤器的可提取物和（或）浸出物水平、物理和热特性以及与过滤料液的相互反应。确定过滤膜后，需要对有效过滤面积、操作温度和压差限值、可提取物和（或）浸出物、兼容性以及除菌性能进行评估。

物理性质的要求主要体现在：在工艺要求的温度或压力条件下，过滤膜结构和过滤性能的稳定性。一方面这与过滤膜的材质和结构有关，另一方面也与不同供应商的过滤膜和过滤器的制造工艺有关。

可参考供应商的过滤器产品资料，确定过滤器合理的工作范围（包括最大工作压差、最高耐受温度等），必要时可对过滤器的供应商进行审计。

过滤膜的化学兼容性是指与被过滤料液之间相互作用的性质。在过滤典型的水溶液时，这种情况较少发生。但在极端 pH 或有机溶剂存在的情况下，可能发生不兼容的情况。由于聚偏二氟乙烯（PVDF）其良好的亲水性（经过亲水改良）、成熟的制造工艺、对蛋白质类产品的极低吸附，作为除菌过滤膜被广泛应用（但在高 pH 等碱性条件下，会有不稳定的情况发生）。纤维素材质的亲水性较好，但对极端 pH 溶液的耐受性欠佳。聚醚砜（PES）有良好的 pH 耐受性能，较好的过滤通量和载量，但对某些有机溶剂耐受性欠佳。聚四氟乙烯（PTFE）对极端 pH 和有机溶剂有很好的耐受性，但由于其疏水性较强，不适合普通水溶液的过滤，作为液体过滤器时通常用于有机溶剂的过滤。

过滤膜材质的选择还需要考虑吸附情况。虽然吸附作用是不可避免的，但可以选择吸附作用相对较小的过滤材质。过滤膜的吸附可以等比工艺放大，因此可以用缩小模型试验考察生产规模的吸附情况。在进行最终灌装时，因为吸附作用的发生，有时候需要排放和收集最初一部分的滤液以保证最终产品的浓度。

B. 过滤膜面积的确定

在对过滤膜材质进行初步筛选后，需要确定过滤膜面积。在实际操作中，过滤膜材质的选择和过滤膜面积的确定通常会同步进行。

相对于预过滤，除菌过滤器的成本通常较高，其载量却相对较低。对于较浑浊的液体，通常需要经过一级或几级预过滤才适合进行最终的除菌过滤。另外，根据无菌产品生产工艺、生产时限可以考虑在配制后除菌过滤之前采用预过滤（如减菌过滤）降低微生物负荷。

过滤膜面积的大小关系到过滤工艺的成败。过小的过滤膜面积会导致过滤时间延长，和（或）过滤过程中途堵塞，甚至过滤料液报废。过滤膜面积过大则会导致产品收率下降，过滤成本上升。因此，选择合理的过滤膜面积需要经过科学的方法进行实验和计算后得出。

C. 过滤装置的选择

过滤装置的选择涉及不同的过滤器结构，过滤器出口的不同形式和过滤器的方向等。虽然可以采用缩小规模试验计算过滤膜面积，但对于不同过滤装置放大后仍会存在一些差别。因此，在选择过滤装置的时候不仅需要考虑工艺上的适用性，也要考虑不同过滤装置对过滤器本身性能的影响。

（1）过滤器结构的选择　过滤器由于结构不同，存在多种形式，比如圆盘式、层叠式、筒式和囊式过滤器等。因为圆盘（片）式过滤器的成本较低，通常被用于产品附加值较低的行业。但因为其需要的配套不锈钢夹具装配复杂，滤膜面积小等缺点，逐渐为其他过滤装置所替代。层叠式过滤器最大的优点是它的保留体积较小，通常适合于高附加值产品的终端除菌过滤，但由于其本身结构的原因，有不耐受反压缺点。筒式过滤器是应用最为广泛的除菌过滤器，它将膜折叠于滤芯中，有很高的滤膜面积（如 $150 \sim 10,000 cm^2$），在滤膜上下两端均有支撑层，因此有较好的正反向压力耐受，可耐受多次蒸汽灭菌。其可被安装于不锈钢外壳中，也可自带塑料外壳，作为一次性过滤系统使用，后者通常称为囊式过滤器。

（2）过滤器出口形式和过滤方向的选择　囊式过滤器外壳的管路接口有多种形式：如法兰接口、倒刺软管接口等，可根据需要选择合适的过滤接口形式。不锈钢外壳过滤器常见的为法兰接口。

根据连接管道方向的不同，通常囊式过滤器有两种不同方向的进出口形式。一种是平行于管道的方式（in-line），另一种是垂直于管道的方式（T-line）。

需要注意的是，不同过滤器接口内径大小不同，在一定流速下的压差也会有较大差异。另外，过滤方向不同的过滤器压差也会有差异。如图 10-17 所示。

（3）过滤器管道大小的确定　液体在过滤过程中在管道内存在一定的压力损失，且会在管道内壁产生残留，管径越大则残留越多。因此，需要根据过滤过程中所需要达到的流速选择合适的管径大小。

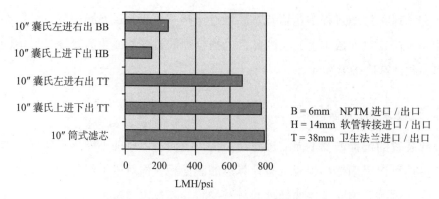

图 10-17　不同出口形式和过滤方向的 10″ 过滤器的压力流速关系示例

10.6.1.2 过滤器供应商管理

由于除菌级过滤器对于无菌工艺生产至关重要，所以作为过滤器的使用者，在购买时，应当要求生产商对该类过滤器提供相应的测试数据和文件。过滤器的支持文件可能包括：验证指南、批生产质控报告、产品文献、产品质量标准清单、技术报告和应用注意事项等。

药品生产企业对除菌过滤器供应商的管理通常包括文件审计、工厂现场审计、签订质量协议和产品变更控制协议等。

文件审计可以包括质量管理系统 ISO 证书、工厂质量管理的自我评估文件、除菌过滤器的验证文件、除菌过滤器的质量证书等文件的评估等。

工厂现场审计可以包括工厂质量管理系统、生产验证、仓储管理和供应商管理等内容。

质量协议签订保障了使用者的权利，明确了供应商的质量职责。质量协议的范围可以包括产品的生产过程控制、变更控制、质量记录、质量证书、产品投诉和召回处理流程、产品保修 / 责任范围等。

除菌过滤作为无菌保障的关键步骤，其供应商的变更管理对最终药品的安全有着重要影响，因此在供应商管理时，应着重产品变更控制协议的签订，由此及时获取供应商的产品变更信息，评估变更带来的风险以及采取相应的措施。变更通知协议中可以约定变更通知的时间、变更的范围等。

10.6.1.3 待过滤料液微生物污染水平控制

对于最终灭菌产品，一般对过滤后 - 湿热灭菌前的微生物污染水平进行控制。其中包括过滤后 - 湿热灭菌前的微生物总数及所含微生物的耐热性。对于非最终灭菌产品，由于除菌过滤是最终和唯一的除菌手段，所以除菌过滤前，待过滤料液的微生物污染更需严格控制。常见的控制要求为：除菌过滤前，待过滤料液的微生物污染水平不高于10cfu/100ml。如果除菌过滤前，待过滤料液的微生物污染水平高于该要求，一般需要在除菌过滤器前加装减菌过滤器以降低微生物污染水平至要求以内。

建议采用适当的取样方式对湿热灭菌前或除菌过滤前待过滤料液的微生物污染水平进行监测，需保证取样具有代表性，并不会对系统引入新的污染。取样时间需考虑生产过程最差条件，例如除菌过滤即将结束时剩余料液的微生物负荷。

10.6.1.4 序列过滤和冗余过滤

对于最终灭菌产品，应根据料液过滤前微生物污染水平来设置过滤器的级数（串连的数量），即使用多级过滤还是单级过滤。在多数情况下，单级过滤可以达到湿热灭菌前对料液微生物污染水平的要求。对于高风险的非最终灭菌产品，可能经过减菌过滤后，待过滤料液已满足微生物污染控制水平，但后续的除菌过滤也可能会采用多级除菌过滤。

通常通过两个或以上相同或递减孔径的过滤方式，统称为序列过滤方式。除菌过滤的序列过滤通常有两种情况：第一种序列情况A，序列过滤系统中，由于担心主要的除菌过滤器具有失败的可能性，为了防止产品损失，在最终除菌过滤器前增加一个除菌级过滤器，并且确保两个过滤器之间无菌，以及控制第一个过滤器之前料液的微生物污染水平一般 ≤ 10cfu/100ml。这种序列过滤方式，称为冗余过滤方式。如图10-18所示，冗余过滤系统中，接近灌装点的过滤器称为主过滤器，其前端的过滤器则称为冗余过滤器。具体冗余过滤器的完整性测试要求将在本分册"10.6.3 除菌过滤的使用"进行描述。

第二种序列过滤情况B，应与冗余过滤系统进行区别。当单级除菌过滤器无法达到细菌截留挑战的要求时，则需要使用串联在一起的两个或多个除菌过滤器，进行组合过滤才能达到除菌的效果。这种情况下，两个或者多个过滤器作为一个组合的除菌过滤整体，缺一不可。在本指南中，该种序列过滤称之为组合过滤方式。组合过滤方式下的所有过滤器，在使用后都应该通过完整性测试。

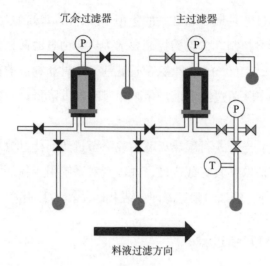

图 10-18　冗余过滤系统示意图

P：压力测量装置
T：温度测量装置

10.6.1.5　气体除菌过滤器的选择

通常在选择气体除菌过滤器时，需要考虑以下这些要点和因素：

- 截留能力。

- 完整性检测。

- 过滤流速和通量。

- 材料和构造。

- 水阻塞的清除（气体过滤器在应用中，可能会因各种原因，存在与水或者水基溶液直接接触的情况，从而影响过滤器的表现。疏水性越强，所需要的吹干时间越短）。

- 是否有控制冷凝水的设计。

"截留能力"的分类要求参见本分册无菌制剂部分 10.6.3.4 下"A. 气体过滤器的应用范围"相关内容。

为了防止在潮湿气体过滤时发生堵塞，气体除菌过滤通常采用的是疏水过滤器。气体过滤器通常应用于工艺气体（如压缩空气、氮气、二氧化碳等）的过滤和反应器或其他罐体或设备上的呼吸器。如果气体中存在有机溶媒，需要注意气体过滤器的化学兼容性。

A. 气体过滤器的大小

工艺气体过滤通常不会用到预过滤器，因为气体中的颗粒成分较少，但需要注意工艺气体含油和含水情况。

工艺气体过滤器的大小，通常可直接利用供应商提供的压力流速曲线进行计算。如图 10-19 示例所示，在不同的进出口压力下，可得到不同压降下所对应的气体流速，以此来选择合适大小的过滤器。

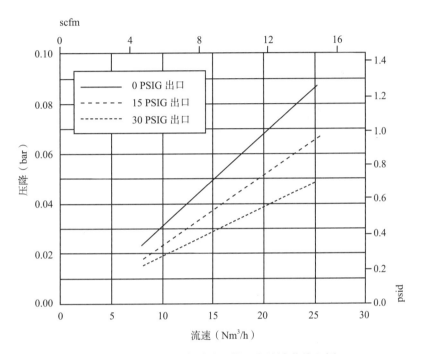

图 10-19 某 4″ 空气过滤器的压力流速曲线示例

B. 气体过滤器的材料和结构

过滤器的元件，应当能够经受住拟应用的条件。过滤器的生产者通常会提供结构材料的信息和压差限值。过滤器的使用者应当根据这些信息，选择符合特定工艺要求的过滤器，并在限值内进行操作。

对于过滤器可以耐受的灭菌次数，过滤器的使用者也应采用同上类似的方法考虑。

（1）生物安全　选择的气体过滤器，其各个组件的材料应证明为非毒性，比如通过 EP 塑料六级的生物安全测试。另外应对过滤器的细菌内毒素负荷进行控制，采用药典的方法进行检测，并作为过滤器出厂质量放行的标准。

（2）颗粒释放　对于某些应用，如灌装机的压缩空气过滤和冻干机的真空破除过滤器，颗粒释放应当被重点关注。可以使用液体进行颗粒释放验证，液体的黏度越高，验证条件被认为越严格。

（3）过滤器和被过滤气体的相容性　通常与温度、压差、氧化性和这些因素的组合有关。

例如，纯氧条件下，考虑易燃性问题，应当使用聚丙烯作为过滤器的硬件；全部采用氟化物作为结构材料的聚四氟乙烯膜过滤器也适合在该条件下使用。

C. 呼吸器的确定

呼吸器通常安装在罐体上隔绝外界，以防止气体交换时，外界环境对罐体内部或罐体内部对外界环境的污染。

罐体呼吸器过滤面积的大小计算通常需要考虑罐子是否需要在线蒸汽灭菌。如果罐子不需要在线蒸汽灭菌，呼吸器的大小配置与液体进出的流速有关系，根据最大的液体进出口流速和呼吸器的压力流速曲线进行过滤器大小的选择。如果罐子需要在线蒸汽灭菌，则需要考虑两个方面：第一方面，液体的最大进出口流速；第二方面，还需要考虑在线灭菌后蒸汽冷凝时通过呼吸器吸入空气的流速，避免形成过高的真空。蒸汽冷凝的速度通常与罐子的内表面积和环境温度有关，同时还要考虑罐体需要设置的真空度，最后得出一个气体的流速。这种情况下呼吸器的大小配置看上述两个方面的比较结果，哪个流速高就取哪个，然后根据气体过滤器的压力流速曲线进行过滤器大小的选择。对于第二种情况的计算可能有点复杂，可以参考先前的实际案例或经验进行配置，也可以咨询过滤器供应商进行支持。

10.6.1.6 一次性过滤系统的设计

采用一次性过滤系统并需进行使用前完整性测试或预冲洗时，设计时需额外考虑如下因素：上游连接管路的耐压性、下游的无菌性、下游能提供足够的空间（比如安装除菌级屏障过滤器或相应体积的无菌袋）进行排气排水。如果使用一次性无菌连接装置，应有文件证明不会有微生物进入污染的风险。

实施指导

A. 液体过滤器的洁净度

应考虑从过滤器、过滤器硬件、过滤器安装和使用过程中引入的颗粒物污染，因为每个来源都可能增加产品的颗粒物负荷。

颗粒物之外，液体过滤器还可能是其他污染的来源，如细菌内毒素、有机碳或易氧化物。可能的来源包括表面活性剂、润湿剂、塑料元件生产中的添加剂、生产过程碎片残留和结构材料。预冲洗过滤器可以降低颗粒物和污染物的水平，可以作为完整性检测之前润湿过程的一部分来完成。

B. 液体过滤器的安全性

过滤器生产商应当提供过滤器组件毒性测试相关的文件，包括动物源安全性等。

● 过滤器不得因与产品发生反应、释放物质或吸附作用而对产品质量造成不利影响。

● 过滤器生产商应按照法定方法对过滤器的安全性进行鉴定，检测结果通常应成为过滤器性能确认的一部分。

● 动物来源材料，过滤器的生产商应申明其采用的动物来源材料的信息。

● 过滤器自身的细菌内毒素的相关信息。

● 过滤器应具有与细菌截留相关联的完整性测试限值。

● 应对除菌过滤器（在除菌过滤工艺单元）进行工艺验证。

C. 液体过滤器的操作范围

过滤器生产商通常已经为过滤器制定了最高操作温度限值、最大的可耐受正向和反向压差限值、最大的灭菌次数，并提供水的流速和压力曲线等信息。过滤器的使用者利用这些信息，并结合小试工艺开发的结果以及料液的性质，选择适合的工艺流速、过滤温度、过滤压差和灭菌条件。

10.6.2 除菌过滤的验证

法规要求 ···

药品生产质量管理规范（2010 年修订）无菌药品附录

第五十七条 应当尽可能缩短药液从开始配制到灭菌（或除菌过滤）的间隔时间。应当根据产品的特性及贮存条件建立相应的间隔时间控制标准。

第六十二条 可采用湿热、干热、离子辐射、环氧乙烷或过滤除菌的方式进行灭菌。每一种灭菌方式都有其特定的适用范围，灭菌工艺必须与注册批准的要求相一致，且应当经过验证。

第六十三条 任何灭菌工艺在投入使用前，必须采用物理检测手段和生物指示剂，验证其对产品或物品的适用性及所有部位达到了灭菌效果。

第六十四条 应当定期对灭菌工艺的有效性进行再验证（每年至少一次）。设备重大变更后，须进行再验证。应当保存再验证记录。

第七十五条 非最终灭菌产品的过滤除菌应当符合以下要求：

（一）可最终灭菌的产品不得以过滤除菌工艺替代最终灭菌工艺。如果药品不能在其最终包装容器中灭菌，可用 0.22μm（更小或相同过滤效力）的除菌过滤器将药液滤入预先灭菌的容器内。由于除菌过滤器不能将病毒或支原体全部滤除，可采用热处理方法来弥补除菌过滤的不足。

（二）应当采取措施降低过滤除菌的风险。宜安装第二只已灭菌的除菌过滤器再次过滤药液，最终的除菌过滤器应当尽可能接近灌装点。

（三）除菌过滤器使用后，必须采用适当的方法立即对其完整性进行检查并记录。常用的方法有起泡点试验、扩散流试验或压力保持试验。

（四）过滤除菌工艺应当经过验证，验证中应当确定过滤一定量药液所需时间及过滤器二侧的压力。任何明显偏离正常时间或压力的情况应当有记录并进行调查，调查结果应当归入批记录。

（五）同一规格和型号的除菌过滤器使用时限应当经过验证，一般不得超过一个工作日。

背景介绍

除菌过滤（液体和气体过滤）不应对产品质量产生不良影响。药品生产中采用的除菌过滤膜的孔径一般不超过 0.22μm（或者 0.2μm），作为除菌过滤，这两种标称孔径通常没有本质区别。

除菌级液体过滤器指在工艺条件下每平方厘米有效过滤面积可以截留 10^7cfu 的缺陷短波单胞菌（*Brevundimonas diminuta*，ATCC® 19146™）的过滤器。

10.6.2.1 液体除菌过滤器的确认和验证

A. 除菌过滤器的确认

这一部分一般由过滤器生产商完成。主要的确认项目包括：在非特殊工艺条件下的微生物截留测试、完整性测试、生物安全测试（毒性测试和细菌内毒素测试）、流速测试、水压测试、多次灭菌测试、可提取物测试、颗粒物释放测试和纤维脱落测试等。过滤器生产厂商需对每批除菌级过滤器抽样进行细菌挑战试验，对每根除菌级过滤器进行标准流体润湿的完整性检测以确保生产出的每批除菌级过滤器都满足"除菌级"的要求。过滤器本身的性能验证和质量控制数据应能在供应商提供的"验证指南"和"质量证书"（或类似文件中）找到。

B. 过滤工艺验证

过滤工艺验证，即针对药品生产企业具体的产品结合生产中实际的工艺，对除菌过滤工艺进行验证，应确认实际生产过程中操作参数和允许的限值在验证时已覆盖，以确保除菌过滤工艺在预定的工艺条件下可靠地运行。这部分由过滤器的使用者和（或）委托的实验检测机构（例如，过滤器的生产商或第三方实验室）完成。

● 首先，它必须确保微生物截留不受药物溶液和工艺条件的影响。这就意味着需要验证它们对于微生物大小、滤膜孔径分布以及截留机理的影响。它所对应的验证项目是细菌挑战试验，也称为细菌截留试验。

● 第二，验证应当保证过滤工艺不影响实际药品的特性，因此有必要进行吸附性研究和可提取物和（或）浸出物研究。

● 第三，验证旨在保证不论是产品溶液还是过滤工艺均不影响过滤器的特性，这就需要进行化学兼容性研究。

● 另外，如果生产过程中过滤器的完整性测试不采用供应商所提供的标准溶剂完整性数值参数（如水或者 70%/30% 异丙醇），则还需要进行产品润湿相关的过滤器完整性参数研究。

对于过滤工艺中除菌过滤验证和减菌过滤验证项目总结为下表 10-8。

表 10-8　过滤工艺验证项目

工艺验证项目	除菌过滤	减菌过滤
细菌截留	需要	可选
化学兼容性	需要	需要
可提取物 / 浸出物	需要	需要
吸附	需要	需要
产品润湿的完整性	可选	可选

C. 确认与验证建议

推荐过滤器的使用者从过滤器的生产商处获取证明文件，证明其使用的过滤器适于在制药过程中应用。该类文件一般为采用法定的方法检测过滤器后的数据证明。这些证明文件支持但是不能代替过滤器的工艺验证。表10-9列出了推荐的针对过滤器整体装置和过滤膜的确认、批放行检测和验证，一般由生产商完成并由过滤器使用者进行验证。

表10-9　推荐进行的鉴定和确认

标准	使用者	生产商	
	装置	膜片	装置
水或乳糖肉汤的细菌截留与水或溶剂完整性的关联	—	Q，L	Q，L
产品细菌截留	V*	—	—
化学兼容，对过滤器完整性的影响	V	Q	Q
可提取物	V	Q	Q
浸出物	E	—	—
灭菌方法，对过滤器完整性的影响	V	Q	Q
完整性测试（水或溶剂）	V	Q，L	Q，L
完整性测试方法选择（产品）	V	—	—
毒性测试	—	Q	Q
细菌内毒素	V	—	Q，L
颗粒物	E	—	Q
无纤维释放	E	—	Q
总有机碳（TOC）和电导率	E	—	Q

注：L＝批放行标准；Q＝确认；V＝特定工艺验证；V*＝可以用膜片或过滤器进行验证；E＝评估是否需要进行测试。

上表中项目的具体说明如下：

● 细菌截留试验由过滤器生产商用SLB、水或其他合适的载体流体进行，然后由使用者或其委托方在工艺条件下进行验证。

● 过滤器和产品之间的化学兼容性可以由过滤器生产商进行确认。通常也需要过滤器的使用者在生产操作条件下用工艺流体对兼容性进行验证。例如，以产品为基础的完整性测试可以用来评估化学兼容性。

● 可提取物可以由过滤器的生产商用标准溶剂在特定实验条件下进行确认，也可以由过滤器的使用者用特定产品流体进行确定。

● 过滤器的生物安全性（如生物反应性）由过滤器的生产商来完成，使用者不需要再进行重复验证。

● 潜在浸出物应由过滤器的使用者来进行验证和评估，以确保其不危害被过滤产品。

● 过滤器是否可以被灭菌以及灭菌的条件由过滤器的生产商进行确认。过滤器的使用者需要对过滤器的实际灭菌工艺进行验证。

● 颗粒物、无纤维释放、易氧化物、总有机碳、电导率和流速应由过滤器的生产商进行确认。过滤器的使用者应当根据实际使用情况判断是否需要进行其他测试。

10.6.2.2 细菌截留验证

GMP 相关要求的第一个要点是在采用除菌过滤方法时，首先确认采用的过滤器为"除菌级"的，即"除菌过滤器"。达到此要求后，除菌过滤法中的其他无菌保障措施才有意义。定义过滤器是否为除菌级，需要依据过滤器的微生物截留能力，并完成相关的标准方法确认和工艺验证。

而过滤药液所用的时间、流速、温度、滤出总量、过滤器上下游压力（压差）、药液对微生物的生存性的影响和过滤器的重复使用等情况，都是可能影响过滤器细菌截留能力的重要因素，需要在验证过程中考虑并确认。

A. 除菌级过滤器的细菌截留验证

细菌挑战试验验证过滤器滤膜的级别并采用有代表性的挑战微生物证明其从某产品或该产品系列中完全去除微生物。除菌级过滤器的验证需要考虑两个主要因素：

● 滤膜级别，使用可适用的标准化试验或类似的方法以细菌挑战的方式进行。

● 工艺验证，由过滤器的使用者或被其委托的实验室（例如过滤器的生产者或合同实验室），使用有代表性的微生物进行挑战，证明过滤器在生产条件下，可以完全去除每个产品或产品系列中的微生物。应建立针对每个产品系列的科学解释。

这两种过滤器测试理念是不能互换的，并应当被独立验证。这些测试的目的是为了证明除菌过滤生产过程产生无菌的滤出液。

B. 影响细菌截留的因素

应对可能影响细菌截留的因素进行风险评估，包括但不限于：

（1）过滤器方面的因素　包括过滤器类型、结构、基础聚合物、表面改性化学、孔径分布和过滤膜的厚度等。

（2）工艺方面的因素　生产工艺、产品或者药液对挑战微生物的生存性、理化形态的影响；实际微生物污染水平决定缺陷短波单胞菌是否可以作为相关微生物；产品或者药液中的实际微生物污染水平（是否不高于 10cfu/100ml）影响过滤除菌工艺的设计和效能；还应考虑潜在的因产品配方或工艺条件，影响微生物的细胞大小或其他生理和形态学特性，从而造成微生物穿透的情况。应考虑评估的工艺源因素：

- 流体组分（配方、表面活性剂、添加剂）。
- 流体性质（pH、黏度、渗透压，离子强度）。
- 工艺条件（时间、温度、压差、流速、灭菌方法和重复使用）。
- 产品、药液和生产环境中实际微生物污染的特点和水平。

实施指导

下文将介绍针对液体过滤器，如何实施验证。

A. 细菌截留验证的研究目的

细菌截留验证研究的目的是获得文件证据，证明在模拟工艺条件下，过滤过程可以持续去除悬浮于产品或替代流体中高水平的标准细菌或相关微生物污染分离物。

使用膜片还是全尺寸工艺过滤器进行验证，要取决于验证的目的。如果研究的目的是验证特定膜材的细菌截留效能，那么使用小的测试膜片通常认为是可以满足条件的。确定工艺过滤器物理完整性的检测方法应当与细菌截留测试结果关联。

工艺时间和压差会影响细菌截留试验的结果。在完整的工艺时间进行细菌挑战试验可以对那些与时间有关的因素进行评估，这些因素包括过滤器兼容性、完整性的维持和发生时间依赖的穿透等。

细菌挑战试验验证过程中的压差应达到或超过工艺过程的最大压差和（或）最大的工艺流速（在过滤器生产商的设计范围内）。在验证过程中同时模拟压差和流速几乎是不可能的。在设计模型挑战条件时过滤器的使用者应该确认哪个参数与特定工艺的相关性更高，并形成基本解释以支持相关决定。

对膜过滤器进行产品细菌截留验证时需要考虑以下事项：

- 应对过滤工艺进行一次彻底评估，包括溶剂性质（例如水基的、酸、碱、有机的）、过滤时间、工艺压差、工艺流速、工艺温度和过滤器设计范围。

- 产品细菌截留验证研究应包括多个过滤膜批次（通常为 3 个批次）。有些情况下，产品性质被认为对过滤膜有攻击性，过滤器的确切数目和实验设计视工艺而定。

- 在用于细菌截留验证研究的 3 个批次中，至少应有一个批次是进行预研究时或使用前进行物理完整性测试时的数值通过，但是接近（例如不高于标准完整性限值的 110%）过滤器生产商提供的合格标准限值。如果在验证中没有使用低起泡点滤膜（低生产规格滤膜），那么在实际生产中所使用的标准溶液滤膜/芯起泡点值必须高于验证试验中实际使用的滤膜的最小起泡点值。

- 细菌截留验证研究中使用的过滤膜的物理完整性检测数值应包括在实验报告中。物理完整性检测应使用已有标准的对应润湿液，例如水、产品或其他润湿流体来进行测试，并在进行微生物挑战前完成。

- 如果细菌挑战试验后测试用微生物在任何过滤器的下游被回收到，那么就需要对此进行调查。如果调查确认测试用微生物穿透完整性检测达标的过滤器，那么就应重新考虑此种过滤器在这些工作条件下的适用性。

- 具有相同组分而只有浓度不同的同一族产品，可以用挑战极限浓度的方法进行验证，替代性地接受中间的浓度。如果某一产品被确定为最差情况的代表，需提供解释及数据说明。

- 液体过滤器的重复使用对于制药过程通常不推荐。然而，如果重复使用除菌级过滤器，需要说明理由，重复使用的参数也需要经过验证。

B. 截留验证中的风险评估

不同等级的风险与过滤工艺参数是相联系的，有些与过滤前产品中的微生物繁殖有关，而另外一些与较高的细菌穿透过滤器的风险相关。见表 10-10。

C. 挑战微生物选择标准

缺陷短波单胞菌（*B. diminuta*）ATCC® 19146™，可选择作为细菌挑战试验的微生物。如果使用了其他细菌，这些细菌必须小至可以挑战除菌级过滤器的截留能力，

表 10-10　工艺风险评估因素

因素	较高风险	较低风险
微生物污染水平	较高水平、小的生物体	较低水平、大的生物体
压差	较高	较低
流速	较高	较低
产品	促进生长的	杀菌的，或含防腐剂的
温度	室温或更高	冷藏
时间	较长	较短

并可以模拟在产品中发现的最小微生物。如果发现过滤前的菌群更具相关性，则可以在验证研究中使用这些菌群作为挑战微生物。如果可能，自有微生物污染水平应描述、计数和鉴别，因为这些微生物有可能穿透除菌级过滤器。被分离的微生物形态也要考虑。

挑战微生物的尺寸需要通过能否部分透过 0.45μm 孔径的膜来确认，这是每个挑战试验的阳性对照。三个不同批号的 0.22μm（或 0.2μm）测试滤膜和 0.45μm 的对照滤膜都需在一个试验系统中平行在线进行挑战试验。在标准培养基条件下生长的缺陷短波单胞菌在高挑战水平下（通常 $\geqslant 10^7 cfu/cm^2$）会少量透过 0.45μm 滤膜。有些情况下，缺陷短波单胞菌不一定是代表最差条件的模型。如果选用了不同的挑战微生物，需要提供文件解释。

D. 培养基维护和挑战微生物制备

缺陷短波单胞菌 ATCC® 19146™ 可以冻干的形式从美国典型培养物中心（American Type Culture Collection，ATCC®）或者国内同等机构获得。在按照 ATCC® 或者同等机构的规程复苏微生物后，可以按照微生物操作规范在适宜的培养基中冷藏或冷冻保存。需要建立用于挑战研究的工艺分离物的储存条件。

两种标准技术被公认适宜用于细菌挑战试验用缺陷短波单胞菌的制备和维护。它们是乳糖肉汤（saline lactose broth，SLB）法和冷冻细胞浆（FCP）法。两种方法都被发现可有效生产适宜的缺陷短波单胞菌悬液，缺陷短波单胞菌的尺寸为直径 0.3~0.4μm，长度 0.6~1.0μm。

替代的培养基和培养方法也能有效制备缺陷短波单胞菌，只要这些方法可以生产出单一的、分散的细胞，尺寸能穿过 0.45μm 孔径的膜过滤器。替代培养方法需要被验证。库存的细菌挑战培养物的聚集情况可用光学显微镜检查。如果观察到聚集现象，将保存的培养物置于超声波清洗槽的冷水中 10 分钟可将团聚物分散。水浴的气穴作用也可将细菌细胞分散，不影响细胞活性。应使用光学显微镜、活性计数和 0.45μm 孔径对照过滤器的下游回收来确认分散效果。

细菌挑战浓度在过程中应保持相对一致，以产生至少 10^7cfu/cm^2 的过滤器表面积的最终挑战水平。当计算细菌挑战浓度时，应综合考虑诸如流速、时间和压差等操作参数。

$\geq 10^7$cfu/cm^2 的细菌挑战水平就是对除菌级过滤器的要求（历史上用 0.2μm 孔径来标称的过滤器）。即缺陷短波单胞菌在大于 $10^4 \sim 10^6$cfu/cm^2 细菌挑战水平时可穿透 0.45μm 标称的膜，应当用 10^7cfu/cm^2 缺陷短波单胞菌来证明 0.2μm 标称的膜为"除菌级"，以确保有足够的灵敏度发现超尺寸孔。细菌挑战浓度（cfu/ml）不应与细菌挑战水平（cfu/cm^2）相混淆。

缺陷短波单胞菌悬液的生存力和滴度应使用合适的回收培养基来确认，例如大豆酪蛋白消化肉汤或者米勒辛顿琼脂。当进行过滤器挑战时，细菌挑战菌悬液的活力滴度应当在挑战前和挑战后立刻被确定。上游细菌滴度应使用被认可的微生物学测试方法确认。应使用同样的培养基来确定下游 *B. diminuta* 的回收。

E. 测试程序和方案形成

应使用标准方法确证膜过滤器的微生物截留能力。然而，对某种产品，仅证明缺陷短波单胞菌在水溶液中被截留，而不是在特定产品中，不足以验证此产品生产过程的除菌过滤工艺。

为了确定正确的挑战测试方法，应将测试微生物直接接种在承载流体（产品或替代品）中以证明其生存性。微生物应以与挑战试验中使用的同等方式培养，以保留其生物形态特征和生理特征。用于生存性研究的测试暴露时间应该等于或超过实际工艺过滤时间。

当测试微生物在产品中的生存性已经完成测试，就应该形成挑战方案了。细菌挑战试验的条件应模拟实际生产工艺。既然细菌挑战试验通常都在实验室里进行，那么规模也应相应调整。通量应调整到每单位面积的流速，表示为基于滤芯表面积的形式 ml/(min·cm^2)。如果过滤过程按压差控制，则挑战实验压差至少等同于最大工艺压差。如果制订方案过程中遇到关于测试方法可接受性的问题，则建议联系相关管理机构以获取指导。图 10-20 列出了在为特定过滤器和产品/工艺组合选择合适的验证策略时需要考虑的关键步骤。

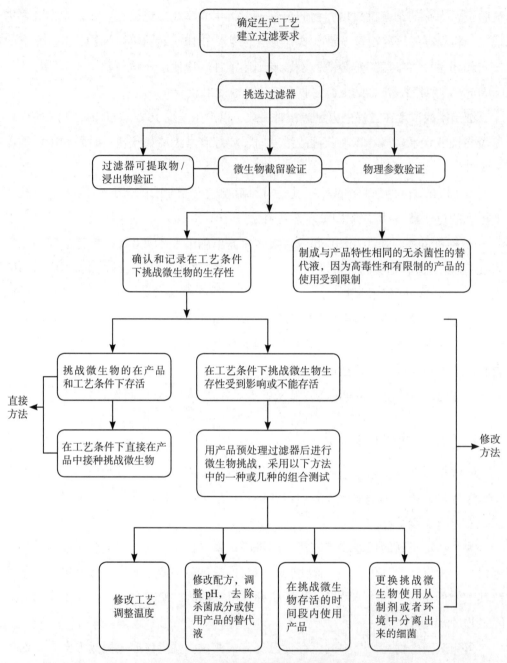

图 10-20　除菌过滤工艺验证策略决策树

（1）非杀菌性的工艺和流体　　直接在产品中接种测试微生物是测试除菌级过滤器微生物截留能力的首选方法。当产品和工艺流体被证明在产品和工艺条件下没有杀菌效力的时候，这样是可行的。在这些工艺中，应使用足够浓度的挑战微生物在产品中接种，而且要在实际工艺条件下，包括时间、压差、流速和其他关键变量（例如温度），应尽量减少稀释，以避免不必要的产品改变。

（2）抑菌的 / 杀菌的 / 非分散的挑战流体　在杀菌性的产品中进行细菌截留测试，使得与验证相关的一些问题更难回答，例如：产品对过滤器有什么影响，产品对其中的生物菌落有什么影响。在杀菌性产品中或是在不利于微生物活性的条件（例如高温）下进行的细菌截留测试不一定能得到正确的结果。

为了评估产品 / 工艺对过滤器的潜在影响，可以使用产品和实际的工艺条件，包括流速、压差、温度和时间，对过滤器进行预处理。这种预处理可在一个闭路系统中将产品循环通过测试过滤器或者单路通过测试过滤器，接着对滤芯进行细菌挑战。具体方法见下文【实例分析】部分测试方法修改的例子，这些修改被用于适应这种细菌挑战测试。

F. 滤出液分析

应对全部滤出液进行测试，以确认除菌级过滤器的截留能力。可以从安装在测试过滤器下游合适的分析（回收）过滤器或膜片上直接通过，或者先收集滤出液于无菌容器中然后再用分析膜片过滤，两种方法均可。通常，使用 0.45μm 或除菌级膜片来收集缺陷短波单胞菌或其他微生物污染挑战细菌。安装分析过滤器不应影响测试过滤器的预定压差。对滤出液部分取样的做法不足以验证除菌过滤，因为一小部分细菌可能已经穿过过滤器，存在于未取样和分析的滤出液中。

G. 结果判读

在阳性对照有效的情况下，3 支测试过滤器都没有检测到挑战细菌的透过，则达到除菌级过滤器的接受标准。如果有 1 支被发现细菌穿过，但没有确认是什么原因引起的，那么在调查和风险评估后，可重新测试（例如从失败膜所属批次中选 3 支过滤器）。如果可以找到导致测试失败的确定原因，那么疑问批次的过滤器应被重新检测。

实例分析

本章节阐述细菌截留验证相关要求，下面针对细菌截留验证中涉及到的关键内容进行实例分析。

实例6：细菌截留验证

A. 修改的测试方法

如前述，如果在工艺条件下挑战微生物不能存活或者生存力受到影响，在用产品预处理过滤器后，采用修改的方法进行测试。下面给出一些方法修改的例子，实际应用时，可采用一种或几种进行组合测试。应认识到如有科学的解释，其他方式的方法修改也可能是适合的。

（1）减少暴露时间　有些情况下，挑战微生物不一定在整个工艺时间下都能在产品中存活。在挑战试验预处理阶段接近尾声的时候直接用足够浓度（参见本分册无菌制剂部分10.6.2.2【实施指导】"D. 培养基维护和挑战微生物制备"）的挑战微生物接种产品。有一点是很重要的，将一个0.45μm阳性对照过滤器与测试过滤器平行运行，以确证微生物的尺寸和存活。

另一个办法是将挑战微生物在静态状态下置于挑战流体中。将挑战微生物以工艺温度暴露在产品中，并在模拟工艺条件下用产品循环对过滤器进行预处理后，就可在最差条件（压差和流速）下挑战过滤器了。挑战时间应被缩减，以确保在实际暴露、挑战和回收期间挑战微生物存活。0.45μm阳性对照过滤器与测试过滤器平行运行，以确认微生物的存活。

（2）修改测试方法的参数　在挑战有杀菌能力的产品时，测试方法参数修改是有用的，因为这种方法可以只改变一个工艺变量，例如温度。使用这种方式以维持产品和细菌的相互反应。这种方法不能解决所有可能的工艺/产品/挑战微生物的交互反应，但是可以实现标准挑战微生物的运用。在实际工艺条件下使用产品对过滤器进行预处理后，工艺中的杀菌部分如温度被修改了，细菌挑战就可以进行了。应使用足够浓度的细菌挑战微生物直接接种产品。（参见本分册无菌制剂部分10.6.2.2【实施指导】"D. 培养基维护和挑战微生物制备"）。

（3）修改测试产品配方　在用产品预处理滤芯后，将产品的杀菌成分移除。这也许很容易，调节pH至产品非杀菌的范围，去除或者稀释杀菌成分或使用替代流体。

经修改的配方应在实际产品工艺条件下使用足够浓度的挑战微生物直接接种（参见本分册无菌制剂部分10.6.2.2【实施指导】"D. 培养基维护和挑战微生物制备"）杀菌成分应被去除到不干扰挑战微生物的水平。

（4）使用有耐受性的自身微生物污染分离物　在正常工艺条件下，某种产品对缺陷短波单胞菌有杀灭能力，但其他微生物可能在相同条件下可以生存。对杀菌性产品进行细菌挑战的另外一种方法是使用"自身污染微生物"。自身污染微生物由分离自制造环境或产品制剂的细菌组成，被证实可在实际生产工艺条件下在产品制剂中存活。

自有的细菌在产品中应繁殖或保持均衡，以确保他们的生物形态和生理学特性在工艺分离物中有代表性。应使用最小的或最坏情况下的自身微生物。关于挑战微生物制备与使用的更多讨论请参见本分册无菌制剂部分 10.6.2.2【实施指导】"D. 培养基维护和挑战微生物制备"。

如果较小的微生物确认在产品中存在，那么这些微生物或某一合适的模式微生物可被用来挑战测试过滤器。例如使用在恶劣条件下生长的皮氏罗尔斯顿菌（*Ralstonia pickettii*）。通常，这些挑战是在缺陷短波单胞菌挑战之外进行的。

B. 气体过滤器的液体微生物挑战试验

挑战微生物和挑战水平，与液体除菌级过滤器相同。可根据自身需求，参见本分册"10.6.2.9 气体除菌过滤器的确认和验证"建议。针对气体过滤器进行液体细菌挑战试验，需要注意以下几点：

● 挑战前完整性检测。可以使用的方法包括起泡点、扩散 / 前进流（压力保持 / 衰减）和水侵入。方法参见本分册无菌制剂部分"10.6.3.2 完整性测试"。

● 因为气体过滤器的疏水特性，在进行水基的微生物挑战前，需要用低表面张力的液体进行引导润湿（例如，25% 体积比的叔丁醇水溶液或者 60% 异丙醇水溶液）。

● 挑战之前，去除醇溶液，以防止影响挑战试验。

● 挑战试验，同液体过滤器。参见本分册无菌制剂部分 10.6.2.2【实施指导】。

● 挑战后完整性检测。确证过滤器没有在挑战过程中损坏。此时，与挑战前不同，不再选用水侵入方法，或者直接用水进行其他检测。因为仍然存活或者不再存活的污染微生物都对过滤器的疏水性有影响，另外，任何仍然润湿的过滤器材质都可能影响实验结果。可以选择挑战前完整性实验所使用的溶液，进行起泡点或者扩散 / 前进流测试。

● 滤出液分析，同液体过滤器。参见本分册无菌制剂部分 10.6.2.2【实施指导】。

● 结果判读。对除菌级的气体过滤器，尚没有统一的标准。但是，现在市场上获得的除菌级气体过滤器，有的已经可以达到液体除菌级过滤器的标准。即大于 $10^7 cfu/cm^2$ 有效过滤面积的挑战微生物截留（通常为 *B. diminuta*）。

369

10.6.2.3 化学兼容性试验

化学兼容性试验用来评估在特定工艺条件下，待过滤料液对过滤装置的化学影响。

化学兼容性试验应涵盖整个过滤装置，不只是滤膜。试验的设计应考虑待过滤料液性质、过滤温度和接触时间等。试验过程中的过滤时间应达到或者超过实际生产过程的最长工艺时间，过滤温度应达到或者超过生产过程的最高温度。

化学兼容性试验检测项目一般包括：过滤器接触待过滤料液前后的目视检查；过滤过程中流速变化；滤膜重量/厚度的变化；过滤前后起泡点等完整性测试数值的变化；滤膜拉伸强度的变化；滤膜电镜扫描确认等。应基于对滤膜和滤器材料的充分了解，综合选择上述多种检测方法。

实例分析

本章节阐述化学兼容性试验相关要求，下面针对化学兼容性试验中涉及到的关键内容进行实例分析。

实例 7：液体过滤器兼容性试验实例

（1）目的　确认过滤器与工艺流体的化学兼容性，以确认工艺过程不会改变过滤器执行其特定功能的效能。

（2）原理和方法选择　过滤器与工艺流体在设定条件下接触特定时间，通过接触前、后过滤器完整性检测结果判断化学兼容性。因为完整性测试值是与细菌截留能力进行关联的，采用此测试手段对除菌级过滤器的化学兼容性进行判断是适当的。

同时，考虑化学兼容性时，应包含过滤器的全部组成部件，因而应当选择实际工艺中采用的成品过滤器进行测试，而不能只用膜片代替。

（3）步骤

● 在待测过滤器组件接触产品之前，用参比溶液润湿后对成品过滤器进行完整性检测。该参比溶液的完整性检测数值已经与微生物截留能力进行了关联。

● 待测过滤器组件以静态浸泡的或循环冲洗方式与产品接触，温度不低于最高工艺温度，接触时间超过最长工艺时间。

● 接触完成后，检查过滤器是否有损坏或发生物理变化。

● 用参比溶液冲洗过滤器后，再用参比溶液润湿进行完整性检测。

（4）结论

● 在上述实验中，与产品接触后，如果过滤器通过了完整性测试，并且未观察到物理特征的变化，则表明单次使用后，过滤器与产品完全兼容。

● 如过滤器物理特征发生明显变化，但接触后过滤器通过了完整性检测，则需进一步评估其变化程度。如这些变化很可能影响过滤器的性能，则认为过滤器可能与测试溶液或测试条件"部分兼容"，并对"部分兼容"作定义，说明相应的接触限制。

● 不属于上述两种情况的测试结果，则认为过滤器与产品不兼容。

10.6.2.4 吸附试验

吸附作用是指产品吸附于膜表面从而可能影响产品组成或浓度的机制。可进行吸附的过滤器材料包括滤膜、硬件和支撑材料。流速、产品浓度、接触时间、防腐剂浓度、温度和 pH 值是可以影响吸附作用的因素。

在工艺开发过程中，吸附试验一般在小规模进行，然后在大规模上确认。这些实验也可用于建立预处理选择、操作参数或滤膜的选择。

10.6.2.5 产品润湿完整性测试

对于液体除菌过滤器，有些情况下，产品是最合适的润湿流体。使用产品润湿的完整性测试结果应与在同一种膜上使用滤芯生产商推荐的参考润湿流体得到的测试数据相对比，来决定产品润湿的标准。而这个标准会间接地关联到滤膜的细菌截留能力。

产品润湿完整性数值和参考流体润湿完整性数值之间的不同是由两者在测试气体的溶解性、扩散常数和表面张力上的不同引起的。

按比例缩小的研究只是验证的第一部分；第二部分验证由在实际工艺条件下定期监测的产品特性数据组成。这一部分可能包括定期测量产品表面张力，并将其与现有标准相比较，或是定期测量起泡点比。在有些应用中，应避免工艺流体与润湿流体的混合，因为产品的残留物或是两种液体的相互反应可能会阻碍滤膜完全和稳定的润湿。

产品润湿的完整性检测方法和计算公式见下文【实例分析】部分的讨论。

实例分析

本章节阐述产品润湿完整性测试相关要求，下面针对产品润湿完整性测试中涉及到的关键内容进行实例分析。此实例为某药厂根据工艺需要制定的液体过滤器产品润湿完整性测试方案。

实例 8：液体过滤器产品润湿完整性测试方案

（1）目的　指定温度下，测定经特定产品润湿的过滤器的扩散流或起泡点限值。

（2）方法　通过产品润湿的试验数据和参比溶液润湿的相应参数来计算产品润湿过滤器的完整性检测参数，包括扩散流限值、检测压力以及最小起泡点。

（3）步骤

● 通过扩散流图谱，测定参比溶液和产品润湿的过滤器的气体扩散特性。扩散流图谱由在逐步增加的压力下测定完全润湿滤膜的一系列气流速度组成。计算出各图谱中从扩散气流向大量气流转变的压力值（称为"KL 压力"）。

● 产品润湿过滤器的 KL 压力与参比溶液润湿过滤器的 KL 压力之比值，为"测试压力因子"。产品润湿完整性的检测压力，由参比溶液润湿过滤器的检测压力与"测试压力因子"的乘积获得。

● 通过类似于计算扩散流检测压力的方法用参比值来计算试验溶液润湿过滤器的最小起泡点。

● 通过扩散流图谱计算得到的产品与参比溶液扩散流的比值，即"扩散流因子"。产品润湿扩散流的限值是由参比溶液润湿过滤器的扩散流限值与测试压力因子以及扩散流因子三者的乘积获得。

（4）分析　参比溶液润湿的完整性测试值已经与参比溶液为载体流体的过滤器的微生物截留能力结果进行了关联，所以通过上述实验过程得到的产品润湿完整性检测参数，与参比溶液的细菌截留测试结果进行了间接关联。在工艺验证即实际产品和工艺条件下的微生物截留试验的基础上，过滤器使用者可使用该实验结果作为实际生产中日常单点完整性检测的参数。

10.6.2.6 可提取物和浸出物

因除菌过滤往往是药品生产的最终工序之一，应评估过滤器对最终产品的影响，例如：可提取物和浸出物、化学兼容性和吸附带来的影响。这些测试应当用真实的产品或者替代流体来进行。检测可以由过滤器的生产商和使用者合作完成。

"可提取物"指在人为或极端外力条件（如溶剂、温度或时间）下可从材料中迁移出的任何化学物质。"浸出物"指在正常工艺条件下或存储期间可从接触面移动到药液中的化学物质。

潜在的可提取物和浸出物的来源包括但不限于滤膜（如增塑剂、表面活性剂、抗氧化剂、溶剂残留、装置支撑层）和塑料元件（如端盖、滤壳、网罩、密封圈）。可以影响可提取物和浸出物的因素包括工艺流体的化学性质、灭菌过程、接触时间、温度和体积／面积比。过滤有机溶剂相比于水基溶液，可能有较高的可提取物和浸出物水平。

A. 可提取物的风险评估

在制药工艺中，除菌过滤器可能在多个步骤中使用，而并非每一个步骤使用的过滤器在可提取物和浸出物方面都具有相同的风险，可根据 USP<665> 和 USP<1665>，以及《化学药品注射剂生产所用的塑料组件系统相容性研究技术指南（试行）》或其他参考文件进行风险评估。风险评估的具体过程及方法由药品持有人建立和确认，风险评估维度建议关注以下方面：

- 接触材料或组件系统的化学和物理性质，体现材料或组件系统的浸出倾向。
- 接触液体的化学性质，体现液体的浸出能力。
- 接触条件，体现浸出的驱动力。
- 浸出物被制剂工艺消除或稀释的能力。
- 与产品有关的固有风险，如剂型、临床使用剂量、临床治疗时间等。
- 可通过对每个维度建立分值，确定高、中、低风险级别。

B. 可提取物试验研究

可根据风险评估开展相应的提取研究工作。原则上，风险级别越高，所需的研究工作越深入全面。对于低风险级别，仅需开展部分简化的化学测试，如不挥发物（NVR）、紫外吸光度（UV）等，而高风险级别则需要全面严格的化学测试（包括有机提取物测试），以获取完整的有机提取物概况，必要时，进行元素杂质测试。

根据自身产品特点，表 10-11 中的研究工作可供参照。

表 10-11　可提取物试验研究

风险级别	生物反应性	提取试验	
		提取溶剂	提取物测试
低	无需测试	50% 乙醇水	• NVR • UV 吸收
中	细胞毒性测试[1]	50% 乙醇水	• 低风险测试 • 有机提取物测试
高	细胞毒性测试 体内测试	pH 3 的酸性提取液 pH 10 的碱性提取液 50% 乙醇水[2]	• 低风险测试 • 有机提取物测试 • 元素测试（如果需要）[3]

注：1. 若不符合细胞毒性测试要求，则该组件系统不适用，无需再开展体内测试。

2. pH 3 的酸性提取液：取 14.9g 氯化钾溶解于 1L 纯化水中，配制成 0.2mol/L 的氯化钾溶液。用 0.2mol/L 盐酸调节 pH 值至 3±0.1。另也可采用 0.1mol/L 的磷酸或其他酸调节 pH 值。pH 10 的碱性提取液：取 14.2g 磷酸氢二钠溶解于 1L 纯化水中，并用 0.1mol/L 的盐酸溶液或氢氧化钠溶液调节 pH 值至 10±0.1。50% 乙醇水：如 500ml 纯化水和 500ml 乙醇。

3. 是否开展提取元素的测试应由组件系统使用者评估。

上述表格来自《化学药品注射剂生产所用的塑料组件系统相容性研究技术指南（试行）》，各个国家所执行的法规指南中的实验条件和要求可能存在不同，应注意参考产品拟上市国家和地区的法规及指南进行评估和执行。

C. 浸出物研究

根据可提取物研究结果，如需要进一步开展浸出物试验，可参照相关包材相容性研究指南的思路开展研究，合理设计试验，基于可提取物信息分析预测潜在目标浸出物，重点关注可提取物研究检出量较大的、检测灵敏度低的或毒性高的物质，应证明在实际生产接触方式和条件下浸出物不会带来安全性风险或对产品质量产生不良影响。

实例分析

本章节阐述液体过滤器可提取物和浸出物测试相关要求，下面针对液体过滤器可提取物测试中涉及到的关键内容进行实例分析。

实例 9：液体过滤器可提取物检测实例

（1）目的　选用最差条件，对工艺接触过程中可能从滤器溶入产品的可提取物定性分析和定量估算。

（2）原理和方法选择　可提取物来源包括：过滤器硬件、支撑层、过滤膜、润湿剂和制造过程中可能使用的添加剂等。

本例选择将过滤器在挥发性模型溶剂中抽提，定量检测不挥发性残留物（NVR），再用紫外 – 可见吸收光谱和红外光谱法进行定性分析，必要时，增加对可提取物的分析方法。

该方法的优势：

● NVR 为可提取物的总质量和所有存在的非挥发性物质的直接测定。NVR 检测无需先行鉴定可提取物，无需获得各个化学组分的参照标准，也无需繁琐的操作和处理，因此当考虑可能的不明物质时，该方法比许多其他方法优越。检测响应的波动或各步分析方法收率波动对某些方法具有显著的影响，但对 NVR 称重法影响甚微。

● 模型溶剂法的使用避免了产品组分的干扰。因为通常即使用最小的体积进行抽提以获得最高的可提取物浓度，产品组分的浓度通常也比过滤器可提取物的浓度高很多，从而影响可提取物分析。

● 红外光谱法表征了功能基团、化合物种类以及特定的图谱匹配。它具有两大优点：第一，通过与相似化合物进行比较可以推断可提取物种类的信息。方便了未知物的定性分析。第二，化学结构相似的化合物，比如仅链长不同的齐聚物，其信号叠加产生更高强度的单一信号。这大大简化了对典型过滤器可提取物即多分散齐聚物的分析。紫外检测可提取物中是否有发色基团，跟红外的结果相互印证。

● 使用"最差条件"模型。如果模型溶出条件明显为最差条件，则无需选择精确模拟工艺药液和工艺条件的提取试验溶剂和条件。最差条件需要至少考虑工艺中的灭菌方法、温度和时间。

10.6.2.7 安全性评估

可提取物 / 浸出物报告中，主要阐明的是过滤器在药品生产过程中可能释放进入药品中的浸出物种类和含量。实际给药过程中，这些可提取物 / 浸出物是否对病人健康产生威胁，暴露量是否在安全合理范围，则需要进一步给出毒理相关的评估——安全性评估。通常应在获得可提取物 / 浸出物数据后，根据药品实际生产工艺，结合药品最终剂型中的浓度、剂量大小、给药时间、给药途径等对结果进行安全性评估，以评估可提取物和浸出物是否存在安全性风险。

具体评估方法可参照 ICH Q3C 及 M7 指南。

10.6.2.8 液体过滤器的再验证

经过验证被用于特定除菌过滤工艺的除菌过滤器，在工艺条件发生改变或者过滤器制造方面发生改变时，需要进行评估是否需要进行再验证。至少（但不限于）对以下内容进行评估，以确定是否需要开展再验证：

- 单位面积的流速高于已验证的参数。
- 过滤压差超过验证参数。
- 暴露时间超过被验证的时间。
- 过滤面积不变的情况下提高过滤量。
- 过滤温度改变。
- 产品配方改变，包括浓度、pH 或电导率。
- 过滤器的灭菌程序改变。
- 改变过滤器的生产商，或者过滤器的生产商改变了过滤膜的配方或其他结构性材料。

应对上述改变的潜在影响进行风险评估。质量部门应对所有可能对 GMP 符合性产生影响的改变进行批准。

10.6.2.9 气体除菌过滤器的确认和验证

对于气体过滤的确认和验证，可以参考 PDA 第 40 号报告《气体的除菌过滤》中归纳的表格（表 10-12）作为参考。过滤器使用者应首先评估过滤器生产商提供的支持文件是否已经能覆盖实际生产中的不同应用。然后再结合实际工况与条件，对气体过滤器的细菌截留能力、完整性测试方法、使用寿命与更换频率等诸多方面进行评估。评估时可结合以下几个方面进行考虑：过滤器使用位点、外观、灭菌次数、工作的温度、完整性检测条件等。

表 10-12　气体除菌过滤器确认和验证建议

标准	过滤器使用者	过滤器生产商	
	过滤器	过滤膜	过滤器
细菌截留 / 完整性测试关联数据	E	Q	Q
完整性测试	—	Q/R/L	Q/R/L
完整性测试方法及选择	E	R	R
微生物 / 病毒截留（液体 / 气溶胶）	E	Q/L	Q/L
兼容性 / 使用寿命	E/V	Q/R	Q/R

标准	过滤器使用者	过滤器生产商	
	过滤器	过滤膜	过滤器
毒性测试	—	Q	Q
灭菌方法对完整性测试的影响	E/V	Q	Q

注：Q= 确认测试；V= 基于工艺特性的验证测试；E= 评估工艺适用性；R= 建议验证；L= 过滤器每批放行标准

10.6.2.10　一次性过滤系统的验证

一次性过滤系统除过滤器外，通常还包含其他组件，在验证时应充分考虑其他组件对工艺和产品的安全性及有效性的影响。

10.6.3　除菌过滤的使用

法规要求 ···

药品生产质量管理规范（2010 年修订）无菌药品附录

第四十二条　进入无菌生产区的生产用气体（如压缩空气、氮气，但不包括可燃性气体）均应经过除菌过滤，应当定期检查除菌过滤器和呼吸过滤器的完整性。

第七十五条　非最终灭菌产品的过滤除菌应当符合以下要求：

（三）除菌过滤器使用后，必须采用适当的方法立即对其完整性进行检查并记录。常用的方法有起泡点试验、扩散流试验或压力保持试验。

10.6.3.1　过滤系统的灭菌

背景介绍 ··········

在线或离线蒸汽灭菌时，很多因素造成了过滤系统灭菌的复杂性，例如：塑料组分传热能力较差；滤器上存在的大量的微孔会造成"气体陷阱"；蒸汽穿透滤器的路径非常曲折；达到灭菌温度时过滤器材料可能出现不稳定的情况等。因此采用任何一种灭菌方法都要经过严格的过滤系统灭菌验证。

实施指导

A. 离线灭菌

离线灭菌有如下几种常见的包装形式（图 10-21）：

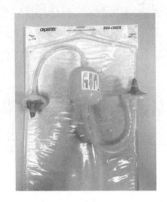
"囊式滤器+呼吸袋"的形式

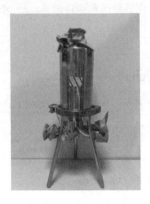
两端包裹的方式

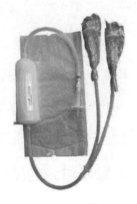
套筒+滤芯灭菌方式

图 10-21　常见离线灭菌包装形式

无论选择哪种包装形式进行离线灭菌，应保证滤器有完整的屏障，既能防止微生物污染又能使蒸汽穿透，从而对过滤器进行彻底灭菌。滤器的进口端和出口端都应能透气，这样在灭菌过程中的不同阶段就不会产生较大压差，避免了过滤器损坏。灭菌过程必须要考虑过滤器生产商提供的相关灭菌参数。温度过高可能导致过滤器上的高分子聚合物材质不稳定，并可能影响过滤器的物理完整性或者增加可提取物（浸出物）水平。

常见故障排除：表 10-13 列举了在离线灭菌器灭菌（autoclave）程序中可能遇到的一些问题、可能原因和解决方法。

表 10-13　离线灭菌中故障示例

故障描述	可能的原因	防范措施
囊式滤器外壳变形	进出口被堵住、进出口软管相连或进出口软管折叠或被夹住	确保进出口打开且畅通无阻；请勿将进出口接头相连；确保进出口软管未折叠且畅通无阻
过滤器塑料接口变形	连接的配件导致接口过度承重；或者卡箍夹得过紧	请勿使接口承受过大的重量；如果对囊式滤器使用卫生卡箍，请勿夹得过紧，避免接口变形
排气/排液口变形	高压灭菌过程中排气/排液口过度承重	正确放置过滤器，避免排气/排液口承受整个过滤器或者其他过重的配件

B. 在线蒸汽灭菌

在线蒸汽灭菌（SIP）是一种对安装在工艺管道中的过滤器、阀门、罐体等组件进行整体灭菌的一种方法。该方法易于重复且易于实现自动化操作，与灭菌器灭菌方法相比，减少了灭菌后各组件进行连接时可能存在的污染风险，因此广泛应用于无菌制药生产企业。

（1）在线蒸汽灭菌系统设计概述　图 10-22 为用于在线蒸汽灭菌的过滤系统装置的简图。

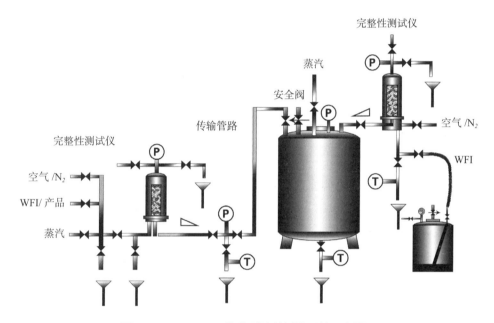

图 10-22　用于 SIP 的典型除菌过滤系统示意图

P：压力测量装置

T：温度测量装置

WFI：注射用水

设计 SIP 系统时应注意以下内容：

● 排气　理想的排气系统是蒸汽从系统高点进入，而空气从低点排出。如图 10-23 所示，因为空气（分子量为 29g/mol）重于蒸汽（分子量为 18g/mol），所以可自然下沉到低点。如果因实际情况不得不将蒸汽从低点引入系统，其流速也应足够将所有空气排出系统。如果系统中存在一端封闭的盲管（如压力表等），应尽量减短盲管长度至其直径的 6 倍以下，同时应安装排气口防止蒸汽灭菌过程中空气阻塞在这些部分。

• 排冷凝水　在蒸汽管线上每隔一定距离、阀门上游、通常关闭的阀门处、滤器套筒壳体的上游侧以及任何垂直管道的底部，都应安装排水阀或疏水阀，以便在升温过程中顺利排除冷凝水，以及防止系统冷却过程中对冷凝水的虹吸。水平管道应向下倾斜一定角度（如1∶100），防止冷凝水积聚。如果系统的水平管道存在变径，则应保证变径前后底部管道处于同一水平线（图10-23），以便冷凝水能够顺利排除而不存在"台阶"。

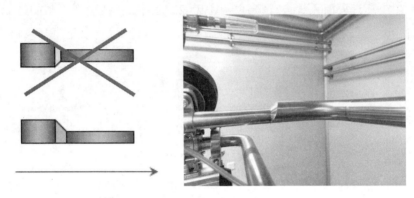

图 10-23　排气系统示例

• 热电偶放置　将热电偶放置在系统中加热最慢或最冷的点，通常为离蒸汽源最远的排放点。灭菌验证过程中，验证过程中热电偶布置位置应经过评估，监测点位置应有代表性，如滤芯内核顶端、滤芯外侧、套筒内部顶端和底座、疏水阀门/低点排水、死端/设备端口、排气口以及其他可能的冷点。

应特别注意：实际工艺中的灭菌操作应与验证时一致，如灭菌前是否进行完整性测试、灭菌时过滤器的状态（干燥或潮湿）等。

（2）常见问题及故障排除　SIP灭菌经常出现的问题是滤芯损坏。

表10-14列举了SIP灭菌过程中遇到的一些问题、可能原因和解决方法。

C. 辐射灭菌

对于除菌过滤系统有时会用到的一次性储液袋或搅拌袋、软管及所连接的滤器等，可采用辐射灭菌的方式，通常的辐射灭菌工艺采用γ射线、电子束和X射线灭菌。采用辐射灭菌法灭菌的无菌物品其PNSU应≤10^6。辐射灭菌控制的参数主要是辐射剂量（指灭菌物品的吸收剂量）。该剂量的制定应考虑灭菌物品的适应性及可能污染的微生物最大数量及最强抗照射力，应先验证所使用的剂量不影响被灭菌物品的安全性、有效性及稳定性。

表 10-14　SIP 中筒式滤器的故障范例

故障描述	原因	防范措施
滤芯损毁	超过 SIP 温度下过滤器的正向压差限定值	减小 SIP 温度下的压差
滤芯翅片弯曲	超过 SIP 温度下过滤器的反向压差限定值	减小 SIP 温度下的压差
滤芯外部套管熔化	超过聚丙烯的熔点 168℃	检查蒸汽温度与蒸汽压力
滤芯表面扭曲变形	温度过高，超过过滤器的温度限定值	检查蒸汽温度与蒸汽压力
灭菌后滤芯发黄氧化	超过暴露在高温中的时间 / 温度的限定值；蒸汽或管路中存在污染物	在建议时间间隔内更换滤芯，检查蒸汽及管道是否洁净
滤芯鼓胀	超过 SIP 温度下过滤器的反向压差限定值	减小 SIP 温度下的压差
滤芯颜色变化（变为棕色或绿色）	蒸汽或者管路中存在污染物	检查蒸汽的质量和管路是否存在生锈的情况
O 型圈变形	超过 SIP 温度的限定值	检查蒸汽条件及更换 O 型圈

　　辐射灭菌有一定的优势，如较高的无菌保证等级、无残留气体或化学的灭菌组分、过滤器保持干燥、减小了包装组分对灭菌过程的干扰等。然而，这种方法也存在一些不足：如一些高分子聚合物材料中的某些组分不适合接受辐射灭菌。已被辐射灭菌过的过滤器、袋子及软管等，由于累积剂量效应，通常不会采用多次 γ 射线灭菌。

10.6.3.2　完整性测试

背景介绍 ────

　　细菌截留测试是一种破坏性试验，会对过滤器和生产环境造成污染，不能用来证明将用于实际生产的过滤器的完整性。非破坏性物理性完整性测试的主要目的，是在不破坏过滤器的前提下确定是否存在可能影响过滤器截留能力的缺陷。除此之外，完整性测试在相关工艺条件下建立测试过滤器与已被验证的细菌挑战过的过滤器的同一性。该同一性的建立，是通过完整性试验结果与细菌截留测试相关联来达成的。

　　过滤器生产商通过对一系列具有不同完整性测试值的过滤器进行细菌挑战试验，直至观察到某些过滤器发生细菌透过，据此来为该类型的过滤器设定物理完整性检测的限值。

完整性测试（扩散流和泡点）是在一定的测试气体压力条件下，评估通过过滤器润湿膜的气体流速或者气体流速的变化。在整个过滤器的滤膜被充分润湿后，在膜的上游侧引入低压气体，毛细管作用力会阻止水从微孔中被排出。当在过滤器上游加压时，气体会溶解入润湿液体，扩散穿过润湿的膜，在膜的下游，即大气压下，被释放。当施加于上游侧的压力升高时，扩散也加剧。测量透过膜的气体量，就得到了此种膜过滤器的气体流量曲线。

图 10-24 中横坐标是上游施加的气体压力，纵坐标是润湿膜下游的气体流量，并对相同结构但不同面积的膜的气体流量曲线进行了比较。每段曲线有 3 个特征部分，可以作为膜过滤器完整性测试的基础。

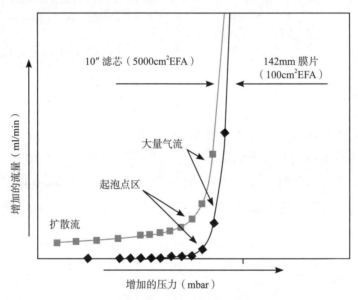

图 10-24　膜的气体流量曲线

- 压力轴低端的线性部分，表示气体通过膜上有液体的孔产生的扩散流。
- 随压力升高，出现一个特征的弯曲并随后出现另外一段线性部分。这个弯曲表示从扩散流到大量气流或黏性流（viscous flow）的转变。
- 当压力超过最大的那些孔的起泡点时发生大量气流。在此点之上，气流大部分由通过开放孔的自由气流形成；小部分由通过仍然被润湿的膜孔的扩散流形成。

📋技术要求

物理完整性测试只有当其与特定过滤器的截留特性相关时才有意义。验证过滤器的截留能力需要用细菌挑战试验来检测微生物的透过。因为这些测试不能在拟用于生产的过滤器上进行，所以在实验室中将其与非破坏性的物理完整性检测关联。

通过在标准测试条件下挑战某种滤膜逐步"接近合格限值"的样品并分析细菌透过结果，可以评估其截留能力。通常观察到的截留模式将用来界定物理完整性测试值，即以某个完整性测试限为限值，处于合格范围内过滤器将不会观察到细菌穿过。通过这个测试建立的完整性测试值就关联到了滤出液的无菌性。

通常用于确认除菌级过滤器完整性的非破坏性实验包括：起泡点、扩散流 / 前进流、压力保持 / 衰减（一种扩散流 / 前进流的变化形式）和水侵入法。这些检测方法对亲水和疏水膜过滤器均适用，并可以手动进行或使用自动完整性测试仪。每一种完整性测试方法都有其优点和局限。

起泡点实验与膜中存在的那些最大孔的有效直径有关，这些孔与膜的厚度和孔的迂曲度一起直接影响膜的截留特性。起泡点的分辨力随膜面积的增大而降低，因为低于起泡点的扩散流气流趋向于使其不明显。

然而扩散与孔径没有显示出直接的关系，扩散流 / 前进流测试提供了一个量化的测试方法，其中最大流量限制值是由过滤器生产商在一个低于最小起泡点值的指定测试压力下建立的。小面积膜过滤器的扩散流较小，限制了扩散流 / 前进流测试的应用。

对于多个压力测试点的测试使得气流曲线的绘制从低压下的扩散延伸到升压后的起泡点区。这些测试在表征孔径分布方面结合了起泡点和单点扩散流 / 前进流完整性测试的优点。

对于气体除菌级过滤器，除可以采用低表面张力溶液润湿后的起泡点和扩散流 / 前进流检测外，还可以通过水侵入实验来进行完整性检测。水侵入是在一定压力下，测量干燥疏水性滤膜对水润湿的抵抗力。水侵入方法的优点是不需要引入醇等低张溶液和过滤膜始终保持干燥。

实施指导

A. 验证测试

验证研究建立了完整性测试结果与细菌截留之间的联系，并作为过滤器用前和用后完整性测试参数的基础。液体过滤器的多点扩散流 / 前进流测量在这方面是有作用的，因为它们揭示了扩散流 / 前进流曲线的斜率、起泡点和其他任何可能由于不同的润湿液体的影响（例如水、产品、替代液）而引起的偏移。在建立产品润湿完整性测试参数时经常用到这种方法。一旦为这种过滤器类型建立了这种关系，单一成品过滤器的可靠的单点完整性测试就成为可能。

B. 滤过流体无菌性保证

在使用前和使用后对除菌级过滤器进行完整性测试是无菌保证一个至关重要的因素。然而，完整性测试本身并不足以确保滤过流体的无菌性。其他因素也应满足：

● 过滤器的生产商具备质量控制和质量保证系统以确保过滤膜和成品过滤器的质量和一致性。

● 过滤器使用者应进行验证研究以确证产品、工艺条件和除菌级过滤器达到细菌挑战测试的要求。

● 过滤器使用者应确保产品/过程控制（如操作参数、微生物污染水平控制）到位。

满足这些要素，完整性测试的局限性被降至最低，只要是适合的，任何上述完整性测试方法都可采用。确保所有要素被满足，而且保持持续满足的状态是过滤器使用者的责任。

C. 自动完整性测试仪器

有些手动完整性测试方法需要下游操作，可能破坏系统的无菌性。自动完整性测试仪器从过滤器的上游非无菌侧进行完整性测试，避免了下游污染的风险。相对手动测试可能有以下几点优势，包括：

● 通过压力传感器和流量计的使用使灵敏度提高。

● 最小化操作者可变性。

● 结果的一致性。

● 自动记录结果。

● 软件安全性。

● 确保系统无菌性（仅上游连接）。

自动完整性测试仪的硬件和软件都需经过验证，见下文"E. 完整性测试装置的确认"。

D. 除菌级过滤器完整性测试

只要过滤器被用于除菌，完整性测试就应进行（图10-25）。过滤前还是过滤后进行完整性测试的目的不同。

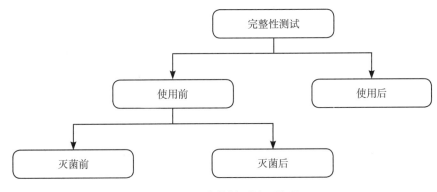

图 10-25 完整性测试可选项

过滤前完整性测试为了确认过滤器在使用前是完好的，如在测试前有其他处理步骤，如安装冲洗和（或）灭菌等，也可确认这些处理步骤对过滤器及过滤系统的完整性没有负面影响。过滤前完整性测试可在过滤器灭菌前进行，在灭菌后进行更好。灭菌前的测试可以确认正确精度的完整的过滤器已经被正确安装在滤壳中了。灭菌后完整性测试除能确认与灭菌前测试相同的信息外，而且更能说明过滤器是否在灭菌过程中被损坏。当进行灭菌后完整性测试时，需要采取措施确保系统的下游保持无菌。

此外，使用前的完整性测试可能兼具了过滤器预冲洗的功能，通常预冲洗可以降低可提取物和浸出物水平，降低颗粒污染的风险，并通过预润湿更大程度地利用过滤器有效面积。根据冲洗目的和工艺要求的不同，可能用到的冲洗液包括水、缓冲液和产品。企业应当评估是否需要进行预冲洗步骤，如需，则应确认预冲洗的具体要求，包括冲洗液类型、冲洗量、冲洗流速和时间，在实际生产中应按照经确认的冲洗步骤执行。

过滤后完整性测试可以发现过滤器在过滤过程中已发生的渗漏或穿孔。滤芯完整性测试值受两方面变化影响，一方面是在过滤过程中由于大量颗粒被捕捉而导致的孔隙率变化，另一方面是由于大孔被堵塞后的明显的起泡点变化。这些改变会在工艺过程中出现严重堵塞和流量衰减时发生。完整性测试值也可能受到过滤器润湿特性变化的影响。如果发生大量孔被堵塞或大孔被阻塞的情况时，了解过滤前完整性测试值是十分重要的，以确定这种现象可能产生的影响。显著的通量衰减或为了维持流量造成的压力上升都能证明这些变化。因为滤芯孔隙率的显著变化，或者大孔的堵塞可能会对使用后完整性检测产生"正向"影响，而掩饰膜的缺陷。并且，如果该缺陷在过滤前就存在，可能会导致滤出液非无菌。孔隙率降低和大孔堵塞的迹象会分别被扩散流的降低和起泡点的上升所证实。

一般来说，使用后的完整性测试作为除菌过滤器正确使用并保持完好的最重要的证据之一，各国及各地区的监管机构均要求在使用之后立即进行测试。而使用前的完整性测试，企业应根据实际情况评估在灭菌前还是灭菌后进行测试。但目前，欧盟则要求在使用前灭菌后应当进行完整性测试，其主要考虑是：第一，灭菌的过程对过滤器的损伤可能性最大；第二，过滤器可能存在微小的缺陷，这种缺陷可能因为过滤过程产生的堵塞而被掩盖，在使用之后无法检测出来，从而造成"假通过"的现象（除菌过滤器的缺陷掩盖高度取决于产品和工艺特性，因此企业应当理解待过滤料液的特性和工艺条件，是否会造成过滤器的高度堵塞，应避免在最终除菌过滤步骤发生高度堵塞现象，并在过滤工艺开发和验证中进行考虑），目前这一观点在业内仍然存在争议，首先，业内许多组织团体正在进行试验和分析，因为堵塞而掩盖微小缺陷的可能性极低，只有在非常少数的情况下才可能发生；其次，对灭菌后的系统进行测试可能会带来额外的风险，反而增加被污染的可能。

过滤前后进行完整性检测需要注意的事项，见下文【实例分析】部分的讨论。

E. 完整性测试装置的确认

完整性测试装置的确认与确认其他工艺测试设备类似。完整性测试装置的确认从该装置的研发开始，通常由其生产商进行。设计确认和装置研发文件由生产商准备。这些文件可能包括在完整性测试仪器的验证文件包中。运行确认应该包括装置的主要功能；然而，运行确认不一定能涵盖功能和设置的所有可能的组合。因此风险评估应该包括主要功能，例如：

- 作为装置主要功能的试验程序。
- 错误条件的探查及出错信息。
- 数据处理，正确的数据输入和输出以及避免错误的选项。
- 测试方法本身的验证（准确度和限度）。

典型的验证工作可能包括：

- 软件评估 – 测试参数、测试方法、仪器编程和测试。
- 仪器灵敏度评估。
- 仪器启动。
- 仪器校准。
- 进行测试。
- 完整性测试性能评定（起泡点、扩散／前进流、压力保持、水侵入）。

- 其他功能的测试（体积测定、错误模式、无效输入拒绝）。
- 测试打印输出评估。
- 计算机软件评估。
- 密码保护。
- 外围功能评定日期 / 时钟 / 记忆存储 / 清洁。

此外，作为无菌保障关键步骤的检测设备，应当定期对完整性测试装置进行校验和预防性维护，以确保检测结果的可靠性。

F. 大型、多芯滤壳中过滤器的完整性测试

扩散流 / 前进流或起泡点测试可用来测试大型或小的过滤器组合件。然而发生在较大的组合件（如＞ 30in 过滤器或多芯的）上的累积扩散流的增加会降低完整性测试的实际可应用性。有多种完整性测试方法（如工程测试系统或扩散检测）可用来验证特定工艺。

一种方法是得到一个组合件特异的值来测试多个滤芯，该值低于线性累加的极限值。需要进行风险评估证明此方法有效。如果组合件的扩散气流超过这个限值，这些过滤器可被分开测试确证其完整性。

以下是起泡点和扩散流 / 前进流测试需要考虑的要点：

- 在对多芯组件测试最小泡点时，总扩散流可能会掩饰了其中某支处于临界的不完整的滤芯组件的泡点拐点。观察到的 / 测量到的此组件的起泡点也许会高于具有最低起泡点滤芯的起泡点，这可能会导致错误的通过判定，不能发现不完整的过滤器。
- 多芯组件在指定的测试压力下，总的扩散流也可能掩盖了其中某一支不完整过滤芯的偏高的扩散流。总扩散流量仍可能低于以组件中滤芯数目乘以单支滤芯的最大扩散流得到的该组件的最大扩散流限值（线性叠加极限值）。这可能导致错误的通过判定，不能发现不完整的过滤器。

G. 序列过滤的完整性测试

冗余过滤系统使用后，除非主过滤器不能通过完整性测试，否则增加的过滤器不需要进行完整性测试。如果发生主过滤器不能通过测试的情况，第二个过滤器或称为"冗余"的过滤器必须通过使用后完整性测试（注：过滤器列中的主过滤器应该是系列中的最后一个，最接近滤出端的过滤器）。

如为组合过滤系统，即需要使用串联在一起的两个或多个除菌过滤器进行过滤

才能达到除菌的效果，则使用之后，该系统中的所有过滤器都需要通过完整性测试，该批产品才能放行。

实例分析

本章节阐述过滤器完整性测试相关要求，下面针对过滤器完整性测试中的关键注意事项进行讨论。

实例 10：过滤器完整性测试关键注意事项

A. 液体过滤器完整性检测注意事项

（1）使用前完整性测试注意事项　除在使用后进行完整性测试外，可进行使用前完整性测试，在灭菌前或灭菌后，如图 10–25 所描述。当滤芯装在它的工艺滤壳中（在线）时对其进行测试是第一选择。然而，也有因工艺要求而需要离线测试的情况。灭菌前完整性测试可证明滤芯已被正确安装了，使用前是完整的。也许需要进行风险评估以确认它的效用。

如果在灭菌后进行完整性测试，需要特别留意不要破坏过滤器下游的无菌性，例如：保持下游的密闭性、下游不得引入非无菌气体或液体等。测试前，应使用流体冲洗过滤器将其润湿。穿过过滤器的润湿流体应在无菌条件下被收集。在滤芯上游侧加压和测量，被测试的滤芯作为无菌的屏障。

首先将除菌过滤系统、完整性测试管路及疏水过滤器、排水气隔罐（收集完整性测试完成时系统残水且罐体带有呼吸器）及管路灭菌；灭菌完成后将注射用水冷却到测试温度充分润湿除菌过滤系统；将完整性测试仪测试口接入到完整性测试管路前端疏水过滤器一端，通过过滤器及管路给除菌过滤器加压，测试其完整性。若为冗余过滤系统，测试管路应可直达主过滤器前，分别测试冗余过滤器、主过滤器。两过滤器后端排放管路接入无菌的排水气隔罐中，确保系统不会被排水系统污染。

应充分考虑润湿液对过滤后药液前段的稀释以及由于测试导致系统被污染风险。

完整性测试是基于过膜压差的，因此，下游应通向大气。如果不能，下游侧空间应足够大以避免压力上升，或者下游侧的压力应受控制，如果压力显著上升就导致测试中途失败。

（2）使用后完整性测试注意事项　使用后完整性测试应在过滤后立即进行。液体产品的残留物不应在膜表面干置，如果可能，应将其去除（使用适当的流体进行使用后冲洗）。如果做不到这一点，过滤器应当在诸如冷藏的条件下储存，以避免微生物生长。如果过滤器在完整性测试前冷藏过，应让其恢复到室温状态，然后应尽快进行测试。此外如果过滤器经过高温过滤，则应冷却至室温后再进行测试。过滤器不应被丢弃，直到完成完整性测试结果的评估。储存条件和期限应被验证以确保不会对过滤器的完整性有负面影响。

B. 气体过滤器的水侵入测试

水侵入实验的原理为：在低压下，疏水性过滤膜会阻止水的通过。在低于水突破（水被压通过）压力下，少量但可测的侵入至膜孔的水流量会发生，类似于过滤膜被润湿后的扩散流。

在实际操作中，水侵入检测是在低于水突破压力下进行的。因为该项检测的水流量比较低，手动检测比较复杂，通常用自动完整性测试仪器进行测试。自动完整性测试仪器可以通过检测上游气体体积的变化间接换算为表观水流量而测量过滤器的完整性。在完成测试后，试验用水被从滤壳中导出。如果需要，过滤装置也可以被通气吹干。

C. 液体过滤器完整性检测失败分析 / 故障查找

如除菌过滤器完整性测试失败，有可能是损坏了，但还有其他可能导致失败的原因，包括仪器问题、管路密封性、人员经验（如组装不正确，参数设置有误等）和润湿不完全等。过滤器失败调查和再次测试步骤应被记录。

为了区分过滤器损坏和可能的测试问题，或是人为因素，应采取以下核实步骤：

- 选择了合适的完整性测试方法。
- 使用了正确的测试参数。
- 使用了正确的润湿流体和润湿程序。
- 测试系统无泄漏。
- 过滤组件的温度在测试过程中保持稳定并处于范围内［例如：绝热效应（绝热效应，是指测试气体当其进入滤壳时快速扩张，可能导致冷却效应，造成滤壳内气体的压缩。这个绝热效应可能因为扩散 / 前进流在扩张期内持续下降，超过测试时间，导致假性完整性测试失败。为了克服这个问题，可能需要为这样的系统延长稳定时间和检测时间）］。
- 设备已被正确校准。

- 测试装置已被正确组装并运行正常。

- 安装了正确的滤芯。

为了证明纠正措施是有作用的，应采取以下重复测试步骤：

- 根据要求重新润湿滤芯，并重复测试（图10-26步骤一）。

如果滤芯完整性测试再次失败，可使用以下步骤：

- 应用更强力的润湿条件，增加冲洗的体积/时间，增加压差和（或）应用背压（图10-26步骤二）。

如果滤芯完整性测试再次失败，可使用以下步骤：

- 使用低表面张力的参考流体润湿进行完整性测试，以确定滤芯可润湿性变化与滤芯完整性无关（图10-26步骤三）。

- 如果使用参考流体润湿过滤器不能通过测试，则过滤器不能通过测试。

如果过滤器在上述失败分析中任何一点通过完整性测试，该滤芯可被视为完整的，能够生产无菌的流出液。图10-26提供了一个决策树的例子，可用于评估完整性测试失败。

（1）对润湿不充分导致的失败的分析 过滤器完整性测试失败通常是由于滤芯的润湿不充分引起的。润湿不充分可能是由过滤器冲洗不充分，没有浸湿所有的孔，或是过滤器吸附了疏水性的污染物，或是其他配方组分改变了滤膜的表面润湿特性。润湿特性的改变可能会影响完整性测试表现。例如：管道材料可能会进入产品流中，被滤膜吸附，影响了膜的润湿性质，从而导致完整性测试失败。

为了获得合适的完整性测试结果，过滤器的多孔结构应被完全润湿，因为完整性测试方法的物理本质依靠的是气体流穿过润湿液体层。滤膜的润湿会受以下因素影响：

- 膜聚合物：有些聚合物比其他种类容易润湿，依赖于膜材的临界表面张力。

- 孔的大小：孔越小越难润湿。

- 润湿流体：某些润湿流体可能与聚合物矩阵有相斥的相互作用。

- 产品残留或污染物：产品残留物或污染物会改变膜聚合物的亲水性，排斥润湿流体或降低表面引力。

- 压力条件：应该遵循生产商的压力推荐值以使膜完全润湿。

- 温度条件：温度影响润湿流体的表面张力。

（2）除了上述这些，还可能有与工艺或应用相关，上述"C. 液体过滤器完整性检测失败分析/故障查找"部分描述的疑难解答和图10-26中提供的决策树在评估完整性测试失败方面可能会有用。

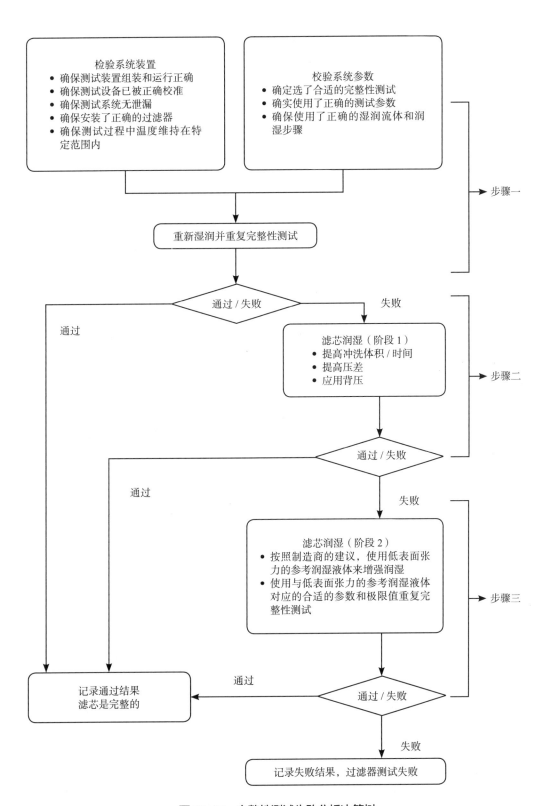

图 10-26 完整性测试失败分析决策树

10.6.3.3 液体过滤器的重复使用

每批使用之后，除菌级过滤器通常应当被丢弃。但是，如果可以证明重复使用是有理由的，那么需要进行可以体现最多处理批次的验证。

如果使用者选择重复使用液体除菌级过滤器进行药品生产，需要进行验证。该验证需要评估和考虑的因素相当复杂，包括但不限于下列要点：

- 重复使用的工艺和方式。
- 需要模拟实际重复使用的最差条件建立验证参数，包括多次灭菌、单次流量和总流量、多次清洗、压差、流速、温度、工艺流体的物理化学特性和总微生物污染水平。
- 在上述参数条件下，进行完整性检测，并按照同本分册无菌制剂部分 10.6.3.2 中【实施指导】要求，选择过滤器批次和数量进行细菌截留测试，还需要进行可提取物检测，并评估是否需要进行浸出物检测。
- 需要证明重复使用时，不同批次间对过滤器进行清洗的方法和清洁效果，不会影响药品质量。

10.6.3.4 气体过滤器的使用

药品生产中应重视与药液接触的气体的除菌。这些气体包括呼吸空气、保护氮气、压缩空气和冻干机用气体。气体过滤器必须要在蒸汽灭菌和使用过程中，能耐受压差，并具备高流速和符合细菌截留的要求；并且在经过反复灭菌之后，依然保持完整。

A. 气体过滤器的应用范围

药品生产过程中，疏水性气体过滤器的应用广泛，根据不同的工艺要求，对截留能力的要求分为下面 3 个等级：

- 滤过气体与最终无菌产品或者相关设备的重要表面相接触的，需要最严格的截留要求。如无菌灌装机的压缩空气过滤，无菌原液储罐的呼吸器和冻干设备的呼吸器。
- 中等要求为滤过气体不直接与无菌药品的暴露表面接触的，包括很多中间步骤的处理和发酵过程的通气的呼吸器。
- 对于只要求降低微生物污染水平的应用，是相对要求最低的。因为通常都与对高效空气过滤器（high efficiency particulate air filter，HEPA）的要求类似，例如纯化水储罐上的呼吸器。

B. 气体过滤器的使用（长期性使用 / 重复使用）

气体过滤器由于材质及应用特性原因可承受灭菌能力强，使用寿命相对于液体过滤器要长一些，可根据供应商提供的灭菌时长及实际工作环境和要求进行更换周期确定。但有一点要尤为注意，工艺用水储罐使用的空气滤器一般采用电加热套形式，以保证滤器不会受水汽影响堵塞，滤芯长期处于高温状态下，寿命大幅降低。所以要结合供应商提供的证明资料对应使用温度及验证数据，确定气体过滤器的更换周期。

当疏水性气体除菌级过滤器被重复使用或长期使用时，使用者首先需要参考生产商提供的使用手册，重点考虑过滤器可以耐受的累积灭菌周期和正确的灭菌操作过程，防止因过滤器超限度使用而危害无菌生产过程。使用者不能只根据生产商提供的实验室模式条件下的数据确定过滤器的实际使用期限，需要考虑实际工艺条件的影响。

可选择的重复 / 长期使用的方法如下，特别注意下列方法的风险是逐步增加的，使用者应当根据具体的使用工艺要求进行风险评估和选择：

• 平行安装过滤器，当其中一个在使用时，另外一个可进行完整性检测和使用前准备。

• 使用冗余过滤器，例如，两个过滤器串联连接，并采用定期完整性检测和定期更换相结合的方法。

• 定期完整性检测和定期更换，结合使用。

• 只在第一次灭菌后进行完整性检测。

• 只在安装完成后进行完整性检测。

• 不检测完整性，只依靠历史数据确定更换周期。

C. 气体过滤器的监控及完整性测试

同样根据气体过滤器使用的 3 个不同等级，对于过滤器的周期监控也有相应的不同要求。

• 滤过气体与最终无菌产品或者相关设备的重要表面相接触的，需要根据既定的生产周期，按照每次使用后（前后）需确认滤器完整性，以降低当批产品污染风险。

• 中等要求为滤过气体不直接与无菌药品的暴露表面接触的，可阶段性检测或者制定灭菌周期，在灭菌后进行完整性检测。

• 对于只要求降低微生物污染水平的应用，是相对要求最低的。在既定的更换周期的开始及结束时进行检测，中间时间段可进行评估确认是否需要进行监控。

• 若采用水侵入法进行气体过滤器的完整性测试，不会引入醇类等低表面张力溶液和过滤膜使用保持干燥，测试结束后不需要进行额外的处理。若采用醇类等低张溶液进行润湿后使用起泡点或扩散流的方法进行测试，而测试后滤器需要继续使用，则需进行额外的清洁，需评估溶液残留对药品可能带来风险。

10.6.3.5 一次性过滤系统的使用

A. 操作

因为一次性系统预灭菌的特殊性，在拆包装时需要确认以下几点：外包装是否完好，产品是否仍在有效期内，包装上的预灭菌标签是否已确认经过预灭菌处理，组件组装是否正确、是否存在破损和明显的异源物质等。在安装时需注意不能破坏过滤器下游的无菌性，鼓励采用无菌连接器以降低风险。

B. 预冲洗

因一次性系统经过辐射灭菌后，可能导致浸出物的增加，预冲洗能有效降低浸出物对患者的风险，但预冲洗步骤可能会增加产品浓度降低等风险，因此需评估是否需要进行预冲洗，如需预冲洗，需确认冲洗方法和冲洗体积，并在设计时加入相应体积的冲洗液接收袋或屏障过滤器。

C. 完整性测试

一次性过滤系统的使用后完整性测试与常规过滤系统的设计要求类似，对于使用前的完整性测试应当经过风险评估来决定，因其通常是在组装好灭菌后的系统上进行测试，可能会带来一些额外的风险，应考虑但不局限于以下因素：

• 评估过滤器完整性失败的影响，包括将非无菌产品引入无菌区域的可能性。

• 评估额外增加的组件和操作引入污染的风险。

• 检测潜在破损的可能性。

• 进行使用前灭菌后完整性测试时破坏过滤器下游无菌的可能性。

• 因为工艺流体阻塞过滤器的可能性（颗粒物或微生物污染水平）。

• 润湿液体是否会稀释产品或影响产品质量属性。

• 额外增加的时间对于时间敏感型工艺的影响。

若实施使用前的完整性测试，可参照图 10-27 进行系统设计。A 图系统下游使用了即可过滤气体又可过滤液体的除菌级屏障过滤器进行气体和液体排放；B 图系统下游使用了无菌储液袋（冲洗袋）进行下游气体液体排放和收集，两种设计均可保障系统下游的无菌性。

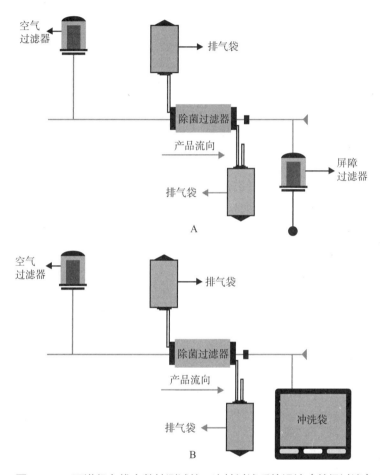

图 10-27 可进行在线完整性测试的一次性过滤系统设计（单级过滤）

若系统采用的是冗余过滤设计，在实施使用前完整性测试时，可参照图 10-28 进行设计。同样，下游的屏障过滤器也可替换为无菌储液袋（冲洗袋）进行气体液体的排放并保证无菌。

使用者应根据实际情况和风险来进行设计选择，如应用上述设计，应注意：

● 一次性除菌过滤系统组件的上下游的无菌连接，无菌连接器的选择和配置需要相互匹配。

● 如下游使用无菌储液袋，则需考虑袋子的体积足够大，以防止过滤器第一次完整性测试失败可能需要再次润湿多次进行完整性测试的情况。

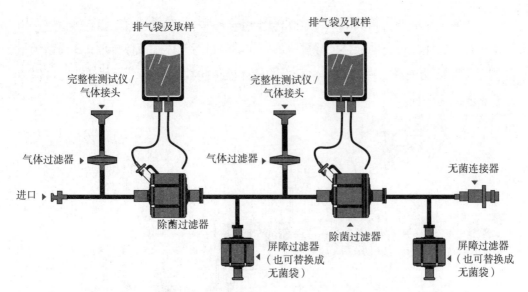

图 10-28　可进行在线完整性测试的一次性过滤系统设计（冗余过滤）

● 选择合适的完整性测试方法，尤其需要注意测试压力和组件管路耐压能力的匹配性，避免测试压力过大，超过管路的最大耐受压力。

● 如下游使用屏障过滤器，则应在每次使用后对屏障过滤器进行完整性测试，若完整性测试失败，则意味着下游有污染的风险，需进行评估以确认该批次产品的无菌保障。

11 无菌制剂的最终处理

本章主要内容：

☞ 包装系统密封性的要求

☞ 包装系统密封性检查方法

☞ 无菌制剂可见异物及包装外观缺陷检查方法

☞ 无菌制剂最终处理的生产步骤及相应的要点

法规要求

药品生产质量管理规范（2010年修订）无菌药品附录

第七十七条 无菌药品包装容器的密封性应当经过验证，避免产品遭受污染。

熔封的产品（如玻璃安瓿或塑料安瓿）应当作100%的检漏试验，其它包装容器的密封性应当根据操作规程进行抽样检查。

第七十八条 在抽真空状态下密封的产品包装容器，应当在预先确定的适当时间后，检查其真空度。

第七十九条 应当逐一对无菌药品的外部污染或其它缺陷进行检查。如采用灯检法，应当在符合要求的条件下进行检查，灯检人员连续灯检时间不宜过长。应当定期检查灯检人员的视力。如果采用其它检查方法，该方法应当经过验证，定期检查设备的性能并记录。

11.1 包装系统密封性验证及检查

背景介绍

包装系统密封性（package integrity），又称容器密封完整性（container–closure integrity），是指在整个药品有效期内包装系统防止内容物损失、微生物侵入以及气体（氧气、空气、水蒸气等）或其他物质进入，保证药品持续符合安全与质量要求的能力。包装系统密封性检查（package integrity test），或称为容器密封完整性检查（container–closure integrity test，CCIT），是指检测任何破裂或缝隙的包装泄漏检测（包括理化或微生物检测方法），可用的方法包括微生物挑战法（浸入或气溶胶法）、色水法、高压放电法、激光顶空分析法、真空衰减法等。一些检测可以确定泄漏的尺寸和（或）位置。

无菌产品的包装系统是保障产品安全性和质量的关键，在最终密封产品的检查过程中，应检查出并剔除有损坏或缺陷的产品。要有严格的控制措施，防止由于包装系统密封性缺陷导致污染的产品被投放到市场。

当包装系统密封性缺陷超出设定标准时，包括中间控制和放行检验等过程，需要按照 GMP 指导进行相关记录和调查。

技术要求

对包装系统密封性的要求

包装系统密封性要求应有相关的验证及检查资料，包括但不限于以下内容：

（1）对包装系统设计合理性有适当评估，说明包装系统可满足产品特性、生产工艺、贮存和运输等要求。

（2）在最苛刻条件下密封完整性的证据：密封完整性应当用产品在最苛刻条件下的数据来证实。在设计验证方案时应考虑产品的生产工艺、贮存条件、运输条件、存储效期等因素，在最苛刻条件下证实容器/胶塞系统依然保持密封完整性。

（3）包装系统密封性检查方法的选择：对包装系统密封性检查方法的选择有适当的评估，说明检查方法考虑了包装的类型、预期控制要求、药品自身特点、生产工艺、药品生命周期的不同阶段、检查方法的灵敏度和适用性等。

（4）试验的灵敏度：密封完整性验证或检查的方法需进行方法验证，证明方法的灵敏度。

（5）商业化生产密封性检查策略说明：应基于产品的密封性失败风险，评估确定合适的检查频次及检查数量。

（6）变更对应的密封性完好证据：发生影响包装密封性的变更时，应对产品包装系统密封性进行再评估或再验证。

实施指导

A. 包装系统密封性生命周期控制

最理想、直接的方法是100% 逐一在线检查容器的密封完整性。限于工业发展的现状和成本较高的原因，除对熔封方式的注射剂要求100% 逐一检漏外，目前对无菌药品的逐一完整性测试设备应用得尚不普遍，国际上普遍接受的质量保证过程控制如下：

①容器密封系统设计。

②密封完整性检查方法选择及方法验证。

③产品工艺开发及验证（包装系统密封性验证）。

④稳定性考察的密封性要求。

⑤商业化生产过程中的产品密封完整性检查。

⑥药品上市后的变更研究。

（1）容器密封系统设计　产品包装系统的设计选择应基于注射剂的质量需求（如产品的无菌性和顶空气体的维持），考虑产品内容物、生产工艺、稳定性需求、储存和分发环境、产品最终使用方式等。确定包装形式，选择包装组件，并建立严格的物理指标、部件尺寸及偏差、匹配性要求等的控制标准。即使经过最佳设计和组装，大多数包装类型也会存在一定的泄漏率，所以设计后的包装系统建议通过检测得到包装系统能维持的泄漏程度，以在设计阶段初步确定包装系统是否符合需求。该阶段使用示踪气体泄漏法、激光顶空气体分析法可以实现 0.1μm 以下的孔径检测。

（2）密封完整性检查方法选择及方法验证　选择密封完整性检查方法前，企业应先基于科学和风险，综合考虑包装组成和装配、产品内容物以及产品在其生命周期中可能暴露的环境来确定包装系统的最大允许泄漏限度。

最大允许泄漏限度（maximum allowable leakage limit，MALL）是指产品允许的最大泄漏率或泄漏尺寸，即在这个泄漏率或泄漏尺寸下，不存在任何影响产品安全性和质量的泄漏风险，可保证产品在有效期内及使用过程中符合相应的理化及微生物质量要求。有研究表明，刚性包装上直径约为 0.1μm 的孔隙，液体泄漏的风险很小；而直径约为 0.3μm 的孔隙存在微生物侵入的风险。对于无需维持顶空气体的刚性包装，可采用 6×10^{-6}mbar·L/s 的最大允许泄漏限度值，相当于直径介于 0.1~0.3μm 的孔隙，选择这个保守的最大允许泄漏限度可确保较低风险的微生物侵入或液体泄漏，可不进行用于表征漏洞尺寸的额外的微生物或液体侵入挑战研究（数据来源于 CDE 发布的《化学药品注射剂包装系统密封性研究技术指南（试行）》）。

密封完整性检查方法优选能检测出产品最大允许泄漏限度的确定性方法，并采用带有一定孔径的样品，对方法的灵敏度进行验证，证明泄漏孔径与检查结果的对应关系，带有泄漏孔径的阳性对照品可以采用激光打孔、微量移液管穿刺等方式获取。企业应根据包材的特性、灵敏度验证需求的泄漏孔径选择合适的缺陷产生技术，例如，在刚性玻璃或塑料组件中，激光钻孔的公称直径限制为大约 2~3μm，在软包装材料中的公称直径限制为大约 5~10μm。微量移液管可以模拟直径小至 0.1μm 的孔。无论选择哪种技术，都需要对孔径进行校验，在样品使用时考虑微孔可能会出现堵塞的情况而制定验证方案，如增加微孔对照品的数量。

如方法灵敏度无法达到产品最大允许泄漏限度水平或产品最大允许泄漏限度不明确，建议至少先采用两种方法（其中一种推荐微生物挑战法，另一种方法的理论灵敏度应不低于微生物挑战法）进行密封性研究，对两种方法的灵敏度进行比较研究，选择灵敏度更高的方法作为密封完整性检查方法。

（3）产品工艺开发及包装系统密封性验证　产品工艺开发阶段需关注影响包装密封性的关键因素，如关键步骤、工艺条件、生产线及该包装系统的历史经验。注射剂包装系统密封性质量要求可分为：①需维持无菌和产品组分含量，无需维持顶空气体；②需维持无菌、产品组分含量和顶空气体；③要求维持无菌的多剂量包装，即包装被打开后，防止药品使用过程中微生物侵入和药品的泄漏。应结合产品特点、最差工艺条件、运输条件、贮存条件等进行包装系统密封性验证，为提供在最严格条件下密封完整性的证据。

（4）稳定性考察的密封性要求　注射剂稳定性考察初期和末期进行无菌检查，其他时间点可采用包装系统密封性检查替代。采用的密封性检查方法应进行方法学验证。

表 11-1 常用的密封完整性检查方法及灵敏度参考表

类别	检测方法	一般适用范围	气体泄漏率 a（std·cm³/s）	泄漏孔径尺寸 b（µm）	定量/定性
概率性方法	微生物挑战法（浸入或气溶胶法）	包装必须能够承受浸没条件，可能需要工具限制软包膨胀或移动，且可用于培养基灌装；常用于包装密封性验证	> 3.6 × 10⁻³~1.4 × 10⁻²	> 5.0~10.0	定性
	色水法	必须能承受浸没，可能需要工具限制软包膨胀或移动。主要适用于液体制剂	> 3.6 × 10⁻³~1.4 × 10⁻²	> 5.0~10.0	定性或定量
	气泡释放法	具有顶空气，必须能够承受浸没，体积较小，小于几升的包装	> 3.6 × 10⁻³~1.4 × 10⁻²	> 5.0~10.0	定性
确定性方法	高压放电法	产品具有一定导电性，而包装组件相对不导电，且产品不易燃	> 1.4 × 10⁻⁴~3.6 × 10⁻³	> 1.0~5.0	定量
	激光顶空分析法	透明包装：需要低氧或低二氧化碳顶空含量的产品；需要低水汽含量的产品；内部包装压力低的产品	< 1.4 × 10⁻⁶	< 0.1	定量
	质量提取法	具有顶空气或充有液体的包装	> 1.4 × 10⁻⁴~3.6 × 10⁻³	> 1.0~5.0	定量
	压力衰减法	具有顶空气包装	> 1.4 × 10⁻⁴~3.6 × 10⁻³	> 1.0~5.0	定量
	真空衰减法	具有顶空气或充有液体的包装	> 1.4 × 10⁻⁴~3.6 × 10⁻³	> 1.0~5.0	定量

注：a、b 参考 CDE 发表的《化学药品注射剂包装系统密封性研究技术指南（试行）》，给出了气体泄漏率和相对应的泄漏孔径尺寸的数据，对应关系在理论上是大致相当，而非绝对。具体数值会随产品包装、检测仪器、检测方法参数和测试样品制备等不同而变化。

（5）商业化生产时的产品密封完整性检查　因为整个生产过程的所有步骤都有产生包装系统泄漏的风险，如产生裂痕或裂缝，通常在影响密封性的加工工艺的最后一个步骤，采用已经过验证的检查方法进行密封完整性检查，选择的密封完整性检查方法应对整个包装的密封性进行检查，可考虑多种方法结合的方式。检查频次及样本量应基于包装系统的泄漏风险合理制定，原则如下：

• 对于泄漏风险较低的包装容器，在商业化生产中科学制定取样计划，根据操作规程进行抽样检查。

• 对于大容量软袋包装等风险较高的产品，建议在工艺验证中增加一定样品量的密封性检查，确认拟定的包装材料、生产工艺的可行性；在商业化生产中科学制定取样计划，适当增加取样数量和频次；具备条件的进行 100% 密封性检查。

• 熔封的产品（如安瓿等）应当进行 100% 的逐一密封性检查。考虑到熔封的产品密封性风险较大，在线检查可更好地确保所有包装都是完整的，并在包装系统出现异常时即时反馈，从而可以进行实时生产线的校正，建议采用在线检查的方式。若因生产线布局的影响无法实现在线检漏，在制定有能够防范差错的措施后可以集中执行检查。

（6）药品上市后的变更研究 当包装设计、包装材料和（或）生产工艺条件等变更可能影响包装密封性时，应考虑对产品包装系统密封性进行再评估和再验证。

B. 密封完整性的风险控制

（1）造成密封完整性问题的潜在风险因素

• 包装系统涉及的组件设计缺陷。

• 密封组件来料存在质量偏差。

• 密封组件在清洗、灭菌、传输等步骤中造成损伤或污染。

• 密封工艺实际生产过程出现的系统性或偶发性偏差导致。

• 密封完整性验证 / 检查方法达不到灵敏度要求。

• 产品运输过程因碰撞、挤压、摩擦、跌落、气压或温度较大变化等因素导致密封缺陷。

（2）质量风险控制方法

• 包装系统的设计应严谨。尽量采用符合国际通行标准的密封构件，防止为节约成本而随意变更瓶口、胶塞的尺寸，从而增加泄漏风险。

• 密封组件，如胶塞、玻璃瓶和铝盖供应商需要定期审计，保证其质量稳定可靠。建立严谨的到货验收、检测程序。

• 清洗时采用介质清洗，避免硬接触。

• 灭菌考虑应力变化和材质耐受范围，控制温差，必要时进行预热。

• 检查在生产过程中的输送途径、排列，确保容器间不过度挤压。

• 保持一定的速度，使容器之间的相互影响达到最小的程度。

• 刚性材质传输过程重点关注轨道倒角、金属过渡板平整度、存在高度差的轨道中发生的碰撞等。

- 宜制定抽样监测计划检测密封完整性。

- 包装系统的完整性应经过验证。

- 密封完整性验证 / 检查的方法都应经过验证。在密封系统的部件发生变更时，必须评估其对密封系统完整性的影响，必要时重新进行密封完整性验证。

- 充分考虑运输过程对产品密封完整性的影响，适当的产品外包装方式、堆垛高度、托盘固定等有利于保护产品的密封完整性。

C. 包装系统密封性检查的方法

（1）利用色水法测试密封性 在高温灭菌箱蒸汽灭菌之后，色水法测试可以在灭菌腔室内进行（如果技术条件允许的话），也可在另一个可以调整压力的容器中进行。

将容器完全浸没在色水中，并且存在负压的环境中。如果该容器有泄漏，空气就会从瓶中溢出，当容器表面有正压时，染色溶液会从泄漏的位置进入瓶内部。通过人工目检以及采用灵敏度较高的检测方法检测（如采用紫外吸收法，内容物不得影响染色剂的特征吸收峰检出）剔除变色的容器。

这种方法较适用于：

- 必须能承受浸没，可能需要工具限制软包膨胀或移动。

- 主要适用于液体制剂。

基于色水法存在以下缺点，一般在其他确定性技术无法运用的情况下，再考虑选择色水法：

- 必须对色水法的溶液（染色物）进行控制、维护，并在使用后，以适当的方法排放，以符合环保的要求。此外，应确定清洁步骤，以便可靠地清除染色物的残留。

- 如果使用的是棕色玻璃，那么目检的灵敏度较差，结果较难确认。

- 存在微生物污染风险：微小而不易检出的染色溶液渗漏，可导致微生物或化学污染。

（2）气泡释放法 气泡释放检漏是一种破坏性的定性测量方法，将测试样品浸入溶液中，通过增加样品内部气压或减少外部压差的方法，有泄漏的位置会出现气泡，可以通过更换浸没液或在测试样品表面涂抹表面活性剂的方法改变表面张力，从而提高测试灵敏度。用于检测和定位包含顶空气体的无孔、刚性或柔性包装中的泄漏。

这种方法较适用于以下几类产品：

● 具有气泡顶部空间的无孔、刚性或柔性包装的产品。

● 通常用于测试小于几升的小容量包装。

（3）高压放电法　随着密封完整性检查技术的不断发展，实际生产过程中也有用高压电检漏的方法，该方法适用于安瓿、塑瓶、软袋、预灌封注射器、西林瓶等容器的密封性检查。

高压放电法是指在待检品上外加高压电，根据无缺陷和有缺陷时电学参数、表征的差异实现对待检样品的密封性检查确认。

高压放电法也可根据实际生产需求分为手动高压放电法和自动在线高压放电法。两种方法都要求容器内灌装的液体具有一定的电导率。

具体的测定原理参见后文的【实例分析】"实例4：高压放电法方法实例"。

这种方法较适用于：

● 产品具有一定导电性，而包装组件相对不导电，且产品不易燃。

● 产品在高电流下稳定，不发生降解。

● 容器不存在较薄而易被电击击穿的部位。

（4）激光顶空分析法　通过激光的技术进行的气体顶空分析可以定量、无损地测量无孔、刚性或非刚性包装的顶空中的二氧化碳含量、氧气含量、水蒸气含量和较低的内部压力。

这种方法较适用于以下几类产品：

● 需要低氧或低二氧化碳顶空含量的产品。

● 需要低水蒸气含量的产品（例如冻干或粉状产品）。

● 包装内部压力低的产品（例如冻干产品）。

（5）质量提取法　质量提取测试是一种非破坏性的定量测量方法，通过建立真空测试条件，然后将来自测试室的所有流量引导通过质量流量传感器，以测量质量流量，超过预定极限的质量流量表示容器泄漏。

这种方法较适用于以下几类产品：

● 无孔、刚性或柔性包装的产品。

● 具有顶空气或充有液体的产品。

（6）压力衰减法　压力衰减测试是用于检测无孔、刚性或柔性包装中泄漏的定量测量方法。如果引入压缩气体会导致包装壁或密封件破裂，则该测试具有破坏性。如果将气体引入测试样品中不会损害包装的阻隔性，则该测试是非破坏性的。压力衰减测试用于测试样品气体顶空区域的完整性测试。

这种方法较适用于以下几类产品：

- 无孔、刚性或柔性包装的产品。

- 具有顶空气包装的产品。

（7）真空衰减法　真空衰减测试是一种无损定量测量方法，用于检测无孔、刚性或柔性包装中的泄漏。给定适当设计的测试参数，并在产品性能允许的情况下，可以检测包装顶空气体区域和（或）产品填充水平以下的泄漏。根据测试样品的类型、大小和内容物预先确定为测试选择的目标真空度。然后将真空源与测试系统隔离。在经过很短的时间以允许系统平衡之后，使用绝对压力和（或）压差传感器在预定的时间长度内监视测试腔内的压力上升。

这种方法较适用于以下几类产品：

- 无孔、刚性或柔性包装的产品。

- 具有顶空气或充有液体的产品。

- 不建议用于粉末填充、固定颗粒的产品。

D. 包装系统密封性验证

（1）微生物侵入试验法　完成微生物侵入试验法的方法学验证后，将该方法用于包装系统密封性验证，过程如下：

往产品容器内灌入培养基并按常规方式进行密封（挑战密封参数），灭菌后冷却备用。将冷却后的容器倒置并将瓶口完全浸没于高浓度（如大于 10^5 个 / 毫升）的菌液中，选择的菌种一般为有鞭毛、能运动的，如大肠埃希菌（*Escherichia coli*）、铜绿假单胞菌（*Pseudomonas aeruginosa*）、黏质沙雷氏菌（*Serratia marcescens*）或缺陷短波单胞菌（*Brevundimonas diminuta*），一定时间的浸泡后，将容器外表面消毒并培养，看是否有挑战性细菌在容器内生长。

试验菌应来自认可的国内或国外菌种收藏机构的标准菌株（如 CMCC 或 ATCC），或使用与标准菌株所有相关特性等效的可以溯源的商业派生菌株。

可多准备一些灌装培养基的样品，在与产品相同的贮存条件下贮存。在贮存的一定时间间隔（如 12、24、36 和 48 个月等，应涵盖产品效期），取出部分样品，按上述方法进行检测，以确定包装系统在贮存期内的有效性。

除同步执行阳性对照试验外，还建议在每次微生物侵入试验合格后，使用挑战菌对微生物侵入试验无菌生长的样品执行促生长试验，以确认贮存期内培养基的促菌生长能力。

具体的测定方法参见后文的【实例分析】"实例1：微生物侵入试验法验证密封

性实例"。

（2）色水法　完成色水法的方法学验证后，将该方法用于包装系统密封性验证，过程如下：

取适当数量的玻璃瓶，在玻璃瓶中灌入注射用水，按常规方法压塞、轧盖。胶塞、铝盖及样品的处理最好模拟实际生产工艺。将样品倒置，放入装有一定浓度亚甲基蓝溶液的容器中，使其完全浸没。将容器放入真空箱中抽真空，维持一段时间，真空箱恢复至常压，再将容器置于正压环境下，维持一段时间，再恢复至常压继续维持一段时间。取出，用水冲洗瓶外，目检以及采用灵敏度较高的检测方法检测（如采用紫外吸收法，内容物不得影响染色剂的特征吸收峰检出），亚甲基蓝溶液不得渗入瓶内。

试验的设计宜模拟实际生产工艺或采用最苛刻的条件。

具体的测定方法参见后文的【实例分析】"实例2：色水法验证密封性实例"。

（3）真空衰减法　完成真空衰减法的方法学验证后，将该方法用于包装系统密封性验证，过程如下：

将测试容器放置在测试腔内，在事先确定的时间段终点，使测试腔达到初始目标真空（低于液体填充物的汽化压），将测试腔与真空源隔离。经历一个短暂的平衡期后，在一个预先确定的测试时间内监测测试腔内的真空度。一般从测试腔闭合到完成测试周期只需要几秒钟的时间。

真空损失是供试包装的顶空气体泄漏所致，和（或）处于所泄漏的或附近的液体内装物挥发所致。

测试方法需要一个含有供试包装的测试腔和一个由一只或多只压力传感器设计而成的泄漏检测系统。

具体的测定方法参见后文的【实例分析】"实例3：真空衰减法验证密封性实例"。

实例分析

实例1：微生物侵入试验法验证密封性实例

概述：在实例中，取输液瓶或西林瓶（小瓶），灌装入培养基，在正常生产线上压塞、轧盖、灭菌。此后，将容器密封面浸入高浓度菌液中，取出、培养并检查是否有微生物侵入，以确认容器包装系统的完整性。除同步执行阳性对照试验外，还建议在每次微生物侵入试验合格后，使用挑战菌对微生物侵入试验无菌生长的样品执行促生长试验，以确认贮存期内培养基的促菌生长能力。

试验步骤：

（1）试验样品的制备

①在生产线上取足够量的容器，灌装胰酪大豆胨液体培养基（TSB），使用自动压塞和轧盖设备将容器密封（挑战轧盖工艺参数上下限）。

②将灌装后的容器经最长灭菌程序灭菌。若为非最终灭菌的生产工艺，则无需进行灭菌。

③从灭菌釜中取出试样，冷却，在20~25℃下培养7天，再置于30~35℃下培养7天，培养过程中定期将试样倒转，使培养基与容器内表面充分接触。

（2）确认培养基促菌生长能力——促生长试验

①所有试样培养14天均不长菌时，随机取20个带盖试样，每个试样内接种0.1ml的铜绿假单胞菌CMCC（B）10104/ATCC 9027，菌液浓度：10~100cfu/0.1ml。

②在30~35℃下培养7天，或培养至所有试样都呈阳性结果。

③若7天内，所有接种铜绿假单胞菌的试样中，微生物生长良好，则容器内培养基的促菌生长能力可判为合格。

使用革兰染色和紫外灯下肉汤呈蓝绿色荧光的性质，来鉴定并确认试样容器内生长的菌为接入的铜绿假单胞菌。

（3）挑战菌悬浮液的制备

①从铜绿假单胞菌CMCC（B）10104/ATCC 9027的新鲜斜面上取一整环培养物，分别接入含10ml无菌培养基的试管中，在30~35℃下培养16~18小时。

②将每管的培养物分别转入含1000ml相同培养基（TSB）的容器内，于30~35℃下培养22~24小时。在培养结束时，能明显见容器内培养基出现浑浊。

③培养结束后的菌悬液即可用于微生物侵入试验。

（4）微生物侵入试验操作步骤

本试验须在生物安全柜内或其他不影响生产环境的地方进行。

①将新鲜的铜绿假单胞菌CMCC（B）10104/ATCC 9027的菌悬液倒入合适的抽滤瓶中，用金属丝架固定试样容器，使试样倒置在菌悬液中。

②实验组（A组）：将50个（数量可基于密封工位进行合理评估）经最长灭菌程序灭菌的试样倒置，并浸入菌悬液中。该组试样为A组。

③阳性对照组（B组）：同时取10个有铝盖的样品，基于方法验证的灵敏度选择对应孔径的无菌微量移液管，在超净工作台内用微量移液管刺穿胶塞，一刺穿

就停止插入，将微量移液管固定在胶塞上，将上部分的移液管剪去，该组试样为B组。

④试验开始时取一份菌悬液，平板计数每毫升所含的活菌数。按（2）③确认试验用微生物是铜绿假单胞菌。

⑤确认A组、B组均已按照图11-1在抽滤瓶中放置好后，将抽滤瓶中的压力抽至真空度为25kPa，维持3小时，真空装置恢复至常压，再将容器置于压力为25kPa正压环境下，维持3小时，再恢复至常压继续放置1小时（压强的大小的选择可基于产品实际可能遇到的环境条件制定，不同压差下的维持时间基于方法学验证得到）。

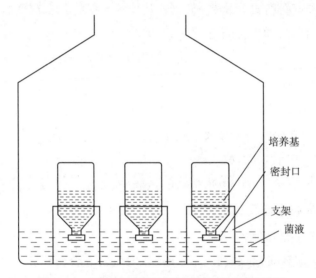

图11-1 包装系统密封性微生物挑战试验示意图

⑥浸泡结束时，再用平板计数菌悬液的浓度。

⑦从菌悬液中取出试样，擦干试样容器外残余的菌悬液，然后用含0.5%过乙酸的70%异丙醇消毒容器外表面。

⑧挑战试验用菌悬液经灭菌后丢弃。

⑨将上述A组、B组的样品置30~35℃培养7天。观察检查试样容器内培养基中微生物的生长情况。

a）对每一试样进行观察检查，有生长记作"+"，无生长记作"-"。

b）如试样容器长菌，按（2）③方法确认生长菌是挑战微生物——铜绿假单胞菌。

c）如果A组所有容器都不长菌，则从浸过菌悬液的A组取20个试样，按（2）进行培养基的促生长试验。

d）B组试样容器全部长菌，说明存在对应孔径泄漏时，试验菌可在浸泡过程中通过微孔侵入试样中。

（5）结果评价

①促生长试验、阳性对照品都有菌生长，试样挑战试验才有效。

②在挑战试验开始时，挑战用菌悬液浓度（活菌数）必须达到 1×10^5 cfu/ml。

③挑战试验中 A 组中如出现长菌试验，则需按下述要求做进一步调查。

a）仔细去除微生物生长的容器的盖和塞，检查容器封口是否有缺损，造成微生物侵入。

b）将观察到试样容器封口的缺陷，采用拍照或及其他适当详细记录。

④如果任何挑战试验中长菌的容器不是由于容器封口明显的物理性缺损所致，包装系统挑战试验作失败论处。

（6）贮存稳定性

①将剩余未经过挑战试验的容器按产品储存条件进行贮存。

②在适当时间间隔（如 12 个月、24 个月、36 个月等）取出一些容器，重复挑战试验。

实例 2：色水法验证密封性实例

取一定量的西林瓶，在每只西林瓶中灌入半瓶注射用水，按常规生产工艺压塞、轧盖（挑战轧盖工艺参数上下限），胶塞、铝盖的处理方法同生产。轧盖时应选择轧盖主要控制参数的上下限及日常生产参数进行样品制备，每种参数组合需开展 3 次，每次样品数量应不少于轧盖工位个数的 3 倍。

将上述样品倒置，放入含有 10% 亚甲基蓝溶液的容器中，置于带抽气装置的容器中，抽真空至真空度为 25kPa，维持 30 分钟，真空装置恢复至常压，再将容器置于压力为 25kPa 正压环境下，维持 30 分钟，再恢复至常压继续放置 30 分钟，取出，用水冲洗瓶外壁，人工目检以及采用灵敏度较高的检测方法检测（如采用紫外吸收法，内容物不得影响染色剂的特征吸收峰检出），亚甲基蓝溶液不得渗入瓶内。

验证过程同时设置带有一定孔径的阳性对照组，孔径应基于方法学验证的灵敏度设定。

压强的大小的选择可基于产品实际可能遇到的环境条件制定，不同压差下的维持时间基于方法学验证得到。

实例 3：真空衰减法验证密封性实例

以西林瓶为例，采用最苛刻的工艺处理条件获取完成灌装、加塞、轧盖（挑战轧盖工艺参数上下限）、灭菌的样品，根据方法学验证的灵敏度将样品进一步制备：

实验组 A：取正常完成轧盖的西林瓶，无需特殊处理。

阳性对照组 B（小泄漏：5μm）：取正常完成轧盖的西林瓶，将微量移液枪头尖端处插入胶塞，一刺穿就停止插入，使用胶水将胶塞与微量移液枪头的接触位置固定。

阳性对照组 C（中泄漏：10μm）：取正常完成轧盖的西林瓶，将微量移液枪头尖端剪去，然后插入胶塞，一刺穿就停止插入，使用胶水将胶塞与微量移液枪头的接触位置固定。

阳性对照组 D（大泄漏：15μm）：取正常完成轧盖的西林瓶，将注射器针头插入胶塞，一刺穿就停止插入，使用胶水将胶塞与注射器针头的接触位置固定。

阴性对照组 E（无泄漏）：取正常完成轧盖的西林瓶，在西林瓶外表面涂上一层薄蜡，确保阴性对照组无任何泄漏。

试验步骤：分别将阳性对照组 B、阳性对照组 C、阳性对照组 D、阴性对照组 E 依次放入密封性检测仪，得到不同样品的测试曲线，如图 11-2。

再将实验组 A 放入密封性检测仪，对实验组 A 的包装密封性结果分析如下：

①在抽真空时段，大泄漏的阳性对照组 D 无法在设定时间内达到目标真空而被判定为泄漏。

②在平衡时段，中泄漏的阳性对照组 C 无法在设定时间内维持在参考真空与目标真空之间而被判定为泄漏。

③在测试时段，小泄漏的阳性对照组 B 无法在设定时间内维持在参考真空与目标真空之间而被判定为泄漏。

④阴性对照组 E 可以在设定时间内达到目标真空，且在平衡时段、测试时段均维持在参考真空与目标真空之间。

⑤实验组 A 的密封性验证合格的判定：符合上述①②③④的描述，且实验组 A 可以在设定时间内达到目标真空，且在平衡时段、测试时段均维持在参考真空与目标真空之间。

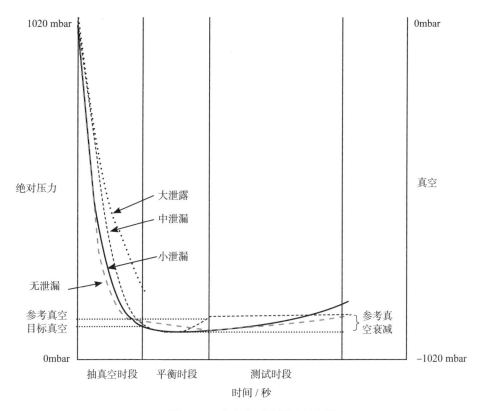

图 11-2 真空衰减法测试示意图

实例 4：高压放电法方法实例

手动高压放电法主要适用于中间控制中离线抽检时的检查，可将待检样品置于金属板上，手戴绝缘手套持高压电在规定的检查部分上方移动高压电极，如有缝隙、微孔存在，则容器内液体与高压电极电路连通，肉眼可观察到电弧（蓝光）产生。

自动在线高压放电法，其检查基本原理为欧姆定律，如图 11-3、11-4 所示。

当包装系统密封性良好时，$I_1 = V/(Z_1+R+Z_2)$，电极与待测样品间测得电流较小，可视为包装系统密封性检查的控制变量（基线）。

当包装系统密封性不良时，$I_2 = V/(R+Z_2)$，相同电压下，由于电阻的变化产生高于基线的电流，且由于使用高压电则这种电流差可被放大至足以被检测出。

$\Delta I = I_2 - I_1$，通过 ΔI 与设定值（设定的控制参数）比对即可判断出产品密封性是否合格。

411

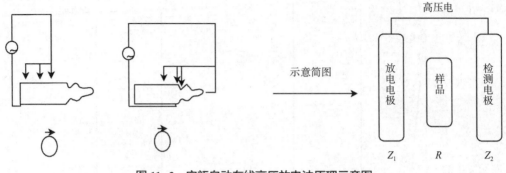

图 11-3　安瓿自动在线高压放电法原理示意图

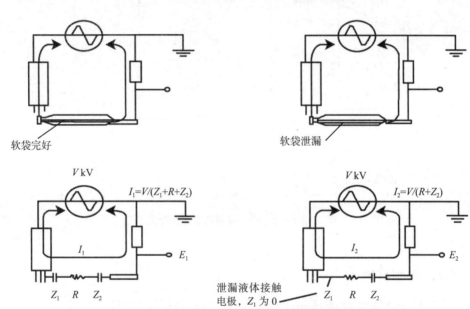

图 11-4　软袋自动在线高压放电法原理示意图

Z_1：放电电极与待测样品间空气以及样品容器材料的电阻

R：容器内溶液电阻

Z_2：样品容器材料以及检测电极与样品间空气的电阻

注：根据检查产品位置的要求不同，检查电极的位置会不同

　　上述方法均要求容器内灌装的液体具有一定导电性，如注射用水等导电率不良的物质则不适用于直接应用此方法进行检测。为弥补此不足，可通过合理设计高压放电法前的工序以实现高压电检漏的可行性。如可在灭菌设备中，加入一定量的无菌处理水（纯化水前的处理水）或在灭菌水浴中加入一定比例的电解质（如氯化钠），如产品密封性不良，添加的导电性灭菌介质可渗入容器内，这样容器内产品的导电性将得以改善，从而使待检产品适用于高压电检漏。但上述仅为原理层面上的一些提示，具体实施时尚需结合产品、包装容器特性以及产品的防污染控制，如浸入强电解质溶液后，需要有对应的清洁步骤等。

（1）设备灵敏度 此外在应用自动在线高压放电法时，需对不同密封性缺陷具有一定的检测灵敏度（辨识性），如图 11-5 所示。此外一些外形结构特殊的产品，检测空间上存在一定难度，可使待检产品通过传输设备在运动条件下通过电极 / 电刷，以实现对立体空间上难以检测部位的检查，如图 11-6。设备制造商在结合多年与制药企业合作的经验基础上，现行的生产设备一般会根据使用的高压电电压设备配置相应灵敏度的检测部件，同时此类设备也将容器内容液的物化性质如导电性、容器表面水分、容器性质综合考虑在内。

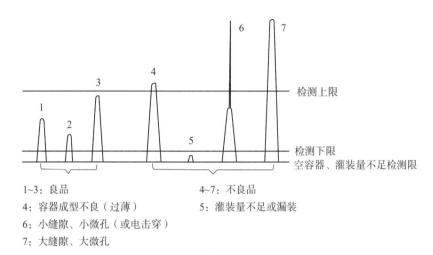

1~3：良品　　　　　　　　　　4~7：不良品
4：容器成型不良（过薄）　　　　5：灌装量不足或漏装
6：小缝隙、小微孔（或电击穿）
7：大缝隙、大微孔

图 11-5　自动在线高压放电法灵敏度示意图

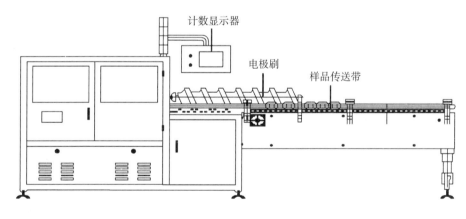

图 11-6　自动在线高压电检漏机

（2）生产使用前设备性能确认 在线高压电检漏设备在每批次检验前使用标准测试样品对设备性能进行使用前确认，一天连续小批次生产可评估后选择在每天开机使用前执行一次确认。根据待检部位，使用有缺陷的标准测试样品，将此样品放入设备中进行测试，确认设备可以剔除缺陷标准测试样品，以确保生产工作中能对生产中间产品进行有效的高压电检漏。

11.2 可见异物和其他包装外观缺陷检查

背景介绍

可见异物是指存在于注射剂、眼用液体制剂和无菌原料药中，在规定条件下目视可以观测到的不溶性物质，其粒径或长度通常大于 50μm。其他外观缺陷包括瓶身污渍、胶塞不完整、轧盖缺陷等。

基于灯检工艺的概率特性，无论是人工灯检还是设备灯检，都难以达到 100% 检出，所以可见异物的控制不能仅依赖检查手段，应当建立可见异物控制体系，贯穿产品生产的全周期控制，形成有效的正、负反馈机制，确保产品批次基本上不含可见异物，并以产品批次的"0 缺陷"作为企业持之以恒的目标。

技术要求

可见异物和其他外观缺陷的测试可以利用人工或机器（半自动或自动）检测的方法实施。基于自动检测技术日趋成熟，若产品类型适用自动检测，建议企业优先选择机器自动检测的方法，以减少人为差错的风险。

在检查方法选择时需要考虑对各种缺陷的适用性，确保在日常生产中可能存在的所有异物类型及其他包装外观缺陷均有对应的检查方法，必要时可采用多种方法组合而成的混合方法进行检查。

为了满足检测各种缺陷的需要，可以使用放大镜以提高裂痕、额外损伤以及密封处和安瓿瓶泡头破坏的检测能力。这种方法同样也可以运用在容器的外观检测上，诸如长度、直径、颜色、材料的瑕疵（玻璃自身成分中含有的物质，玻璃成形异常）。使用放大镜可使可见异物更加容易地被检测到，但由于放大镜的使用容易导致眼部疲劳，通常只用于小批量的灯检。

为了能够检测到溶液中的可见异物，可见异物必须在溶液中较为明显并且可见，或者至少溶液与可见异物之间的界限在光下必须可见。这需要一个充足的光源并且在测试过程中给予试验对象一个有色的背景。不透明的产品和容器（如冻干粉、悬浮液、着色瓶）对视觉检查有明显的挑战。对于此类产品，企业应当考虑抽样进行额外的增补测试，例如：转移、过滤、澄清、过筛等。

实施指导

A. 缺陷识别、分类及建库管理

企业应采用风险评估工具，基于产品特性、生产工艺、内包材、历史缺陷数据等确定产品可能存在的缺陷类型，并主要根据缺陷对患者安全的影响对缺陷类型进行等级分类（通常分为严重、中等、轻微三种等级），合理设定每种缺陷类型的检出率标准，检出率的设定应基于每种缺陷对患者的健康影响、缺陷表征与检测性能的关系、缺陷发生的概率等方面合理制定。

- 严重缺陷是指如果使用该产品，可能导致患者严重不良反应或死亡的缺陷。

- 重大缺陷具有暂时性损伤或医学上可逆反应的风险，或涉及极有可能发生严重不良反应，也包括导致产品无法使用的缺陷。

- 轻微缺陷不影响产品性能，只影响产品外观。

可见异物识别后，应当进行表征，包括可能存在的异物尺寸范围、异物材质、异物数量，并将每一类可见异物都提供用于灯检能力的学习及确认。可见异物可分为三个类别：固有异物、内源性异物、外源性异物。固有异物是指作为产品特性所固有的异物，例如蛋白质颗粒、脂质体或附聚体等；内源性异物是指来自于与产品接触的生产设备、产品处方或内包材的异物，例如硅油、金属、玻璃等；外源性异物是指源自于生产环境且属于生产工艺之外的异物，如头发、玻璃纤维等。

可见异物的研究应从研发阶段开始，在放大生产、工艺确认和商业化生产期间持续进行。早期发现固有异物及内源性异物，更有利于工艺的设计及改良。

将异物分为三个类别，是建立可见异物控制体系的前提，对不同类别的异物，企业应制定合适的管控力度。对于固有异物，需要通过临床或其他证明其对患者用药安全有保证，应在稳定性试验中监测固有异物的尺寸及数量变化，保证效期内不会超出可接受标准，并在商业化生产中关注固有异物的尺寸及数量变化；对于内源性异物，应从前端工艺尽可能降低其出现的概率，建立有效的监测手段，监测内源性异物处于趋势范围内，数量占比很低，且该部分内源性异物应能在检测中被识别剔除；当出现外源性异物时，往往会伴随有无菌被破坏、混入杂质的风险，需要对外源性异物进行彻底调查。

企业应建立可见异物数据库，将识别后的潜在异物来源、形状、材质纳入数据库中，当生产发现可见异物时，需与异物数据库进行对比，有利于判断异物的来源及产生原因，如表 11-2。当识别出新的异物缺陷，应对异物进行分析以确定其来源，并添加到可见异物数据库中。

表 11-2 可见异物种类及材质和产生的原因举例

可见异物种类及材质	可见异物产生的可能原因和地方
金属，陶瓷，玻璃	泵磨损
纤维，来自外环境和不恰当操作的颗粒	过滤组件
瓶塞材料的粘连颗粒以及来自环境的纤维	橡胶塞
熔融不充分的纤维、颗粒以及玻璃生产时的玻璃屑	容器
来自胶塞传送以及熔封过程产生的颗粒	灌装机
玻璃碎片	洗瓶机、灌装机的损坏
溶液成分的烧结物或裂损物，结晶	熔封

企业应当建立各种可见异物的检测方法，可预见的或外观特性明显的可见异物可以采用目检的方式进行鉴别，不可预见的或外观特性不明显的可见异物采用相关仪器进行检测，如采用原子力显微镜、高效液相色谱仪、电感耦合等离子体质谱仪等仪器。

监控可见异物的来源有利于达到改善生产工艺，提高产品质量的目的。企业应定期回顾生产过程出现的可见异物种类及频次，采取措施减少可见异物的出现。

B. 可见异物阳性样品的制作及管理

完成可见异物的识别后，需要制作相应的缺陷样品用于人工目检考核或替代人工的方法比较，为保证制备的缺陷阳性样品具备代表性，缺陷阳性样品可来源于以下两种渠道：

● 将实际生产过程中收集到的缺陷样品通过多名具有灯检资质的人员进行目检，每瓶合计灯检 30~50 次，计算检出率，根据检出率将缺陷品进行分类。

● 通过实验室制备，制备材料的材质与可能污染源对应，缺陷尺寸可量化。

参考 USP 1790 VISUAL INSPECTION OF INJECTIONS（《注射剂目视检查》）2.1 项检查过程的能力：细长状异物一般要达到 500μm 长才能达到 70% 的检出率；粒状异物相对容易被检测到，在人工目检的可检出率如表 11-3：

表 11-3　粒状可见异物直径与人眼可检出率关系

粒状可见异物直径	人眼可检出率
50μm	稍大于 0%
100μm	40% 左右
150μm	≥ 70%
200μm	≥ 95%

基于不同容器、不同药液性状、装量水平等均可能影响异物的检测，所以上述数据仅供企业制定缺陷阳性样品剔除率时参考，具体检出率还应结合容器、药液特性合理制定。

缺陷阳性样品需入账严格管理，予以编号，上锁存放。缺陷阳性样品应设定有效期，并定期对缺陷阳性样品进行检查，及时更替失去代表性的缺陷阳性样品。另外在样品使用前，需由具备资质的人员进行样品有效性检查，确保样品满足使用要求。

C. 人工目检

操作人员需要经过大量的训练后，才能够正确判别这些可见异物。应考虑到容器的形状和直径对测定结果的影响，选用灯检难度大的容器执行人工目检训练及考核。在训练的过程中，宜有各类目检不合格品实物或照片，灯检人员需要明确知道产品中可能存在的异物类型，以提高灯检时的潜在观察意识，如通常存在的异物类型见表 11-4：

表 11-4　溶液中可能出现的可见异物

安瓿瓶	玻璃瓶	塑料容器（透明）
纤维	纤维	纤维
玻璃碎片	玻璃碎片	无色颗粒
黑色颗粒	胶塞材质的粒子	褐色颗粒
褐色颗粒	有色颗粒	金属反光颗粒
无色颗粒	金属反光颗粒	有色颗粒
悬浮粒子（非晶态）	悬浮粒子（非晶态）	悬浮粒子（非晶态）

人工目检与人员的培训和熟练、正确的操作有密切的联系：

- 目检开始前，应采用照度计对光照度进行检测，参考《中国药典》通则 0904

可见异物检查法，光照度应为 1000~4000lx（背景和光照度按制品的性状调整）。

- 观察时，手持容器，轻轻旋转和翻转容器（但应避免产生气泡），以便检测到漂浮或者沉积在容器底部的可见异物。
- 坚持一定顺序的观察方式。

有效的培训和持续的目检训练可以使目检人员具有剔除不良品的能力。应强调目检的重要性，使目检人员意识到自己的责任。企业应定期对目检人员进行培训，建立各类目检不合格品实物或照片，用于定期对目检人员进行培训或定期对目检人员检测能力进行判定。

人工目检必须遵守相应的 SOP，比如照明、背景和观察时间。每小时至少休息一次，休息时长不低于 5 分钟。检查站的设计和操作应使操作员重复运动损伤的风险最小化。检查环境需要排除外来光线的干扰。

人员检测能力的评价可根据概率统计的原理建立在溶液中可见异物的检测度上。这种检验可以通过混合测试对象的方法来实现（如果可能的话含有所有潜在的可见异物）。

宜对从事目检工作的员工在剔除区间内剔除不良品的能力进行规定（可根据产品特性及风险评估的结果进行规定），不符合规定者不应从事目检工作。灯检人员的视力应至少每年检查一次，针对生物制品，应参照《中国药典》生物制品分包装及贮运管理，每半年检查一次。灯检人员应无色盲，裸眼视力应在 4.9 或 4.9 以上，或矫正视力在 5.0 或 5.0 以上。

每年进行人员灯检能力测试，测试时间可选择在人员较疲劳时执行，模拟较差工况。具体的人员灯检考核方法可参考后文的【实例分析】"实例 5：根据概率统计的原理检验人员目检有效性的实例"。

D. 利用半自动化机器的目检

半自动灯检机是指在机械支持下，可以使观察者观察到容器所有表面。使用半自动灯检机时，照度、传送速度、旋转速度等关键参数应该在验证范围内，且日常生产不得超出验证范围。

半自动灯检机的特点包括：

- 可以提高工作效率，降低操作人员操作强度。
- 可以通过结合可调光源、可调转速、低倍放大镜提高检测效率。
- 可以通过上下反光镜检查容器底部和顶部缺陷。
- 可选配能够通过指令自动剔除不良品的装置。

E. 全自动检测

全自动检测设备可以检测可见异物、容器外观缺陷、微小裂缝、密封缺陷等多项内容，优点是可以消除人为错误，例如：

- 视力灵敏度的下降。
- 体力的下降。
- 暂时的警戒性下降。
- 一天之内机体以及心理上的变化。
- 一周内每天不同的状态。
- 对不同可见异物的灵敏度差异。

缺点是：

- 复杂的验证过程以及较长时间的专业技术支持。
- 因可见异物的物理形态、特征干扰，误检率较高。
- 无法检测到检测视窗以外的可见异物。

选择全自动检测设备应关注：

- 检测范围是否包含可能的或高风险的区域。
- 采用视觉检测原理时，悬浮或无法随药液旋转的异物检测是一个技术难区。
- 保证缺陷剔除率前提下的误剔率。
- 剔除通道的设置是否利于缺陷分类。
- 光亮度对检测性能的影响。

设备灯检性能应当经过验证，并定期检查设备的性能。当检出缺陷品，应能将其分开并剔除。在批生产记录中，按缺陷类型记录检测结果。

F. 典型灯检流程

无论是人工灯检、半自动灯检还是全自动灯检，企业都应对产品执行 100% 灯检，灯检应在产品完成灌装后、易被观察的状态下执行，如贴标前。灯检流程如图 11-7：

AQL（Acceptance Quality Limit）抽检：AQL 抽样是对灯检效果再确认的措施，企业应合理制定每种缺陷等级每种缺陷的 AQL，其中严重缺陷的推荐 AQL 范围是 0.010%~0.10%、中等缺陷的推荐 AQL 范围是 0.10%~0.65%、微小缺陷的推荐 AQL 范围是 1.0%~4.0%，根据 GB/T 2828.1—2012/ISO 2859-1:1999、ANSI/ASQ Z1.4 或 JIS Z 9015 抽样原则进行抽样检查，记录抽样检查的结果，查看每种缺陷等级或每种缺陷的剔除率是否符合所制定的 AQL，出现不符合的情况需进行调查，需要调查

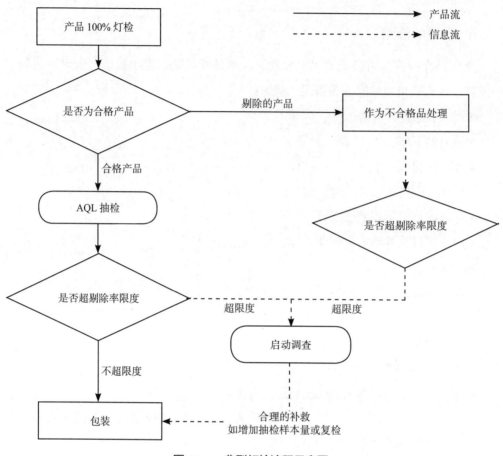

图 11-7 典型灯检流程示意图

灯检是否失效，并在确认灯检有效的前提下采取补救措施，如进行复检。对于抽样检查过程发现的不良品均应按照操作规程进行处理，不得流入下一工序。企业应对AQL 数据进行定期回顾，回顾频次根据生产频次确定，通过数据的分析，判断灯检性能的稳定性。

剔除率判断：企业应制定产品 100% 灯检后的剔除率限度，剔除率限度可按照缺陷等级制定，也可以细化至每种缺陷，对历史数据的回顾及趋势分析有助于剔除率限度的制定。企业应记录每批产品的每种缺陷产品的数量、计算剔除率，根据单批次产品生产的持续时间设定合理的记录时间，如可按照生产前、中、后进行三次判断，当异常出现时，可以在生产过程发现并及时采取补救措施。当剔除率超限度时，需进行调查。这样做的目的在于：①及时发现前端工艺是否出现异常或偏差；②及时发现灯检设备是否存在故障导致误剔率升高。企业应对产品灯检剔除数据进行定期回顾，频次根据生产频次确定，通过灯检缺陷数据的分析，不断优化调整各种灯检缺陷的剔除率限度。

G. 两段法灯检流程

对于设备灯检，仅在评估说明产品由于一些已知的、难以避免的原因（如气泡、批次包材差异）而导致较高的剔除率，企业才可以考虑进行两段法灯检，并且需要在工艺验证或灯检验证中证明不会因为采用两段法灯检而增加产品中不合格品的概率。两段法灯检的典型流程如图 11-8：

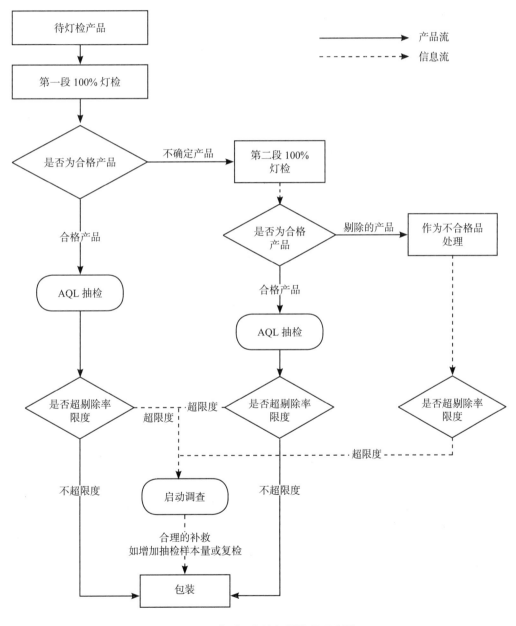

图 11-8 典型两段法灯检流程示意图

第二段灯检的灯检合格品需单独执行 AQL 抽检，不与第一段的灯检合格品混合执行 AQL 抽检。

第二段灯检的方法选择：

• 选择与第一段灯检不一样的检查方式，如在设备灯检后的剔除产品采用人工灯检，需评估说明第二段灯检的检查方式较第一段设备灯检而言，如何减少将合格品当作不合格品剔除的情况，同时对真正的缺陷产品也能有效剔除。

• 选择与第一段灯检完全一样的检查方式，需要评估说明引起第一段剔除的原因能在第二段灯检前得到改善，如将产品静置消除气泡。或者说明引发合格品被错误剔除的因素是概率发生的，如每一次旋转产生的气泡量不一定相同，所以第二段灯检也可以减少合格品被错误剔除的数量。

H. 设备自动灯检效能的评价

仪器检测的目标是达到至少和目检相同级别的有效性，需要能够对自动化检测与人工目检进行比较的评价方法。仪器检测是以人工目检的有效性作为基准建立起来的。目前，Knapp–Kushner 测试程序是常用于评估自动化检测系统的检测效能。

可见异物检测的人机对比方法可参见后文的【实例分析】"实例 6：根据概率统计的原理进行人机可见异物检测性能对比的实例"。

实例分析

实例 5：根据概率统计的原理检验人员目检有效性的实例

（1）缺陷对照品的选取　取几百个到几千个（本例中取 200 个）外观、大小一致的无缺陷样品，在这些样品中混入不超过 10%~20%（本例中取 20 个）的缺陷对照品，这些缺陷对照品是有经验的目检人员在日常的检验中检测到的不良品，包含已识别到可能存在的所有可见异物种类。将上述混合后的样品（本例中是 220 个）编号。

由大约 3~5 名（本例中取 5 名）有经验的目检人员每人对上述样品进行 10 次目检。

每一个缺陷对照品在 10 次目检中被检测到的概率作为该对照品的质量数（QN）。例如 5 名目检人员在 10 次目检中检测到某一个缺陷对照品的次数分别为 7、8、9、8、

9 次，那么该缺陷对照品的质量数（QN）为：

$$QN = \frac{(7+8+9+8+9)}{5 \times 10} = 0.82$$

基于不同的质量数，可将不同的缺陷对照品分成三类（表 11-5）。

表 11-5　以质量数（QN）为基础的缺陷对照品分类

QN 值	用途
0~0.3	接受区间，不作为目检效能考察
0.4~0.6	灰色区间，必要时可作为目检效能考察
0.7~1.0	剔除区间，作为目检效能考察

对于某一固定质量数的缺陷对照品，由于破损等原因会造成对照品的损失，为了确保测试的有效性，需要储备一些备用对照品。

缺陷对照品的质量数（QN）会由于一段时间后可见异物的降解而下降到小于0.7，或者会由于最初黏附于容器玻璃瓶壁上的可见异物发生释放而上升到大于0.7。所以确定了一个缺陷对照品的质量数（QN）后，应确定有效期，并定期进行检查。另外在样品使用前，由具备资质的人员进行检查，确保异物存在待检测区域。

（2）人工灯检资质确认　在本实例中取质量数（QN）为 0.7~1.0 的缺陷对照品（如安瓿瓶）与合格品组成混合测试包，其中，缺陷对照品占整个测试包的比例不超过 10%~20%。

被测试的目检人员对上述混合缺陷对照品进行 10 次检测。10 次检测的总时长需要覆盖人工灯检的最长持续时间，如 1 小时。

由培训负责人计算质量数（QN）为 0.7~1.0 的缺陷对照品的检出率，以及合格品的误剔率。

$$缺陷对照品的检出率 = \frac{该瓶缺陷对照品的检出次数}{10}$$

$$误剔率 = \frac{所有合格品的检出次数总数}{所有合格品数量 \times 10}$$

（3）结果判断　企业应根据每种可见异物缺陷对患者的健康影响，并结合缺陷对照品的 QN 值科学制定检出率标准。此外，还需要制定误剔率标准，误剔率一般不得超过 5%。如未达到检出率和误剔率要求，那么该员工不能从事目检工作。

该测试建议每年进行一次。

实例6：根据概率统计的原理进行人机可见异物检测性能对比的实例

（1）测试样品　Knapp-Kushner 测试的样品包括微细异物样品、明显异物样品、正常完成灌装样品，样品数量及尺寸分布如图 11-9。

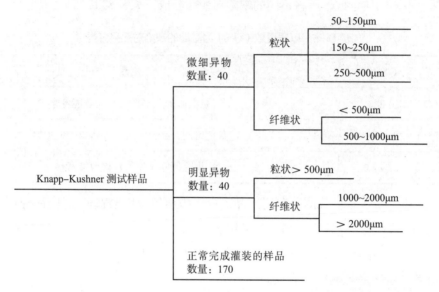

图 11-9　Knapp-Kushner 测试样品数量及尺寸分布示意图

（2）测试的样品确认和编号

● 每瓶必须进行编号（标上从 1 到 250），记录下各瓶子编号和类型描述，如表 11-6。

表 11-6　Knapp-Kushner 测试样品编号表

瓶子编号	类型描述	瓶子编号	类型描述	瓶子编号	类型描述
1	随机样品	101	有色块（明显可见异物）	201	有大玻璃屑（明显可见异物）
2	有色点（微细可见异物）	102	有纤毛（明显可见异物）	…	…
…	…	…	…	…	…

注：由生产管理人员（不得包含参与灯检的测试人员）对样品进行编号。

（3）测试流程

人工测试：

● 当测试的样品准备好之后，选 5 个具备人工目检资质的操作者。每个操作者必须将准备好的 250 瓶测试样品，重复灯检 10 次（即每个瓶子总共会被检测 50 次）。每次检测需与日常目检操作一致，目检结果由生产管理人员进行记录。

设备测试：

- 人工测试完成后，将准备好的 250 瓶测试样品进行设备灯检，重复灯检 10 次。

检测结果计算方法说明：

- 当一系列检测都完成后，根据下面公式，计算每瓶的 FQ 值（质量因素）。

$$FQ（瓶号 xxx）=（n/N）\times 10$$

式中，n = 剔除次数，N = 总检测次数。

例如：编号为 26 的瓶子被 5 名操作员分别检出的次数分别为 7、9、8、8、9；则得出 FQ（瓶号 26）=（7+9+8+8+9）/50×10=41/50×10=8.2。

并在根据表 11-7 计算最终的剔除效能：

表 11-7 Knapp-Kushner 测试级数表

级数 FQA	FQ 范围
0	0~0.4
1	0.5~1.4
2	1.5~2.4
3	2.5~3.4
4	3.5~4.4
5	4.5~5.4
6	5.5~6.4
7	6.5~7.4
8	7.5~8.4
9	8.5~9.4
10	9.5~10

注：仅介于 7 到 10（剔除区域）可用于最终的剔除效能计算。

（4）结果解读

人工测试：

- 人工检测瓶子的 FQA 介于 7 到 10（剔除区域）用于剔除效能的计算：

$$FQA_{(7,10)}=\sum_{i=1}^{M} FQA_i$$

式中，FQA 为传统人工方法检测所获得的质量因数，i 为质量因数 FQA 在（$7 \le FQA \le 10$）区间的瓶数。

例如：FQ（瓶号 26）=（41/50）×10=8.2 属于第 8 级，处于 7 级 ~10 级的区间，该数据需要纳入人工剔除效能 FQA$_{(7,10)}$ 的计算。待完成人工检测后，每个 FQA 要写到一张表格上，记录所执行的测试结果，然后计算其总的人工剔除效能 FQA$_{(7,10)}$。

如表 11-8 所示：

表 11-8 Knapp-Kushner 测试 FQA$_{(7, 10)}$ 数据抓取示意图

瓶子编号	FQA	瓶子编号	FQA	瓶子编号	FQA	瓶子编号	FQA	瓶子编号	FQA
1	1	51	⑧	101	⑨	151	0	201	⑩
2	0	52	0	102	1	152	0	202	1
3	⑦	53	2	103	6	153	1	203	0
4	0	54	6	104	0	154	⑧	204	⑦
5	1	55	2	105	1	155	1	205	0
6	4	56	1	106	5	156	⑨	206	⑧
7	0	57	5	107	0	157	0	207	0
……	……	……	……	……	……	……	……	……	……

注：表中被圈起来的是质量因数值在 7 到 10 区间的瓶数。

● FQA 之和（质量因数在 7 到 10 闭区间）=7+8+9+8+9+10+7+8=66。

设备测试：

$$FQB_{(7, 10)} = \sum_{i=1}^{M} FQB_i$$

式中，FQB 为用设备检测所得出的质量因数，i 为质量因数 FQB 在（$7 \leqslant FQB \leqslant 10$）区间的瓶数。其中未被人工检测方法剔除的，不能用于检测效能的统计，即人工测试的 FQA 值为 0~6，而设备测试的 FQB 值为 7，则该数据在计算总效能时应舍弃。

如表 11-9 所示：

表 11-9 Knapp-Kushner 测试 FQB$_{(7, 10)}$ 数据抓取示意图

瓶子编号	FQB	瓶子编号	FQB	瓶子编号	FQB	瓶子编号	FQB	瓶子编号	FQB
1	1	51	⑩	101	⑩	151	0	201	⑩
2	0	52	0	102	1	152	0	202	1
3	⑦	53	2	103	△8	153	1	203	0
4	0	54	△8	104	0	154	⑧	204	⑧
5	1	55	2	105	1	155	1	205	0
6	5	56	1	106	5	156	⑩	206	⑩
7	0	57	△7	107	0	157	0	207	0
……	……	……	……	……	……	……	……	……	……

FQB 之和（质量因数在 7 到 10 闭区间）=7+10+10+8+10+10+8+10=73。

效能比计算：

以上的两种检测方法得出的两个求和结果做比较得到如下公式：

$$效能比 = \frac{FQB_{(7,\ 10)}}{FQA_{(7,\ 10)}} \times 100\%$$

如果这个比率≥ 100%，说明自动检测系统的检测是确实有效的，也就是不亚于传统的人工检测。

同时，除了效能比外，还应该对 80 瓶异物样品的检出情况进行分析，如果设备与人员对 80 瓶异物样品的检出情况无明显差异，那么需要调查样品中的异物是否过于明显或极难目视。

11.3 产品的灯检、贴签 / 印字 / 激光打码、赋码和包装

实施指导

无菌制剂最终处理的工艺流程如下图 11-10 所示，包括：

● 根据生产指令，产品进入灯检、贴签 / 印字 / 激光打码、赋予电子监管码、包装步骤。

● 在各步骤开始之前应进行清场确认。

● 对设备、仪器进行检查。

● 对操作过程进行记录。

● 取样，所有取样的情况应记录在批记录中。

在具体控制操作过程中：

● 灯检工序中，对不良品进行识别确认、剔除、计数并根据不良品的种类进行分类或进一步分析，也可根据灯检情况及时告知灌装、轧盖等工序操作人员采取适当措施。

● 灯检后的产品转入包装工序，对产品进行贴签 / 印字 / 激光打码（产品名称、规格、批号、有效期至等产品信息）。

● 对于产品最小市售包装（如小盒）喷印一级电子监管码，对更高一级的外包装（如箱子）喷印二级电子监管码，建立可追溯的关联关系，然后完成剩余包装步骤。

包装工序需注意以下方面：

● 所有的步骤都不得对容器密封完整性产生影响，如预灌封产品，在贴签后会进

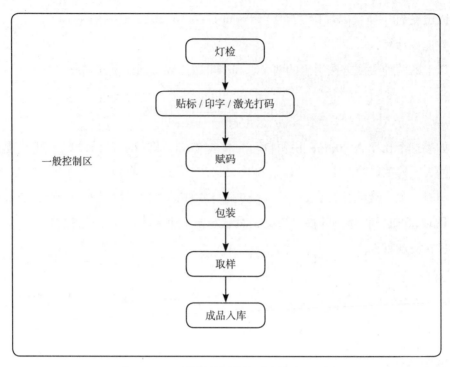

图 11-10　无菌制剂最终处理工艺流程示例

行推杆旋入操作，旋杆操作对密封完整性的影响需要进行验证。

● 部分产品会进行覆膜 / 泡罩，对于此类高温工位，应当进行温度控制，并评估对产品质量的影响。

● 电子监管码的喷印效果及关联关系准确性建议在包装过程中进行抽样检查，以确保赋码质量。

● 标签、说明书、小盒、大箱的设计需要考虑耐磨、防潮、黏性粘贴等要求。

● 带有产品信息的标签、说明书、小盒等应进行首张留样，并由生产部门、质量保证部门共同确认信息清晰可读、准确无误。

● 温控产品应当在包装过程记录暴露时长、暴露温度。

● 包装工序还应重点关注产品的物料平衡及包材的物料平衡。产品的合格数、取样数量、不合格数均写入产品批记录中，并计算物料平衡，物料平衡要求为 100%；包装材料的领用量、使用量、损耗量、剩余量均需记入产品批记录中，计算物料平衡，物料平衡标准建议根据物料是否易量化、清场难度等维度来合理制定。在成品收率（目标范围 / 偏差 / 差异）计算之后，由生产管理人员签字完成产品生产批记录。

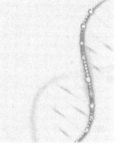

12 无菌工艺模拟试验

本章主要内容：

☞ 无菌工艺模拟试验的定义和范围

☞ 不同工艺和产品的无菌工艺模拟试验考虑要点

☞ 无菌工艺模拟试验设计的原则和流程

☞ 无菌工艺模拟试验如何进行设计和实施

☞ 如何评价无菌工艺模拟试验的结果

☞ 无菌工艺模拟试验对文件记录的要求

法规要求 ......

药品生产质量管理规范（2010 年修订）无菌药品附录

第四十六条 生产的每个阶段（包括灭菌前的各阶段）应当采取措施降低污染。

第四十七条 无菌生产工艺的验证应当包括培养基模拟灌装试验。

应当根据产品的剂型、培养基的选择性、澄清度、浓度和灭菌的适用性选择培养基。应当尽可能模拟常规的无菌生产工艺，包括所有对无菌结果有影响的关键操作，及生产中可能出现的各种干预和最差条件。

培养基模拟灌装试验的首次验证，每班次应当连续进行 3 次合格试验。空气净化系统、设备、生产工艺及人员重大变更后，应当重复进行培养基模拟灌装试验。培养基模拟灌装试验通常应当按照生产工艺每班次半年进行 1 次，每次至少一批。

培养基灌装容器的数量应当足以保证评价的有效性。批量较小的产品，培养基灌装的数量应当至少等于产品的批量。培养基模拟灌装试验的目标是零污染，应当遵循以下要求：

（一）灌装数量少于 5000 支时，不得检出污染品。

（二）灌装数量在 5000 至 10000 支时：

1.有 1 支污染，需调查，可考虑重复试验；

2.有 2 支污染，需调查后，进行再验证。

（三）灌装数量超过 10000 支时：

1.有 1 支污染，需调查；

2.有 2 支污染，需调查后，进行再验证。

（四）发生任何微生物污染时，均应当进行调查。

第四十八条 应当采取措施保证验证不能对生产造成不良影响。

背景介绍

无菌制剂主要有两种生产工艺，即最终灭菌生产工艺和无菌生产工艺。与最终灭菌产品相比，采用无菌生产工艺生产的非最终灭菌产品，其人员操作或干预可能对产品带来更高的风险。即使所有与产品无菌性有关的设备部件、容器以及原料都经过有效的灭菌处理，但当这些生产要素在实际工艺条件下组合在一起时，仍有可能因各种原因导致产品被污染，无菌性得不到保证。因此对于无菌工艺无菌保证水平的评估验证必须从工艺整体考虑。

无菌工艺模拟试验（也称为培养基模拟灌装）是评价无菌工艺能力最有效的方法之一。《无菌工艺模拟试验指南（无菌制剂）》定义无菌工艺模拟试验为采用适当的培养基或其他介质，模拟制剂生产中无菌操作的全过程，以评价该工艺无菌保证水平的一系列活动。

无菌生产工艺通常包含：经除菌过滤或其他方法获取无菌药液或无菌粉末、在无菌条件下进行液体灌装或粉末分装、容器密封。冻干制剂在液体灌装的基础上增加了冷冻干燥过程。

无菌工艺模拟试验通常需要将培养基或其他介质暴露于设备的产品接触表面、容器密封系统、生产环境和干预的条件中，并模拟实际生产完成工艺操作。然后，将装有培养基的密闭容器进行培养以检查微生物的生长，并对结果进行评价，借以评价实际生产中产品微生物污染的风险。无菌工艺模拟试验可有助于识别在无菌生产过程中产品可能易于被微生物污染的潜在薄弱环节。

对于非最终灭菌的无菌生产工艺，必须进行无菌工艺模拟试验来验证工艺无菌保证水平；对于最终灭菌工艺，没有法规强制要求进行模拟试验。因此本章主要针对非最终灭菌的无菌生产工艺模拟试验。

📋 技术要求

其他可供参考的国内外指南文件包括：

- NMPA《无菌工艺模拟试验指南（无菌制剂）》– 2018
- CDE《化学药品注射剂灭菌和无菌工艺研究及验证指导原则（试行）》– 2020
- WHO TRS 986 Annex 2 – *Good Manufacturing Practices for Pharmaceutical Products*：*Main Principles*（《药品 GMP：主要原则》）– 2014
- PIC/S *Guidance Validation of Aseptic Processes*（《无菌工艺验证》）2011（PI 007–6）
- FDA *Sterile Drug Products Produced by Aseptic Processing — Current Good Manufacturing Practice*（《无菌工艺 cGMP 指南》）– 2004
- EU GMP Annex 1 *Manufacture of Sterile Medicinal Products*（《无菌药品生产》）– 2022
- ISO 13408–1 – *Aseptic Processing of Health Care Products – Part1 General Requirements*（《医疗保健产品的无菌加工 第 1 部分：通用要求》）–2015
- PDA Technical Report No. 22 – *Process Simulation for Aseptically Filled Products*（《无菌灌装产品的工艺模拟》）– 2011
- PDA Technical Report No. 24 – *Current Practices in Validation of Aseptic Processing*（《无菌工艺验证实践》）– 1997
- PDA Technical Report No. 44 – *Quality Risk Management for Aseptic Process*（《无菌工艺质量风险管理》）– 2008
- PDA Technical Report No. 62 – *Recommended Practices for Manual Aseptic Processes*（《人工无菌工艺的建议实践》）– 2013

12.1 设计原则

无菌工艺模拟试验应从无菌操作的第一步开始，直至无菌产品完全密封结束。无菌工艺模拟试验应尽可能模拟日常无菌生产的工艺过程，并涵盖所有对无菌结果有影响的关键生产步骤，并且需评估日常生产中使用的各种无菌操作、可能出现的各种干预以及最差条件。最差条件并不是指人为创造的超出允许范围的生产状况和环境。无菌工艺模拟试验不能模拟明显不符合要求的操作或最差条件。最差条件的选择、最差条件的程度与组合需基于工艺相关的风险评估以及对日常工艺代表性的评估。包括但不限于：

- 具有代表性的日常干预数量、类型（固有和纠正性干预）；
- 冻干工艺（如适用）；
- 设备的无菌组装；
- 人员（包括最多可容纳人数）和活动；
- 代表性的无菌操作（如添加容器或无菌辅料）和无菌转移；
- 班次变化（班次结构、人员数量）、休息、操作员疲劳度以及更衣；
- 无菌设备的连接；
- 无菌取样；
- 灌装 / 分装速度和设置；
- 容器尺寸和类型；
- 灌装 / 分装量；
- 保留时间，包括无菌产品保留时间、最长生产时间；
- 相关无菌组件和无菌设备的灭菌后有效期；
- 消毒周期（如隔离器 VHP 消毒周期）。

对于冻干工艺的无菌工艺模拟试验需额外考虑以下方面：

- 使用空气，避免使用惰性气体；
- 产品灭菌或除菌后和冻干开始的最大间隔时间；
- 冻干机灭菌和冻干机使用的最大间隔时间；
- 最长装载时间（当腔室打开暴露在环境下）；
- 额外的厌氧模拟试验（如适用）。

对于阶段性生产工艺（campaign manufacturing）的无菌工艺模拟试验需考虑：

- 模拟阶段性生产的开始和结束，以评估阶段性生产时长并不会带来额外的无菌风险；
- 生产批次后进行的阶段性生产无菌工艺模拟试验需考虑产品残留对培养基促生长能力的影响。

无菌工艺的初始验证要求至少成功完成 3 次连续的无菌工艺模拟试验，周期性无菌工艺模拟试验应当按照生产工艺每班次半年进行 1 次，每次至少一批（参见本分册无菌制剂部分"12.2 特殊工艺和产品的注意事项"）。在生产工艺、厂房、设施、设备或人员发生重大变更时，需按评估执行无菌工艺模拟试验以确认无菌工艺的验证状态。

12.2 特殊工艺和产品的注意事项

部分工艺和产品的无菌工艺会有一些特别需要注意的地方，将在此作重点说明。溶液灌装作为最基本的灌装工艺，均适用一般的配液操作和灌装操作的模拟，故不在此做特殊说明。

A. 悬浮液灌装

对悬浮液的无菌生产工艺模拟，必须考虑悬浮液生产的工艺特点，与一般溶液的培养基灌装不同，待灌装培养基准备时要在溶液中加入无菌的可溶性空白粉末来模拟悬浮液的制备。加入无菌固体需在无菌条件下进行的。

B. 冻干产品

绝大多数冻干工艺都是将溶液无菌灌装入容器后在冻干机内模拟冻干程序，因此对于冻干产品的模拟，前半部分的混合与灌装都和溶液灌装相同。

冻干操作也应模拟。模拟时应防止出现培养基冻结的情况以避免微生物生长的抑制。在进行冻干工艺模拟时，需要重点关注施加在冻干机的真空程度和真空时间。真空度需要保持在一个低水平上，避免由于容器内的培养基沸腾造成模拟失败。

对于冻干产品，常见的是用无菌的惰性气体对箱体进行破真空，并且在密封后仍然存在于容器中。在使用胰酪大豆胨液体培养基进行工艺模拟试验时，应使用压缩空气代替惰性气体，以保证有氧的条件，使有氧菌能够正常生长。如果在厌氧的无菌工艺环境监控中反复发现厌氧微生物或在产品无菌检查中发现厌氧微生物时，需评估增加厌氧培养基。如果在日常的环境监测和产品的无菌监测中没有确定发现厌氧菌，冻干工艺模拟试验应该使用胰酪大豆胨液体培养基和空气。

C. 无菌粉末产品

无菌粉末分装工艺的模拟与其他剂型的无菌制剂工艺模拟不同。粉末的混合、搅拌、分配和分装工艺都可以使用合适的空白粉末进行模拟。空白粉末一般选择：可以在干粉状态下灭菌；灭菌后其无菌性可以达到药典标准；适合于分装工艺；在试验浓度下无抑菌性；可以溶解于液体培养基，不会对目视检查产生影响。

一般可以选择乳糖、甘露醇、聚乙二醇等固体粉末模拟分装，具体模拟方法参见实例部分。

一般用于无菌粉末分装的生产线与常规液体灌装线不同。在进行工艺模拟试验需要经过适当调整。在一般的粉末分装模拟试验中，液体培养基和粉末需要两次分/灌装。但是这种两次分/灌装会增加污染机会，导致污染风险比实际生产高。为了减少试验过程影响，可以根据具体情况设计培养基灌装工艺，灵活采用不同方式，如可以采用离线方式进行模拟，但这种方式流程复杂，污染风险很大。

D. 无菌霜剂、乳膏剂、乳剂、凝胶、无菌滴眼剂

对于无菌霜剂、乳膏剂、乳剂、凝胶以及无菌工艺生产的滴眼剂（不适用于其他工艺生产的滴眼剂）灌装，与溶液和悬浮液灌装都有相类似之处。需要注意的是在经过培养后培养基的目视检查时，由于容器的不透明，必须特别注意以免有污染无法检出。一般可以采用将培养基转移至透明玻璃容器中然后立即进行最终目视检查或者采用透明的容器替代进行模拟。

E. 临床试验样品和小批量产品

对于小批量产品，模拟试验需要灌装的数量应该不少于实际生产灌装的数量。确证性临床试验无菌产品培养基灌装要求应与商业化产品要求一致。

F. 阶段性生产

GMP 的附则中，对阶段性生产方式的定义为"指在共用生产区内，在一段时间内集中生产某一产品，再对相应的共用生产区、设施、设备、工器具等进行彻底清洁，更换生产另一种产品的方式"。PDA 第 22 号技术报告中指出，阶段性生产通常是指在 BFS/FFS、RABS 或者隔离器中进行连续的、一系列批次的生产，过程中不进行重新设定或部分设备清洁灭菌的方式。阶段性生产中，环境应保持恒定，阶段内，不执行正常的批间系统环境的净化和（或）移除，以及灌装零件的清洁和灭菌。但是，可在产品批间执行产品路径在线清洗/在线灭菌（CIP/SIP）或更换过滤器。同时 PDA 第 22 号技术报告也指出，在阶段性生产期间，可能出现以下情况，应当通过适当设计的无菌工艺模拟试验对其进行支持：

- 生产同一配方的多批产品；

- 阶段性生产期间配制和灌装量可能发生变化；

- 阶段时长远超过一天；

- 若传输系统或管道可以在无菌方式下清洗和灭菌，可能可以更换产品配方；

- 生产可能在一段时间内不连续（可能会出现无生产的天数或班次）。

阶段性生产方式的无菌工艺模拟试验和常规生产方式一样，可分为初始和周期性两种阶段进行模拟。对于阶段性生产的无菌工艺模拟，其考虑的风险因素与常规生产方式部分相同，例如灌装时长、无菌干预、灌装工艺参数设置、容器大小等。本章节其他部分相关要求仍然适用。除此以外，阶段性生产还有一些独有的无菌风险因素在模拟时需特别考虑，例如每轮阶段性生产周期内允许的批次数量、阶段性生产总时长、阶段性生产的批间活动（如在线清洗灭菌，或更换产品直接接触部件）等。此外，每轮阶段性生产的开始和结束相关的无菌活动也应在无菌工艺模拟试验中得到体现，以更好地评估阶段性生产长周期生产模式下可能带来的无菌风险。

阶段性生产的初始无菌工艺模拟试验应采用全周期的培养基模拟以全面评估其可能的无菌风险点。结合 PDA 第 22 号报告的相关描述，周期性验证可采用两种方式，一为多个批次均采用培养基的无菌工艺模拟试验，或在阶段性生产周期内的商业批生产之后，再进行一批模拟灌装，但该种模拟方式仍需评估阶段性生产开始灌装阶段的特殊无菌风险因素，必要时需要和能捕捉到开始阶段无菌风险的无菌工艺模拟试验一起进行。如周期性验证是在阶段性生产或连续生产时前一批商业批次生产结束后立即进行无菌工艺模拟试验，且产品具有抑菌效果的，通常有两种模拟方式。一种方式为添加中和剂来消除产品中的抑菌作用后再行灌装培养基。该方式可以捕捉无菌部件长时间使用下的潜在的微生物污染水平，但该方式的中和剂添加剂量及时间等需要被仔细研究，并通过充分的促生产试验证明培养基促生长的有效性，尤其是培养基批次前端的灌装品。另一种方式为重新清洗灭菌或直接更换直接接触产品的管路或部件，该种方式能彻底解决产品的抑菌性问题，但也可能会缺失先前批次对于这类部件的微生物污染水平的捕捉。企业应根据自身的工艺特点选取有代表性的模拟方式进行模拟，并加以合理的说明。

实例分析

实例1：无菌粉末灌装模拟实例

（1）使用无菌粉末分装设备来灌装液体培养基　有些粉末分装设备有液体灌装功能，当使用这一功能灌装时，液体培养基可以和空白粉末一起注入加料斗。模拟介质中的粉末浓度可参考实际工艺。当然这种灌装模式与正常分装生产的工艺有差别，但是这种差别可以被认为是细微的。这种模拟灌装方法具有一步灌装、简化操作、减少污染、不需要额外设备的优点。缺点是加料方式与正常工艺有差别。

（2）加装特殊设备灌装液体培养基　有些生产线通过加装设备来进行液体培养基灌装，这种灌装功能只用于工艺模拟试验中，在实际的生产中不使用。这个方法的优点是培养基灌装时不需要离线操作，对生产线不需要大的调整。缺点是有时由于设计限制加装设备后生产线只能以较低速度运行。主要有以下两种形式。

● 先在线灌装无菌液体培养基到容器中，然后再在生产线上进行无菌粉末的分装模拟。这种方式就是在粉末分装设备前加一个液体灌装器。先灌一定量的液体培养基到容器中，然后再装粉末。这个方法的优点是培养基灌装时不需要离线操作，对容器无需更多处理。缺点是需要增加液体灌装设备，并需另做验证，包括另增设备的清洁灭菌验证和设备的基本功能确认。

● 先在生产线上进行无菌粉末的分装，然后再灌装无菌液体培养基到容器中。这种方式是在粉末分装设备前没有足够空间增加液体灌装器时采用。这个方法的优点是培养基灌装时不需要离线操作，对容器无需更多处理。缺点是需要增加液体灌装设备，并需另做验证。还有在灌液体时粉末可能被溅出。

（3）先在生产线上进行无菌粉末的分装，然后在生产线下灌装无菌液体培养基到容器中，或者先在生产线下灌装无菌液体培养基到容器中，然后再在生产线上进行无菌粉末的分装模拟。但这两种方式都要涉及灌装或分装好的容器的密封、转移以及再次灌装前的清洁消毒。只有在设备限制，无法进行连续在线操作的情况下才会选择这样的方式，一般不建议采取这种污染风险很大的方法做模拟。

（4）离线在非无菌状态下灌培养基后灭菌，再进行在线粉末分装模拟　同样只有在设备限制，无法进行连续在线操作的情况下才会选择这样的方式，这种方式有很大缺陷，流程复杂，污染风险很大。

实例 2：冻干产品常用模拟方法举例

冻干过程的进箱、冻干、出箱操作是冻干制剂无菌工艺一部分，因此应在无菌工艺模拟试验中模拟产品的冻干操作过程。冷冻可能使培养基捕获的微生物受损，影响其生长，因此方案设计时应给予考虑和评估。如影响明显，则不推荐模拟冷冻过程。模拟冻干时，必须考虑真空度、维持时间及温度。一定温度下的真空度会使培养基沸腾，应避免这种情况的发生。

（1）使用经稀释的培养基，进行冻干操作以去除水分，直到培养基的浓度达到预先设定的浓度，停止冻干操作进行培养。但这种方式在培养基的水分控制上有一定难度，尤其是分布在冻干机腔室内不同位置的容器失水速度可能不一致。由于普遍认为这种无菌工艺模拟方式是不合适的，PDA 第 22 号报告（2011 版）已经删除了"稀释培养基的冻干"章节。

（2）灌装正常浓度培养基，将没有密封的容器装入腔室，保持腔室温度在正常温度，模拟抽真空，使产品暴露于部分真空的环境中（可以通过抽真空引入空气流动，再通无菌空气以平衡气压，重复几次这样的操作来模拟冻干程序的运行，但要避免真空度过低，导致培养基中的水分减少或微生物生长的抑制），这种方法不应进行冷冻操作，应确保培养基不处在缺氧或失水的状态，以避免抑制微生物的生长。

模拟冻干操作过程有以下两种模式，企业应基于风险评估设计模拟的方式。

● 缩短维持时间模式：即培养基灌装到容器中，半压塞，将容器转移至冻干机内，在冻干机箱体内部分抽真空，维持真空状态的时间短于实际冻干周期，然后箱体破空（可依据产品特性设计破空次数），在冻干机内完全压塞。应当有预防性措施确保培养基保持在有氧状态以免阻碍微生物生长的情况发生。

此模式关注了风险最大的装载和压塞操作，但模拟冻干的时间较短，可能导致污染风险低于正常生产。

● 全程维持时间模式：即培养基灌装到容器中，半压塞，将容器转移至冻干机内，模拟正常生产的冻干时间，在冻干机箱体内全部或部分抽真空，箱体破空，在冻干机内完全压塞，转移至下道工序密封。

此种模式为全程模拟，和实际生产一致。但应关注长时间真空可能导致培养基水分挥发过度，降低微生物回收率，且较为费时。

应基于风险评估设计模拟试验时培养基在冻干机内放置的位置。

12.3 流程设计和范围

对于无菌工艺模拟试验设计来说，需要根据药品的实际生产工艺设计合理的模拟流程及步骤。设计时可以考虑无菌产品实际生产的单元操作，识别无菌工艺的界限来尽可能模拟整个生产过程。

技术要求

针对无菌产品生产工艺，应识别无菌界限和无菌工艺的起始。无菌工艺模拟试验应从无菌工艺/操作的第一步开始，经除菌过滤或其他方法获取无菌药液，直至无菌产品完全密封结束。

无菌工艺模拟试验需包括将可供微生物生长的培养基接触或暴露于设备的产品接触面，容器密闭系统、关键环境和无菌操作干预下，以此来真实地模拟产品的无菌工艺。

对于全过程使用无菌生产的产品（如配制后不能除菌过滤），无菌工艺模拟也应当涵盖产品配制等无菌操作过程。

针对无菌界限内的操作，无菌工艺模拟试验应选择合理的"最差条件"和"代表性条件"进行全面的模拟。

实施指导

在设计无菌工艺模拟试验时，应识别和确认无菌工艺模拟流程中的单元操作和无菌界限，在对无菌生产工艺充分认知和生产经验累积的基础上，有针对性地开展模拟试验。

单元操作一般是指工艺中的每一个基本步骤/过程，不同的步骤/过程可能会发生的一些物理或者化学的转变，且这些步骤/过程会用到相同或相似的设备，比如配液、过滤、结晶、灌装等。

无菌界限指工艺设备中在无菌侧和非无菌侧的提供物理隔离的周界。该周界一般可通过管道、储罐、阀门、设备或物料包装等提供保护以维持无菌。无菌界限会随着不同的工艺步骤而动态变化。如图 12-1 所示是除菌过滤系统和无菌储罐。在灭菌结束、等待除菌过滤使用前的无菌界限是用于分隔管道内部环境和外部未灭菌的环境的阀门、连接管道、无菌储罐及罐子上的呼吸器；在对产品进行除菌过滤时的无菌界限是除菌过滤器、过滤器下游管道、无菌储罐和呼吸器（图 12-1 所示为过滤时的无菌界限）；完成对产品的除菌过滤后，无菌界限是过滤器下游与后续储罐之间的阀门、管道、无菌储罐和罐子上的呼吸器。

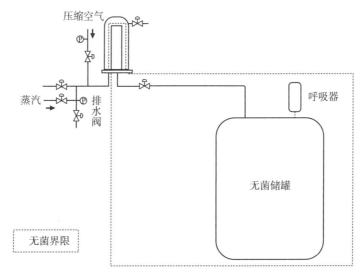

图 12-1　无菌界限示例

在非最终灭菌产品生产中，所有与产品无菌性相关的设备部件、容器以及原料都经过有效的灭菌处理。在该类设备部件、容器以及原料经过灭菌后，用于物理分隔无菌的空间（如储罐内部、物料包装内部等）与非无菌环境（如 C 级生产区、排水口等）的部分都是无菌界限。

无菌界限的无菌侧通过灭菌程序（如蒸汽灭菌）达到无菌，并在之后的存储和使用过程中都需保持无菌。如果无菌界限受到破坏、无菌侧工艺控制存在漏洞或出现问题，则无菌侧会被非无菌侧污染，从而导致药品的微生物污染。因此在无菌工艺模拟试验的设计中，需要着重考虑无菌界限及无菌界限内的工艺步骤和工艺最差条件。对于无菌界限外的操作和工艺步骤（如在 C 级环境配液），虽然不会直接影响药品的无菌结果，但是可能会影响药品灭菌前的微生物污染水平和细菌内毒素污染水平，因此在无菌工艺模拟试验中应尽可能接近实际生产方式，也可以适当考虑微生物污染水平的取样检测，协助无菌工艺模拟试验失败时的调查。

按照无菌工艺模拟范围的要求，无菌工艺模拟试验应充分考虑和模拟无菌界限内所有代表性的操作和工艺，包括过滤、取样、灌装 / 分装以及可能产生的干预操作及最差条件等。对于无菌界限以外的工艺及操作，应适当考虑选择代表性条件进行模拟试验。

实例分析

实例3：西林瓶冻干工艺及无菌工艺模拟流程图

以西林瓶冻干工艺为例，图12-2是日常生产中西林瓶冻干工艺流程图示例。虚线圈出部分涵盖了该工艺的无菌界限。

设备、管道和部件经过在线清洗和灭菌后待用。内包材经过清洗、打包和灭菌后，进入无菌区待用。原辅料经过称量、配液和除菌过滤，获得无菌的药液，转移至无菌储罐进行灌装。

在无菌工艺模拟试验时，所有无菌界限内的步骤、操作应考虑选取合理的代表性条件或"最差条件"进行模拟。

图12-3为考虑实际生产中的单元操作以及无菌界限设计的西林瓶冻干工艺无菌模拟试验流程图，无菌工艺模拟试验方案及批记录可参考工艺流程图进行设计。

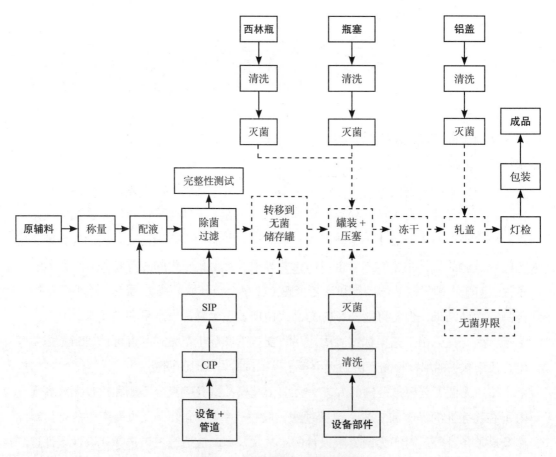

图 12-2 西林瓶冻干工艺流程图

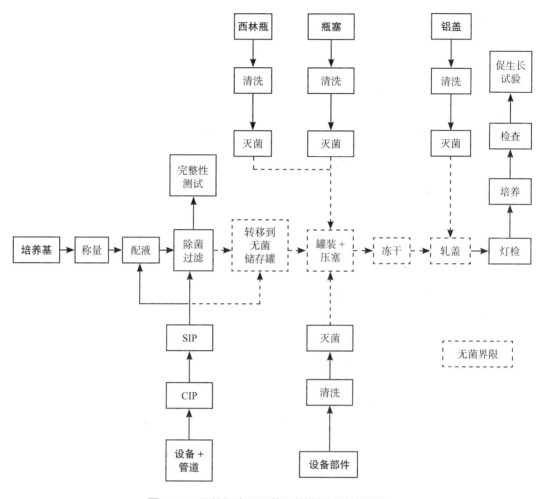

图 12-3　西林瓶冻干工艺无菌模拟试验流程图

12.4　设计和实施

12.4.1　基于风险评估的试验设计

📋技术要求

　　在进行无菌工艺模拟试验之前，应全面了解无菌工艺产品特性、工艺流程和操作，进行系统性的风险评估，以确定、识别和评估可能对产品无菌保证产生不利影响的无菌工艺步骤和干预措施，并依此来合理的制定无菌工艺模拟的计划。

　　风险评估应形成文件记录并沟通批准。

无菌生产工艺在生产过程中往往需要通过设备或人员对生产过程进行操作或干预。对于无菌生产工艺，需要从各个方面，包括人员、物料、设备、厂房、环境等，从工艺起始步骤直到产品完全密封进行全面的评估。无菌工艺中的危害主要来自于无菌保证或潜在热原的失控。使用风险管理的原则来评估无菌生产工艺有利于识别和评估无菌工艺步骤中潜在的风险点，同时合理地设计模拟试验的代表性条件和最差条件，以充分评估无菌工艺生产的能力。

对于无菌工艺模拟的风险管理可使用不同的管理工具。具体的原则和方式可以参考 ICH Q9。对于无论是初始无菌工艺模拟试验还是周期性模拟试验，以及工艺中的任何变化，均可采用风险管理的方式来评估工艺步骤中可能引入潜在无菌污染的点，以确定模拟试验的条件，尽可能地模拟实际工艺。在评估工艺过程潜在的无菌风险时，可考虑的因素参考如下：

- 设备 / 物料的变化 / 降解（微生物增殖的潜在基质）；
- 环境暴露的影响（微生物污染的可能来源）；
- 人工 / 人为变异性（微生物污染转移的来源和载体）。

为了保证充分的评估，建议由跨部门的团队（质量、生产、工程、工艺等）来完成风险评估。评估结果须有相应的文件记录。

评估工艺、设备或者人员等变化对无菌工艺的影响时，可考虑的因素如下：

- 该变化是否发生在无菌界限内；
- 该变化是否能被目前的无菌工艺模拟试验的最差条件涵盖；
- 是否影响无菌工艺流程的设计或人员的活动；
- 是否影响设备的设计或者物料；
- 是否影响厂房的设计或环境；
- 是否影响容器密闭系统。

按照风险评估方式，就该变更对每个因素的影响评估风险等级，最后对所有评估结果汇总，进行最终评估，根据最终评估的风险等级来决定无菌工艺模拟的批次。

在无菌工艺模拟试验中，对于工艺中的一些关键点，通常也会采用挑战"最差条件"的方式进行试验。最差条件并不是指人员创造出来的超出允许范围的生产状况和环境。对于最差条件的选择和设定，可根据工艺的特点，运用风险评估的方式进行恰当地选择。

12.4.2 类型及频率

背景介绍

　　一直以来的监管期望是当确认一个新的设施、生产线或工艺后，至少应连续成功执行三次无菌工艺模拟试验。对于设施、生产线或工艺至少应每半年进行一次周期性模拟试验。可根据风险评估增加无菌工艺模拟试验，以对规程、实际操作或设备配置的任何主要变更进行评估。

技术要求

　　• 对于新的厂房及生产线，每班次应当连续进行三次合格的模拟试验作为初始验证。

　　• 对于正常生产中的周期性验证，每条生产线每班次每半年应进行一次模拟试验，每次至少一批，应合理制定每半年一次的计划并执行（如每 6 个月 ±1 个月）。对于因其他原因停产一定周期的生产线，在恢复正式生产前应进行无菌工艺模拟试验。

　　• 空气净化系统、无菌生产用设备设施、无菌工艺及人员重大变更或设备的重大维修后，包括大型停产后的首次使用，应进行重复验证，验证次数应基于风险评估决定。

　　• 发现设施、人员、环境或工艺的持续监测出现不良趋势或无菌不合格时，或需要针对微生物污染事件制定的纠正措施进行有效性确认时，也应考虑再次进行模拟试验。

实施指导

A. 初始无菌工艺模拟试验

　　初始无菌工艺模拟试验是检验一个全新的厂房设施或是生产线的总体微生物控制手段的办法之一。因此初始无菌工艺模拟通常会在以下活动完成后进行：

　　• 厂房设施（公用系统）及工艺设备运行以及性能确认；

　　• 空气净化系统的确认；

　　• 灭菌系统及其他无菌工艺相关的支持系统验证；

- 环境消毒流程的建立（消毒剂的选择、消毒方式的确认）；

- 人员培训以及更衣资质确认；

- 环境监控；

- 生产操作流程及标准操作规程（SOP）的建立／生效。

生产线初始验证时，培养基灌装应重复多次，以确保结果的一致性和有效性。单独一批试验可能存在偶然因素，而多批次无菌工艺模拟试验结果可以全面评估工艺过程风险。微生物的控制手段需考虑工艺过程中污染的各个来源，其中人员操作是最关键的需要控制的污染源，人员操作的复杂性决定了无菌工艺模拟的特殊性。法规明确指出每班次需进行连续三次成功的无菌工艺模拟作为初始验证的成功条件。强调了人员班次在无菌工艺模拟的重要性。需要注意的是，对于初始验证，2008 版欧盟 GMP 附录 1 中的要求与 GMP 无菌药品附录中一致，但在最新 2022 版中，欧盟将每班次执行三次模拟试验的要求改为三次模拟试验应包括所有可能执行无菌工艺生产的班次，相对于"每个班次均连续三次初始验证"展现了一定的灵活性。对于自动化程度和隔离程度较低的工艺，比如由人工执行的手动灌装，每种类型的容器、每种容器密闭类型及设备在初始验证时仍需由每一位操作员参与连续三次成功的无菌工艺模拟试验。但对于其他无菌工艺，只需三次包括所有班次即可，并不要求所有班次均参与三次。例如对于隔离器这种能很好地实现非常稳定可靠的人员与产品间的屏障技术，在初始验证时可能并不需要所有班次均参与三次无菌工艺模拟。这也有可能成为未来的发展方向。

B. 周期性无菌工艺模拟试验

对于周期性无菌工艺模拟试验，对于每种无菌生产工艺，每班次每半年应进行一次，每次至少一批，以评估无菌工艺的受控情况。企业应结合实际情况，制定每半年一次的计划，如在每 6 个月 ±1 个月内按计划完成要求的周期性无菌工艺模拟。周期性无菌工艺模拟可考虑在周期性停产大修前最后一批商业生产后进行，以尽可能接近实际生产情况，而使模拟更具有代表性。

C. 有因无菌工艺模拟试验

当产品或生产线发生变更时，均应按照书面的变更控制系统规定的流程进行全面评估。对于可能影响产品无菌性的变更，如设施或设备的重大改进、生产线配置的变更、人员的重要变动、产品直接接触设备的变更等，这些情况下，应当通过无菌工艺模拟试验对整个工艺过程的无菌保证能力变化进行评估。无菌工艺模拟试验的验证次数应基于风险评估的结果来判断，评估考虑的方面包括但不限于：对于无菌界限的影响、对产品容器密闭系统的影响、对生物负载控制措施的影响、对无菌人员操作的影响、对厂房环境控制的影响。

此外，当出现异常状况时，如环境监控结果或趋势异常，连续的最终产品无菌测试失败、无菌区环境相关的重大偏差（如空调系统故障）等也可以在纠偏行动完成后，通过培养基灌装来验证工艺过程是否仍然受控。当培养基灌装的结果表明工艺过程可能失控时，应进行调查，确定污染源及问题的范围。纠偏措施一旦制定，就应再次进行工艺模拟试验，以确认缺陷已得到纠正，工艺已返回受控状态。当调查的结果还不足以得出培养基灌装失败原因的明确结论时，有必要采取提高无菌保证水平的措施，并进行三批连续成功的试验以确认工艺已返回受控状态。

此外如果长时期无任何活动，或要退役搬迁一条生产线之前，也推荐进行一次周期性无菌工艺模拟，以对先前进行的商业生产批次的无菌状态做一个客观评价。对于因其他原因停产一定周期的生产线，在恢复正式生产前应进行无菌工艺模拟试验。对于该停产周期的评估，不应拘泥于时间长短的界定，而应尽可能考虑所有可能影响无菌风险的因素，例如期间厂房设施状态、人员资质状态、环境维持状态、班次结构变化等共同决定是否需要进行无菌工艺模拟。

实例分析

实例 4：美国 FDA 检查实例

美国 FDA 曾有过多封警告信是因为工厂在重大变更或停产后未进行无菌工艺模拟试验，而又继续投入生产，具有参考意义。列出的问题主要是企业在停产期间，进行了多个影响洁净室环境控制的活动。企业欲通过后续的环境监测数据和公共设施的数据证明其洁净室环境依然受控且对产品无菌性无影响，但美国 FDA 认为这些数据是不够的，评估不够充分。

通常情况下，停产期对无菌保证而言的重大变更包括但不限于以下几种：

- 厂房的空调系统发生重大变更；
- 与产品直接接触的设备系统发生重大变更。

停产期如发生此类型活动，应通过无菌风险评估确定无菌工艺模拟再试验的批次数。对于其他原因造成的停工，应评估停工期间的变化和其对无菌工艺的影响，制定相应的无菌工艺模拟试验批次数量，完成后重新投入正常生产。

12.4.3 批量

📋 **技术要求**

- 无菌工艺模拟试验的数量及持续时间应足以保证评价的有效性。应能允许操作员完成对于所有固有干预及一定数量的纠正性干预的模拟。
- 模拟试验所用模拟介质的量，应能够接触到无菌工艺设备的产品可能接触到的全部设备表面。

实施指导

灌装批量及持续时间的设计：灌装的时长应能充分代表日常生产时的无菌工艺状态，并周期性挑战最长的生产时长，代表性模拟时也应考虑以下活动安排如班次轮换、人员更衣、吃饭间休等。应基于实际生产状况进行评估，实施模拟的干预数量应能代表日常生产时的情况，灌装时长也应足以包括该类干预的有效实施。在设计无菌工艺模拟试验灌装数量时，应适当留有余量，以防后续剔除使最终结果无法满足法规要求。对于所选择的灌装时长、灌装数量、数量平衡应加以合理的解释说明。具体的灌装数量的选择可参考如表 12-1 所示。

表 12-1　无菌工艺模拟试验批量要求

批量类型	商业生产	无菌工艺模拟	说明
小批量	小于 5000 支	至少等于实际生产批量	N/A
中等批量	5000~10000 支	5000~10000 支	设计时参考上述要求，应与实际批量相当且具代表性。批量的选择还可考虑以下两点： • 灌装与人员活动的相关性：人工手动灌装，灌装量一般为全批次量或接近全批次量，如隔离器工艺，无人员直接干扰，可适当减少灌装量 • 日常灌装时长也可作为考量的一个因素，灌装时长较短（如小于 1 天），可考虑全批量，灌装时长较长（如大于 1 天），可考虑增加灌装量
大批量	大于 10000 支	大于 10000 支	因其批量特别大，应进行全面评估，设计数量应足以体现大批量相关的风险

对于大批量生产的无菌工艺模拟试验，培养基灌装量少于实际批量时，模拟试验方法可采用但不限于以下几种方式。

● 培养基与空瓶切换：在不灌装培养基期间，设备穿插运行空瓶的方式。生产足够数量的单元来代表正常生产条件下的活动量和污染水平。培养基需至少在批次开始后、结束前，以及中间每组干预结束后进行灌装。

● 培养基与无菌注射用水切换：原理同上，增加了设备处理两种不同液体的难度，但需注意注射用水稀释部分培养基促微生物生长能力的影响，需通过充分的促生长试验来证明。

● 培养基与设备空转切换：原理同空瓶组件切换。

12.4.4 物料

12.4.4.1 模拟介质（包括培养基和安慰剂）

📋 **技术要求**

● 培养基的选择：胰酪大豆胨液体培养基（TSB）是一种广谱性培养基，特别对无菌工艺环境中源自人体的细菌和真菌有良好的促生长效果，是无菌工艺模拟试验常用的培养基。如果产品需充入惰性气体、储存在无氧条件，无菌操作在严格的厌氧环境中进行时（即氧气浓度低于 0.1%），应评估是否采用厌氧培养基，如硫乙醇酸盐流体培养基（FTM）或其他适宜的培养基实施无菌工艺模拟。在厌氧的无菌工艺环境监控中反复发现厌氧微生物或在产品无菌检查中发现厌氧微生物时，需评估增加厌氧培养基实施无菌工艺模拟试验。

用于模拟抑菌性产品的培养基，如有必要需评估抑菌性产品残存对其促生长能力及模拟试验结果的影响。

对于包含动物来源成分的培养基，应考虑培养基引入外源性病毒污染的风险，如可传染性海绵脑病 / 疯牛病（BSE/TSE）的风险，亦可选用植物来源的培养基。

● 培养基促生长能力试验：应在无菌工艺模拟前和培养期结束时分别对模拟研究中使用的培养基进行促生长试验，以分别证明培养基的性能满足无菌工艺模拟要求和在出现污染时培养基维持生长的能力。

根据所选择的培养基，可参考《中国药典》通则 1101 无菌检查法进行促生长能力试验，促生长试验使用的试验菌应为有明确来源的标准菌株，或使用与标准菌株相关特性等效的可以溯源的商业派生菌株。标准菌株应来自认可的国内或国外菌种保藏机构，其复苏、复壮或培养物的制备应按供应商提供的说明或按已验证的方法进行。可以使用的菌种包括：白色念珠菌、黑曲霉、枯草芽孢杆菌、金黄色葡萄球菌、铜绿假单胞菌和生孢梭菌（必要时）等。除标准菌株之外，还应或必须考虑加入环境监测和无菌检查中发现的典型微生物。针对其他有代表性的微生物，企业也可在自行评估后加入，但应考虑选择的培养基适用于对应的微生物。促生长试验接种量应不大于100cfu，按照《中国药典》要求培养，以证明培养基能够支持微生物的生长。

● 其他模拟介质的选择：无菌粉末产品及特殊剂型产品，如悬浊液、软膏/乳膏/乳液/凝胶等，在无菌工艺模拟试验中会使用其他模拟介质，如安慰剂等。应根据剂型特点、生产工艺及设备选择适当的模拟介质。

模拟介质的流动性应类似于被模拟产品，易于进行灌装/分装等工艺操作。模拟介质还应具有易于灭菌、无抑菌性、易溶解等特性。常用模拟介质有聚乙二醇、乳糖、甘露醇、氯化钠、凡士林等。模拟介质的灭菌过程应经验证并提供相关报告，其内容包括：灭菌方式对模拟介质特性有无不良影响、灭菌后的无菌性。模拟介质的包装形式应与被模拟物的包装形式一致或能充分代表该种包装形式。

● 其他模拟介质的评价：在使用模拟介质前应对其适用性进行确认，包括无菌试验、抑菌试验、溶解度试验等。抑菌试验通常使用枯草芽孢杆菌和白色念珠菌。除此之外，还应考虑加入环境和无菌检查中发现的典型微生物。无菌模拟介质由无菌注射用水分散，然后加入到无菌培养基中，达到模拟工艺选用的浓度范围，然后在每份培养基中接种不大于100cfu。阳性对照接种到不含无菌模拟介质的试管中，参照《中国药典》要求，培养7天所有试管应明显浑浊。

实施指导

生长培养基选择标准包括：低选择性、澄清度、培养基浓度、灭菌方式和过滤性。

● 低选择性：如无特殊要求，所用培养基能够支持微生物生长的菌谱范围要宽，应能促进革兰阳性菌、革兰阴性菌、酵母菌和霉菌的生长，并且也应适用于本地菌群（如环境监测典型菌等）。无菌工艺模拟试验使用的培养基必须通过促成长试验，如促生长试验失败，应进行调查并重复无菌工艺模拟试验，具体可以参见本分册无菌制剂部分"12.5 结果解读"。

● 澄清度：培养基应透明澄清，以便容易观察浊度情况。

- 培养基浓度：应遵循供应商建议，除非验证替代浓度能产生相同的结果。
- 灭菌：可采用辐射灭菌、高压蒸汽灭菌等方式。需考虑降低非无菌培养基中细菌和霉菌生长的风险，以避免微生物生长导致培养基过滤性能降低。此外除菌过滤的方式无法避免支原体污染，湿热灭菌或辐射灭菌有助于降低该潜在风险，必要时可配合除菌过滤联合使用。
- 过滤性：如果在无菌生产工艺中使用过滤器，应能够通过与生产中使用的相同等级对培养基进行过滤，由于培养基的特性与药液有差异，培养基除菌过滤的滤器型号可与产品使用的过滤器不同。如因颗粒或生物负载较大等原因引起除菌过滤器的堵塞时，可增加预过滤步骤。

12.4.4.2 容器密闭系统

📋 技术要求

应合理选择具有代表性的容器系统，并考虑不同的尺寸（最大和最小容器）、生产工艺进行无菌工艺模拟试验。

不能使用不透明或棕色的容器，应采用无色透明容器，以便后续进行目视检查微生物的生长情况。

可通过运用风险评估的方式，结合不同灌装速度，合理确定初始无菌工艺模拟试验和周期性试验使用的容器规格。如采用最慢的灌装速度、最大的容器模拟最长的暴露时间，或采用最快的灌装速度、最小的容器模拟最大操作强度/难度。

当同一生产线生产的产品的容器密闭系统有显著差异时，或同一容器密闭系统产品的生产工艺有显著差异时，则不能使用分组法进行无菌工艺模拟试验。

实施指导

当同一生产线生产相同容器密闭系统、不同容器规格的产品时，无显著差异的无菌工艺过程可以考虑采用分组法与实际灌装速度范围共同进行风险评估，综合挑战无菌风险最高的生产条件。一般无菌工艺模拟至少会使用规格最大和最小的容器。如在企业自行评估后，初始无菌工艺模拟试验时可以考虑进行两次最大规格容器和一次最小规格容器的灌装挑战。在以后的周期性半年度灌装模拟试验可以对所有规格进行轮换，每次选择一种规格进行验证。

除容器规格以外，若同一生产线上会生产多种容器密闭系统有显著差异的产品，或同一生产线上生产的容器密闭系统产品的生产工艺之间有显著差异时，需考虑对每种容器密闭系统或无菌工艺过程都进行初始验证和周期性验证。若特定容器密闭系统的生产工艺会产生特定的操作困难（如翻倒、堵塞）时，建议考虑对该种容器密闭系统执行单独的工艺模拟。

若在实际批次生产时，生产线切换不同规格产品的操作会增加污染的风险，在无菌工艺模拟试验时也需要挑战切换操作。

容器密闭系统的完整性测试：成功的无菌工艺模拟产出的灌有培养基的容器可在需要时用于容器密封完整性验证的微生物侵入试验。

12.4.5 工艺设计

实施指导

A. 培养基的配制

培养基的配制就是按照工艺规程要求把培养基粉末以及溶解成分进行配制，以待下一步的灌装。

无菌工艺模拟试验的培养基应在适宜区域进行准备，需注意培养基粉尘在环境中的扩散，以及设备表面的残留引发的微生物滋生。通常按照药典要求或厂商提供的配制方法配制培养基。配制后培养基的 pH 值应在生产商指导的范围内。配制后的培养基应尽快灭菌或除菌过滤。

培养基在模拟试验前应恢复至室温。即用型无菌液体培养基贮存条件和使用条件可遵循生产商要求。

B. 贮存及培养基的除菌

因培养基配制完成后在非无菌环境下便立即开始支持微生物的生长，所以在开始灌装前应将配制好的培养基除菌后贮存于无菌储罐中，而不可将培养基长时间贮存在非无菌条件下。

为避免投料后微生物繁殖超出过滤器的除菌过滤能力，配液工序开始到除菌过滤开始、除菌过滤开始到除菌过滤结束均应有时限规定。

无菌产品生产使用的过滤系统的验证独立于无菌工艺模拟试验，无需进一步在无菌工艺模拟中验证。如果可行，可使用相同的过滤系统过滤配制的培养基。由于培养基的特性与药液有差异，培养基除菌过滤的滤器型号可与产品使用的过滤器不同。如因颗粒或生物负载较大等原因引起除菌过滤器的堵塞时，可增加预过滤步骤。

除菌后的培养基所通过的设备路径应能代表实际生产工艺。所有用于实际生产批次的日常无菌操作程序均应在无菌工艺模拟试验中被执行，如取样、无菌连接。所有在储存期间和储存终止时要进行的无菌操作均应被模拟，如取样、产品的再循环等。

C. 灌装工艺

容器、密封件（如有需要）、与产品接触的设备和灌装部件，应当按照 SOP 的要求准备。灌装机根据所使用容器的尺寸和预先设定的速度运行。灌装了培养基的容器被密封后按照一定的顺序、数量收集于托盘或盒子中。灌装线上的所有可能会带来无菌风险的日常活动都应该在无菌工艺模拟试验时被执行，如重量/灌装量的调整、容器/组件的补充、更换灌装泵、更换过滤器、过滤器完整性测试等。

● 灌装速度：通常，灌装线速度应该设定在产品实际灌装的速度范围内，基于无菌风险的角度分析评价灌装速度对工艺过程及其他方面的影响程度。例如采用最慢的灌装速度、最大的容器用以模拟最长暴露时间；或采用最快的灌装速度、最小的容器时，用以模拟最大操作强度/难度。

● 容器装量：灌装体积不必与产品相同，但是灌装体积需要使用与日常生产中相同的方法调整培养基灌装量，应能覆盖到所有容器内表面。适宜的装量需保证产品通过倒置和旋转接触到容器及组件所能接触到的表面，即所有可能直接污染到无菌产品的表面。同时应考虑微生物生长以及培养后观察的需要。灌装量需留足能支持微生物生长的空间和氧气，因此容器不应过度灌装。同时这个量也应能够观察到微生物生长产生的浑浊和沉淀现象，能够支持培养基促生长试验和目检的进行。需要特别注意的是，对于无菌粉末分装工艺的模拟，在分装后应采取相应手段，确保所分装的无菌粉末完全溶解于液体培养基中，便于后续观察。

如实际生产过程中，分装容器内需要填充惰性气体，在模拟试验过程应考虑用无菌空气替代模拟相应的操作。替代无菌空气应通过与惰性气体相同的管道系统以确保完全模拟惰性气体的使用过程。如必须采用惰性气体用以模拟厌氧无菌工艺（氧气浓度低于 0.1%）及培养厌氧微生物，应确认惰性气体与培养基的组合是否支持相应微生物的生长。

D. 取样和测试

• 取样量和位置：《无菌工艺模拟试验指南（无菌制剂）》中表明"无菌工艺模拟试验应从无菌操作的第一步开始，直至无菌产品完全密封结束"，以此来模拟实际生产完成工艺操作。若实际无菌生产工艺过程中对还未灌装至最终容器的产品有取样操作（如从无菌储罐中通过无菌取样袋取样等），也需在无菌工艺模拟中执行该操作以证实取样操作满足无菌生产的要求。此类取样操作的常见例子，如从无菌储罐中无菌取样、管道排空/排气产生的样品等。在无菌工艺模拟中这些取样操作的执行应与实际生产过程中的时间、位置、方式一致。除上述对生产工艺中取样操作的模拟外，无菌工艺模拟时也可以根据工艺的复杂程度，考虑制定额外的、对储罐中未灌装的培养基的取样计划（如增加取样点或频次），以获取可能可以为后续调查提供额外信息的培养基样品。此类的取样时间、位置应在无菌工艺模拟方案中定义并记录相应取样原因。

以上样品与先期调试的样品，都可以考虑单独培养以获得有价值的信息，来评估正式灌装前的污染风险。样品培养前需进行目视检查，如样品存在密封缺陷则需要剔除，剔除时需记录数量和原因。样品的培养条件既可以与灌装品一致，也可以选择其他适用的培养条件。此类样品如果有任何污染，则说明生产工艺中正式灌装前的部分有污染风险，应当进行调查。

此外，对于生产批量大于10000支的大规模和大于100000支的超大规模生产工艺，模拟灌装数量可能少于实际生产规模，在批次结束时可能仍剩余一定体积的培养基在无菌储罐中，并未灌装至最终容器。如果储罐设计和储罐中剩余的培养基体积足够完成无菌取样，为支持无菌储罐最长工艺保留时限，除在最长保留时限后灌装之外，还可以考虑在无菌储罐保持时间达到后，对无菌储罐中剩余培养基进行无菌取样并按照灌装品的条件进行培养。

• 无菌工艺模拟中灌装品（容器）的处理：无菌工艺模拟试验中产生的正常灌装品，代表了生产批次中会进入后续工序，并在通过后续工序后会释放到市场上的产品无菌性特质。

对于常规生产中有明确规定受干预影响应从生产线上剔除的产品（容器），仅能代表生产批次中会被剔除，不会进入后续工序并不会被释放到市场上的产品无菌性特质。此类产品（容器）可以依照规定剔除，且可以在记录并评估合理性的前提下，不培养此类容器。同时，也可以考虑单独培养此类容器以获得有价值的信息。若单独培养，因其代表性与正常灌装品不同，应与正常灌装品区分。因为此类剔除容器代表的是不会被释放到市场上的产品，所以这些样品的培养结果的使用应与正常灌装品区分，可与取样及调试样品一致，不计入最后的无菌工艺模拟的结果。但是，此类样品如果有任何污染，则说明生产工艺中有污染风险，仍应当进行调查。

E. 培养前的容器检查

在培养前对所有需进行培养的容器进行检查，其中密封缺陷的产品（如缺少或未对准的密封盖、玻璃裂缝、轧盖不良等）的剔除工艺应采用日常生产的剔除工艺，剔除时应当记录剔除数量和原因，所有剔除品需由质量部门复核。除密封缺陷的产品外，其他外观缺陷、颗粒物、灌装量异常模拟产品也应进行培养。

F. 培养和目视检查

已灌装且密封完整的模拟灌装品应在适当的条件下培养，以检出微生物，条件不当微生物就难以生长。按照《无菌工艺模拟试验指南（无菌制剂）》中的原则确定培养条件："6.10.2.1 在培养前，一般应对模拟灌装产品进行颠倒、轻摇以使培养基接触所有内表面，或倒置培养培养时间至少 14 天，可选择两个温度进行培养：在 20~25℃培养至少 7 天，然后在 30~35℃培养至少 7 天。如选择其他培养计划，应有试验数据支持所选培养条件的适用性。在整个培养期间应连续监控培养温度。"

模拟灌装产品在培养箱或培养室中的摆放方式与位置应与相应培养温度的温度分布测试相一致，并在需要时增加升温所需时间，以确保在模拟灌装产品达到培养温度后的培养时间满足最低所需培养时间。

在培养过程中，任何发现的密封缺陷的灌装产品也应列入无菌工艺模拟的批记录数据中。如果要将这类已培养的样品从最后的结果判定计算中剔除，则必须充分说明理由，并在无菌工艺模拟总结报告中对该剔除做出解释。假如难以判断微生物污染是由损坏引起还是本身就存在，则应进行调查以确定原因。在培养过程中，不影响培养条件和模拟灌装产品本身容器密闭完整性的情况下，可以考虑进行中期目视检查。中期目视检查应由经过微生物检查培训并有检查培养基灌装瓶污染经验的人员执行。中期目视检查的结果不作为无菌工艺模拟的最终结果，只是可以尽早发现异常情况并尽早开始调查活动。中期目视检查中发现的污染品仍应当按照预先规定的培养和目视检查流程，完成全部的流程后才能获得无菌工艺模拟试验的最终结果。

培养完成后，应由经过微生物检查培训并有检查培养基灌装瓶污染经验的人员对样品进行逐个目视检查。目视检查的环境应有足够的照度。在检查中，所有被怀疑受到污染的样品，应立即交给微生物专业人员进行鉴定处理。为检出微生物的生长，最好用清晰透光的容器或具有类似物理性质的容器，而不用琥珀色（黄色）或其他不透明容器。如有必要也可采用其他适当方法来保证目检的有效性，如灌装不透明的容器，应考虑将转移至透明容器观察的可能性，以确保阳性容器的发现。培养基灌装过程中的清场及消毒活动应与日常生产一致，不可过度清场或消毒。这是因为清场或消毒可能使某些模拟干扰造成的污染被清除掉，导致问题难以被发现。应综合考虑并制定适当的规定，以避免由于大清场活动而导致的可能受到污染样品的丢失。

对所有灌装品的计数需要至少在灌装、培养前检查和培养后检查时执行，并确认每个步骤的数量都平衡。如果有不平衡，应调查原因并判断本次模拟试验是否有效。

应确定适当的收率及数量平衡标准。培养基灌装记录应包括对一个整批灌装过程中报废容器数量的详细说明。

G. 无菌工艺模拟试验后的清洁

在无菌工艺模拟试验之后，应有确定的规程来指导相应区域的清洁消毒，以及培养基接触过的设备、部件的清洗过程，以移除可能残留的培养基对于环境和设备的影响。

对于设备的清洁，企业可根据实际情况确定清洁工艺，并制定合理的接受标准。企业可评估采用清洁验证（可结合清洁验证最差条件产品的选择）或清洁确认方式来确保满足培养基清洁的要求。原则是使用正确、合理的清洁工艺，达到相应的接受标准，移除培养基的残留，使设备恢复到可进行生产的确认状态。

12.4.6 干预

实施指导

A. 概念

干预是指由操作人员按照相关规定参与无菌工艺生产的所有操作活动。干预可分为固有干预和纠正性干预。固有干预是指常规和有计划的无菌操作，如装载胶塞、环境监控、设备安装等；纠正性干预是指对无菌生产过程的纠正或调整，如生产过程中清除破碎的瓶子、排除卡住的胶塞、更换部件、设备故障排除等。在欧盟 GMP 附录 1（2022 版）中对固有干预（inherent interventions），纠正性干预（corrective intervention）做了如下定义。

● 固有干预：无菌工艺的一个组成部分，用于设备安装，日常操作和（或）监控（如无菌装配、容器补给、环境取样等）。在无菌工艺的执行过程中，按文件和作业指导要求实施固有干预。

● 纠正性干预：在无菌工艺执行过程中用于纠正或者调整无菌工艺的一种干预。纠正性干预没有固定的发生频次。如清理堵塞的胶塞、阻止泄漏、调整传感器和更换设备部件。应降低纠正性干预的影响范围和发生频次。

此外，干预从风险评估的角度也可分为不同风险等级的干预，如从该干预的执行位置与无菌部件或产品的距离，干预所需要的时间，以及动作的复杂程度来进行评估。该种分类方式可应用于对人员资质的考核中，参见本分册无菌制剂部分"12.4.7 人员要求"。

B. 原则

作为无菌工艺的一个基本原则，固有干预和纠正性干预都应尽量避免。干预可能给无菌工艺模拟和日常生产都带来潜在的污染风险。使用正式的风险评估和质量风险管理原则有助于为无菌工艺模拟选择合适的干预。企业需要评估计划实施的干预给产品和工艺带来的微生物风险。

应对无菌生产过程中各种允许的干预活动进行文件化管理，在生产或无菌工艺模拟过程中允许执行的固有干预和纠正性干预都应该有一个批准的清单以明确正常生产中允许的干预活动。企业需在文件或者作业指导中定义这些预批准干预的信息和执行方法（如干预的类型、需要移除灌装品的数量）。清单和作业指导都需持续更新以保证与实际生产的一致性。模拟试验中干预设计应与实际的生产活动保持一致。

若在无菌生产过程中需要执行一个未在已批准清单的干预，企业需要通过风险评估流程充分地评估，执行的细节和风险评估都需要被记录。如果该新干预与之前模拟过的干预相似，并且执行时符合无菌操作技术的要求，可以通过评估决定是否可接受。对于风险较高的未在无菌工艺模拟中验证的干预，需评估在灌装结束后是否需要执行一个成功的无菌工艺模拟作为批次放行的依据（或加入周期性无菌工艺模拟需执行的干预清单中）。干预决策树如图 12-4 所示。

模拟试验不应挑战不合理的干预（如模拟停电等），以证明其合理性。即使高风险的纠正性干预在无菌工艺模拟中被成功执行，也不应该将其视为一种日常操作。

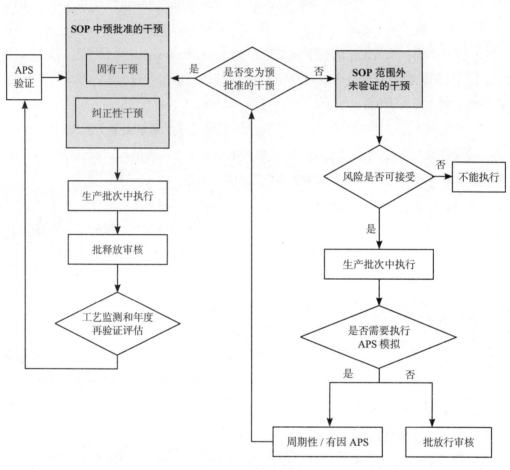

图 12-4　干预决策树

C. 模拟类型及频次

企业应对干预进行定期回顾以评估需模拟的类型及频次。

无菌模拟试验方案中应明确规定固有干预、纠正性干预的频次、类型及风险程度。模拟试验时需逐一实施并记录。

固有干预及经常发生的纠正性干预一般应在每次模拟中都实施，偶发性的干预可周期性地模拟，如无菌生产过程意外暂停或重启、无菌状态下设备、设施偶发故障排除等。

模拟试验应设计并实施有代表性数量的纠正性干预。干预频次的设计应考虑实际生产情况，并合理分配在模拟试验的全过程。

对于无菌取样应考虑在分装的前、中、后阶段进行。

D. 人员

实施干预的人员（应包括操作、维修人员等）应经过相关的培训和考核，并能按规定的程序实施各种干预。标准化的、简单的固有干预可由部分操作人员实施并据此评价其他人。对于复杂操作，如装配灌装机等，每个从事该操作的人员都应在验证过程中模拟或完成相同复杂程度的模拟，操作条件不应优于日常生产的操作条件。

当灌装工艺不是采用隔离器形式的自动化系统，如采用手动形式的分装，执行关键的干预后，需基于科学的原则和评估来执行人员的微生物监控。

E. 干预后产品（容器）的处理

对于干预后产品（容器）的培养和分类要求详见前述灌装品分类章节。

受干预影响的已灌装品剔除时，应明确剔除的数量和（或）位置及原因（如所有从转轮到第一个灌装针的产品）。在无菌工艺模拟中的剔除标准应严于日常控制标准，一般情况下剔除品范围不能大于日常生产中的剔除范围。

在完成纠正性干预后，应尽快灌装培养基以捕捉到干预时引入的潜在污染。若企业规定了干预后的自净时间，那么无菌工艺模拟试验时的自净时间不能大于正常自净时间。

F. 记录

模拟试验过程中的所有干预必须记录。纠正性干预记录的内容至少应包括纠正性干预的类型、位置、次数、发生的时间，干预或者停机持续时间内涉及的无菌操作人员，以及灌装的小盒或者托盘的数量；固有干预记录至少包括干预内容和发生频率。

工艺模拟需要有人员观察的记录和（或）视频的记录来确保合适的干预挑战被执行，同时在出现阳性结果的培养基灌装品时提供进一步的调查信息。

12.4.7 人员要求

背景介绍

人员作为无菌工艺中最大的污染源，包括操作员、工程师、环境监测技术员等，其职责不同，可能对工艺带来的无菌风险也不同。其在无菌工艺模拟中的设计安排，无论是对模拟结果的有效性，还是对人员资质自身的确认都很关键。每一个在洁净区工作的人员都在取得相应资质的前提下进行工作，包括无菌更衣、无菌技巧，以及执行该项操作的能力，例如部件设定安装、组件的转移及添加、正确执行纠正性干预等。而与无菌工艺有直接相关性的操作，无菌工艺模拟应作为该类操作执行人员周期性考核的重要环节。质量人员在整个无菌工艺模拟试验中可起到监督监察的作用，记录下的发现项也是后期很好的调查参考，对于此类质量人员也可进行一定的无菌知识及技能的培训。

📋 技术要求

前提条件如下。

● 参与无菌工艺模拟试验的人员应已接受药品 GMP、无菌更衣、无菌操作、微生物知识和模拟试验方案的培训。

● 进入无菌洁净区的全部人员通过了更衣程序的确认，并采取文件或其他措施，确定了每位参与者可进入的区域和允许的无菌操作项目。

● 实施干预的人员应已经过相关的培训和考核，能够按规定的程序实施各种干预。

模拟相关设计如下。

● 证实人员的无菌操作能力能够满足无菌生产要求，是实施模拟试验的目的之一。模拟试验方案设计时，应结合工艺过程中的开放系统，重点考察人员的无菌操作过程，评价人员无菌操作素养和防护措施的可靠性。

● 标准化的固有干预可由部分操作人员实施并据此评价其他人。对于复杂操作，如分装机装配或故障排除等，每个从事此类操作的人员都应在试验过程进行模拟，操作条件不应优于日常生产的操作条件。

● 应充分考虑人员及其活动对无菌生产工艺带来的风险，如模拟生产过程的最多人数，当操作人员数量减少可能导致其他方面污染风险增加时，则此类条件也视为最差条件之一。

● 参与人员应包括日常参与到无菌生产的全部人员，如生产操作、取样、环境监测和设备设施维护人员，同时应考虑以上人员交叉作业、班次轮换、更衣、夜班疲劳状态等因素。

● 所有被授权进行无菌操作的人员，包括生产操作人员、监督人员和维修人员等，每年应至少参与一次成功的无菌工艺模拟试验。

实施指导

A. 培训和资质认定

任何一个参加无菌工艺模拟试验的人员都应在参与前获得药品 GMP 法规相关的培训以及对于无菌工艺模拟试验方案的培训，熟悉自己在无菌工艺模拟试验中执行的活动并具有执行相关动作的资质，例如进入无菌区的操作员应已具备无菌更衣的资质，执行清洁消毒的人员应已得到清洁消毒相关资质。如果需要在此次无菌工艺模拟试验中进行资质认定，如无菌操作员、环境监测技术员等，应在参与前给予足量的培训，必要时可设置前置课程考核，以免因为操作不规范而引入不必要的污染，破坏无菌工艺模拟试验对日常工艺的代表性。

一定需要通过无菌工艺模拟试验来进行最终资质认定的人员，通常为在产品灌装阶段有可能对产品引入微生物风险的人员。一般是指进行批次中 A 级区活动的人员，因 A 级区为产品直接暴露的环境，人员活动的引入的无菌风险大。例如执行无菌干预的操作员，更换培养基碟的环境监测人员，需要执行设备调试的工程师等。人员在无菌工艺模拟试验中用于资质认定的活动可选取日常所能允许操作的最可能引入污染的动作，也即最差条件，而无需模拟所有日常可能做到的活动。例如执行干预的操作员应选取高风险干预作为资质认定的最终考核。高风险干预应基于干预操作风险评估得出（可从时间、距离、复杂程度等方面进行评估）。部分高风险干预具有人员依赖性（people dependent），即干预变异性大，人员之间可重复性差。对于此类干预，干预操作员仅在完成该干预的无菌工艺模拟后，才可获得操作该干预的资质认定。但需注意的一点是，人员考核的活动应为日常工艺生产中的常规活动，也即干预。这里需明确干预的定义，即 A 级区内为应对生产或设备困难而进行的固有的或纠正性的动作，这类动作应遵循无菌技巧，而不应对 A 级环境有任何破坏。不应将一些因为设备异常，对 A 级区环境有破坏性的维修活动作为考核的内容。此也和无菌工艺模拟试验的核心相违背，无菌工艺模拟试验并不是用来解释不好的做法以及不好的设备设计的可行性的工具。对于 B 级环境，因为与 A 级环境间还有一些物理隔离以及气流隔离的存在，人员活动不会直接对无菌工艺模拟的结果产生影响，故 B 级活动并不一定需要得到无菌工艺模拟试验的验证，但对于一些 B 级活动的最差条件，可以考虑在无菌工艺模拟试验中模拟，如当 B 级区达到最大人数时的活动情况。

一般情况下，一次成功的无菌工艺模拟试验即可作为资质认定的通过标准，而无需三次。在无菌工艺模拟试验中应执行能代表其在实际生产中相应职责范围的活动。但资质认定的最终结果应结合无菌工艺模拟试验的结果以及微生物采样的结果共同判定。如果无菌工艺模拟试验通过，但该人员监测样品未达到法规要求，也不应认为其通过资质认定。而应采取调查和纠偏措施。纠偏措施合格后，再进入下一次的无菌工艺模拟试验。通过无菌工艺模拟的人员名单应记录并批准，且在日常生产活动中加以管控。

对于已经确认资质的人员，每年应至少参与一次成功的无菌工艺模拟试验。建议在其中至少进行一次高风险干预，以证明该人员具备无菌操作的能力。同时，对于因为一些操作员的无菌操作而导致无菌工艺模拟试验失败的，应限制该操作员进行相关的 GMP 活动并考虑其无菌资质的免除，直到重新培训表明其又具备该项能力时再重新恢复其资质认定。

B. 人员排班结构的验证

根据 GMP 法规要求，要求每个班次在初始验证时连续进行三次合格验证，在周期性验证时每半年进行一次合格验证。这个要求也是基于人员对于无菌工艺可能带来的污染大，且人员对于工艺也有更大的不稳定性的特点制定。需要明确的一点是，这里的班次并不仅仅是指人员的配置，还有班次时长、班次之间的轮换，以及班次发生的时段（白班、夜班等）。班次结构模拟应以日常生产班次为基础，应模拟到日常班次的所有情况。同时也可进行一定程度的最差情况的模拟，如延长班次时长代表可能的加班情形，及可能发生的非日常班次的夜间班次的情形。对于日常生产中，如发生超过验证延长班次时长的情况，应予以记录，并对活动进行风险评估后再行决策。

对于班次结构发生调整后，是否需要重新验证的问题，以下举例说明：如果是重大的结构变更，如原每日两班制改为每日三班制，因为班次轮换次数增加，班次的工作时段也发生了变化，班次的人数配置也有可能因此变动，对于此类变更，需进行无菌工艺模拟，具体批次数量视评估而定。如果单个因素产生了变化，例如班次从原来的双休制改为了单休制，对于班次时长和工作时段并没有变化，而只是轮换次数在一周内增加，对于此类变更，可基于各企业的风险评估管理，考虑不执行或执行一次无菌工艺模拟的验证挑战。

C. 人员疲劳度及最大人数

A 级区人员的疲劳度对于无菌操作是有一定影响的，因此单个操作员所允许操作的最大时长应在无菌工艺模拟试验中得到体现。在挑战时，可在操作员日常所允许进入无菌区的最大时长后进行一项无菌操作，以证明该人员依然具备无菌操作的能力。此外在一些特别班次，如夜班，人员疲劳度也会受到较大程度影响，因此可挑选夜班班次末尾进行一定的复杂操作以挑战该类班次的最差条件。

最大人数的挑战应基于无菌风险与人数的相关性的评估，可从两点出发考虑。第一点从日常生产的实际情况出发。如果日常生产中达到最大人数的情形经常出现，则在模拟挑战中也应设计出代表实际频率的情形，如每班一次；如果日常生产中达到最大人数的情形有时发生，可设计成每天一次等。第二点从系统设计与人员的无菌相关性角度出发，例如对于传统灌装线，其人员与灌装设备同处于 A 级区，人员活动对无菌性的影响非常显著，此类应考虑在批次中更频繁的挑战最大人数以代表最差条件，甚至可考虑批次从始至终均维持最大人数。而对于隔离器这种对人员有非常好的隔离的情况下，人员活动对无菌性影响较小，可适当减少批次中对于最大人数的挑战频率，例如每批一次。但对于频率的设计无论是何种评估方式都应提供合理的解释说明。最大人数的持续时间应根据实际情况选择有代表性的时长，同时也应确保有足够数量的灌装品可以代表最大人数模拟期间的情况。

12.4.8 环境条件及监测

无菌工艺模拟试验的环境条件应充分体现生产操作的实际情况。不应采取特别的生产控制和预防措施，制造特别良好的工艺环境，这样会导致不准确的评估结论，造成工艺条件良好的假象。需要注意的是不应当人工创造极端的环境条件（如对净化空调系统重新调整，使其在最差的状态下运行）进行验证，对于环境最差条件的挑战应当是在工艺允许的苛刻条件范围内对环境受干扰程度（如生产现场人员最多、生产活动频率最高）的挑战。

在无菌工艺模拟试验过程中也应进行环境监测，环境监测的具体要求参见本分册无菌制剂部分"14 环境监测"。模拟试验时应以日常生产的环境监测方案为基础，模拟生产状况，如采样仪器、耗材的转移、消毒等，任何异于日常环境监测的情况都应有说明和记录。若希望获取更多的环境监测数据，用于模拟试验出现阳性结果时的根本原因调查，可考虑增加额外的取样点或增加取样频率。

环境（包括人员）监测的数据结果用于评估模拟试验过程中的环境条件是否适宜于生产。当模拟试验出现阳性结果时，环境监测数据可用于进行根本原因的调查。

在进行模拟试验结果评估时，需审核模拟期间的环境监测数据，但模拟试验时发生的环境偏差并不是模拟试验成功的否决条件，是否通过试验取决于调查的结果。环境监测结果异常时，即使试验结果成功，也应进行必要的调查和纠正。即使最终决定在环境监测结果超出纠偏标准时无菌工艺模拟试验依然通过，也不意味着日常生产可以在同等环境偏差的条件下进行。

无菌工艺模拟试验时，可同步进行洁净级别确认的动态测试。需注意的是，若同步进行初始洁净级别的确认，需进行充分的评估，如审核已获得的静态测试的监测数据，需确保现有环境监控流程、厂房设施等满足前述章节定义的无菌工艺模拟试验开展前提条件。

12.5 结果解读

📋 技术要求

GMP 无菌药品附录第四十七条针对可接受标准提出："培养基灌装容器的数量应当足以保证评价的有效性。批量较小的产品，培养基灌装的数量应当至少等于产品的批量"。无菌工艺模拟试验的目标是零污染，应当遵循以下要求。

- 灌装数量少于 5000 支时，不得检出污染品。
- 灌装数量在 5000 至 10000 支时：
  - 有 1 支污染，需调查，可考虑重复试验；
  - 有 2 支污染，需调查后，进行再验证。
- 灌装数量超过 10000 支时：
  - 有 1 支污染，需调查；
  - 有 2 支污染，需调查后，进行再验证。
- 目标是零污染，出现阳性瓶均要深入调查，制定纠偏措施。

美国 FDA 指南《使用无菌工艺生产无菌药品》，欧盟 GMP 附录 1（2022 版）第 9 章及 WHO TRS 1044 *Annex 2 Good Manufacturing Practices for Sterile Pharmaceutical Products* 第 9 章，也推荐了同样的用于评估无菌控制状态的评价标准与理念。

无菌工艺模拟的目标是零污染，只要培养基灌装批中存在污染，就意味着无菌保证可能有问题，因此出现任何微生物污染都必须进行彻底、规范的调查。在科学评估的基础上采取适当的纠偏措施，再次进行充分的无菌工艺模拟以证明无菌工艺回到受控状态。同时，应及时审核自上次成功的无菌工艺模拟试验后生产批次的相关记录以评估上市产品及未释放批次可能存在的风险并制定相应行动。

　　无菌工艺模拟试验结果被认作无效的情况是极其罕见的。更不能直接将失败的无菌工艺模拟试验结果视为无效。只有在符合明确的书面规程要求的情况下才能做出试验无效的判定，此时应给出支持文件并充分说明理由，并且在实际生产中遇到类似情况时也应同样处理。

　　另外，国家药品监督管理局发布的《无菌工艺模拟试验指南（无菌制剂）》中还强调需注意无菌工艺模拟试验的局限性，成功的无菌工艺模拟试验是允许正式生产的必要条件。但核心是以 GMP 法规要求为准则，科学评估无菌工艺的受控状态。即使每次模拟试验的污染率都符合可接受标准，如果连续进行的模拟试验批中反复出现阳性可能意味着无菌生产工艺存在系统性问题，必须得到有效解决；低于规范要求的无菌工艺过程，不能通过模拟试验来证实其无菌控制的合理性；当产品无菌检查出现阳性时，不能以无菌工艺模拟试验结果排除生产过程所带来的污染可能性。

　　无菌工艺模拟试验的结果取决于合理的实验设计组合与理念，理想情况下，结果应能体现现行无菌工艺的受控状态，但实验设计本身对于无菌工艺表征的准确度仍然存在科学和技术上的局限性，因此对无菌工艺模拟结果的运用也需要认识到局限性。

实施指导

　　结合法规要求与应用实际，无菌工艺模拟试验结果通常包括以下四类：通过、失败、中止、无效。

　　无菌工艺模拟是综合评估无菌保障能力的活动，目标是零污染，结果成功与否需综合评估。表 12-2 总结了判定无菌工艺模拟不同结果的前提及需要采取的后续行动。

　　发现污染品后的处理：不管批次量的大小如何，如果无菌工艺模拟试验出现微生物污染，都是一种不良趋势，预示着污染的风险。因此，当培养基灌装出现污染时，不管是否符合合格标准，都应进行微生物鉴定，且必须按照定义好的污染调查流程及方法进行完全的调查。如果无菌工艺模拟试验反复出现污染，即使每次结果都符合标准，也必须采取更严格的防治污染措施，并应考虑再次进行培养基灌装。

表 12-2　无菌工艺模拟试验的结果和后续行动

可能结果	通过	失败	中止	无效
定义	满足 GMP 附录中所定义的可接受标准 促生长试验满足标准	未满足 GMP 附录中所定义的可接受标准	因不可抗拒的外部因素导致无菌工艺无法继续，如日常生产中明确的不可控的自然灾害	无菌工艺模拟不具代表性，未全面考虑无菌工艺中的风险点进行充分模拟，或促生长试验失败
后续行动	可进行无菌生产	必须进行彻底、规范的调查，采取适当的纠偏措施后重新执行无菌工艺模拟证明无菌工艺恢复到受控状态后，可进行无菌生产	根据规程妥善处理影响试验的问题，确认对无菌工艺模拟正常执行无不良影响后，重新执行无菌工艺模拟	根据规程妥善处理影响试验的问题，确认对无菌工艺模拟正常执行无不良影响后，重新执行无菌工艺模拟

实例分析

实例 5：不充分的无菌工艺模拟污染品调查引发的美国 FDA 警告信

2020 年 8 月美国 FDA 对印度 Wintac Limited 公司发出"无菌工艺模拟试验中出现阳性瓶的调查不充分，未包含科学性的结论，缺少纠正和预防措施（CAPA），并未能解决所有可能受影响的批次"的警告信，其中提到企业调查中的不足之处及期望具有普遍性与参考意义，摘录部分如下。

2019 年 11 月，企业对某生产线进行了无菌工艺模拟试验。在培养过程中，企业观察到超过 ×× 个污染品。对此事件企业的调查不够充分，未能科学论证核心关注点以及为何排除其他有意义的失效模式。将其归因于企业的调查未确定任何 CAPA 以解决潜在根本原因，也未充分评估该生产线上其他批次是否受影响便关闭了调查。企业得出结论认为对产品质量没有影响，理由是 2019 年后的无菌工艺模拟试验结果合格。

企业的回复亦不充分，具体如下。

企业的回复表示此次调查"没有正式记录"CAPA，"因为 CAPA 未与明确的根本原因相关联，因此没有说明"，调查中只发现了"最可能的"根本原因。即使只发现了可能的根本原因，调查也必须确定需要改进的地方。如果没有此类风险消减措施，企业无法保证可以预防同一变异源（导致初始失败）导致的失败的再次发生。

企业的回复中，未包括回顾性评估以确保在未识别明确根本原因的情况下也确定并实施了CAPA。2019年6月新无菌灌装线的无菌工艺模拟试验也遭遇失败，在调查中发现了类似的缺陷。这次调查也未彻底调查可能的根本原因，包括适当的CAPA，未指明污染品的数量。

针对此警告信的回复，美国FDA要求提供以下文件。

一份对偏差调查、异常、投诉、OOS结果和失败的整体系统的综合独立评估。提供详细的行动计划对该系统进行整改。行动计划应包括但不限于，调查能力、范围确定、根本原因分析、CAPA有效性、质量部门监督及书面规程的显著改进。说明企业如何确保调查的所有阶段都得以适当执行。

更新后的无菌工艺模拟试验失败调查，包括对无菌工艺模拟试验的详细、独立、回顾性评估。第三方应对企业迄今为止的调查进行监督，并提供对这些和其他调查的独立评估，包括但不限于：

- 过去四年内所有无菌阳性事件和细菌内毒素超标事件；
- 过去四年的无菌工艺模拟试验失败情况；
- 这些事件相关的所有潜在失败模式的识别；
- 此生产线每一个无菌连接的详细描述。

实例6：无菌工艺模拟的污染调查

基于法规要求，建议以如下流程开展无菌工艺模拟试验污染品调查：

调查的目的是查明污染事件的根本原因，关键是查找污染来源，调查过程应有记录并归档。调查结果应形成书面报告并得到质量管理部门的批准。

无论是否能确定污染的根本原因，调查都可以发现无菌工艺或操作需要改进的地方。

调查准备如下。

（1）调查团队建立　建议组建一个包含多职能部门的调查小组以利于调查有效实施，确保适用数据被充分和彻底的调查。

（2）时间线还原　可通过查看无菌工艺模拟试验的录像或现场记录，还原模拟试验过程中人员操作行为、干预及设备运行等真实状况。对无菌工艺模拟试验实施过程相关的所有记录进行详细调查，并关注各种偏差、验证、变更等。

（3）范围确认　除当前无菌工艺模拟中污染源的调查外，调查还须考虑自上次成功实施的无菌工艺模拟后已生产产品的无菌性。

调查实施可从人、机、料、法、环各个方面进行调查。考虑因素包括但不限于以下几点。

- 微生物鉴定结果，至少要鉴定到属。有条件的话可以鉴定到种以帮助确定来源。

- 对人员的监测结果。

- 人员培训情况、操作资质和能力。

- 灭菌程序报告。

- 设备仪器的校验结果。

- 设备仪器的维修记录。

- 公用设施监控数据。

- 高效过滤器的完整性检测数据。

- 清洁消毒流程的执行情况。

- 干扰模拟的执行情况。

- 生产环境监测数据（悬浮粒子、浮游菌、沉降菌等）。

- 生产房间的监控数据（空气流向、压差记录等）。

- 无菌室生产用具和其他相关物品的储存情况。

- 生产过程发生的偏差。

- 无菌工艺模拟历史数据。

调查结论：根据调查分析确定可能引起污染的原因，针对性制定有效措施。包括但不限于：工艺的改进、必要部件物料的灭菌程序改进、灭菌后物料保存时的密封措施改进、人员培训、过滤器更换、过滤器泄漏测试频率增加、清洁措施改进、再次的培养基灌装确认等。

根据制定的有效措施，应按照给定的标准进行有效性检查。

所有调查行动、改进措施及有效性评估都必须有文件记录。

12.6 文件管理

文件作为设计原理和性能结果的记录载体，是无菌工艺模拟的一个重要元素。同时模拟记录在无菌检查失败的偏差调查中发挥重要作用，也在法规部门审查无菌工艺模拟试验合规性时提供依据。因此无菌工艺模拟试验需要被良好记录。

文件体系包括标准操作规程、模拟方案、偏差记录、总结报告等。提供诸如操作指导、接受标准、参考引用等信息。也用于记录执行过程和结果，是验证活动已被执行的凭证。

一个全面的无菌工艺模拟策略或流程文件需体现模拟活动的计划安排、执行、记录要求。包括最差条件的容器规格、产线配置、干预、囊括的工艺步骤、再验证的频率等。也可以通过起草一份主计划来阐述执行特定产品、厂房、产线的无菌工艺模拟的要求和原理。

12.6.1 方案 / 规程准备

在开展无菌工艺模拟前需要起草一份正式的方案或者规程，并批准生效。该文件需要有唯一的可追溯的识别信息（如文件编号），并在执行前被 QA 批准。相关业务部门也需进行审核和批准。该文件包括但不限于如下信息：

- 清晰的人员 / 部门职责，如无菌工艺模拟的执行人员、微生物测试人员和文件批准人员；
- 确定最差条件参数的理由，注意该最差条件需要能代表日常生产的情况；
- 明确需要模拟的工艺；
- 明确需要使用的房间；
- 明确无菌工艺模拟使用的灌装线和设备，如果同一条生产线有多种配置，需要明确产品路径设备的配置信息；
- 使用的容器和密闭系统的类型；
- 灌装速度；
- 最低的灌装数量；
- 干预和停机的数量和类型；
- 不进行培养的灌装品的数量和理由；
- 参与人员的角色、数量和追溯识别信息；
- 使用的培养基；
- 容器中培养基的灌装量；
- 灌装品的培养时间，培养温度和对应的持续时间；
- 执行的环境监控；
- 已批准的批记录；
- 物料平衡的需求；
- 所有活动的接受标准；
- 需要起草总结报告的描述；
- 无菌工艺模拟的持续时间；
- 被模拟工艺在日常生产时的持续时间；

● 可能导致模拟无效的情况的定义和决策权。

由于被模拟工艺本身特性导致的还需考虑的其他因素。方案还需定义，在无菌工艺开始前需要确认关键支持系统的确认和工艺的验证已经被成功执行并批准。

12.6.2 执行记录

方案的执行可以通过使用带有操作说明备注的批记录来实现，批记录给予详细的操作说明来指导如何执行工艺模拟。无菌工艺模拟试验的批记录需要与正常生产记录一样的格式，并包含所有日常数据和签名要求。所有在日常生产中需附在批记录的信息，若适用于无菌工艺模拟试验，也需要附在无菌工艺模拟试验的批记录中。如设备部件的清洁和灭菌记录、容器和密闭组件的释放标签等。所有干预无论是固有的（工艺不可或缺的一部分）或者纠正的（需要用来维持生产操作），以及停机，都需要被记录在批记录中。执行的无菌工艺模拟批记录需包括模拟结果和完成情况的信息。包括但不限于如下内容。

● 参与模拟的人员的名单。

● 灌装品的数量。

● 培养的灌装品数量。

● 灌装品的培养时间，培养温度和对应的持续时间。

● 剔除和废弃的数量及原因记录，灌装品盒子或托盘编号记录。

● 阳性灌装品的数量以及任何出现阳性灌装品的盒子和托盘的编号。

● 在培养前检查时，有因剔除灌装品的数量（如受损的容器、有缺陷的密封）。

● 培养基的促生长试验（在培养后）。

● 灌装品的衡算。

● 培养基的灭菌。

● 过滤器的信息和滤膜的完整性测试。

● 环境和人员的监测结果。

● 日常和非日常发生的记录或日志，包括那些在灌装房间的可能影响无菌工艺模拟最终结果的。

● 任何方案的差异和偏差的描述和解决办法。

执行的批记录应该被批准，并签名和签日期。

12.6.3 最终报告

最终报告是对批记录和环境监控记录中数据的评估。基于上述信息，在确保充分模拟了生产工艺，对照无菌工艺模拟试验的接受标准做出结论。

最终的报告需要注明模拟的结果是否满足接受标准、与方案差异和偏差的解决办法、该模拟试验成功与否的结论，以及任何需要跟进的行动项。

注明任何无菌工艺模拟试验的阳性结果都需要被调查，无论是否满足模拟的接受标准，且需尽可能找到根本原因。调查和原因需要被记录。对于特定产线执行的或者整体的工艺模拟，任何"中止"的情况都需要被记录在报告中。

最终的报告和完成的文件应该被 QA 批准。方案、批记录、最终报告、调查报告，以及任何和所有相关的支持文件需要根据公司的政策和法规要求进行保存。

12.6.4 无菌工艺模拟试验的观察

无菌工艺模拟试验应该被观察以确保所有计划的活动被适当的执行，并能代表对工艺能力的合适挑战。观察也可被用于加强无菌操作和技术培训。

观察需要在工艺模拟开始时就进行，从设备设定至无菌工艺模拟结束。工艺模拟的监控应该由具有相关知识和能力的人员执行，通过评估操作员是否已经正确的实施无菌操作和无菌干预，以此作为无菌控制评估的切实依据。

无菌工艺模拟试验的观察应该被记录和（或）视频记录。视频的清晰度和可视角度需满足要求，确保借助视频可以审核一些操作细节以辅助培训和失败调查。

13 清洁和消毒

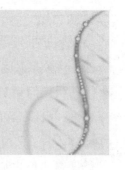

本章主要内容：

☞ 如何建立清洁和消毒体系

☞ 清洁和消毒的基本要求

☞ 如何选择消毒剂的供应商

☞ 消毒剂购进后需要进行的测试

☞ 清洁和消毒的方式

☞ 使用阶段的注意事项

☞ 如何开展清洁和消毒程序在实际使用的有效性研究

本章节主要针对无菌生产中清洁和消毒所需要的严格要求进行了建议性阐述，对于非无菌产品生产中对应的活动，这些所阐述的原则要求也可以借鉴参考。

本章节提供了非产品直接接触表面的清洁和消毒指南，不涉及产品直接接触表面的在线清洁（CIP）或离线清洁（COP）系统。

法规要求 ···

药品生产质量管理规范（2010 年修订）

第一百四十三条 清洁方法应当经过验证，证实其清洁的效果，以有效防止污染和交叉污染。清洁验证应当综合考虑设备使用情况、所使用的清洁剂和消毒剂、取样方法和位置以及相应的取样回收率、残留物的性质和限度、残留物检验方法的灵敏度等因素。

药品生产质量管理规范（2010 年修订）无菌药品附录

第四十三条 应当按照操作规程对洁净区进行清洁和消毒。一般情况下，所采用消毒剂的种类应当多于一种。不得用紫外线消毒替代化学消毒。应当定期进行环境监测，及时发现耐受菌株及污染情况。

第四十四条 应当监测消毒剂和清洁剂的微生物污染状况，配制后的消毒剂和清洁剂应当存放在清洁容器内，存放期不得超过规定时限。A/B 级洁净区应当使用无菌的或经无菌处理的消毒剂和清洁剂。

第四十五条 必要时，可采用熏蒸的方法降低洁净区内卫生死角的微生物污染，应当验证熏蒸剂的残留水平。

背景介绍

药品生产过程中需要保持生产区域及比邻区域的卫生环境清洁，且不同级别洁净区对生产环境、设备和人员等也有不同程度的清洁卫生要求。应尽可能将其带来的污染和交叉污染风险在进入生产区域或高级别洁净区之前降低到可接受的水平，为生产的药品质量提供必要的保障。

为了在整个生产过程中严格执行卫生标准，防止对药品产生污染的风险，企业需要基于风险评估输出，明确生产环境、设备和人员的清洁卫生要求，建立和确认清洁、消毒方式，建立并持续完善清洁和消毒书面程序内容，从而逐步形成一个有效的清洁和消毒体系来确保药品质量。

药品生产区域通常会在消毒流程中使用消毒剂或杀孢子剂，使用之前需要对其进行适用性和效力测试，其试验方法可以依据目的和风险评估输出的结果进行制定。测试时，考虑到在洁净环境下微生物的污染水平较低，所以一般在低污染水平下进行测试，可以考虑减少接触时间并在不同的介质上进行。这种类型的测试或验证（由公司内部测试或第三方合同实验室进行）是 NMPA、美国 FDA、EMA 等监管机构所关注的。

同时需要注意，由于消毒剂和杀孢子剂能够起到减少、消除或破坏微生物的作用，所以消毒剂和杀孢子剂上市销售之前，通常需要根据当地法规要求进行注册和批准，国内为所在地省级卫生健康行政部门，国外如美国环境保护署（EPA）、澳大利亚药品管理局（TGA）、加拿大卫生部等。这些消毒剂或杀孢子剂产品标签上标识的内容应体现能够满足相应机构要求且被批准的信息，以便选择和使用。

由于清洁和消毒操作对药品生产有直接影响，所以清洁和消毒活动一直是监管核查的重点，检查关注点可能包括但不限于以下内容。

- 消毒剂 / 杀孢子剂供应商的资质确认。
- 清洁和消毒方法。
- 清洁和消毒活动中涉及设备的灭菌和储存（如喷雾器、水桶、拖把头和拖把，消毒剂或杀孢子剂盛放或使用容器等）。
- 消毒剂、杀孢子剂的开瓶有效期（如按照方案对一批或数批消毒剂或杀孢子剂进行开瓶后测试等）。
- 待清洁或消毒区域和设备在清洁或消毒前污染状态的持续时间。
- 区域和设备清洁或消毒后维持清洁或消毒状态的时间。
- 消毒剂或杀孢子剂的轮换方式和对应评估输出。
- 清洁消毒频率和对应评估输出。
- 清洁用品或消毒剂在清洁消毒操作时和各个表面的接触时间（润湿时间）及对应评估输出。
- 清洁用品、消毒剂或杀孢子剂使用后，其残留物处理方法及对应评估输出。
- 停产或基于偏差发生后需要执行的清洁和消毒活动，以及对应操作流程文件或纠偏行动方案等。

📋 技术要求

关于洁净区的清洁和消毒，不同的监管和标准设定机构均有指南性的文件，以下所列的内容引用于 PIC/S、美国 FDA、EMA、USP、ISO 等，这些文件在实际工作中也可作为参考。以下对于一些比较常见指南进行了举例，具体使用中建议查询现行有效版本进行参考，避免误解。

- PIC/S 药品 GMP 指南 第一部分：医疗产品的基本要求

第 3 章 厂房和设备

原则：厂房和设备的位置、设计、建造、维护必须和生产相匹配。布局和设计必须着眼于减少差错风险和有效的清洁和消毒，以避免交叉污染、灰尘的堆积以及对产品的不良影响。

说明：欧盟 GMP 和 PIC/S 的指南中和 GMP 有同样的对于洁净区的硬件基本要求，强调布局和设计在防范风险中的重要性。

● 美国 FDA 无菌药品生产指南—cGMP

X 部分实验室控制

A. 环境监测 3. 消毒效果：应该对消毒剂的适用性、有效性和局限性进行评估。

说明：适用性和有效性的评估是常见的要求，明确提示局限性要求，企业可以尝试在风险评估中考虑消毒剂在应用场景中有哪些不适用或不适合的方面，可以更为客观和科学地了解消毒剂的情况。

● 欧盟人用药和兽用药 GMP 指南 第一部分 – 药品基本要求

第 5 章 生产

5.19 按照第 3 章的要求，需对厂房和设备设计阶段避免交叉污染的风险进行考虑，工艺设计、实施以及任何相关的技术和措施也需关注，包括有效和可重复的清洁过程，用于控制交叉污染的风险。

● 欧盟人用药和兽用药 GMP 指南 附录 1 无菌药品生产（2022 版）

4 厂房

4.5 在洁净室和关键区域，所有暴露的表面应该是光滑的，无渗漏性且无裂缝，尽可能减少粒子或微生物的脱落或堆积。

4.7 洁净室中所用的材料，包括房间建造和房间中使用的物品，应选择尽量减少微粒的产生并利于清洁、消毒剂和杀孢子剂反复使用的材料。

4.33 洁净室的消毒尤为重要，应根据书面规程彻底清洁和消毒洁净室，为使消毒有效，应事先清洁以去除表面污染物，清洁程序应有效去除消毒剂残留。

4.34 消毒工艺应经过验证。验证研究应证明以特定方式使用消毒剂以及消毒剂对表面材料或代表性材料的适用性和有效性，并应支持制备溶液的使用有效期。

● USP<1072> *Disinfectants and Antiseptics*（《消毒剂和清洁剂》）（USP–NF 2021 版）

用于药品生产的受控环境需要一个合理的清洁和消毒程序，以避免微生物的污染，无菌药品可能被物料、工艺用水、包材、生产环境、生产设备和操作员工所污染。

● ISO 13408–1 *Aseptic Processing of Health Care Products-Part 1: General Requirements*《卫生保健品无菌生产第 1 部分：一般要求》以及 EN 17141 *Cleanrooms and Controlled Enviroments-Biocontamination Control*（《洁净室和相关受控环境的生物污染控制》）（2020 版）

● EN 17141:2020《洁净室及其受控环境：微生物污染控制》确立了清洁受控环境中微生物污染控制的要求、建议和方法，规定了在清洁受控环境中建立和示范微生物控制的要求。

以上指南不仅描述了清洁和消毒活动的基本信息，也阐明了标准和要求。

本章节中用到的特定名词的说明如下：

消毒剂（disinfectant）：减少、破坏或消除微生物营养体，芽孢除外。

杀孢子剂（sporicide）：在足够的浓度和接触时间下，能杀灭所有微生物，包括细菌芽孢和真菌孢子。

● 消毒剂、杀孢子剂包括：

○ 醛类：甲醛、戊二醛等；

○ 醇类：乙醇、异丙醇等；

○ 酚类：苯酚（石炭酸）、甲酚皂溶液（来苏儿）等；

○ 含氯消毒剂：次氯酸钠、二氯异氰尿酸钠等；

○ 含碘消毒剂：碘伏、碘酊等；

○ 氧化型消毒剂：臭氧、二氧化氯、过氧化氢、过氧乙酸等；

○ 杂环类消毒剂：环氧乙烷、环氧丙烷等；

○ 季铵盐类消毒剂：苯扎氯铵（洁尔灭）、苯扎溴铵（新洁尔灭）等；

○ 双胍类消毒剂：氯己定（洗必泰）、聚六亚甲基胍等；

○ 其他消毒剂：高锰酸钾、三氯生、乳酸、强氧化高电位酸性水等。

不同消毒剂对微生物的作用部位有所不同，具体内容如表 13-1 所示。

表 13-1 消毒剂对微生物细胞的作用部位

作用部位	消毒剂
细胞壁	甲醛、次氯酸盐、汞剂
细胞膜，引起细胞电位势变化	苯胺类和六氯酚类
细胞膜的酶，影响电子转运途径	六氯酚类
作用于三磷酸腺苷	洗必泰和过氧乙烯类
作用于含巯基的酶类	过氧乙烯、戊二醇、过氧化氢、碘剂和汞剂
影响细胞的渗透	乙醇、洗必泰、季铵盐类
细胞质	洗必泰、乙醛、六氯酚类、季铵盐类
核糖体	过氧化氢、汞剂
核酸	次氯酸盐
含巯基基团	过氧乙烯、戊二醇、过氧化氢、汞剂、次氯酸盐
含氨基基团	过氧乙烯、戊二醇、次氯酸盐
全面氧化	过氧乙烯、戊二醇、次氯酸盐

企业可根据实际环境控制的需求和不同消毒剂或杀孢子剂类别和作用机制，选择合适的消毒剂、杀孢子剂。

13.1 供应商的资质确认

背景介绍

选择新的消毒剂、杀孢子剂供应商之前，通常需要对供应商或代理商的资质进行确认，同时应确保其供应的消毒剂或杀孢子剂的本身效力。合理的审计、确认测试相关项及清楚定义的检验证书（CoA）均应纳入资质确认的考核项。

另外当消毒剂和杀孢子剂的配方、包装或生产地址发生变更时，需按照合同或协议的要求进行评估，以此来确定是否需要再次进行资质确认活动。

实施指导

当从现有或新的供应商处选择消毒剂、杀孢子剂时，应从供应商处评估以下内容。

- 产品资料／技术数据（如产品符合对应不同法规要求的信息和数据呈现等）。
- 材料的相容性（如生产商提供的市售消毒剂和各个类型材料之间相容性研究输出等）。
- 储存条件（如生产商提供的市售消毒剂的储存条件等）。
- 效期（如生产商提供的开瓶前效期）。
- 有效性数据（如市售消毒剂或杀孢子剂在特定条件下降低或杀灭对应微生物水平等）。
- 物料安全信息〔如市售消毒剂或杀孢子剂的物质安全性数据表（MSDS）〕。
- 相容性信息（如市售消毒剂或杀孢子剂与其包装容器的相容性信息）。
- 包装形式（如市售消毒剂或杀孢子剂的包装方式，和无菌状态与使用场景的关联性，比如几层包装，是否可以耐受过氧化氢等）。
- 销毁的要求（如如何进行市售消毒剂或杀孢子剂的完整包装销毁或开启后的销毁处理等）。
- 无菌性和灭菌信息（如如果提供的是无菌产品，需要提供对应信息）。

消毒剂、杀孢子剂的杀菌效果是供应商评估中一项不可或缺的内容。其测试方法和接受标准是两项重要指标，通常根据市售消毒剂或杀孢子剂厂商的注册声明而有所不同。如果仅改变供应商或经销商而未改变消毒剂或杀孢子剂本身（如厂商、配方、规格、包装等），使用方可以通过供应商资质评估和使用风险来确定是否需要再次确认消毒剂或杀孢子剂效力。

基于计划采购的消毒剂、杀孢子剂的特性及供应商的情况，使用方按照自身风险评估输出，可能需要进行现场审计，审计过程可关注以下方面。

- 生产和包装区域的环境控制和清洁。
- 包装容器的消毒或灭菌。
- 生产工艺的文件和回顾。
- 可能涉及的无菌灌装试剂、环境监测（EM）数据，包括警戒限和纠偏限、趋势、采取的纠正措施、环境监测使用的培养基中和剂的添加。
- 对于无菌的消毒剂、杀孢子剂，需要无菌测试报告和对灭菌工艺的验证。
- 生产涉及的水系统和工艺用水的质量。
- 所用包装或容器的完整性研究。
- 所采用的二层或三层包装容器、灌装容器消毒和外包装的完整性。
- 所采用的二层和三层包装容器，对于无菌内袋的灭菌程序的验证。
- 所用包装容器的处理和存储。
- 用于支持计划采购的消毒剂、杀孢子剂标签声明的研究结果。
- 所涉及的监管机构批准文件。
- 所涉及的变更控制：成分更改或工艺更改（如包装、辐射和灭菌）导致影响到成品的情况时，需要通知到客户。

13.1.1　确认测试

消毒剂、杀孢子剂的确认测试包括实验室测试和现场测试，应执行活性物质的化学分析过程，并完成微生物杀菌效果测试。活性物质的化学分析结果可以由供应商提供或进行内部测试，也可以由有资质的第三方实验室提供；杀菌效果测试，无论是悬液杀菌试验还是载体杀菌试验，都应该进行内部测试或由第三方有资质的实验室进行。用于测试的消毒剂 / 杀孢子剂（即用型或浓缩液）应该选择接近效期或超出使用效期的，建议采用三个不同批号，或同一个批号进行三次测试。

如果产品配方、生产场地发生变更，需要进行再确认，以下七条是需要确认的信息：

- 包装、标签和容器类型描述；

- 成分和浓度描述；

- 批号；

- 杀菌效果测试结果；

- 辐射或其他灭菌确认证明；

- 安全数据表信息；

- 废弃处理信息。

13.1.2 杀菌效果测试

📋 技术要求

不同种类消毒剂、杀孢子剂的杀菌效果取决于微生物的浓度、种类，消毒剂、杀孢子剂的选择，消毒剂、杀孢子剂的浓度，待消毒表面材质的质地，多孔性情况，消毒的方式及接触时间等。通常所用的消毒剂、杀孢子剂应对环境中的微生物营养体是有效的。关于杀菌效果测试的指南，如 GB/T 38502—2020《消毒剂实验室杀菌效果检验方法》和美国分析化学家协会（AOAC）建议针对高浓度微生物的接种量应维持较长的接触时间来破坏细胞。由于洁净房间的微生物污染水平很低，挑战微生物的接种量需要定义在一个合适的水平上，所以在测试中不建议使用高浓度的接种量，通常不超过 10^5cfu。

在确认测试中，醇类（适宜浓度的异丙醇或乙醇）的接触时间或干燥时间通常不超过 120 秒，其他消毒剂和杀孢子剂的接触时间通常不超过 10 分钟。接触时间视消毒剂、杀孢子剂种类的不同而存在差异。

药品生产企业中，确认消毒剂、杀孢子剂杀菌效果的测试方法通常包含悬液杀菌试验和载体杀菌试验。

实施指导

以下内容主要介绍在确认测试中所涉及的悬液杀菌试验和载体杀菌试验。由于目前国内尚没有针对制药行业的相关杀菌效果测试的指南或法规要求，企业可根据实际情况进行评估后选择对应的方法及标准。本指南中举例的悬液杀菌试验及载体杀菌试验方法参考自 PDA 第 70 号报告，同时接受标准参考了 GB/T 38502、PDA 第 70 号报告和 USP<1072> 的内容，便于读者从多角度了解国内外的指南内容。

A. 悬液杀菌试验

悬液杀菌试验可用于快速筛选不同的消毒剂、杀孢子剂，并判断其有效性。但在评判洁净室表面杀菌消毒效果时，悬液杀菌试验不能代替载体杀菌测试。在适用的情况下，该试验也可用于测试消毒剂、杀孢子剂对罐子、保温桶、生物反应器等承装的溶液中悬浮生物体的破坏效果。

悬液杀菌试验应使用包括细菌、酵母菌和霉菌在内的 6~10 种微生物。种类的选择应依据对应或类似区域环境监测中出现的环境菌类型作为参考（如有条件，最好选择对应区域环境监测中采集到的代表菌）；如果暂时没有对应或类似区域采集的环境菌，可采用来自中国医学细菌菌种保藏管理中心和（或）美国典型菌种保藏中心（或其他认可的国际菌种保藏中心）的标准菌株代替。

（1）测试方法举例

● 第一步：获得一定已知浓度（cfu/ml）的微生物的新鲜培养物。

● 第二步：每一种微生物均取少量加到无菌制备的消毒剂、杀孢子剂中混合（接种量建议 10^3~10^4cfu）。

● 第三步：混合物按照模拟实际的接触时间（即湿润时间）静置一定时长。

● 第四步：达到第三步要求的接触时长后，将上述步骤每个混合溶液分别全部过滤并用中和剂淋洗 3 次，将滤膜贴到合适的培养基上，如在胰酪大豆胨琼脂培养基（TSA）上培养，计算微生物的存活水平。

中和剂使用的替代方法：每个混合溶液进行梯度稀释，首先采用中和剂进行稀释，进一步使用生理盐水进行稀释，将合适浓度的稀释液过滤并培养，也可使用平皿倾注法或平皿涂布法。常用中和剂见表 13-2。表中所列中和剂仅供参考，通常企业需要按照实际情况进行选择确认。

表 13-2　常用中和剂举例

消毒剂（杀孢子剂）	中和剂
醇类	稀释法或聚山梨酯 80
次氯酸钠	硫代硫酸钠
季铵盐	聚山梨酯 80 和卵磷脂
酚	稀释法或聚山梨酯 80 和卵磷脂
过氧化氢、过氧乙酸和过氧化氢	过氧化氢酶

- 每次试验需设置阳性对照以确认接种微生物的浓度。阳性对照的测试方法同测试组，但需要用生理盐水替代消毒剂、杀孢子剂，对于接种微生物的浓度，应采用梯度稀释的方法，选择合适浓度的溶液，使每个平皿的回收菌落数在 10~300cfu。

- 每次试验需要设置阴性对照，用以确认实验操作过程中的无菌性。阴性对照的测试方法同测试组，区别在于阴性对照组不添加微生物，因此阴性对照应无微生物检出。

- 验证所选择的中和剂应不影响微生物的生长，且对消毒剂、杀孢子剂具有很好的中和作用。为了验证中和剂中和消毒剂、杀孢子剂的能力，中和后在测试组加入 < 100cfu 微生物。如果使用膜过滤的方法，在最后一次冲洗液中加入微生物；如果使用平皿倾注法，微生物需加入到含有中和剂和消毒剂、杀孢子剂的容器中。生长的微生物的数量和阳性对照进行对比，计算其下降对数值。

● 第五步：实验结束后，基于接种微生物的数量（阳性对照）计算测试组微生物的下降对数值，微生物的下降水平应同预设的标准相比对，以此来判断是否满足要求。下降对数值计算方式，以供参考：

对数减少值（LRV）= 阳性对照组恢复的菌落数平均值的对数值 − 试验组恢复的菌落数平均值的对数值

- 阳性对照组恢复的菌落数平均值的对数值（基于同时进行 3 块阳性对照平皿的条件进行）= log［（阳性对照组平皿 01 上恢复的菌落数 × 稀释倍数 + 阳性对照组平皿 02 上恢复的菌落数 × 稀释倍数 + 阳性对照组平皿 03 上恢复的菌落数 × 稀释倍数）÷ 3］

- 试验组恢复的菌落数平均值的对数值（基于同时进行 3 块试验样品平皿的条件进行）= log［（试验组平皿 01 上恢复的菌落数 + 试验组平皿 02 上恢复的菌落数 + 试验组平皿 03 上恢复的菌落数）÷ 3］

（2）接受标准参考　如表 13-3 所示。

B. 载体杀菌试验

载体杀菌试验是用来检测消毒剂、杀孢子剂降低微生物的水平，需在不同类型的表面材质上模拟。

应选择药品生产企业实际场景中具有代表性的表面材质，如最常见的表面材质、污染物易残留的多孔性载体或较难清洁的代表材质［不锈钢、塑料、塑料袋、玻璃、

表 13-3　国标标准 GB/T 38502 中的接受标准

微生物类型	使用浓度	建议作用时间	下降值
细菌	产品指定最低浓度	最短作用时间	≥ 5log
		最短作用时间的 1.5 倍	≥ 5log
分枝杆菌	产品规定使用浓度	最短作用时间	≥ 4log
		最短作用时间的 1.5 倍	≥ 4log
		最短作用时间的 0.5 倍	< 4log
真菌	产品规定使用浓度	最短作用时间	≥ 4log
		最短作用时间的 1.5 倍	≥ 4log

软帘、聚碳酸酯、不同的地板材料（环氧树脂、乙烯）、墙壁材料（环氧涂层）等表面］。材质种类应依据其表面被微生物附着后对最终产品带来的风险大小来选择，这一类表面可认为是关键表面。如不锈钢，虽然从表面光洁程度和清洗难易程度而言，它不是最难清洁的材质，但它可能是直接接触产品的表面材质，从这个角度而言，对于最终产品的风险最大，就可能被判断为关键表面。

用于测试的表面材质，若选择有涂层的材质，如洁净房间油漆和环氧树脂，应确保涂层不会脱落或有吸附，以免影响测试结果。为避免操作过程中造成假阳性，如 PDA 第 70 号报告中建议载体尺寸不超过 1.5 英寸 × 1.5 英寸（38mm × 38mm），但企业在实际操作中也可能采用 40mm × 40mm 的方式，载体尺寸大小是由采用的测试方法决定的。另一方面，企业需考虑实际操作的可行性，如接种微生物数量的便利性（是否方便操作）和放入试管的便利性（试管的内径大小尺寸）。

使用这些载体之前应进行必要的清洁及去污染操作，以去除任何已存在的微生物，同时应注意载体上没有消毒剂的残留。由于微生物测试方法本身存在较大变异性，一般建议进行 3 次或更多的重复测试来减少其影响。

（1）测试方法举例　通常有两个方法可以用来完成测试，第一个方法是完全杀死法，第二个是计数法。

● 方法一：完全杀死法，操作步骤如下。

○ 第一步：将微生物的新鲜培养物稀释到已知的 cfu/ml 浓度。

○ 第二步：将一定量的培养物加到所选材质的表面，保证足够量的微生物（$10^3 \sim 10^5$ cfu）附着在载体表面，确保后续测试中，微生物达到足够的下降值。

○ 第三步：载体上的微生物完全吹干后（如在常温层流下吹干），可以将消毒剂喷洒或涂抹到载片上或直接将载片浸入消毒剂中。消毒剂在载体上停留一定的时间（该时间一般是模拟实际的接触时间，即湿润时间来设定，如5~10分钟）。

○ 第四步：接触一定时间后，将载片浸入已添加了中和剂的供微生物生长的培养基中，如胰蛋白胨大豆肉汤（TSB），用来中和消毒剂。

○ 第五步：中和一定时间后，将载片放入到第二个不含中和剂但含有培养基的容器中。

○ 第六步：两个容器在合适的温度下培养一定的时间。

○ 第七步：按照此方法，两个容器中均没有微生物生长，表示已达到所需的对数下降值。这个下降水平按照预设标准进行评估，以判断是否达到所期望的下降值。每种微生物的对数下降值应根据阳性对照接种的数量（cfu）来判断，下降的标准根据事先设定的标准来进行评估。

此方法在确保操作过程和结果有效的情况下，还需要关注中和剂验证、阳性对照和阴性对照试验的操作要求。

○ 阳性对照试验用来证明接种的每种微生物的浓度。对于每一个阳性对照，载体需要浸入已知浓度的盐水中并进行超声处理或机械洗脱，去除载体上的微生物。从容器中到接种平皿前，洗脱溶液需进行系列稀释，回收微生物数量在10~100cfu/皿。如果试验中使用了胰蛋白胨大豆肉汤（TSB），阳性对照需要使用胰酪大豆胨琼脂培养基（TSA）。

○ 需要用阴性对照来证明实验过程中的无菌操作，测试方法同测试组，但不需要用到载体，阴性对照不应有微生物生长。

○ 在完全杀死法试验中，建议优先进行中和剂验证，确保所选中和剂不会影响测试所用微生物的活性，可以包含以下内容：

■ 验证中和剂存在时（微生物的浓度 < 100cfu），使用平皿倾注法，中和剂应该一起加入到平皿中，并且用相同的培养基。培养后，获得的菌落数和不含中和剂的阳性对照进行比对。

■ 验证中和剂的中和能力，将微生物（浓度 < 100cfu）分别加到含有消毒剂和中和剂的容器和只含有中和剂的容器中，两个容器内的微生物均需有生长。

• 方法二：计数法，按照以下步骤完成。

○ 按照完全杀死法所述的将消毒剂、杀孢子剂与载体接触后，将载体放入到含有中和剂的容器中，通过超声处理将微生物全部从载体上去除。

○ 将全部溶液过滤，滤膜贴到合适的培养基上，如胰酪大豆胨琼脂培养基（TSA）培养或者使用生理盐水将溶液进行梯度稀释，选择合适浓度的稀释液进行过滤，也可以使用平皿倾注法或平皿涂布法。

○ 阳性对照和阴性对照按照完全杀死法进行。

○ 测试结束后，每种微生物的对数下降值应该依据阳性对照的微生物（cfu）数量和加入消毒剂、杀孢子剂的测试组的微生物（cfu）数量来判定。下降的标准应该根据事先设定的标准来进行评估。

○ 需要确保所选中和剂不会影响所选微生物的生长，而且可以有效地中和消毒剂、杀孢子剂。验证按照以上第一种方法（完全杀死法）进行。

○ 建议的接触时间取决于表面的干燥时间以及使用消毒剂房间的洁净级别、纠偏限、警戒限、常见菌群、接种物以及消毒操作时的接触时间。

（2）接受标准参考　国内外相关指南中的接受标准如表 13-4、表 13-5 和表 13-6 所示。

表 13-4　国标标准 GB/T 38502 中的接受标准

微生物类型	使用浓度	建议作用时间	下降值
细菌	产品指定最低浓度	最短作用时间	≥ 3log
		最短作用时间的 1.5 倍	≥ 3log
分枝杆菌	产品规定使用浓度	最短作用时间	≥ 3log
		最短作用时间的 1.5 倍	≥ 3log
		最短作用时间的 0.5 倍	< 3log
真菌	产品规定使用浓度	最短作用时间	≥ 3log
		最短作用时间的 1.5 倍	≥ 3log

表 13-5　PDA TR70 中的接受标准

试剂	微生物类型	建议接触时间	下降值
消毒剂 / 杀孢子剂	非芽孢	1~5 分钟	> 1log
消毒剂 / 杀孢子剂	支原体	1~5 分钟	> 1log
杀孢子剂	霉菌芽孢	1~5 分钟	> 1log
杀孢子剂	细菌芽孢	1~5 分钟	> 1log

表 13-6　USP<1072> 中的接受标准

微生物类型	实验条件	下降值
细菌	预定的接触时间	≥ 3log
芽孢	预定的接触时间	≥ 2log

消毒剂验证工作是按照实际使用情况进行现场研究的基础，现场研究的方法和原则可以参见本分册无菌制剂部分"13.3 清洁和消毒程序实际使用有效性的研究"。

13.2 清洁和消毒体系建立

由于消毒剂、杀孢子剂及产品的残留，颗粒物和其他污染的积累都会削弱消毒剂、杀孢子剂的效力，因此清洁是清洁消毒程序中关键的一步。清洁需要通过无损的机械动作来去除区域或设备表面脱落的污染物。清洁过程中可以使用拖布或不含脱落物的工具清除冲洗后的残留物。

消毒效果取决于很多因素，包括使用的消毒用品的有效成分、空气和表面温度及细胞壁的饱和渗透能力、润湿（接触）时间、表面材料的材质基底和表面微生物污染水平、表面的清洁程度、（消毒剂、杀孢子剂）浓度及 pH 值等。在洁净室中消毒的关键是保持表面长时间湿润，使合适的消毒剂、杀孢子剂充分作用。因为空气在洁净室内的流通（特别是在单向气流存在的区域）往往会使表面迅速干燥，因此干燥时间是必须仔细评估的变量。

材质表面本身也会影响残留量、颗粒物和微生物的累积效应。不规则或多孔表面相对易残留，使其更难以清洁和消毒。开发合适的清洁系统是成功消毒表面的关键。清洁操作应定期进行，频率基于区域分类、使用情况、风险和可见的清洁状况而定。

13.2.1 清洁和消毒的基本要求

清洁和消毒通常有不同的三类程序：
- 按照已建立的频率进行清洁和消毒；
- 根据不良趋势和停产后恢复的要求进行清洁和消毒；
- 未清洁区域的日常消毒。

通常区域的清洁频率与工作面及设备的清洁频率一致，均基于厂房设计、区域级别划分、区域使用、风险级别和可见清洁程度来决定。消毒应按照天花板、墙壁、设备外表面和地板的顺序依次进行。

如果遇到不良趋势或停产后恢复的情况，清洁和消毒流程可能需要重复数次，以确保该区域的微生物污染降低到可接受的水平。

A. A 级和 B 级区域的清洁和消毒要求

通常情况，A 级区域的天花板采用 100% 高效空气过滤器（HEPA）模块，高效空气微粒过滤器不应接触到清洁剂或消毒剂，否则高效空气微粒过滤器被清洁剂或消毒剂打湿，可能引起微生物的繁殖及高效空气微粒过滤器的破坏，从而导致过滤系统的完整性受损。

在 A 级和 B 级区域中，需按照从低污染到高污染的次序进行规定频率的清洁消毒，以确保由清洁流程带来的污染达到最小化。

A 级和 B 级区域使用无菌清洁剂（即清洁过程中所使用的溶液或溶剂，如水、有机溶剂、市售化学试剂、配方清洁剂等），先清洁天花板（非高效空气微粒过滤器区域），然后依次清洁墙壁、设备，最后从离房间出口最远点到最近点，依次擦拭，依次清洁，清除脏物且表面干燥后，使用消毒剂，采用拖拭、喷雾或擦拭等方法，按照上述顺序进行喷洒或擦拭。当 A 级、B 级区域使用的无菌消毒剂和清洁剂是由无菌产品生产企业稀释或制备时，应以防止污染的方式进行使用，同时监测微生物（无菌消毒剂的无菌性需要通过风险评估的方式，采取相应的措施，用以保证消毒剂的无菌性）。

A 级和 B 级区域工作面以及设备（生产线、专用小车、罐、支架等）都应使用无菌清洁剂和符合 A、B 级区域要求的干抹布擦拭。符合 A、B 级区域要求的干抹布可以吸收液体污染物。在保证表面干燥后，应用无菌消毒剂或杀孢子剂充分湿润表面。如果在 A、B 级区域中使用限制进入隔离系统（RABS），RABS 内表面应考虑使用杀孢子剂进行常规消毒。

B. C 级和 D 级区域的清洁和消毒

在对 C 级和 D 级区域按照规定频率进行墙面、天花板、地面清洁和消毒时需遵守以下行为要求。首先，将无菌或非无菌清洁剂（高表面活性剂产品）作用于天花板（非高效空气微粒过滤器区域），然后依次清洁墙壁、设备，最后从最远点到最近点连续清洁地板，直到房间出口。然后，使用清洁刷去除多余的液体和污染物，最后使用带有高效空气微粒过滤器的真空吸尘器或其他方法去除液体。在保证表面干燥后，用无菌或非无菌的消毒剂通过拖拭、喷雾或擦拭使表面充分湿润。

C级和D级区域工作面以及设备（生产线、专用小车、罐、支架等）都应使用无菌或非无菌清洁剂和符合洁净级别要求的干抹布擦拭。具体操作同A、B级区域一致。

C. 停产后恢复

停产可能是一个按预定计划（如预防性维护计划确定的，或项目建设计划确定建造活动等）或由于各种原因导致的非预定计划停止生产的活动（如突然的停电、停水或设备突然故障等情况导致的）。停产的影响范围和持续时间均会导致洁净区或厂房引入不同水平的颗粒、微生物污染物，都会不可避免地破坏洁净区环境。在停产关机后需采取行动，将洁净区或厂房恢复到与该区域级别相应的受控状态。

停产恢复时，一般设施和设备系统恢复到可以正常工作状态，如空调系统等，具体操作如下。

（1）先进行整个厂房、设施、设备和环境的打扫，为恢复洁净区和生产区正常运行做准备。

（2）仔细清除施工或其他停工活动留下的污渍和污物。

（3）彻底清洁后，按照已制定的消毒流程进行消毒操作，尽可能将微生物污染降低到可接受的正常水平（如果条件允许，一般不能超过停产前微生物污染水平）。

消毒过程涉及所有表面，如天花板、墙壁、地板和设备表面等。在可能的情况下，清洁和消毒过程要有数据支持，证明清洁和消毒过程及使用的消毒剂、杀孢子剂可将厂房恢复至受控状态。

清洁和消毒完成后，正常生产恢复前，需监测微生物和粒子水平。在生产恢复前需证明生产区域已恢复至受控状态；在产品放行前，生产区域已恢复至受控状态后方可进行放行评估。

D. 清洁的区域和非产品接触设备或设施的清洁保留时间

在对区域或设施清洁消毒后，应研究建立非生产期间的最长清洁和消毒周期。该研究应该基于在清洁后保留时间大于或等于最大允许时间后进行的微生物和粒子的采样结果。清洁后至下次生产前，应限制人员进入该区域。研究应该包括非生产期间发生在该区域的所有常规活动。

应该建立并证明非产品接触设备和设施的清洁保留时间。这些设备设施应该处于完整的状态并处于已建立的清洁保留时间内。如果超出非产品接触设备或设施清洁保留时间，应重新进行清洁和消毒。

13.2.2 清洁和消毒方式

下文主要阐述了四种常见的清洁或消毒操作方法，具体的选择需要基于厂房的设计。

A. 喷洒

喷洒这种方法可以更好地润湿表面，但也需要注意采用较大液滴而非较小液滴的喷洒方法，以提供更好的润湿效果。由于消毒剂有效性是基于接触时间、饱和程度和对应细胞壁的渗透效果共同确定的，因此只要对待消毒表面事先进行适当的清洁，喷洒方法就会产生非常好的消毒效果。但是由于喷洒方法缺乏机械作用力，因此不能用来清洁表面。在没有使用机械清洁动作进行事先清洁前，持续喷洒将出现潜在高残留物和颗粒包裹的情况，导致表面污染情况恶化，并且由于增加了消毒剂接触污染物的难度，因此生物负载水平可能升高。

B. 拖拭

拖拭方法是通过对墙壁或地板采用机械清洁动作，以去除残留物、微生物污染和颗粒污染。采用拖拭方法时需要注意拖拭方向，一般对于墙壁而言，需从最高表面点到最低表面点进行拖拭；对于地板，拖拭顺序是从最高洁净度要求区域到最低洁净度要求区域，从最干净点/面到最脏的点/面。在用拖把进行机械清洁的同时，也应保证待清洁表面充分湿润。一般来说，拖拭方式不能像喷洒方式一样均匀润湿表面。如将拖把头拧干以及在拖把头无法容纳足够的液体的情况下可能会影响表面湿润程度，这会影响所需要的接触时间。因此，在完成清洁的同时，消毒可能会受到影响。

C. 擦拭

常见的清洁做法是使用清洁剂或消毒剂预浸泡后或润湿的抹布进行擦拭。擦拭与拖拭一样，都是通过机械作用方式清洁表面上的残留物、微生物污染及颗粒污染。通常情况下，擦拭具有一定清洁能力，但不一定具备消毒能力。在需要清洁的较小表面上进行擦拭，如门把手、推板、回风口、设备、推车和通道区域。虽然擦拭具有清洁表面的能力，但与拖地一样，消毒可能会因为表面不够湿润，而无法提供达到消毒效果所需的消毒剂的量和接触时间从而影响其消毒效果。虽然擦拭可以去除微生物污染，但如果需要达到消毒效果，还必须确保接触表面充分润湿。

D. 熏蒸（雾化或气体）

熏蒸方法可以产生很好的表面消毒效果，但需要更长的时间来确保消毒剂或杀孢子剂的充分扩散和足够的表面接触时长。雾化法会产生非常细小的消毒剂液滴，而气体法则使用气体形式的消毒剂。虽然两者都非常有效，但均不具备表面清洁的能力。因此，如果不使用常规机械清洁动作来清洁待消毒表面，采用的熏蒸方法也可能导致残留物水平高、颗粒物包裹、表面腐蚀等情况，并且还会因为消毒剂或杀孢子剂无法消除微生物污染从而增加微生物污染水平。该方法常用过氧乙酸、过氧化氢、苯酚、漂白剂、季铵盐、多聚甲醛和二氧化氯等化学试剂。由于潜在的职业暴露及爆炸危险，在使用这些试剂时需要特殊的安全考虑。

为达到更好的清洁消毒效果，建议综合使用以上方法。

13.2.3 使用有效期

📋 技术要求

消毒剂、杀孢子剂应进行评估，确保这些试剂在整个使用有效期内的性能。密闭容器或初始包装内的有效期与生产厂商所提供的有效期限相关联，一旦包装容器（预配制的或浓缩型的）被打开后，生产厂商的有效期对于活性物质浓度和无菌性不再有效。

与开瓶有效期限相关的重点是：消毒剂、杀孢子剂保持其杀灭微生物能力的时间长度（通过杀菌效果测试进行评估），以及对于受控区域、容器及其内容物保持适当的微生物抑制水平的时间。这是通过对从开瓶有效期结束时，在正常消毒使用过程中，获取容器（喷壶、塑料剂瓶等）内消毒剂、杀孢子剂等样品并测试其微生物污染水平来决定的。

13.2.4 应用场景举例

A. 单向流层流罩、工作台和生物安全柜的清洁和消毒

大多数 GMP 操作使用单向流层流罩、工作台和生物安全柜用作细胞、细胞培养物的转移、药品生产的处理与混合或无菌转移。通常在操作前后要对其进行清洁

和消毒。

设备内表面清洁首先需要清洁所有表面上的残留或溢出物。残留或溢出物会通过阻止消毒剂、杀孢子剂接触表面微生物而影响消毒效果。首先选用适宜浓度的无菌乙醇或异丙醇等试剂进行表面清洁。试剂应喷洒至表面，用符合要求的干抹布全部擦拭干净。擦拭应该从上到下，从远到近，包括所有侧面及工作表面。在清洁过程中，确保高效空气微粒过滤器及高效空气微粒过滤器格栅（垂直或水平）不被润湿。用清洁剂或消毒剂润湿滤器，会提供适合霉菌生存的环境，也会导致高效空气过滤器本身损坏。

清洁完成后，应使用适当的消毒剂对表面进行消毒。根据对使用环境的评估结果，可以选择乙醇、异丙醇、杀孢子剂等消毒剂进行消毒。但苯酚或季铵盐消毒剂不是降低工作区域表面环境微生物首选的消毒剂，因为苯酚或季铵盐消毒剂会产生残留，不易清洁。

杀孢子剂通常用符合级别要求的湿抹布擦拭，也可以用喷洒的方式，但会增加蒸发，因此需要确保维持环境健康安全水平。使用杀孢子剂后，如果有残留，使用适宜浓度的乙醇或异丙醇擦拭。如 0.52% 次氯酸钠或过氧乙酸会导致残留，使用后需要擦拭；使用 6% 过氧化氢则无残留，不需要再擦拭。

B. 幕帘的清洁和消毒

在洁净操作房间会用到幕帘。主要起软隔离作用，但随着污染控制技术的发展，无菌生产操作中采用的屏障方式普遍推荐使用限制进入隔离系统（RABS）和隔离器系统（isolator），幕帘不属于推荐使用的方式。一般也不建议幕帘用于 A 级区域的核心区，如分装区。

幕帘的清洁操作是一个困难但重要的活动。帘布材质质地柔软，在显微镜下观察时可以发现其表面粗糙，可以阻碍污垢以及微生物与清洁剂和消毒剂接触，因此难以清洁和消毒。为了确保消毒有效，需要先去除灰尘再进行消毒。幕帘的清洁频率要高于墙面，因为幕帘经常会与人体接触。清洁时应该使用含高活性剂的清洁产品或适宜浓度的乙醇或异丙醇，并采用机械方法（擦拭或拖拭）来进行清洁。清洁之后，应该使用低残留的杀孢子剂或消毒剂（如过氧化氢或过氧乙酸）对幕帘进行消毒。用经过杀菌效果测试确认的消毒剂或杀孢子剂喷洒或擦拭幕帘表面，并在确认过的接触时间内保持幕帘的湿润，一般建议接触时间可以选择 5 分钟或按照企业确认结果制定。如果使用中高残留的消毒剂或杀孢子剂，如酚类、季铵盐或漂白剂，帘布应该再用 70% 异丙醇和符合级别要求的抹布擦拭，保证残留最大限度被去除。

应避免残留从帘布被转移到关键区域。喷洒消毒剂或杀孢子剂应准确喷洒到帘布上，以避免扩散至其他表面包括灌装设备。

C. 设备表面清洁和消毒

● 非产品接触设备表面：非产品接触设备的表面可能存在接近产品接触表面的区域。由于其所在位置关键，因此应确保消毒剂、杀孢子剂、抹布及其他用于表面的物品不能有残留，不然有可能转移至产品接触表面。化学试剂的残留，擦拭布的纤维，擦拭布的绑带，以及擦拭布的涂料可能会成为潜在的污染物。消毒前设备需要预清洁，清洁上次溢出的产品、玻璃碎片（如玻璃品、注射器及安瓿等）、破裂的胶塞、破损的盖子和其他外来物品。设备预清洁完成后，表面应该由有效的消毒剂或杀孢子剂喷洒或擦拭，并使其在规定的作用时间保持湿润。达到接触时间后，若使用杀孢子剂或有残留的消毒剂，所有的表面需要使用适宜浓度的乙醇或异丙醇去除残留，建议分装区尽量避免使用有残留的消毒剂。

● 工作表面：工作表面如工作台面、推车和装配区域，可能接近产品或接近产品组件。除消毒之外，应定期对这些表面进行预清洁。消毒前日常清洁可以提高消毒效果。清洁之后，表面应该用消毒剂或杀孢子剂消毒。消毒剂类型应当依赖于对产品及产品组分的风险评估。如果消毒剂或杀孢子剂有残留，在消毒剂或杀孢子剂使用后，需要适宜浓度的乙醇或异丙醇喷洒，用符合级别要求的干抹布擦拭。日常清洁的频率是每日，也可依据使用情况而定。

● 不规则的洁净房间及难以清洁的表面：规则的表面如墙壁、天花板、地板以及灌装设备，应定期清洁和消毒，频率基于环境监测的结果或风险评估。也应考虑各洁净级别中非结构性表面的日常清洁和消毒，因为这些表面会污染洁净环境表面清洁和消毒的日常计划的设定需考虑它们的关键性。表面可以划分成两类：日常不规则的表面和难以清洁的表面见表 13-7。

表 13-7 日常不规则表面和难以清洁表面

日常不规则表面	储罐，推车，工作台面，货架，货架上的包装材料，储存箱，楼梯，管道外部，工作台面，非产品接触表面，非生产设备，监测、取样仪、仪表，工具（需要被消毒）
难以清洁表面	门顶部，轨道，传送装置，电话，设备脚，罐子、推车和设备下方，车轮，培养箱、冰箱和冷藏室

所有的设备都应清洁，确保表面无粒子及微生物残留。表面消毒应确保微生物污染水平降低到可接受的表面监测水平以下。所有设备在消毒后应该喷洒适宜浓度的乙醇或异丙醇或低残留的高效表面活性剂的清洁剂，然后用符合 A、B 级区域要求的干抹布擦拭，减少残留。这些设备的清洁和消毒频率取决于房间洁净级别，以及环境和设备的污染物控制水平。

D. 工具的清洁和消毒

在不同级别房间使用的工具应制定不同的清洁和消毒方式。工具通常用于执行或协助不同级别环境下机械的操作或调整。如螺丝刀、扳手、钳子。

基于不同区域的工具进行清洁、消毒或灭菌，主要考虑工具是否适合被清洁，并尽量采用灭菌的方式，如果某些工具可能含有电子元件、施工材料或垫圈等材料，这些可能在去污染过程中受到影响。另一方面，应考虑是将工具放置在一个特定区域还是不断地从一个区域转移至另一个区域。以下内容是对不同级别中使用的工具的清洁和消毒的建议措施。

工具应该通过清洁剂擦拭进行日常清洁，通常使用适宜浓度的乙醇或异丙醇和符合洁净级别要求的干抹布或润湿抹布进行日常清洁。B 级区域和 A 级区域使用的工具，如果能灭菌首选灭菌，如不能耐受灭菌，在转运至 B 级或 A 级区域前要有消毒的步骤（使用杀孢子剂）。

E. 使用水点的清洁和消毒

由于使用人员对使用水点经常手持操作，推荐对水点进行日常清洁和消毒。清洁和消毒的范围包括纯化水和注射用水的使用点。使用水点清洁和消毒的频率和方法应该基于影响生产产品的粒子和微生物污染水平的大小。两种常规使用的方法如下。

● 打开出水口彻底冲洗使用点，冲洗时间及使用点日常清洁间隔由批准的标准操作规程进行定义。

● 用低碳的消毒剂或杀孢子剂喷洒或擦拭出水口，避免对总有机碳（TOC）测试产生不利影响。高碳的产品如含乙醇产品，低碳的产品如不含碳稳定剂的过氧化氢溶液。如果使用消毒剂、杀孢子剂，在消毒后需要确保去除残留。

F. 地漏消毒

A 级和 B 级区域不能使用地漏，如果在 C 级和 D 级区域使用地漏，地漏应该有盖子，在使用时打开，使用后盖上。日常消毒地漏一般很难成功，因为不能确保地漏表面全部被消毒剂润湿，地漏很容易在内表面产生生物膜，阻止消毒剂与地漏表面接触。对于地漏的可见外表面，可用次氯酸钠或过氧乙酸和过氧化氢降低微生物污染水平，但是在很短的时间内微生物污染水平又会回升。

如没有适合的纠正措施，监测地漏本身可能导致持续产生相对高的结果。因此，不需要直接监测地漏及其内部。日常监测地漏周围点就可以提供有利于识别微生物污染向周围控制区域扩散的不利趋势的监测信息，并依据此采取必要行动。

如果需要使用或通过污水管道系统排放或处理某些消毒剂和杀孢子剂，企业应先关注是否符合相关的地方和市政法规。

13.2.5 清洁和消毒频率

实施指导

为生产设施表面选择合适的清洁和消毒频率对于保持有效的污染控制是至关重要的。如墙、天花板、门、产品设备、表面和地板。可使用下列一种或多种标准设定频率。

● 区域分级：清洁和消毒频率基于区域分级，在最严格的区域选择最严格的清洁和消毒频率，低级别区域可以降低清洁和消毒频率。依据这个原则，通常 A 级区域每日清洁和消毒，C 级 D 级区域分别每周和每月清洁和消毒。这种方法很有用，但是可能没有考虑由于各个生产区域或生产活动类别给产品带来的污染风险。

● 环境监测数据：仅根据环境监测数据建立清洁和消毒频率会导致程序随时间而不断变化。通过对日常或周期性数据趋势的回顾，微生物污染水平和微生物类型有潜在的波动。这种方法在本质上往往更具回顾性，通常用于改变既定的清洁频率的评估。

● 基于风险的模型：这种方法采用前述两种方法的一部分，但也考虑产品暴露在环境、人员的风险和在洁净区内进行的生产类型。

以下原则可以用于帮助定义洁净区清洁和消毒的频率。

● 洁净区清洁和消毒频率的设定应该考虑对产品的风险和存在的交叉污染风险。因此，生产过程中开放操作或密闭操作，是否有潜在的人员暴露风险等都是确定清洁和消毒频率时最需要考虑的。为了降低生产污染的风险，应尽量采用密闭的操作。

● 在无菌工艺区域的洁净区（如 D 级区、C 级区）应该比其他的同级别区域进行更频繁地清洁和消毒。

• 与开放的无菌操作区（如 C 级区和相邻 A 级区）直接相连或邻近（通过气锁）的 C 级生产区，相比 D 级不直接相连或邻近这些区域（如与 C 级相连的 D 级，独立的 D 级生产区域或配套封闭系统的 D 级辅助区域），清洁和消毒频率应适当增加。

• 每次产品转换需要按照批准的程序对生产区域进行清洁和消毒，降低交叉污染的风险。

• 可能成为微生物进入洁净区域的通道或支持微生物生长的区域和表面，需要更高频率的清洁和消毒。进入通道区域包括更衣气闸、门、地板。

• 利于微生物生长的区域包括：与干粉培养基相关区域和投料区域。

• 特定设备的设计问题，如建筑年限较久或清洁困难的区域，需要增加清洁和消毒频率。特殊事件需要额外增加清洁和消毒频率。如空气中微生物或表面微生物超出纠偏限、停电、HEPA 泄漏或周期性的停产。

• 对于任何洁净区的清洁和消毒的频率必须由持续合格的环境监测数据支撑。因此需要频繁地回顾环境监测数据，以评估消毒清洁的有效性。基于回顾，区域清洁和消毒频率可以依此修改，并确保满足和维持建立的监测水平。

实例分析

实例 1：日常清洁和消毒频率确定方式举例

基于风险的分级选择日常清洁和消毒频率的方法举例见表 13-8，列举了不同类型生产过程和洁净级别的风险水平。基于风险等级和生产类型，列出了清洁和消毒频率。由于区域内环境、人员暴露和不同类型生产对产品污染的风险，阐述以风险为基础，在不同生产区域相同级别下可能存在的不同清洁和消毒频率的方法。

13.2.6 耐受和轮换

微生物可能对消毒剂和杀孢子剂产生耐受性，多年来仍存在较大争议。其原因可能与抗生素具有耐受性相似。然而至今仍没有确切发表的实验数据证明微生物对这些试剂能够产生耐受性。抗生素的耐受性通常是通过对单一基因的修饰获得，从而阻断抗生素的特殊作用。洁净区所使用的典型的消毒剂、杀孢子剂持续有效，是

表 13-8　基于风险的分级，生产区域选择日常清洁和消毒频率的方法

区域分级示例	增加的风险 （首要分级标准）	生产类型 （次要分级标准）	清洁和消毒频率
受控，但不分级	无产品暴露和人员干预，后续有灭菌工艺步骤	密闭系统 最终灭菌工序前的清洁操作	墙面／天花板／低频率接触区域：每季度 门／地面／高频率接触区域：每周
D 级	无产品暴露和人员干预，后续有灭菌工艺步骤	密闭系统 在最终灭菌前的清洁操作，有少量开放操作	墙面／天花板／低频率接触区域：每季度 门／地面／高频率接触区域：每周
D 级 （隔离器背景时）	无产品暴露和人员干预，后续有灭菌工艺步骤	密闭系统 最终灭菌后的无菌操作隔离器操作	墙面／天花板／低频率接触区域：每月 门／地面／高频率接触区域：每周
C 级 （适当时增加层流罩）	有产品暴露，后续有灭菌工艺步骤	最终灭菌前的开放式清洁操作	墙面／天花板／低频率接触区域：每周 门／地面／高频率接触区域：每日
开放式无菌操作			
B 级	产品高度暴露，对环境和人员干预高度依赖后续无灭菌工艺步骤	开放式无菌操作层流的背景区域	墙面／天花板／低频率接触区域：每周 门／地面／高频率接触区域：每日更换产品后
A 级		层流下开放式无菌操作	所有区域：每日更换产品后

注：从不同的维度进行风险分析，形成了 6 种不同的风险分级，针对不同的分级，对不同的生产区域选择适宜的日常清洁方法及消毒频率。

因为其多重作用于一系列细胞生理活性。考虑到环境因素和较低的微生物数量，表明洁净室发现的少量微生物需在较短时间内（如 5 分钟接触时间）完成多次突变，以克服消毒剂的不利作用实现突变，并产生耐药性的可能性极小。

微生物对抗生素产生耐受性是常见现象，而对消毒剂产生耐受则不太可能，因为消毒剂比抗生素有更强的杀灭作用，且相对于少量的微生物使用了高浓度的消毒剂。

基于此，制药和生物行业已经逐渐不再进行两种消毒剂轮换。以前常规的做法会导致高残留水平并影响消毒剂的杀菌效果。如今更多公司使用一种消毒剂和一种

杀孢子剂轮换的系统，能更有效地降低微生物污染水平。消毒剂和杀孢子剂的轮换方法优于多个消毒剂轮换，杀孢子剂使用频率明显低于常规消毒剂。单一的使用杀孢子剂作为日常消毒，而不进行其他消毒剂的轮换也可以达到有效的杀菌效果，但是由于其具有腐蚀性，并不提倡单独使用杀孢子剂。

所有的轮换系统应该通过区域分级、环境监测数据、风险评估进行评估。

实例分析

实例 2：两种消毒剂交替使用的相互作用举例

某公司长期使用甲酚皂溶液与新洁尔灭作为常规消毒试剂，在交替使用过程中，发现对微生物的杀灭有局限性（环境监测检出菌中有芽孢类微生物），且在仪器擦拭表面有化学物质残留的现象。

分析以上两种消毒剂的溶液特点，甲酚皂溶液为甲酚、肥皂、水组分形成的一种复杂体系，属于胶体性溶液，易残留，其中肥皂为阴离子表面活性剂，新洁尔灭为阳离子表面活性剂类消毒剂，二者相遇会发生拮抗作用，导致化学物质的残留，两种消毒剂交替使用，这个残留会形成固体状物质，降低杀菌作用。

由于未考虑消毒剂的去残留以及交替使用的消毒剂之间的相互作用，导致消毒剂在实际应用过程中未到达预期消毒效果，致使环境消毒不彻底，存在污染风险。基于以上情况，该公司替换了这两种消毒剂。

13.2.7 洁净室污染来源及环境清洁和消毒风险评估案例

本案例首先运用思维导图的方式分析出可能的污染点，通过风险评估工具进行评估并根据评估等级制定清洁和消毒的措施。

某公司利用思维导图工具针对洁净室污染来源从人、水、设备、原材料等方面进行分析（图 13-1），并给出风险性评估原则以及风险性评估示例（表 13-9 至表 13-11）。

13.3 清洁和消毒程序实际使用有效性的研究

在生产区域收集监测数据是对清洁和消毒程序杀菌效果的实际测试。对从全面的环境监测程序生成的现场数据进行评估，验证该程序能够达到并保持一定的洁净水平，从而最大限度地降低环境污染的可能性。现场数据可能包括以下内容：

- 悬浮颗粒（总颗粒数据）；
- 表面、浮游、沉降微生物数据；
- 人员监测数据；
- 环境中分离微生物鉴定；
- 表面残留测试；
- 产品质量（过程生物负载和无菌测试）。

A. 厂房设施或区域启用前后的环境监测

本方法适用的情况包括：厂房设施中新区域的启动或由于不良事件关闭的区域、经过显著变更但对人员或物料进入没有特殊限制的区域或长时间闲置且对人员或物料进入没有特殊限制的区域、经过停产或大范围改造的厂房，使用前都需要启用现场的特殊清洁和消毒程序。

启用程序每一步完成后，需要进行微生物监测以保证清洁和消毒程序的有效性，采取以下方式。

- 执行初始清洁，需要用扫帚或吸尘器清洁灰尘；如在厂房设施建设完工后正式清洁工艺之前对厂房设施进行清洁。
- 增加对空气和表面的微生物监测以获得基线数据，以便与清洁和消毒程序执行后获得的数据进行比较，包括监测空气悬浮粒子。
- 执行厂房设施清洁和消毒流程。
- 在清洁和消毒完成且表面干燥之后，进一步增加对表面微生物和空气悬浮粒子的监测。空气悬浮粒子监测数据体现了整体清洁工艺和当前相应悬浮粒子水平。

B. 日常运行中清洁和消毒前后的环境监测

日常生产运行中的工厂需要按照如下方式评估清洁和消毒程序的有效性。

- 在操作完成后，开始清洁和消毒前，增加表面、浮游、沉降微生物监测。
- 执行必要的清洁和消毒程序。
- 清洁和消毒后需要增加对表面、浮游、沉降微生物的监测。

在清洁和消毒程序完成后，对清洁和消毒执行前后的监测数据进行分析。一个完善的清洁和消毒程序的预期是降低微生物和悬浮粒子水平，并使任何产孢微生物或初期发现的霉菌污染降至最低。如果结果没有降低到可以接受的水平，清洁和消毒程序应该进行适当的回顾和修改。

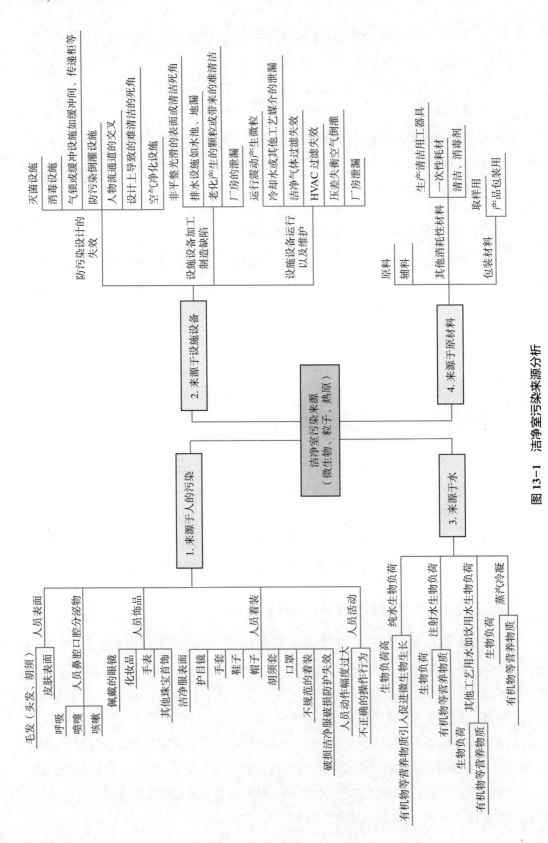

图 13-1 洁净室污染来源分析

表 13-9 风险级别判定矩阵

可能性 严重性	可能性 L	可能性 M	可能性 H
严重性 H	风险级别 2	风险级别 1	风险级别 1
严重性 M	风险级别 3	风险级别 2	风险级别 1
严重性 L	风险级别 3	风险级别 3	风险级别 2

表 13-10 风险优先性判定矩阵

可检测性 风险级别	可检测性 L	可检测性 M	可检测性 H
风险级别 1	风险优先性高	风险优先性高	风险优先性中
风险级别 2	风险优先性高	风险优先性中	风险优先性低
风险级别 3	风险优先性中	风险优先性低	风险优先性低

表 13-11 环境清洁和消毒风险评估示例

影响因素	潜在的风险点	严重性	可能性	可检测性	风险优先性	控制措施	严重性	可能性	可检测性	评估结果
本底微生物污染水平	微生物污染水平高，菌种类别多	H	L	L	H	建立本底环境监测方案，针对性制定清洁和消毒措施	H	L	H	风险可控
消毒剂的选取	未依据洁净区本底微生物种类针对性选择消毒剂种类	M	M	L	H	针对洁净区的微生物种类选择消毒剂种类	M	L	H	风险可控
	单一消毒剂的长期使用产生耐消毒剂菌株	H	L	L	H	SOP中定义至少两种类型消毒剂轮换使用，确保不同的消毒作用模式有效杀灭所有细菌、真菌	M	L	H	风险可控
消毒剂与消毒表面的相容性	消毒表面不耐受该种消毒剂（如亚克力等材质不耐受乙醇），对消毒表面产生腐蚀或其他影响	M	M	M	M	消毒前对消毒对象进行评估，择取最优消毒方式	M	L	M	风险可控
消毒剂的消毒效力	货架期内消毒剂消毒效力不足	H	L	L	H	• 实验室条件下对整个效期内和效期末的消毒效力进行验证 • 使用的消毒效期对消毒效力进行验证	H	L	H	风险可控
	密闭或"原装"容器，在开瓶后的效期内有效成分失效	H	L	L	H	• 密闭或"原装"容器打开后，进行试验重新进行有效期评估，生产商针对活性成分有效性和无菌性的有效期打开后不再有效 • SOP中定义密闭或"原装"容器打开后的最长储存期限 • 消毒剂验证中定义中进行储存时限验证	H	L	H	风险可控

续表

影响因素	潜在的风险点	严重性	可能性	可检测性	风险优先性	控制措施	严重性	可能性	可检测性	评估结果
消毒剂的生物负载	采购的无菌成品消毒剂可能存在微生物污染	H	L	L	H	成品消毒剂入场检验验生物情况	H	L	H	风险可控
	消毒剂浓度配制错误	H	L	L	H	建立 SOP，规定配制、浓度检测流程	H	L	H	风险可控
消毒剂配制	关键核心区域及关键相邻区域属高风险区，使用的消毒剂，清洁剂未经过除菌过滤造成环境、产品污染	H	L	L	H	SOP 中定义 A/B 级区域使用的消毒剂/清洁剂需经过除菌过滤，并定期监测消毒剂的微生物污染水平	H	L	H	风险可控
	消毒剂配制，除菌过滤环境对消毒剂造成污染	H	L	L	H	SOP 中定义消毒剂的配制环境的级别要求，除菌过滤后的消毒剂/清洁剂需在 B 级下的 A 级送风保护下接收	H	L	H	风险可控
配制后消毒剂的转移或储存	A/B 级区域消毒剂转移，分装过程受到污染；配制后的消毒剂储存时间过长，消毒效力减弱	H	L	L	H	• SOP 中定义消毒剂最长储存时限，转移及分装使用的要求，A/B 级区域须在 A 级条件下进行分装，跨级别转运需密闭转运 • 跨级别储存时限验证	H	L	H	风险可控
消毒前的清洁	消毒前清洁不足，污渍、颗粒残留导致消毒剂与表面接触不充分，达不到预期消毒效果；清洁和消毒步骤不正确，导致消毒后污染	M	M	L	H	• 建立清洁和消毒 SOP，规定清洁和消毒的程序以及具体操作步骤 • 消毒方法验证	M	L	H	风险可控

续表

影响因素	潜在的风险点	严重性	可能性	可检测性	风险优先性	控制措施	严重性	可能性	可检测性	评估结果
消毒方法（喷洒、擦拭、用量、作用时间）	消毒剂喷洒用量不足，浸泡消毒法浸泡时间不足，抹布擦拭面积过大，消毒达不到预期；熏蒸消毒时，温湿度控制不当，导致消毒效果不理想或消毒过于剧烈，对消毒物品表面造成腐蚀	M	M	L	H	• 建立清洁和消毒SOP，规定消毒剂用量、用法、最小浸泡时间，定义单位面积的抹布蘸取消毒剂的量，可擦拭消毒的最大面积、消毒剂熏蒸要求等 • 消毒剂验证以及熏蒸验证中进行验证	M	L	H	风险可控
	浸泡、擦拭消毒过程中，消毒液有效成分消耗，浓度发生变化，影响消毒效果	M	M	L	H	• 通过实验评估评估实际使用时的浓度变化，消毒效力变化情况，使用过程中需注意添加／更换消毒剂 • 消毒剂验证中进行验证	M	L	H	风险可控
	水点及设备内表面的消毒剂残留，产品暴露的A级区消毒剂残留，长时间未进行去残留，消毒剂积累导致表面腐蚀，消毒影响人产品	H	L	L	H	• SOP中定义消毒剂去残留的方法 • 消毒剂验证中进行消毒剂去残留方法验证 • 选用无残留消毒剂	H	L	H	风险可控
消毒剂残留	去残留使用的清洁剂引入新的残留物质	H	L	L	H	水是首选的清洁剂，必要时，选取可残留的清洁剂进行去残留，如异丙醇	H	L	H	风险可控
消毒频率	高风险区域核心区域，如A/B级区消毒频率不足	H	M	M	H	SOP中定义A/B级区域消毒频率	H	L	H	风险可控
	非关键区域，如天花板、设备角落等消毒位置消毒频率不足或遗漏，微生物累积	M	M	M	M	SOP中定义关键区域、非关键区域，并规定各区域的合适的清洁和消毒频率及方法	M	L	M	风险可控

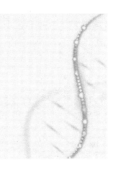

14 环境监测

本章主要内容:

☞ 洁净区级别如何划分

☞ 如何将质量风险管理工具运用到环境监测

☞ 如何建立一个有意义且便于操作环境监测系统

☞ 如何进行微生物和悬浮粒子监测

☞ 如何开展环境监测风险评估

环境监测是污染控制策略的重要组成部分,它可以用来评估在无菌制剂生产中污染控制策略的有效性。需要注意的是,环境监测活动始终是基于已经设计和建设完成的厂房、设施、工艺流程、设备和人物流等系统进行的,再完善的风险评估和监测结果也无法改变因为设计带来的固有风险。同时,因为风险评估的工作虽然是持续不断且螺旋上升的,但依然是基于目前团队的知识、经验和技能等决定的,也受到取样局限性和测试技术的限制,其结果和趋势的解读更多是识别到可检出的风险点和污染点,而不能从测试结果没有异常,趋势分析没有看到异常就非常确定整个无菌制剂生产环境是绝对可靠且没有风险的,还应结合其他污染控制策略综合考量。

不同无菌产品生产企业需要关注各自产品特点来扩充对于具体风险点的识别。不能仅仅局限于本章节提供的内容和案例,而需要按照方法论结合自身产品和生产环境具体风险展开。比如针对化学无菌制剂和疫苗产品生产设施的环境监测就存在风险考量上的区别。世界卫生组织在 2012 年 11 月发布《疫苗生产设施洁净室的环境监测》(*Environmental Monitoring of Clean Rooms in Vaccine Manufacturing Facilities*)中以灭活脊髓灰质炎疫苗(Salk-IPV)为例,在灭活前的浓缩和纯化过程中,加压设备中的病毒滴度通常可以接近每毫升数百万的人类感染剂量。如果微小泄漏,环境可能就会被传染性病毒污染,而且脊髓灰质炎病毒会在环境中顽强生存,即使在寒冷条件下也可存活。脊髓灰质炎病毒作为一种核糖核酸病毒,无法通过过滤去除;灵长类原代细胞中常见的致癌 SV40 病毒,同样也无法通过过滤除菌进行控制。因此期望在环境监测中可以考虑这些风险，以及采样、回收和分析的可行技术，并且在设计洁净室维护和监测时考虑到这些点。

14.1 洁净区级别的划分

法规要求 ....

药品生产质量管理规范（2010 年修订）无菌药品附录

第八条 洁净区的设计必须符合相应的洁净度要求，包括达到"静态"和"动态"的标准。

第九条 无菌药品生产所需的洁净区可分为以下 4 个级别：

A 级：高风险操作区，如灌装区、放置胶塞桶和与无菌制剂直接接触的敞口包装容器的区域及无菌装配或连接操作的区域，应当用单向流操作台（罩）维持该区的环境状态。单向流系统在其工作区域必须均匀送风，风速为 0.36~0.54m/s（指导值）。应当有数据证明单向流的状态并经过验证。

在密闭的隔离操作器或手套箱内，可使用较低的风速。

B 级：指无菌配制和灌装等高风险操作 A 级洁净区所处的背景区域。

C 级和 D 级：指无菌药品生产过程中重要程度较低操作步骤的洁净区。

以上各级别空气悬浮粒子的标准规定如下表：

洁净度级别	悬浮粒子最大允许数 / 立方米			
	静态		动态[3]	
	≥ 0.5μm	≥ 5.0μm[2]	≥ 0.5μm	≥ 5.0μm
A 级[1]	3520	20	3520	20
B 级	3520	29	352000	2900
C 级	352000	2900	3520000	29000
D 级	3520000	29000	不作规定	不作规定

注：（1）为确认 A 级洁净区的级别，每个采样点的采样量不得少于 1 立方米。A 级洁净区空气悬浮粒子的级别为 ISO 4.8，以 ≥ 5.0μm 的悬浮粒子为限度标准。B 级洁净区（静态）的空气悬浮粒子的级别为 ISO 5，同时包括表中两种粒径的悬浮粒子。对于 C 级洁净区（静态和动态）而言，空气悬浮粒子的级别分别为 ISO 7 和 ISO 8。对于 D 级洁净区（静态）空气悬浮粒子的级别为 ISO 8。测试方法可参照 ISO 14644-1。

（2）在确认级别时，应当使用采样管较短的便携式尘埃粒子计数器，避免 ≥ 5.0μm 悬浮粒子在远程采样系统的长采样管中沉降。在单向流系统中，应当采用等动力学的取样头。

（3）动态测试可在常规操作、培养基模拟灌装过程中进行，证明达到动态的洁净度级别，但培养基模拟灌装试验要求在"最差状况"下进行动态测试。

第十三条 无菌药品的生产操作环境可参照表格中的示例进行选择。

洁净度级别	最终灭菌产品生产操作示例
C 级背景下的局部 A 级	高污染风险[1]的产品灌装（或灌封）
C 级	1. 产品灌装（或灌封） 2. 高污染风险[2]产品的配制和过滤 3. 眼用制剂、无菌软膏剂、无菌混悬剂等的配制、灌装（或灌封） 4. 直接接触药品的包装材料和器具最终清洗后的处理
D 级	1. 轧盖 2. 灌装前物料的准备 3. 产品配制（指浓配或采用密闭系统的配制）和过滤 4. 直接接触药品的包装材料和器具的最终清洗

注：（1）此处的高污染风险是指产品容易长菌、灌装速度慢、灌装用容器为广口瓶、容器须暴露数秒后方可密封等状况。

（2）此处的高污染风险是指产品容易长菌、配制后需等待较长时间方可灭菌或不在密闭系统中配制等状况。

洁净度级别	非最终灭菌产品的无菌生产操作示例
B 级背景下的 A 级	1. 处于未完全密封[1]状态下产品的操作和转运，如产品灌装（或灌封）、分装、压塞、轧盖[2]等 2. 灌装前无法除菌过滤的药液或产品的配制 3. 直接接触药品的包装材料、器具灭菌后的装配以及处于未完全密封状态下的转运和存放 4. 无菌原料药的粉碎、过筛、混合、分装
B 级	1. 处于未完全密封[1]状态下的产品置于完全密封容器内的转运 2. 直接接触药品的包装材料、器具灭菌后处于密闭容器内的转运和存放
C 级	1. 灌装前可除菌过滤的药液或产品的配制 2. 产品的过滤
D 级	直接接触药品的包装材料、器具的最终清洗、装配或包装、灭菌

注：（1）轧盖前产品视为处于未完全密封状态。

（2）根据已压塞产品的密封性、轧盖设备的设计、铝盖的特性等因素，轧盖操作可选择在 C 级或 D 级背景下的 A 级送风环境中进行。A 级送风环境应当至少符合 A 级区的静态要求。

📋 **技术要求**

表 14-1 列举了国际上其他法规和标准的内容，供参考使用。

表14-1 国际上其他法规和标准设定机构对于无菌生产区域的分级

悬浮粒子最大允许数/立方米	WHO 附录 2, PIC/S, 欧盟 GMP 附录 1	美国 FDA 无菌工艺指南	日本厚生劳动省（MHLW）无菌工艺指南	USP<1116>	JP XVI	ISO 14644
	Grade A Grade B（静态）	ISO 5 /Class¹ 100	Grade A Grade B（静态）	ISO 5	Grade A Grade B（静态）	ISO 5
≥0.5μm	3520	3520	3520	3520	3520	3520
≥5μm	无要求²	无要求	20	无要求	无要求	无要求
	Grade B（动态） Grade C（静态）	ISO 7 /Class 10000	Grade B（动态） Grade C（静态）	ISO 7	Grade B（动态） Grade C（静态）	ISO 7
≥0.5μm	352000	352000	352000	352000	352000	352000
≥5μm	2930	无要求	2900	无要求	无要求	2930
	Grade C（动态） Grade D（静态）	ISO 8 /Class 100000	Grade C（动态） Grade D（静态）	ISO 8	Grade C（动态） Grade D（静态）	ISO 8
≥0.5μm	3520000	3520000	3520000	3520000	3520000	3520000
≥5μm	29300	无要求	29000	无要求	无要求	29300

注：¹ 按照已废止的美国联邦标准 209E 分级方式。美国 FDA 和 USP 的级别名称表示每立方英尺的等效颗粒数。

² 欧盟 GMP 附录 1 无菌药品生产规定，在级别确认时可以不考虑 A 级和 B 级（静态）的 5μm 粒子要求，但在日常监测中的最大可接受限制为 29。A 级区域＞5μm 粒子计数的偶尔超标，可能是电子噪声、杂散光，巧合丢失等原因，可认为是计数误差。但是，低水平的连续或定期计数超标可能是设备组装或日常操作范围操作引起的。于污染来源，应进行调查。此类事件可能表明空调过滤系统等的早期故障或设备故障，或者也可能是设备组装或日常操作期间不规范操作引起的。

国际上常用的洁净室标准是 ISO 14644-1《洁净室和相关受控环境》-Part 1:《基于粒子浓度的空气洁净度分级》。ISO 的分级是基于每立方米取样空气中大于特定尺寸（0.1~5μm）的粒子数量进行设计的。ISO14644-1 定义了从 1~9 的分级，ISO 1 是最为干净的。ISO 5~8 用于无菌产品生产和其他需要控制悬浮粒子的制药生产。但是，ISO 对洁净区分级时没有指明房间的状态（如空态、静态或动态）。除此之外，ISO 标准仅仅是针对总粒子计数，没有定义其中微生物数量。

GMP 使用了按照字母的分级（A 级、B 级、C 级和 D 级）的方式。对于每个级别，定义了 ≥ 0.5μm 和 ≥ 5μm 粒子数量的限度（具体见上文法规要求）。另外对于"静态"和"动态"设定了限度。因此对于每个级别都有两个相对应的 ISO 分级，其中 A 级等同于 ISO 4.8 级，以 ≥ 5μm 的悬浮粒子为限度标准。

为确保空气从洁净水平高的区域流向洁净水平低的区域，推荐使用空气增压的设计方案，建议不同洁净级别之间的压差（ΔP）设计为不小于 10Pa。一些更衣间、物流缓冲间推荐使用气锁，从而在门开启的情况下确保压差。当 A 级区域设置在 B 级背景下时，虽然不需要有压差，但需要保持合理的气流方式。

14.2　环境监测方法

法规要求 ··

药品生产质量管理规范（2010 年修订）无菌药品附录

第十条　应当按以下要求对洁净区的悬浮粒子进行动态监测：

（一）根据洁净度级别和空气净化系统确认的结果及风险评估，确定取样点的位置并进行日常动态监测。

（二）在关键操作的全过程中，包括设备组装操作，应当对 A 级洁净区进行悬浮粒子监测。生产过程中的污染（如活生物、放射危害）可能损坏尘埃粒子计数器时，应当在设备调试操作和模拟操作期间进行测试。A 级洁净区监测的频率及取样量，应能及时发现所有人为干预、偶发事件及任何系统的损坏。灌装或分装时，由于产品本身产生粒子或液滴，允许灌装点 ≥ 5.0μm 的悬浮粒子出现不符合标准的情况。

（三）在 B 级洁净区可采用与 A 级洁净区相似的监测系统。可根据 B 级洁净区对相邻 A 级洁净区的影响程度，调整采样频率和采样量。

（四）悬浮粒子的监测系统应当考虑采样管的长度和弯管的半径对测试结果的影响。

（五）日常监测的采样量可与洁净度级别和空气净化系统确认时的空气采样量不同。

（六）在 A 级洁净区和 B 级洁净区，连续或有规律地出现少量 ≥ 5.0μm 的悬浮粒子时，应当进行调查。

（七）生产操作全部结束、操作人员撤出生产现场并经 15~20 分钟（指导值）自净后，洁净区的悬浮粒子应当达到表中的"静态"标准。

（八）应当按照质量风险管理的原则对 C 级洁净区和 D 级洁净区（必要时）进行动态监测。监控要求以及警戒限度和纠偏限度可根据操作的性质确定，但自净时间应当达到规定要求。

（九）应当根据产品及操作的性质制定温度、相对湿度等参数，这些参数不应对规定的洁净度造成不良影响。

第十一条 应当对微生物进行动态监测，评估无菌生产的微生物状况。监测方法有沉降菌法、定量空气浮游菌采样法和表面取样法（如棉签擦拭法和接触碟法）等。动态取样应当避免对洁净区造成不良影响。成品批记录的审核应当包括环境监测的结果。

对表面和操作人员的监测，应当在关键操作完成后进行。在正常的生产操作监测外，可在系统验证、清洁或消毒等操作完成后增加微生物监测。

洁净区微生物监测的动态标准[1] 如下：

洁净度级别	浮游菌 cfu/m³	沉降菌（Φ90mm） cfu/4 小时[2]	表面微生物	
			接触（Φ55mm） cfu/碟	5 指手套 cfu/手套
A 级	< 1	< 1	< 1	< 1
B 级	10	5	5	5
C 级	100	50	25	—
D 级	200	100	50	—

注：（1）表中各数值均为平均值。

（2）单个沉降碟的暴露时间可以少于 4 小时，同一位置可使用多个沉降碟连续进行监测并累积计数。

第十二条　应当制定适当的悬浮粒子和微生物监测警戒限度和纠偏限度。操作规程中应当详细说明结果超标时需采取的纠偏措施。

背景介绍

基于质量风险管理及生命周期的原则（参见本分册无菌制剂部分"14.2.1 环境监测生命周期"），完成环境监测的先决条件（参见本分册无菌制剂部分"14.2.2 环境监测的先决条件"）后，建议在正式的风险评估报告的基础上建立所有洁净区环境监测方案，应综合考虑环境监测中的各个要素（包括微生物和悬浮粒子监测），应考虑生产操作中使用的材料（如涉及生物体、粉末产品或放射性药物的材料）可能引起生物、化学或辐射危害的任何风险。实行环境监测方案的目的在于，通过获得代表性数据来评价环境中的微生物分布状况。所制定的环境监测方案不仅要能对清洁消毒、物料处理、设备运行、更衣过程以及人员的无菌行为规范等污染控制策略作出合理评价，而且所获得的监测数据可以证明洁净区环境是否在良好的受控状态下运行。当洁净区内没有进行正常的生产操作时（如消毒后、生产开始前、批次完成时和停产后），以及未使用的相关洁净室，也应考虑环境监测，以识别潜在污染。环境监测应避免对生产引入污染，且环境监测本身并不能改变洁净区环境状况。

环境监测的执行必须以书面形式订立。最好是以标准操作规程（SOP）的形式形成一个监测方案。该 SOP 应包括：警戒限和纠偏限、监测方法/设备、监测频率、取样位置、取样数量、一旦发生结果超标应采取的纠偏措施、文件记录、数据分析等。另外建议环境监测 SOP 也应规定相关文件（如原始数据、报告、偏差文档等）的存储位置，可以帮助企业能在最短时间内找到相应的文件。更多内容请参考本丛书《质量控制实验室与物料系统》分册。

技术要求

表 14-2 总结了国外不同国家和组织的环境监测要求。下表仅限于日常监测，不包括洁净区的确认和再确认的要求。

表 14-2 欧美日及世界卫生组织环境监测要求

监测指南	WHO 附录 2，PIC/S 和欧盟 GMP 附录 1	美国 FDA 无菌工艺指南	日本厚生劳动省（MHLW）无菌工艺指南	USP<1116>	JP XVI
频率（悬浮粒子、微生物）	A：动态，关键操作：悬浮粒子和空气微生物连续监测。B：动态，频繁地悬浮粒子和空气微生物监测。C、D：基于风险表面和人员应在关键操作后进行监测	ISO 5：每班次手套/更衣，每次出洁净区，每天或每批	A、B：每生产班次对沉降菌、浮游菌、表面和人员监测；粒子连续监测。C、D：产品和容器暴露区域：空气微生物每星期两次；不需要人员监测。C、D：其他：空气微生物每周一次；粒子每天一次；不需要人员监测	洁净室/RABS 关键区域（ISO 5 或更好）（浮游菌）：每个运行班次（操作结束）表面监测：关键区域附近的无菌区：每个工作班次（所有取样）其他非相邻无菌区：每天一次（所有取样）隔离器 关键区域（ISO 5 或更好）（浮游菌）：每天一次（操作结束）表面监测：隔离器周围的非无菌区域：每月一次（所有取样）	A：每个生产班次 B：每个生产班次 C、D（潜在产品/与产品接触的容器）：每周两次 C、D（无潜在产品/与产品接触的容器）：每周一次
浮游菌纠偏限	A：<1cfu/m³ B：10cfu/m³ C：100cfu/m³ D：200cfu/m³	ISO 5：1cfu/m³ ISO 6：7cfu/m³ ISO 7：10cfu/m³ ISO 8：100cfu/m³	A：<1cfu/m³ B：10cfu/m³ C：100cfu/m³ D：200cfu/m³	推荐使用检出率（有微生物生长的样品比率）来代替计数水平，如下：隔离器/CRABS（ISO 5 或更好）：<0.1%；ISO 5：<1%；ISO 6：<3%；ISO 7：<5%；ISO 8：<10%	A：<1cfu/m³ B：10cfu/m³ C：100cfu/m³ D：200cfu/m³ A/B 级取样量 0.5m³ C/D 级取样量 0.2m³

续表

监测指南	WHO 附录2、PIC/S 和欧盟 GMP 附录1	美国 FDA 无菌工艺指南	日本厚生劳动省（MHLW）无菌工艺指南	USP<1116>	JP XVI
沉降菌纠偏限	A: <1cfu B: 5cfu C: 50cfu D: 100cfu 90mm 直径沉降碟/4小时	ISO 5: 1cfu ISO 6: 3cfu ISO 7: 5cfu ISO 8: 50cfu 90mm 直径沉降碟/4小时 沉降菌取样是可选的	A: <1cfu B: 5cfu C: 50cfu D: 100cfu 90mm 直径沉降碟/4小时	同上 90mm 直径沉降碟/4小时	未定义
表面微生物纠偏限	A: <1cfu B: 5cfu C: 25cfu D: 50cfu 55mm 直径接触碟	未定义	A: <1cfu B: 5cfu C: 25cfu D: 50cfu 24~30cm² 接触或擦拭面积	同上 使用接触碟或擦拭	A: <1cfu B: 5cfu C: 25cfu D: 50cfu 24~30cm² 直径接触面积（5.4~6.2cm 直径接触或25cm² 擦拭面积）
人员监测纠偏限（洁净服）	未定义	未定义 洁净服取样计划基于工作职责	未定义	同上	未定义
人员监测纠偏限（手套）	手套压痕，5 手指 A: <1cfu/手套 B: 5cfu/手套	未定义	手套压痕，5 手指 A: <1cfu/手套 B: 5cfu/手套	同上	手套压痕，5 手指 A: <1cfu/手套 B: 5cfu/手套

注：1. 欧盟 GMP 附录1 要求 A 级区应无微生物生长。

2. ISO 6 目前仅是美国的要求，和 A/B/C/D 级别没有对应关系。

3. 以上法规可能会更新，请以更新的内容为准。

环境监测应符合 GMP 的要求，其中包括对参与实施环境监测人员进行适当培训和授权。使用的设备应经过确认和校准，微生物培养基应经过适当的确认、制备和测试。此外，应编写和批准所有操作程序，并遵循适当的控制措施，以支持其使用。所选择的环境监测方法应合理有效。

取样方法、取样点和取样频率的选择可基于 ICH Q9：质量风险管理中的风险管理原则，以确保各自的生产区域处于受控状态并符合监管要求。

警戒限度和纠偏限度的制定可基于单个样本点或具有类似设计或活动的相关样本组。并建议持续回顾所获得的环境监测数据，由有资质的人员做出警戒限度和纠偏限度的决策。应建立文件系统，以识别和调查偏差和不良趋势，以及所采取纠正和预防措施的有效性。应记录所有数据，并定期进行趋势分析。

14.2.1 环境监测生命周期

推荐使用生命周期的方法创建和维护环境监测方案。这种生命周期方法包括在启动新设施、区域或房间之前，评估和定义微生物监测所需的合适取样点、取样类型、取样量和取样频率。这些取样点用于执行环境监测性能确认（EMPQ）。根据 EMPQ 结果，在为日常环境监测和批次相关环境监测（如适用）制定取样计划之前，可能需要对取样点进行调整（主要是减少或增加）。另外，需要评估变更（如重建、工艺变更或设备搬迁）的影响，如需要并对受影响区域进行重新确认。

房间、隔离器或设施退役时，建议在变更控制流程下进行最终的环境监测评估，以证明该环境始终处于受控状态。图 14-1 所示的模型是环境监测项目生命周期方法的流程示例。图中的步骤旨在确保一旦制定好了环境监测策略，在区域、产品或工艺的生命周期内也需仔细回顾环境监测策略，以确保其受控状态，并建议定期重新评估环境监测策略。

在环境监测项目的整个生命周期内，如果发现风险高于企业风险评估时的接受标准时，以及停空调或停产期间，团队将根据风险评估制定风险控制措施，降低污染发生的可能性，或通过增加额外的取样位置来增加可检测性。一旦实施了这些额外的控制措施，将重新进行评估，以确保控制措施有效地将风险降至最低。除此之外，完成的风险评估还应定期（如每年）进行回顾，以确保环境监测计划按预先设计运行。

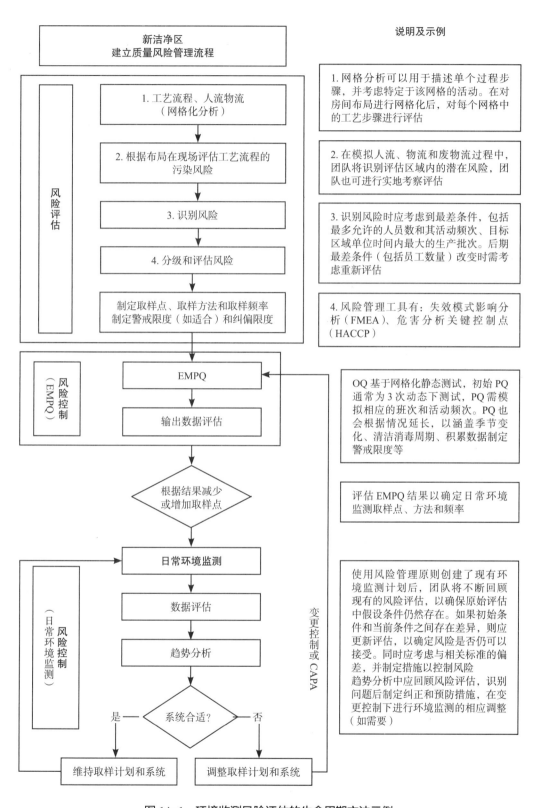

新洁净区
建立质量风险管理流程

说明及示例

风险评估

1. 工艺流程、人流物流
（网格化分析）

2. 根据布局在现场评估工艺流程的
污染风险

3. 识别风险

4. 分级和评估风险

制定取样点、取样方法和取样频率
制定警戒限度（如适合）和纠偏限度

1. 网格分析可以用于描述单个过程步骤，并考虑特定于该网格的活动。在对房间布局进行网格化后，对每个网格中的工艺步骤进行评估

2. 在模拟人流、物流和废物流过程中，团队将识别评估区域内的潜在风险，团队也可进行实地考察评估

3. 识别风险时应考虑到最差条件，包括最多允许的人员数和其活动频次、目标区域单位时间内最大的生产批次。后期最差条件（包括员工数量）改变时需考虑重新评估

4. 风险管理工具有：失效模式影响分析（FMEA）、危害分析关键控制点（HACCP）

风险控制
（EMPQ）

EMPQ

输出数据评估

OQ 基于网格化静态测试，初始 PQ 通常为 3 次动态下测试，PQ 需模拟相应的班次和活动频次。PQ 也会根据情况延长，以涵盖季节变化、清洁消毒周期、积累数据制定警戒限度等

根据结果减少
或增加取样点

评估 EMPQ 结果以确定日常环境监测取样点、方法和频率

（日常环境监测）风险控制

日常环境监测

数据评估

趋势分析

系统合适？

是 — 否

维持取样计划和系统

调整取样计划和系统

变更控制或 CAPA

使用风险管理原则创建了现有环境监测计划后，团队将不断回顾现有的风险评估，以确保原始评估中假设条件仍然存在。如果初始条件和当前条件之间存在差异，则应更新评估，以确定风险是否仍可以接受。同时应考虑与相关标准的偏差，并制定措施以控制风险

趋势分析中应回顾风险评估，识别问题后制定纠正和预防措施，在变更控制下进行环境监测的相应调整（如需要）

图 14-1 环境监测风险评估的生命周期方法示例

14.2.2 环境监测的先决条件

执行环境监测的先决条件建议包括表14-3中的项目，表中的模块名称，各个企业可能不尽相同。这些先决条件如何达成，建议企业根据自身的职能分工和组织架构落实在对应的管理模块，通过管理流程和方式进行结果输出，并作为先决条件输入环境监测评估和管理中。

表14-3 执行环境监测的先决条件

编号	先决条件	管理模块（建议）	输出结果（建议）
1	良好的设施和设备设计	厂房设施与公用系统管理	相关设施设备的确认报告
2	培养基的供应商审核和资格认证	供应商管理	供应商审核报告
3	环境监测检测用微生物培养基的选择	微生物实验室管理	微生物培养基管理程序
4	培养基的放行	微生物实验室管理	微生物培养基管理程序
5	选择促进生长实验的微生物菌种	微生物实验室管理	菌种管理程序
6	微生物菌种保存和传代	微生物实验室管理	菌种管理程序
7	培养基有效期确认	微生物实验室管理	培养基效期验证报告、微生物培养基管理程序
8	样品保持时间研究和转运	微生物实验室管理	样品保持时间研究报告 样品管理程序
9	环境监测样品培养策略和验证	微生物实验室管理+无菌保障管理或污染控制策略管理	环境监测样品培养策略验证报告 环境监测程序
10	所有关键房间参数（如温度、风速、压差、湿度等）的PQ	厂房设施与公用系统管理	洁净空调系统PQ报告 洁净空调系统控制管理
11	区域清洁消毒	无菌保障管理或污染控制策略管理	消毒效果验证报告 清洁消毒程序
12	环境监测设备的确认	设备管理+验证管理	设备确认报告 仪器设备管理程序 年度设备确认计划 年度设备校准计划

编号	先决条件	管理模块（建议）	输出结果（建议）
13	分析师培训和资格	人员和培训管理、微生物实验室管理	岗位培训需求 岗位培训计划 培训记录 资质认证书 阶段性确认计划和结果
14	暖通空调/厂房自动化系统的 IQ/OQ	厂房设施与公用系统管理	洁净空调系统确认报告
15	高效空气过滤器的确认	厂房设施与公用系统管理	高效空气过滤器的确认报告
16	气流模式测试（静止和运行时）	厂房设施与公用系统管理	气流模式测试报告

进行环境监测所用的培养基类型和培养条件，建议在使用前对其适用性进行评估和确认。确认测试中建议使用药典推荐的标准菌株和从工厂环境中分离出的具有代表性菌株（如果已有环境分离菌）。对于一些没有微生物测试历史数据的新的厂房或区域，可以用工厂类似区域的代表分离微生物进行（如具备条件的话），或在后续再确认或周期性确认中考虑。由于环境微生物的多样性，不同气候地区也会有所不同，建议制药企业根据环境分离菌的分布情况进行评估，结合法规和指南，以及自身环境风险进行综合考虑选择合适的培养基和培养条件，并将理由和考虑点在书面评估中阐述明确。

对于环境监测的培养条件选择，国内外的法规或指南基于考虑出发点不同，以及实验研究的数据不同，结论也有所不同。本章节选择了几个有代表性的法规或指南内容摘要如下，供企业参考（表 14-4）。

表 14-4 同一平板双温度培养方式

机构	推荐的培养方式	考虑因素
WHO EM of Clean Rooms in Vaccine	在 20~25℃培养 3~5 天，然后在 30~35℃培养 2~3 天	先低温培养，能较好地使霉菌恢复生长
PDA 第 13 号报告	先低温再高温	
美国 FDA	30~35℃培养 2 天后，20~25℃培养 5 天	先高温培养，能较好地使革兰阳性球菌恢复生长，这些菌与人员有关
USP（2022）<1116>	20~35℃不少于 72 小时，先高温再低温	

《中国药典》指导原则 9205 药品洁净实验室微生物监测和控制指导原则：培养基一般采用胰酪蛋白胨琼脂培养基（TSA），培养温度为 30~35℃，时间为 3~5 天，必要时可加入适宜的中和剂。当监测结果有疑似真菌或考虑季节因素影响时，可增加沙氏葡萄糖琼脂培养基（SDA），培养温度为 20~25℃，时间为 5~7 天。

USP（2022）<1116> 无菌生产环境的微生物控制和监测（*Microbiological Control and Monitoring of Aseptic Processing Environments*）：通常，对于常规微生物生长培养基（如 SCDM），培养温度为 20~35℃，培养时间不少于 72 小时。当发现污染微生物生长缓慢时，可以考虑延长培养时间。上面给出的温度范围不是绝对的。典型设施环境中常见的嗜温细菌和霉菌通常能够在很宽的温度范围内生长。对于许多嗜温微生物，能在大约 20℃的范围内恢复生长。在没有确凿证据的情况下，微生物分析人员可能需要针对同一个平板分别在低温和高温下进行培养。需要强调的是，USP 建议先高温再低温进行培养，理由是先在较低温度下培养可能会损害与人员相关的革兰阳性球菌的恢复。

美国 FDA《制药微生物手册》（*Pharmaceutical Microbiology Manual*）（2020 版）：同一个平板在两种温度下进行培养，30~35℃培养 2 天后，20~25℃再培养 5 天。

然而，也有一些机构和指南对环境监测平板培养温度有不同的见解。例如 2014 年 10 月在 *PDA J Pharm Sci Technol* 杂志发表的文章 "*Comparison of Different Incubation Conditions for Microbiological Environmental Monitoring*" 称：单个平板培养方式（使用 TSA 一种培养基，两个温度培养或 25~30℃的中间温度培养）也能产生了总需氧菌计数和霉菌的合理恢复。数据显示霉菌在 30~35℃时的恢复率比 20~25℃培养条件下低。而且，如果先进行高温培养将不利于霉菌的恢复生长。

PDA 第 13 号报告《环境监测计划基础》（*Fundamentals of an Environmental Monitoring Program*）（2022 版）：行业调查显示，大多数公司使用先低温再高温的培养方式。

WHO 疫苗生产设施洁净室的环境监测（2012 年 11 月）：环境监测样本应在至少两种温度下进行培养，在 20~25℃培养 3~5 天，然后在 30~35℃培养 2~3 天。

以上摘要并不代表所有法规和指南，并请注意法规和指南的更新，以最新版本为准。企业应结合以上指南以及企业自身环境污染菌的主要来源进行评估，制定适合自身环境监测的培养温度策略。

另外，为避免培养基自身污染而导致洁净区产生污染的情况。建议可以采用湿热、辐射或其他合适的方式对环境监测用培养基及其包装进行灭菌，尤其是在 A、B 级区域使用的培养基。如果使用自己制备的培养基，应在传递到洁净区之前进行预培养和目视检查没有污染。

为了消除抑菌性物质对环境监测样品的干扰，可考虑在培养基中加入中和剂，常用的中和剂有卵磷脂、聚山梨酯和（或）抗生素酶，具体操作需企业经过方法确认证明其适用性。

14.2.3 取样点的选择

取样点的选择取决于洁净室的设计和生产工艺过程，因此差异较大。在选择取样点的过程中需要仔细评估每个过程。对于取样点的选择，建议起草一份风险评估。在选择日常监测的取样点时需要考虑的一些风险因素，举例如下。

- 微生物污染最有可能对产品质量产生不利因素的位点或过程。
- 在实际生产过程中，微生物最有可能大量繁殖的位点。
- 取样点的选择是否引入统计学的设计或是否基于网格分析进行制定。
- 日常监测的取样点是否需要轮换。
- 代表着最难清洁和消毒的位点。
- 在环境中微生物分布的模式。
- 取样点是否有可能会干扰环境，从而导致收集到错误的数据或污染样品。

另外需要考虑的是，这些位点所使用的监测方法。

取样的主要目的是为了提供合理的可解释的数据，从而有助于识别与特定程序、设备、物料和工艺过程相关的实际或潜在污染问题。取样点的选择必须考虑取样过程本身不得造成产品污染。如果取样点被污染就可能会导致产品的污染。应谨慎选择与产品暴露于环境中的工序相邻的取样点，在动态条件下应不会对工序造成干预，或在生产完成前不会与产品直接接触。

网格化分析方式主要用于证明洁净室能够满足其用于分级目的的工程设计参数。在选择取样点时仅依赖于网格分析是不够的，还需要基于风险评估。网格分析通常用在新的或重新改造的设施中，它可以确保作为风险评估中的假设是有效的。房间或区域的变更中必须包含对于区域的风险评估，从而定义出合适取样点。

关键点考虑是为了建立取样点、纠偏限和警戒限、测试频率，需要考虑的关键点包括工艺需求、产品直接接触或暴露以及活动水平的程度，即与产品和生产环境中的各个因素。对于有很高几率造成产品微生物污染水平升高的位点必须被取样和监测。有可能接触产品的因素包括压缩空气、房间空气、生产设备、工具、关键表面、贮存容器、传送带、人员手套、无菌连接件、助滤剂、无菌洁净服和水。不与产品接触的因素包括墙、地面、天花板、门、工作台、椅子、测试设备和传递通道，包括灌装间内可以开启的逃生门（如果有），以及其他无菌生产所必需但不能灭菌的潜在污染物品。

选择的取样点数量取决于区域的分级、在区域里面会进行哪些工艺、物流和人流、活动水平、区域大小以及适用的法规指导原则。风险分析的使用可以对取样点的数量提供一个客观的基础，从而证明整体状态的可控性或帮助确定潜在的污染问题。

另外，必须认识到在实际情况中并不一定非要在最关键的部位设置取样点（表 14-5）。对此需要重点考虑的是在整个工艺中对这个关键点的监测是否可能会增加对产品污染的风险。如果有这样的风险，则取样必须在生产完成后进行。另外，在生产中，如果关键的位点对产品污染的几率很小，则这个点可以无需监测（如不进行操作的灭菌部件）。

表 14-5　取样点选择示例

系统	取样点
环境空气（灌装线）	临近开放或灌装的容器
房间空气	接近工作区域
表面（设施）	门把手、墙、帘
表面（设备）	灌装线、控制面板、料斗、灌装针（灌装结束后）
层流罩	靠近操作活动频繁的区域
灌装线、RABS 或隔离器的手套	手套按压，双手中至少取样 5 个手指
洁净服	前臂、手肘部、领口、拉链、前胸等
水系统	使用点（参见本丛书《质量控制实验室与物料系统》分册质量控制实验室部分"13 制药用水、气体及实验室环境、人员的质量监测"）
压缩空气	离压缩机最远的使用点（参见本丛书《质量控制实验室与物料系统》分册质量控制实验室部分"13 制药用水、气体及实验室环境、人员的质量监测"）

在建立一个合适的取样点的过程中需要考虑到很多因素（如设施设计、工艺流程、生产线配置、验证数据、历史数据、测试方法）。在此部分中列出的取样点可能适合也可能不适合某个生产工艺，并且相关取样点选择的因素也有可能依据各个公司而有所不同。

14.2.4 取样频率

GMP 无菌药品附录中有一部分关于取样频率的要求。但还有一些工艺流程的监测频率，在各个工厂里会有很大差异，这取决于对风险的分析。这些分析包括但不限于：生产工艺或产品的类型、设施或工艺的设计、人为干预因素的数量、是否使用最终灭菌（包括无菌测试放行、参数放行）和微生物环境的历史数据。没有任何一个单一的取样方案适用于所有环境。

另外，取样频率的更改无论是临时的还是永久的，可基于药典和（或）法规需求、显著的微生物趋势的变化、工艺操作的更改、新设备的获得、房间或公用设施的改造和其他因素的需求。同时，随着季节的变化，微生物的检出数量可能会发生变化，设计出来的取样频率计划应以能发现这些变化，进而持续改善。

选择监测频率的一个关键目标是能够识别潜在的对产品造成污染风险的系统缺陷。对于某个取样点的测试频率或许可以小于对这个系统或区域的监测频率（如对取样点可以进行逐个轮换）。

在改变取样频率前，必须先进行基于风险的评估。这个评估包括对现有的和将要改变取样频率的取样点的历史数据总结。风险评估需要被质量保证部门进行复核和批准。频率改变后，需要定期复核数据以证明改变的取样频率是否仍旧合理。

14.2.5 警戒限和纠偏限

环境监测程序需要基于适当的指导原则或要求设立纠偏限。这些指导原则也推荐设定警戒限。一些公司也会选择按各个洁净房间或取样点设立限度。通常情况下，纠偏限按照法规或行业指导原则进行设立，警戒限按照环境监测的历史数据分析进行设立。

应以有规律的、客观的方式设立警戒限或纠偏限，并记录和运用。为了在处理警戒限和纠偏限中保持规律性，可以预先定义好后续符合逻辑的调查以及纠正措施的步骤。识别超限后应及时记录，包括已采取的后续行动以及已采取的预防行动。

警戒限和纠偏限不是定义产品的属性（如无菌），因此不需要考虑产品标准或延伸到产品标准。相反，它们旨在识别出变化，从而在对产品质量产生不利影响前，可以采取纠正措施。

一旦限度被建立，则需要进行定期回顾，这是作为趋势分析的一部分。它们可以被修改从而反映出在技术上的进步、在使用模式上的更改或其他改变。

当没有法规或行业指导原则可提供的时候，警戒限和纠偏限可以对历史数据进行统计分析而得到。在调整限度时其他需要考虑的因素包括过程能力、对于类似分级房间警戒限和纠偏限的一致性、更衣水平和产品污染风险。

对于设定这些限度的方法业内没有达成一致，当药典上有要求时，以药典为准。在制药企业中可以使用的方法介绍如下。

A. 截止值法

将所有该特定点位或相似点位的监测数据按照次序排列在一个列表或柱状图中，警戒限和纠偏限设定后，使得 1% 监测数据高于纠偏限所对应的值，5% 监测数据高于警戒限所对应的值。建立限度时也可用其他百分数值。还有一种动态的设定方法，运用统计软件，如取最后 100 个监测结果，使用第 95 和第 99 个百分值作为警戒限和行动限等。

B. 正态分布法

计算数据的均值和标准差，警戒限和纠偏限分别设为平均值加上两倍及三倍的标准差。这种方式仅适用于高计数结果，且当数据呈正态分布时。泊松分布可用于低计数的数据。

C. 非参数法

非参数评估基于 99.9^{th} 和 99.99^{th} 的百分位数，可以选择作为警戒限和纠偏限。这些限度分别对应于平均值 ±3 和 4 西格玛范围。这些限度通常被选为过程的警戒限和纠偏限。当满足样本量的要求时（$N \approx 1000$），警戒限分析将建立置信度（在实际监测过程中 99.9% 的样本量将低于规定值）。当超过这些限值时，将触发调查，以防止污染或不良趋势条件。

纠偏限可选择在 99.99^{th} 百分位数的位置。纠偏限分析将建立置信度（在实际过程监测期间 99.99% 的样本量将低于规定值）。因此，导出的纠偏限可用于识别所选百分位数水平的偏差。在受控状态下运行的经验证系统不太可能产生显著偏离标准的结果，尤其是在同一天检测到同一房间内的多个警戒/行动偏差时。这种情况可能表明过程控制发生了重大偏移，或发生了系统性故障。

D. 非参数公差限值法

由于环境监测数据尤其是洁净室里面的监测数据，在通常情况下不是正态分布

（数据倾向低数值或零数值），推荐用非参数公差限值法来设定警戒和纠偏限。对于各个组别数据，用该法设定纠偏限，至少 95% 置信水平，样品中 99%（或 100%）的监测数值在这个纠偏限之下。对于自由分布公差限度，设立警戒限（置信水平 95%，区间中总体百分比 95）最少的样本量为 $N=60$，纠偏限（置信水平 95%，区间中总体百分比 99）则 $N=300$。

其他模型如负二项分布、泊松、威布尔或者指数分布等也可用于计算和设立限度。首先需要确定最适合的数据模型，并使用该模型设定限度。需要注意的是，在严格控制污染的洁净环境中，环境监测数据通常不属于正态分布。可通过环境监测数据来评估限度的设置方法是否合适。

14.2.6 悬浮粒子监测

悬浮粒子的监测是环境监测程序的一个必要组成部分。该监测可指示在生产过程中受控环境可能污染的情况，尤其是产品暴露区域。对于生产区域的分级可以基于实际应用中悬浮粒子或悬浮粒子与浮游菌相结合的水平进行制定。分级的区域必须满足相应的粒子水平。

ISO 14644-1 具体描述了悬浮粒子浓度对于洁净室和洁净区域的空气洁净度的分级。它在传统的粒子尺寸范围内（如 0.5μm 和 5μm）规定了确认空气洁净度的方法。除分级之外的其他目的，取样体积没有必要与对洁净室分级时一样。

无菌工艺原则上要求对每个生产班次进行监测。推荐远程监测系统和持续监测。采用远程系统时，从样品收集端到检测设备的距离需要考虑到粒子损失的可能性。在动态生产中 A 级无菌工艺房间，推荐进行持续粒子监测。

用于监测悬浮粒子计数的取样点必须基于风险评估的方式进行选择，包括：

- 监测区域的分级和大小；
- 操作的关键性，但不得影响生产过程；
- 区域的特性，如确认和烟雾测试结果。

更多关于悬浮粒子的监测方法参见《中国药典》指导原则 9205 药品洁净实验室微生物监测和控制指导原则。

14.2.7 空气微生物监测

空气微生物监测（浮游菌和沉降菌监测）在受控环境中对空气质量的监测是非常关键的。目前对于监测空气中微生物的技术受限于以下方面：

- 设备类型；

- 培养基和培养时间；
- 操作员污染培养基。

A. 监测方法

对环境中的浮游菌和沉降菌进行日常取样从而确定可能存在的空气中的微生物是受控的。沉降菌取样是一种被动取样方法，浮游菌取样是一种主动取样方法。根据风险评估，可以选择使用主动和（或）被动取样的方法，对洁净室环境中的变化和趋势获得污染信息。主动取样方法能在较短时间内采集大量均匀体积的空气样本，但是这些取样方法可能会导致被取样环境的气流破坏。然而，被动取样方法可以使用在较长时间的监测，它不会改变环境中的气流。浮游菌和沉降菌的具体监测方法参见《中国药典》指导原则 9205 药品洁净实验室微生物监测和控制指导原则。

B. 监测设备

微生物取样器通常基于三个原则进行设计从而对于需要检测的微生物进行取样：用惯性撞击、过滤法和离心法，将微生物捕获在培养基表面进行培养。目前没有微生物取样器能 100% 有效检出存在的所有浮游菌。大多数的取样器可以用于对房间空气和压缩空气的取样。如有可能应设置延迟取样，以避免人员对监测的干扰。

企业可评估如何进行取样器设备的验证。通常由设备生产商提供的设备数据来支持该设备能满足使用需求。使用者需要对设备进行确认，确认包括：

- 对设备进行校准；
- 对流量准确性进行确认。

如果选用替代微生物方法（如不依赖于微生物生长的荧光检测法），应进行验证，具体验证要求参见《中国药典》指导原则 9201 药品微生物检验替代方法验证指导原则。

14.2.8 表面微生物监测

对空气进行悬浮粒子和微生物监测可以获得生产区域的微生物和粒子污染状况，除此之外，表面微生物监测可以获得生产区域和设备表面（非产品接触和产品接触）的微生物污染状况。监测人员洁净服和手套表面微生物，可以用来评估无菌技术的执行情况。更多有关人员监测的内容请参见本分册无菌制剂部分"4 人员"。

在建立取样计划时，必须考虑测试方法。方法需要适用于被取样表面的类型，并且能够取样。方法能够提供定性或定量的信息。取样的准确性同样受样品收集和处理的影响。对于一个有效的监测计划，适当的培训是必不可少的。培养基的类型将决定从取样点检出具有代表性的菌群的能力。培养基中加入中和剂（如卵磷脂和聚山梨酯）可以使被取样表面上的消毒剂失效。常见的方法有：接触碟法、擦拭法、表面淋洗法和柔性薄膜法。每种方法提供的数据都能评估环境的质量。

表面监测的回收水平通常较低，这是由于在取样过程中的可变性、使用的分析方法（如过滤）以及所使用的基于微生物生长的技术所决定的。然而，一致的可重复的取样技术将会产生在一段时间内用于趋势分析的定量数据。这些趋势和数据对环境活动的影响评估提供了关键依据。

A. 接触碟法

接触碟法使用方便并且提供定量的结果。接触碟被灌装充足的培养基以形成一个凸面，并能支持微生物的生长。接触碟在使用前建议放置至室温，从而减少由于冷凝水的原因导致的微生物生长成片。取样时，将接触碟按压在一个平面上，通过在取样区域上从前至后轻轻地旋转按压的方式进行，使接触碟的琼脂一边缘先接触被取样表面，再逐渐使整个面接触，避免琼脂和被取样面中间有气泡而降低取样效果。然后将取样碟放置于培养箱中，按照验证过的时间进行培养。在培养结束后对生长的菌落进行计数。

接触碟法适用于规则平面的取样，如地面、墙面、洁净服和手套，取样后必须去除取样点残留的培养基。

B. 擦拭法

这个方法可以对不适用于接触碟法的设备和不规则表面进行取样，如有些企业对灌装针使用擦拭法取样。擦拭法可使用模板定义样品尺寸——大约 5cm × 5cm（约 25cm^2）。

擦拭法使用的拭子可以由涤纶、尼龙或藻酸钙等物质组成，并且以棉束或纺纱材料的形式进行生产。对每根拭子进行合适的稀释并漩涡混匀，然后进行浇平皿。擦拭法可以提供定性或定量的结果，这取决于在取样后对拭子的处理方法。定性方法如：可以使用一个直接的擦拭方法，将一根润湿的拭子在规定的区域进行取样，取样后直接将拭子放入液体培养基中培养；也可以直接划线于琼脂培养基平板上。定量方法如：用藻酸钙的拭子，将拭子头上的纤维物质溶解，从而释放微生物至溶液中用于浇平皿。对于所使用的擦拭法，通常回收率可能会比较低，企业可以摸索擦拭法的回收率。

C. 表面淋洗法

这个方法推荐使用在对内表面有微生物污染水平要求的大面积的区域。此方法适用反应器、设备、轨道和罐子。通常使用无菌水与内表面进行接触然后对其进行收集和测试。由于样品量较大，通常使用膜过滤法对淋洗水进行测试。

D. 柔性薄膜法

该方法使用较少，是使用含有培养基的柔性薄膜，与以接触碟法类似的方式进行取样。这些薄膜也能提供一个规定的取样区域。将培养基薄膜的表面按压在一个平面上，以旋转滚动的方式，从而确保完全接触到柔性薄膜。将薄膜放置在培养箱中按验证过的时间进行培养。在培养结束后对生长的菌落进行计数。如同接触碟一样，柔性薄膜会在取样表面上留有培养基残留，也必须去除。

14.2.9 快速微生物监测方法

目前进行的大多数环境监测都依赖基于使用固体或液体微生物培养基恢复微生物生长的传统方法。然而这些方法受到微生物生长速度慢、潜伏期长、培养基的选择以及微生物回收率的内在差异性的限制。与当前传统方法相比，快速监测的方法可能为环境监测提供优势。

当应用于环境监测时，快速方法可能为该制药行业提供多个机会。

● 确认（实时或接近实时）生产活动期间的微生物控制，包括手工无菌操作、灌装和包装。

● 确认使用前受控区域的微生物控制（如生产厂房、更衣室）。

● 在设施确认期间对受控区域进行快速评估（如 EMPQ）。

● 评估去污染效果和根本原因分析［如使用快速方法找到污染源和（或）确定清洁和消毒程序的有效性］。

随后，作为整体环境监测计划的一部分，行业将寻求利用创新方法检测并量化微生物。从质量风险管理的角度来看，实施快速微生物监测方法的好处有助于设计稳健的流程，以防止污染，确保并保持微生物受控状态，评估无菌灌装期间人为干预的影响，确定断电后的恢复时间，制定更有效的策略以纠正污染问题，持续改进流程和产品，快速有效地评估失败结果对患者的潜在影响。

A. 快速微生物监测方法应用于环境监测的科学原理

适用于环境监测的快速方法基于多种科学原理。有些方法仍然需要使用传统的微生物培养基培养微生物；然而，如果使用新的检测技术，检测和计数可能会更快，例如：

- 微菌落的数字成像和自体荧光；
- 荧光染色和激光激发微菌落；
- 快速检测二氧化碳（CO_2）；
- 在短暂的微生物富集期后检测三磷酸腺苷（ATP）。

其他快速方法在检测或计数之前不需要微生物生长，因此，结果的时间可以是瞬时的或接近实时的。实现这些结果的快速技术包括：

- 使用活性染色和激光检测系统的流式和固相细胞术；
- ATP 生物发光，由于样品中的微生物浓度而不需要富集；
- 空气或水中微生物的固有荧光和光学光谱检测；
- 拉曼光谱与活性染色相结合；
- 核酸扩增技术。

要考虑的最合适的技术和检测方法将取决于多种因素，包括但不限于：

- 样品类型；
- 分析所需的样本量；
- 样品与快速方法工作流程和仪器的兼容性；
- 达到预期效果的时间；
- 所需的灵敏度水平；
- 依赖生长的方法是否需中和抗菌物质；
- 快速方法是否能够鉴别回收的微生物（破坏性与非破坏性检验）；
- 由于清洁或消毒剂残留可能导致假阳性或假阴性。

此外，还提供了使用传统培养基的自动化和高通量方法，可以在自动化、数据管理和数据可靠性方面提供更快的结果和更好的效率。

B. 使用快速微生物监测方法的优点

实施快速微生物检测方法对运营的益处包括产品质量、工艺知识和监管认可，例如：

- 减少工艺中微生物监测和成品放行周期的可能性；
- 降低与远期处理相关的风险；

- 消除或减少离线微生物分析；

- 增加实验室自动化，减少手动测试、样品处理和数据管理以及数据可靠性风险；

- 减少取样或测试的管理费用和人员编制；

- 能够立即就微生物受控状态做出质量决策；

- 更快地响应污染事件，并启动调查；

- 减少重复测试、批次拒收、再加工和返工；

- 减少房间或设施的停机时间和调查；

- 更快地确认去除污染的效果。

C. 快速微生物监测方法和设备的验证

快速微生物监测方法的复杂性和所需的相关设备各不相同。方法学验证可参考《中国药典》指导原则 9201 药品微生物检验替代方法验证指导原则、USP<1116> 和 EP <5.1.6>，以及 PDA 第 33 号报告。

欧盟 GMP 附录 1 无菌药品生产（2022 版）建议，当采用不同的或新的技术，并且以不同于 cfu 的方式呈现结果时，企业应科学地证明所应用的限值，并尽可能将其与 cfu 关联。在 A 级区域的确认和日常监测期间，浮游菌、沉降菌和表面样品预期"不生长"。

使用环境监测快速方法可能会产生可与现有警戒限和纠偏限的可比性数据，尤其是当快速方法依赖于微生物生长且数据信号为 cfu 时。但是，如果数据信号不是 cfu，即使 cfu 与新信号之间存在相关性，结果也可能与现有警戒限和纠偏限不一致。在这种情况下，最终可以选择生成足够的数据，以根据与新方法和数据信号相关联的历史数据修改现有警戒限和纠偏限。应用于快速方法的新限度应合理，并应使用基于风险的分析或方法来确定设定值。

另外，环境监测数据的趋势可能比单个数值更有价值，因为这种方法可能更适合于确定微生物问题何时发生。当在控制良好的环境中执行环境监测时会特别合适，在这种环境中预期的微生物计数为零［如 A 级（ISO 5）区域］。

使用快速方法获得的结果可能不同于传统环境监测方法。传统环境监测使用标准营养琼脂平板，并取决于许多因素（如时间、温度、湿度、营养素）以恢复微生物。许多快速方法不需要微生物的恢复和生长来产生定量结果。因此，在等效性测试期间，与快速方法生成的结果相比，从环境监测样本生成的 cfu 数据可能无法得出直接相关性。在这种情况下，可能需要在两个数据集之间进行额外的统计分析。

此外，使用不依赖微生物生长的快速方法，回收率可能会在数值上更高，因为有些微生物使用传统基于生长的方法无法检测到。尤其当微生物体是活的但不可培养（VBNC）、受物理压力、受损或处于休眠状态时。但是，值得注意的是不依赖于微生物生长的快速方法，可能无法对微生物进行鉴定以溯源微生物污染来源。

14.2.10 数据管理

以适当的频率回顾和分析环境监测数据趋势，将有助于证明工艺稳定性和评估整体环境控制效果，包括回顾风险评估和环境监测方案的适用性，并持续更新。在批产品放行前，环境监测数据必须作为复核内容的一部分。管理层必须随时了解设施内的趋势及随后的业务状况，并审查季度和年度监测报告。

由于环境监测的测试样品数量往往非常庞大，可考虑使用计算机化系统对数据进行跟踪处理。所有的数据库和软件应用程序应经过验证/确认后使用。

日常数据应按统一的记录格式集中起来。记录格式可包括监测日期和时间、具体的取样点、取样方法（包括使用的培养基）、培养条件、菌落形成单位（cfu）或悬浮粒子计数结果、鉴定结果、产品批号信息、人员签字和复核、警戒限或纠偏限，使用不同的系统记录可能会有所不同。也可以使用一些微生物学的替代方法，即不同于菌落形成单位测量方法，但在使用前需要确保这些方法已经过适当的验证，如相对光单位、细胞等。人工数据输入或有速度和准确性优势的图像扫描系统可用于填充数据表。不管使用何种类型系统，在分析前必须确认其数据可靠性。

趋势分析包括但不限于：超警戒限或行动限事件的增加、连续超出警戒限、孤立但定期地超出行动限、微生物菌群类型和数量的变化以及特定微生物的优势菌群变化等。应特别注意监测到的难以控制的微生物，如产孢子微生物和霉菌，这可能表明洁净室失去控制或正在恶化。

趋势分析时通常比较常用的工具有：在一定的频率下将数据点形成柱状图或表格。按照需求，不同分级的房间将产生不同的柱状图。评估消毒程序的有效性，并监测微生物菌群类型的变化。如从 C 级数据中获得的微生物分布图，与从 B 级区域中获得的分布图通常会不一样。因此，每个区域（或区域类型）及所附的数据集必须单独处理。可以应用数学模型［如累积和控制图（CUSUM）法］来分析环境监测数据。

日常的环境监测数据须证明洁净区处在良好的运行状况，且微生物污染得到良好控制（与其级别和功能相适应的受控状态）。应总结和评估所产生环境监测数据，以判断环境监测是否处于受控状态。有很多种方法可以用于这种分析，如使用控制图、统计分析等。

14.2.11 分离菌鉴定

对环境和人员监测中的分离菌进行微生物鉴定，是环境监测程序重要部分。实验室必须以书面形式确定选择何种鉴定程序，其中包括鉴定的频率和使用方法的标准程序。

分离菌微生物鉴定的程度请见表 14-6 的示例。微生物鉴定的程度及其原则须形成文件，依据风险评估、设施验证和趋势分析来具体问题具体分析。

表 14-6　推荐的微生物鉴定程度

鉴定程度	分离菌来源
鉴定到种 （或属，当无法鉴别到种时）	A 级和 B 级环境中所有分离菌 C 级和 D 级环境中超警戒限或纠偏限 定期对日常分离菌鉴定以识别变化
菌株水平或分子指纹	重大的产品污染事件，如培养基灌装失败、无菌检测失败以及重大不良趋势

有些特殊类型的工艺和产品会对于某些微生物特别关注（如某些控制菌），可用于评估所需要的微生物鉴定程度。

开始阶段，对众多分离菌进行微生物鉴定，从而建立起此区域分离菌的菌种库。在日常监测中，必须定期对发现的微生物进行鉴定从而检查优势菌群是否发生变化。微生物菌群的变化有可能意味着一个系统的变化，必要时进行调查。如果某系统中连续检出某些致病菌或难以控制微生物（如孢子形成的微生物：芽孢杆菌和霉菌），或某区域多个点位大量发现这些微生物，或关键区域检出这些微生物，尽管其结果没有超过警戒限或纠偏限。这种情况仍然需引起重视，必要时进行调查和额外的清洁消毒措施（熏蒸或杀孢子剂擦拭消毒），并持续监测趋势变化。

微生物鉴定可以提供分离菌可能来源的线索。如葡萄球菌经常在皮肤上发现，假单胞菌经常与水和其他液体相关联。

微生物鉴定方法可以参见《中国药典》指导原则 9204 微生物鉴定指导原则。

14.2.12 调查和纠正措施

当环境监测结果超过纠偏限或识别到一个不良趋势时，需要进行调查以及采取相应的纠正措施，从而确定原因和结果的关系（如污染源），具体流程可参见本丛书《质量控制实验室与物料系统》分册质量控制实验室部分"10 实验室调查"。为了保证在处理超限过程的逻辑性和合规性，建议事先在书面计划中定义调查和（或）纠正措施的步骤。书面计划必须定义当有多个或连续超限发生时，调查所需要进行的程度。环境监测的调查必须包括产品影响评估，并且对在同一时间生产的其他产品进行风险评估，并应记录调查过程及后续行动（表14-7）。

表14-7　不同情况下可采取的调查活动

房间空气/HVAC	• 回顾人员活动水平 • 回顾/执行气流模式和HEPA完整性测试 • 回顾人员的无菌技术和培训记录 • 回顾该区域的更衣程序和要求 • 回顾暖通空调系统故障的趋势和任何事件（如果有） • 回顾HEPA有无泄漏和两端的压差 • 回顾房间清洁、消毒和程序。查看执行清洁和消毒的人员的培训记录 • 检查区域压差，尤其是最后一次消毒 • 评估该区域的机械设备是否为可能的污染源 • 回顾之前和之后的监测结果 • 回顾灭菌记录
设施表面	• 对可能的污染源进行调查 • 评估清洁和消毒措施；回顾消毒剂的准备、清洁记录以及执行清洁和消毒的人员培训记录 • 回顾生产过程中可能发生的异常事件 • 检查操作过程中的区域 • 查看监测视频（如果适用） • 核实是否遗漏任何应有的环境控制 • 回顾产品直接或间接接触受影响表面的风险 • 回顾其他环境监测中出现的分离菌 • 评估房间的状况（如天花板、墙壁和地板上的油漆剥落或裂缝）
人员更衣（洁净服和手套）	• 评估操作员可能对产品造成的影响 • 回顾环境监测数据和无菌测试数据 • 检查手套上使用的消毒剂的制备和有效期 • 鉴别所有形态独特的菌株（人员与环境） • 针对潜在原因对操作员进行面试，并对操作员进行再培训或重新资质认证。检查系统的隔离器和RABS手套的完整性 • 评估操作员的培训。回顾该区域的卫生处理和消毒记录 • 查看监测视频（如果可用） • 查看操作员和其他操作员在同一天之前的更衣数据

表14-7中列出的点是推荐进行的调查活动，但并非包括所有内容。当排除取样和实验室差错时，可以采取纠正措施，这些措施基于对工艺知识的理解。纠正措施针对根本原因进行，并结合调查过程中的要素进行全面评估而来。

审核者可对纠正措施进行延期，直至原因被确认和（或）调查完成，延期须基于科学合理的判断。同时，回顾总结超纠偏限事件可作为日常管理的一部分。所有的纠正措施需要包括该措施对产品的影响评估。

14.2.13 文件要求

环境监测记录的维护是日常环境监测程序的一部分，环境监测记录需要考虑的项目包括：测试日期和时间、产品编号、测试项目、参照的测试方法或程序、测试时取样点的活动水平（如动态或静态）、设备编号、物理参数如温度、相对湿度和压差、取样点、区域级别、显示取样点位置的区域图、取样点的关键程度、取样频率、测试结果［如 cfu/（平板·小时）］、分析员记录结果、读取结果的日期、警戒限和（或）纠偏限、培养温度和培养时间、培养基的确认日期 / 放行日期 / 批号 / 过期日期、污染微生物的鉴定、复核者签名、数据处理、历史数据回顾、设备的校准日期等。

记录调查和纠正措施的记录包括：问题的描述、问题可能的原因、相关纠正措施及其负责人员、实施的行动步骤描述和时间表、纠正和预防措施的有效性评估。

实例分析

实例 1：环境监测结果超标偏差分析案例

以下是某公司在无菌工艺产品（冻干粉针剂）生产的环境监测中发生了 A 级区表面微生物（通常是灌装结束时取表面样）监测结果超过纠偏限后，如何进行偏差调查与分析的案例，其调查思路以及产品处置原则可供参考。

偏差描述：某批产品对灌封过程进行了环境监测，发现表面微生物取样点（该位置处于无菌灌封间灌装区域的灌装站处，A 级区内）的环境监测结果为 1cfu/25cm^2，超出纠偏限度（< 1cfu/25cm^2）。

偏差调查分为两个部分，实验室方面和生产方面，针对该取样点位置，评估灌装生产过程中和取样中与微生物污染风险有关行为。我们将根据流程、人员、设备、生产用相关物料和环境等方面进行调查。偏差分析鱼骨图如图 14-2 所示。

A. 生产方面

生产方面，将生产过程分为装机、干预动作和生产过程中其他方面进行分析。

（1）装机动作

● 经回顾发现 B 级区人员资质证书和微生物环境监测取样资格证书都在有效期之内，该人员生产结束后的手套取样结果符合要求。

● 灌装部件灭菌在有效期内，使用前检查包装完好。

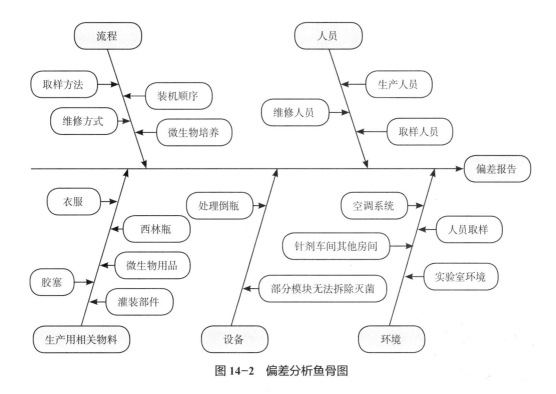

图 14-2 偏差分析鱼骨图

- 在整个装机过程中装机人员的操作符合 SOP 要求，安装顺序正确。

（2）干预动作 在整个生产过程中有正常的干预动作，并且有一次较大的维修干预，因此整个生产干预将包括正常生产干预和维修干预。

经回顾发现 B 级区维修操作人员和生产操作人员资质证书和相关操作资格证书都在有效期之内。

将整个干预分为维修前、维修中和维修后三部分。

- 维修前：维修前的所有干预均在胶塞进料槽和振荡锅区域，在刚开始生产时，在敞口处所有的干预次数已经达到 50 次，虽然这些干预本身是常规操作，但是开关门较频繁，层流内净化能力可能并不充分，有一定的微生物污染的风险。因此，经现场 QA、微生物、生产和维修达成一致，如果继续进行生产，可能会造成频率很高的干预动作，引起很大的微生物污染风险，现场决定对灌装站进行维修。

- 维修动作：整个维修过程包括准备、维修和清洁，时间共涉及 30 分钟，其中有 10 分钟需打开层流门进行操作，位置在灌装站附近，该维修过程存在较高的污染风险。

- 维修后：维修完成后经过规定的清洁消毒和自净时间，之后所有动作和频率无异常。

总结：在整个灌装过程中，由于刚开始生产时在胶塞进料槽和振荡锅区域高频率的干预动作，虽然干预动作属于常规干预，但频繁地在层流内进行操作对层流内的净化可能造成一定的影响，且还会带来一定的微生物污染的风险；为了消除高频率的干预，进行了维修动作，整个维修过程包括准备、维修和清洁，时间共涉及 30 分钟，其中有 10 分钟需打开层流门进行操作，位置在灌装站附近，并且尖嘴钳调整弹簧片的过程也在这个区域，由于尖嘴钳本身可能存在表面清洁难以彻底的问题，该维修过程存在较高的污染风险；在胶塞进料槽的位置上总的干预次数为大于培养基灌装挑战的要求，因此也会有一定的风险。

（3）生产过程中其他方面

• 本批所用西林瓶经过灭菌后进入 A 级区，开始洗瓶灭菌时间和灭菌温度正常，灭菌隧道速度正常，风速正常，其他环境监测点位测试结果均合格。

• 本批衣服经过灭菌后进入 B 级区，灭菌在有效期内，使用前检查包装完好；本批手套在灭菌有效期，使用前检查包装完好。

• 本批胶塞在有效期内，出料后置于 11 号房层流台内，使用前检查包装完好。

• B/C 级区每周清洁符合流程，所有可清洁表面都用消毒液进行擦拭消毒，并保持 30 分钟以上。

B. 实验室方面

（1）本批取样涉及的 4 名取样人员均按照 SOP 规定的取样人员上岗资格确认程序要求，在今年内至少完成 12 批次 A/B 级区内取样工作。B 级区人员资质证书和微生物环境监测取样资格证书都在有效期之内。

（2）取样用品配制后用灭菌釜灭菌，然后放置于冰箱保存、取样后样品在培养箱内培养。

• 查看培养箱、冰箱设备校验日志，都处于效期之内。

• 这些设备的日常温度监测都由实验室温控系统自动监测，检查温度控制系统记录，未发现储存和培养过程中的温度异常。

• 灭菌釜已进行年度再验证，顺利通过。

（3）实验室物料

• 本次偏差使用的培养基，该批培养基在某年某月某日完成了促生长试验和无菌性检查，结果符合要求。

• 取样前后样品进出洁净区的消毒转移流程符合要求。

（4）根据取样员回顾及本批录像，在监测取样时取样人员按照 SOP 的要求执行，遵循并符合无菌操作要求。该批监测其他 A/B 级区监测点取样结果都符合要求，包括灌装针头、换下的吸胶塞块等在内的其余取样点均无微生物生长。批生产过程中人员监测结果未发现微生物生长。

总结：在微生物实验室的整个调查过程中从人员资质、实验室设备、实验室物料和方法上未发现明显的风险点。

C. 偏差总结

本次调查主要从生产区域与实验室区域进行分析，查找其污染的原因。调查分析了期间主要的人员活动、设备运行、工具使用、物料进出等情况，找寻出可能的污染源。

经分析调查，并未发现明显的污染原因，但通过全面的分析之后，也发现了一些风险点，总结概括如表 14-8 所示，针对这些风险点制定了相应措施，从而达到优化流程，降低风险的目的，杜绝此类偏差的再次发生。

表 14-8　风险点分析总结

序号	风险点	风险理由
1	在胶塞进料槽和振荡锅区域频次较高的干扰动作	影响层流环境
2	半压塞位置不准确，需调整过桥处弹片引起长时间的维修动作（10 分钟），该动作处理过程中层流门始终打开	影响层流环境，开门状态下带来污染
3	调整弹片的操作是由尖嘴钳进行的，该物品是通过表面擦拭进入 B 级区	未清洁彻底导致环境污染
4	胶塞进料槽区域的干扰次数超过培养基灌装挑战数量	影响层流环境，开门状态下带来污染

D. 本批产品评估

在微生物偏差调查过程中，对该批生产及实验过程中的人员操作，环境监测及物料，设备等方面都未发现明显异常情况，但也发现一些风险点，鉴于以上考察和分析，污染可能为：

- 在胶塞进料槽和振荡锅区域频次较高的干预动作；
- 维修过程中由于长时间打开层流门带来的污染；
- 维修工具未彻底灭菌带来的污染；
- 受到环境的交叉污染导致最终结果的超标。

污染源可能为未彻底灭菌的维修工具或受环境污染的衣物和物料等，以上所有风险点都有直接或间接影响该取样点的可能，缺乏直接由取样导致污染的证据。

统计该批产品的生产干预数量和情况并评估如下。

- 在胶塞进料槽处有频次较高的取胶塞的干预动作，较平时生产污染风险将上升。

- 为消除此风险进行了一次较大的维修干预，在维修过程中以及维修工具均有较大的污染风险。

- 虽然这批产品生产过程中的维修和取胶塞的干预没有直接从胶塞转盘上跨越，但均发生在胶塞转盘附近，由于层流的影响可能会对吸胶塞块带来污染。

- 在维修活动结束后进行了无菌乙醇的清洁，但不会对吸胶塞块的内表面清洁。

- 缺乏直接的取样问题造成的污染的证据。

因此该批产品存在污染胶塞导致产品无菌性失败的可能，该批产品作报废处理。

实例 2：环境微生物数据库的建立

本文是为环境监测中环境微生物数据库的建立提供指导原则。环境监测中检出的菌株与微生物数据库中菌株进行比对，分析其微生物污染的可能来源，有助于微生物污染事件的调查，并可针对菌种特性对其环境采取适当有效的消毒措施。同时，建立微生物数据库可以帮助我们了解厂房设施内微生物的分布情况，以及环境微生物菌群的变化情况，并进行趋势分析，有助于评估工艺稳定性和整体环境控制效果。

A. 鉴定方法（表 14-9）

表 14-9 微生物鉴定方法

鉴定方法	具体分类	参考标准
表型微生物鉴定	培养物、形态学、生理学、生化反应、抑制性、血清学、化学分类、生态学	《中国药典》指导原则 9204 微生物鉴定指导原则
基因型微生物鉴定	DNA 探针、DNA-DNA 杂交、多位点序列分型、核糖体分型分析、16S 核糖体 RNA 核酸测序、18S 核糖体核酸测序、内转录间隔区核酸测序、全基因组核酸测序	《中国药典》通则 1021 细菌 DNA 特征序列鉴定法

B. 微生物数据库类别

包括：产品微生物数据库、原辅料微生物数据库、公用系统微生物数据库、环境微生物数据库等。

C. 微生物数据库形式

- 图片库：以菌落图片的形式构成，用于表观判定。

- 表型微生物鉴定库：以镜检结果或生化鉴定结果的形式存在，旨在了解微生物的分布情况。

- 基因型微生物鉴定库：以基因鉴定结果及核酸序列的形式存在，可以进行微生物的溯源分析。

D. 鉴定计划

微生物鉴定程度和计划视情况而定，鉴定到属、种或菌株水平，更多内容请见本分册无菌制剂部分"14.2.9 快速微生物监测方法"和《中国药典》指导原则 9204 微生物鉴定指导原则。

E. 辅助实验

对微生物进行致死条件摸索，根据微生物的耐热能力（如嗜热菌 > 嗜温菌 > 嗜冷菌；芽孢菌 > 非芽孢菌；球菌 > 非芽孢杆菌；$G^+ > G^-$）设定微生物的热激条件（热激温度和热激时间），以确定微生物的致死条件。可通过微生物的致死条件制定消除微生物污染的方法或规避现场设计中的缺陷。表 14-10 列举部分典型细菌及芽孢杆菌热激实验的致死条件（以下条件仅供参考，致死条件受到菌龄、菌悬液体系、容器的影响）。

表 14-10　典型细菌及芽孢杆菌热激实验的致死条件

微生物名称	致死条件	微生物名称	致死条件
水生鞘氨醇单胞菌属	90℃ /30 分钟	巨兽芽孢杆菌	100℃ /30 分钟
皮氏罗尔斯通菌	85℃ /60 分钟	地衣芽孢杆菌	80℃ /30 分钟
洋葱霍尔德伯克菌	85℃ /15 分钟	弯曲芽孢杆菌	90℃ /30 分钟
蜡样芽孢杆菌群	100℃ /30 分钟	环状芽孢杆菌	80℃ /30 分钟
类芽孢杆菌属	90℃ /30 分钟	阿耶波多芽孢杆菌	80℃ /30 分钟
沙福芽孢杆菌	90℃ /30 分钟	纺锤形赖氨酸芽孢杆菌	100℃ /30 分钟
芽孢八叠球菌属	100℃ /30 分钟		

F. 微生物数据库作用

根据微生物种类的不同可将微生物数据库划分为霉菌数据库、芽孢数据库、典型细菌数据库。

（1）霉菌数据库　可实现表型判定及微生物来源分析。

（2）芽孢数据库　除可实现表型判定及微生物来源分析外，通过对致死条件的研究，可以评估芽孢杆菌的杀灭条件。

（3）典型细菌数据库　可用于人员培训。

G. 微生物数据库中部分病原微生物名录（表 14-11）

表 14-11　病原微生物名录示例

序号	微生物名称	分离来源	可能来源	危害程度[1]
1	鲍氏不动杆菌	水系统	土壤、水、医院环境及人体皮肤、呼吸道、消化道和泌尿生殖道中	第Ⅱ类
2	产酸克雷伯菌	水系统	人和动物的肠道	第Ⅱ类
3	蜡样芽孢杆菌	环境 / 人员监测	土壤、水和空气	第Ⅱ类
4	金黄色葡萄球菌	环境 / 人员监测	人和动物的皮肤、空气	第Ⅱ类
5	表皮葡萄球菌	人员监测	人体和其他哺乳动物的皮肤上	第Ⅱ类
6	铜绿假单胞菌	清洁验证	土壤和水中	第Ⅱ类
7	粘质沙雷菌	清洁验证	土壤、水、植物、动物以及人类的肠道和呼吸道	第Ⅱ类

注：[1] 依据《人间传染的病原微生物目录》（征求意见稿）（2021 年 12 月 30 日），请以最终生效版本为准。

另外为进一步降低外来污染的引入，有些制药企业在法规规定的 A、B、C 和 D 级之外，还引入了非法规要求的受控但未分级（controlled not classified，CNC）区域的设置，企业自行设置污染控制水平。如在新建厂房时对 CNC 区域进行环境评估，获得基础数据，可针对性地制定消毒策略和环境管理方式，有效地将污染控制在外围（如仓库到车间转移过程的污染控制），并且可以有助于污染调查和变更评估。

实例 3：针对污染菌特性制定消毒策略 – 新建车间的水系统验证（皮氏罗尔斯通菌污染）

A. 背景

新建车间的水系统验证期间，在进行纯化水微生物限度检测结果判定时，发现水系统中有同一种典型细菌频繁被检出，可能整个水系统被该微生物污染，因此发起调查。同时，对该细菌进行了生化鉴定及基因鉴定。鉴定结果一致，均为皮氏罗尔斯通菌。

B. 具体措施

（1）确定皮氏罗尔斯通菌的生物学特性　革兰阴性杆菌，存在于土壤、河流和湖泊等潮湿环境中，也存在于塑料水管的生物膜中，能在营养物质非常低的环境中生存，有些菌株能耐重金属，可以在高度重金属污染的环境中生长，如铜、镍、铁和锌。菌落暗白色，严格需氧，化学异养型。条件致病菌，能感染健康状态不佳的人。

（2）进行皮氏罗尔斯通菌致死条件实验　确定皮氏罗尔斯通菌的致死条件为85℃/1 小时。

（3）协调相关部门　将水系统消毒方式 80℃/1 小时调整为 85℃/2 小时，同时增大消毒频率到每天进行一次，并进行使用点排放（图 14-3）。

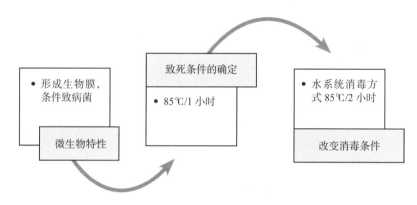

图 14-3　皮氏罗尔斯通菌污染纠正措施

C. 结果

（1）更改了该水系统消毒温度、时间和频率后，经过连续 14 天取样，该水系统的微生物限度检测中无该微生物检出，顺利通过验证。

（2）对水系统运行模式（水系统消毒温度、时间及频率制定）有指导意义。

实例 4：厌氧菌的培养

一般情况不会监测环境中专性厌氧菌，因为专性厌氧菌在一般环境中不会存活。但可能在无菌工艺中存在微需氧菌。如果存在缺氧条件或调查需要（如无菌检查中发现这些菌），则可能需要监测微需氧菌和在低氧条件下生长的微生物［节选自 USP（2022）<1116>］。

企业可根据自己的工艺特点进行评估，如有必要可以考虑在环境中监测厌氧菌，并评估厌氧菌的取样和培养条件。

细菌根据代谢时对分子氧的需要情况可分为专性需氧菌、微需氧菌、兼性厌氧菌和专性厌氧菌。进行有氧呼吸的细菌称为专性需氧菌，在无氧环境中不能生长，如结核分枝杆菌、铜绿假单胞菌等。微需氧菌在低氧压（5% 左右）下生长最好，氧浓度＞10% 对其有抑制作用，如空肠弯曲菌、幽门螺旋杆菌。兼性厌氧菌既能进行有氧呼吸又能进行无氧呼吸，在有氧和无氧环境中均能生长繁殖，如葡萄球菌、伤寒沙门菌、痢疾志贺菌。专性厌氧菌进行无氧呼吸，只能在无氧环境中生长，如破伤风梭菌、脆弱类杆菌等。厌氧菌是人体正常菌群的组成部分，广泛存在于人体皮肤和腔道的深部黏膜表面，而有些厌氧菌是条件致病菌或致病菌。培养厌氧菌必须创造一个无氧的环境。通常在培养基中加入还原剂，或用物理、化学方法去除环境中的游离氧，以降低氧化还原电势。常用的厌氧培养方法有厌氧缸法、厌氧袋法、厌氧盒、厌氧手套箱法、厌氧罐法等，可根据实际情况选用。

14.3 环境监测应用场景

背景介绍

环境监测在满足法规要求的基础上，需根据风险评估来制定和持续完善。基于生产的产品类型、产品属性、生产区域和使用的工艺，执行的监测程度和类型会有所不同。

实施指导

A. 最终灭菌生产工艺

最终灭菌生产工艺的环境控制程序包括对所有来源（如部件、容器、原料、生产环境、工艺用气、配制产品的水和灭菌给水/冷却水）有可能会导致产品微生物污染水平或细菌内毒素升高的微生物菌群进行监测。监测包括对空气、表面、纯化水和注射用水以及在灭菌过程中可能使用到的其他级别的水。

同样，须定期监测瓶子和盖子来料的微生物水平（如果产品不是使用过度杀菌的最终灭菌工艺）。产品准备的无菌过程的环境污染控制非常重要，特别是将要灭菌的产品和部件的微生物污染水平，包括微生物的数量和种类。该工艺控制应确保被灭菌产品上存在的孢子（耐热）等微生物污染水平不超过已验证的灭菌能力，能实现所需的无菌保障水平。

B. 无菌工艺

无菌工艺环境控制程序用于在已灌装容器密封前，确定产品组装或产品制备相关的微生物数量和种类。取样点的数量和监测频率通常比已知的最终灭菌的程序更多更频繁。日常监测包括在灌装间和相关支持区域的空气、水、人员、压缩空气、设备和其他表面。定期检查瓶子和盖子等来料的微生物水平。充分的环境控制是无菌生产工艺的一个重要部分，并且也是提高无菌保障的关键因素。

C. 屏障技术（隔离器）

隔离器技术相关的风险涉及半身防护服、手套、环境监测平板，例如用于隔离器环境监测的平板包装不能使用 VHP 能穿透的传统呼吸袋包装，以避免环境监测造成假阴性，对于隔离器的环境监测程序是不同于传统的无菌灌装操作的，有时建议同样采集表面样品。当进行周期性的表面监测时，必须在灌装操作或活动完成后进行取样，从而防止引入任何外部的污染或在灌装活动中残留促生长性的培养基。人员监测（在隔离器环境外）通常不需要进行，但需要在灌装操作结束后对隔离器手套和半身防护服进行监测，从而检测出是否有由于针孔泄露或完整性缺失导致的可能污染。

其中，对于无菌检测用隔离器的监测，主要是为了证明没有微生物污染。常规监测项目包括：浮游菌、表面微生物监测（包括隔离器手套，如适用）和人员监测。监测无菌检测中的悬浮粒子不是必须的，虽然它可以提供有关 ISO 5 环境中 HEPA 过滤器或隔离器完整性的有用信息。实验室的一些材料可能会产生颗粒，这些测试环境中的颗粒并不代表实际生产条件产生的颗粒，并且对上市产品没有风险。

更多信息参见本分册无菌制剂部分"17 屏障技术"。

D. A 级送风

A 级送风通常用来给某些生产过程提供保护，不要求满足 A 级区域所有相关标准（如连续的悬浮粒子监测或微生物监测标准）。A 级送风和环境设施（如帘或 RABS）构成了 A 级送风环境，A 级送风是技术手段，A 级送风环境是应用环境。

A 级送风提供的空气是通过一个合格的高效过滤器，该过滤器能够产生满足 A 级悬浮粒子质量要求的空气，但不要求进行连续悬浮粒子监测或满足 A 级微生物监测标准，且该区域本身未分级。

由于 A 级送风不是洁净室类别（如根据 ISO 14644 的分级），因此不存在微生物和悬浮粒子限值的指南。为了确认能提供满足 A 级悬浮粒子质量要求的空气，在确认和再确认期间，应至少在送风口进行测试。

日常监测可根据风险评估进行微生物污染（空气和表面）和悬浮粒子监测。监测方法、限度和点位应反映其"清洁过程"的要求，并与污染控制策略保持一致，并符合适用于 A 级送风背景的标准（通常为 C 级，但最低为 D 级）。

14.4 环境监测风险评估

背景介绍

风险评估的工具有失效模式与影响分析（FMEA）、危害分析的关键控制点（HACCP）和混合方法，也可参考生物制药行业协作组织（Biophorum Operations Group，BPOG）发布的《基于风险的监测位点选择和定义监测方案方法》（*A Harmonized Risk-Based Approach To Selecting Monitoring Points And Defining Monitoring Plans*），这些都可以用于环境监测风险评估。

全面的厂房设施风险评估包括：厂房设施（也称为环境，不限于洁净区）风险评估、工艺风险评估和环境监测风险评估。环境（或设施）风险评估可确认生产工艺的设施或环境的适用性。工艺风险评估包括从操作角度确定潜在的污染源以及与工艺相关的固有风险，包括潜在污染点。环境监测风险评估确定了如何用有效的环境监测程序来监测污染风险。所有这些都是厂房设施总体污染控制策略的一部分。

- 开发或扩充相关程序，这些程序包括识别、控制和监测污染风险的程序，将用于确定：
  - 对现行工艺进行适当级别的厂房设施控制；
  - 环境监测取样点、取样频率、取样方法和培养条件［如时间、温度、需氧和（或）厌氧条件］；
  - 根据现行工艺类型，在生产区域采用适当的环境控制；
  - 制定或修改区域和物料转移或清洁消毒措施。
- 确定所需的更衣策略和控制措施，以防止人员污染。
- 确定合适的人流、物流和废物流。
- 制定或扩充微生物和细菌内毒素污染水平监测计划。

环境监测风险评估还可用于调查污染事件或趋势，例如：

- 工艺流程或关键公用设施系统中的微生物污染；
- 微生物系统中的不良数据趋势（即微生物污染/细菌内毒素，环境监测或关键公用设施系统监测）；
- 确定和评估潜在污染或异常污染。

风险评估将评估生产过程步骤或房间点位的潜在污染，这将显示出潜在污染引入产品或工艺流程、关键公用系统或环境的最大可能。根据生产记录、标准操作规程（SOP）、人员/设备/物料流程图以及管道和仪表图的工艺流程图，来评估各个过程步骤。流程图可以系统地执行每项风险评估，并考虑到运营或系统的所有关键方面。推荐方式为，系统所有者应先确定流程或系统以明确风险评估的范围，然后由多功能团队进行风险评估。

建议使用工艺流程图对工厂和生产操作进行审视，收集信息并确定与正在执行的风险评估相关的关键因素，选择仅适用于风险评估范围的关键因素。

实施指导

设计和实施风险评估有很多方法。方法的选择应基于所讨论的工艺和所选的相关关键性因素。根据所选择的风险工具识别每个风险。根据风险工具和方法中的标准来执行风险控制策略。如某个位置或工艺步骤成为微生物侵入的潜在来源，则需考虑加强污染控制。

A. 关键因素

关键因素是分为三个主要类别：工艺步骤、潜在污染源，以及异常意外的污染源。表 14-12 和表 14-13 提供了确定风险级别（高、中、低）的要素示例和每种要素的关键因素。这些要素可基于生产操作、设备、设施设计或其他因素而变化。评估标准可能是数字或者级别，但应按程度/数值比例评估风险。每个评估标准的关键性和权重可能基于区域和工艺或其他因素而有所不同。

（1）组 1- 工艺步骤　生产工艺的每一阶段都认为是一个工艺步骤。在表 14-12 和表 14-13 中展示的工艺步骤是风险评估团队使用的工艺示例。这些可能会根据生产的产品、生产工艺、工艺阶段、设备设定、设施使用年限和控制等因素而有所不同。

（2）组 2- 潜在污染源　这些关键因素包括生产工艺、环境因素、设施或设备设计和已实施的污染控制程序，其中任何一个都可能导致潜在的污染。对于这组中的因素，可在降低风险过程中识别加强的污染控制措施。在表 14-12 和表 14-13 中举例了哺乳动物细胞培养中潜在污染源。

（3）组 3- 异常、意外的污染源　组 3 评估与环境、设备或工艺设计意图无关的污染来源。任何异常或意外的污染来源都被认为是高风险，必须得到减轻。这可能包括有缺陷的或泄露的设备或公用系统连接，或在设施检查期间检测到的生产环境完整性的破坏。由于这种危害的来源是意外的，必须得到减轻，因此应实施控制，并对其进行监测，直至消除了污染的意外来源。实例包括但不限于，由于停电导致的压差逆转、承包商和他们设备的存在、设施表面的破坏，或管道上的冷凝水。

表 14-12　对于哺乳细胞培养中间过程区域的关键因素案例

工艺步骤	高风险	中风险	低风险
组 1：工艺步骤			
生产工艺步骤	关键生产步骤 • 最终配液 • 菌种接种 • 细胞库准备 • 小瓶解冻与细胞分裂 • 加珠步骤 • 转导	• 待灭菌部件套件 • 培养基过滤 • 穿刺头 • 清洗后过滤	• 样品等分 • 设备冷却 • 设备组装 • 管道焊接
组 2：潜在污染源			
开放式，功能性密闭系统或全密闭系统	产品直接暴露在环境下；开放系统的连接	带本地保护的开放系统（如 LFH/UDF）	• 功能性密闭系统或全密闭系统（如带压或完整性控制） • 使用已建立的密闭连接
设备 / 物料的准备	仅进行清洁和消毒的设备	一些设备清洁和消毒；一些部件清洁和灭菌	所有设备清洗并灭菌
设备系列 / 工艺的复杂性	手工组装或手工操作；大量系统输入（手工或自动）	带一些手工操作的半自动；中量系统输入	完全自动系统；低量系统输入
执行关键工艺步骤 / 操作人员干预需要的时长	4~24 小时工艺时长	<4 小时工艺时长	< 30 分钟工艺时长
操作人员在紧邻 ISO 5/A 级区需要出现的时长	4~24 小时	< 4 小时	< 30 分钟

工艺步骤	高风险	中风险	低风险
周围区域的级别	ISO 9/D 级区或 ISO 8/C 级区	ISO 8/C 级区	ISO 7/B 级区
周边房间的温度（LFH/UDF 区域以外的房间）	暖和（＞25℃）	室温（20~25℃）	凉爽（＜20℃）
周围区域内的活动水平	正常批加工区域（房间中多于一个操作）	• 支持区域工艺 • 物料/设备准备区域 • 无菌部件和设备的贮存（对于相同工艺专用）	• 专用的工艺区域 • 密闭系统容器的贮存
周围区域内的人数	最大验证人员负载	多于一个操作人员，但低于最大验证负载	只有一个操作人员
人员更衣	操作人员穿着自己的日常衣服，非无菌实验室工作服、无菌袖套和无菌手套（或类似）	操作人员穿着干净的或一次性实验室工作服，无菌袖套和无菌手套（或类似）	操作人员完全穿着无菌洁净服、口罩、鞋套和手套
ISO 5/A 级区的消毒	不管活动的强度，按照计划的频率执行（如每周或每天一次）	每次操作后执行	每次操作前后执行
物料转移到 ISO 5/A 级区内的频率	在工艺期间多次物料进出区域（如灌装多个容器）	在工艺期间物料进出区域少量动作（如单次交换）	所有物品在开始工作前就已经放在区域了，并且在工艺区域没有移动
对于将转移到环境中的生产物料消毒方式	使用 70% 异丙醇消毒	使用消毒剂和（或）杀孢子剂消毒	所有物料都灭菌并多层包装
组 3：异常、意外的污染源			
异常、意外的污染源	在一个区域检测到非预期的污染，如： • 设备或公用系统连接泄漏 • 破坏环境完整性或其他设备或物料的不明泄漏 • 设施表面损坏	N/A	N/A

表 14-13　对于哺乳细胞培养支持区域的关键因素案例

工艺步骤	高风险	中风险	低风险
组 1：工艺步骤			
生产工艺步骤	关键生产步骤 • 最终配液 • 菌种接种 • 细胞库准备 • LFH/UDF	下游操作 • 纯化 • 灭菌卸载 • 待灭菌部件和物料套件	下游操作 • 细胞培养 • 培养基/缓冲液准备 • 支持区域 　○ 设备清洁和准备 　○ 气锁 　○ 更衣间 　○ 门厅 　○ 走廊 　○ 控制室
组 2：潜在污染源			
开放式，功能性密闭系统或全密闭系统	• 产品直接暴露在环境下 • 开放系统的连接	• 带本地保护的开放系统（如 LFH/UDF） • 带消毒的功能性密闭系统（风险等级需要基于具体设定进行评估）	• 功能性密闭系统或全密闭系统 • 带灭菌功能性密闭系统（风险等级需要基于具体设定进行评估）
设备/物料的准备	• 仅已清洁的设备 • 非专用设备的 CIP	• 所有设备都是已清洁的 • 部分部件已灭菌 • 部分专用，部分非专用的设备	• 所有设备已清洁和灭菌 • CIP/SIP，一次性易耗品，所有专用设备
设备系列/工艺的复杂性	• 手工组装或手工操作 • 大量系统输入（手工或自动）	• 带一些手工操作的半自动 • 中量系统输入	• 完全自动系统 • 低量系统输入
执行工艺步骤的时长	数日工艺时长（＞1天）	4~24 小时工艺时长	少于 4 小时工艺时长
工艺/室内温度	暖和（＞25℃）	室温（20~25℃）	凉快（＜20℃）
湿度控制	缺失	N/A	N/A
周边区域水、培养基粉末残留或其他促生长物料的存在	• 区域内开放的水源 • 存在水池、排水 • CIP/SIP 区域 • 储罐排水 • 存在安全淋浴/洗眼站	水/液体/缓冲/产品转移至和使用的区域	• 无液体或溶液转移到该区域 • 带空断的管道直排密闭系统
周围区域活动量（人员）	正常批次加工区域（房间里发生多于一个操作）	• 支持区域加工 • 物料/设备准备区域 • 已灭菌部件和设备的储存	• 专用加工区域 • 密闭系统容器储存

工艺步骤	高风险	中风险	低风险
交通路径至 /从周边区域	高交通区域（如门厅和气锁间）	进入工艺区域的通道或进入路线（如控制间）	低交通区域或专用工艺区域（如最终配液）
组 3：异常、意外的污染源			
异常、意外的污染源	在一个区域专有的非预期污染，如： • 设备/公用系统连接泄漏 • 环境完整性受到破坏 • 设施表面损坏	N/A	N/A

B. 环境监测风险评估

风险评估用于给环境监测取样位置和取样频率提供理由。每个生产房间或区域取样位置的理由应当书面记录并包括在每个区域环境监测性能确认方案或日常环境监测程序的变更控制中。

实际应用中需要注意，生产区域单位时间的生产批次变化（如从原先每三天一批提高的每三天两批），又或者生产后设备、器具、区域的清洁自净后等待下一批生产的间隔时间变化等情况，带来的污染来源和微生物污染水平改变对于初始风险评估和环境监测性能确认（EMPQ）的影响，变化大的情况应考虑重新进行EMPQ。

对于生产工艺中的每个重要的工艺步骤、工段、房间，表 14-14 列出的项目可以作为建立环境监测取样位置风险控制标准进行评估。

表 14-14　建立环境监测取样位置的风险标准

风险级别	样品位置的考虑
低风险	没有产品路径暴露：交通模式（人流、物流、废弃物流方式、交叉等）；污染矢量（人员触碰的物品）（矢量的意义包括污染路径和污染量）
中风险	靠近开放操作的工艺设备外表或表面：交通模式；污染矢量
高风险	每个关键生产工艺：交通模式；污染矢量；产品路径暴露的靠近开放操作的工艺设备外表或表面

C. 监测频率

基于整体风险分级，可考虑使用表 14-15 中的频率。但是，也可基于历史数据使用不同于表 14-15 的频率。如果没有历史数据（如对于一个新建设施），应采用更频繁的监测计划直至获取支持制定合理监测计划的数据为止。

生物制品低微生物污染水平区域（C/D 级）的监测频率示例如下。

表 14-15　生物制品 C/D 级的监测频率示例

风险级别	监测频率
低风险	每两周一次或每周一次
中风险	每周一次
高风险	每次关键操作进行时

化药工厂洁净区频率示例如表 14-16 所示。

表 14-16　化药工厂洁净区监测频率示例

风险级别	监测频率
D 级区域（低风险）	每两周一次或每周一次
C 级区域（中风险）	每周两次
B 级区域（中风险，如走廊）	每天、每次关键操作进行时
B 级区域（高风险，如灌装间 B 级背景区）	每班、每次关键操作进行时
A 级区域（高风险）	每班、每次关键操作进行时，持续监测

药品洁净实验室监测频率和监测项目参见《中国药典》指导原则 9205 药品洁净实验室微生物监测和控制指导原则。

D. 结论

对于需要控制微生物的生产环境，环境监测是微生物污染控制策略的一项重要组成部分。环境和工艺产生的数据可确保工艺所处环境始终如一地符合其工艺要求。本章推荐使用基于风险的方法制定适合支持生产步骤的环境监测程序。本章举例的这些风险因素和结构化的风险评估方法，可为读者制定基于风险的环境监测程序提供科学的依据。

实例分析

实例 5：灌装生产环境无菌风险因素分析

A. 风险因素分析

对于生产环境中存在的无菌风险因素，可通过风险因素识别的方法确定关键区域。图 14-4 通过思维导图识别动态生产环境中存在的无菌风险因素，供参考。

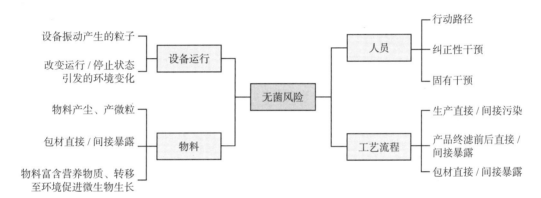

图 14-4 动态生产环境无菌风险因素分析

B. 关键性评估

当待分析区域存在上述识别的任何一个风险因素时，该房间可视作关键房间，并仅针对关键房间内的风险因素识别结果进行关键点位分析，通过关键性评估找出关键点位，针对核心区域关键点位制定相应监测计划。操作间关键性的评估示例见表 14-17。

C. 关键点位评估

根据风险优先性，如表 14-18 所示，建议采取风险控制措施。

以图 14-5 为例对各关键区域进行评价分析，确认风险因素点位及各点位的风险优先性，如表 14-19 所示。

正如本章开始时所述，环境监测活动是基于已经设计和建设完成的厂房、设施、工艺流程、设备和人物流等已有的污染控制策略进行的，环境监测无法改变固有的风险等级。

表14-17 某公司无菌药品生产动态环境监测风险评估—操作间关键性评估

操作间名称	描述	影响因素				是否关键	关键点位
		设备运行（转动、震动）	物料暴露	人员移动及操作	产品质量风险		
灌装间	未完全密封状态下产品的灌装区域（或灌封）操作区域	灌装机及自动进出料自动ORABS运转时对环境污染较小 冻干机进出料门开/关门时可能造成局部气流混乱	滤后半成品、胶塞、西林瓶均不易产尘，对环境影响较小	操作人员进行过滤除菌、无菌组装、无菌物料传递、纠正性干预操作等可能对环境造成污染	除菌过滤：配制罐至无菌接收罐间的无菌连接、取样等操作 灌装：人员对灌装线的无菌组装调试、进瓶传送带、灌装针头、压塞、冻干机装载门等产品直接暴露过程均可能对产品存在无菌风险	是	进瓶转盘上 灌装针旁 压塞模块正下方 上塞塞斗旁 冻干机小门前 供液储罐旁 送瓶轨道旁 层流下操作台面
器具中转间	直接接触药品的包装材料、器具灭菌后处于密闭容器内的转运和存放	无设备	灭菌后灌装系统、物料暂存区域，对环境影响小	操作人员进行出柜操作，操作过程中可能对环境造成污染	无生产操作	是	灭菌后灌装系统存暂存区 器具存放架 门口处
缓冲间	更换无菌服后，进入B级走廊区域的缓冲间	无设备	无物料	人员进出区域	无生产操作	否	门口处
二更衣间	更换无菌服，穿戴无菌护目镜、无菌手套区域	无设备	无物料	人员进出区域	无生产操作	否	更衣地台上
一更衣间	更换洁净服，穿戴无菌口罩、无菌手套区域	无设备	无物料	人员进出区域	无生产操作	否	更衣架上
B级走廊	通在B级各功能间的公共走廊区域	无设备	无物料	人员流动及操作	无生产操作	否	气闸门口 灌装间门口

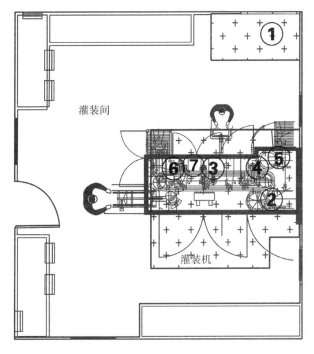

图 14-5　灌装间示意图

表 14-18　风险级别判定矩阵

可能性 风险级别 严重性	可能性低	可能性中	可能性高
严重性高	中风险	高风险	高风险
严重性中	低风险	中风险	高风险
严重性低	低风险	低风险	中风险

表 14-19　动态环境监测风险评估——卡式瓶灌装间关键点位评估

序号	关键房间	关键点位	潜在风险	严重性	可能性	风险等级	监测项目
①	灌装间	配制除菌工位	操作人员进行无菌连接操作，产品间接暴露区域，可能影响产品质量	高	中	高	悬浮粒子 浮游菌 沉降菌 表面微生物
②		进瓶转盘处	内包材直接暴露区域，操作人员进行理瓶操作，可能对局部气流及环境造成干预，影响产品质量	高	高	高	悬浮粒子 浮游菌 沉降菌 表面微生物

序号	关键房间	关键点位	潜在风险	严重性	可能性	风险等级	监测项目
③	灌装间	灌装处	药液直接暴露区域，操作人员进行无菌组装操作，可能对局部气流及环境造成干预，影响产品质量	高	高	高	悬浮粒子 浮游菌 沉降菌 表面微生物
④		压底塞处	药液及内包材直接暴露区域，操作人员进行理塞操作，可能对局部气流及环境造成干预，影响产品质量	高	高	高	悬浮粒子 浮游菌 沉降菌 表面微生物
⑤		胶塞料斗	内包材直接暴露区域，操作人员进行无菌组装操作，可能对局部气流及环境造成干预，影响产品质量	高	高	高	悬浮粒子 浮游菌 沉降菌 表面微生物
⑥		供液储罐	操作人员进行无菌连接操作，产品间接暴露区域，可能影响产品质量	高	中	高	悬浮粒子 浮游菌 沉降菌 表面微生物
⑦		铝盖料斗	内包材直接暴露区域，操作人员进行无菌组装操作，可能对局部气流及环境造成干预，影响产品质量	中	中	中	悬浮粒子 浮游菌 沉降菌 表面微生物

D. 监测频率评估

洁净区取样频率采用的是随区域重要性递减（如关键区域、关键区域的邻近区域、其他非邻近区域等）或随取样产品风险递减而渐减的原则，如表 14-20、表 14-21 所示。

表 14-20　监测频率判定矩阵

风险等级	监测原则
高风险	动态生产需每批连续监测
中风险	根据洁净级别、产品/包材暴露程度、工艺流程规定每周/月进行周期性监测
低风险	每月/季进行周期性监测

表 14-21 某公司无菌工艺生产洁净环境的常规取样频率和监测项目

洁净度级别	监测项目	风险等级		
		高风险	中风险	低风险
A 级	悬浮粒子	每批（连续）	—	—
	沉降菌	每批（持续）	—	—
	浮游菌	每批	—	—
	表面微生物	每批	—	—
B 级	悬浮粒子	每批	每天	—
	沉降菌	每批	每天	—
	浮游菌	每批	每天	—
	表面微生物	每批	每天	—
C 级	悬浮粒子	—	每周	每月
	沉降菌	—	每周	每月
	浮游菌	—	每周	每月
	表面微生物	—	每周	半月
D 级	悬浮粒子	—	每月	每季
	沉降菌	—	每月	每季
	浮游菌	—	每月	每季
	表面微生物	—	半月	每月

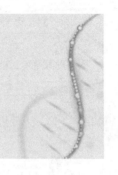

15 无菌检查

本章主要内容:

☞ 无菌检查的环境应满足的条件

☞ 怎样进行无菌检查? 无菌检测的方法

☞ 进行无菌检查方法验证时, 需考虑的内容

☞ 快速无菌检测的方法有哪些? 验证时需考虑的内容

无菌检查法系用于检查药典要求无菌的药品、生物制品、医疗器械、原料、辅料及其他品种是否无菌的一种方法。它根据用于试验的培养基中是否有微生物生长来判断样品无菌是否符合药典要求。

由于统计学上的局限, 有限的取样量限制了无菌检查试验结果对批产品评价的可靠性。各国药典中也均指出, 若供试品符合无菌检查法的规定, 仅表明了供试品在该检验条件下未发现微生物污染。尽管无菌检查试验不能保证批产品的无菌性, 但是它可用于确定及判定批产品是否符合无菌要求。

15.1 环境条件

背景介绍

A.《中国药典》要求

无菌检查应在隔离器系统或 B 级背景下的 A 级单向流洁净区域中进行, 其全过程应严格遵守无菌操作, 防止微生物污染, 防止污染的措施不得影响供试品中微生物的检出。单向流空气区域、工作台面及受控环境应定期按《中国药典》指导原则9205 药品洁净实验室微生物监测和控制指导原则或其他法定方法进行洁净度确认。隔离系统应定期按相关的要求进行验证, 其内部环境的洁净度须符合无菌检查的要求。日常检验需对试验环境进行监测。

B. USP 要求

无菌检查试验应在无菌条件下进行。为此，试验环境必须适合于进行无菌检查。所采取的防止污染的措施不得影响供试品中微生物的检出。对操作环境应给予合理的控制并定期进行取样监测。

无菌检查试验用设施对检品所带来的微生物学挑战性不得高于无菌工艺生产设施。

C. EP 要求

无菌检查试验应在无菌条件下进行。为此，试验环境必须适合于进行无菌检查。所采取的防止污染的措施不得影响供试品中微生物的检出。对操作环境应给予合理的控制并定期进行取样监测。

进行试验所需要的无菌条件可以通过位于 B 级洁净室内的 A 级单向流空气装置，或者通过隔离器来达到。

参考欧美药典及其 GMP 实践，并没有强制规定必须进行无菌检查试验，也并不要求必须遵循药典方法，但药典方法应作为出现争议时的仲裁方法。比如，EP10.7 <5.1.9> 无菌检查试验指导原则规定："既不强制要求厂家进行该试验，也不阻止厂家对法定方法进行修改或使用替代方法，但厂家应确保检品使用 EP 法定方法检验时其结果能符合要求。"

🗒 技术要求

A. 洁净室

各国 GMP 对洁净区分级做出了明确要求，其监测项目、方法、标准及监测点的选择要求等内容参见本分册无菌制剂部分 "14 环境监测"。

B. 隔离器

各国药典均推荐使用隔离器进行无菌检查。

《中国药典》指导原则 9206 无菌检查用隔离系统验证和应用指导原则规定，无菌检查用隔离系统建议安装在 D 级洁净度区域，如安装在受控非洁净区域，应进行相关的风险评估支持。安装房间应限制无关人员出入，安装地点应有足够的建筑承重，周围有足够的空间，以便于隔离器的移动、物品的输送和正常维护。

EP 中没有规定隔离器的背景环境。欧盟 GMP 附录 1 无菌药品生产中规定，开放式隔离器的背景环境通常应至少为 C 级。封闭式隔离器的背景环境应至少为 D 级。关于背景级别的决定应基于风险评估并在污染控制策略（CCS）中论证合理性。

USP 中提到，进行无菌检查试验的隔离器不需要安装在洁净控制区内，但应限制非必要人员进入该区域。

隔离器背景环境日常监测要求不高，若隔离器安装于 D 级，需对 D 级定期进行环境监测。

隔离系统验证及过氧化氢去污染循环开发相关内容，参见本分册无菌制剂部分"17 屏障技术"。

实施指导

A. 无菌检查试验用洁净室的环境监测

在各国法规中，如我国 GMP 无菌药品附录、WHO GMP、欧盟 GMP 附录 1 无菌药品生产（2022 版）、美国 FDA 无菌工艺药品指南、USP<1116>，均提供了对相应级别洁净室进行环境监测的限度要求，具体可参见本分册无菌制剂部分"14 环境监测"的有关内容。无菌检查试验用洁净室的环境监测限度可据此制定。

在表 15-1 中，提供了对无菌检查实验室进行环境监测的建议频率，它基于对类似生产活动进行监测的频率要求。请注意，该表仅供参考。总的来说，对无菌检测操作区域的环境监测应在每次试验中动态进行，并应根据实验室历史数据，结合不同洁净区域的标准，采用适宜的方法，制定适当的微生物监测警戒限和纠偏限。限度确定后，应定期回顾评价，如历史数据表明环境有所改善，限度应做出相应调整以反映环境实际质量状况。其监测目的是用于证明设施内的微生物污染连续受控，人员工作稳定，并且在对阳性结果进行调查时，为可能存在的微生物污染来源提供分析数据。

B. 无菌检查试验用隔离器的环境监测

无菌检查试验结果产生假阳性的原因可能有：试验环境、试验用容器/器具、试验用培养基/缓冲液、人员操作等。无菌检查用隔离系统的内部舱体构成一个封闭的操作空间，与外界的空气交换均通过可截留微生物的高效空气过滤系统进行；并能采用经验证的方式对内部表面进行灭菌处理；在表面灭菌程序完成后，通过输入经过滤

表 15-1　无菌检查室的环境监测频率（建议）

项目	频率	位置	执行人
空气粒子			
泄漏测试	每 6 个月	每台单向流设备	可由其他部门或委托外部机构进行
悬浮粒子	每季度	每台单向设备	实验室人员
浮游菌 / 沉降菌			
单向流内空气	试验中或试验结束后	单向流设备操作平面	实验室人员
单向流外空气	试验开始前	根据内部监控计划	实验室人员
表面微生物			
单向流内	试验中或试验结束后	操作平面	实验室人员
单向流外	试验结束后	根据内部监控计划	实验室人员
人员	试验结束后	左手和右手	实验室人员
		胸部	实验室人员
		右前臂和左前臂（手腕附近）	实验室人员
		面罩外部（呼吸保护器周围）	实验室人员

注：①通常环境监测只关注总需氧菌，企业可根据生产工艺、生产与检验环境监测历史数据和无菌检查试验结果，考虑适当增加厌氧菌、霉菌和酵母菌的监测。②表面微生物"试验中"取样，是当试验过程中有可能污染的操作发生时才执行，正常试验操作可无需执行"试验中"表面微生物取样。

的洁净空气来维持内部的受控环境。在试验过程中，封闭的隔离系统不直接与外界环境相连；物品传递过程中可保持内部空间和外部环境完全隔离，降低物流引入污染的风险；试验过程中操作人员不与试验物品直接接触。因此，使用隔离系统进行无菌检查，可以减少无菌检查执行过程中人员、物品和辅助设备等带来污染的可能性。

使用无菌检查试验用隔离器的主要优势在于能够在没有人员的去污染环境下进行试验，这在很大程度上降低了发生污染的风险，但因此认为不需要进行环境监测是错误的。按《中国药典》指导原则 9206 无菌检查用隔离器系统验证和应用指导原则要求：在每次无菌检查开始前及结束后，建议对舱体和手套 / 袖套的完整性进行检测，检测频率也可根据风险评估确定。

在环境监测限度设定方面应注意，无菌检查隔离器内的环境应符合 A 级要求。这也符合美国 FDA 无菌指南中的建议，即在无菌生产工艺中不得检出空气微生物。

而隔离器和开放超净工作台中表面微生物监测结果必须达到< 1cfu/ 碟（φ55mm）。

需考虑培养基包装袋的材质，应选择避免 H_2O_2 穿透的材质。若无法选择该材质，应通过实验证明灭菌剂的残留不会对微生物的生长产生抑制作用。应该意识到，暴露于灭菌剂后，潮湿的琼脂表面会吸附 H_2O_2，然后释放出 H_2O_2 并残留在隔离器内，这会阻碍微生物的生长。为此，应使用控制微生物作为阳性对照来证明培养基的促生长能力。cfu 该步骤需在 VHP 去污染验证时研究，需考虑：灭菌时长、灭菌后 H_2O_2 排出时长、环境温湿度控制、物品装载、包装形式、物品材料吸附等因素。

在表 15-2 中，提供了对无菌检查试验用隔离器进行环境监测的建议频率。更多细节可参见本分册无菌制剂部分"17 屏障技术"中的有关内容。

表 15-2　无菌检查试验用隔离器的环境监测频率（建议）

项目	频率
悬浮粒子	连续监测或定期监测
空气微生物	
浮游菌	试验开始和试验结束时
沉降菌	试验中
表面微生物	
接触皿	试验结束时
每只手套	
手指	试验结束时
套体	试验结束时
袖口	试验结束时

C. 其他

对洁净间空气及表面微生物测试，首先从明确规定计划及科学的方法着手。以传统的无菌检查室为例，监控计划应包括所有检验班次，并包括空气、地面、墙面、设备表面。书面规程应包括取样点位置一栏表。应根据生产操作的具体情况，基于法规指南、基于风险选定取样的时间、频率和取样点位置。样本大小应足以检出在给定区域可能预期到的环境污染水平。

环境监测方法并不总能检出取样区域中所存在的微生物。低水平的污染是很难检出的，连续出现才属于不良趋势。若在一段时间内发现污染增加，应进行跟踪调查。如未观察到任何不良趋势，只是一次结果超纠偏限，也需要进行调查，并确认补救措施是否适当。

用于洁净环境中空气悬浮粒子监测的仪器多为光散射粒子计数器，一台仪器可同时测定多个粒径通道的粒子。

环境监测要求取各种表面的微生物样。如地面、墙面、设备表面等应定期取样测试，可采用接触碟法或擦拭法取表面样。

"主动式"取样仪可用来测试和评价空气微生物学质量，如狭缝–琼脂式取样仪（碰撞取样器）、离心式取样仪以及薄膜（或明胶）过滤法取样仪，但并不限于这几种。

另一种测试设备为"被动式"空气取样器，如沉降碟，将含有营养琼脂的平皿暴露于环境中。由于只有沉降到琼脂表面的微生物才能检出，因此在空气监控中，沉降碟法属定性或半定量的方法。只有将沉降碟放在关键区污染最大风险的位置时，沉降碟法才显得有意义。

更多内容可参见本分册无菌制剂部分"14 环境监测"。

15.2 方法描述

背景介绍 ————————————————

无菌检查法包括薄膜过滤法和直接接种法。只要供试品性状允许，应采用薄膜过滤法。供试品无菌检查所采用的检查方法和检验条件应与方法适用性试验确认的方法相同。

技术要求

A. 薄膜过滤法

薄膜过滤法一般应采用封闭式薄膜过滤器，无菌检查用的滤膜孔径应不大于0.45μm，直径约为50mm。根据供试品及其溶剂的特性选择滤膜材质。有抑菌性供试品应选择低吸附的滤器及滤膜。

B. 直接接种法

一般不适合有抑菌性的产品。

实施指导

A. 薄膜过滤法

薄膜过滤法一般应采用封闭式薄膜过滤器，根据供试品及其溶剂的特性选择滤膜材质。无菌检查用的滤膜孔径应不大于 0.45μm。滤膜直径约为 50mm，若使用其他尺寸的滤膜，应对稀释液和冲洗液体积进行调整，并重新验证。使用时，应保证滤膜在过滤前后的完整性。

水溶性供试液过滤前，一般应先将少量的冲洗液过滤，以润湿滤膜。油类供试品其滤膜和过滤器在使用前应充分干燥。为发挥滤膜的最大过滤效率，应注意保持供试品溶液及冲洗液覆盖整个滤膜表面。供试液经薄膜过滤后，若需要用冲洗液冲洗滤膜，每张滤膜每次冲洗量一般为 100ml，总冲洗量一般不超过 500ml，最高不得超过 1000ml，以避免滤膜上的微生物受损伤。

该方法所适用的样品包括水溶性液体供试品、水溶性固体和半固体供试品、非水溶性供试品、可溶于十四烷酸异丙酯的膏剂和黏性油剂供试品、无菌气雾剂供试品、装有药物的注射器供试品、具有导管的医疗器械（输血、输液袋等）供试品等。具体的操作方法按《中国药典》通则 1101 无菌检查法规定执行。

目前有多种开放式及封闭式滤器，开放式滤器及滤膜使用前应采用适宜的方法灭菌，封闭式滤器为无菌一次性的，使用前无需再进行灭菌处理。为确保滤膜完整性，使用方应对滤器及滤膜供应商进行充分的评估，使用时需进行检查，如通过目视检查确保过滤前后滤膜无破损、无变形等。

B. 直接接种法

直接接种法适用于无法用薄膜过滤法进行无菌检查的供试品。直接接种法需取规定量供试品分别等量接种至硫乙醇酸盐流体培养基和胰酪大豆胨液体培养基中。除生物制品外，一般样品无菌检查时两种培养基接种的瓶或支数相等；生物制品无菌检查时硫乙醇酸盐流体培养基和胰酪大豆胨液体培养基接种的瓶或支数为 2:1。除另有规定外，每个容器中培养基的用量应符合接种的供试品体积不得大于培养基体积的 10%，同时，硫乙醇酸盐流体培养基每管装量不少于 15ml，胰酪大豆胨液体培养基每管装量不少于 10ml。若供试品具有抑菌作用，可加入适量的无菌中和剂或灭活剂，或加大每个容器的培养基用量。

该方法所适用的样品包括混悬液等非澄清水溶性液体供试品、固体供试品、非水溶性供试品、敷料供试品、肠线、缝合线等供试品、灭菌医用器械供试品、放射性药品等。

📋 要点备忘

供试品无菌检查时，应取相应溶剂和稀释液、冲洗液同法操作，作为阴性对照。阴性对照不得有菌生长。

按照《中国药典》要求，需要进行阳性对照试验。应根据供试品特性选择阳性对照菌：无抑菌作用及抗革兰阳性菌为主的供试品，以金黄色葡萄球菌为对照菌；抗革兰阴性菌为主的供试品以大肠埃希菌为对照菌；抗厌氧菌的供试品，以生孢梭菌为对照菌；抗真菌的供试品，以白色念珠菌为对照菌。阳性对照试验的菌液制备同方法适用性试验，加菌量不大于 100cfu，供试品用量同供试品无菌检查时每份培养基接种的样品量。阳性对照管培养不超过 5 天，应生长良好。

欧美药典中未规定需要进行阳性对照试验。

上述含培养基的容器按规定温度培养不少于 14 天。培养期间应定期观察并记录是否有菌生长。

关于《中国药典》与欧美药典在培养基和培养温度方面的差异参见本分册无菌制剂部分"15.6 培养基"。

15.3 观察和评价

> 实施指导

按照《中国药典》通则 1101 无菌检查法规定，将接种供试品后的培养基容器分别按各培养基规定的温度培养不少于 14 天；接种生物制品的硫乙醇酸盐流体培养基的容器应分成两等份，一份置 30~35℃培养，一份置 20~25℃培养。培养期间应定期观察并记录是否有菌生长。如在加入供试品后或在培养过程中，培养基出现浑浊，培养 14 天后，不能从外观上判断有无微生物生长，可取该培养液不少于 1ml 转种至同种新鲜培养基中，将原始培养物和新接种的培养基继续培养不少于 4 天，观察接种的同种新鲜培养基是否再出现浑浊；或取培养液涂片、染色、镜检，判断是否有菌。

若供试品管均澄清，或虽显浑浊但经确证无菌生长，判供试品符合规定；若供试品管中任何一管显浑浊并确证有菌生长，判供试品不符合规定，除非能充分证明试验结果无效，即生长的微生物非供试品所含。只有符合下列至少一个条件时方可认为试验无效。

- 无菌检查试验所用的设备及环境的微生物监控结果不符合无菌检查法的要求。
- 回顾无菌试验过程，发现有可能引起微生物污染的因素。
- 供试品管中生长的微生物经鉴定后，确证是因无菌试验中所使用的物品和（或）无菌操作技术不当引起的。
- 在阴性对照中观察到微生物生长。

只有能证明污染确实来源于操作过程的污染引入，才能判断无菌检查试验无效。试验若经评估确认无效后，应重试。重试时，重新取同量供试品，依法检查，若无菌生长，判供试品符合规定；若有菌生长，判供试品不符合规定。

无菌检查试验是否无效，需经 MDD 调查后确认，详见本丛书《质量控制实验室与物料系统》分册质量控制实验室部分"12.8 微生物数据偏差调查"。

在 EP10.7、USP2022 版中的规定与《中国药典》一致。

如果将微生物鉴定结果作为判定无菌检查试验无效的唯一依据，则必须使用比微生物学/生物化学方法更为灵敏的技术，如确定 RNA/DNA 同源性的分子分型方法。

对阳性结果进行调查时，除了上述几个方面内容，还需要结合生产工艺中各微生物污染控制点的数据，审核生产记录和生产历史，回顾同类产品的无菌检查历史数据。显然，还有其他能够说明无菌检查试验无效的原因，如无菌检查试验在隔离器中进行，但是隔离器系统完整性有问题。

利用调查过程中所得到的数据，对污染菌的可能来源进行分析。虽然微生物检验结果的影响因素颇多，对污染菌的来源分析难以达到百分之百的准确性，但经过深入调查以后，对于污染菌是源自制造过程或是检验过程，往往可以得出一个倾向性的结论。

实例分析

无菌阳性结果的调查

以利用传统洁净操作室对无菌工艺制剂进行无菌检查试验，检测结果出现阳性的调查为例。

调查可以分为两个阶段进行，第一阶段为实验室调查，第二阶段为生产过程调查。调查流程图如图 15–1 所示。

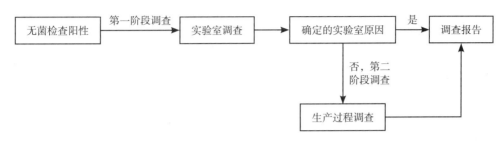

图 15–1　无菌检查阳性结果的调查流程图

第一阶段调查 / 实验室调查：可从五个方面进行调查：①检测人员；②检测相关设备、使用的培养基及缓冲液等；③检测方法；④检测环境；⑤阳性菌株鉴定，具体调查内容见表 15–3。通过以上方面调查，确定无菌检查阳性结果是否来自实验室原因，如果不能确定，需进行第二阶段调查。

第二阶段调查 / 生产过程调查：包括生产操作人员、生产设备、生产用物料、生产工艺过程及生产环境等方面，具体调查内容见表 15–3。

综合两个阶段的调查内容，进行污染菌来源分析，确定污染菌来自于检验系统或生产系统的可能性。在此基础上，通过风险 – 获益的综合权衡，进行产品的无菌风险评估。

实际工作中无菌试验阳性结果中分离出的微生物，经对其溯源分析，确认污染归因于无菌试验过程中所使用的材料或无菌技术的差错，则该试验可判无效；否则判该产品不符合要求。对洁净室和其他受控环境分离到的微生物进行适当的鉴定，掌握环境微生物污染情况，有助于污染调查。

同一地点的同种菌，其表型特征和基因型特征是基本一致的。不同地点的同种菌，表型特征可能基本一致，但保守及可变区域的基因特征会有一定的差异性。因此，污染调查等应以基因型特征鉴定为主，表型特征鉴定为辅。

最后，根据调查所得到的信息，采取相应的纠正和预防措施，如人员更衣及无菌操作技术的重新培训、人员资格再确认、更新清洁消毒程序、修订 SOP 文件、HVAC 系统再验证、生产工艺再验证、设施设备的改造或更新等。

表 15-3　无菌检查阳性结果调查内容

序号	项目	内容
第一阶段调查 / 实验室调查		
1	检测人员	无菌检查人员操作资质；本次或最近一次无菌检查是否有确认该检查人员无菌操作情况
2	检测相关设备、使用的培养基及缓冲液等	设备是否有故障或操作不当；培养基及缓冲液使用情况
3	检测方法	是否按照已验证的检测方法执行
4	检测环境	无菌检查在线环境监测数据是否正常；近期无菌检查历史数据分析
5	阳性菌株鉴定	阳性样品分离菌鉴别；无菌操作环境污染菌鉴别（表型微生物鉴定，必要时进行基因型微生物鉴定） 无菌检查的菌株应鉴定到种的水平。应回顾微生物检测资料以确定在实验室和生产环境、人员或产品生物负荷中是否也发现该微生物。当比较来自环境监测和无菌阳性的结果时，应以基因型特征鉴定为主，表型特征鉴定为辅
第二阶段调查 / 生产过程调查		
1	生产操作人员	操作人员资质；人员操作及培训是否足够需确认
2	生产设备	生产过程中相关设备是否有异常
3	生产用物料	生产用物料微生物负荷情况
4	生产工艺过程	生产现场监测及样品后续处理过程；过滤前药液含菌量；药液过滤膜完整性、生产记录审核、生产历史审查等
5	生产环境	生产环境污染菌鉴定（表型微生物鉴定，必要时进行基因型微生物鉴定） 环境监测数据调查，如批灌装生产环境监测数据、近期无菌工艺生产环境微生物监测数据；近期无菌工艺模拟试验数据

15.4 检验数量和检验量

15.4.1 检验数量

法规要求 ···

药品生产质量管理规范（2010 年修订）无菌药品附录

第六十条　除另有规定外，无菌药品批次划分的原则：

（一）大（小）容量注射剂以同一配液罐最终一次配制的药液所生产的均质产品为一批；同一批产品如用不同的灭菌设备或同一灭菌设备分次灭菌的，应当可以追溯；

（二）粉针剂以一批无菌原料药在同一连续生产周期内生产的均质产品为一批；

（三）冻干产品以同一批配制的药液使用同一台冻干设备在同一生产周期内生产的均质产品为一批；

（四）眼用制剂、软膏剂、乳剂和混悬剂等以同一配制罐最终一次配制所生产的均质产品为一批。

第八十条　无菌检查的取样计划应当根据风险评估结果制定，样品应当包括微生物污染风险最大的产品。无菌检查样品的取样至少应当符合以下要求：

（一）无菌灌装产品的样品必须包括最初、最终灌装的产品以及灌装过程中发生较大偏差后的产品；

（二）最终灭菌产品应当从可能的灭菌冷点处取样；

（三）同一批产品经多个灭菌设备或同一灭菌设备分次灭菌的，样品应当从各个 / 次灭菌设备中抽取。

📋 技术要求

按照《中国药典》通则 1101 无菌检查法规定，检验数量是指一次试验所用供试品最小包装容器的数量，成品每亚批均应进行无菌检查。除另有规定外，出厂产品按表 15-4 规定；上市抽验样品的最少检验数量按表 15-5，两个表格中的最少检验数量不包括阳性对照试验的供试品用量。一般情况下，供试品无菌检查若采用薄膜过滤法，应增加 1/2 的最小检验数量作阳性对照用；若采用直接接种法，应增加供试品 1 支（或瓶）作阳性对照用。

在《中国药典》、USP、EP 和 JP 中均将检验数量作为强制要求。

当确定取样数量时，还必须同时考虑到最小检验量，因为如果每个容器内产品装量不够接种两种培养基，则最少检验数量应加倍。

根据取样数量要求和风险评估结果制定具体的取样计划，从批产品中抽取具有代表性的样品进行无菌检查。该取样计划应包括常规取样及出现异常情况后的增补取样。

表 15-4　批出厂产品及生物制品的原液和半成品最少检验数量

供试品		批产量 N（个）	接种每种培养基的最少检验数量
注射剂		≤ 100	10% 或 4 个（取较多者）
		100 < N ≤ 500	10 个
		> 500	2% 或 20 个（取较少者） 20 个（生物制品）
大体积注射剂（> 100ml）			2% 或 10 个（取较少者） 20 个（生物制品）
冻干血液制品	> 5ml	每柜冻干 ≤ 200	5 个
		每柜冻干 > 200	10 个
	≤ 5ml	≤ 100	5 个
		100 < N ≤ 500	10 个
		> 500	20 个
眼用及其他非注射产品		≤ 200 > 200	5% 或 2 个（取较多者） 10 个
桶装无菌固体原料		≤ 4	每个容器
		4 < N ≤ 50	20% 或 4 个容器（取较多者）
		> 50	2% 或 10 个容器（取较多者）
抗生素固体原料药（≥ 5g）			6 个容器
生物制品原液或半成品			每个容器（每个容器制品的取样量为总量的 0.1% 或不少于 10ml，每开一瓶，应如上法抽验）
体外用诊断制品半成品			每批（抽验量应不少于 3ml）
医疗器械		≤ 100	10% 或 4 件（取较多者）
		100 < N ≤ 500	10 件
		> 500	2% 或 20 件（取较多者）

注：若供试品每个容器中的装量不够接种两种培养基，那么表中的最少检验数量应增加相应倍数。

表 15-5　上市抽验样品的最少检验数量

供试品		供试品最少检验数量（瓶或支）
液体制剂		10
固体制剂		10
血液制品	$V < 50ml$	6
	$V \geq 50ml$	2
医疗器械		10

注：1. 若供试品每个容器内的装量不够接种两种培养基，那么表中的最少检验数量应增加相应倍数。

2. 抗生素粉针剂（$\geq 5g$）及抗生素原料药（$\geq 5g$）的最少检验数量为 6 瓶（或支）。桶装固体原料的最少检验数量为 4 个包装。

在无菌灌装工艺中所用到的术语"灌装操作"指的是，在不超过 24 小时连续时间内，没有发生可能影响灌装系统完整性的中断或变化，将来自相同原料的产品以无菌技术灌装入最终容器。用于检验的样品应能代表每一套灌装系统，并以适当间隔覆盖全部灌封操作过程。

对于无菌检查的取样，GMP 无菌药品附录有以下规定："同一批产品经多个灭菌设备或同一灭菌设备分次灭菌的，样品应从各个 / 次灭菌设备中抽取"。此外，对于无菌药品批次划分的原则，对大、小容量注射剂而言，"以同一配液罐最终一次配制的药液所生产的均质产品为一批；同一批产品如用不同的灭菌设备或同一灭菌设备分次灭菌的，应当可以追溯"。综合上述规定，从无菌保证风险管理的角度考虑，对于一个配制批次分多个灭菌柜 / 次灭菌的情况，通常应对各灭菌柜 / 次分别取样进行无菌检查。在此主要关注的风险因素如下。

● 不同灭菌设备、同一灭菌设备的不同运行批次之间存在客观上的差异。由于灭菌工艺对产品无菌保证的特殊重要性，这类差异通常不能忽略，产品的无菌特性需要通过独立的抽样和无菌检查予以证实。

● 产品的每次灭菌初始状态，即灭菌前微生物污染水平可能存在差异。产品的灭菌前微生物污染水平是灭菌后产品无菌保证水平的重要影响因素，它受多种因素影响，其中导致灭菌初始状态差异的主要因素是灌装结束后至灭菌开始的时间。

📋要点备忘

无菌检查的样品除另有规定外，一般采取随机抽样原则进行取样。随机抽样中，对分批应特别注意。对于一个配制批次分多个灭菌柜 / 次灭菌的情况，通常应对各个灭菌柜 / 次分别取样，进行无菌检查；无菌灌装产品的样品必须包括最初、最终灌装的产品以及灌装过程中发生较大偏差后的产品；最终灭菌产品应当从可能的灭菌冷点处取样。限于抽样原理，无菌检查无法有效发现低污染概率的缺陷，在遵循随机取样的原则下，还应考虑产品生产工艺、无菌检查法的特点、生产过程是否有异常 / 偏差及微生物污染的方式，抽取典型产品组成样本进行检验。

15.4.2 检验量

📋 **技术要求**

按照《中国药典》通则 1101 无菌检查法规定，检验量是指供试品每个最小包装接种至每份培养基的最小量。除另有规定外，每份培养基接种的供试品量按表 15-6 规定。若每支（瓶）供试品的装量按规定足够接种两种培养基，则应分别接种硫乙醇酸盐流体培养基和胰酪大豆胨液体培养基。采用薄膜过滤法时，只要供试品特性允许，应将所有容器内的内容物全部过滤。

产品生产过程中发生偏差，可能影响产品无菌性时，需对发生偏差部分的样品增加无菌检测，取样方法及取样量与日常检测一致。

《中国药典》通则 1101 无菌检查法规定的检验量（表 15-6）与目前统合的 USP 和 EP 中所规定的检验量（表 15-7）有差异。

表 15-6 《中国药典》规定的供试品最少检验量

供试品	供试品装量	每支供试品接入每种培养基的最少量
液体制剂	$V < 1ml$ $1ml \leq V \leq 40ml$ $40ml < V \leq 100ml$ $V > 100ml$	全量 半量，但不得少于 1ml 20ml 10%，但不少于 20ml
固体制剂	$M < 50mg$ $50mg \leq M < 300mg$ $300mg \leq M \leq 5g$ $M > 5g$	全量 半量，但不得少于 50mg 150mg 500mg 半量（生物制品）
生物制品的原液及半成品		半量
医疗器械	外科用敷料棉花及纱布 缝合线、一次性医用材料 带导管的一次性医疗器械（如输液袋） 其他医疗器械	取 100mg 或 1cm×3cm 整个材料[①] 二分之一内表面积 整个器具[①]（切碎或拆散开）

注：①如果医疗器械体积过大，培养基用量可在 2000ml 以上，将其完全浸没。

表 15-7　USP 和 EP 规定的每种培养基最少检验量

供试品装量	接种每种培养基所需的最少样品量（除非有理由且获得批准）
液体制剂	
＜ 1ml	全量
1~40ml	半量但不少于 1ml
＞ 40ml 且 ≤ 100ml	20ml
＞ 100ml	10% 但不少于 20ml
抗生素液体制剂	1ml
可混悬或乳化的固体制剂、膏剂、油剂	全量（应不少于 200mg）
固体制剂	
＜ 50mg	全量
≥ 50mg 且 ＜ 300mg	半量但不少于 50mg
300mg~5g	150mg
＞ 5g	500mg
动物用肠线及其他外科缝合线	3 段（每段 30mm）

15.5 培养基出现浑浊时的处理程序

技术要求

　　按照《中国药典》通则 1101 无菌检查法规定。培养期间应定期观察并记录是否有菌生长。如在加入供试品后，或在培养过程中，培养基出现浑浊，培养 14 天后，不能从外观上判断有无微生物生长，可取该培养液不少于 1ml 转种至同种新鲜培养基中，将原始培养物和新接种的培养基继续培养不少于 4 天，观察接种的同种新鲜培养基是否再出现浑浊；或取培养液涂片、染色、镜检，判断是否有菌。

　　需注意转种培养基的环境要进行消毒处理，避免接种的环境污染待转种的培养基。

　　长达 14 天的培养期，并不是因为微生物生长缓慢，而是因为从微生物的生长周期来看会存在很长时间的延迟期，在这个延迟期内微生物不生长。如痤疮丙酸杆菌是无菌灌封中特殊的一种微生物，根据经验，该微生物直到在培养基中培养 12 天后才能生长到肉眼可以观察的浓度。当然，受到损伤的微生物也需要一定的延迟期才能恢复生长。

USP 和 EP 规定的出现浑浊后的处理程序与《中国药典》一致，原培养容器与转种培养容器的总培养时间为不少于 18 天。

15.6 培养基

15.6.1 培养基种类

📋 技术要求

培养基可按照《中国药典》通则 1101 无菌检查法规定的处方制备，亦可使用按该处方生产的符合规定的脱水培养基或商品化的预制培养基。配制后应采用验证合格的灭菌程序灭菌。制备好的培养基若不即时使用，应置于无菌密闭容器中，在 2~25℃、避光的环境下保存，并在经验证的保存期内使用。

按照《中国药典》通则 1101 无菌检查法规定，无菌检查试验通用培养基为硫乙醇酸盐流体培养基和胰酪大豆胨液体培养基。硫乙醇酸盐流体培养基的培养温度为 30~35℃，胰酪大豆胨液体培养基的培养温度为 20~25℃。

按照 USP 和 EP 规定，无菌检查试验通用培养基为硫乙醇酸盐流体培养基（或替代型硫乙醇酸盐培养基）和胰酪大豆胨液体培养基。硫乙醇酸盐流体培养基的培养温度为 30~35℃，胰酪大豆胨液体培养基的培养温度为 20~25℃。

实施指导

按照《中国药典》通则 1101 无菌检查法规定，配制好硫乙醇酸盐流体培养基后，分装至适宜的容器中，其装量与容器高度的比例应符合培养结束后培养基氧化层（粉红色）不超过培养基深度的 1/2，灭菌。在供试品接种前，培养基氧化层的高度不得超过培养基深度的 1/3，否则须经 100℃水浴加热至粉红色消失（不超过 20 分钟），迅速冷却，只限加热一次，并防止被污染。

USP 和 EP 所规定的内容与《中国药典》一致。

培养基是大多数微生物学实验的基本材料。保证培养基的质量对于微生物学实验室至关重要。为确保培养基的质量稳定可靠，应对其运输、制备、贮存和质量检查各环节加以监控。

在制备培养基时，应选择质量符合要求的脱水培养基或单独配方组分进行配制。脱水培养基应附有处方和使用说明，配制时应按使用说明上的要求操作以确保培养基的质量符合要求，不应使用结块、颜色发生变化或其他物理性状明显改变的脱水培养基。

脱水培养基或单独配方组分应在适当的条件下贮存，如低温、干燥和避光，所有的容器应密封，尤其是盛放脱水培养基的容器。商品化的脱水培养基或预制培养基应设立接收标准，并进行符合性验收，包括品名、批号、数量、生产单位、外观性状（瓶盖密封度、内容物有无结块霉变等）、处方和使用说明、有效期、贮存条件、生产商提供的质控报告和（或）其他相关材料（如配方变更）。预制培养基需标注 pH 值的要求。

更多内容可参见《中国药典》指导原则 9203 药品微生物实验室质量管理指导原则。

15.6.2 培养基控制

📋 技术要求

按照《中国药典》通则 1101 无菌检查法规定。无菌检查用的硫乙醇酸盐流体培养基及胰酪大豆胨液体培养基等应符合培养基的无菌性检查及灵敏度检查的要求。本检查可在供试品的无菌检查前或与供试品的无菌检查同时进行。

A. 无菌性检查

每批培养基一般随机取不少于 5 支（瓶），置各培养基规定的温度培养 14 天，应无菌生长。

B. 灵敏度检查

（1）菌种　培养基灵敏度检查所用的菌株传代次数不得超过 5 代（从菌种保存中心获得的干燥菌种为第 0 代），试验用菌种应采用适宜的菌种保藏技术进行保存和确认，以保证试验菌株的生物学特性。通常 5 代菌株是指菌株加入供试品之后，常用菌种包括：

- 金黄色葡萄球菌（*Staphylococcus aureus*）〔CMCC（B）26003〕。
- 铜绿假单胞菌（*Pseudomonas aeruginosa*）〔CMCC（B）10104〕。
- 枯草芽孢杆菌（*Bacillus subtilis*）〔CMCC（B）63501〕。
- 生孢梭菌（*Clostridium sporogenes*）〔CMCC（B）64941〕。
- 白色念珠菌（*Candida albicans*）〔CMCC（F）98001〕。
- 黑曲霉（*Aspergillus niger*）〔CMCC（F）98003〕。

（2）菌液制备　接种金黄色葡萄球菌、铜绿假单胞菌、枯草芽孢杆菌的新鲜培养物至胰酪大豆胨液体培养基中或胰酪大豆胨琼脂培养基上，接种生孢梭菌的新鲜培养物至硫乙醇酸盐流体培养基中，30~35℃培养18~24小时；接种白色念珠菌的新鲜培养物至沙氏葡萄糖液体培养基中或沙氏葡萄糖琼脂培养基上，20~25℃培养2~3天，上述培养物用pH 7.0无菌氯化钠－蛋白胨缓冲液或0.9%无菌氯化钠溶液制成适宜浓度菌悬液。接种黑曲霉至沙氏葡萄糖琼脂斜面培养基或马铃薯葡萄糖琼脂培养基上，20~25℃培养5~7天或直到获得丰富的孢子，加入适量含0.05%（ml/ml）聚山梨酯80的pH 7.0无菌氯化钠－蛋白胨缓冲液或含0.05%（ml/ml）聚山梨酯80的0.9%无菌氯化钠溶液，将孢子洗脱。然后，采用适宜的方法吸出孢子悬液至无菌试管内，用含0.05%（ml/ml）聚山梨酯80的pH 7.0无菌氯化钠－蛋白胨缓冲液或含0.05%（ml/ml）聚山梨酯80的0.9%无菌氯化钠溶液制成适宜浓度的孢子悬液。

菌悬液若在室温下放置，一般应在2小时内使用，若保存在2~8℃，可在24小时内使用。黑曲霉孢子悬液可保存在2~8℃，在验证过的贮存期内使用。

（3）培养基接种　取适宜装量的硫乙醇酸盐流体培养基7支，分别接种不大于100cfu的金黄色葡萄球菌、铜绿假单胞菌、生孢梭菌各2支，另1支不接种作为空白对照；取适宜装量的胰酪大豆胨液体培养基7支，分别接种不大于100cfu的枯草芽孢杆菌、白色念珠菌、黑曲霉各2支，另1支不接种作为空白对照。接种细菌的培养管培养时间不超过3天，接种真菌的培养管培养时间不得超过5天。

（4）结果判定　空白对照管应无菌生长，若加菌培养基管均生长良好，判该培养基的灵敏度检查符合规定。

实施指导

USP和EP所规定的类似内容与《中国药典》略有差异。表15-8和表15-9给出了欧美药典规定的培养基促生长性检查所用菌种名称及编号。

表 15-8　USP 规定的培养基促生长性检查所用菌种

需氧细菌	
金黄色葡萄球菌 *Staphylococcus aureus*	ATCC 6538，CIP 4.83，NCTC 10788，NCIMB 9518，NBRC 13276
枯草芽孢杆菌 *Bacillus subtilis*	ATCC 6633，CIP 52.62，NCIMB 8054，NBRC 3134
铜绿假单胞菌 [a] *Pseudomonas aeruginosa*	ATCC 9027，NCIMB 8626，CIP 82.118，NBRC 13275
厌氧细菌	
生孢梭菌 [b] *Clostridium sporogenes*	ATCC 19404，CIP 79.3，NCTC 532 or ATCC 11437，NBRC 14293
真菌	
白色念珠菌 *Candida albicans*	ATCC 10231，IP 48.72，NCPF 3179，NBRC 1594
巴西曲霉 *Aspergillus brasiliensis* （*Aspergillus Niger*）	ATCC 16404，IP 1431.83，IMI 149007，NBRC 9455

注：[a] 铜绿假单胞菌可用藤黄微球菌（*Micrococcus luteus*）ATCC 9341 代替。
　　[b] 生孢梭菌可用不产芽孢的普通拟杆菌（*Bacteroides vulgatus*）ATCC 8482 代替。

表 15-9　EP 规定的培养基促生长性检查所用菌种

需氧细菌	
金黄色葡萄球菌 *Staphylococcus aureus*	ATCC 6538，CIP 4.83，NCTC 10788，NCIMB 9518，NBRC 13276
枯草芽孢杆菌 *Bacillus subtilis*	ATCC 6633，CIP 52.62，NCIMB 8054，NBRC 3134
铜绿假单胞菌 *Pseudomonas aeruginosa*	ATCC 9027，NCIMB 8626，CIP 82.118，NBRC 13275
厌氧细菌	
生孢梭菌 *Clostridium sporogenes*	ATCC 19404，CIP 79.3，NCTC 532，ATCC 11437，NBRC 14293
真菌	
白色念珠菌 *Candida albicans*	ATCC 10231，IP 48.72，NCPF 3179，NBRC 1594
巴西曲霉 *Aspergillus brasiliensis*	ATCC 16404，IP 1431.83，IMI 149007，NBRC 9455

●《中国药典》除药典通则另有规定外，在实验室中，若采用已验证的配制和灭菌程序制备培养基且过程受控，那么同一批脱水培养基的适用性检查试验可只进行1次。如果培养基的制备过程未经验证，那么每一灭菌批培养基均要进行适用性检查或灵敏度检查试验。试验的菌种可根据培养基的用途从相关通则中进行选择，也可增加生产环境及产品中常见的污染菌株。

● USP 和 EP 均规定，对用于无菌检查试验的每批预制型培养基以及每批使用脱水培养基或配方组分自行配制的培养基，均需进行促生长检查试验。

● 欧美药典中均明确指出，硫乙醇酸盐流体培养基用于检测厌氧细菌和需氧细菌，而胰酪大豆胨液体培养基用于检测真菌。进行促生长检查试验时，细菌培养时间不超过 3 天，真菌培养时间不超过 5 天。

除配制后的适用性检查外，实验室配制的培养基的常规监控项目还包括 pH、定期的稳定性检查，以确定有效期。培养基在有效期内应依据适用性检查试验确定培养基质量是否符合要求。有效期的长短将取决于在一定存放条件下（包括容器特性及密封性）的培养基其组成成分的稳定性。

实验室菌种的处理和保藏的程序应标准化，使尽可能减少菌种污染和生长特性的改变。按统一操作程序制备的菌株是微生物试验结果一致性的重要保证。

药品微生物检验用的试验菌应来自认可的国内或国外菌种收藏机构的标准菌株，或使用与标准菌株所有相关特性等效的可以溯源的商业派生菌株。

标准菌株的复苏或培养物的制备应按供应商提供的说明或按已验证的方法进行。从国内或国外菌种保藏机构获得的标准菌株经过复活并在适宜的培养基中生长后，即为标准储备菌株。标准储备菌株应进行纯度和特性确认。标准储备菌株保存时，可将培养物等份悬浮于抗冷冻的培养基中，并分装于小瓶中，建议采用低温冷冻干燥、液氮贮存、超低温冷冻（低于 –30℃）等方法保存，低于 –70℃ 或低温冷冻干燥方法可以延长菌种保存时间。标准储备菌株可用于制备每月或每周一次转种的工作菌株。冷冻菌种一旦解冻转种制备工作菌株后，不得重新冷冻和再次使用。

除了前述菌种保藏方法外，实验室还可采用甘油冷冻管保藏法、液状石蜡覆盖保藏法、斜面低温保藏法、孢子液保藏法等。

工作菌株的传代次数应严格控制，不得超过 5 代（从菌种保藏机构获得的标准菌株为第 0 代），以防止过度的传代增加菌种变异的风险。1 代是指将活的培养物接种到微生物生长的新鲜培养基中培养，任何形式的转种均被认为是传代 1 次。必要时，实验室应对工作菌株的特性和纯度进行确认。

工作菌株不可代替标准菌株，标准菌株的商业衍生物仅可用作工作菌株。

菌种必须定期转种传代，并做纯度、特性等实验室所需关键指标的确认，实验室应建立菌种管理（从标准菌株到工作菌株）的文件和记录，内容包括菌株的申购、进出、收集、贮藏、确认、转种、使用以及销毁等全过程。每支菌种都应注明其名称、标准号、接种日期、传代数，并记录菌种生长的培养基和培养条件、菌种保藏的位置和条件等信息。

详见《中国药典》指导原则 9203 药品微生物实验室质量管理指导原则。

15.7 方法验证

📋 技术要求

按照《中国药典》通则 1101 无菌检查法规定。当建立产品的无菌检查法时，应进行方法适用性试验，以确认所采用的方法适合于该产品的无菌检查。若检验程序或产品发生变化可能影响检验结果时，应重新进行方法适用性试验。

按照《中国药典》通则 1101 无菌检查法规定内容进行。方法适用性试验按"供试品的无菌检查"的规定及下列要求进行操作。对每一试验菌应逐一进行方法确认。

A. 菌种及菌液制备

金黄色葡萄球菌、枯草芽孢杆菌、生孢梭菌、白色念珠菌、黑曲霉的菌株及菌液制备同培养基灵敏度检查。大肠埃希菌（*Escherichia coli*）〔CMCC（B）44102〕的菌液制备同金黄色葡萄球菌。

B. 薄膜过滤法

取每种培养基规定接种的供试品总量，采用薄膜过滤法过滤，冲洗，在最后一次的冲洗液中加入不大于 100cfu 的试验菌，过滤。加培养基至滤筒内，接种金黄色葡萄球菌、大肠埃希菌、生孢梭菌的滤筒内加硫乙醇酸盐流体培养基；接种枯草芽孢杆菌、白色念珠菌、黑曲霉的滤筒内加胰酪大豆胨液体培养基。另取一装有同体积培养基的容器，加入等量试验菌，作为对照。置规定温度培养，培养时间不得超过 5 天。

需注意，如供试品具有抑菌作用（如辅料中含有防腐剂），须用冲洗液冲洗滤膜，冲洗次数一般不少于三次，每张滤膜每次冲洗量一般为 100ml，总冲洗量一般不超过 500ml，最高不得超过 1000ml，以避免滤膜上的微生物受损。若供试品无抑菌作用，可不用冲洗液冲洗滤膜，是否有抑菌作用需以验证结论为准。

C. 直接接种法

取符合直接接种法培养基用量要求的硫乙醇酸盐流体培养基 6 管，分别接入不大于 100cfu 的金黄色葡萄球菌、大肠埃希菌、生孢梭菌各 2 管；取符合直接接种法培养基用量要求的胰酪大豆胨液体培养基 6 管，分别接入不大于 100cfu 的枯草芽孢杆菌、白色念珠菌、黑曲霉各 2 管。其中 1 管按供试品的无菌检查要求，接入每支培养基规定的供试品接种量，另 1 管作为对照，置规定的温度培养，培养时间不得超过 5 天。

D. 结果判断

与对照管比较，如含供试品各容器中的试验菌均生长良好，则说明供试品的该检验量在该检验条件下无抑菌作用或其抑菌作用可以忽略不计，照此检查方法和检查条件进行供试品的无菌检查。如含供试品的任一容器中的试验菌生长微弱、缓慢或不生长，则说明供试品的该检验量在该检验条件下有抑菌作用，应采用增加冲洗量、增加培养基的用量、使用中和剂或灭活剂、更换滤膜品种等方法，消除供试品的抑菌作用，并重新进行方法适用性试验。

方法适用性试验也可与供试品的无菌检查同时进行。

实施指导

A. 欧美药典所规定的类似内容与《中国药典》的差异

表 15-8 和表 15-9 中所列出的菌株同样适用于欧美药典规定的无菌检查方法学确认。其中硫乙醇酸盐流体培养基并未使用大肠埃希菌，而使用了铜绿假单胞菌。

B. 方法确认中的重要问题

（1）确认的频率　确认需要多长时间进行 1 次，尽管在药典中没有明确规定，但 PIC/S PI 012 无菌检查实验的建议中提到：每隔 12 个月进行一次再确认不失为一种好的办法。

（2）该使用几个批次的产品进行验证　同样，在药典中的无菌检查实验章节并没有这方面的直接信息。然而，USP<1227> 药品微生物回收率的验证曾说明了必须进行 3 次独立验证。而美国 FDA 的解释是必须使用 3 个不同批号的产品来进行验证，以排除产品配制等因素的影响。《中国药典》指导原则 9201 药品微生物检验替代方法验证指导原则规定，验证至少使用 2 个批号的样品，每批样品应平行进行至少 3 次独立实验。在 USP 该章节中有关微生物计数法的验证内容提到，"3 次验证试验应使用 3 个不同批号的产品，以证明在质量标准允许范围内不同批号产品组分的波动不会影响到验证试验的结果"。尽管这项要求只与微生物计数法的验证有关，但对于无菌检查试验的验证批号问题也是一个好的建议。

（3）验证结果能否适用于其他活性物质浓度　按照各国药典规定，开发新产品的无菌检查法时或者检验条件发生改变时，必须进行验证。即每种新产品都必须进行验证，当检验条件发生改变时都必须进行验证。唯一可能的例外情况是，药品成分相同但是活性物质浓度不同。在这种情况下，如果最高和最低浓度产品的检验方法相同并且都通过了验证，则验证结果适用于中间浓度产品。

15.8 快速无菌检测

背景介绍

传统无菌检测培养时间为 14 天，培养周期较长，该方法对于效期较短的产品不太适用，如细胞治疗类产品。目前国际上正在使用快速无菌检测方法，该方法培养周期较短（有数小时、5 天或 7 天等出结果，根据使用的无菌检测方法不同培养周期不同），适合效期较短的产品的无菌检测。

在控制药品微生物质量中，微生物实验室出于各种原因，如成本、生产量、快速简便及提高药品质量等需要而采用非药典规定的检验方法（即替代方法），该替代方法需进行验证。确认其应用效果优于或等同于药典的方法。

技术要求

《中国药典》指导原则 9201 药品微生物检验替代方法验证指导原则规定替代方法分为三类：①基于微生物生长信息的检验技术：如生物发光技术、电化学技术、比浊法等；②直接测定被测介质中活微生物的检验技术：如固相细胞计数法、流式细胞计数法等；③基于微生物细胞所含特定组成成分的分析技术：如脂肪酸测定技术、核酸扩增技术、基因指纹分析技术等。

USP 和 EP 中规定的方法与《中国药典》基本一致，具体如下。

USP<1071> 中规定：三磷酸腺苷（ATP）生物发光、流式细胞术、等温微热量法、核酸扩增、呼吸作用、固相细胞术。

EP<5.1.6> 中规定：替代方法分为三类：①以生长为基础的方法（电化学法、气体产生及消耗测量、生物发光法等）；②直接测量（固相细胞技术、流式细胞术等）；③细胞成分分析（表型技术、基因技术等）。

这些方法与传统检查方法比较，或简便快速，或具有实时或近实时监控的潜力，使生产早期采取纠正措施及监控和指导优良生产成为可能，同时新技术的使用也促进了生产成本降低及检验水平的提高。

《中国药典》、USP 和 EP 中对方法步骤未具体描述，但对方法验证有要求：

《中国药典》规定其验证参数见表 15-10，验证使用的菌种除按照《中国药典》通则 1101 无菌检查法中规定的外，还应根据替代方法及样品的特点增加相应的菌株。各菌种应分别进行验证。

表 15-10 《中国药典》对快速无菌检测的验证要求

参数	定性检验
准确度	－
精密度	－
专属性	＋
检测限	＋
定量限	－
线性	－
范围	－
耐用性	＋
重现性	＋

注：＋表示需要验证的参数；－表示不需要验证的参数。

USP 规定使用微生物替代方法应执行的验证参数要求，见表 15-11。

表 15-11 USP 对快速无菌检测的验证要求

验证参数	定性测试
准确度	−
精密度	−
专属性	+
检测限	+
定量限	−
线性	−
范围	−
稳定性	+
重现性	+
耐用性	+
等效性	+

注：+表示需要验证的参数；−表示不需要验证的参数。

EP 规定微生物方法的验证是由用户通过实验确定该方法的性能特征满足预期应用的要求的过程。由于微生物试验有 3 种基本应用（定性、定量和鉴定），因此需要 3 套独立的验证标准。对快速无菌检测的要求见表 15-12。

表 15-12 EP 对快速无菌检测的验证要求

参数	定性检验
准确度	+*
精密度	−
专属性	+
检测限	+
定量限	−
线性	−
范围	−
稳定性	+
适用性测试	+
等效性测试	+

注：*对备选方法进行药典方法的准确性检验，可以代替对检测试验限度的验证。

《中国药典》未规定该方法适用的产品类别。

USP 规定该方法适用于短效期产品无菌检测，是一种基于风险的方法。

EP 规定替代方法可用于药品的中间过程样品，特别适用于过程分析技术（PAT）、环境监测和公用设施（如水、蒸汽等的生产和分配），从而有助于这些产品的质量控制。

15.9 无菌检查试验阳性结果案例分析

以下是某公司发生一起无菌检查试验阳性结果调查报告实例。

A. 偏差概述

××××年××月××日，微生物实验室对 3 批无菌工艺产品和 3 批最终灭菌工艺产品进行无菌检查初试，其中有 1 批无菌工艺产品和 1 批最终灭菌工艺产品的检验结果呈阳性。有关偏差情况见表 15-13。

表 15-13　××××年××月××日无菌检查初试阳性结果

检验日期	检验人员	产品名称	批号	初试结果	微生物鉴别
××××年××月××日	A	无菌工艺药品×××	×××1	其中 1 瓶 TSB 内的培养结果呈阳性	副溶血弧菌或嗜水气单胞菌
××××年××月××日	A	最终灭菌工艺药品×××	×××2	其中 1 瓶 TSB 内的培养结果呈阳性	副溶血弧菌或嗜水气单胞菌

B. 偏差调查

一般分为两个阶段，第一阶段为实验室调查，第二阶段为生产过程调查。如果需要，可以同时进行第一阶段和第二阶段的调查活动。

● 第一阶段：实验室调查

实验室初步评估：确定检测结果是否有效，从而确认是否发生了微生物数据偏差。如果发生实验室差错，导致检测无效，质量部门将批准进行复验和（或）重新取样。当没有发现明显的实验室差错时，实验室管理人员必须立即启动实验室调查，并必须根据监管期望和公司政策和程序尽快完成调查。准确记录系列活动将有助于在调查期间确定根本原因。

实验室调查根本原因分析时的考虑点，见图 15-2。

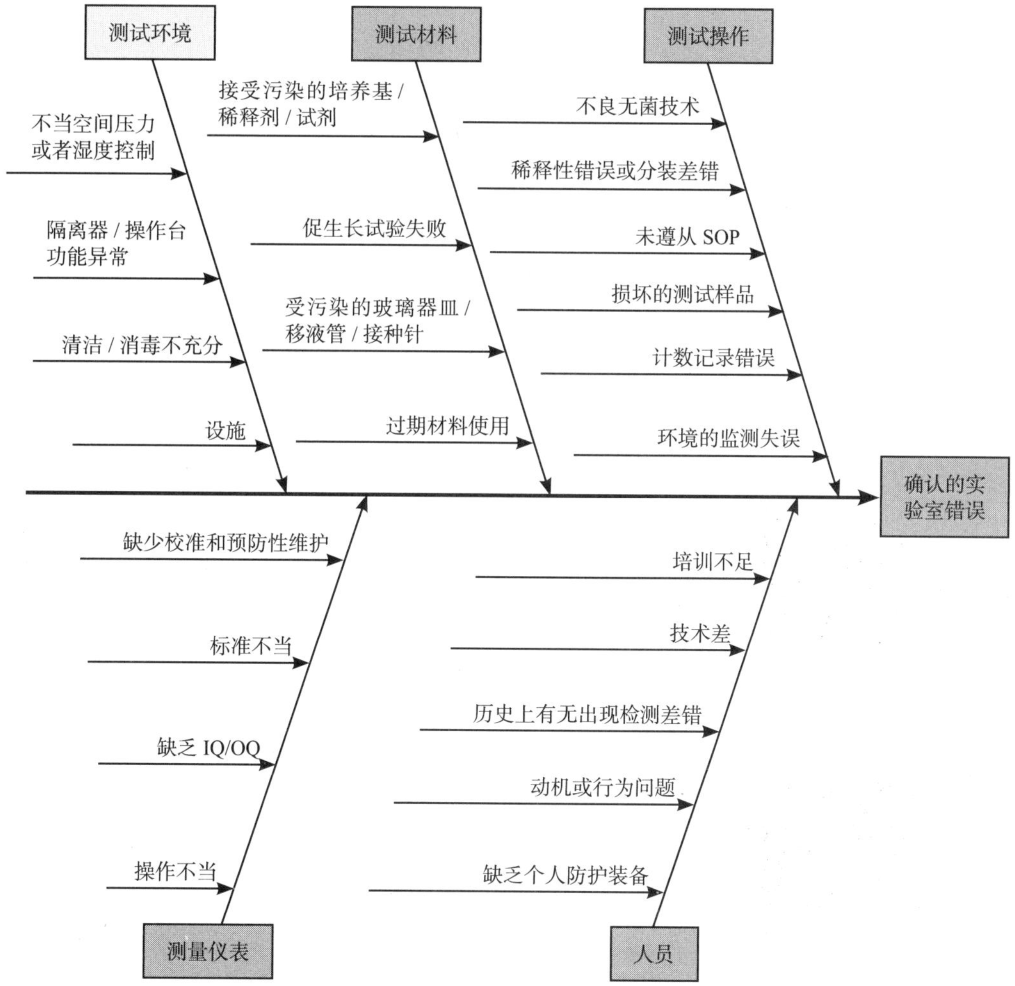

图 15-2　在微生物检测根本原因分析过程中的鱼骨图示例

实验室调查：本案例实验室按图 15-2 描述的方面进行调查，调查目的见表 15-14。

表 15-14　实验室调查项目和目的

序号	调查项目	目的
1	人员	确认检测人员的影响
2	测试操作	确认检测过程中的规范性
3	测试材料	确认检测使用的试剂 / 培养基、材料的正确 / 准确性
4	测试环境	确认检测过程中检测环境是否符合要求
5	测量仪表	确认检测过程中使用的测量仪表的正确 / 准确性

除了图 15-2 外，实验室还需确认取样及样品转运至实验室是否有影响，如取样人员是否有资质、取样过程是否遵循无菌技术、是否避免污染、取样器具是否符合无菌要求、取完样后转运至实验室的过程是否受发生了错误（如掉落、打开、溢出、储存不当等）。

实验室按上述要求进行调查后，未找到可能污染的原因。

● 第二阶段：生产过程调查

生产过程调查见图 15-3。

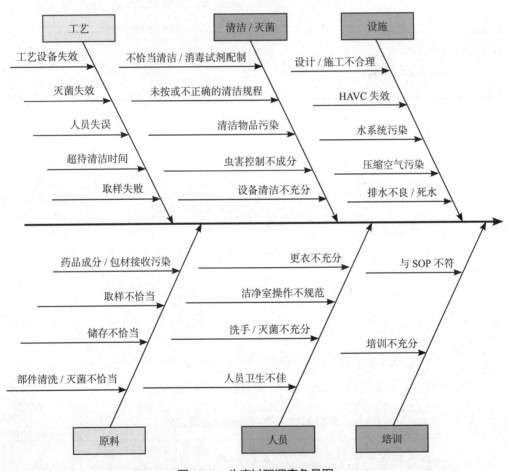

图 15-3　生产过程调查鱼骨图

无菌工艺产品和最终灭菌工艺产品可参考图 15-3 进行全面调查，从原料、人员和培训、更衣、设备设施、环境、趋势分析（适用水系统、环境及人员监控、过程中检测和成品检测）、清洁和消毒、生产工艺等方面进行调查。调查目的见表 15-15。

经生产部调查后，未找到可能污染的原因。

表 15-15　生产过程调查项目和目的

序号	调查项目	目的
1	人员	确认操作人员的影响
2	培训	确认培训是否充分、正确
3	原料	确认原料是否受影响
4	设施	确认设施是否合理、受影响
5	清洁/灭菌	确认清洁/灭菌使用是否正确、受影响
6	工艺	确认工艺是否正确无误

● 这 2 批呈阳性结果的产品，微生物鉴定结果均为副溶血弧菌，该微生物是一种嗜盐性细菌，主要来自海产品，如墨鱼、海鱼、海虾、海蟹、海蜇，以及含盐分较高的腌制食品，如咸菜、腌肉等，进食含有该菌的食物可导致副溶血性弧菌食物中毒。本菌存活能力强，在抹布和砧板上能生存 1 个月以上，海水中可存活 47 天。

副溶血性弧菌食物中毒的特点：多发生在 6~10 月，海产品大量上市时。中毒食品主要是海产品，其次为咸菜、熟肉类、禽肉、禽蛋类。中毒原因主要是生食海产品、烹调海产品时未烧熟煮透和熟食制品因保管或操作不当被污染。近几年副溶血性弧菌和沙门菌一起成为我国食物中毒事件主要致病菌。

● 根据副溶血弧菌的特点，实验室和生产部门对"是否由操作人员引入的可能"进行了详细的调查，均未找到可能污染的原因。

● 表 15-13 中污染菌鉴别

微生物表型鉴别结果：经革兰染色、镜检和（或）API 数值分类系统鉴定，无菌检查试验阳性样品污染菌及环境监测样品污染菌鉴别结果如下。

○ 在无菌工艺药品 ×××（批号：×××1）无菌检查试验初检中所发现的污染菌为副溶血弧菌（id% = 79.2）或嗜水气单胞菌/豚鼠气单胞菌（id% = 11.5），鉴定记录编号：×××-××1。该污染微生物为革兰阴性杆菌，弧菌科，菌体直径在 0.3~1.3μm。

○ 在最终灭菌工艺药品 ××××（批号：×××2）无菌检查试验初检中所发现的污染菌为副溶血弧菌（id% = 79.2）或嗜水气单胞菌/豚鼠气单胞菌（id% = 11.5），鉴定记录编号：×××-××2。该污染微生物为革兰阴性杆菌，弧菌科，菌体直径在 0.3~1.3μm。

○ 在无菌工艺药品 ×××（批号：×××1）无菌检查试验环境监测样品中，自地板表面所监测到的污染菌经鉴定为葡萄球菌。该污染微生物为革兰阳性球菌，葡萄球菌科。因监测结果远低于警戒限度，故仅做常规鉴别。

○ 在批灌封生产环境监测样品中，自环境监测人员操作服表面所监测到的污染微生物为葡萄球菌，属于革兰阳性球菌，葡萄球菌科。因监测结果远低于警戒限度，故仅做常规鉴别。

微生物基因型鉴别结果：由于无菌工艺药品×××（批号：×××1）和最终灭菌工艺药品××××（批号：××××2）无菌检查试验初试中所发现的污染菌表现型鉴别结果高度接近，故将样品委托有关机构进行微生物基因型鉴别。基因型鉴别结果显示，虽然这两种污染菌的测序结果非常相似，但仍有 4 个区域的较多碱基不一致，这说明两种污染菌在遗传型上并不完全相同。

污染菌鉴别结论：基于上述鉴定结果，可以认定，从无菌工艺药品×××（批号：×××1）无菌检查初试阳性样品中所分离出的污染菌与从最终灭菌工艺药品××××（批号：××××2）无菌检查初试阳性样品中所分离出的污染菌并不完全相同，而且也不同于从批无菌检查试验环境中和批无菌灌封生产环境中所监测到的微生物。

• 过滤前药液含菌量调查：这 2 批产品过滤前药液含菌量为 1cfu/100ml，远远低于该项目的警戒限度。

• 药液过滤膜完整性考查：根据无菌工艺药品×××（批号：×××1）批生产记录，接料用圆盘形过滤器中的过滤膜，在药液过滤开始前的发泡点压力和过滤结束后的发泡点压力均高于限度，说明了在本批产品生产过程中所使用的除菌过滤膜的完整性可以得到保证。

• 批产品细菌内毒素检查结果：这 2 批产品的细菌内毒素检验结果合格。

• 前一年度无菌工艺模拟试验数据回顾：在前一年度内，共进行同一生产模式下的无菌工艺模拟试验 2 次（计 4 批），试验样品量总计 66941 瓶，未发现染菌样品，即前一年度内同一生产模式下无菌工艺模拟试验污染瓶数 < 1/66941。

C. 污染菌来源分析

通过实验室和生产过程调查，没有直接证据表明该批产品无菌检查试验初试阳性污染菌的确切来源。但偏差调查数据显示，所分离的阳性污染菌不可能耐受灭菌工艺，而且污染菌不会在灭菌工艺结束后进入成品容器，因此判断初试阳性污染菌来源于生产过程的可能性不高。

相比之下，最终灭菌工艺药品××××（批号：××××2）无菌检查初试阳性污染菌来自检验过程的可能性很大。

D. 产品无菌风险评估

• 无菌工艺药品 ×××（批号：×××1）的无菌风险评估：对于该批产品的无菌风险评估，应从以下角度进行风险 – 获益的综合权衡：

• 尽管偏差有来自于检验系统的可能性，但该批无菌工艺药品 ×××（批号：×××1）无菌检查试验初试阳性结果与检验系统之间不存在绝对的联系。

• 尽管没有明显证据表明偏差来自生产系统，但在目前的生产条件下，对于无菌风险程度非常高的无菌灌装工艺产品而言，无法彻底排除在生产阶段中非常偶然地发生微生物污染这一可能性。

综合上述两点，可以推断，无菌工艺药品 ×××（批号：×××1）无菌风险相对较高。

• 最终灭菌工艺药品 ××××（批号：××××2）的无菌风险评估：根据以上调查，尽管初试阳性污染菌来源于生产过程的可能性不高，但此次无菌阳性结果不符合《中国药典》通则 1101 无菌检查法中试验无效的条件，不得重试。

E. 对本次工艺验证其他 4 批无菌检测结果呈阴性的样品进行调查分析

本次工艺验证有 3 批无菌工艺药品和 3 批最终灭菌工艺药品，其中有 1 批无菌工艺药品和 1 批最终灭菌工艺药品的无菌检测结果呈阳性，其他 4 批无菌检测结果均呈阴性。

4 批无菌检测呈阴性的批次，实验室和生产部均进行了评估分析。经评估，检测过程正常，检测结果有效；生产部在每批工艺验证结束后都会进行全面清洁消毒，且清洁消毒效果均进行了验证，经生产部评估，批次之间未存在交叉污染的风险，该 4 批产品质量未受到影响。

F. 产品放行

经实验室和生产部门的调查，无菌工艺药品和最终灭菌工艺药品均无法确认阳性污染菌的确切来源，故无菌检查试验结果判为不合格，不再进行重试。无菌检测结果呈阳性的 1 批无菌工艺药品和 1 批最终灭菌工艺药品不得出厂放行。

经调查评估，无菌检测结果呈阴性的 2 批无菌工艺药品和 2 批最终灭菌工艺药品可以出厂放行。

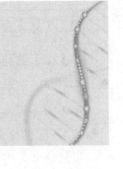

16 吹灌封技术

本章主要内容：

☞ 吹灌封技术的工艺流程

☞ 吹灌封系统设计的注意事项

☞ 确认与验证的注意事项

法规要求

药品生产质量管理规范（2010年修订）无菌药品附录

第十七条 用于生产非最终灭菌产品的吹灌封设备自身应装有 A 级空气风淋装置，人员着装应当符合 A/B 级洁净区的式样，该设备至少应当安装在 C 级洁净区环境中。在静态条件下，此环境的悬浮粒子和微生物均应当达到标准，在动态条件下，此环境的微生物应当达到标准。

用于生产最终灭菌产品的吹灌封设备至少应当安装在 D 级洁净区环境中。

第十八条 因吹灌封技术的特殊性，应当特别注意设备的设计和确认、在线清洁和在线灭菌的验证及结果的重现性、设备所处的洁净区环境、操作人员的培训和着装，以及设备关键区域内的操作，包括灌装开始前设备的无菌装配。

背景介绍

吹塑、灌装、密封（简称吹灌封）设备（blow-fill-seal，BFS）是一台可连续操作，将热塑性材料吹制成容器并完成灌装和密封的全自动机器。

本章节仅对常见的吹灌封技术和设备原理进行阐述和举例说明，以帮助企业明确在设计、使用该技术时应予以关注的要点。

📋 技术要求

A. GMP 无菌药品附录中对吹灌封技术的表述

用于生产非最终灭菌产品的吹灌封设备（仅指往复式结构的吹灌封设备）自身应装有 A 级空气风淋装置（旋转式结构的吹灌封设备无 A 级风淋装置），人员着装应当符合 A/B 级洁净区的式样，该设备至少应当安装在 C 级洁净区环境中。在静态条件下，此环境的悬浮粒子和微生物均应当达到标准，在动态条件下，此环境的微生物应当达到标准。

用于生产最终灭菌产品的吹灌封设备至少应当安装在 D 级洁净区环境中。

因吹灌封技术的特殊性，应当特别注意设备的设计和确认、在线清洁和在线灭菌的验证及结果的重现性、设备所处的洁净区环境、操作人员的培训和着装，以及设备关键区域内的操作，包括灌装开始前设备的无菌装配。

B. 欧盟 GMP 附录 1 无菌药品生产（2022 版）中对吹灌封技术的表述

用于生产最终灭菌产品的吹灌封设备应至少安装在 D 级环境中。灌装点的条件应符合下列条件。

- 非最终灭菌产品的灌装应至少放在 C 级环境中进行。

- 当污染控制策略（CCS）确定环境对产品污染的风险比较大时，如灌装速度慢、容器宽口径，或须暴露数秒钟后方可封装，则产品应在至少 C 级背景的 A 级下灌装。

无菌工艺所用的吹灌封技术应符合下列条件。

- 对于用于无菌灌装的往复式设备，管坯在环境中敞口，因此进行管坯挤出、吹塑和密封的关键区域应符合 A 级条件。灌装环境应进行设计和维护，从而在静态和动态下均符合活性微粒和总微粒限度的 A 级条件。

- 对于用于无菌灌装的旋转式设备、型坯通常在成型后密闭于环境、型坯内的灌装环境应进行设计和维护，从而在静态和动态下均符合活性微粒和总微粒限度的 A 级条件。

- 如果使用 A/B 级工作服，设备应至少安装在 C 级环境中。在 C 级区穿着 A/B

级工作服的操作人员的微生物监测应按照风险管理原则进行，所采用的限度和监测频率应考虑这些操作人员的执行活动。

C. 美国 FDA 无菌工艺指南中对吹灌封技术的表述

吹灌封（BFS）技术是由机器自动连续完成容器的整个吹塑、产品的灌装和封口的过程。

BFS 装置所在环境的空气等级应该达到 100000 等级（D 级）或更高标准，这取决于 BFS 机器的设计和房间的环境。在无菌产品或无菌原料暴露的过程中（如形成塑坯、塑坯成型或灌装），应使用高效空气过滤器来过滤空气或由膜过滤的无菌空气。在关键区域的空气质量应该达到 100 级的微生物标准（A 级），一个设计良好的 BFS 系统通常应达到 100 等级（A 级）的微粒子水平。人员经过培训后，穿上相应的洁净服才能进入 BFS 装置的相应区域。

D. 其他相关标准中对吹灌封技术的表述

中国医药设备工程协会发布的《采用吹灌封（BFS）技术生产无菌药品 通用技术要求》团体标准和 PDA 第 77 号报告《运用吹灌封技术制造无菌药品》中详细介绍了吹灌封技术的应用。

16.1 工艺流程

实施指导

吹灌封技术是一种药品内包装灌装工艺，其结合了常规灌装操作中通常实施的三个操作（容器形成、灌装与密封）。吹灌封容器由挤出的热塑性型坯形成然后灌装产品，以连续的全自动化操作的一种无菌灌装技术。吹灌封设备的两种最常见的类型是往复式结构（开放或切割型坯）和旋转式结构（密闭型坯）两种类型。

在吹灌封工艺中，采用热塑性聚合物形成内包装主容器。颗粒状聚合物（粒状颗粒）在封闭通道通过真空转移。该系统将聚合物颗粒送入挤出系统进行挤出，在挤出过程中，聚合物在高温高压密闭环境中挤压，使塑料聚合物挤出成一个或多个连续塑料型坯，经过除菌过滤的空气或其他气体以足够的压力通过挤出模头供应，以防止挤出的型坯坍塌。

吹灌封工艺使用两种方法形成容器：①经过模具上的真空成型；②与模具上

的真空组合的吹塑成型工艺。两种方法都采用真空除去容器周围的空气以帮助容器形成。

在操作过程中，液体通过封闭的无菌产品通道供应给吹灌封系统。吹灌封的产品通道是一种固有的安全设计，其完全密闭；所有产品接触表面，包括缓冲罐、软管、过滤器壳体、灌装系统与过滤器（根据产品工艺要求）通常在生产开始之前进行清洁与灭菌。

吹灌封系统最常采用灌装方式为时间 – 压力法灌装。常规的溶液可以通过集成除菌过滤进行处理；混悬剂、乳液、高黏度等不能进行最终过滤处理的产品，需要对原料药进行无菌处理。

此外，吹灌封容器可以在需要时通过蒸汽和其他方法进行最终灭菌。某些大分子产物不能进行除菌过滤或最终灭菌，因此需要将产品无菌转移至吹灌封设备处。

吹灌封设备产能取决于产品和聚合物的物理特性以及容器设计。每个循环产生的容器数量是由模具形成的容器的数量决定。循环时间取决于所需的产品灌装特性（如黏度、发泡）及模具中型坯的形成时间。

吹灌封设备还具备共挤能力，其可以生产多层容器以根据应用提供特殊的阻隔性能（如减少蒸汽损失或防止气体进入）。

吹灌封设备可全自动运行。整台设备的运行设计理念是尽可能减少操作人员与产品的接触，降低对产品的污染风险。每台设备一般都将在线清洗（CIP）和在线灭菌（SIP）整合在系统中。

A. 药液配制与过滤

药液配制和过滤系统的设计与其他无菌产品的工艺相类似，参见本分册无菌制剂部分"6 配制"。

B. 采用吹灌封三合一设备进行无菌灌装

这是整个生产过程的关键，其过程是将聚乙烯（PE）或聚丙烯（PP）容器的吹瓶、灌装、封口三个步骤集中在一台设备中连续完成。整个过程是在无菌条件下，也就是在无菌空气的保护下完成的。

按照生产容器的大小分为小容量设备（50ml 及以下容量）和大容量设备（50ml以上）。

（1）小容量 BFS 设备（往复式结构） 在往复式设备生产工艺中，通过挤出工艺连续形成型坯，经过除菌过滤空气（型坯支撑空气）流入型坯，以防止熔融塑料管塌陷，其他气体（如惰性气体）可以在吹灌封工艺中代替工艺空气。当管坯到达一定长度，两半瓶体模具合模，以形成容器的主体，然后通过抽真空作用在模具上以形成容器并继续直至完成，该结构也称为开放式型坯 BFS 设备，如图 16-1 所示。

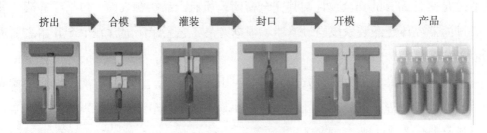

挤出 ➡ 合模 ➡ 灌装 ➡ 封口 ➡ 开模 ➡ 产品

图 16-1　吹灌封技术过程示意图

小容量 BFS 设备（往复式结构）按以下步骤进行操作：

- 加热塑料粒子；
- 将其挤压形成塑坯（管形热树脂）；
- 高温切割塑坯；
- 将塑坯传送到吹塑 - 灌装工位；
- 在模具中使塑坯真空成瓶；
- 在成型的塑瓶中灌装液体药物；
- 移开灌装针；
- 封口。

在整个操作过程中，吹制切割塑坯、将塑坯传送到吹塑 - 灌装工位、灌装后至封口前，塑坯和产品暴露在空气中，从而有引入污染的风险，为降低环境的空气倒灌到容器的风险，对于往复式结构的模具从挤出结构到 A 级空气风淋装置工位的运动时间不超过 1 秒，运动时间需要检测，整个过程无菌空气全程保护，如图 16-2 所示。

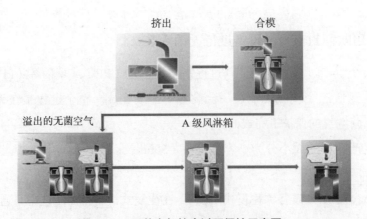

挤出　　　　合模

溢出的无菌空气　　　A 级风淋箱

图 16-2　无菌空气的全过程保护示意图

往复式吹灌封机器设计可以在容器密封之前适当插入第二部件，如针、橡胶塞、液滴控制插件。在通过隔离器无菌转移到吹灌封机器之前，应使用经过验证的方法对任何此类组件进行灭菌。

（2）小容量BFS设备（旋转式）　在多副模具旋转式的吹灌封操作中，该结构中的容器是采用密闭的型胚工艺。在密闭型坯工艺中，容器的成形、灌装、密封与开放式型坯工艺相同，只是在每个吹灌封循环之间不存在型坯切割，容器出现在连续的单板带中，并且从机器排出后分离。在封闭的型坯工艺中，环境污染的可能性明显降低。链条上的每个模具都在型坯上闭合，密封前一个容器并形成一个新的容器。

旋转式吹灌封设备使用多个匹配的模具固定在两个链条上，这两个链条在同一平面连续反向旋转回路中移动，通过旋转技术，灌装心轴直接通过挤出机头，如图16-3所示，在清洁和灭菌期间，将灌装心轴缩回到挤出机头内部；设备处于静态时，灌装芯轴缩回挤出头进行无菌气体保护。

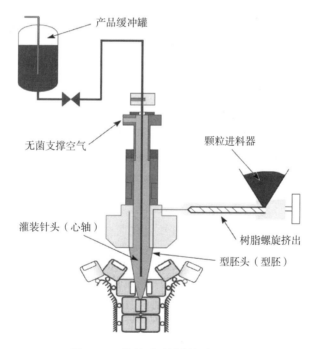

图16-3　旋转式吹灌封设备原理图

挤出机挤出连续的单个椭圆形型坯输送到旋转模具机构中。模具、链条以及挤出的塑料型坯以相同的速度移动，正压经过除菌过滤空气或其他气体进入型坯，以防止其塌陷。当模具组旋转时，其围绕型坯管闭合以形成新的容器体并密封前一组模具容器，容器通过真空在模具内形成，该过程如图16-4所示。

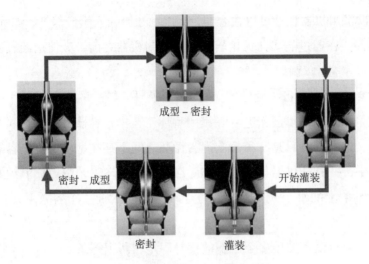

图 16-4 旋转式吹灌封设备生产流程

为了保护产品免受挤出机头部存在的热量的影响，每个灌装心轴封闭在双层冷却套中，在生产中，在容器形成后立即进行灌装，在液体灌装期间，容器内的顶部空间气体被移回到封闭的型坯区域中，然后将容器从机器中以连续的带或条排出，最后容器带输送至灌装室外进行机械冲裁并分离产品和废料，单个 BFS 的循环周期需要大约 3~4 秒才能完成。

小容量 BFS（旋转式）按以下步骤进行操作：

- 加热塑料粒子；
- 将其挤压形成塑坯（管形热树脂）；
- 在模具中使塑坯真空成瓶；
- 在成型的塑瓶中灌装液体；
- 封口。

（3）小容量 BFS 设备（连续式） 在单副模具连续式吹灌封操作中，该结构中的容器是采用密闭的型胚工艺。其工作原理与旋转式结构类似，灌装心轴直接通过挤出机头，在每个吹灌封循环之间不存在型坯切割，容器出现在连续的单板带中，并且从机器排出后分离，只是该结构只有一副模具进行工作，通过驱动装置驱动模具上下运动。

旋转式吹灌封设备和连续式吹灌封设备也被统称为密闭式型坯 BFS 设备。

（4）大容量设备 大容量产品目前只能通过往复式吹灌封设备生产，与小容量吹灌封（往复式）生产工艺相比，大容量产品在容器成型过程中均需要吹气辅助形成容器，产品形成后根据使用需求进行焊盖或者不焊盖，需要焊盖的输液瓶配备盖子输送，料斗振荡器，焊盖机能满足最大生产速度的焊接要求，焊接准确，严密无渗漏。

工艺控制要点如下。

● 设备应具有洁净空气系统，洁净空气主要用于塑坯的支撑空气、瓶体，成型空气、药液灌装系统等。设备带有定量灌装系统（如时间压力控制），用来保证装量准确。

● 塑坯壁厚控制系统，保证瓶壁均匀。

另外，设备自身应配备 0.22μm 除菌过滤器、管坯的空气过滤器及无菌空间的空气过滤器、设备能实现 CIP/SIP。

C. 容器的快速切断及分离

灌装完毕的塑料容器从吹灌封三合一设备送出时，组成塑料瓶带，连续不断地被送出设备，进入快速分离系统后，进入后面的传送带上。这一过程称为"快速切断及分离"。

D. 成品的漏液测试

成排的小瓶通过传送带的输送，进入检漏机，由检漏机进行完整性检测，检查是否存有泄漏部位。

E. 贴签包装

参见本分册无菌制剂部分"11.3 产品的灯检、贴签/印字/激光打码、赋码和包装"。

16.2 系统设计

16.2.1 设备系统组成

吹灌封技术是在无菌状态下完成塑料容器的整个吹塑、灌装、封口过程，所以对设备的自动化要求较高。吹灌封设备一般包含以下几部分。

（1）液压系统　主要用于设备运行的驱动，如主模具机从挤出位置到灌装位置的传送，主模具和头部成型模具的闭合和打开，尾部拉废料装置的提升和下降等机械运动。液压泵站或液压阀块等液压元件应尽可能放在灌装室外。如果它们位于灌装室内时，应该采取适当的措施来控制和冷却系统流体的液压系统有关的任何泄漏和（或）交叉污染，在可能的情况下，系统的压力应低于工艺流体的压力。

（2）气动系统（可分为子系统）

● 通用空气系统：主要用于进行气缸、阀门的运作。

● 洁净空气系统：空气经除菌过滤，主要用于塑坯的支撑空气、瓶体成型空气、药液灌装系统的空气。

● 真空系统：用于瓶体成型和产品空气置换等。

● 排风系统：用于去除生产过程中产生的粒子和热空气等。

（3）制胚和吹塑系统

● 塑坯壁厚控制系统。

● 模具机构。

● 塑坯挤出系统。

（4）药液系统

● 药液灌装定量系统。

● 药液过滤系统。

（5）在线灭菌（SIP）和在线清洗（CIP）系统（包括产品通路和无菌气体系统）。

（6）控制系统。

（7）A 级风淋系统（往复式设备） 用于灌装针和灌装口区域的保护。送风管路能在线灭菌，风淋箱体能在线清洗和在线灭菌。

16.2.2 设备设计要求

与传统的无菌灌装设备比较，吹灌封设备挤压塑料聚合物，然后内包装成型后紧跟着产品灌装。吹灌封设备的设计阶段应该考虑以下吹灌封设备相关的特殊内容。

● 风淋、型胚支撑气体、吹瓶气体（若需要），及缓冲罐供气。

● 关键灌装区域与其他保护区域的设计。

● 关键灌装区域消毒 / 灭菌。

● 尘埃粒子监控要求。

● 非产品接触表面消毒。

● 挤出机性能。

● 在线清洗（CIP）/ 在线灭菌（SIP）（包括产品通路和无菌气体系统）。

● 灌装系统设计。

● 关键公共设施布置（冷却、真空）。

- 易于维护。

- 设备整体效能（如往复式生产）。

- 更换品种时间。

- 设备监控（温度、压力、速度、空气压差及流速）。

- 惰性气体要求。

- 排放系统（如气体排放和蒸汽、冷凝液排放）。

- 模具设计。

- 塑料粒子供应系统。

- 冲裁系统（考虑放置在洁净区外，如放在洁净区内，应充分评估冲裁时产生的粉尘对洁净区和空调系统的影响）。

（1）产品通道　吹灌封设备操作有时涉及延长的处理时间，这在设计最终除菌过滤系统时很重要，除了灌装头和心轴，吹灌封操作和其他无菌系统的流体通道是相似的。

- 如工艺要求产品需进行除菌过滤，应设计有正确的阀门开启顺序和监控。

- 确保待灌装的产品通过除菌过滤器。

- 空气排放应放在高点，蒸汽和冷凝液排放应在低点。

- 整个无菌产品通道应该考虑在线清洗/在线灭菌，并带有恰当记录与监控系统。

- 对于开放型胚往复式设备，当处于非灌装位置时，灌针应当全部伸缩到 A 级风淋箱体内，灌装时由无菌空气流保护。

- 对于密闭型胚旋转设备，在不灌装以及型胚是打开时，灌针必须完全收回到挤出模头内部，由无菌空气流保护。

（2）模具设计　除了考虑容器设计外，模具设计还应考虑以下因素。

- 材料选择。

- 热传递性质。

- 对腐蚀的敏感性。

- 耐用性与强度。

- 易于制造与维护。

- 公共设施连接安全性。

- 冷却系统。

- 真空管路在线清洗。

- 容器完整性。

（3）真空系统设计　设计时需考虑真空系统变成微生物污染聚集地的可能性。要防止在系统关闭时或设备在进行清洁和灭菌时的回流现象。

（4）冲裁系统设计　冲裁系统设计应预防冲裁时对产品的破坏，选择使用内部（在吹灌封设备上）还是外部（灌装间外）去冲裁取决于以下因素。

- 容器设计。
- 树脂类型（可影响去边角的能力）。
- 灌装间的环境。
- 靠近灌装机组。
- 运行考虑。

（5）设备监控设计　对吹灌封工艺的监控功能包括以下（不限于）因素。

- 温度（如产品的灭菌、空气路径、挤出机、冷却水、产品、液压系统）。
- 压力（如缓冲罐、灭菌过程中产品和空气路径）。
- 速度（如挤出机、循环时间）。
- 影响容器成型的压差和空气流速（风淋、型胚支撑气体）。

16.2.3 容器设计

（1）容器材料　树脂（塑料聚合物）用于生产产品的主容器，因此，树脂储存、分发系统的设计应确保不会出现树脂的污染。

吹灌封技术首选的树脂是低密度聚乙烯、高密度聚乙烯，或者是聚丙烯。通常基于包装容器的特性（如几何形状、功能性）、产品稳定性和企业的要求选择特定的树脂。

在选择一个特定产品使用的聚合物时需要考虑以下参数，如表 16-1 所示。

（2）包装容器设计　包装容器研发应从以下关键项目进行评价，如表 16-2 所示。

（3）双层包装设计　由于内包装容器是半渗透性的，需要考虑来自第二层包装部件对产品质量带来的风险，这些风险包括可能的第二层包装部件化合物的浸出，及周围环境的气体进入。需考虑产品在内包装中在第二层包装和最终包装前的产品稳定性（如对光照与氧气敏感性）。由于油墨或者黏胶剂对产品的迁移可能性，需要仔细考虑产品内包装的标签和印刷的使用。

表 16-1　评估聚合物的参数表

参数	特性	参数	特性
化学/物理性质（树脂与产品兼容性）	密度	工艺特性	型胚膨胀（挤压、充气）
	熔融指数		挤出温度
	透明度（容器不透明度）		加工性能
	熔点		挤出机与刀具性能
	收缩性	阻隔性能	水气渗透率
	催化剂/添加剂		氧气渗透率
容器机械特性	产品配制特性（疏水性、包装容器壁的黏附性）		环境应力开裂率（冷冻/解冻循环评价）
	柔软度、延展性、易坍塌性		透光率
	硬度		对挥发物防护（标签、油墨、第二层包装）
	开启	灭菌耐受性	湿热
	着色		辐射（电子束、伽马射线、紫外脉冲）
	小瓶分离（整板小容器）		其他（环氧乙烷）

表 16-2　包装容器评价点

容器参数	评价点	容器参数	评价点
容器几何形状	剂型	热传导性	壁厚
	消费者受益		灌装体积比
	品牌化		树脂特性
	防伪措施		
硬度	功能性	产品剂量要求	体积
	可使用性		给药要求
			嵌入件的使用
耐热性（若要求）	耐受最终灭菌方法能力	插入部件	产品兼容性
			完整性
			功能性

容器参数	评价点	容器参数	评价点
壁厚	气体渗透特性	贴签要求	模具加工
			打印
	水汽透过率		标签
			激光
透光特性	透明性	铝箔外包装要求	气体渗透
	半透明		不透明性

16.2.4　设施设计

（1）无菌工艺区　放置吹灌封设备的洁净室在设计上通常小而经济，比传统无菌灌装线需要的空间更小，洁净室应按吹灌封法规标准进行设计，同时往复式吹灌封一体机应保持关键灌装区处于 A 级空气风淋环境。

往复式吹灌封一体机在正常生产时会产生非活性微粒（在管坯切割过程中）。洁净室的设计应能确保充分去除非活性微粒，以保证房间维持在可接受的警戒限和行动限内。

在开放型管型胚机中，吹灌封工艺中管型胚切割与模具密封区之间被视为"保护区"，该区域是靠模具挤压管坯形成的微正压保护容器无菌性，模具转移的速度要快，防止房间空气倒灌到容器内。经过空气过滤器过滤后的无菌空气送入到 A 级风淋箱体内，A 级风淋箱体内持续的正压风对灌装区域进行保护。

（2）公用设施　吹灌封设备生产会用到许多从外部供应给吹灌封一体机的公用设施。吹灌封工艺一些参数应在较窄范围内运行。因此，确定必需的温度、流速和压力范围非常关键，以满足系统的工艺要求。

运行吹灌封一体机对公用设施的要求如下。

• 稳定的强电流电源（考虑不间断电源的支持）。

• 冷水机具备配套的制冷量，为吹灌封一体机提供稳定的冷却水流速及压力足以维持模具、挤出机和液压系统的温度控制。

• 提供干燥无油的无菌压缩空气，以运行吹灌封一体机的各部件。压缩空气用于驱动不同的顺序阀；也可在通过除菌空气过滤器后，作为小瓶/大瓶成型用吹气和气袋支撑的供气源。

• 根据要求配备灌装体系的替代气体介质（如氮气）。

- 真空与吹气回路联用，以确保在主模具和密封模具腔内小瓶／大瓶的正确成型。
- 提供充足的纯化水或注射用水，用于在线清洗。
- 提供洁净蒸汽，用于产品管路的灭菌。完成在线灭菌后，正常生产不再需要蒸汽。
- 由于运行吹灌封一体机会产生热负荷，应适当考虑暖通空调系统（HVAC）的要求，并且应满足特定洁净室级别所必需的环境条件。

16.3 运行与确认

背景介绍

针对吹灌封工艺的试车、确认和验证，应从技术层面综合考虑。通常吹灌封工艺和产品的验证必须遵循和其他制药产品／工艺相同的程序。

实施指导

吹灌封设备是全自动的，从设计上实现了人为干预最小化，能降低由活性微生物引起的产品污染风险。不同的过程控制参数，比如容器重量、灌装重量、壁厚和可见缺陷，提供了受监测的、有利于持续过程控制的参数信息。

因为高度的自动化，先进的吹灌封系统展现了可重复性和一致性，该可重复性和一致性应经过工艺验证的确认，包括产品和无菌工艺（工艺模拟）验证。初始设置的机械设定值是固定并且可靠的，以避免工艺过程中的变化。现场调整参数设定及速度控制，例如为适应环境或批次要求，可以通过洁净室外部人机界面最终执行。

A. 质量和无菌相关的吹灌封关键工艺参数评估

吹灌封关键工艺参数研究的期望结果是对控制过程有一个完整的认识，并且机械设计能可靠、合格的生产出高质量产品；工艺参数研究的目的是改进和区分非关键工艺参数和关键工艺参数，并了解当故障即将出现时，这些参数是否会影响工艺或如何影响工艺。通过这个方法可筛选出最佳参数以改进并实施将来的工艺验证。

关键工艺参数是整个机械循环总体工艺参数中的一部分。吹灌封的关键工艺参数有两类：质量属性工艺参数和无菌保证相关的工艺参数，该工艺的关键是在维持高质量输出的同时确保生产体积的一致性。当设备以高质量标准和效能水平运行时，质量属性的关键工艺参数范围能被成功执行，通常每批产出的不合格率低。企业需要确定什么是关键工艺参数，确定关键工艺参数与质量属性的关系，然后为每种容器配置关键工艺参数范围，因为这些将对最终容器的形成产生直接影响。

对无菌工艺生产的无菌产品而言，无菌保证和不溶性微粒的控制/减少是两个最关键的质量要求。

在吹灌封技术无菌工艺中，特别是使用往复式结构的吹灌封设备，容器在密封前敞开暴露于环境时最有可能发生短暂的产品污染。此段时间被视为"关键工艺时间段"。关键工艺时间段由大量与无菌性相关的关键设备工艺参数的总和控制，并被定义为从管型胚切割到容器密封的时间，如图 16-5 所示。

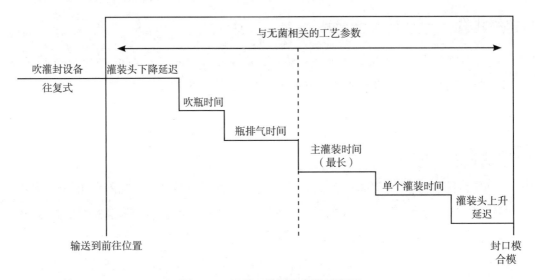

图 16-5　无菌工艺相关参数示意图

B. 吹灌封操作中无菌相关的工艺参数

当进行培养基灌装时，作为最差条件，关键工艺时间参数的总和需要大于或等于一次正常生产中记录的总和。该方式通常可确保工艺能力限度通过暴露于内部机械环境和工艺过程而被充分挑战。

16.4 验证和确认

背景介绍

因吹灌封技术的特殊性，应当特别注意设备的设计和确认、在线清洁和在线灭菌的验证及结果的重现性。

实施指导

A. 工艺验证

吹灌封工艺的灌装系统已被证明具有高度的准确性和重复性。作为吹灌封工艺验证的一部分，应考虑对以下参数进行评价。

- 装量。
- 壁厚/克重。
- 产品性能（方便开启/穿刺、药品分发/给药剂量）。
- 容器外观。
- 刻字、压花或图案。
- 组件物料检查和位置确认（胶塞、顶针盖以及组合盖），如适用。
- 产品内的可见异物。
- 容器完整性。
- 检漏。

（1）容器密封完整性试验 容器密封系统完整性验证应作为设备或模具验证的一部分进行验证，目的是确认容器密封系统的设计和结构是否符合规定。

通常采用色水法或者微生物侵入挑战试验检测产品是否存在漏孔，这类试验一般用于初步确认；在大生产中或者用于稳定性样品检测时，应采用真空衰减法或高压放电法等方法进行检测。

（2）检漏 检漏设备最佳参数设定对确保每个单位的容器完整性至关重要，企业应使用多种尺寸的容器挑战检漏设备的工艺参数，确认生产要求的有效性，模拟实际生产活动中可能出现的检漏情况以及工艺验证、设备验证研究中可能出现的"最差条件"情况。

除此之外，法规明确规定熔封型容器需要进行100%的完整性检查。EMA和美国FDA的指南均要求对同批次中的每个单位产品进行检漏。在药品生产过程中，常采用在线检漏设备确认产品容器完整性。若干检漏方法得到了广泛普及，并且已经被证实能够确保在产品售后效期内保持大瓶/小瓶包装密封的完整性。

高电压检漏方法在制药行业得到了普遍使用，适用于大容量注射剂和小容量注射剂以及眼科产品。真空检漏法也同样广泛使用，并且该方法适用于相同产品线。

对于最终灭菌产品，灭菌完成后进行检漏，并辅助检查是否存在不完整或漏液的包装容器。

另外，比较简单的方法是对整批产品进行合格质量水平（AQL）抽样，然后采用色水法对取样样品进行检漏。

（3）长时间连续灌装 采用吹灌封设备生产时，长时间连续灌装是一种较常规生产方式；工艺持续时间与灌装时间应有完整的验证方案。

（4）中控取样 应制定合理的取样计划，评价灌装过程中适当的质量特性，如装量、壁厚、容器重量以及容器/密封性能。

B. 设备清洁及灭菌

吹灌封设备的清洁以及灭菌工艺的验证原则与其他无菌工艺设备验证原则相同。

（1）关键区域控制 无菌灌装点是吹灌封一体机最为关键的操作区域，直接采用A级空气风淋保护；任何直接接触外界的产品或未密封容器所在区域都应视作关键区域。开放式管型胚吹灌封设备一般都在往复区域配备了保护措施。

（2）风淋系统设计（往复式机型） 在灌装工位局部的A级环境应设计有适当的风淋系统。风淋系统的目的是持续向灌装头与灌装点提供A级的洁净空气。为了符合A级区要求，应通过高效空气过滤器或者筒式过滤器向A级灌装区送风，工作原理如图16-6所示。应确保微生物符合相应级别环境的要求。设备应考虑对过滤器下游的风淋系统送风管路的在线灭菌和A级风淋箱体的在线清洗和在线灭菌，以及在动态与静态条件下监测风淋系统中微生物和尘埃粒子的方法。推荐使用微粒水平超过警戒限和行动限均会报警的系统，同时应持续监测空气风淋系统是否有效运转。

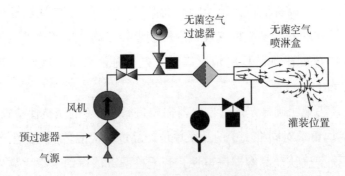

图16-6 A级风淋系统原理图

（3）吹灌封一体机房间环境 吹灌封设备应放置在相应级别的洁净房间内，以减少活性微生物和非活性微粒对产品造成污染的风险。根据法规对用于生产非最终灭菌产品的吹灌封设备至少应当安装在C级洁净区环境中和用于生产最终灭菌产品的吹灌封设备至少应当安装在D级洁净区环境中规定；还应对吹灌封设备安装的环境进行温湿度控制，应根据产品对外界因素（如温度、湿度、光照等）的敏感程度，确认并建立关键工艺参数以及相应的合格范围。

往复式 BFS 设备洁净环境日常监控计划如表 16-3 所示（此表为示例，当设备适用时；如不适用，应基于风险考虑对 A 级气流影响或环境污染因素，确定取样的方式和频次）。

表 16-3　背景洁净区环境监控项目示例

位置	方法		要求
设备自带 A 级空气风淋	浮游菌		$< 1 cfu/m^3$
	悬浮粒子	$\geq 0.5\mu m$	3520
		$\geq 5\mu m$	20
	表面微生物（接触 $\phi 55mm$）（生产结束时）		$< 1 cfu/$ 碟
设备背景 C 级洁净区	压差		参照 GMP 无菌药品附录 C 级和 D 级要求
	环境空气微生物		
	悬浮粒子		

注：仅适用于风淋装置需手动消毒的机型。

设备房间的环境监测重点放在可能的重大污染源上，如干预、冷却液体泄漏等。通过对吹灌封无菌灌装工艺进行风险评估确定取样点，并在规定取样点取样。

（4）过滤系统配置　作为产品管路在线灭菌的一部分，吹灌封设备自带的亲水性和疏水过滤器的灭菌效果要符合标准。

（5）空气／气体过滤系统　吹灌封系统灌装过程中采用高质量的压缩空气或其他气体（如氮气）进行管型胚充气、产品溶液缓冲以及容器吹制。为了降低微生物污染无菌产品溶液的风险，可以使用吹灌封一体机本身装有的疏水性除菌过滤器。

（6）环境监测　往复式结构的吹灌封设备使用时，应对无菌灌装点所处的 A 级风淋的悬浮粒子和微生物进行监测，以获取悬浮粒子和微生物的总数。可采用在线连续监测或预先设定的时间间隔监测。

对型胚切割、容器吹制以及密封工序中产生的非活性微粒应采取控制措施。设备的设计应确保吹灌封系统在正压下受到充分的气流保护，为产品提供保护，应有持续监测空气风淋装置是否有效运行的措施，如在线压差监测报警系统。

● 往复式吹灌封一体机：往复区域有大量尘埃粒子的产生源，如模具运动以及切割刀系统产生的"烟尘"。根据微粒计数器取样头的摆放位置，测定的结果可能在 ISO 4.8 和 ISO 9 参数值之间。相对于测得的微粒数绝对值，能够将微粒吹离产品的气流方式更为关键。微粒计数器应尽可能放置在微粒水平变化幅度较大的位置，这些变化表明了潜在的问题，即有污染无菌产品的风险。吹灌封一体机内部的微生物监测点可以通过风险评估确定。最关键的取样点通常在风淋系统内部或者是灌装点附近。在不影响吹灌封设备环境气流的条件下，取样点应尽可能地接近灌装点。

● 旋转型或连续式吹灌封一体机：旋转型或连续式吹灌封设备没有配备传统的风淋系统，在产品的生产过程中，灌装芯轴完全密闭在型坯内，无法持续监测型坯内空气的悬浮粒子和微生物，与往复式吹灌封设备不同，旋转式或连续式吹灌封设备没有设定传统的 A 级风淋系统，如果在生产过程对型坯内部空气进行取样监测，取样仪器会干扰到无菌空气的流速、压力和流向，旋转式或连续式吹灌封设备如受到取样监测等此类的干预后，型坯会塌陷吸附在芯轴表面，将会导致灌装工序中断，无菌环境也不复存在。因此，如果不是在型坯内部抽取的空气样品，得到的数据是没有意义的。也可以认为，灌装过程中灌装芯轴所在的无菌环境等同于灌装密封后产品内部的空气环境。

根据旋转式或连续式吹灌封设备的特性，要证明设备的灌装环境符合要求，需对产品/工艺的无菌保证措施进行系统性考虑。如监测关键参数/报警情况（气体压力），并按照经验证的方法对无菌空气过滤器的完整性进行测试等。

C. 人员更衣验证

人员能显著影响生产无菌产品所处环境的质量。用于生产非最终灭菌产品的人员着装应当符合 A/B 级洁净区的式样，人员更衣需要验证，并应建立可以及时监控和反馈的人员监测计划。

16.5 质量风险评估

背景介绍

在运用吹灌封技术生产无菌产品时，危害可被定义为污染的潜在来源（如细菌内毒素、微生物和微粒）。质量风险评估有助于识别相关的危险因素及危险情况，从而划分出高危区域以减少污染。

实施指导

对于拟采用吹灌封技术生产的无菌产品来说，由于其生产工艺的特殊性，风险评估最早从产品设计开发阶段即开始进行，贯穿整个工艺设计，随产品推进到临床与商业生产。实施风险评估的团队应当包括通晓吹灌封设备制造工艺方面的领域专家，在实施风险评估前，应当详细了解吹灌封设备及生产工艺。

运用质量风险评估方法学检查吹灌封过程中的风险等级，从而确定风险控制的级别是风险接受还是风险降低。风险的类型可能会有变化，这取决于无菌灌装机械的操作状态（表16-4）。

表16-4 操作相关的污染风险类型示例

设备状态	工序	对产品质量的危害
非动态－清洁	CIP/SIP	产品污染 • CIP 清洗液化学污染 • CIP 残留物污染 • SIP 不彻底，微生物或细菌内毒素污染
动态－未灌装	挤出	• 细菌内毒素污染 • 微粒（活性）污染
动态－未灌装	瓶型胚切割	微粒（非活性）污染
动态－灌装	灌装	产品掺杂 • 化学污染 • 微生物污染 • 细菌内毒素污染

风险评估应检查吹灌封过程中每种可能发生的关键干预类型以及它是如何导致危险或危害的。最关键的是识别产品被活性微生物或细菌内毒素污染后可能带来的所有危险，由危险情况造成的危险继而引发危害发生的可能性，以及检测已发生的污染（危害）或相关危险/危险情况的可能性。表16-5列出了一些与设备相关的潜在污染源。

必须评估活性微生物或其他污染的每种来源。当可能影响产品质量的所有因素都被识别（严重程度），危险发生的可能性以及检测的可能性才可以被确定。运用简单的风险优先矩阵以及相关的风险决策矩阵可决定采用何种风险控制决策（降低或接受）。若为风险降低，则制定相应的措施计划。

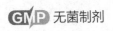

表16-5　与设备相关的污染源

危险（污染来源）	潜在的危险情况或受影响的区域
不合理的设计和（或）预防性保养计划	旁通阀
	冷却系统
	过滤器位置
固有污染	风淋室
	模具表面
机械故障	冷却剂泄露
	漏油
灭菌或清洁不彻底	多级在线清洗／在线灭菌（CIP/SIP）
	药液输送过程中存在盲管段或倾斜度不合理
	药液输送管道中存在空气
	在整个系统中不能保持住最低的灭菌温度
操作失误	设置与控制
	操作者接触灌装针头
	清洁与保养

17 屏障技术

本章主要内容:

☞ 屏障系统的类型、各自的特点及选择
☞ 屏障系统结构设计的注意事项
☞ 生产过程中屏障系统的控制参数
☞ 屏障系统的确认和验证的注意事项
☞ 屏障系统使用培训的注意事项

法规要求

药品生产质量管理规范（2010年修订）无菌药品附录

第十四条 高污染风险的操作宜在隔离操作器中完成。隔离操作器及其所处环境的设计，应当能够保证相应区域空气的质量达到设定标准。传输装置可设计成单门或双门，也可是同灭菌设备相连的全密封系统。

物品进出隔离操作器应当特别注意防止污染。

隔离操作器所处环境取决于其设计及应用，无菌生产的隔离操作器所处的环境至少应为 D 级洁净区。

背景介绍

屏障系统被认为是一种控制无菌环境的有效手段，目前在国内制药业应用时，从结构设计到实际操作，基本与国际水平保持一致。但目前行业内除了2020年版《中国药典》指导原则9206无菌检查用隔离系统验证和应用指导原则以外，对于屏障系统尤其是应用于无菌注射剂生产的隔离器，缺少较为全面的规范指南。本章节主要参考美国 FDA cGMP、欧盟 GMP 的相关内容，以及 ISPE 等行业指南，从屏障系统的类型、结构设计、行业应用和验证等角度来介绍该技术在无菌工艺中的应用。

17.1 分类和选择

操作人员被认为是无菌生产过程中最大的污染源。屏障系统的主要功能就是通过物理屏障、经过过滤的单向气流、受控的溢流或正压差等方式避免背景环境的气流进入核心区域；通过安装在物理屏障上的手套系统对生产进行操作，将操作人员与无菌生产的核心区域隔离开；结合核心区域消毒、去污染〔在本章中特指汽化过氧化氢去污染（decontamination），在隔离器中这类去污染的要求通常为生物指示物下降超过 6 个对数值，区别于本分册无菌制剂部分"10 灭菌方法"中讨论的湿热灭菌、干热灭菌等方法和要求〕的手段将核心区域的生物负载降低到一定水平，在生产过程中维持一个受控的无菌环境。

17.1.1 限制进出隔离系统的分类和设计原理

限制进出隔离系统（restricted access barrier system，RABS）通常是由硬质材料（例如不锈钢框架上安装钢化玻璃门）制成的物理屏障。内部气流设计为经过高效空气过滤器过滤的单向流，满足 A 级洁净度要求。该气流为正向气流，即从 RABS 内部流向背景洁净室。应用于无菌工艺的 RABS 的背景洁净室环境应为 B 级。

RABS 内部需要用消毒剂/杀孢子剂进行消毒或去除污染。

RABS 设计应结合无菌生产工艺，在生产过程中尽可能减少 RABS 的门开启，甚至不开门。对开门操作应在生产 SOP 中描述并且在执行过程中被监控。一般生产过程中的干预通过安装在门上的手套系统进行操作。

RABS 的开门操作应当经过风险分析和实施相应的污染控制措施。例如，在外围安装局部 A 级送风装置；在开门操作后应对相应的表面进行消毒；操作完成后关上 RABS 门进行一定时间的自净再进行生产；评估开门操作前后的环境监测数据等。

RABS 分为主动式和被动式。主动式 RABS，配置产生单向流的风机和高效过滤器等装置；而被动式 RABS，单向流由洁净室本吊顶配置的空气过滤单元形成，如图 17-1（a）所示。被动式 RABS 一般在传统洁净室车间改造的案例中被较多使用。

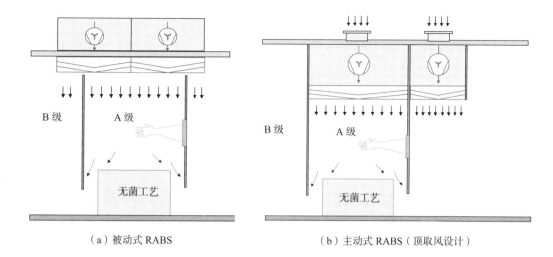

（a）被动式 RABS   （b）主动式 RABS（顶取风设计）

图 17-1　被动式 RABS 和主动式 RABS

在设计主动式 RABS 时，由于厂房设计的条件不同，一般有顶取风和侧取风两种设计。

顶取风设计如图 17-1（b）所示，厂房设计时，专门给 RABS 配置了送风风量，从 RABS 顶部直接通入。背景环境房间需要考虑增加该部分风量的排放，确保房间压差控制的平衡。这种设计的 RABS 对于背景洁净室的环境影响较小。

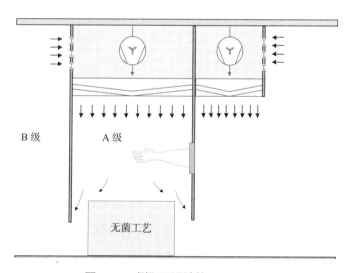

图 17-2　侧取风设计的 RABS

侧取风设计如图 17-2 所示，RABS 的新风从静压箱的侧面的背景环境取用。由于使用侧取风设计时，B 级背景环境的气流会受到干扰，洁净度不能很好地维持，侧取风结构中的风机内循环的设计也会影响房间的温度控制，因而目前国内外监管机构不推荐使用这种设计。新的洁净室的设计应该避免类似的取风设计；对于目前仍采用类似取风设计的老旧的洁净室，需要通过气流模型的测试（烟雾测试）来证明 B 级区的环境气流没有受到 RABS 取风的影响，如果气流模型显示确实存在不良的影响（地面的气流发生了上升），需要采取纠正措施优化气流模型，减少 RABS 的取风对 B 级区的气流模型的影响。

在行业应用中，RABS 有开放式限制进入型隔离系统（open RABS，oRABS）和封闭式限制进入型隔离系统（closed RABS，cRABS）之分，对于 oRABS 与 cRABS 的定义，在近几年的行业中有一些变化，在不同的法规和指南中定义有差异。

比如欧盟 GMP 定义的 oRABS，是单向流的气流最终流向背景环境；而 cRABS 是个封闭结构，类似隔离器，有回风通道，形成内部的气流循环。具体参考图 17-3。这样的定义令行业中经常将 cRABS 和隔离器的设计混淆。甚至 cRABS 一度被认为是可以开门的隔离器。

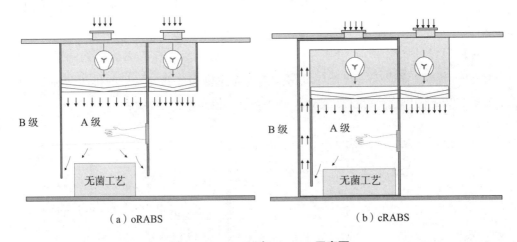

（a）oRABS   （b）cRABS

图 17-3　oRABS 与 cRABS 示意图

而在 ISPE"无菌产品生产设施（第三版）"第 9 章中对 cRABS 的定义为在无菌生产过程中不开门的 RABS。而 oRABS 则是生产过程在受到一定明确的污染控制措施的前提下，极少的特殊情况允许开门。

无论哪种定义，从实际应用中最值得关注的是在生产过程中"干预"应当尽可能避免，对于在生产过程中必须要进行的"干预"，是否有完善的措施避免核心区域受到污染。

17.1.2　隔离器的分类和设计原理

欧盟 GMP 对于无菌隔离器的定义是：一个内部经过可重现性生物净化的区域，其内部环境洁净级别符合 A 级条件，可将其内部与外部背景环境（例如，周围的洁净室空气和人员）不被破坏地、连续地隔离。

根据生产工艺的需要，隔离器的设计可以分为开放式（open isolator）和封闭式（closed isolator）两种形式，如图 17-4 所示。

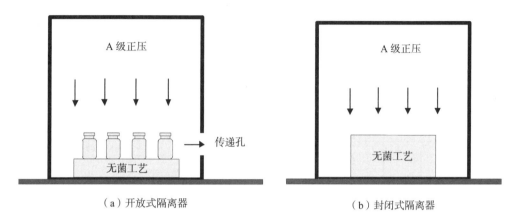

（a）开放式隔离器　　　　　　　　　　（b）封闭式隔离器

图 17-4　隔离器分类示意图

开放式隔离器见图 17-4（a）：允许物料在生产过程中通过一个或多个开口连续或半连续进出，内部采用单向流设计。开口设计通过持续的正压以防止外部污染物进入隔离器。例如注射剂生产线使用的隔离系统，产品的核心分装过程，通过隔离器传递孔（即鼠洞），小瓶从上道工艺设备进入下一道工艺设备。我国 GMP 无菌药品附录第四章第十四条要求隔离器所处的环境至少应为 D 级洁净区。隔离器的背景环境需要根据隔离器的设计和应用，经风险评估定义背景环境的级别。根据行业实践和国际法规趋势，对于应用于无菌灌装生产线的开放式隔离器系统，其背景环境至少为 C 级。

封闭式隔离器见图 17-4（b）：封闭系统在整个操作过程中保持密封；通过与辅助设备的无菌连接完成物料的传递。无菌检查隔离器是典型的封闭式隔离器，整个无菌检查过程中，物料通过 RTP 或带消毒 / 去污染功能的传递舱传递物料进入主操作舱。根据用途，封闭式隔离器内部气流可以不是单向流。但封闭式隔离器用于无菌生产时，隔离器在核心区域仍然设计为单向流，在生产过程中，单向流吹扫过暴露的产品，以维持 A 级环境。

封闭式隔离器背景环境一般至少为 D 级。在无菌检查这类应用的隔离器，也可以放置受控不定级别的实验室，但应经过相应的风险评估。

对于无菌隔离器，只有当生产工艺或产品的毒性评估为更高的风险时（某些药品或工艺具有化学毒性、生物危害、放射性的风险），在确保产品生产过程没有污染风险的情况下才能考虑使用负压设计。如图 17-5 所示，开放式隔离器应用于注射剂生产线隔离系统，该系统在不同隔离器舱体设计为具有一定压力梯度：当产品具有毒性危害风险时，在西林瓶进行灌装－冻干进料隔离器的核心区域使用正压设计；当冻干工艺完成之后，从冻干出料至外壁清洗的舱体使用负压设计，避免隔离器内部的空气流入背景房间。

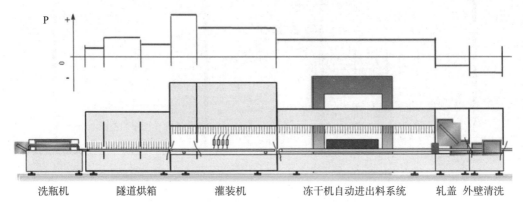

（a）灌装－冻干进料过程：灌装段和进出料段隔离器舱体为正压

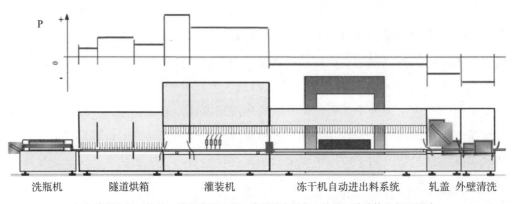

（b）冻干出料－轧盖－外壁清洗过程：冻干进出料段、轧盖区域舱体为负压设计

图 17-5　注射剂生产线使用开放式隔离器示例

注：图中气压（压差）控制为示例，仅供参考。需要注意的是，当使用负压设计时，应评估背景环境气流对隔离器内部的影响，例如使用气流缓冲装置。

另外，对于某些疫苗生产工艺，例如病毒毒株接种培养，使用封闭式隔离器保障无菌的同时也应用负压设计，这种设计符合高级别生物安全要求。

17.1.3 设备的选择

表 17-1 为传统洁净室和各类屏障系统在设计、应用中的对比。

表 17-1 传统洁净室和各类屏障系统的对比

项目	传统洁净室 层流罩	RABS	隔离器
隔离程度	通过气流、房间压差和房间更衣提供的隔离	高于洁净室	高于其他屏障技术
背景环境	B 级	B 级	至少 D 级，根据工艺过程进行评估
内部环境	A 级	A 级	A 级
屏障系统的手套	无	用于 A 级区域的 RABS 手套应在安装前进行灭菌，并在每个连续生产批之前或经验证的周期性进行灭菌（或通过验证可实现相同杀灭效果的去污染方法）	日常清洁（手动清洁擦拭），与隔离器一起进行汽化过氧化氢去污染
压差	N/A	封闭设计时，可维持正压	正压，毒性无菌制剂药品可以考虑负压（基于工艺和污染风险的评估）
风速	指导值 0.45m/s ±20%	指导值：0.45m/s ±20%	指导值：0.45m/s ±20%（经过评估和测试，可相对降低风速）封闭式隔离器没有风速要求
气流	单向流	单向流	开放式隔离器设计：单向流 封闭式隔离器设计：紊流
温湿度	无温湿度控制的功能	取决于对 RABS 送风是否配置空调系统	可配置空调
泄漏率	N/A	一般不控制泄漏率；如果配置汽化过氧化氢去污染功能，或者用于带有毒性药品的生产则需要对泄漏率进行设计	控制泄漏率避免消毒剂泄漏，毒性隔离器考虑毒性物质泄漏风险
对毒性药品的密闭控制	不适用	封闭式 RABS 设计通常适用于 OEB3 级及以下的产品生产，与具体配置有关	适用于 OEB 4、5 级
清洁 / 清洗	手动擦拭	手动擦拭	生产有毒性 / 生物活性药品的隔离器可配置 CIP/WIP 生产无毒性 / 生物活性药品的无菌隔离器手动清洁
消毒灭菌	手动消毒剂 / 杀孢子剂擦拭或与背景洁净室一起消毒	手动消毒剂 / 杀孢子剂擦拭或与背景洁净室一起消毒	配置自动的去污染功能，如汽化过氧化氢去污染

项目	传统洁净室层流罩	RABS	隔离器
物料传递	没有控制无特殊装置，物品一般通过擦拭消毒传入核心区域	传递方式应经过污染风险评估，可以通过开门后自净、物品表面用消毒擦拭的方式进行传递 也有使用无菌传递专用的设备，如 RTP	通过无菌传递设备，RTP，去污染功能的传递舱等
开门	人员进出没有监控	除无菌安装过程，几乎很少的开门干预；一般生产过程中不允许开门 开门干预需要经过风险评估和验证，包括气流、微生物、APS 等，并且有记录 一般需要在开门干预外围增加辅助局部层流；开门前生产设备停止，并且需要局部清场，操作后需要进行局部的消毒 / 去污染	消毒 / 去污染后不允许开门；毒性隔离器生产后在降低性危害后可开门
工艺设计	前期设施设计时较少考虑生产工艺	根据欧盟 GMP 附录 1，以及行业趋势，RABS 的设计也趋向于尽可能减少人员的干预，设计时需要考虑关门的生产过程如何操作。必要时也需要进行模型模拟测试（mockup）	设计前进行模型模拟测试
厂房布局	相对于其他方法更大的厂房设计	需要较大的厂房布局，设置 C 级区，B 级区，不同级别的气闸室等，额外的局部 A 级送风的使用	相对 RABS 厂房设计更简化和紧凑，降低了背景洁净室级别，减少了缓冲间、更衣区的设计
环境监测	大量的日常环境监测	B 级区大量的日常环境监测工作 在 RABS 中需要根据风险分析设置环境监测点，尤其是开门干预的风险	C 级 /D 级环境下，相对 B 级区的环境监测和控制工作较小；隔离器中环境监测根据风险分析设计监测方案
更衣	无菌更衣，繁琐		更衣要求相对 RABS 简化 隔离器开门产线安装更换模具等生产前的准备过程，需要考虑特殊的更衣要求，以控制生物负载的引入

　　无菌注射剂生产使用屏障系统已经是技术趋势，在实际应用中选择 RABS 还是隔离器，需要通过多维度的风险评估来进行决策。无论是 RABS 还是隔离器，都可

以应用于各种规模的生产批次。从小规模的临床试制，到大型的自动化高速商业化生产线，它们还可以应用于研发、质量控制（无菌测试）等工艺过程。当生产的产品具有毒性时，隔离器或 cRABS 可以减少泄漏到房间的空气，可以帮助保护操作员和周围环境。成本方面，需要从设备、厂房、运行成本综合评估。目前在国内，大规模批量生产的无菌产品生产主要使用 RABS，然而随着自动生产技术水平的提高，越来越多的生产线开始选择使用隔离器。

17.2 系统设计

17.2.1 材料与结构

A. 物理屏障

屏障系统的物理屏障用于将操作人员及背景洁净室和关键工艺区域隔开，通常这种物理屏障分为隔离舱壁（框架）和可视窗 / 门。

● 目前行业中使用较多的为"硬舱体"结构。舱壁和框架材料一般为不锈钢材质，如隔离器的舱壁一般使用 316L 不锈钢制造。为保证内部舱体结构便于清洁和消毒 / 去污染，内部边角应为圆弧角设计，内部表面处理的粗糙度 Ra < 0.8μm。隔离器外层材料常用 304 不锈钢，表面处理的粗糙度 Ra < 1.6μm。对于 RABS 而言，通常其主体结构为不锈钢管材焊接或组装而成的框架。

● 屏障系统的可视窗 / 门通常使用钢化玻璃制成，用于在生产前后开门对产线进行准备或者清场，同时也为生产过程中提供良好的视野。

可视窗 / 门根据工艺操作需要设计有手套口组件，用于屏障系统的手套安装；隔离器初步设计时会通过模型模拟测试的方式（一般称为 mockup）来确认手套口的位置和数量。

屏障系统的窗 / 门一般配有开关门信号，在生产过程中，操作系统能监控和记录窗 / 门的开关状态，并与生产设备在不同的生产模式或阶段进行互锁，门开关的记录应该作为生产记录的一部分。

对于有气密性要求的隔离器，设计有门密封结构，较为常见的是充气式密封结构。在隔离器需要保证气密性的工况下，气密封的完整性需要得到监控。

● 软舱体隔离器设计：在隔离器刚刚问世的 20 世纪 80 年代后期，隔离器主要使用 PVC 等透明的塑料材质制，这种隔离器大多为非单向气流设计。现如今，无菌检查隔离器也仍有部分使用软舱体的应用案例。另外，行业中也有一次性的软舱体隔离器应用于非无菌高活性产品的工艺。

B. 屏障系统的手套、半身衣

用于生产工艺操作的屏障系统手套（以下简称手套）需要根据工况选择相适应的尺寸、材料。

考虑到其对内部消毒／灭菌剂的耐受性，氯磺化聚乙烯（CSM）材料较为常用。三元乙丙（EPDM）材质也由于其耐受高温性能更优，而较多应用于 RABS 上，可以较好地耐受湿热灭菌工艺。

手套系统有一片式设计的长型手套；也有袖子和手套分离的两截式手套系统，根据实际使用和手套完整性测试的情况，建立袖子和手掌部分不同的更换频率。

另外，应根据工艺的需求选择厚薄适宜的手套材料。如选用较厚的手套，其具有较好的机械强度及抗撕扯性能，但操作人员无法取用较小的物品或执行复杂的操作；如使用薄手套，其便于小物品的取用及复杂操作的执行，但机械性能较差，易破损。目前行业中使用较多的手套组件通常为 0.4mm 厚度的手套。

手套系统的完整性测试应使用能证明其适用于工况条件和关键性的方法进行。

通常隔离器手套至少在每批次生产或生产周期前使用手套检漏仪进行手套完整性测试，在连续生产的批次间通过目测方式进行完整性检查。在一个生产周期结束后再使用手套检漏仪进行检查。在生产过程中，在任何可能造成隔离器手套损坏的操作干预后，应该通过目测对手套完整性进行确认。对于 RABS 的手套应当在每次使用时目测并定期进行完整性测试。

在良好的手套使用实践中，可以通过戴第二层无菌手套（洁净室用的无菌乳胶手套）来减少微生物通过手套微孔进入隔离器内部的风险。并且建议在佩戴第二层手套操作隔离器手套前，使用酒精或其他消毒剂进行消毒。在隔离器使用汽化过氧化氢对隔离器内部进行去污染时，屏障系统手套应该被支撑起来，充分暴露表面，避免褶皱和堆叠造成去污的死角。屏障系统手套支架的结构设计和制造应该无毛刺和锐变，避免使用中扎破手套。

日常需要对手套在隔离器外的一侧定期用消毒剂或杀孢子剂进行擦拭。RABS 手套应在安装前进行灭菌，并在连续生产的每批之前进行灭菌（或通过验证可实现相同杀灭效果的去污染方法）。如果在操作过程中暴露于背景环境中，应在每次暴露后使用经批准的方法完成消毒。

屏障系统手套的穿脱需要经过培训。过快、幅度过大的动作可能会造成手套的损坏并且影响隔离器内部相对于背景环境建立的压差，或扰乱隔离器或 RABS 内部的气流。

在生产过程中，屏障系统手套的使用应该基于工艺的需要，所有操作应该在生产标准操作规范中明确，并且经过动态的气流流型证明不对无菌生产的气流造成扰乱，屏障系统手套的操作应该在无菌工艺模拟过程中进行模拟。

对于屏障系统手套表面的微生物取样应该基于风险评估。通常在一批生产或一个生产周期结束后对手套表面进行微生物取样；在生产过程中如果发生标准操作规程以外的干预，且被认为有风险的操作，应在生产后对手套表面的微生物进行监测，接触培养基后，应及时擦除手套表面沾到的培养基。

即使佩戴了屏障系统手套，也不可直接接触产品。即使被证明是完整的并经过消毒/灭菌，也不能直接用手套去接触胶塞、西林瓶等，应该使用镊子等工具进行操作。

应该通过屏障系统的手套操作的工艺特点，结合日常手套完整性测试的数据，分析手套潜在失效的原因，据此建立相应的预防措施。例如，列举在生产过程中每个手套的操作描述，包括实施的动作、接触的部件、受力和使用频率等，以及手套采取的灭菌消毒方式（如对表面消毒剂/去污染剂或高温的耐受性、灭菌频率等）。

屏障系统手套的更换频率应该基于日常使用风险、完整性测试结果、表面微生物监测趋势分析等综合评估确定，避免手套在使用过程中发生损坏。

需要建立一个屏障系统手套失效管理的规范程序，详细说明当发现屏障系统手套失效时应采取哪些措施。首先，手套的物理失效应视为偏差，需要建立调查并形成记录。根据屏障系统手套失效发现的时间，建立相应的行动措施，例如：

● 在生产运行之前发现手套完整性失效，则在调查并解决故障之前，不应继续运行。

● 如果在产线安装期间或隔离器汽化过氧化氢去污染之前发现手套完整性故障，则应更换对应损坏的手套。

● 如果在隔离器汽化过氧化氢去污染之后，但产品尚未暴露于隔离器内部时发现完整性失效，则应更换对应的手套并重复汽化过氧化氢去污染。如果前批生产结束时的物理完整性测试和目视检查通过，则无需进行全面调查。但仍然需要确定产生手套失效的原因以建立防止手套失效再次发生所需的措施。

● 如果在生产运行期间或生产后发现手套完整性失效，应进行调查以确定失效原因以及评估对已生产产品的影响。调查应考虑手套的位置、佩戴手套者进行的活动以及通过完整性测试的时间等因素。应当更换手套，并解决或排除导致手套完整性失效的因素后才能恢复生产。

由于半身衣的操作活动范围相对手套更大，目前在一些自动化程度相对较低的生产线，半身衣仍然有较多的使用，半身衣的应用所考虑的因素基本和手套类似。穿着半身服在隔离器内的操作活动也应该受到控制和培训，尤其需要关注动作是对气流、压差等关键参数的干扰。随着生产线自动化技术的发展，集成机械手的全自动生产工艺设备将减少甚至是完全消除人员在无菌生产关键区域的操作，未来的屏障系统将可能不再安装手套或半身衣。

C. 隔离器泄漏率

隔离器的泄漏率在行业中用小时泄漏率（%/h）表示，即每小时泄漏量与隔离器舱体体积的比值。对于无菌隔离器的泄漏率标准，由于隔离器应用的工艺、隔离器设计结构和制造方式的差异，并未在现有的法规或者标准中有明确说明。可参考的标准有 ISO 10648-2：1994《密闭箱室 第 2 部分：密封性分级及其检验方法》，该标准是最早提出手套箱的泄漏率的定义的标准，中国核工业也将此作为核工业使用的密封箱的泄漏率的推荐标准（EJ/T1069）。此后，ISO 14644-7，GB/T 25915.7-2010（等同于 ISO 14644-7），PDA 第 34 号报告等标准、文献，在提及泄漏率的相关内容都是基于 ISO 10648-2：1994 的定义。

然而，由于制药行业的隔离器设计和应用的工艺与 ISO 10648-2：1994 中提及的手套箱设计结构不同，因此在制药用的隔离器实际应用中，ISO 10648-2：1994 中的泄漏率测试的参数标准并不适用。在近年的行业指南中，例如 ISPE 基准指南 3 "无菌产品生产设施（第三版）"第九章和 PHSS 在 2020 年发布的 "GMP 指南澄清 - 制药用隔离器完整性分级和泄漏率"中都有对于泄漏率的相关指导信息可以参考。

常用的泄漏率测试的方法有压力变化法或者恒压法进行测试。测试期间需要保持背景环境的稳定性，避免温度和压差的波动。泄漏测试的起始压差一般不低于隔离器工作压差的 2 倍。

隔离器泄漏率的设计主要考虑以下 5 个风险点。

- 当使用例如汽化过氧化氢去污染时，过氧化氢从隔离器泄漏到背景环境。
- 生产过程中，有危害的产品从隔离器中泄漏到背景环境。
- 背景环境的污染进入隔离器造成产品污染。
- 应用惰性气体保护的某些工艺，例如通过充氮气来控制氧含量的隔离器，泄漏率设计要能保证隔离器内部低含氧量状态的维持。

• 应用于放射性药物生产的隔离器需考虑放射物的泄漏，除了保证气密性，还要使用例如夹铅玻璃 / 墙板的结构。

对于开放式隔离器来说，由于上下游设备对接以及最终轧盖后的产品从鼠洞传出，整个生产过程隔离器并不处于密闭状态，而是通过建立压差梯度，以及单向流形成动态隔离的，因此通常理解的泄漏率与隔离器内部的无菌维持并没有直接关系。

针对封闭式隔离器生产过程、汽化过氧化氢去污染或其他方式的消毒或去污染过程进行泄漏控制设计时，需要考虑以下几个因素。

• 舱内与背景环境之间的压差。

• 隔离器舱内所需控制化学物的浓度。

• 隔离器所在的背景洁净室的体积。

• 背景洁净室的换气次数。

• 某化学成分的职业健康暴露水平（一般通过 OEL-TWA 评价，表示 8 小时工作时间内可接受的平均最高浓度水平）。

隔离器泄漏率只是毒性密闭系统设计的一个环节，泄漏率合格并不能代表系统可靠。必要时，需要按 ISPE 在 2005 年发表的"关于制药设备毒性密闭性能评估指导文件"中提到的方法，通过暴露的化学品浓度来测试屏障系统和整个生产区域的毒性安全。

在隔离器制造安装阶段，需要有精良可靠的设计保证结构的完整性，无菌隔离器对接的设备设施多，结构复杂，设计时至少需要考虑以下 4 个方面。

• 隔离器本身结构的密封性设计，包括舱体、静压箱、风管等。

• 对接其他设备、设施的物理接口，例如隧道烘箱的冷却段出口、自动线设备的机台、冻干机小门等。

• 各种公用工程的管道线路，例如传感器信号走线。

• 自动生产线设备运动部件的动态密封等。

在制造过程中，可使用示踪气体（如氨水）来查找设备泄漏点。

17.2.2 无菌生产过程中的传递

无菌传递是指在生产工艺过程中，产品药液、包材、设备配件、工具、环境监测设备和耗材等生产要素从外部传递进入无菌生产核心区域（这里主要指 RABS 或隔离器内部）的过程。

在传递过程中，不能有任何污染被传递到 RABS 和隔离器内部。物品传递入屏障系统前，通常根据与产品接触的程度（直接接触、间接接触和不接触）进行相应的消毒/灭菌等处理，通过传递舱、气闸（airlock）、RTP等设备设施进行传递。

常见的带灭菌/去污染功能的传递设备设施有以下3种。

● 去热原隧道烘箱，应用于散装西林瓶等包材连续的灭菌/去热原，与灌装设备对接，进入A级环境。

● 电子束灭菌系统（E-Beam）、脉冲强光灭菌系统，应用于对不耐受高温的物品表面进行连续的灭菌，如预填充的槽盒包装表面进行灭菌，与后续的脱内包装设备对接。

● 汽化过氧化氢去污染传递舱，应用于对表面光滑、规则的不接触产品的部件或经过灭菌处理的带包装的物料的表面去除污染后传递进入核心区域。此类传递舱一般与核心区域对接。

A. 快速传递接口（RTP）

RTP是一种可实现密闭、无菌的对接接口结构，其设计可以控制极低的污染风险使得两个无菌环境联通，实现无菌传递的目的。图17-6为使用RTP将物品传递进入隔离器内部的示意图。一套可以用来对接的RTP分为α阀和β阀，一般β阀安装在屏障系统舱体壁上，α阀则装在各种需要通过其传递的容器上，如不锈钢的桶、软袋等。通过将α、β阀的对接锁紧，从隔离系统中的一侧将锁紧的α、β阀打开，使容器和隔离系统内部联通，利用手套转移物品至隔离系统中。

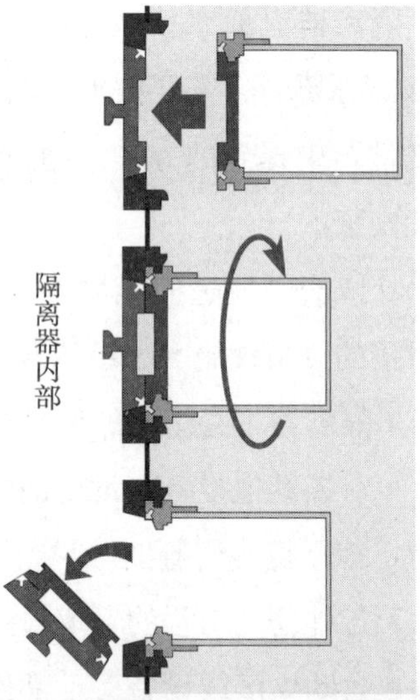

图 17-6　RTP 使用示意图

RTP应用主要有以下几种形式：

● 带RTP预无菌的即用型耗材的包装，例如带RTP接口的免洗免灭胶塞、培养基等；

● 带RTP可灭菌/去污染的容器，在灭菌/去污染后，对接核心区域的RTP接口，进行物料的传递。例如带RTP的汽化过氧化氢去污染传递舱；带RTP可湿热灭菌的桶；带RTP的胶塞清洗灭菌系统等；

● 在灭菌柜前配置有RTP接口的屏障系统，通过有RTP接口的桶传递无菌物品进入核心生产区。

此外还有RTP接口集成的连续袋，一般这种结构用于物品的传出，例如废弃物、取样后的培养皿等。

对于 RTP 的使用根据其设计原理，需要定期测试其完整性，保证密闭性能完好，相应的密封件也需要定期检查，并根据应用评估其更换周期。

B. 无菌药液的传递

● 洁净管道对接：一般在屏障系统内部配置缓冲罐，通过配置有 CIP/SIP 功能的管道，在屏障系统屏障上焊接对接洁净管道接口。这种设计需要注意，在使用隔离器进行汽化过氧化氢去污染时，管路和缓冲罐 CIP/SIP 的表面局部高温会对去污染造成影响，在工艺排产时应该避免。

● 利用 RTP 袋或桶对接：将药液对接的管路、针头等装入 RTP 桶或定制的带 RTP 的袋子，预灭菌后，与屏障系统对接传入核心区使用。

● 一次性应用的无菌传递接口，是一种类似 RTP 原理的对接方式，可实现药液的无菌传递。

C. 即用型预灌针包装槽盒的传递

在考虑 RTU（ready-to-use）即用型槽盒的传递方式时，首先应该明确选择双层包装还是单层包装的槽盒。

单层包装的槽盒在脱包后进入核心生产区域之前需要对包材表面进行表面消毒 / 灭菌，一般要求生物指示剂下降 6 个对数值。行业中有 E-beam、强光照射、汽化过氧化氢去污染、NO_2 等方式。其中，E-beam 和强光照射可以满足高速生产线连续去污染的需求。而使用常规的汽化过氧化氢去污染、NO_2 等方式，为批次性表面消毒，适用于中小批次的生产。单层包装的槽盒目前在行业中也有采用脱包后无接触传递，但需要相应考虑包装表面在传递过程中进行表面消毒或去污染。

使用双层包装的槽盒时，可以考虑选择无接触的脱包工艺，可以由手动或者自动来实现。但是需要有相应的污染控制措施和相应的验证来证明在此过程中，小瓶或者注射器没有被污染的风险。

D. 环境监测培养基的传递

（1）培养基的传入　较为常见的方式是在隔离器进行内部去污染前，将批次需要的培养耗材（带包装）放置于隔离器舱体内，一般通过设计好的挂钩载物架等放置，与隔离器一同进行去污染。该装载方式应该在隔离器去污染循环验证时确认。可以通过微生物恢复生长测试（回收率测试）确认去污染过程对培养基的恢复生长性能造成的影响。

在 RABS 应用中，一般也需要生产前将培养基包装消毒后放置于 RABS，以减少在生产中的开门干预。生产过程中，从 RABS 溢流的开口处将培养基放入生产区域的操作是不正确的。

（2）培养基的传出　一般在生产过程中通过 RTP 将培养基传出，或在生产结束后，打开屏障系统取出培养基。这里需要注意的是当生产毒性的产品时，应根据产品毒性对环境及操作人员的危害风险，采取相应的密闭措施，例如通过 RTP 集成连续袋，在培养基从袋子传递出隔离器后，通过加热封技术将其密闭后传递到相应的培养区域；或者在培养区域同样配置有 RTP 的隔离器（培养箱前隔离器）对接，通过手套将培养基拿出放置到培养箱中进行培养。

17.2.3　屏障系统内部的清洁

在设计清洁过程或者清洁工具时，应该首先定义屏障系统需要清洁的范围和清洁的对象。根据表面与无菌产品接触的方式制定相应的清洁、清洗消毒灭菌的措施，并且应该进行风险评估。

产品接触的表面一般做以下区分。

● 直接接触产品表面。静止的或放置在屏障系统内部，与无菌产品直接接触的表面。例如，灌装针头、药液管道等；每批次进行清洗，并使用湿热、干热或者辐射等方式进行灭菌。

● 间接接触产品表面。静止的或放置在屏障系统内部，那些接触无菌产品接触的物料或部件的表面，例如胶塞料斗和胶塞导槽。这类表面应该设计为易拆卸，便于离线灭菌的设计。定义清洗的频率，确保将表面堆积的胶塞硅油层去除。当使用隔离器进行汽化过氧化氢去污染前，这些部件进行湿热灭菌，在传递进入隔离器的过程中应对部件关键表面进行防护，避免裸露以降低生物负载。

● 不接触产品的表面。例如隔离器的隔离屏障、手套、机台底板等表面。一般清除所有上一批次的生产残留物，例如灌装过程中药液的飞溅、倒瓶破瓶在隔离器台面上残留的碎瓶应该在清洁过程中去除。

通常一般的无菌隔离器内部无需进行清洁验证，通常无肉眼可见的污渍异物即可。当用于生产有毒性、生物活性的产品时，应根据工艺确认隔离器内部的灭活 / 中和、清洗 / 冲洗工艺，隔离器内部配置相应的清洗设施、公用工程等以满足清洗要求。在使用自动清洗装置时，需要对清洗覆盖范围进行确认，并确认清洗相关参数。清洗后的干燥需要经过确认。

17.2.4 屏障系统内的消毒 / 去污染

对于 RABS 而言，通常以手动消毒剂 / 杀孢子剂擦拭或与背景洁净室一起消毒的方式进行，可参见本分册无菌制剂部分"13 清洁和消毒"，此处不做赘述。但需要考虑消毒剂 / 杀孢子剂的残留风险。

汽化过氧化氢去污染（bio-decontamination，区别于湿热、干热灭菌）是目前行业内针对无菌生产的隔离器、厂房等环境进行去污染的主要手段。隔离器内部去污染的目标，一般为表面微生物下降 > 6 个对数值。

汽化过氧化氢的发生在行业中有多种发生方式，常见的有高温蒸发方式、喷雾方式等，图 17-7 为常见的几种形式。其目的都是将过氧化氢溶液形成汽相状态（气相与液相同时存在于环境中的状态，并且随着环境条件的变化而时刻在发生转化）通过气流或其他动力方式扩散到待去污染的环境中。

与气体去污染介质不同（如环氧乙烷），汽相去污染介质的浓度受到外在温湿度等因素影响。

当汽化的过氧化氢被通入环境舱体的过程中，有许多环境参数会发生变化并且相互影响。

● 随着过氧化氢和水的两相混合蒸汽不断进入隔离器，舱体内的温度和相对湿度发生变化，形成初始凝结的露点温度取决于环境中初始温度和相对湿度的条件。

● 过氧化氢分解成水和氧气。

● 当注入的过氧化氢达到相对饱和后，汽化的过氧化氢将趋于转化为液相，即使通入更多的过氧化氢蒸汽，电化学浓度传感器显示的数值也不会上升，甚至还会降低，观察隔离器的表面，可以看到较为明显的凝结发生。

● 在其他条件一致的情况下，表面温度越低，越快产生凝结；而表面温度相对高的位置，发生凝结的时间要晚于温度低的表面。

● 形成凝结的程度还受到局部表面气流的影响，气流速度较快的位置凝结相对较低。

以图 17-7 的（a）集成式高温闪蒸为例，去污染过程中的相关控制参数和考虑影响因素有以下几点。

● 初始的温湿度条件。

● 去污染过程中过氧化氢的注入速率。

● 去污染过程中使用的过氧化氢溶液的浓度。

● 去污染过程中过氧化氢的用量（注入速率注入时间）。

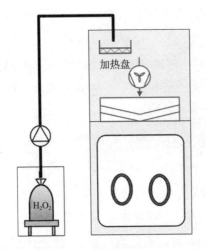

（a）集成式高温闪蒸

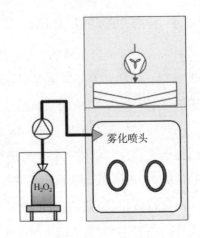

（b）喷雾或雾化方式

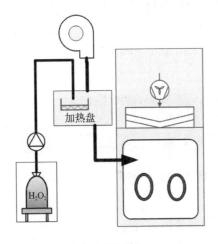

（c）外置式闪蒸式

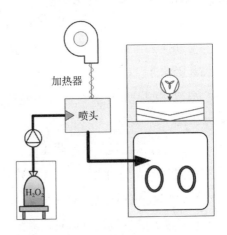

（d）外置式空气加热式

图 17-7　汽化过氧化氢去污染功能常见设计

注：（a）汽化过氧化氢发生装置集成于隔离器静压箱内，通过高温闪蒸形成过氧化氢蒸汽，由隔离器的循环风机带入舱体内进行去污染。

（b）通过电子喷头或高压雾化喷头将液体过氧化氢雾化后通入隔离器舱体内部。

（c）汽化过氧化氢发生装置在隔离器外部，通过管道向隔离器舱体内部输送过氧化氢蒸汽，当管道较长时需要考虑管道的保温避免管道内部的凝结。

（d）将过氧化氢液体打散或雾化，经过干燥高温热空气吹送进入隔离器舱体，当管道较长时需要考虑管道的保温避免管道内部的凝结。

- 蒸发盘的蒸发温度。
- 去污染过程中背景环境的温度。
- 隔离器中气流的状态。
- 隔离器中放置的物品（装载物品的数量体积 / 表面积、物品包装的材料、物品表面温度、放置方式、放置的位置等）。

图 17-7（a）为典型的蒸发方式的汽化去污染设计，其典型的汽化过氧化氢去污染过程的循环参数曲线如图 17-8 所示。

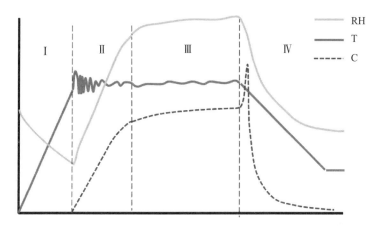

图 17-8　汽化过氧化氢去污染去污染曲线

注：*RH* 为灭菌环境的相对湿度，*T* 为蒸发模块的温度，*C* 为监测到的过氧化氢气体浓度。

较为常见的汽化过氧化氢去污染过程一般分为以下四个阶段（表 17-2）。

表 17-2　常见的汽化过氧化氢去污染过程

序号	阶段	去污染各阶段功能说明
I	预处理	隔离器内部温度、湿度的调节，每次注入过氧化氢前的初始条件保持相同的状态
II	注入阶段	过氧化氢能快速地在隔离器内扩散，使汽化过氧化氢在舱体内达到饱和 控制过氧化氢注入的量和注入速率 控制过氧化氢的蒸发参数，例如蒸发模块的温度 控制蒸发后的过氧化氢扩散符合响应设计条件
III	净化阶段	控制过氧化氢注入速率，维持注入阶段（第 II 阶段）建立的条件
IV	通风阶段	将隔离器内部的过氧化氢排出，直至浓度降低到可接受标准

去污染区域的表面会形成可见或不可见的凝结直接作用表面微生物的杀灭，而过氧化氢浓度传感器监测的为气相的过氧化氢的浓度，因此浓度也并非直接影响去污染结果的参数。在实践中，有案例证明，相同的隔离器舱体设计，当舱内物品排放物品位置不同时，过氧化氢浓度传感器的读数可能不同。这是由于物品的放置可能改变的传感器附近的气流分布。但尽管如此，浓度是一个反映去污染过程的重要参考数据，当应用过程中实际浓度数据与验证阶段有较大差异时，需要进行问题排查，找出影响浓度数据的原因。在排除影响因素后重新进行去污染，或者进行补充

验证来证明去污染效力。

设计使用隔离器去污染方法时，应该考虑以下几点。

• 设计阶段应考虑屏障系统内部结构及设备所使用的材料、传感器等部件应考虑去污染剂的化学耐受性。

• 在去污染前，隔离器内部表面应进行清洁并干燥，内部应无肉眼可见的污渍，如残留的碎片、药液、水渍等，避免清洁效果的不足造成去污染的不彻底。

• 应对放置于隔离器内部的物料装载进行定义，并使用经定义的过程对隔离器内部装载物料进行表面清洁。同时内部支架的设备应能保证物料表面的充分暴露，尽可能降低物料的交叠或重叠面积。

• 隔离器内部表面应当充分暴露，手套需要被支撑架撑开，避免褶皱而产生死角；某些自动线设备的运动机构需要配合清洗和去污染过程运动，如传送带需要慢速运行。

• 应对使用一次性药液袋灌装的设计进行评估，尽可能将药液袋至于隔离器外部，如果放置在隔离器内，则需要评估去污染剂渗透对产品可能造成的风险。

• 考虑到在去污染过程中隔离器内部高浓度过氧化氢气体可能存在的扩散风险，去污染前应对屏障系统进行泄漏率测试，保证背景环境的人员安全。

• 去污染过程结束后，去污染剂的残留浓度的可接受水平应该以对产品质量、无菌测试结果不产生影响来定义。

• 生产组装及使用过程中，会要求隔离器内部环境在定义的时间内维持无菌。基于这一情况，应对去污染后屏障系统的无菌维持进行测试，以保证满足生产前组装及后续生产（包括连续生产）的要求。

• 去污染过程结束后的无菌维持过程，需使用环境监测进行无菌性确认。考虑到隔离器内部的去污染剂残留影响，可考虑使用带有过氧化氢中和剂的培养基，或者对暴露微量过氧化氢的培养基进行恢复生长测试以证明没有假阴性的风险。

17.2.5 生产工艺过程与屏障系统的模型模拟测试

基于无菌风险的角度考虑，为了保证屏障系统，尤其是隔离器在使用过程中能够符合生产过程的可操作性，模型模拟测试是设计的一个重要环节。在该过程中，需要将最终生产工艺过程、过程中使用的工具、耗材等提前明确设计，在设备的实物或者虚拟场景中模拟整个生产工艺过程中的操作。这个模拟一般由药厂的生产部、质量部门与设备制造方共同参与设计与执行。

一般模型模拟测试设计主要包括以下内容。

A. 生产前的准备

生产工艺过程中的设计，包括物料、工器具、环境监测、取样等所有需要或者可能需要的物品清单；数量、摆放位置、清洁消毒和灭菌 / 去污染方式等。

B. 工艺干预

在识别了物料后，需要对生产前、中、后所进行的操作进行列举，形成清单。

C. 执行模拟

按照上述物品和清单，在实物模型或者利用虚拟现实技术（VR）的平台上模拟清单上的操作，并且确认屏障系统操作组件（手套、传递接口等）的设计。

D. 环境监测的位点确认

在该模拟过程中，一般会以风险评估的方法确认隔离器中环境监测装置的数量和位置。

17.3 控制参数

17.3.1 温湿度

隔离器内部温湿度的控制目标通常根据产品生产的要求来设计。一般会配置隔离器专用的空调系统。

对于某些不配置空调系统的隔离器，温度受背景环境温度、引入新风温度和排风比例的影响，设计时需要考虑隔离器自身部件和工艺造成的升温。

在进行汽化过氧化氢去污染工艺过程时，要考虑温湿度的分布情况，尤其是需要注意外部引入隔离器的物品的表面温度，以及与隔离器对接设备的表面温度。同时应考虑初始温湿度对汽化过氧化氢表面消毒循环的影响，并对其进行控制，详见本分册无菌制剂部分"17.2.4 屏障系统内的消毒 / 去污染"。

RABS 内环境的温湿度通常取决与其取的新风的温湿度控制和背景环境。

17.3.2 压差

对于 oRABS，通常设计为正向气流，即单向流从 RABS 的出风口流向背景环境，并且不控制或监测压差。对于隔离器，在生产过程中，舱体内部相对于背景环境应该始终维持＞10Pa的压差，避免背景环境的空气从一些开口，例如传递孔（鼠洞）流到核心区域，同时需要通过气流测试来证明在这些开口处的气流流向。

当产品有毒性危害时，压差的设计应考虑避免毒性物质扩散到背景环境，例如设计舱体之间的压差梯度，使用局部气流阻断的方式。具体见图17-4。

在隔离器进行汽化过氧化氢去污染时，隔离器内部压差控制应当设计压力上限，以避免超压造成汽化过氧化氢泄漏。

17.3.3 风速和气流

在无菌生产过程中，应用于无菌生产的屏障系统中的风速设计应该能保证形成稳定连续的单向流，使得敞口的无菌产品得到首过空气（first air）的保护，在生产过程中产生的颗粒能足够被经过高效过滤器过滤的A级条件的单向流带走。通常单向流的风速推荐值为0.36~0.54m/s。在行业内的实际应用中，一般在高效过滤器（有些设计为均流膜或散流板）以下150~300mm的范围内通过风速传感器进行在线风速监控。在验证确认气流流型后，需要对接近工作面特定高度位置的风速进行测试，以确认风速的基准水平。应当在隔离器日常使用规范中要求定期对接近工作面以上一定距离的风速进行确认。0.36~0.54m/s仅为指导值，需要根据实际的设备结构位置和气流流型综合评价。

屏障系统风速设计过高可能会产生以下风险。
- 对大平台的区域产生气流紊乱。
- 环境监测碟会被更快地吹干，造成更频繁地干预。
- 使用更大功率的风机，消耗更多的电力，加大高效过滤器的负担。
- 对于灌装称重的精度这类工艺可能造成影响。

由于屏障系统内部设备的平台设计（例如冻干进出料小车AGV的大平台）、运动机构（例如机械臂的运行轨迹和运行速度）以及人工干预操作等都会影响气流，因此可以通过计算流体动力学（CFD）在设备设计阶段模拟其结构对气流的影响。

隔离器处于去污染过程时，应考虑舱体内部的风速或气流扰动对于汽化过氧化氢在隔离器中扩散的影响。

17.3.4 在线环境监测系统

屏障系统内部集成的环境监测系统，用于对屏障系统内部活性/非活性粒子进行监测。环境监测位点应根据产品暴露区域、工艺操作和干预、机械结构、可操作性等因素综合评估后确认。

环境监测的管路应有相应的污染控制措施，例如可集成汽化过氧化氢去污染功能。

需要注意的是在生产工艺过程设计时需要考虑培养皿的数量。在单向流的作用下，培养基的水分会更快地蒸发，从而影响培养基的微生物恢复生长性能，因此需要有相应的方法学验证来确认培养皿在隔离器中的采样暴露时间。

17.4 确认和验证

屏障系统的首次验证通常包括设计确认、安装确认、运行确认和性能确认等环节，验证计划的范围与程度应当基于科学的风险评估。

屏障系统在用于无菌工艺前，其性能应得到全面确认且具有书面记录。若屏障系统配置了物料进出的传递舱或快速转移接口（RTP），亦需验证。

17.4.1 设计确认

在设计确认（DQ）中，应关注屏障系统的关键性能，确认其满足法规的一般性要求并考虑用户的使用特点，例如：根据使用目的，针对用户需求说明（URS），确定屏障系统的总体布局、工作流程、主要功能实现方式；评估材质和结构设计与灭菌去污染过程的兼容性，防范去污染不彻底及去污染剂腐蚀的风险；保证设备运行所需要提供的公用工程参数；软件功能、操作系统版本要求等。

编制 URS 时，应基于生产工艺过程（从生产准备到生产结束清场）考虑对屏障系统的功能需求。通常在 DQ 之后执行模型模拟测试，详见本分册无菌制剂部分"17.2.5 生产工艺过程与屏障系统的模型模拟测试"。

17.4.2 安装确认

安装确认（IQ）是对屏障系统进行现场检查，确认设备及其配套部件的供应与合同一致，制造符合设计要求，并已按照要求进行正确安装。在安装确认中，对于因设备配置缺失、选材错误、安装不当等造成的风险应重点关注。

17.4.3 运行确认

运行确认（OQ）一般包括以下内容。

（1）操作性能　证明所有报警功能均能按照设定的要正常工作，以及屏障系统可按设定参数值运行。计算机化控制的屏障系统还应关注用户权限测试和数据记录功能测试。

（2）屏障系统完整性　屏障系统在正常运行条件下应保持良好的完整性。完整性测试通常包括：已安装的高效空气过滤器的检漏、隔离器舱体的完整性、手套－袖套组件和半身服的完整性。

高效空气过滤器需确认其安装正确，过滤器及安装框架无缺陷和渗漏，应至少对安装于舱体的末端过滤器进行检漏，包括单向流系统的循环高效过滤器和非单向流系统的进风高效过滤器，测试方法可参考现行国家标准《洁净室及相关受控环境第 3 部分：检测方法》中附录 B6 已装过滤系统检漏。此外，非单向流系统还需评估舱体排风高效过滤器的泄漏风险。

隔离器舱体完整性可通过压力变化法或恒压法验证设备是否达到设计要求，测试期间应维持背景环境的稳定，避免温度和压差的剧烈变化，建议测试起始压力不低于日常设定的工作压力的 2 倍。

手套－袖套组件和半身服完整性泄漏测试，在目视检查的基础上，手套－袖套组件采用手套检漏仪或其他经验证的方法进行物理检测，测试方法可参考现行国家标准《洁净室及相关受控环境第 7 部分：隔离装置》的附录 E5，半身服可采用充入示踪气体（例如氨气）的化学方法或其他适宜的方法进行检测。

压差应验证隔离器在静态和动态条件下维持舱体正压差的能力。气流流型测试可参照现行国家标准《洁净室及相关受控环境第 3 部分：检测方法》中附录 B7 气流方向检测和显形检查，采用去离子水雾发生器或者烟雾笔发烟，确认屏障系统内部的气流流型。气流流型测试应分别在静态和动态下进行测试。动态测试应包含生产过程中对生产线的干预操作。气流流型测试可用于确认去污染剂的分布情况。

选择气流流型设备时需要避免使用对屏障系统内部有残留的化学品，尤其是配置汽化过氧化氢去污染功能的隔离器，有些烟雾发生介质可能会影响去污染效果，一般推荐水雾发生器。

17.4.4 汽化过氧化氢去污染循环开发

循环开发（cycle development，CD）是确认隔离器内部去污染的"最差位点"的位置，并优化去污染参数的过程。"最差位点"一般是由隔离器系统的结构设计、过氧化氢去污染功能设计、应用过程中在隔离器内部物料装载以及环境温湿度等因素产生。通过循环开发，确保这些"最差位点"达到设定的去污染效力。去污染效力一般以生物指示物下降的对数值表示。

A. 去污染循环开发前的要求

● 一般在去污染循环开发前先进行 IQ 和 OQ 测试。确保隔离器的去污染功能正常地运行、所有仪器仪表的数据正常。

● 去污染阶段的气流流型确认。这个测试能够作为最差位点选择的依据。针对去污染循环的气流测试，应当在隔离器处于去污染模式的运行状态下进行。

● 确认隔离器的装载方式。隔离器内部的装载模式应该确定最差情况下挑战去污染循环的装载方式。由于放入隔离器内的物品会影响隔离器的气流、去污染时间和通风时间，每个物品的精确的量和位置应该通过文件来定义，确保连续性和重现性没有变化，因此保证去污染循环得以成功。

● 对于某些设备结构，例如传送带、清洗装置（如喷淋球）、管路等，应当采取措施使其表面能得到暴露。例如让传送带慢速运行，能拆卸的管件尽可能拆除并通过其他方式进行灭菌。

● 确认与隔离器集成的设备对于温度的影响，例如需要考虑冻干机在隔离器内部的对接面的温度变化。

● 确认房间的环境：
　○ 背景环境必须经过调试和确认提供一个可控的、稳定的环境，在一定的压差控制、温度和湿度条件下隔离器的去污染循环才能够进行确认。
　○ 背景环境的环境性能确认应在去污染开发前完成。

● 手套支撑架应该将手套在隔离器内部撑开，减少褶皱，保证去污染时手套和袖套在过氧化氢中的充分暴露。

● 确认生物指示剂（biological indicator，BI）的供应商和 BI 的批号。BI 最常见选用的是孢子数为 10^6 的嗜热脂肪芽孢杆菌。使用的生物指示剂应符合《中国药典》指导原则 9207 灭菌用生物指示剂指导原则和 9208 生物指示剂耐受性检查法指导原则。

B. 汽化过氧化氢去污染循环开发的执行

（1）确定去污染关键参数　基于本分册"17.2.4 屏障系统内的消毒 / 去污染"中对于去污染过程关键影响因素的说明，需根据不同的去污染系统设计定义其对应的关键灭菌参数。一般包括待去污染环境的物料装载、环境温湿度的起始条件、去污染过程中注入速率和注入时间，以及通风排残的时间。

以采用蒸发方式的汽化过氧化氢去污染系统为例，根据蒸发单元的设计确定最大注入速率（每分钟消耗的过氧化氢溶液），通常注入速率的设定值与蒸发盘的功率、去污染区域的体积和空间物品摆放的表面积以及与该去污染方法的初始温湿度条件的设计空间有关。一般根据隔离器供应商的设计理论数据，或者在隔离器应用现场进行 D 值测试确定最大注入速率。对于外置式去污染发生器还应该考虑连接发生器和去污染区域之间管路的结构，参数还应该包括这个分配过程中的动力参数，保证去污染蒸汽有效地进入去污染区域以及避免管道中的冷凝。

（2）确认最差位点　通过温度和湿度分布测试、化学指示剂变色测试分析可能的最差位点，这些最差位点将是放置 BI 进行挑战去污染循环的位置。

在最差位点分析中考虑和选择的位置：

●气流流速较快或紊乱的位置，或者在设备、装置、仪器、电机、传送带的下方、玻璃窗下方、角落等。通过气流的直接观察和（或）通过气流的录像分析将会更容易观察到那些会造成去污染挑战的问题区域。

●温度和湿度分布位点。温度较高和湿度较低的位置应该纳入最差位点分析。这些温度和湿度点可能更加难以达到预期的杀灭效果。

●化学指示剂分布变色最差的位置需要纳入最差位点研究。

●被遮挡的表面。隔离器的气流可能无法将过氧化氢传递到那些位点，达到期望的杀灭效果。

●关键区域包括灌装工位、屏障系统干预的部件表面以及与产品直接接触部件的表面等。这些位点应该被选择作为挑战屏障系统能够连续和有效地达到预期去污染效果的位点。

●隔离器进口和出口需要包含在最差位点分析中来评估屏障系统，应该包括所有传递的位置如 RTP、传递隔离器和管道连接口。

●一般 BI 放置在隔离器的袖套上和手套的手指上。每个手套支撑架的长度要确定和固定，并且在每次去污染循环中可持续重复。

●对去污染结果有效性负责的每个环节负责人需要对确认和选择的最差位点进行评估和审核。该过程一般需要质量部门共同参与，确认是否有其他需要进行挑战的位点。

（3）最差位点生物指示剂评估　去污染开发过程中，使用生物指示剂进行最差位点确认过程应在最差点分析完成后执行。

该方式整体基于 ISO 11138-7 Annex A 的去污染动力学曲线、下降的对数值（spore

log reduction，SLR）定义及 Halvorson–Ziegler 公式确立的概率学模型进行最差位点效力分析。具体如下所示：

$$SLR = \lg N_0 - \lg N$$
$$N = \ln\left(\frac{n}{q}\right)$$

式中，SLR 为下降的对数值；N_0 为生物指示剂初始含菌量；N 为对应位点在设定参数下的最大可能微生物含量；n 为单个位点布置的生物指示剂数量；q 为单位位点的阴性结果数量。

基于上述概率模型，对单个位点在经过确定参数的去污染循环后的最大可能微生物（生物指示剂）（most probable number，MPN）含量进行预估，计算对应的最小去污染对数降，从而确立"最差位点"的分布。

假设测试位点放置 3 个 BI，其中两个为阴性结果，MPN=ln（3/2）= 0.405；

SLR = lg（1.6×10^6）– lg0.405= 6.204 –（–0.393）= 6.597

同时，基于该预估模型，根据生物指示剂不同的培养结果进行后续开发过程参数的调整。具体如表 17–3 所示。

表 17–3　根据培养结果调整去污染开发过程参数

培养结果	后续处理措施
位点出现全阳性	需逐个分析，确定具体的可能原因，调整装载、设备或参数
位点出现全阴性	位点能达到 7 个对数以上的杀灭效力，根据客户需求减少参数或完成该过程
位点出现部分阴性	位点能达到 6 个对数以上的杀灭效力，根据客户需求增加参数或重复测试排除生物指示剂"性能异常"BI 现象

注："性能异常"BI（Rogue BI）现象指 BI 加工过程中孢子堆叠而造成抗性极大，无法杀灭的情况。

在该过程完成时，所有最差位点使用调整后的参数应能保证＞6 个对数降的去污染效力甚至客户要求的更高的去污染效力。

C. 通风研究

在通风期间，利用过氧化氢浓度传感器进行浓度检测。当 2 个连续的读数达到建立的通风终点浓度就是通风的结束时间。

特殊的情况包括由于某些浓度传感器的安装和采样方式，可能会滞后显示实际浓度，比如采样管较长，或者采样管较容易吸附过氧化氢，这样可能会无效地延长通风的时间。可以考虑使用更为灵敏的浓度传感器，比如手持式的浓度传感器进行评估更为合理的通风时间。

D. 酶指示剂

使用传统生物指示剂做去污染循环开发的时间非常长，特别是等待 BI 的培养时间（7 天），如果遇到"性能异常"BI，则会造成开发数据的失败或导致过量地使用去污染剂。化学指示剂也有一定的局限性，主要体现在其变色的程度与去污染效果无法建立关联。这些都是造成循环开发有诸多难度和不确定性的因素，即使在花费大量的时间和金钱的条件下也很难获得优化的去污染参数。

目前行业内有一种酶指示剂技术（enzyme indicator，EI）被推荐应用于汽化过氧化氢去污染循环开发。与微生物快速检测技术类似，EI 使用一种称为热稳定型腺苷酸激酶的物质（thermostable adenylate kinase，tak），通过仪器读取该物质在暴露过氧化氢后产生荧光反应水平数值，与 BI 建立相关性，可获得对应的去污染效果，并以具体下降的对数降值表征杀灭效果。由于其读取结果只需要 1 分钟，在优化去污染参数、缩短去污染开发时间方面有着突出的优势。近几年 EI 的使用在国外业内有很多相关的成功案例，目前国内也有随着快速汽化过氧化氢去污染技术应用而逐步开始采用 EI 进行 CD 的案例。

虽然酶指示剂与生物指示剂对于汽化过氧化氢去污染过程具有类似的活性曲线，但不属于直接的生物学指标，无法在当前环境下替代生物指示剂作为去污染确认的最终指标，因此建议在去污染开发过程中作为去污染参数、最差位点确认及开发时间优化的工具使用。

17.4.5 性能测试

性能测试（PQ）包括以下内容。

（1）去污染效果确认　屏障系统舱体内表面、内部设备及进入舱体的各种物料都应经过处理以降低微生物负荷，用于屏障系统、试验物品的去污染方法应能达到使生物指示剂下降＞6 对数值的目的。可使用某种合适的、高抗性的生物指示剂来验证去污染效果。使用充分数量的生物指示剂进行试验可以从统计学角度证明去污染效果的可再现性以及去污染剂的分布是否合适，尤其要注意那些去污染剂浓度较低的地方。屏障系统内物品和设备满载时需要用更多的生物指示剂进行试验。

考虑到生物指示剂本身可能存在"性能异常"BI，以及"最差位点"的灭菌抗力未知，因此行业内这一阶段通常使用单次一个"最差位点"放置多个生物指示剂的方式进行去污染效力的确认。一般一个位置放置 3 个生物指示剂。

建议首次使用隔离器、特殊物料装载需求等情况，应当在设计确认阶段与隔离器生产厂家充分沟通去污染原理、汽化过氧化氢去污染装载清单、物料放置方案等，并且建议在对去污染关键参数、去污染效果影响的因素、去污染循环开发过程有充分认知的基础上，建立相应的去污染循环开发方案。在工厂验收测试（FAT）阶段对装载方式、去污染循环功能进行确认。如果条件允许，可以与隔离器供应商协商在FAT 阶段通过化学指示剂、酶指示剂或生物指示剂等手段对装载后隔离器舱体的汽化过氧化氢去污染效果进行初步确认。

应根据工作流程设计和无菌维持情况，确定屏障系统表面再次进行去污染的频率。

（2）去污染剂残留确认　企业应评估去污染剂残留可能导致的工艺风险。在去污染完成后，应通过能有效测定残留的低浓度量程检测器（或测试管）监测舱内去污染剂的浓度，保证在去污染残留量不得影响产品的质量以及隔离器内微生物检测的结果。

环境中去污染剂浓度应符合现行国家标准《工作场所有害因素职业接触限制第 1部分：化学有害因素》的规定。

（3）屏障系统内部洁净度确认　应确认屏障系统舱体内部的洁净环境，其悬浮粒子（静态的）、沉降菌、浮游菌和表面微生物按照《中国药典》指导原则 9205 药品洁净实验室微生物监测和控制指导原则进行测定，应符合 A 级空气洁净度的要求。

离线灭菌的 RTP 传递容器，应当根据离线灭菌方式（如湿热灭菌、辐射灭菌等）进行灭菌效果确认，如为商品化的一次性产品，企业应要求制造商提供灭菌验证的证明，并在 RTP 传递容器与屏障系统对接后，对 RTP 接口两侧的灭菌面，以及容器内部进行表面微生物采样。

17.4.6 屏障系统的再验证

为保障屏障系统在生命周期内的稳定运行，维持有效的验证状态，应根据风险评估情况制定屏障系统的再验证计划。再验证主要包括以下内容。

● 重要仪器仪表，例如压差仪表、温湿度仪表、风速仪表、流量仪表、粒子计数器、去污染剂浓度传感器，以及用于去污染剂称量的天平等应定期进行校验。

● 屏障系统过滤器完整性测试、风速、气流、压差（针对隔离器）。

● 汽化过氧化氢去污染系统的关键参数确认和汽化过氧化氢去污染验证。

● 相关手套完整性测试、环境监测等日常数据的回顾等。

屏障系统的周期性回顾和再验证应按照文件化的程序及规定的可接受标准实施。隔离器的再验证计划应围绕完整性（例如，高效过滤器完整性、隔离器舱体完整性、手套完整性等），去污染程序的有效性，无菌状态的维持能力等关键性能进行评估。再验证的结果应形成记录并保存。

此外，在设备使用中，出现运行程序或参数变更、维护时更换重要配件、发生运行异常并完成维修后、安装场地变更以及长时间停用后的再启用等情况时，也应进行相应的再验证。

17.5 人员培训

仅依靠屏障系统的屏障来保护无菌生产环境是不充分的，并且可能会产生虚假的安全感。操作人员应当对屏障系统的使用进行充分的培训。

- 需要遵守无菌环境的操作要求。
- 了解如何操作控制系统并在屏障系统外对内部进行无菌操作。
- 了解传递装置和设备、汽化过氧化氢去污染系统以及它们与整个无菌过程的相互关系。
- 遇到设备发生的故障、报警、停电等突发情况人员应当做出正确的反应。
- 操作人员不得被允许在核心区域使用手套进行标准操作规范之外的操作。
- 掌握无菌操作时手套的穿脱，以及使用无菌工具等。
- 应对屏障系统的易损件、一次性耗材等建立管理规范，明确日常使用、检查，以及更换频率。避免老化、性能失效造成的污染风险。

18 一次性使用技术和免洗物料

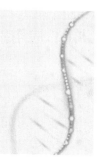

本章主要内容:

☞ 一次性使用技术的定义

☞ 一次性使用技术在无菌制剂生产中的应用和考虑

☞ 一次性使用技术的相容性研究、完整性研究、供应商管理、进厂验收考虑因素

☞ 常见的免洗物料及其应用场景

☞ 免洗物料的供应商管理、物料验收考虑因素

☞ 进入洁净区的免洗物料转运方式

18.1 一次性使用技术

一次性使用技术（single use technologies），同时也称作一次性系统（single use systems），是一种工艺设备解决方案，其种类繁多，应用范围广，是专为一次性使用或单一产品制造而设计的加工设备，现在普遍应用于制药领域，特别是在投资和时间上具有很大的优势，如在药物早期的研究和临床小批量生产阶段，一次性使用技术的优势显而易见。

目前，一次性使用技术被广泛应用于溶液或培养基配制、液体转移、液体储存、无菌过滤、超滤浓缩、透析换液等制药工艺过程中。而且，随着一次性使用技术在生产过程中的广泛使用，会使供应方、使用方和监管方对于其在使用中带来的优缺点和风险点有进一步的认识和理解，有助于更科学地应用一次性使用技术。

18.1.1 应用和考虑

药品生产质量管理规范（2010年修订）无菌药品附录

第五十三条 洁净区内应当避免使用易脱落纤维的容器和物料；在无菌生产的过程中，不得使用此类容器和物料。

第五十五条 最终清洗后包装材料、容器和设备的处理应当避免被再次污染。

第五十六条 应当尽可能缩短包装材料、容器和设备的清洗、干燥和灭菌的间隔时间以及灭菌至使用的间隔时间。应当建立规定贮存条件下的间隔时间控制标准。

第五十九条 无菌生产所用的包装材料、容器、设备和任何其它物品都应当灭菌，并通过双扉灭菌柜进入无菌生产区，或以其它方式进入无菌生产区，但应当避免引入污染。

背景介绍

与传统不锈钢系统相比，一次性使用技术存在诸多优点的同时也存在相应的风险，比如溶出、析出、吸附、泄漏等风险，需要企业在一次性使用技术设计选型时进行风险评估，并针对识别的风险点制订合理有效的预防措施。

在选择一次性使用技术时，企业必须充分识别、评估潜在风险，建立风险控制策略，浸出物研究和完整性检查或测试是必不可少的，耗材的材质和性能对一次性使用技术有关键影响。在选择供应商时，应对供应商进行管理和审计，通过供应商提供的证明性资料和现场审核结果来评价一次性使用技术是否符合要求。企业在应用一次性使用技术时应了解该技术的特点，根据企业实际情况建立使用和贮存标准规程，避免出现因操作或贮存不当而造成的污染、损坏、泄漏或失效等情况。

实施指导

一次性使用技术在无菌产品的生产过程中，应确保不会对产品造成污染或交叉污染，避免对产品的生产过程造成质量风险。

A. 一次性使用技术的定义

一次性使用技术可以是单独的组件（single-use component，SUC），也可以由多个组件组成，例如袋子、过滤器、管道、连接器、阀门、存储瓶和传感器。一次性使用技术也称可抛弃型技术（disposable technology），是指在系统中采用了一次性使用的部件，这些部件在完成一次或预期规定使用次数后即作抛弃处理。

一次性使用技术通常由设备、控制系统、一次性使用耗材组成，用于单次或一个阶段性制药生产活动。

一次性使用技术的设备，是为一次性耗材提供外部支撑、动力传输、加热、制冷、管路无菌接合等功能的设备或装置，例如不锈钢容器、生物反应器、加热器、冻干机、冻融机和磁力耦合/磁力悬浮旋转装置、牵引装置等。

一次性使用技术的控制系统，是为一次性使用技术提供工艺参数控制、在线监测、调整、报警等功能的系统，一般随一次性设备提供。例如搅拌控制、进排气控制、进出料控制、温度监控、压力监控、在线 pH/DO 监测等。

一次性使用技术的耗材，主要是由一次性使用组件（SUC）装配而成。例如，一次性使用袋体、管路、连接件、传感器、过滤器。材质主要为高分子聚合物。

B. 一次性使用技术的特点

一次性使用技术自身的特点与制药行业的需求紧密关联，企业在选择一次性使用技术时应充分考虑其技术特点。

一次性使用技术相对于传统重复使用系统所具有的主要优势包括以下几点。

- 建设周期较短。
- 硬件设施占地小、配套设施要求少。
- 污染、交叉污染风险水平低。
- 系统便于清洁，所需的清洁剂更少，一次性使用部分可不进行清洁验证。
- 系统可在不同产品、批次间快速切换。
- 系统验证更简单。

一次性使用技术存在明显优势的同时，也存在潜在风险。企业在选择一次性使用技术时应充分认识、评估潜在风险，包括但不限于以下风险。

• 接触工艺流体的组件材质有可能对细胞、细菌的生长、表达有影响（如可提取物／浸出物）。

• 相容性对产品带来的影响。

• 颗粒污染的风险，特别是制剂配制、分装过程中没有过滤步骤的工艺。

• 物理强度和连接方式设计强度不足有可能导致泄漏等风险。

• 发生泄漏的可能性较大，会给产品带来影响。

• 在使用现场有可能无法实现完整性测试。

• 传感器精确度、准确度、稳定性和可用性不足。

• 不同供应商提供的一次性使用技术，存在接口差异无法对接或互换。

• 操作培训不到位，导致错误使用。

• 供应商变更信息沟通不及时，生产工艺、配方等重大变更不通知或不及时通知。

• 供应商对其上游供应商控制不足（上游供应经常变更工艺和配方）。

• 供应商有可能由于供应链问题无法及时供货。

• 供应商对于一次使用性技术的完整性和无菌保证控制能力不足。

C. 一次性使用技术的应用分类及组成

一次性使用技术按照在无菌药品生产应用场景和功能不同，包括以下分类。

（1）连接用一次性使用技术，应用于管路连接。包括：①对互相匹配的接头进行接合形成连接；②将对接管路进行熔合连接。

（2）流体管理一次性使用技术，应用于工艺流体传输到应用点的系统，通常包括三部分：①储液袋；②多边路流体传输组件；③储液袋保护容器（不接触工艺流体）。

（3）混合一次性使用技术，应用于物料混合。按混合方式分类：①摇摆式；②搅拌式；③振动式；④循环式。

（4）生物反应器一次性使用技术，生物反应器主要有以下类型：①摇摆式；②斜搅拌式；③垂直搅拌式；④其他。

（5）存储一次性使用技术，应用于制药工艺中液体存储，例如培养基、中间品、缓冲液、原液等。

（6）冷冻用一次性使用技术，应用于药品生产过程中冷冻工艺阶段，包括：①无保护小规模袋；②独立的袋子外壳；③有外壳保护袋；④可控冻融系统及附件。

（7）过滤用一次性使用技术，应用于工艺流体过滤，包括：①深层过滤器；②膜过滤滤芯；③切向流微滤；④切向流超滤。

（8）层析用一次性使用技术，应用于工艺流体层析，包括：①填料柱层析一次性使用技术；②膜层析一次性使用技术。

（9）灌装用一次性使用技术，应用于制剂灌装阶段，主要构成部分：①储液袋；②过滤器；③管路；④灌装针。

（10）隔离器用一次性使用技术，主要包括以下类型：①带有与 α-β 阀配对连接器的袋子（γ 射线灭菌）；②带有与 α-β 阀配对连接器的袋子加管路套件（γ 射线灭菌）；③带有与 α-β 阀配对连接器的袋子（高压蒸汽灭菌）；④ β 连接器。

（11）取样用一次性使用技术，取样方式主要包括以下方式：①利用取样端口通过注射器辅助或直接取得样品；②利用带有鲁尔接头的袋子或将带有鲁尔接头的注射器连接至具有鲁尔接头适配端口的袋子；③利用预先装配好的多联取样袋，依次取样和断开每个取样袋，主要通过管路断开工具或切管机来完成；④利用一次性或可多次使用的取样阀以及经取样阀整合的一个或多个取样袋。

（12）运输用一次性使用技术，应用于工厂内或工厂间工艺液体的运输、转移。一般由硬质支撑外壳容器和软质袋体构成。运输用系统必须经过验证，宜参照国际安全运输协会（ISTA）或美国材料与试验协会（ASTM）D4169 运输测试标准。

（13）一次性传感器，基于理化原理的测量技术进行 pH、溶氧（DO）和 CO_2 等参数的检测，通过提供参数数据来进行手动或自动的工艺控制或监控。

D. 一次性使用技术的应用

企业应用一次性使用技术的目的是在保证药品质量的同时推动药品快速上市并降低生产成本。为了实现这一预期，企业应根据自身情况，通过建立实施一次性使用技术路线图来选择最适合的一次性使用技术。PDA 第 66 号报告中所建议的实施路线图，即技术评估、可行性研究、范围确定、方案设计、产品开发、测试与验证、系统实施，企业可参照执行。

企业在应用一次性使用技术时需要进行如下考虑。

（1）应用一次性使用技术的工厂设计　企业在一次性使用技术应用的设计、选型阶段，应重点评估以下内容。

● 研发生产的药品类型、药品生命周期阶段和工艺需求（无菌、跨区传递、产品规模、多产品共线、产品风险和工艺风险控制等）。

● 一次性使用技术实施策略、计划和路线图。

- 一次性使用技术行业现状和供应商设计能力、供货能力、供货周期等。

- 药品商业化生产必须具备的条件。

- 工艺适用性、厂房与设备设施、公用工程与一次性使用技术工艺兼容性的限制。

- 一次性使用技术相关验证和测试。

- 一次性使用技术在运输、储存和使用过程中的潜在污染风险。

- 一次性使用技术的完整性风险。

- 一次性使用技术对药品质量的潜在风险。

- 一次性使用技术工艺参数风险及应对措施。

- 与工艺流体接触的材质可提取物及浸出物给药品质量带来的潜在风险，尤其是有关物质的风险。

- 药品生产过程中实现无菌保证、无菌保持、无菌连接与无菌断开等。

企业应根据供应商提供的一次性使用技术"验证指南"或其他验证指导原则进行风险评估，以决定是否开展进一步的相容性研究（如可提取物、浸出物、生物相容性）。

需要注意的是，由于供应商用于制造一次性使用技术的物料、厂商不尽相同，可提取物及浸出物研究的检测项目、指标、方法可能不同。

一次性使用技术在使用过程中需要将不同的一次性系统进行无菌连接时，通常采用无菌热合接管技术和无菌快速连接技术。具体应用哪一种无菌连接方式，需要基于药品生产过程中的风险评估进行选择和控制，以防因无菌连接操作失效造成微生物或颗粒污染。

（2）一次性使用技术的风险评估

①一次性使用技术的潜在风险：企业在应用一次性使用技术时，需要对其潜在风险进行科学评估。风险评估控制是实施一次性使用技术过程中企业和监管部门重点关注的方面。企业风险评估时应考虑一次性使用技术对药品工艺、药品质量和操作人员可能造成的风险。

参考欧盟 GMP 附录 1 无菌药品生产，与一次性使用技术相关的一些特定风险应作为 CCS 的一部分进行评估。这些风险包括但不限于以下内容。

- 产品与产品接触表面之间的相互作用（吸附、浸出物）。

- 与固定的可重复使用系统相比，一次性使用技术更脆弱。

- 增加了人工操作和连接数量。

- 组装的复杂性。

- 除菌过滤器使用前应进行完整性测试。

- 有孔洞和泄漏的风险。

- 在打开外包装时可能会损坏系统。

- 颗粒污染的风险。

- 管路无菌连接可能导致污染和泄漏的风险。

②一次性使用技术的风险评估方法：评价一次性使用技术应用的风险级别时，应考虑药品生命周期所处的阶段和药品工艺要求。企业在实施风险评估时，考虑一次性使用技术自身的复杂性（组件繁多、安装操作复杂）的同时，还要考虑一次性使用技术与药品工艺流体接触材质、接触时间、工艺要求和工艺条件（溶剂、温度、表面积、体积比等）等方面。一次性使用技术复杂程度越高，风险越高；一次性使用技术与工艺流体接触时间越长，风险越高。

PDA 第 66 号报告、USP<665>PF46（5）、USP<1665>PF46（5）也提供了风险评估和测试方法。

③一次性使用技术对药品产品质量的影响因素：

- 无菌。

- 可提取物、浸出物杂质。

- 产品降解。

- 产品结合。

- 吸附产品分子或成分。

- 对细胞生长的影响。

- 光照、气体、湿度、温度可能导致的氧化或化学反应。

- 气体传递。

- 浸出物或其裂解物与产品分子或制剂配方、工艺物料发生反应。

- 颗粒物。

- 细菌内毒素残留。

④一次性使用技术对药品工艺风险的考虑因素：

- 系统故障（或泄漏）导致工艺停滞。

- 系统规模限制。

- 产能限制。

- 自动化程度。

- 一次性使用技术传感器和数据获取与储存。

- 对一次性使用技术供应商的关键生产工序过程和原材料的控制。

- 校准可靠性。

- 一次性使用技术完整性保证水平。

- 一次性使用技术产品的批间一致性和稳定性对生产工艺稳定性的影响。

- 一次性使用技术变更控制的管理。

- 一次性使用技术在药品生产的不同阶段的应用对药品质量影响也不尽相同，一次性使用技术对药品质量潜在风险矩阵，见表18-1。

（3）一次性使用技术的实施　一次性使用技术的安装、使用主要包括以下六个方面。

①建立和实施与产品及其过程的风险或严重性相对应的一次性使用技术验收。一次性使用技术耗材一般价格高、体积大、包装复杂，并且为无菌包装，不适宜采用常规的物理、化学、生物学检测等破坏性试验，一般只能做外观检查。因此企业收到一次性使用技术耗材产品后，应检查每件一次性使用技术外包装、标签以及所附文件（例如合格证书和灭菌证明）、图纸、尺寸、货号、生产场地等，确保它们已根据批准的规格和技术要求生产、提供和交付。一次性使用技术在生产使用前应进行外观检查（例如外包装箱、内包装袋的外观、产品划痕、异物、黑点等检查）和完整性检测、检查、确认并形成记录。

②一次性使用技术的检查和安装确认。

③一次性使用技术安装注意事项（破损、变形等），一次性使用技术耗材安装应严格按照耗材供应商提供的安装说明书要求进行安装，应制订详细的安装操作规程，操作人员应经培训考核后上岗。

④使用过程中，应关注工艺管线连接、断开、取样的污染和颗粒物，以及传感器校验等。

⑤一次性使用技术拆卸（避免污染）、使用后的无害化处理。

⑥一次性使用技术操作的背景洁净环境要求包括以下内容。

- 当一次性使用技术应用到不同的生产工艺时，其背景环境的洁净级别需要基于风险评估确定。一次性使用技术应用于无菌操作时，需要基于是否为密闭系统进行背景洁净环境的设计和选择，产品或物料转入密闭系统时，必须以非暴露的方式（例如通过无菌连接器或密闭的转移系统）进行，避免产品或物料暴露于室内环境。如需打开密闭的系统（例如安装过滤器或进行连接），再回到密闭状态或者使用前需要进行消毒或灭菌。

- 对于高风险的敞口操作，应尽可能提高其背景环境的洁净级别，例如无菌生产工艺中，如果存在可能影响系统完整性的风险，则系统应放在 A 级区（B 级背景）。

表18-1 一次性使用技术对药品质量潜在风险矩阵

一次性使用技术应用潜在风险		一次性使用技术应用点									风险描述
		储存	运输	搅拌	细胞培养	澄清回收	纯化	超滤	冻融	制剂灌装	
潜在的污染风险	可提取物浸出物	√	√	√	√	√	√	√	√	√	可提取/浸出物对产品的影响
	脱落颗粒	√	√	√	√	√	√	√	√	√	可能引入的颗粒污染物
	无菌/连接	√	√	√	√	√	√	√	√	√	需要经验证的无菌保障
	非特异性吸附	√	√	√	√	√	√	√	√	√	非特异性吸附
	浸出物	√	√	√	√	√	√	√	√	√	浸出物
潜在的药物质量风险	非最佳工艺	N/A	N/A	√	√	√	√	√	√	√	一次性使用技术与工艺要求的匹配
	阻隔特性	√	√	√	√	√	√	√	√	√	一次性使用技术对光、气、汽的阻隔能力
	符合关键质量属性（CQA）	√	√	√	√	√	√	√	√	√	CQA能否维持
潜在系统完整性风险	破损泄漏	√	√	√	√	√	√	√	√	√	可信赖的强度
	无菌传送	√	√	N/A	√	√	N/A	N/A	√	√	经验证的无菌状态和无菌操作
	处理能力	N/A	√	√	√	√	N/A	√	√	√	对比不锈钢系统，一次性使用技术的规模限制
工艺变更	超出原工艺参数	√	√	√	√	√	√	√	√	√	从不锈钢系统转换到一次性使用技术需要调整的工艺参数

● 如果每次使用均可证明系统保持完整［如通过压力测试和（或）监测］，则可使用低级别洁净区（如 C 级背景的 A 级送风区域）。

● 如果需要打开密闭系统（如散装生产线维护），则应在适合于物料的洁净级别打开（如最终灭菌工艺为 C 级，无菌生产工艺为 A 级），或进行进一步清洁与消毒。

一次性使用技术的安装、使用需考虑的因素，见表 18-2。

表 18-2　一次性使用技术的安装、使用考虑因素

因素	考虑项目
组装连接	①系统复杂性；②组装连接便捷与标准化；③防止错误操作；④标准化组装规程
工艺连接	①连接方式（无菌连接器，包括 SIP 接头和无菌接管机）；②接口要求
工艺断开	工艺流体无菌断开能力，包括 SIP 连接器（例如，自闭连接器，卷边工具，管封器）
取样	从工艺流，取代表性和无菌样品的能力，同时考虑使用位点，体积和频率
校验	一次性使用技术传感器校验的需求
操作背景环境	应用于不同级别的无菌保证要求的考虑
工艺参数监控	①监控参数；②监控传感器的连接方式和接口
培训	对人员能力的需求影响及培训
废弃物处理	使用后的一次性使用技术或耗材的处理方式

（4）一次性使用技术相关的确认和验证

1）验证和确认的范围和程度：企业应基于风险评估对应用一次性使用技术的药品的生产工艺进行验证，以确保能稳定地生产出符合预定规格及质量标准的药品。

一次性使用技术的药品生产工艺验证涉及一次性使用技术设备、控制系统和一次性使用技术耗材及药品生产工艺四个方面，设备、控制系统是重复使用的，而一次性使用技术的耗材通常是一次性使用。

一次性使用技术耗材按照接触工艺流体的情况和复杂程度，可分为四类：①不与工艺流体接触系统，包括排气管和排气过滤器；②与工艺流体接触支撑系统，包括存储袋、反应袋等；③与工艺流体接触的功能性组件，包括固定床、纯化、超滤、分离系统等；④与工艺流体接触的连接系统，包括管路、过滤器、阀门等连接件。

按照上述一次性使用技术系统或组件分类，相关风险逐步升高，企业应在工艺验证时予以考虑。

一次性使用技术的工艺验证，可借鉴美国 FDA《工艺验证指南》和 PDA 技术报告 60《工艺验证：生命周期方法》中的实用模型。

2）一次性使用技术耗材主要验证项目：企业进行一次性使用技术工艺验证时，一般需要考虑化学兼容性、可提取物和浸出物、吸附、生物相容性、细菌挑战、颗粒物、功能性验证（含腔体完整性、冻融试验、热封强度等）等方面。企业应根据自身情况和药品工艺特点确定验证项目组合，并确认验证项目需要研究的范围和深度，最终对验证获得的数据进行评估。

基于一次性使用技术耗材供应商提供的数据，一次性使用技术耗材的材料自身和批间差异较小，因此企业在验证时，化学兼容性、吸附、颗粒物、可提取物和浸出物等项目在基于风险评估的基础上可使用较小容量样袋进行验证。

一般情况下，企业采取典型工艺流体或企业经评估后采取模拟液代替工艺流体进行一次性使用技术的调试、确认和验证。

● 化学兼容性：一次性使用技术和药品生产过程中的工艺流体可能存在复杂的化学作用，应充分考虑这些作用可能造成的结果。化学兼容性与工艺流体的接触受温度、时长、面积影响。化学兼容性测试主要用于评估工艺流体使用的化学溶剂对一次性使用技术的物理和机械属性的影响。不同类型的一次性使用技术化学兼容性测试指标不尽相同，建议企业在供应商的支持下选择测试指标，一般包括完整性、拉伸强度、压力耐受、重量、厚度等测试指标。

一次性使用技术的化学兼容性，可依据文献数据（包括供应商数据）进行评估。验证项目组合中的其他项目数据可同时用于评估化学兼容性风险，企业可考虑基于这些数据进行化学兼容性评估。化学兼容性测试方法，可参考美国材料与试验协会（ASTM）的相关测试方法。

● 吸附：吸附是指一次性使用技术对工艺流体组分的吸附。所有工艺流体接触的组件（膜、管路、连接件、过滤器）都可能有吸附风险。影响吸附的因素还包括工艺流体成分、浓度、接触时间、流速等。

企业在工艺开发时，一般在小规模一次性使用技术上进行吸附试验，在正常规模一次性使用技术上予以确认。企业应根据试验结果确定一次性使用技术的适用材质或采取其他预防措施。

● 颗粒物：颗粒物含量的接受标准与一次性使用技术应用的风险级别正相关，若工艺流体的颗粒不对产品质量和工艺产生影响，可不规定颗粒物含量。一次性使用技术在风险级别高的应用，如一次性使用技术应用于最终过滤或灌装阶段，则需要严格限制颗粒含量，以确保最终产品质量满足要求。企业应确认需要用于冲洗工艺流体通路的液体体积，以保证最终药品可见异物和不溶性微粒满足相应标准。

● 可提取物和浸出物：参考欧盟 GMP 附录 1 "无菌药品生产"，应当评估一次性使用技术的可提取物和浸出物，以及对产品质量的任何影响，尤其是系统由聚合物材料制成时。应该对每个组件进行评估，以评估可提取物数据的适用性。对于被认为有浸出物高风险的组件，包括那些制造过程中可能产生吸附物或者长时间接触工艺流体的材料，应对浸出物进行研究评估，包括安全性考虑。如果采用模拟工艺条件，应能准确反映实际工艺条件并基于科学的原理。

企业在进行可提取物和浸出物研究的同时，应参考化学兼容性，确认工艺流体对一次性使用技术各组件的影响。企业应根据研究结果确定一次性使用技术的适用材质或采取其他预防措施。

● 完整性测试、检查和验证：参考欧盟 GMP 附录 1 无菌药品生产，一次性使用技术的设计应在预期操作条件下的整个处理过程中保持完整性。如果在日常加工或运输过程中一次性部件可能会暴露于更极端的条件下（例如冷冻和解冻过程），则必须注意一次性部件的结构完整性。

对于一次性使用技术使用的无菌连接技术，需要对无菌连接的完整性效果进行验证，特别是无菌焊接后的密闭系统的无菌保证水平有效性。

● 一次性使用技术灭菌过程验证：参考欧盟 GMP 附录 1 无菌药品生产，应当对一次性使用技术的灭菌过程进行验证，并证明其对系统性能没有不利影响。供应商应能提供灭菌过程验证文件。

常规的灭菌方式有 γ 辐射灭菌、环氧乙烷灭菌、电子束辐射灭菌等。无论使用何种方式灭菌，均需对其效果进行确认。

以 γ 辐射灭菌为例，其灭菌验证可参考 GB 18280/ISO 11137《医疗保健产品灭菌 辐射》的要求进行验证，验证一般分为剂量设定、剂量分布及灭菌剂量审核三个方面。

供应商应定义、控制、监测和记录辐射灭菌的关键参数，并在验证中确定微生物负荷限度，确认辐射剂量范围，并进行定期监测，监测数据应纳入放行程序。以上数据应在供应商审计中进行确认。

应为所有灭菌过程建立经过验证的装载模式，并定期进行再验证。供应商应能明确区分待灭菌产品及已灭菌产品，并有辐射指示标识进行指示（该标识只能表明发生了灭菌过程，不能用来确认产品达到要求的无菌保证水平）。

● 一次性使用技术运输验证：一次性使用技术的设计和包装方式，应能满足相关的运输条件，不会因运输过程发生外观、功能的缺失。供应商可参考相应的技术规范实施运输验证（如：ASTM D4169）。

（5）一次性使用技术泄漏的预防和处理　一次性使用技术发生泄漏，可能导致物料报废或洁净室污染（微生物或化学），甚至导致安全生产事故。因此应按照风险评估可能发生泄漏的情况，制订措施加以避免，并针对可能发生的泄漏制定应急预案。

泄漏预防措施包括以下内容。

● 一次性使用技术耗材供应商应在生产过程中对一次性使用技术进行完整性测试。

● 材料验收确保无外包装破损的一次性使用技术/耗材被接收。

● 一次性使用技术耗材存储应符合贮存要求，避免因贮存不当造成密封件和膜材老化导致机械强度下降。

● 一次性使用技术耗材在移动、使用过程中应轻拿、轻放，避免折叠、挤压、跌落、尖锐物触碰等外力造成机械损伤。

● 一次性使用技术耗材在使用前应进行完整性测试，避免使用有完整性缺陷的耗材；无法进行完整性测试的组件或系统，应充分评估或验证其完整性效果。

● 一次性使用技术耗材在使用过程中，应严格按照使用说明书进行安装、组装、拆卸，避免因安装、组装、拆卸不良造成破损或密封性能下降。

针对可能发生的泄漏制订的应急预案包括以下内容。

● 一次性使用技术耗材在使用过程中，应关注连接件（包括袋体焊接处）的密封性，发现泄漏应第一时间采取措施，避免泄漏扩大。

● 应针对一次性使用技术耗材内工艺流体（药液）特性，制订发生泄漏时采取的封闭、拆卸、隔离、清洁、消毒措施以及物料的处置措施。

● 发生泄漏时，应及时暂停相关传动、搅拌、增压、输气（O_2、CO_2、N_2）等操作，对泄漏点进行封堵，将已泄漏药液按规定进行收集、处置。

（6）一次性使用技术使用中的注意问题　一次性使用技术由于自身特点，在生产使用过程中需要针对潜在风险点进行管控，如容易泄漏（泄漏控制）、异物、用错型号、避免重复性使用等。

● 一次性使用技术使用前应进行异物目检，避免带有异物的一次性使用技术被投入使用。

● 一次性使用技术一般要求经辐射灭菌处理，因此在使用前应检查辐射标记是否显示为已辐射，避免未辐射的非无菌一次性使用技术投入使用。

● 一次性使用技术一般是由高分子聚合物材料组件构成，袋体、管路、过滤器、搅拌桨叶、连接件和紧固件的材料强度相对于金属材质要低很多，在拆除包装、安装时应做到轻拿轻放、避免跌落、硬物损伤，否则会造成泄漏、组件断裂等情况。建议建立一次性使用技术贮存、拆包、安装、使用 SOP，以确保一次性使用技术始终处于完好状态。相关操作要求和注意事项可要求一次性使用技术供应商提供使用说明书。

● 企业在使用一次性使用技术前，建议确认其完整性，或使用后确认。

● 带有搅拌功能的一次性使用技术使用过程中应避免桨叶在工艺参数以外高转速运转，以免造成断裂或变形。

● 一次性使用技术使用的一次性传感器可能因为运输或贮存条件影响而造成稳定性较差，使用过程中应关注监测数据的偏移。

● 一次性使用技术控制系统应在使用时关注一次性传感器连接牢固度，避免因连接不良造成数据无法获取。

● 一次性使用技术应一次性使用，任何情况下重复使用都无法确保相关性能，因此应建立一次性使用技术使用要求，明确不得重复使用。

● 一次性使用技术耗材与设备相关管路连接开孔、传感器数据接口形式等情况，应在与供应商确认时明确告知，避免一次性使用技术耗材与设备不兼容。

● 一次性使用技术耗材废弃物处理应该避免污染，必要时需要在工厂内灭活处理。

● 运输物流比较复杂，必须考虑建立一次性使用技术从运输车辆上卸货的程序。

18.1.2 相容性研究

一次性使用技术耗材工艺相容性研究考虑因素见表 18–3。

对于一次性使用技术可提取物和浸出物的验证企业可参考 BPOG（BioPhorum Operations Group）《生物制药生产过程中一次性使用聚合物组件可提取物测试的最佳指南》（*BioPhorum Best Practices Guide for Extractables Testing of Polymeric Single-use Components Used in Biopharmaceutical Manufacture*）中的建议，根据溶液与材料的接触时间、温度、溶液性质（pH、极性、离子强度等）、表面积－体积比、灭菌等因素进行评估。

在浸出物研究过程中，如何进行有效的风险评估这一点至关重要。可参考 BPOG 在指南中给出的具有操作性的模型。

对于一次性使用技术而言，工艺流程距离和工艺条件苛刻程度直接关系到终产品的质量，越下游的工艺环节风险越大，越苛刻的工艺条件风险越大。

表 18-3　一次性使用技术耗材工艺相容性研究考虑因素

因素分类	考虑项目
材料安全性	①化学兼容性，例如产品和工艺流体（液体和固体），清洁剂和消毒剂；②生物相容性；③动物源组分；④可提取物／浸出物；⑤非特异性吸附；⑥某些化学剂可以透过膜（例如，用于擦拭），可能对产品或者工艺产生影响
物理特性	①材料属性（例如，膜或管路的厚度、透明度、表面光滑度）；②系统以及组件完整性；③材料机械强度，耐刺穿性、延伸性、柔韧性等；④组件热合强度、连接强度
微生物控制方法	辐射灭菌或者其他消毒或者灭菌方法的耐受能力
时间	接触时间（如短时间通过流体管路 vs 延长时间存储），工艺时间（如混合时间）
体积	操作尺寸和规模、滞留体积或者残留体积（相对于排出）、死体积
温度	耐受温度变化的能力。冷冻应用需要特定的系统来保持系统的完整性。控制加热要求（例如促进高黏性液体流动）和温度调整时间
阻隔性能	水蒸气和水分损失；氧气、二氧化碳和氮气的侵入和外溢（阻隔特性受温度和相对湿度影响）
pH	高或者低 pH 限制；固定 vs 随时间或者施加条件可变的 pH
压力	系统和独立组件绝对压力或者分压的限制，（例如，无绝对压力额定值的袋子；关键爆裂压力；真空耐受额定值）
可视性	工艺监控观察限制（例如，聚合材料通常分为透明、半透明或者不透明）
光照	光敏性（包括暴露时间）
流速	管道内径、袋子接口尺寸、重力排出 vs 泵性能
颗粒物	可接受粒子浓度或者由于摩擦或者剥落造成的脱落限值
混合	①黏度；②混合能力；③无终端过滤时粒子产生；④混合的均匀性；⑤低体积的配制或混合
振动	运输过程
除菌过滤	①保证最利于产品排出的过滤器位置；②过滤方向；③操作过程中过滤器的通风或者排出；④使用前的润湿和完整性测试和使用后的完整性测试；⑤冗余选择过滤、预过滤、过滤器尺寸型号

　　注：可提取物：在极端条件下（例如有机溶剂、极端高温、离子强度、pH、接触时间等），可以从组件材料的工艺介质接触表面提取出的化学物质，可提取物能够表征大部分（但并非全部）在工艺介质中可能见到的潜在浸出物。

　　浸出物：在典型工艺条件下，从接触产品或非接触产品的材料中浸出，并在最终药品中检测出的化学物质。浸出物可能是可提取物的一个子集，也可能包括可提取物的反应或降解产物。

　　因此，对工艺流程距离和工艺条件进行风险等级的确定和权重打分，可以将风险分值量化，进而采用相应的研究方案，具体见表 18-4。

表 18-4　风险等级的确定和权重打分示例

考虑要点	分数	评判标准	权重
工艺流程	1	上游	0.4
	3	纯化	
	5	原液	
	9	制剂	
暴露时间	1	< 0℃	0.15
	3	0~8℃	
	5	8~30℃	
	9	> 30℃	
暴露时长	1	≤ 60 分钟	0.15
	3	≤ 24 小时	
	5	≤ 7 天	
	9	> 1 周	
提取能力	1	水基溶液	0.15
	3	中性溶液	
	5	含表面活性剂或者 pH 偏离中性，但没有有机相	
	9	高效提取效力的溶液	
接触面积	1	$< 1 \times 10^{-3} \, m^2/L$	0.15
	3	$1 \times 10^{-2} \sim 1 \times 10^{-3} \, m^2/L$	
	5	$1 \times 10^{-1} \sim 1 \times 10^{-2} \, m^2/L$	
	9	$> 1 \times 10^{-1} \, m^2/L$	

根据上述的风险等级和权重，可以参考以下公式计算浸出物总风险分值：

迁移风险评分 = 工艺流程分数 ×0.4+ 暴露温度分数 ×0.15+ 提取能力分数 × 0.15+ 接触面积分数 ×0.15

根据迁移风险评分的范围，可以确定浸出物风险高低：

- 迁移风险评分 = 6.3~9.0，高风险；
- 迁移风险评分 = 3.7~6.2，中风险；
- 迁移风险评分 = 1.0~3.6，低风险。

根据不同风险等级，可以采用相应的研究方案：低风险可以认为满足相关法规要求；中风险应该进行浸出物数据评估，或者完成浸出物研究，以证明风险可控；高风险应该在中风险措施基础上，进行工艺特异性的浸出物研究。

实例分析

实例 1：一次性使用技术可提取物和浸出物的评估流程及案例

如图 18-1 所示，依据工艺流的不同位置的风险级别不同，一次性使用技术进行的评估或测试也不同。一次性使用技术进行可提取物和浸出物研究的程度可以依据图 18-2-1 和图 18-2-2 可提取物和浸出物决策树进行评估；详细的评估流程参见评估步骤 1~5。

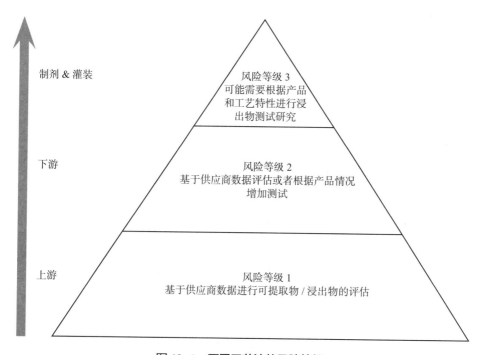

图 18-1 不同工艺流的风险等级

（1）评估步骤 1 初步风险评估。依据图 18-3 初步评估一次性使用技术是否需要进行可提取物和浸出物评估。

（2）评估步骤 2 风险分类。参考 BPOG 的风险评估标准，根据一次性使用技术的工艺流位置、温度、接触时间、工艺流体类型和润湿表面积体积比等方面对一次性使用技术进行分类，具体参见表 18-5。

浸出物风险系数 = 工艺流程 ×0.4+ 暴露温度 ×0.15+ 暴露时间 ×0.15+ 提取能

力 ×0.15+ 面积体积比 ×0.15。据此，可以计算出不同工艺流程中一次性组件可提取物风险数值，再根据表 18-6，确认风险等级。

（3）评估步骤 3 风险级别调整。一次性使用技术的浸出物不一定会对生产过程中产生不利影响。如果浸出物可以通过后续的工艺流去除，则可以将风险级别降低一个级别。另外，在某种程度上，稀释可以被认为与去除类似，因为它能够减少浸出物的影响，因此如果稀释的效果可以被量化，则可以将风险级别降低一个级别。

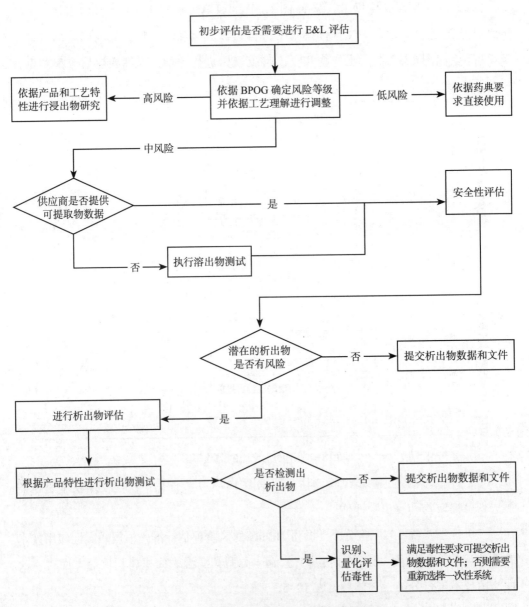

图 18-2-1 可提取物和浸出物评估的决策树案例 1

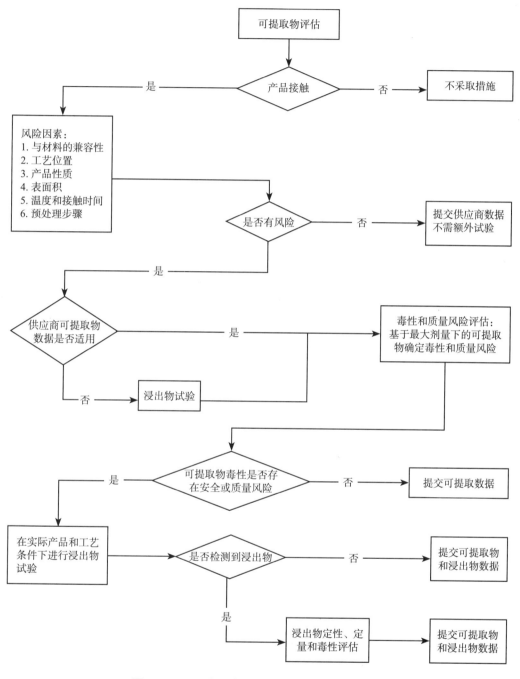

图 18-2-2　可提取物和浸出物评估决策树案例 2

（4）评估步骤 4　可提取物和浸出物数据的汇总及安全性评估。根据上述三个步骤，如果一次性使用技术被评为中高风险，需要对其可提取数据进行汇总，并依据生产实际情况和给药方案进行特定于产品的安全性评估，以评估可提取物对患者安全性的影响。

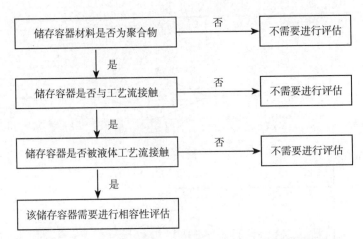

图 18-3　一次性使用技术可提取物和浸出物初步风险评估

表 18-5　参考 BPOG 风险评估标准进行提取物与浸出物风险评估

考虑要点	分数	评判标准	权重
工艺流位置	1	上游：工作细胞库、小瓶解冻、接种、扩增、生产、收获、血浆和溶液制备	0.4
	3	纯化：过滤、层析、病毒灭活、病毒过滤和 UF/DF	
	5	原液：配制，0.22μm 过滤，原液（BDS）贮存	
	9	制剂：原液产品贮存、效价调整、无菌过滤、过滤	
暴露温度	1	$< 0℃$	0.15
	3	$0\sim8℃$	
	5	$8\sim30℃$	
	9	$> 30℃$	
暴露时间	1	≤ 60 分钟	0.15
	3	≤ 24 小时	
	5	≤ 7 天	
	9	> 1 周	
提取能力	1	对聚合物组分的有限渗透（如：水）	0.15
	3	低溶剂化能力或对聚合物组分渗透率低，例如中性 pH，不含有机物、表面活性剂等	
	5	中等溶剂化能力或中等对聚合物组分的渗透率，例如表面活性剂、低浓度有机物、不含有机物 / 洗涤剂的高 / 低 pH 溶液	
	9	高溶剂化能力或对聚合物组分的渗透率高	
面积体积比	1	$< 1 \times 10^{-3} m^2/L$	0.15
	3	$1 \times 10^{-2} \sim 1 \times 10^{-3} m^2/L$	
	5	$1 \times 10^{-1} \sim 1 \times 10^{-2} m^2/L$	
	9	$> 1 \times 10^{-1} m^2/L$	

表 18-6　BPOG 推荐的风险等级评价

等级	LRR 评分	要求
低	1.0~3.6	低风险，符合药典要求（例如 USP Ⅵ级，EP 等）
中	3.7~6.2	中等风险（完成提取实验研究）
高	6.3~9.0	高风险［需完成提取和（或）浸出两部分］

（5）评估步骤 5　浸出物研究及评估。当确定一次性使用技术高风险时，根据 BPOG 需要进行浸出物研究，并根据结果确认一次性使用技术是否对产品质量和患者安全有影响。

实例 2：某单克隆抗体制造过程中一次性使用技术可提取物和浸出物的风险评估案例

该产品使用一次性使用技术的耗材物料清单（BOM）包含多个项目。耗材 BOM 包括不同尺寸的生物反应器袋、混合器和保温袋、转移管、色谱柱，以及用于贮存原液的袋子等。工艺流程如图 18-4。

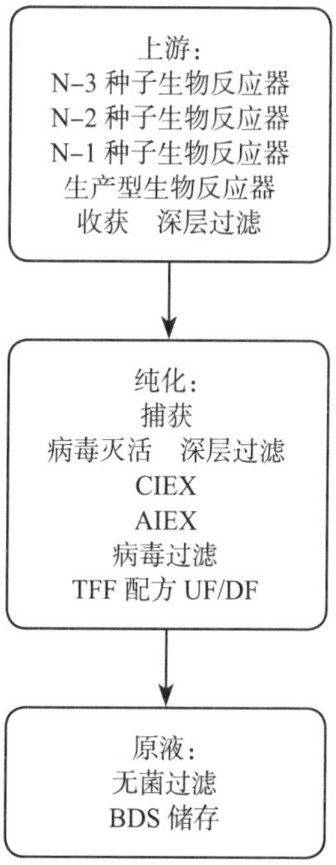

评估流程如下。

（1）初步风险评估　根据图 18-3 进行一次性使用技术可提取物和浸出物初步风险评估，删除不需要进行可提取物和浸出物评估的一次性使用技术。

（2）风险分类　根据 BPOG 分类表，对涉及的一次性使用技术进行风险分类，见表 18-7。

（3）风险级别调整　依据对工艺的理解，对上述风险等级进行调整，结果如图 18-5。

图 18-4　某单抗工艺流程图

（4）可提取物和浸出物数据的汇总及安全性评估　假设可提取物中最高的单个化合物为 141 毫克，表 18-8 为工艺假设。使用表中的工艺假设，可以计算出最普遍的可提取化合物的潜在暴露量。

- 暴露 = 可提取 / 单克隆抗体量 × 剂量
- 最高暴露量 =141 毫克 /4.2 千克 × 7.14 毫克 /（人·天）=0.24 微克 /（人·天）

将这种潜在暴露与毒理学关注阈值（TTC）限值进行比较，该阈值设置为 1.5 微克 /（人·天），治疗＞ 10 年至终生。计算的潜在暴露量低于 TTC 限值，选取的是单个可提取化合物最高的物质，因此所有单个可提取物都处于较低水平。因此，可提取化合物的安全风险是可以接受的。

表 18-7　一次性系统进行风险分类表

参数	工艺流位置	暴露温度	暴露时间	提取能力	面积体积比	风险评分 （1至9）	风险 分类
重量	0.40	0.15	0.15	0.15	0.15		
上游，100升/袋，用于缓冲液制备							
袋膜	1	5	9	5	5	4.0	中
叶轮	1	5	9	5	3	3.7	中
配管	1	5	9	5	3	3.7	中
管口	1	5	9	5	1	3.4	低
连接	1	5	9	5	1	3.4	低
插头	1	5	9	5	1	3.4	低
阀门	1	5	9	5	1	3.4	低
纯化，2500升/袋，用于病毒过滤后的产品保持							
袋膜	3	5	3	3	5	3.6	低
叶轮	3	5	3	3	1	3.0	低
配管	3	5	3	3	1	3.0	低
管口	3	5	3	3	1	3.0	低
连接	3	5	3	3	1	3.0	低
插头	3	5	3	3	1	3.0	低
阀门	3	5	3	3	1	3.0	低
原液灌装，100升储物袋，无菌过滤后装有 BDS							
袋膜	5	3	9	3	5	5.0	中
配管	5	3	9	3	3	4.7	中
管口	5	3	9	3	1	4.4	中
连接	5	3	9	3	1	4.4	中
插头	5	3	9	3	1	4.4	中
阀门	5	3	9	3	1	4.4	中

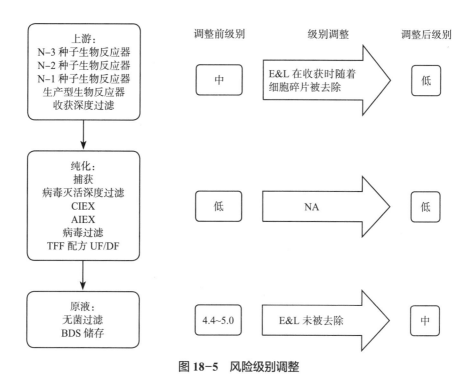

图 18-5　风险级别调整

表 18-8　工艺假设

变量	假设
批量大小	• 一批 • 单克隆抗体量为 4.2 千克
药物剂量	• 患者的每日剂量为 7.14 毫克 /（人·日）
暴露	• 所述可提取物的总和作为杂质存在于药物产品中

（5）浸出物研究及评估　上述一次性使用技术没有被归类为高风险，这表明不需要对这些一次性使用技术进行可浸出物研究。

（6）结论　通过对单克隆抗体工艺中一次性使用技术进行初步风险评估及风险分类，在考虑了 UF/DF 对上游的可提取物数量的减少和部分去除之后，将主要可提取物列为潜在的可浸出物。通过对结果进行化学安全评估表明，在假定的工艺条件下产生的可提取物，将低于毒理学关注阈值，因此不需要进一步对这些一次性使用技术进行可浸出物测试。

18.1.3 完整性检查、测试和验证研究

一次性使用技术耗材可根据用途确认是否需要在使用前后及使用过程中进行完整性（泄漏）检查。当 SUC 组件在出厂时已安装在一次性使用技术耗材上，应对一

次性使用技术耗材整体进行完整性检查。

不同材质、不同用途的一次性使用技术耗材，其完整性检查方法不一样。完整性检查方法与适用性可参照表 18-9 规定的方法进行（不限于以下方法）。

表 18-9 完整性检查方法

测试描述	测试参考	适用一次性使用技术组件					
		层析	连接器/阀门/保持器	容器/薄膜	传感器	管路	过滤器
在给定温度下确认组件和一次性使用技术的完整性。包括在高压条件和操作条件下的压力测试	ASTM E515-11 ASTM D4991-94 生产商定义方法	√	√	√	√	√	√
流体静力学泄漏测试	ASTM E1003-13 ISO 1402	N/A	√	√	√	√	√
水压测试（外壳/阀座测试）（仅针对隔膜阀）	ISO 9393-2	N/A	√	N/A	N/A	N/A	N/A

（1）完整性检查方法

• 气泡法：在密闭的组件腔体内通入一定压力的气体，将组件沉放入液体中，观察是否有气泡溢出，或者在工件表面涂检测液，通过观察是否有气泡产生来判断是否发生泄漏。

• 气体压力衰减法：也叫压力降法，在密闭的组件腔体内通入一定压力的气体，静止一段时间，再次检测气体的压力，观察压力是否有降低，根据压力的变化来判断是否发生泄漏，具体见表 18-10。

表 18-10 不同规格 SUS（袋子）测试参数及允许压降示例

规格（L）	充气压力（kPa）	稳定压力（kPa）	稳定时间（s）	测试时间（min）	最大允许压降
(0,5)	4.5~5.5	4.5~5.0	30	5~10	10%
(5,100)	4.5~5.5	4.5~5.0	60	5~15	10%
(100,3000)	4.5~5.5	4.5~5.0	120	5~15	10%

• 液压法：将橡胶及塑料软管或软管组合件灌满液体，排出所有空气后密闭（关闭阀门或使用管夹），以匀速增加流体静压至限值（或注入工艺流体最大容量），静

置一段时间后，观察管路、连接件、阀门等是否有泄漏。

- 气体泄漏收集法：适合阀类产品，一侧（腔体）加压，另一侧（腔体）收集泄漏气体且尽可能减小腔体体积，以增加单位泄漏量下的压力的变化速度。

- 擦拭观察法：在生产过程中，使用干燥的洁净布或者洁净纸周期性（30分钟）地擦拭一次性技术的表面或者支架的表面，观察洁净布或洁净纸是否有潮湿的迹象，如果出现潮湿的迹象，说明一次性技术已经出现了泄露。

- 目视观察法：在生产过程中，对于使用一次性使用技术的生产系统进行周期性目视检查并记录，观察一次性使用技术是否出现明显的液体、液滴、不正常的反光，以及液位出现变化或异常，如果出现异常，需要增加目视检查的方法，例如使用内窥镜、相机、手电筒进行观察，确认是否发生了泄露。

- 液体提前加入观察法：在微生物发酵或细胞发酵使用一次性使用技术的过程中，可以考虑提前将培养基加入一次性培养袋中，将培养基在一次性培养袋中保留一段时间（如2天），在放置过程中周期性目视检查，观察培养基是否出现浑浊或颜色异常，进而判断是否出现了微生物污染，如果出现了微生物污染，有可能是培养袋出现了泄露导致了微生物污染。对于其他缓冲液使用的一次性使用技术也可以参考本方法，提前注入缓冲液，通过使用前保留过程的目视观察和目视检查，来判断一次性使用技术是否出现了泄露，这样的操作可以很大程度帮助在生产前发现一次性使用技术出现泄露，避免在生产中发生泄露。

（2）注意事项

- 企业在使用时自行安装的一次性使用技术组件的完整性测试，一般采用单一或者多个组合的检测方法。

- 由多个组件构成的一次性使用技术耗材，各组件已由供应商预先安装在袋体上同步完成灭菌处理，各组件不宜于拆卸后进行检测，因此单一的检测方法可能无法真实反映一次性使用技术耗材的各个组件的完整性。例如一次性使用技术顶部排气阀、气体过滤器的完整性适宜采用气体检漏，而使用中的工艺流体浸没的连接件、管路、过滤器等适宜采用液体检漏。因此可采用多种检测方法分别或同步进行检测，以确保一次性使用技术耗材完整性检测真实有效。

- 检测压力应予以控制，一般按照实际使用过程中的最大气压，不应超过供应商提供的气压限值；流体压力一般按照实际使用过程中最大流体容量产生的压力或供应商提供的压力限值进行静压测试。

- 采用仪器检测时，应确保仪器（尤其是传感器）经清洁消毒处理，不引入污染物。

● 检测气体应选择生产工艺中使用的气体，防止引入污染物，检测液体应选择生产工艺中的溶液，例如注射用水等。

18.1.4 供应商管理

企业应按照 GMP 规定，对一次性使用技术供应商进行审计和管理，以确保一次性使用技术供应商能够持续稳定交付符合质量要求的一次性使用技术产品。

供应商管理（表 18-11）及提供的证明性资料（验证指南、材质声明等）是选择供应商的依据。

表 18-11 供应商管理要点

因素	考虑项目
制造环境	● 制造所需环境与一次性使用技术应用要求相匹配 ● 环境洁净度（颗粒物）达到 GMP 洁净等级要求或 ISO 等级要求 ● 车间环境的微生物限度满足制造要求，需要定期控制和监测 ● 环境温度、湿度满足要求
生产能力	● 制造工艺技术水平及人员满足要求 ● 制造所需设备满足要求 ● 关键设备，如制膜挤出设备、密封设备等，工艺参数需验证和严格控制 ● 质量标准可建立，质量可控 ● 客户定制化对成本、物料管理、生产效率和供应时间的影响 ● 供应商对一次性使用技术关键部件的上游供应商的选择 ● 具备出厂前完整性测试能力 ● 灭菌工艺管理是否可靠
验证	● 主要膜材和管路、部件材质组成 ● 可提取物和浸出物 ● 完整性测试 ● 灭菌方法和效果 ● 运输管路 ● 检测方法

企业应与一次性使用技术供应商签订质量协议，明确要求供应商在发生可能影响产品质量变更时，应及时告知企业，企业应对变更进行评估。

一次性使用技术的供应商变更主要包括生产地点、生产环境、关键生产工艺、质量标准、关键原材料等。一次性使用技术耗材与企业工艺流体接触的组件或材料发生变更时，应要求供应商提供变更前后的材料一致性证明资料（包括但不限于可提取物比对报告）。企业基于供应商变更进行风险评估，必要时应进行浸出物研究。

18.1.5　进厂验收

一次性技术验收至少应包括以下项目。

- 供应商：是否为合格供应商。
- 货号：是否正确。
- 外包装：是否完整，有无污垢。
- 生产地址：有无发生变化。
- 质量证书。
- 完整性检测报告。
- 灭菌：辐射证明、辐射标识。
- 内毒素检测报告。
- 无动物来源声明。
- 产品是否和图纸一致。
- 产品有效期。
- 可追溯的产品批号。

18.2　免洗物料

免洗物料通常是指 RTS 待灭菌型（ready to sterilize）和 RTU 即用型（ready to use）物料，拆开包装后无需清洗甚至无需灭菌即可使用的物料。本节涉及的免洗物料是指无菌药品制造过程中的物料和耗材，通常包括胶塞、铝盖、预充针、卡式瓶、西林瓶、软管、灌装针头等。

背景介绍 ———————————————

在药品的研发阶段、临床阶段甚至商业化生产阶段，越来越多的小批量无菌制剂的生产已经成功应用了免洗物料。

免洗物料能够成功应用于制药领域并得到认可，主要是其自身的特点与制药行业的发展需求相适应，其主要特点包括但不限于以下内容。

- 降低固定成本投入，如减少清洁、清洁验证，甚至灭菌验证并避免批次间的清洗。
- 缩短生产工艺及生产设施的建设周期，投入周期短，可加快研发进程，缩短药品上市的进程。

- 各种规格切换灵活度高且减少不同规格间的验证要求，提高生产的灵活性。

- 厂房设施占地资源投入低和设备资源投入低，降低制药厂房设计的复杂性，提高工艺设施的灵活性。

- 灵活适应工艺需求的批量大小。

- 技术转移相对简单。

虽然使用免洗物料有一定的优势，但也有一定的潜在风险，企业需充分评估两种方式的利与弊，并建立相应的风险控制策略。使用免洗物料的风险点有但不限于以下内容。

- 供应商供应链的稳健性。

- 供应商及不同的供应商其产品质量的稳定性。

- 供应商过程质量不能实时监管的风险，如是否按照既定的工艺、配方、取样等开展全周期的质量管控。

- 供应商对产品质量的管控，如原材料、生产配方、可见异物、工艺变更等，供应商发生变更告知企业的及时性及变更时间的充足性。

- 供应商的上游供应商的质量稳定性，及其变更和工艺变更的风险。

- 免洗物料应对大规模生产的高成本和供应商供应能力能否满足需求的风险。

- 物料运输过程如何保证其稳健的完整性的风险。

常见的免洗物料主要包括以下几种。

- 胶塞：如西林瓶水针用胶塞、西林瓶冻干用胶塞、卡式瓶胶塞、预充注射器用胶塞等。

- 玻璃容器：如西林瓶、卡式瓶、预充注射器等。

- 塑料容器：如灌装用的软管、环烯烃共聚物/聚合物（COC/COP）西林瓶和预灌封注射器、滴眼液用瓶子、眼膏或者凝胶用的铝塑管等。

- 铝盖：如 RTU 铝盖等。

RTS 物料的包装方式为多层 PE 袋 + 呼吸袋的方式或单层 PE+ 双层洁净 LDPE 的方式，使用前需要移除 PE 袋包装，然后通过湿热灭菌的方法确保物料的无菌性。最常见的应用是胶塞和铝盖的转移，具体参见图 18-6。

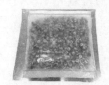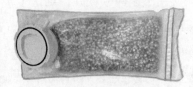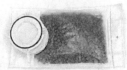

图 18-6　RTS 物料包装形式

　　RTU 物料的包装方式为多层外包装，如 PE 袋或 PE 袋 + 呼吸袋的方式，其本身已经过灭菌，可以直接使用。最常见的应用是巢盒（tub）或托盘（tray）形式的包材转移，如柔性生产中的西林瓶、预充针和卡式瓶等，具体参见图 18-7 至图 18-11。

　　灌装用的软管、软袋、一次性灌装针的转移，参见图 18-12 和图 18-13。

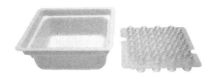 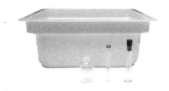

图 18-7　RTU 巢盒西林瓶　　　　　图 18-8　RTU 的预充针、卡式瓶、西林瓶

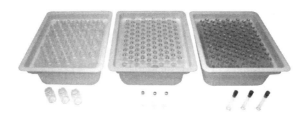

图 18-9　RTU 巢盒的装载形式

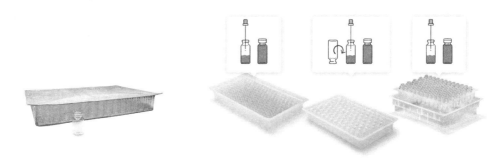

图 18-10　RTU 西林瓶托盘的装载形式

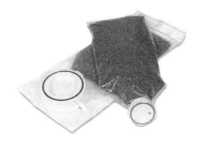 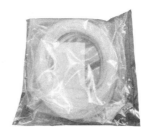

图 18-11　RTU 胶塞的装载形式　　　　图 18-12　灌装用的软管

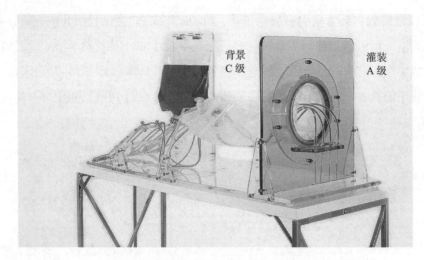

图18-13　蠕动泵灌装用的一次性转移袋＋软管＋一次性灌装针

对于应用免洗物料的企业，应关注供应商的质量管控，供应商的预处理需要符合企业的标准，并需要经过企业的审计确认。

企业需对供应商的来料进行检验，同时确保在物料转移过程中避免发生污染和交叉污染。

18.2.1　供应商管理

供应商的选择与管理是免洗物料成功实施的一个关键环节，制药企业需要根据自身的特点、制药工艺需求和免洗物料的特点，建立供应商的选择标准和流程，以及审计的标准。企业应遵从公司已制定的程序要求对供应商进行有效的管理，以确保供应商能够持续稳定的交付满足要求的免洗物料。同时建议企业开发备选的供应商，以最大限度降低物料供应链断裂、短缺和质量等相关导致的供应风险。

免洗物料的风险主要包括清洗、灭菌和包装，由于药品生产企业在使用免洗物料时，不会再次对物料进行清洗和灭菌，因此有可能将微生物、内毒素、异物、颗粒带入到最终产品中。对于免洗物料供应商的清洗、灭菌、包装的关注点包括生产免洗物料厂房设施的密闭性、生产环境的洁净度和微生物及颗粒的控制，清洗程序的设计、清洗过程的控制、清洗效果的验证，灭菌工艺的开发、控制和验证，以及免洗物料的包装形式的选择和包装方式的确认。企业应与供应商就上述关注点的要求达成一致，确保免洗物料满足要求。

对供应商的审计范围建议包括但不限于以下内容。

● **质量体系**：质量管理体系健全完善且有效，主要包括对供应商的机构与人员、厂房与设施设备、物料、生产、质量保证、实验室控制等方面加强审核，供应商的质量体系建议至少通过相关体系的认证等。

• 技术能力：设计能力、风险及过程控制能力（特别是清洗、灭菌过程）、持续改进能力，以及生产环境控制能力、颗粒物控制能力甚至无菌保证能力等。

• 供应能力：产能持续稳健保证能力，甚至其关键物料供应商的稳健供应能力。

• 数据可靠性：审计供应商的文件化数据可靠性，包括验证数据。

• 变更管理：双方应建立良好有效的变更机制和评估流程，并签署变更通知协议，用以监控工艺情况、原料、上游供应商、工艺、设备设施、环境、标准、分析方法、生产地点、添加剂、第三方供应商等方面的变化，以确保企业有足够的时间进行影响性评估。

• 物流管理：供应商的科学合理的运输保障策略，确保物料运输过程中的完好性。

• 二级供应商审计：当物料是通过二级供应商（即供应商的供应商）处理时，需要对二级供应商进行充分的延伸审计，例如辐照灭菌的验证审核，以确保工艺的正确操作。

18.2.2 质量协议

• 企业需要和供应商签订免洗物料的质量协议，在质量协议中对于免洗物料具体的质量要求进行约定。

• 对于免洗物料的清洗工艺、灭菌工艺、关键参数、质量标准、检验方法、包装工艺和形式、生产环境、运输方式等变化需要首先通知企业并得到企业的批准。

• 对于随货的样品量、包装形式、样品代表性等应在质量协议内进行约定。

18.2.3 物料验收

企业需根据物料特性建立物料验收的标准，并对相关岗位人员进行培训。通常对供应商来料进行必要的检查和检测，包括但不限于以下内容。

• 已清洗或已灭菌标识的检查。

• 对来料进行的合格证 / 分析报告检查并存档，报告需总结相关的质量属性。

• 核对来料的物料信息准确性。

• 检查包装的完整性。

• 对每批物料来料的样品进行检验，检验内容包括可见异物、不溶性微粒、微生物限度或无菌、细菌内毒素等。

对于免洗物料通常每批会配有样品袋供取样检测用，此种方式不用破坏物料包装，也不需要额外的取样环境，避免了整个物料的污染风险和取样操作污染风险，且便于检测和及时放行物料，但需要确保供应商提供的样品是同批次的物料，且是具有代表性的样品，不论采用何种的取样方式，企业都需基于合理的风险和科学的评估。

18.2.4 物料转运

免洗物料进入洁净区，需要进行处理，不论采用何种方式，都要考虑避免污染、交叉污染、混淆和差错，同时建议免洗物料最后包装级别不低于转移后的免洗物料所处环境级别，具体的等级需与终端用户应用产品的关键性需求相匹配。

下面是应用隔离器的转运方式案例。

- 带 RTP 接口的 RTS 胶塞的转运（呼吸袋转移）

图 18-14 和图 18-15 为 RTS 胶塞的转运。

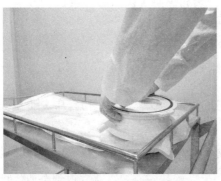
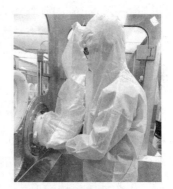

带 RTP（Ready To Port）接口胶塞　　　　　RTP 对接隔离器系统

图 18-14　应用隔离器时 RTS 胶塞的转运（呼吸袋转移）

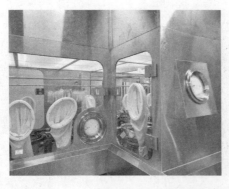
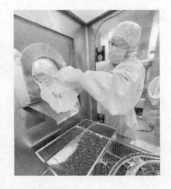

图 18-15　应用隔离器时 RTS+RTP 转运

转移过程：CNC 区免洗胶塞→缓冲区擦拭处理→洁净区→层流下装入 RTP 呼吸袋→湿热灭菌→转运→RTP 对接隔离器系统。

• RTS 胶塞的转运（RTP 桶转移）

如图 18-16 所示，灭菌柜前配出料隔离器，在隔离器内将灭菌后呼吸袋胶塞装入 RTP 桶。

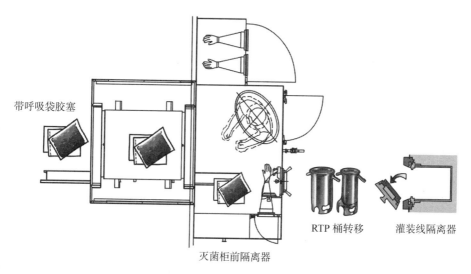

图 18-16　应用隔离器时 RTS 胶塞的转运（RTP 桶转移）

转移过程：CNC 区呼吸袋胶塞→缓冲区擦拭处理→洁净区→呼吸袋胶塞湿热灭菌→带呼吸袋装入 RTP 桶→RTP 桶转运对接隔离器系统。具体参见图 18-16 和图 18-17。

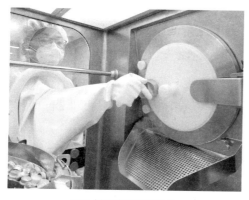
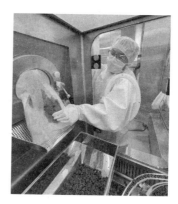

RTP 桶对接隔离器系统　　　　　　　呼吸袋胶塞隔离器内拆包

图 18-17　隔离器内的转运

• RTU 胶塞（带 RTP 接口的包装形式）的转运

转移过程：CNC 区胶塞→缓冲区擦拭处理→洁净区→去除 PE 袋→RTP 对接隔离器系统。具体见图 18-18。

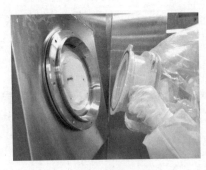
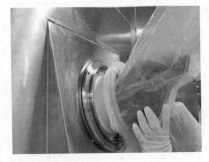

图 18-18 RTP 接口物料对接隔离器

下面是常见的 RABS 转运方式案例。

● RTS 胶塞的转运（呼吸袋转移）

转移过程：CNC 区胶塞→缓冲区擦拭处理→洁净区→去除 PE 袋包装（如有）→呼吸袋胶塞湿热灭菌→出料层流保护→出料层流保护（双层呼吸袋如有）→转运→脱包→oRBAS 层流台自净拆包。具体见图 18-19。

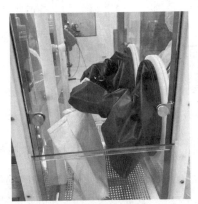
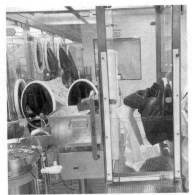

图 18-19 RABS 中 RTS 胶塞的转运（呼吸袋转移）

下面是应用 RTU 即用型预充针巢盒形式物料的转运案例。

转移过程：CNC 区域进行拆箱→C+A（RABS）环境下手动/自动拆外包→E-beam 对巢盒外表面灭菌→C+A（Isolator）环境下手动/自动拆内包（移除封盒纸和内衬纸）。具体见图 18-20。

CNC	C+A（RABS）		C+A（Isolator）	

图 18-20 应用 RTU 即用型预充针巢盒形式物料的转运示例 1

转移过程：CNC 区域进行拆箱→C 级环境下通过消毒剂喷淋 / 擦拭表面→C+A（RABS）环境下手动 / 自动拆外包→C+A（Isolator）环境下手动 / 自动拆内包（移除封盒纸和内衬纸）。具体见图 18-21。

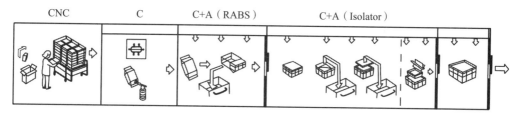

图 18-21　应用 RTU 即用型预充针巢盒形式物料的转运示例 2

转移过程：CNC 区域进行拆箱→C 级环境下通过消毒剂喷淋 / 擦拭表面→C+A（RABS）环境下手动 / 自动拆外包→B+A（RABS）环境下手动 / 自动拆内包（移除封盒纸和内衬纸）。具体见图 18-22。

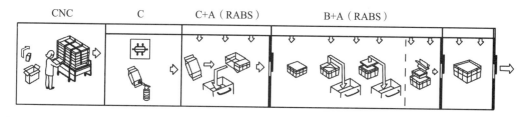

图 18-22　应用 RTU 即用型预充针巢盒形式物料的转运示例 3

转移过程：CNC 区域进行拆箱→D 级环境下脱第一层外包→C 级环境下通过消毒剂喷淋 / 擦拭表面→C（B）+A（RABS）环境下手动 / 自动拆第二层外包→B+A（RABS）环境下手动 / 自动拆内包（移除封盒纸和内衬纸）。具体见图 18-23。

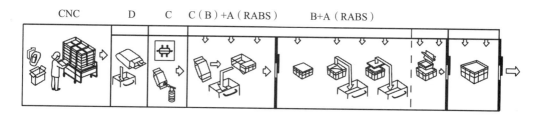

图 18-23　应用 RTU 即用型预充针巢盒形式物料的转运示例 4

📋要点备忘

A. 免洗（RTS）橡胶密封件的评估考量要点

● 清洗、包装环境。密封件一般在 C 级（ISO 8）洁净室中的清洗设备中进行清

667

洗；清洗后，密封件在 C 级背景下 A 级送风的洁净室中进行包装。

● 清洗工艺经过充分验证，包括初次验证和周期性再验证。清洗用水系统、清洗设备、包装设备及实验室仪器等均需经过确认或验证。

● 工艺验证研究数据需表明清洗工艺使密封件至少降低了 99.9% 或 3 个对数单位的内毒素含量。验证数据可以证明清洗可以使密封件的微粒、生物负载（微生物限度）、细菌内毒素含量达到产品标准要求。

● 每个清洗批的分析报告（COA）中需体现微粒、生物负载（微生物限度）、细菌内毒素含量和硅油水平（如适用），确保符合设定的产品标准。

B. 免洗免灭菌橡胶密封件的评估考量要点

● 清洗工艺验证部分同上述免洗橡胶密封件评估要点，因为微粒和细菌内毒素水平均通过清洗工艺控制，无法通过灭菌去除。

● 灭菌工艺需进行充分验证，证明灭菌工艺至少可以达到 10^{-6} 的无菌保证水平（sterility assurance level，SAL）。

● 对于冻干制剂用免洗免灭菌橡胶密封件，灭菌后需进行干燥，并对最终密封件中的水分进行控制，满足一定产品标准。此外，对于冻干密封件，在其内包装袋外需增加具有水汽阻隔性的包装袋以保持密封件的干燥。

● 免洗免灭菌（RTU）橡胶密封件的包装需要进行完整性验证，以证明所使用的包装系统可以满足并维持灭菌、运输和储存过程中的包装完整性，从而确保灭菌后密封件产品的无菌，进而确保药品的无菌。

● 需证明灭菌后密封件符合相关药典的理化、功能特性要求。尤其对于辐射灭菌密封件，需要考量密封件不影响与其他包装组件的配合使用，如辐射灭菌后的预灌封注射器用活塞，在与针筒、推杆组装后，其滑动性能（启动力、滑动力）需满足应用要求。另外，如更换不同灭菌方式的密封件，需对两种灭菌方式的密封件进行比较评估，确保新的灭菌方式不会对密封件的使用产生影响。

● 每批密封件的分析报告（COA）中需体现微粒、细菌内毒素含量、硅油水平（如适用）、水分含量（仅适用于冻干胶塞）。对于湿热灭菌工艺已经过充分验证的密封件，允许采用参数放行的方式，在产品的 COA 上体现无菌保证测试结果（生物指示剂测试）；对于采用 γ 辐射灭菌的密封件，可单独提供辐射证明。

C. 法规考量

● 对于药品在国内上市的药企，需与供应商确认密封件及相关工艺是否在国家药品监督管理局药品审评中心的原辅包平台上登记，供应商需提供授权信以供药品的关联审评审批使用。

- 对于药品需要出口美国、加拿大的药企，需要 RTS 以及 RTU 密封件的清洗工艺和灭菌工艺在美国 FDA 以及加拿大卫生部（Health Canada）有 DMF（drug master files）备案，供应商需提供授权信（letter of authorization，LOA）。

- 对于药品需要出口欧洲的药企，要及时与密封件供应商沟通，明确是否可以提供密封件相关文件以支持其药品在欧洲申报。此外，根据 EP 对润滑用硅油的要求，密封件硅化所使用的药用级硅油黏度需满足一定范围要求，因此在选用密封件时需额外关注。

D. 供应商验证活动的评估

企业在选择免洗免灭菌的物料时，需要对供应商的验证活动进行评估，主要范围包括以下内容。

- 清洗过程的验证：关注清洗工艺的可靠性和重复性，关键的清洗质量指标至少包括处理后水分、可见异物、不溶性微粒、细菌内毒素等。

- 灭菌过程的验证：关注灭菌工艺的灭菌效果和无菌保证水平。

- 灭菌残留：根据选择的灭菌剂，需要对残留物水平进行验证。如常见的灭菌剂残留乙二醇和氯乙醇等。

- 保存时效性：应对最长的保存期限进行验证。

- 密封性：包装形式的密闭性研究。

- 运输验证：通常是指物料从供应商到企业现场之间的转运，建议关注运输方式、运输环境、装载方式、运输包装的完整性等方面。

附录

附录 1 大容量注射剂 GMP 实施案例

1 大容量注射剂概述

大容量注射剂（large volume parenteral，LVP），通常指体积不小于 100ml（生物制品一般不小于 50ml）的液体无菌制剂。其中，供静脉滴注的大容量注射液又可称为输液。按其临床用途不同，大容量注射剂可分为体液平衡用输液、营养用输液、血容量扩张用输液、治疗用药物输液、透析制剂、造影制剂等类型。

1.1 包装形式

目前在我国大输液市场上存在以下包装形式：玻璃输液瓶（以下简称玻瓶）、聚丙烯输液瓶（以下简称塑瓶）、多层共挤输液袋（以下简称软袋）和直立式聚丙烯输液袋（以下简称可立袋）。玻瓶包装产品逐渐被淘汰，市场份额较低，塑瓶、软袋与可立袋已成市场主流，其中软袋中的双室袋和三室袋因其临床使用安全性、便利性较高，近年来被广泛应用。具体如附表 1–1 所示。

附表 1–1 大输液各包装形式优点、缺点

包装形式	优点	缺点
玻瓶	透明度高；化学稳定性高；阻隔性能好	临床使用时，瓶内需进入空气，玻瓶裂缝不容易被发现，污染风险高；使用后废弃物处置难度大
塑瓶	重量轻；密封好；瓶身无脱落；使用后废弃物处置方便	临床使用时，瓶内需进入空气，污染风险高；部分生产工艺（如吹灌封：blow–fill–seal，BFS）产品透光率低，异物检出难度高
软袋	重量轻；临床使用过程中袋内不需进入空气；瓶身无脱落风险；使用后废弃物处置方便 双室袋和三室袋临床即开即用，使用前不需要静脉药物配置	容易物理损伤，导致药液渗漏；不能直立放置，临床使用不方便。其中，双室袋和三室袋焊接工艺控制难度高
可立袋	重量轻；密封好；瓶身无脱落风险；使用后废弃物处置方便；临床使用过程中袋内不需进入空气；可直立放置，临床使用方便	生产工艺要求高，过程控制难度大

1.2 剂型特点

大容量注射剂的质量保证原则与注射剂一致。设施、设备和工艺应经过适当的设计、确认和（或）验证、持续确认或验证；使用适当的技术［例如限制进入隔离系统（RABS）、在线粒子监测系统］以更好地保护产品；人员应具有足够的资质和经验、培训和良好的行为习惯；应对原材料和包装材料进行充分的检测和控制，以确保生物负荷和细菌内毒素 / 热原水平适用。与其他注射剂有所区别的是，其剂型特点与 GMP 实施重点及难点包括以下内容。

大容量注射剂通常采用最终灭菌工艺进行生产，其最终灭菌控制是产品质量保证的重点。灭菌设备的选型、验证、控制参数、日常维护、异常情况处理等方面均直接影响产品的无菌保证水平。

主流的软塑包装中（包括塑瓶、可立袋、软袋、双室袋及三室袋），软袋产品一般通过制袋灌封设备进行制袋、灌装与密封。袋体焊接面广、焊接过程控制难度大；储运与使用过程中，发生漏液的可能性较塑瓶更高。对软袋产品而言，包装密封性是产品质量保证的重点、难点。

大容量注射剂可见异物控制一直是生产过程控制难点，特别是在线检查可见异物困难的产品，例如包装透明度较低的产品、混悬剂及乳剂类产品。

大容量注射剂的污染控制与其他无菌制剂类似，有其自身特点，主要反映在环境洁净度及空调净化系统运行控制、活性炭使用（如工艺中仍需使用活性炭）、灭菌前微生物负荷、工艺时限、药液过滤器使用、阶段性生产等。

本附录将对上述大容量注射剂质量保证及 GMP 实施重点及难点进行阐述。

2 生产工艺概述

2.1 生产工艺与制造技术

大容量注射剂原辅料、包装材料、中间产品、最终成品数量较多，合理的工艺布局与制造技术选择对生产工艺的顺利进行有至关重要的影响。车间布局设计时应充分考虑人流、物流、产品流的合理性。

大容量注射剂生产通常包括原辅料称量、配制、过滤、灌封、灭菌、灯检、包装等工序。具体流程如附图 1-1 所示。

A. 玻瓶包装

玻瓶经饮用水 / 纯化水粗洗、注射用水精洗后，吹干内表面水分，经联线送至灌装工位进行灌装和加胶塞，胶塞使用前应清洗合格，加塞后送至轧盖工序轧盖密封。密封好的产品经过终端灭菌后灯检剔除不合格品，合格品进行包装入库。

玻瓶及胶塞通常在其他区域或供应商进行生产，玻瓶包装产品生产流程简便，通常适用于对包装容器有特殊要求的产品（如包装高阻隔性）。

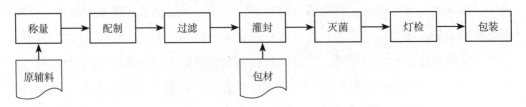

附图 1-1 大容量注射剂生产工艺流程图

称量：原辅料、活性炭等物料进行准确称量。配制：按工艺进行药液配制，通常包括浓稀配法、稀配一步法。过滤：配制合格的药液送至灌封前进行颗粒物过滤、微生物过滤。灌封：过滤后的药液灌装进合格的包装瓶/袋中进行封口密封。灭菌：灌封合格的产品装载至适宜的灭菌设备中进行灭菌。灯检：已灭菌产品进行外观检查剔除不合格品，包括全自动灯检、半自动灯检、人工灯检。包装：灯检合格品按包装要求进行贴签（如适用）、装盒（如适用）、装箱。

B. 塑瓶包装

塑瓶常用的材料为聚丙烯（polypropylene，PP），是目前大容量注射剂最常见的包装形式。按包材生产工艺可以分为注吹法、吹灌封法。

注吹法：热塑性材料经高温融化后先注成管状瓶胚后在制瓶模具中吹塑，冷却成型的空瓶经联线送至灌封岗位灌装和封盖，是目前最常见的制造方法。注吹法可采用制胚和吹塑两台设备分步完成，也可采用一台包含注吹功能的设备同步或分步完成。制成的塑瓶经联线送至灌封工序进行灌装并焊接密封盖，经过终端灭菌后灯检剔除不合格品，合格品进行包装入库。制成的塑瓶清洁度较高，可不经注射用水清洗直接联线用于药液灌装。密封盖通常在其他区域或供应商进行生产。

吹灌封法：吹灌封装置是一套连续操作的特制设备，将热塑性材料制成容器后进行灌装和焊接密封盖，整个过程在一台设备内完成。经过终端灭菌后灯检剔除不合格品，合格品进行包装入库。密封盖通常在其他区域或供应商进行生产。由于该工艺生产的产品透光率低，在大容量注射剂实际生产中使用较少，通常用于非最终灭菌的无菌溶液制剂（如滴眼剂）的生产。

C. 软袋包装

软袋包装方式的产品可以在同一设备中进行制袋、灌装、密封，热合制袋过程中可同步完成产品信息印制（如名称、规格、批号、生产日期、有效期等）；也可以在单独的制袋机上完成制袋，制备后需要进行适当的包装和转运，随后进行信息印制、灌装和密封。经过终端灭菌后灯检剔除不合格品，合格品进行包装入库。软袋膜材与包装组件通常在其他区域或供应商进行生产。根据袋体成型方式可分为（水平）制袋灌封法、垂直制袋灌封法。

制袋灌封法（form-fill-seal，FFS）：多层共挤膜经水平热合模具制成袋体后灌装药液并进行密封。

垂直制袋灌封法（vertically-form-fill-seal，VFFS）：多层共挤膜经垂直热合模具制成袋体后灌装药液并进行密封。

双室袋和三室袋生产技术与软袋相似。相较于玻瓶与塑瓶，软袋生产流程更简便，污染引入风险更小。

D. 可立袋包装

可立袋生产流程与塑瓶注吹法类似。

热塑性材料经高温融化后先注成管状瓶胚后在制袋模具中吹塑，冷却成型的空袋经联线送至灌封岗位灌装和封盖。可采用制胚和吹塑两台设备分步完成，也可采用一台包含注吹功能的设备同步或分步完成。制成的可立袋联线至灌封工序进行灌装并焊接密封盖，经过最终灭菌后灯检剔除不合格品，合格品进行包装入库。制成的可立袋清洁度较高，可联线不经注射用水清洗直接用于药液灌装。密封盖通常在其他区域或供应商进行生产。

可立袋通常采用椭圆形扁平设计，设计时应考虑设置足够的袋内加药空间，避免造成临床使用不便。生产过程中应保证袋身厚度均匀，且在适宜的厚度范围内，便于维持正常的排液自收缩。灭菌时需采用适当措施，保证产品高温灭菌前后不发生明显形变。

2.2 洁净级别要求与车间布局

A. 洁净级别要求

针对最终灭菌的大容量无菌制剂，为降低微生物和异物污染风险，直接或间接接触药液的包材组件和灭菌前的产品生产应该在洁净环境中进行，其洁净级别至少为 D 级；对于不需要进一步处理（如清洗或灭菌）且直接接触药液的包材，其所在生产、敞口等开放环境的洁净级别应不低于产品灌装环境的洁净级别；如果产品微生物污染风险较高或存在异常风险情况（如产品易长菌、配制后需要存放较长时间后方可灭菌、无法在密闭容器中进行加工），那么相关工序应在 C 级环境中进行。灌装前无法进行减菌过滤的混悬剂、乳剂类产品，最终灭菌前应在 C 级环境中制备。

最终灭菌产品灌装环境要求为 C 级。当环境对产品污染风险影响较大时（如灌装速度慢、灌装用广口容器、密封前暴露数秒），那么灌装应在 C 级背景下的 A 级送风环境进行。采用本身装有 A 级空气风淋装置的吹灌封（BFS）设备必须至少安置在 D 级环境中。

B. 典型车间布局（以软袋、塑瓶包装为例）

附图 1-2 为大容量注射剂的典型车间生产工艺布局。

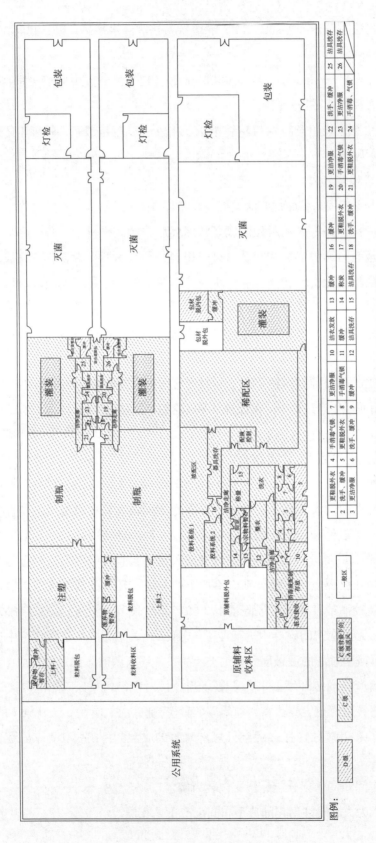

附图 1-2　大容量注射剂的典型车间生产工艺布局示意图

图例：

| D级 | C级 | C级背景下的A级送风 | 一般区 |

1	更鞋脱外衣	4	更鞋脱外衣	7	更洁净服	10	洁衣发放	13	缓冲	16	缓冲	19	更洁净服	22	洗手、缓冲	25	洁具暂存
2	洗手、缓冲	5	更洁净服	8	手消毒气锁	11	缓冲	14	称装	17	更鞋脱外衣	20	手消毒气锁	23	更洁净服	26	洁具洗存
3	更洁净服	6	洗手、缓冲	9	洗手、缓冲	12	洁具洗存	15	洁具洗存	18	洗手、缓冲	21	更鞋脱外衣	24	手消毒、气锁		

3 产品灭菌控制

大容量注射剂普遍为最终灭菌产品，灭菌工序是赋予其无菌质量特性的最关键工序。灭菌方式存在过热水和蒸汽－空气混合两种方式，目前国内企业大多采用过热水喷淋方式灭菌（过热水指在 100℃以上并需一定压力才能保持液态的水），也有少数企业采用蒸汽－空气混合加压灭菌。本节主要介绍过热水喷淋灭菌。

过热水喷淋灭菌以循环水作为加热介质，向被灭菌物品传递热能，热能通过容器壁传递给被灭菌的液体，使容器内液体升温。采用循环泵，将腔体内循环水从灭菌器底部抽入覆盖装载区的喷淋装置，不断喷淋、循环。循环水加热有两种方法：一种方法是将纯蒸汽直接引入腔室，将灭菌品和循环水同时灭菌；另一种方法是通过外部的热交换器加热，并和腔室构成循环回路。对注射剂产品而言，由于液体产品在容器内，液体上部的空间存在气体，通过注入经过滤的压缩空气来加大腔室压力，尽可能减少腔室和容器内的压差，以维持容器的形状和密封完好性。

过热水喷淋灭菌器具有温度均匀、控制范围宽、调控可靠等优点。针对过热水喷淋灭菌器，GMP 实施的重点在灭菌器设计、验证、维护保养、灭菌控制、异常处理等方面，本章主要对这些方面进行阐述。

3.1 术语解析

由于过热水喷淋灭菌在国内大容量注射剂生产中广泛使用，故本部分主要对行业中重点关注的部分术语进行解析，以使大家可以在统一的概念和理解下讨论具体的实施问题。非过热水喷淋的其他灭菌方式也可借鉴本节所列的术语及其内在含义，但应根据具体情况判定是否适用。

A. 灭菌温度（sterilization temperature）

过热水喷淋灭菌在近 20 年才开始逐步大量应用于注射剂最终灭菌工艺中，早期大量使用的是饱和蒸汽灭菌，国内外灭菌相关指南如 PDA 第 1 号报告、PDA 第 48 号报告等指南中均有提及过热水喷淋灭菌工艺。

大容量注射剂的产品灭菌无论采用何种湿热灭菌程序，其灭菌效力均可将之折算为在 121℃之下的标准灭菌时间（即 F_0 值）来进行评价。

目前，国内大容量注射剂生产企业在表述灭菌工艺时，主要存在两种不同的方式，一是以灭菌温度加灭菌时间来描述，通常灭菌温度指根据不同产品、不同包装形式综合评估的液内温度；灭菌时间指维持灭菌温度的时间［暴露时段（exposure phase）］。以灭菌温度波动范围（sterilization temperature band）的中心值或某个值来表示灭菌温度，波动范围应基于无菌保证及产品化学稳定性研究确定，如 121℃±1℃，

12 分钟。又或者是部分企业可能不会有明确的灭菌温度规定，而是用灭菌程序所获得的目标 F_0 值来描述其灭菌工艺，如 $F_0 \geq 12$ 等。

行业目前广泛使用的灭菌相关指南详见本章末。

B. 设置温度（set point）

在大容量注射剂过热水喷淋灭菌工艺中，国内常用的灭菌工艺控制条件主要有以下三种。

附表 1-2　国内常用灭菌工艺控制条件分类

类别	灭菌工艺控制条件
条件 1	灭菌温度、时间、F_0 值
条件 2	灭菌温度、F_0 值
条件 3	F_0 值

对于前两种控制方式，为实现灭菌温度达到预期，并在预定的范围进行波动，需要首先在灭菌器控制系统中设定一个温度值，用以控制灭菌程序的升温或保温等。目前国内外文献中对设置温度尚没有清晰定义，但在 PDA 第 1 号报告和 PDA 第 48 号报告中均有提及。

设置温度指灭菌器控制系统为达到预期的灭菌条件而设定的温度值。设置温度是基于设备性能确定的，设置温度值可能与产品灭菌温度不一致，但两者存在对应关系，通常设置温度略高于产品灭菌温度。企业应将设置温度作为重要的设备参数进行管理。

C. 装载方式及装载量

装载方式是指待灭菌产品在灭菌器装载区域内的放置方式，至少包含装载密度、摆放方式（立式或卧式）、层间高度或其他参数等。在设计装载方式时，需要考虑让每个包装充分接触热介质，不出现未经验证的覆盖状态，以及堆积和被喷淋水冲散的情况。装载方式在经过验证后不应随意改变。

装载量是指按照既定的装载方式，待灭菌产品在灭菌器装载区域内装载的数量。大容量注射剂因采用过热水喷淋灭菌，且被灭菌产品尺寸均一，灭菌的实际装载量可以控制在两个装载量之间，两个装载量的范围不宜过宽，可考虑验证灭菌器满载的最大装载量，较小装载量可以考虑根据产品的收率制定，该装载量的确定应根据企业实际情况进行评估，并进行相应的研究和验证。以保证最大装载量的灭菌程序适用于较小装载量，确保在使用已验证的最大装载量的灭菌程序时，较小装载量的产品没有被过度处理（过热）。如：灭菌器满载装量为 30000 袋，产品收率为 95% 以上，则在既定装载方式下，灭菌验证 30000 袋和 28500 袋两个装载量，实际装载量控制在 28500~30000 袋。

D. 冷点、热点

实践中基于不同灭菌工艺，冷点、热点有三种判定方式，分别为全过程累积最低和最高 F_0 值、升温最慢和最快到达灭菌温度、保温阶段最低和最高平均温度。为排除测试分析中的偶然性，需根据至少三次测试结果的重现性，综合判断灭菌器冷点、热点。对于无法判断灭菌器冷点、热点的进一步处理措施的建议，见本章"3.3 灭菌验证"。

针对过热水喷淋灭菌器，采用 F_0 值或灭菌温度、F_0 值作为灭菌控制工艺的条件，通常以全过程累积最低和最高 F_0 值作为冷点和热点的判断依据；采用灭菌温度、时间作为灭菌控制工艺的条件，通常以保温阶段最低和最高平均温度作为冷点和热点的判断依据。针对蒸汽 – 空气混合加压灭菌，通常以升温最慢和最快到达灭菌温度作为冷点和热点的判断依据。

3.2 灭菌器设计

过热水喷淋灭菌器的喷淋方式主要有顶部喷淋盘喷淋和三面喷嘴喷淋两种。灭菌器作为大容量注射剂生产的关键设备，其设计是保障产品灭菌工艺可靠性的基础。

在灭菌器设计时除了要关注工艺要求、被灭菌物品的包装类型、尺寸、装载量以及计算机系统控制等日常要求的必要的基本参数外，还应关注以下要点。

● 循环泵的选型、循环管路的长度、管径的大小、灭菌器循环管路的分布应相互匹配，使各喷淋组件（喷淋盘或喷嘴）上获得的水量一致，以保证灭菌器内温度均一性。

● 灭菌器腔体内循环水流量应有足够的余量设计，过盈的流量有利于腔体内温度均一性的保证。

● 针对顶部喷淋灭菌器，腔体内循环管路的终端出水口、喷淋盘、灭菌车可能有不同设计策略，设计时应考虑各部件间的匹配性对温度均一性的影响。比如，可考虑采用一个终端出水口对应一张喷淋盘，一张喷淋盘对应一辆灭菌车的设计方式。这样更有利于灭菌器腔体内温度的均一性，且在出现问题时更容易排查。

● 灭菌器向腔体内补充压缩空气应尽量减少温度和压力波动，除预加热压缩空气外，还可以考虑将腔体内补充压缩空气管路放置在喷淋盘上方，避免压缩空气直接接触产品或形成腔体内局部冷区。

• 针对大体积灭菌器，为保证充裕的流量，可以考虑采用分段独立循环泵单独供水的方式保障灭菌器内温度均一性。但需要注意多台循环泵的控制策略，避免各分段间差异导致的温度均一性问题。

• 灭菌器厂家根据用户提出的用户需求标准，可以考虑建立相应的数学模型（包括但不限于腔体内热场分布模型、灭菌器循环系统流体力学模型等）或通过数学计算和仿真模拟，获得一系列的理论数据，支持灭菌器的设计和零部件的选型，以证实设计能满足要求。

3.3 灭菌验证

灭菌验证通常包括灭菌器验证和灭菌工艺验证。灭菌器的安装确认（IQ）、运行确认（OQ），参见本分册无菌制剂部分"10 灭菌方法"。本部分就性能确认（PQ）和灭菌工艺验证进行说明。

灭菌器性能确认（PQ）和灭菌工艺验证通常是一起进行的，确认项目包括装载热分布、装载热穿透、生物指示剂挑战试验。由于多数情况下实际生产中同一灭菌器可能运行多种灭菌程序，且被灭菌产品有多种包装形式和规格。在首次确认时应对每种灭菌工艺、包装形式、规格均进行确认；在定期确认时，可根据灭菌器的构造特点，在风险评估的基础上，通过充分的合理性论证，选择有代表性的品规进行确认。

对大容量注射剂而言，在日常灭菌工艺验证中通常存在以下关注点。

A. 灭菌器冷点、热点

灭菌器中的冷点，对于无菌保证而言是最差点；热点，对于产品化学稳定性而言是最差点；故在灭菌器和灭菌工艺验证中确认是否存在冷点、热点，确认冷点和热点达到的温度（或 F_0 值），对于评估产品风险、指导后续生产过程中的取样操作具有重要意义。同时，我国 GMP 对无菌检查样品的取样有"最终灭菌产品应当从可能的灭菌冷点处取样"的规定。实践中，灭菌器冷点、热点的判定依据和方式参见本分册附录 1 "3.1 D. 冷点、热点"。

当灭菌工艺验证无法直观地判定冷点和热点时，需对可能的原因进行分析，可能的原因包括：①灭菌器性能优异，温度均一性极好，并无明显的冷点或热点；②灭菌器性能不稳定，易发生漂移，所以冷点、热点不固定；③装载方式或装载量或灭菌介质的量等因素出现偶发偏差，影响了测试数据的重现性。此时，需要对可能的原因进行排查分析。对于后两个原因，均属于偏差处理的范畴，需具体问题具体分析，此处不进行赘述，现仅就第一种情况的建议处理措施进行阐述。

随着制药设备的技术进步，对于部分过热水喷淋灭菌器，灭菌器性能较好，其温度分布较均匀，在灭菌器和灭菌工艺验证时温度差异较小，没有明显的冷点或热点。如：某有效容积为 50.1m³ 的灭菌器；灭菌车尺寸：长 1770mm、宽 1770mm、高 1680mm（单层 60mm）；装载方式：100ml 软袋产品平铺放置间隙固定、不重叠；装载量：装载 8 车，每车 28 层，每层 144 袋，共计 32256 袋（详见附图 1-3）。在灭菌工艺为 121℃，12 分钟热穿透测试中，保温阶段同一时间点所有验证探头的最大温差不超过 0.5℃（即保温阶段温度最高的探头与温度最低的探头之间的差异未超过 0.5℃）。实际验证数据显示，在同一时间点上，多个不同探头之间的温差仅为 0.1℃、0.2℃。即在同一时间点上，大部分探头测得的温度差值没有超过探头偏差值的 3 倍（验证所使用的温度探头的精度为 ±0.1℃）。

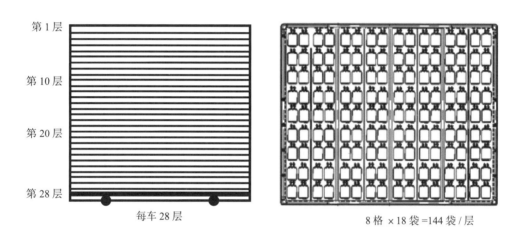

第 1 层
第 10 层
第 20 层
第 28 层

每车 28 层

8 格 ×18 袋 =144 袋 / 层

附图 1-3　案例产品装载量示意图

当确实因灭菌器性能优异，无法根据三次验证测试数据的重现性，直观地确认冷点和热点时，建议进一步对数据进行分析（例如，当以保温阶段的平均温度最低值作为冷点判断依据时，可以将每次测得的最低平均温度及该温度之上 3 倍测量误差之内的点都视为温度无差异点进行分析），并结合验证时的布点考虑、灭菌器的运行原理、可能影响温度分布的因素等，引入相对冷区、相对热区的理念（可考虑为灭菌器装载区域内相对吸收热量较少 / 较多的区域，如相对冷区可考虑为靠近灭菌器柜门的装载车下层区域）。

对于因为温度均一性极好而没有明显冷点的灭菌器，建议引入相对冷区的理念，灭菌后尽可能在冷区抽取无菌检查的样品；同时，针对热稳定性差的品种，为尽可能增强样品的代表性，建议在相对热区抽取理化检测的样品。

B. 装载热分布与装载热穿透测试

在进行灭菌器再验证及灭菌工艺验证时，装载热分布与装载热穿透可以考虑同时进行。热分布数据多用于考察设备本身的性能变化，同时进行测试可以考察当设备本身性能发生变化时，是否会对产品产生影响。如考虑同时进行，需注意：验证探头数量应得到足够保证，不能因为同时进行而减少。

C. 灭菌温度波动范围（sterilization temperature band）

如前文"3.1 A. 灭菌温度"所述，暴露时段（exposure phase）监测的温度会出现上下波动，波动的范围应控制在灭菌工艺开发中热稳定性最高限度温度之下和最低灭菌温度之上，同时确保 F_0 值符合要求。因此，应基于产品特性，对温度波动范围进行研究，并通过验证证明其合理性。

EN 285 及 HTM 中均提出，蒸汽－空气混合加压灭菌工艺，保温阶段温度波动上限不应超过 +3℃。对于过热水喷淋的大容量注射剂灭菌，该标准有一定参考意义，但切不可生搬硬套，需结合产品特性、灭菌器性能等综合制定。例如，对于热敏感产品，在无菌保证水平符合要求的前提下，温度波动范围宜尽可能小；而对于非常耐受热处理的产品，温度波动的上限的要求并不太苛刻，但还需考虑温度过高对容器密封完整性可能造成的影响。总之，对于以灭菌温度、时间或灭菌温度、F_0 值为控制条件的灭菌工艺，灭菌温度是关键工艺参数，并根据灭菌温度、产品特性建立温度波动范围；对于仅以 F_0 值为控制条件的灭菌工艺，开始累积计算 F_0 值的最低温度，以及整个灭菌循环中不可超过的最高温度也同样重要，也应进行研究并明确。

D. 灭菌验证数据的积累与分析

基于灭菌循环开发及首次验证均符合要求的前提，大容量注射剂的灭菌在灭菌器再验证及灭菌工艺验证时，无法做到对每一袋产品的温度进行测试，每次验证时验证探头的数量和位置都是固定的（通过首次验证密集型测试结果评估出的具有代表性的布点位置），获得的验证数据量较少。为了获取更多验证的数据量，更好地评价灭菌器温度均一性，可以考虑对灭菌器的验证数据建立数据库，验证时，验证探头均在各布点位置包含的区域内放置（注意：布点位置所代表的是一个区域，同一区域内装载多瓶产品，测试点大致能代表同一区域内温度情况，建议在布点位置包含的区域内使用随机函数生成具体位置）。

例如，在验证时放置 24 支验证探头，探头布点位置详见附图 1-4。

通过多次验证积累增加验证的数据量，并通过定期审核，更好地评价灭菌器温度均一性。

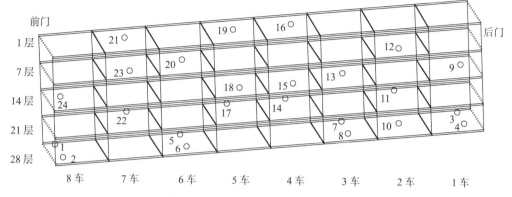

附图 1-4　案例探头布点位置示意图

　　例如，一台灭菌器在同样的公用系统下，对同一个规格同一个装载量的产品进行了 80 次验证，在验证时放置 30 支验证探头（单次验证应包含至少具有完全一致位置的三次重现性测试操作）。每次验证 30 支验证探头都在这 30 个布点区域内随机放置，通过 80 次验证，可得到 2400 个样本量。远高于 30 个固定样本量的验证数据对灭菌器温度均一性的判断。

　　E. 生物指示剂

　　（1）生物指示剂的放置　生物指示剂通常放置在被灭菌的产品容器内。首次验证灭菌工艺时，生物指示剂的放置位置应考虑产品包装形式、灭菌器的风险位置等因素，通常与验证探头布点位置一致。后续再验证时，生物指示剂应基于风险评估来确定布点位置，比如冷点（冷区）位置。另外，在某些液体产品容器系统中，在灭菌程序的起始阶段，有一些区域是干燥的（即密封区无液体处，例如有些容器及密封组件的接触面可能是干燥的），企业需考虑对这些区域进行生物指示剂挑战试验，确保灭菌工艺满足要求。

　　（2）孢子悬液在产品溶液中的 D 值测定　如果需要将生物指示剂接种至产品中，应测定生物指示剂在该产品中的耐热性，即 D 值。D 值测定方法有残存曲线法和阴性分数法，具体参考《中国药典》指导原则 9208 生物指示剂耐受性检查法指导原则。

　　（3）生物指示剂的确认　采用市售的生物指示剂时，为确认生物指示剂质量，通常考虑对新购生物指示剂的初始孢子数和 D 值进行复核。如企业不经测试直接使用，应能提供相应证据，如供应商相应的质量体系认证资质、供应商质量体系的审计报告、相应批次产品的检验数据和报告等，证明生物指示剂的可靠性，以确认测试中使用的生物指示剂的 D 值是准确的。

　　（4）生物指示剂选择　在进行灭菌工艺验证时，恰当选用生物指示剂，对提高验证效率、保证验证成功率均有重要意义。

基于被灭菌物品特定的灭菌工艺选择适宜的生物指示剂，其选择通常考虑初始孢子浓度和耐热性（D 值），生物指示剂对灭菌过程的挑战必须超出物品的微生物负荷及耐受性的挑战，以保证灭菌程序有更大的安全性。商品化生物指示剂的典型特征孢子数和 D 值参见《中国药典》指导原则 9207 灭菌用生物指示剂指导原则。

此外，还应考虑生物指示剂杀灭时间，例如在大容量注射剂的最终灭菌中，随着技术的发展，灭菌柜性能越来越好，升降温速度较快，灭菌过程中实际累计 F_0 值（以下统称物理 F_0 值）与工艺目标 F_0 值相差不大，未考虑生物指示剂杀灭时间时，如果采用直接培养方式，有可能会导致生物指示剂的阳性结果，以下举例说明。

例如，某国际品牌某批生物指示剂，说明书中生物指示剂相关信息详见附表1-3：

附表 1-3 案例生物指示剂相关信息

初始孢子数（Spores/Unit）	D 值（Steam 121℃）	杀灭时间（分钟）
2.8×10^5	2.3	17

注：杀灭时间为将所有生物指示剂暴露于灭菌条件（121℃）下一定时间（尽可能短时间）后，使所有生物指示剂培养结果均为阴性的时间。

根据计算公式 $\lg N_0 = F_{(T, z)}/D_T + \lg N_T$，将 $\lg N_T$ 取 0（取 0 是参考《化学药品注射剂灭菌和无菌工艺研究及验证指导原则（试行）》），计算杀灭此批生物指示剂的理论生物 F 值为 12.5 分钟。

现某灭菌柜在灭菌工艺（121℃ × 12 分钟，$F_0 \geqslant 12$ 分钟）下，物理 F_0 值在 13~15 分钟之间。如果采用此批生物指示剂用于上述灭菌工艺的验证，灭菌程序获得的物理 F_0 值（13~15 分钟）略大于杀灭该批生物指示剂的理论生物 F 值（12.5 分钟），但小于该批生物指示剂标注的杀灭时间（17 分钟），故直接培养大概率会出现生物指示剂呈阳性情况。具体选用生物指示剂时，可参考 EP 的建议，以灭菌程序获得的物理 F 值在 $D \times (\lg N_0 + 1) \sim D \times (\lg N_0 + 3)$ 之间为宜。

本案例中，主要是忽略了生物指示剂实际杀灭时间远大于物理 F_0 值，建议在选择生物指示剂前进行必要的检查和判断，如厂家未提供杀灭时间，建议企业自行测试生物指示剂的杀灭时间（测试方法可参考 ISO 11138-1）。

综合上述，选择生物指示剂时，需要考虑生物指示剂的 D 值、孢子量、杀灭时间等参数。

3.4 灭菌控制

在产品灭菌工艺验证前，应根据灭菌工艺要求建立产品灭菌温度-时间或产品

F_0 值与所使用灭菌器温度控制系统参数的对应关系。控制系统参数应通过验证，证明在该灭菌程序设定下，产品能达到预期的灭菌效果。

控制系统参数是为产品工艺服务的，包括设置温度（set point）、设定时间。其中温度是指灭菌器控制系统的温度设定值，时间是指灭菌程序中设定的控制探头温度维持在温度范围以内的时间。例如：产品注册的灭菌工艺为 121.0℃，12 分钟，控制系统参数是 121.5℃，15 分钟。控制探头的状态可以是插在产品内，可以是裸露放在循环水内，也可以是放置在特定装置内。根据控制探头状态的不同，灭菌控制系统设定的温度和时间也会不一样。无论控制系统的参数如何设定、控制探头的状态和位置是怎样的，最终都要通过验证证明被灭菌产品能满足灭菌要求，达到相应的无菌保证水平。控制系统参数可以作为设备关键参数进行管理。

3.5　灭菌器维护保养

为保障产品灭菌工艺持续可靠，需对灭菌器进行维护保养，以保证灭菌器处于受控状态。对灭菌器进行科学有效的维护保养可以减少故障、偏差的发生。

针对过热水喷淋灭菌器的日常维护或预防性维护，在维护保养时应重点关注以下内容。

A. 温度传感器在线环路校准

温度传感器在拆卸和重新安装后校准结果会存在一定差异，因此温度传感器应定期进行在线环路校准。

B. 顶喷式灭菌器喷淋盘维护保养

顶喷式灭菌器喷淋盘在发生变形或位移时，会导致腔体内温度分布发生变化，因此在对顶喷式灭菌器进行维护保养时应重点关注喷淋盘，定期检查喷淋盘安装的水平度、安装位置是否发生位移、喷淋盘是否出现变形。

C. 三面喷淋灭菌器喷嘴维护保养

三面喷淋灭菌器喷嘴如果发生堵塞或安装角度变化，会导致腔体内温度分布发生变化，因此在对三面喷淋灭菌器进行维护保养时应重点关注喷嘴，定期检查喷嘴是否堵塞、清理喷淋管道内杂质、检查喷嘴安装角度是否正确。检查周期可以根据所使用的循环水水质、产品包材特性、灭菌器内传动部件的磨损等因素制定。

D. 循环泵日常监测

目前大部分灭菌器采用电流反映循环泵工作状态及流量，但仅依靠电流监测循环泵流量的变化存在一定风险。建议使用流量计监测循环泵流量，但流量计的安装位置应考虑最科学的位置。

E. 灭菌器腔体内循环水监测

灭菌器腔体内循环水监测要求主要有两个方面：一方面是水质的要求，另一方面是水位的监测。

PDA 第 1 号报告 4.3.2.2 中描述：过热水灭菌所用水的首要质量属性是水的微生物污染水平。水可以在腔体内和装载一起灭菌；在单独的容器中灭菌，保持高的水温；或者通过化学处理，保持所要求的低微生物污染水平。在实践中，通常使用纯化水作为灭菌器腔体内循环水，并定期更换。

灭菌器腔体内循环水水量缺少时会造成喷淋不均匀，导致腔体内温度分布发生变化，因此应重点关注灭菌器腔体内循环水水位的日常监测。

- 建议灭菌器腔体内循环水水位监测采用模拟量液位传感器，并能在上位机操作页面显示。应注意循环水水位控制参数的设置应有科学依据。
- 灭菌器腔体内循环水液位计应有水位限度值标识，便于日常巡查。

3.6 灭菌过程中典型异常处理

灭菌过程中的典型异常情况主要是灭菌中断。灭菌中断通常是由于不可抗因素造成，如晃电和蒸汽供应不足。以下对晃电和蒸汽供应不足造成的灭菌中断后的处理进行阐述。

晃电是对国标 GB/T12326—2008 中电压波动和闪变及 GB/T30127—2013 中电压暂降的通俗说法，是指因雷击、短路或其他原因造成的电网短时电压波动或短时断电的现象。晃电主要是由于不可抗力造成的，没有规律性，无法预测，具有很大的随机性。随着电网并网、环网的日益扩大，以及馈电变压器容量增大带来的配出回路的增多，晃电的现象越来越频繁。蒸汽供应不足通常是指在灭菌过程中，出现外购蒸汽断供或企业锅炉系统设备故障导致蒸汽不足的现象，进而影响灭菌程序的执行。

针对灭菌过程中由于不可抗因素造成的灭菌中断，应按企业质量体系文件管理要求执行。企业可考虑基于前期灭菌循环开发的研究数据进行综合评估，必要时进行模拟研究，为灭菌中断后的处理提供支撑。通常处理方式有以下三类：

（1）出现非常短暂的断电或蒸汽供应不足，基于对断电过程中灭菌器腔室内产品温度分布情况的研究，有研究结果证明在此断电过程中灭菌器腔室内温度未低于灭菌温度。在异常情况恢复，检查设备处于正常状态后建议继续灭菌，直至程序结束。

（2）出现短暂断电或蒸汽供应不足，但灭菌器腔室内产品温度低于灭菌温度或无相关研究证明可直接继续灭菌的。在异常情况恢复，检查设备处于正常状态后建

议补足灭菌时间或 F_0 值。

（3）出现晃电或蒸汽供应不足且长时间无法恢复，应考虑设备安全及人员安全，建议手动操作灭菌程序，降温至出柜温度。待异常情况恢复，检查设备处于正常状态后，基于风险评估，可考虑重新按既定灭菌工艺灭菌（返工）。

以上处理方式，均可能导致产品被过热处理或 F_0 值增加，风险包括增加受热过程对产品稳定性、耐受性及包材稳定性、密封性的影响，应充分评估该风险后选择合理适用的处理方式，并在灭菌后评估增加热点样品及包装密封性样品等检验工作。

4　软袋包装密封性控制

包装密封性是影响大容量注射剂无菌保证水平的重要因素，在不同包装形式的产品中，因软袋输液的焊接面较大，且软袋膜材的性能受温度影响较大，故其密封性保证的挑战最大。本节就软袋输液包装密封性控制进行阐述，包括包装设计、工艺控制、物理损伤控制、包装密封性检查及验证。

4.1　包装设计

产品包装的选择应基于产品的质量需求（如产品的无菌性和顶空气体的维持），考虑包装内容物、生产工艺、稳定性需求、储存和分发环境、产品最终使用方式等，确定包装部件材料和控制标准。

软袋由多层共挤输液用膜、接口/软管、组合盖在模具的热合下加工而成，因产品设计影响软袋包装密封性的因素通常有：袋型设计、多层共挤输液用膜材料，包装部件（接口、软管）外形与尺寸。

多层共挤输液用膜的材料会直接影响软袋产品的焊接效果，通常为三层结构：内层要求无毒、具备良好的热合性，与药液具有良好的相容性；中层要求具备抗冲击性、高阻隔性；外层要求具备良好的印刷性和耐磨性。包装的袋型设计应避免膜材焊接时应力集中和拉伸比过大。包装部件的组合方式与外形尺寸影响密封性，常见的有船型接口与组合盖、船型接口与易折盖、软管与输液/加药塞、易折式组合盖等，在设计时，需考虑膜材焊接拉伸比。

4.2　工艺控制

基于包装设计确定设备/模具的设计，并对焊接工艺参数进行摸索和验证，同时防止生产过程中的物理损伤。

A. 设备/模具的设计

软袋生产设备通常为直线式制袋灌封机，根据软袋的生产工艺需在设备的不同工位完成焊接，如周边热合模具、接口热合模具、尾部焊接模具等，除模具满足正常焊接功能外，需充分评估模具使用中的外力冲击、自然变形、模具热分布效果、安装调试、日常操作便利性等内容。

为保证焊接密封性，模具设计通常需考虑：模具材质可选择热传导系数高、变形量控制相对较好的材质，通常为模具钢、铍铜、铝合金等材质；模具在加工前应充分释放内应力，控制自然变形量；模具可进行热处理，提高硬度，焊接面边缘需进行倒圆角，减少膜材损伤；选择适当加热方式（如加热棒），采用 PID/PI 控制，也可以考虑使用恒温棒，保证模具加热时温度均匀。

B. 工艺参数控制

膜材通过加热模具在温度、压力以及时间的共同作用下热压形成热封层，从而形成软袋的密封。热合强度可以作为密封性的参考依据，可通过科学的密封性确认方法进行确认。在制袋成型加工工序中，热合温度、压力和时间是三个主要工艺参数，且这三个参数相互制约、相互影响。

工艺参数对热合强度的影响程度：热合温度＞热合时间＞热合压力，三者需控制在一个合适的范围，且这个范围需经过确认，以影响程度最大的温度因素为例：热合温度低时，会出现热合不良，直接影响产品密封性或影响产品储运过程中的密封性保证，热合温度过高可能会导致膜材损伤，从而影响产品密封性。温度因素、时间因素、压力因素的影响仅在作用程度上有所区别，影响趋势相似；热合时间越长，热合层熔合越充分，热合强度越高，但时间过长，焊接面变形，致使膜材烫伤受损。热合压力使得处于熔融状态的薄膜在界面之间相互扩散，压力小不利于气泡排出，压力大易挤走热合材料，使焊缝边缘形成半切断状态，导致膜材受损。

控制工艺参数是保证软袋密封性的最佳措施，需根据包装材料的物理性质进行焊接工艺参数开发，例如将温度、时间、压力设为 3 因素（变量），在每个因素下设置 3 水平（梯度），通过正交或 DOE 试验，测试不同条件下的热合强度，通过热合强度的数据分析选择最优的参数组合，作为日常生产的过程控制参数。

商业化生产过程中因参数控制不当，可能导致漏液的缺陷为热合不良（焊接不到位、过度焊接）。主要控制点包括定期检查模具安装的平整度（如感压纸测试）、模具表面的平整度（如感压纸测试），温度精度控制，热封时间准确性控制、压力波动范围控制等。

4.3 物理损伤控制

物理损伤是指软袋在存放、转运、使用过程中，软袋膜与设备摩擦、撞击、台面毛刺等因素导致的损伤，通常会导致漏液。实践中，因存放、转运、使用过程中，需控制变量较多，物理损伤是导致软袋漏液的主要原因。常见的物理损伤控制参考附表 1-4：

附表 1-4　物理损伤控制措施

序号	风险点	控制措施
1	软袋输送	输送线、灭菌盒应光滑、平整、无毛刺，定期巡查、点检 软袋产品无堆积、挤压、摩擦，输送线实现联动控制
2	储存	企业应考虑产品储存中影响泄漏的因素而进行研究、确认或验证，从而保证产品的密封性。如：软袋的装箱方式（立式/卧式）、件装量、堆码高度等
3	运输	运输过程中堆码高度需合理，防晃动；搬运时切误暴力操作等
4	使用	软袋在临床使用过程中产生泄漏的概率较大，通常发生在拆外袋和使用加压袋时，企业应做好临床使用、操作的培训，减少泄漏的发生

4.4 包装密封性检查及验证

A. 包装密封性检查

包装密封性检查方法通常分为确定性方法和概率性方法。方法选择主要考虑包装内容物、包装的设计结构、包装组件的材质、包装系统的密封类型、最大允许泄漏限度和适用性等因素，基于风险评估，选择适宜且经过验证的密封性检查方法。具体方法参见本分册无菌制剂部分"11.1 包装系统密封性验证及检查"。

包装密封性检查应基于产品生命周期的不同阶段，如包材（膜材的入厂检验）、生产过程中间产品检查、产品储存及运输不同阶段进行检查与控制，从而保证产品的密封性。可参考附表 1-5。

B. 密封完整性验证

密封完整性验证需根据产品选择适当的检查方法，优选可检测出产品最大允许泄漏限度的确定性方法，并对方法的灵敏度验证。具体方法验证参见本分册无菌制剂部分"11.1 包装系统密封性验证及检查"。软袋产品建议选择微生物挑战法和高压放电方法进行密封完整性研究及验证，验证项目通常包括参数预测试、灵敏度、检测限、精密度等。验证实施过程中需关注以下内容。

● 检查方法的灵敏度。灵敏度是指方法能够可靠检测的最小泄漏率或泄漏尺寸，目的在于找出微生物侵入或其他泄漏风险与泄漏孔隙类型/尺寸之间的关系，进而明确检测方法的检出能力。

● 阳性样品孔径的选择。阳性样品的孔径分为绝对孔径、等效孔径。绝对孔径是指用测量工具（如千分尺、显微镜）实际测定尺寸，与样品长度无关；等效孔径是指根据气体泄漏率相对应的泄漏孔径尺寸，与样品的长度相关。等效孔径通常采用漏孔校准仪进行测定。

附表 1-5　包装密封性检查及过程控制项目与内容

阶段	项目	内容
包材检查	外观	在自然光线明亮处正视目测，应透明、光洁、无肉眼可见的异物
	厚度	用精度为 0.001mm 测厚仪测量（示例：200μm ± 20μm）
	鉴别（显微特征、红外光谱）	用切片器切成厚度适宜的薄片，置于显微红外仪上观察样品横截面，样品每一层红外图谱应分别与对照图谱基本一致
	热合强度	将膜置于热封仪在设定的温度、时间、压力下进行热合，参照《中国药典》热合强度测定法测定，每个热合部位均不得低于 20N/15mm
生产过程中间产品检查	外观	人工抽检，目测袋体及周边焊接无褶皱、卷边（示例：每批前、中、后各 1 次或间隔 1 小时 1 次）
	封口	人工抽检，目测封口无歪斜、虚焊（示例：每批前、中、后各 1 次或间隔 1 小时 1 次）
	偏光检查	人工抽检，目测每个焊接面的焊接效果（示例：每批开始 1 次）
	耐压测试	人工抽检，目测耐压后应无破损、虚焊、泄漏（示例：每批前、中、后各 1 次或间隔 1 小时 1 次；耐压参数内压 ≥ 0.67bar，保持时间 ≥ 15 分钟）
	跌落测试	人工抽检，目测跌落后应无破损、虚焊、泄漏（示例：每批前、中、后各 1 次或间隔 1 小时 1 次；跌落参数高度 1 米跌落到硬质平台）
	高压放电	人工抽检，目测高压放电检测后无泄漏（示例：每批前、中、后各 1 次或间隔 1 小时 1 次）
产品储存及运输	稳定性检查	在产品效期内的不同时间点进行密封性检查无泄漏（示例：首月 / 末月可采用物理和微生物方法检查，中间时间点可采用物理法进行检查）
	运输	基于产品风险，开展运输验证（如冲击测试、振动测试）

　　注：生产过程中间产品检查的取样数量可以按设备实际设计结构制定，常见直线式制袋灌封机为一出四结构（一模 4 袋），则每次以不低于一模（4 袋）的数量进行取样，且尽量保证取样覆盖每一个袋号。

　　● 阳性样品的制备方法。激光打孔可用来在硬质玻璃或塑料组件打孔，小至 1~5μm，与样品厚度关系较大，最接近于真实缺陷，但成本高；玻璃微型移液器可用来模拟单个漏孔，小至 0.1μm，其尖端的漏孔可采用空气流量法进行标定，玻璃微型移液器使用需保证移液器外壁与包装壁完全密封，且需避免尖端破损；微型毛细管的绝对孔径（横截面直径）可小至 2μm，但样品制备时微型毛细管需具备一定长度，采用漏孔校准仪测定泄漏孔径，微型毛细管使用需保证毛细管外壁与包装壁完全密封。如软袋产品阳性样品制备的通常做法：袋身可采用激光打孔，接口或胶塞处可采用微型移液器或微型毛细管。

保证密封完整性主要取决于良好的产品设计（包装的选择）及生产过程控制，而不是依靠于在线检测或成品检验控制。对于软袋产品而言，在存放、转运、使用过程中容易造成物理损伤，是其包装形式所决定的，应持续关注与改进。

5　可见异物控制

5.1　可见异物概述

可见异物是指存在于注射剂、眼用液体制剂和无菌原料药中，在规定条件下目视可观测到的不溶性物质，其粒径或长度通常大于 50μm。可见异物对产品质量，患者健康均有严重的影响，因此，可见异物控制至关重要。

A. 可见异物的控制难点

可见异物控制主要有以下难点：首先，大容量注射剂容器开口较大，异物容易掉入；同时，大容量注射剂由于装量较高，灌装头孔径较大，不易拦截异物；其次，大容量注射剂包装容器种类繁多，有玻瓶、软袋、塑瓶、可立袋等，且包材生产工艺过程复杂、控制环节较多，故包材生产时也会产生异物。在可见异物检查即灯检方面，大容量注射剂的自动灯检机技术起步较晚、技术相对不成熟，而且部分包装形式，如 BFS 等，存在透光率差的问题，增加了灯检设备开发的技术难度。另外，在临床使用时，大容量注射剂除本身治疗作用外，还常用于其他药物配伍，使用时会进行穿刺加药等操作，也易引入异物。

B. 可见异物的常见分类

大容量注射剂可见异物分为三类：内源性可见异物、外源性可见异物及固有异物。内源性可见异物主要指药液制造系统内部存在的可见异物，如不锈钢、密封件、垫圈、玻璃、橡胶管道和硅类润滑剂等；外源性可见异物主要指与生产工艺无关的可见异物，如头发、部分纤维、淀粉、矿物质、昆虫部位以及类似的无机、有机材料等；固有异物是指与产品特定配方有关的可见异物，例如：悬浮液、乳剂、团聚体类的给药系统，可能形成较长链或蛋白质链的蛋白质基产品等。

C. 可见异物的来源

常见的内源性可见异物主要有以下来源：可能来自于生产设备、生产过程中添加物或在产品生产的准备过程中未清理干净的外包装材料，与产品直接接触的材料。与产品直接接触的材料主要包括不锈钢、密封圈、垫片、玻璃材质的包材和橡胶、管道等，还有部分原辅料也可能引入内源性可见异物。应建立相应措施控制与工艺相关的内源性可见异物。

常见的外源性可见异物主要有以下来源：在制造过程中产生，主要包括与生产过程无关的纤维、昆虫、毛发等。外源性可见异物通常是偶然性的，对于发现的含有外源性可见异物的产品建议进行调查并建立相应控制措施。

常见的固有异物与具体产品配方有关，主要有以下来源：溶液、悬浊液、乳剂等剂型中其因本身理化性质导致的异物，如形成聚合体、析晶等。对于以蛋白质为基础的产品，可能形成较长链或蛋白质链，蛋白质种类在变化过程中可能成为可明显察觉的雾状或单个异物。具体可参照附表1-6。

附表1-6　可见异物来源汇总

异物分类	常见来源	可见异物种类
外源性可见异物	人员	毛发、皮屑、衣服线头
	设备	设备零件、油渍、金属屑
	环境	微粒、蚊虫
内源性可见异物	原辅料	金属、结块、杂质
	与产品接触的材料	管道脱落、密封件磨损
	包材	玻璃屑、塑料屑、内包装
固有异物	物理性质	静电吸附、多肽聚合
	化学性质	与环境、包材反应

5.2 可见异物控制

可见异物的控制，应以防控为主。最常见的方法为利用风险评估工具，通常可采用人、机、料、法、环或生产工序进行现场写实及风险识别，识别到各类可能产生异物的发生源。针对发现的风险点，通过评估采取相应的控制措施。本节分别从人、机、料、法、环等方面对现场进行写实，并结合人员在生产过程中积累的经验，采用头脑风暴法对常见的可见异物风险点进行识别及控制。下面就常见的风险点及控制要点进行说明，具体参照附表1-7。

5.3 可见异物的检测

异物检测主要分为人工检测、半自动灯检机检测以及全自动灯检设备检测三种方式。目前，针对水针、安瓿瓶的自动灯检机检测技术较为成熟且运用较为广泛。因大容量注射剂产品液体内的气泡、包材性质等诸多因素均会影响灯检机的检测性能，技术要求较高，导致大容量注射剂的自动灯检机开发较晚，因此本节将重点阐述大容量注射剂自动灯检机的应用注意事项及检测出可见异物后的处理措施。

附表 1-7　可见异物引入风险点及控制要点

序号	类别	风险点	控制要点	举例
1	人员管理	人员数量	1. 应确定洁净区各房间允许进入人数，特别是灌装区域人员尽量少 2. 进出洁净生产区人员计数，可考虑安装计数器实时显示人员数量，管控洁净区人数	1. 人员毛发、皮屑在日常生产中落入产品 2. 人员穿着的衣服可能有线头脱落，随生产过程如清场等进入生产系统
2		人员操作	1. 灌装生产区人员操作面部、手部应具备相应防护；建议佩戴护目镜、面罩、一次性手套等 2. 一次性手套应无粉、无脱落物，需定时进行消毒和更换 3. 洁净区人员操作时动作应轻、缓，尽量避免大幅度动作，如快速走等行为	
3		人员着装	1. 洁净区人员在一般区更衣室时，可穿戴专用的工作服、工作帽，建议为一体式工作服 2. 进入洁净区穿戴的洁净工作服需表面光滑、不产生静电、无脱落物产生，如纤维、颗粒物、线头等，建议穿戴连体式洁净工作服	
4	生产设备设施	设备动作部件磨损	1. 对设备可能产生异物的风险进行识别控制，特别注意产品暴露区域的机械结构 2. 设备动作机构有磨损脱落异物风险的，可进行硬件改进或增加防护设施 3. 可建立设备点检、预防性维护制度，定期进行设备点检和维护保养，特别注意对易损或易老化脱落件要定期更换 4. 合理制定设备的有效运行速度，优化调整参数，减少不必要的磨损	药液泵、搅拌机封磨损脱落物、灌装设备运转机构磨损脱落物、气管或电缆随机构动作拉拽与机构摩擦脱落物等
5		管路系统部件脱落物	1. 阀门膜片、管道连接密封垫、其他部件O型圈等老化或损坏后易产生脱落物，可根据引入异物的风险制定相应的检查和更换周期 2. 配制及管路系统应建立合理的清洁周期及清洁方法，对清洁效果进行确认，减少系统被腐蚀分解出金属粒子或块状物的风险	1. 微孔过滤器或滤筒密封的O型密封圈，长期不更换，高温灭菌条件下会老化，导致脱落 2. 塑料瓶制瓶机高压吹气系统长时间不清洁容易产生黑色油污类的异物
6		新安装管路	1. 新系统安装，做好安装前的风险评估与检查确认工作，避免安装时存在遗留金属屑风险 2. 新系统在设计和安装时应避免产生死角 3. 管道钝化应建议安装过滤器，防止异物进入灌装系统中	安装管道时，管道切口时易产生铁屑，如果未清洁干净就会带入系统，停留在某位置，比如阀门膜片等位置，生产时随时间推移，引入到产品里面

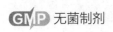

续表

序号	类别	风险点	控制要点	举例
7	生产设备设施	清洗类设备	1. 可采用水洗或气洗的方式对玻璃瓶、塑料瓶等进行清洗，但需根据生产速度确认清洗次数或吹吸频次，并需确保清洗头位置正确，与待清洗包材无接触，无清洗不到的区域。清洗效果需要确认 2. 日常生产过程中需要监控气压、水压、离子发生器是否正常，可适当增加报警装置以确保设备运行稳定 3. 建议可根据实际情况对清洗用水或气，安装相应的过滤装置	1. 若为气洗，个别清洗头的离子发生器失效，会导致清洗效果变差 2. 若为水洗，可在中间设计有排空步骤，以保证瓶内清洗水可被完全置换
8	生产物料	物料使用	1. 物料开袋需在指定区域操作，并使用合适的工具，避免产生塑料屑等 2. 物料投用时，建议确认内包袋及物料内有无异物 3. 物料投入料斗时动作应轻缓，严禁大幅度抖动包装袋 4. 物料在设备输送过程中应减少摩擦，并定期巡查设备的物料输送单元，确认是否有塑料屑、金属屑等杂质的产生或增加 5. 物料输送单元可根据实际情况安装磁力吸附装置/离子风等装置 6. 尽量减少物料/半成品的中间转运次数，尽可能采用设备联动机构以减少人为干扰 7. 为避免长时间暴露在空气中，清洗后的胶塞转移过程中应有防护措施，并尽量避免人员直接接触。或可直接使用免洗胶塞	1. 可用粘尘纸去除物料塑料外包装的表面异物 2. 瓶口朝下的转移方式可以降低异物引入的风险 3. 对于灌装过程中使用的免洗内包材，使用前可利用光源进行查看以降低异物引入风险
9		物料生产	对物料供应商审计时，可增加可见异物检查项目并协助供应商进行改善，从源头降低异物引入的风险	1. 检查供应商是否有虫害控制措施 2. 若产品在生产过程中有注塑工序，则应重点关注脱模后的瓶/袋胚等有无黑色油污或金属类异物 3. 输送线转运装载是否有摩擦异物 4. 免洗产品包装是否有防护、检测异物设备等
10		辅助物资	清洁、消毒洁具，如毛巾、拖把等，应做到无线头、纤维等其他脱落物产生	毛巾纤维可能在清洁过程中引入生产系统

续表

序号	类别	风险点	控制要点	举例
11	操作方法及工艺	过滤系统	1. 滤芯使用必须按要求进行完整性检测。钛棒、砂芯等使用前应进行试漏 2. 生产过程中需关注过滤系统压力或压差的变化情况，出现异常时应及时处理 3. 终端过滤应尽量靠近终端工位，尽量降低终端过滤后的管道长度 4. 终端滤芯建议进行冗余设计，可参考 CDE 发布的《除菌过滤技术及应用指南》 5. 应进行过滤滤芯与产品的相容性确认，防止出现溶出物 6. 滤芯应有过滤量或过滤次数的要求，并按验证周期要求进行更换 7. 过滤器安装时应确保进、出口顺序正确 8. 为防止过滤器滤芯损坏，对滤芯进行灭菌的过程中，应注意蒸汽压力的控制（可参照过滤器厂家提供的压差数据）	出现过滤器破损，可能将杂质引入产品中
12		产品密封	1. 以热熔方式进行密封的产品，注意加热片材质的选择应不得产生脱落物，并定期对加热装置进行清洁 2. 热熔密封焊接时，需注意加热温度、间隙、时间及生产速度之间的匹配性 3. 热熔密封过程中出现过烧、过焊时，应及时停机进行清洁处理 4. 压塞或轧盖时应注意设备位置的匹配性，避免将胶塞压入瓶内或由于磨损产生异物	1. 热熔密封产品在熔封时发生过烧、产生黑色异物，需要及时进行清洁 2. 需注意加热参数的控制及吸取包材装置的稳定性，以降低过烧风险
13	生产环境控制	生产环境	1. 定期进行空调过滤系统的维护及检测，并严格控制空调运行过程中的压差，建议可在高风险区域的操作现场增加压差报警装置 2. 应对悬浮粒子检测系统进行定期维护，并确认实时采样数据，以确保环境监测数据符合要求 3. 洁净区环境的湿度应符合要求，以降低静电吸附所导致的异物引入风险	高效过滤器边缘出现破损，可能引入颗粒、纤维等异物
14	生产环境控制	厂房环境、虫害控制	1. 厂房地址应尽量选在大气含尘、含菌浓度低，无有害气体，自然环境好的区域。要远离铁路、交通要道、散发大量粉尘和有害气体的工厂、贮仓、堆场等空气污染严重、水质污染以及震动或噪声干扰较大的区域 2. 厂房应有防治白蚁的设计 3. 定期检查厂房通往外部区域的工艺管道是否有缝隙、裂口或密封不严等 4. 定期检查墙体、地面是否有裂缝 5. 厂房工艺夹道施工时，建议在夹道底部铺设板材，并定期检查夹道及外部是否有缝隙、裂纹	生产区域在一楼，需特别注意地面裂缝可能会引入蚊虫

续表

序号	类别	风险点	控制要点	举例
14	生产环境控制	厂房环境、虫害控制	6. 对于厂房的排水系统（地漏、水池等），应设置有防止液体或气体倒灌的装置，并定期对地漏、水池等进行清洁、液封处理 7. 厂区内的关键位置建议设置灭蚊/蝇灯、挡鼠板等，以降低昆虫等生物进入厂房的风险。虫害控制措施的制定应因时制宜，夏季蚊虫、爬虫较多，门与地面交接处建议设置密封条，以防止昆虫等异物进入 8. 定期巡查各项设施完好，如门密封、风幕机、门帘、捕鼠、捕蚊等设施运行正常 9. 厂房虫害控制可聘请第三方专业服务	生产区域在一楼，需特别注意地面裂缝可能会引入蚊虫

A. 全自动灯检机的应用

大容量注射剂全自动智能灯检机检测工作流程及原理：产品经传动机构进入灯检机检测区域。设备自旋组件机构带动产品高速旋转并带动瓶（袋）内液体及异物的运动。当设备急停时，由于惯性，瓶（袋）内的液体仍然处在运动状态，液内异物也会随之运动，在此过程中，高速工业相机连续抓拍、捕捉液内异物的运动轨迹，通过图像对比分析系统的进一步分析，实现有异物产品的剔除。

应用要点：首先应对灯检机的性能进行确认，最常用的指标为误剔率及检出率，一般情况下检出率越高、误剔率越低，灯检机性能越好。同时，应对灯检机检测效果与人员检出效果进行对比，可采用国际上通用的 KNAPP 测试方法。针对灯检机误剔除的产品，可采取必要措施进行确认，如人工进行二次灯检等。

在日常运行管理方面，为确保灯检设备运行的可靠性，应根据生产线日常发现的可见异物种类制作灯检机专用测试样品，定期对灯检机进行测试，确认检出率、误剔率等情况，不同包装形式、不同的产品应用不同的样品进行测试。同时，应制定自动灯检机设备维护管理要求，定期对设备光源、相机、线路、机械结构等进行维护、保养。

B. 可见异物数据库的建立

当检测出可见异物后，应对其物理性质、化学性质等进行分析，找出可见异物来源，制定有效的控制措施，避免此类事件重复发生。可考虑建立可见异物数据库，特别是任何新类型的异物，为后续发现可见异物的调查提供溯源依据。可见异物数据库应及时更新，以便于后续的调查比对。

6　污染控制

污染控制主要指针对微生物、热原、细菌内毒素和微粒的一系列有计划的控制措施，源于对现有产品和工艺的理解，可确保工艺性能和产品质量。因大容量注射剂通常为最终灭菌产品，相对于非最终灭菌产品污染控制策略有所区别。可从以下方面关注污染控制。

- 环境洁净度及空调净化系统运行控制。
- 活性炭使用控制（如适用）。
- 灭菌前微生物限度监控。
- 工艺时限控制。
- 药液过滤器使用控制。
- 阶段性生产控制。

6.1　环境洁净度及空调净化系统运行控制

大容量注射剂生产工艺中灌装（或灌封）洁净度控制要求相对较高，GMP 要求大容量注射剂的灌装（或灌封）在 C 级环境中进行，高污染风险产品在 C 级背景下的局部 A 级进行。高污染风险是指产品容易长菌、灌装速度慢、灌装用容器为广口瓶、容器须暴露数秒后方可密封等状况。在实践中，考虑对不溶性微粒、可见异物控制，建议在 C 级背景下的 A 级送风环境中进行，并把灌装核心区设置有屏障装置。C 级背景下 A 级送风的悬浮粒子监测标准可考虑静态满足 A 级静态标准，动态满足 B 级动态标准，A 级送风区域是否进行悬浮粒子的连续监测，应基于风险评估确定。

环境洁净度控制需要空调净化系统运行提供保障。结合 GMP 要求，在大容量注射剂计划性非连续生产时（指生产计划制定非连续、间断性生产，如单班 / 天生产），当生产间断周期短，建议洁净区空调净化系统应当保持连续运行，维持相应的洁净度级别；实践中，如果采用空调"值班"模式，应基于风险评估，决定控制策略，比如关闭空调制冷 / 加热时，物料、设备在温湿度不受控状态下的风险。

因计划性的空调系统停机（如空调保养、停产等），基于环境被破坏的情形，在恢复生产前应对洁净区进行必要的清洁和（或）消毒，在积累大量数据或充分验证情形下，达到自净时间后，确认洁净区压差、房间温湿度等指标合格后，方可恢复生产。

6.2　活性炭使用控制

若工艺中仍需使用活性炭，活性炭在大容量注射剂生产过程中通常作为生产工艺助剂，起到去除色素、热原等辅助作用，在生产过程中通过过滤工艺进而去除，本身不会出现在制剂产品中。但活性炭转运、称量、使用过程中易污染洁净区；其成分复杂，所含有的杂质可能进入药液引入新风险。从污染控制角度考虑，建议取消活性炭使用，降低风险。如工艺中仍需使用活性炭，生产过程中需考虑以下要点。

- 领用活性炭至洁净区前，应对包装外表面进行清洁，检查包装是否破损、密封完整。

- 活性炭未使用前，以粉末状态存在，在转运、贮存过程中，如发现破损，应及时彻底清洁。

- 称量过程中，应采取有效的措施控制粉尘的扩散，避免交叉污染。如设置除尘罩和（或）称量操作区域应保持负压状态等控制措施。还应关注捕尘设施的选择，应便于操作、清洁、维护等，避免交叉污染的风险。

- 配液使用前，需按一定比例注射用水润湿活性炭，保持活性炭以非粉末状态用于配液使用。

- 钛棒过滤器的孔径、尺寸及数量需结合待过滤药液体积、药液特点评估规定，通常钛棒过滤器的孔径不超过 30μm。

- 建议钛棒过滤器按品种区分管理及使用，避免交叉污染。

- 生产结束后，需将已使用的活性炭、未使用且废弃的活性炭集中收集，作为危险废弃物按要求处理。

6.3 灭菌前微生物负荷

大容量注射剂的最终灭菌一般为过度杀灭和残存概率两种方法。过度杀灭法假设的微生物负荷和耐受性都高于实际情况，理论上能完全杀灭微生物，满足无菌保证水平的要求，从控制热原的角度，建议按照药品 GMP 管理，以适当的频次（如定期）对灭菌前的微生物污染水平进行监控。残存概率法的灭菌微生物监控频次可以结合《化学药品注射剂灭菌和无菌工艺研究及验证指导原则（试行）》指南评估制定。

6.4 工艺时限控制

工艺时限作为大容量注射剂生产工艺中需要控制的参数，可分为产品的工艺时限（如配制工艺时限、灌装工艺时限、灭菌工艺时限等）和物料的存放时限（胶塞存放时限、玻瓶存放时限等），工艺时限会影响灭菌前微生物负荷、细菌内毒素以及部分理化指标。需根据品种特性、生产工艺、设备等因素，结合研究数据和生产经验通过风险评估制定合理工艺时限及日常监控措施，工艺时限的制定可分工序或连续工序制定。

工艺时限应经过验证，验证的项目和程度应该根据风险评估制定，风险评估需考虑药液微生物繁殖总量、生产工艺、灭菌工艺条件、灭菌前微生物限度、品种特性（对温度、氧气、光照、金属离子等的敏感性）等因素。工艺时限验证应对最差工艺条件进行挑战确认，最差工艺条件应考虑最长工艺时长和对品种理化性质造成影响的因素。挑战的方式可以采用在线挑战或者经过评估将药液或中间体取出进行模拟的离线挑战方式（如烘箱模拟最差条件温度、采用与配制系统材质相同的容器模拟金属离子影响等）。工艺时限建议至少包含以下工艺时限时间段及验证监测项目，具体参见附表 1-8。

附表 1-8　工艺时限时间段及验证监测项目

工艺时限时间段	验证监测项目（基于工艺风险评估）
配制工艺时限	微生物限度、细菌内毒素、有关物质（如涉及）等
灌装工艺时限	微生物限度、细菌内毒素、有关物质（如涉及）等
灭菌工艺时限	微生物限度、细菌内毒素、有关物质（如涉及）等
产品生产时限	微生物限度、细菌内毒素、有关物质（如涉及）等
内包材存放时限	微生物限度、细菌内毒素等

注：工艺时限的起止点应在文件中明确，如灌装开始到最后一瓶产品灭菌开始。

如出现超过工艺时限的偏差发生，应进行评估，根据评估结果增加监控频次及取样数量，进而监测产品微生物限度、热原/细菌内毒素、有关物质等指标水平，必要时增加灭菌后产品无菌项目检测数量，以充分评估产品无菌水平。

6.5 药液过滤器使用控制

最终灭菌的大容量注射剂过滤工艺为减菌过滤，是将灭菌前的微生物污染水平下降到可接受程度。

A. 过滤器使用管理

过滤器安装前应确认其材质、规格、型号、外观符合要求，并记录关键信息（如批号或其他唯一识别号、过滤器使用次数等），以便追溯。安装过程中，应尽量避免污染，应按照过滤器的使用说明进行安装。如果现场有多种规格过滤器时，应有第二人对过滤器信息进行复核确认，复核应记录。

过滤器应在规定的工艺控制参数范围内进行，为保证过滤的有效性，应对关键参数进行控制和记录，如过滤温度、时间、压力或上下游压差等。

过滤器使用前经评估可采用消毒或灭菌处理的方式。使用前后可采用注射用水进行冲洗，建议监测冲洗水的电导率。

过滤器使用前后应进行完整性测试。常用的完整性测试方法有起泡点测试、扩散流 / 前进流测试、水侵入法测试。

各品种的过滤器应分别贮存，防止交叉污染，根据过滤器的使用频率及特性，选择合适的保存方式。针对需短期存放的过滤器，根据过滤器特性选择具备一定抑菌性的溶液（适当浓度的氢氧化钠溶液）进行浸泡存放；针对需长期存放的过滤器，可采用烘干后密封保存方式。

B. 过滤器重复使用管理

针对采用减菌过滤工艺，对灭菌前的微生物污染水平应控制在可接受范围内，过滤器重复使用不应降低微生物污染控制水平。

过滤器重复使用分为两种情况：同一产品连续多批次生产的过滤（阶段性连续生产）；同一产品进行多次阶段性生产的过滤，在每个阶段性生产结束后进行清洗，使用前进行消毒 / 灭菌。

过滤器重复使用后其截留颗粒可能会堵塞部分滤孔，导致过滤器过滤性能降低（如细菌截留能力、颗粒截留能力）。过滤器内残留产品经过多次灭菌后，在使用时进入产品进而影响产品质量，需确认多次灭菌后过滤器溶出物是否合格。

过滤器重复使用应经过验证，根据过滤的药液性质（如 pH、浓度）、过滤工艺条件、灭菌条件、过滤器的使用次数、过滤批量等因素进行评估，选择最差的条件进行验证。过滤器重复验证项目如附表 1-9 所示。

附表 1-9　过滤器重复使用验证项目

验证项目（基于工艺风险评估）	使用者	厂商
重复使用后的细菌截留		√
溶出物（滤芯重复使用后）		√
过滤后产品不溶性微粒	√	
过滤器完整性	√	
过滤后产品的微生物水平	√	

过滤器重复使用应在验证工艺参数范围内，在使用过程中应监测消毒 / 灭菌次数、过滤批量、压力 / 上下游压差、温度、过滤器使用次数以及完整性测试结果等。

6.6　阶段性生产控制

大容量注射剂因其灌装体积大、每批灌装数量少、每批生产包装时间短，且采用最终灭菌工艺，其生产通常会采用阶段性生产模式。

中国 GMP 对于阶段性生产的定义为：在共用生产区内，在一段时间内集中生产某一产品，再对相应的共用生产区、设施、设备、工器具等进行彻底清洁，更换生产另一种产品的方式。PDA 第 29 号报告中对阶段性生产（campaign）的定义为在同一设备内连续加工多批次的同一产品。以上两个定义，都重点关注于阶段性生产到最后一个批次结束后的清洁问题，即需要重点对系列产品生产结束后的清洁进行验证。

产品的特性和设备的复杂程度等因素将影响清洁计划的设计与执行。首先，对于执行阶段性生产时批间的情况，对于上一批次对下一批次的可能影响，可以采用回流等形式将风险降低。其次，根据产品特性，批间可能不需要清洁，或是只需要一定程度的清洁；如果批间的清洁是简单地用溶剂 / 水来冲洗，或者采用吹干等形式来减少上批产品进入下批产品的量，这种清洁一般称为"小清洁"或"中间过程清洁"，这种清洁程序通常是不需要单独验证的。但需要考虑，这种不清洁、"小清洁"或"中间过程清洁"是否会影响其后"大清洁"的效果；此种"大清洁"用于在阶段性生产结束进行的清洁，以切换到生产另一产品或连续生产另一产品。

其次，需要考虑阶段性生产的最长时间和最大批次数量。GMP 确认与验证附录第 44 条有规定：当采用阶段性生产组织方式时，应当综合考虑阶段性生产的最长时间和最大批次数量，以作为清洁验证的评价依据。在阶段性生产最后一批生产完成并"大清洁"后，进行完整的清洁验证，验证内容包括且不限于细菌内毒素、微生物限度等指标，通过验证结果决定最长时间和最大批数。

在实践中，当偏差发生时，应考虑对阶段性生产的相关批次进行影响性评估，并在产品放行中予以考虑。

附录 2　冻干粉针剂 GMP 实施案例

1　冻干药品生产的基本知识

1.1　概述

冻干粉针剂又称注射用无菌粉末，在临用前用灭菌注射用水、生理盐水等溶解后注射，适用于在水中不稳定的药物，特别是对湿热敏感的抗生素及生物制品。

冷冻干燥技术是把含有大量水分的物料预先进行降温，冻结成冰点以下的固体，在真空条件下使冰直接升华，从而去除水分得到干燥产品的一种技术。因为是利用升华达到除水分的目的，所以又称作升华干燥。凡是对热敏感，而且在水溶液中不稳定的药物，都可采用冻干法制备干燥粉末。

1.2　工艺流程

按照容器的不同，冻干粉针剂最主要和最常见的工艺流程有以下两种：

A. 玻璃小瓶冻干制剂

玻璃小瓶冻干制剂是冻干粉针剂中最常见的冻干制剂，其中最常见的玻璃小瓶为西林瓶，其典型的工艺流程为：

药液配制→药液除菌过滤→药液灌装（最常见的内包装容器为西林瓶）→半加塞→冷冻干燥→全压塞→轧盖→灯检→贴签→包装。如附图 2–1 示例，其中环境洁净级别仅为举例，详细要求参见 GMP 无菌药品附录。

B. 托盘原料粉冻干制剂

托盘原料粉冻干制剂主要用冷冻干燥方法对原料药进行精制干燥，得到用于制剂的无菌粉末原料，然后再通过无菌粉末分装的方式制备成冻干粉针剂。其典型的工艺流程为：

药液配制→药液除菌过滤→药液灌装（容器为托盘）→冷冻干燥→粉碎过筛→混合装入无菌容器→密封无菌容器→无菌粉末分装制备成冻干粉针剂，无菌粉末分装详细可参见本分册"附录 3　无菌分装粉针剂 GMP 实施案例"。

1.3　冻干粉针剂的特点

- 可避免药品因高热而分解变质，特别适用对热处理过程敏感的药物。
- 所得产品为多孔结构，质地疏松，加水后迅速溶解恢复药液原有的特性。
- 干燥后真空密封或充氮密封，消除了氧气对药品组分的氧化作用，从而使药物制剂的贮存稳定性大为改善。

700

• 含水量低，一般在 1%~3% 范围内，且在真空状态下进行干燥，故不易氧化，有利于产品长期贮存。

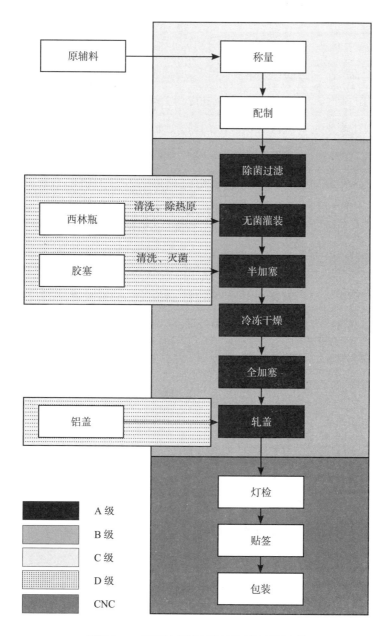

附图 2-1　玻璃小瓶冻干制剂工艺流程示例

西林瓶：通过洗瓶机进行清洗，使用洁净压缩空气吹干残留水，然后进入隧道式灭菌设备进行除热原操作后，用于分装溶液；胶塞：清洗灭菌后使用，但清洗、灭菌可由供应商来完成。因此，胶塞通常有多种形式，包括清洗灭菌胶塞、免洗胶塞（RTS）、免洗免灭菌胶塞（RTU）等，企业根据自身的工艺特点进行选择。铝盖：企业可根据自身的工艺特点对铝盖进行处理，如清洗、灭菌。

1.4 生产过程质量控制要点（参考）

附表 2-1 为冻干制剂生产过程的质量控制要点。

附表 2-1　冻干制剂生产质量控制要点

工艺	质量控制点	质量控制项目
配制	产品溶液	pH、澄清度、含量、过滤前微生物负荷、细菌内毒素
	工艺参数	搅拌时间、搅拌速度、温度、时限
过滤	工艺参数	过滤压力、过滤时间、过滤温度、过滤器的完整性
胶塞	清洗	胶塞清洗水可见异物、细菌内毒素负荷、清洗时间、用水量
	灭菌干燥	灭菌温度、灭菌时间、灭菌压力、干燥时间、干燥压力、胶塞水分
西林瓶	清洗干燥	清洗前注射用水可见异物检查、清洗后西林瓶可见异物检查、清洗后西林瓶干燥情况、清洗水压力、清洗水温度、洁净压缩空气压力、洗瓶速度
	除热原	温度、压差控制、网带速度
器具	清洗	清洗时间、清洗温度、清洗压力、清洗流量、清洁剂
	灭菌	灭菌温度、灭菌时间、灭菌压力、装载方式
灌装	工艺参数	装量控制、最长可允许灌装时间、灌装后产品可见异物、不溶性微粒
冻干	工艺参数	不同阶段的温度、真空度、时间、全压塞前的真空度
轧盖	轧盖产品	轧盖的密封性
灯检	人工灯检	灯检速度、照度、人员资质确认、视力检查
	自动灯检	挑战测试

2 冻干粉针剂 GMP 的实施指南

2.1 生产工艺实施指南以及质量控制

2.1.1 称量

A. 称量工艺描述

称量过程是极易发生污染和交叉污染，对于多产品共线的称量中心或称量间的风险尤其高。因此，企业应当对称量过程进行风险评估，制定相应的管理策略，例如：

- 不同产品的原辅料的称量。
- 同一产品的原辅料的称量。
- 易氧化、吸潮等原辅料的称量。

● 称量容器的管理，尽可能选择一次性称量容器。

● 称量工具的管理。

称量最常见的两种实施方法如下。

（1）称量中心　将公司全部或部分产品的原辅料统一在一个独立的区域内进行称量，称量后的原辅料采用合适的方式密封，然后转移至特定的不同的生产区域进行产品的配制，通常在生产区还需要再次进行复核。

（2）称量室　将原辅料从仓库领用至生产区域的称量室，在称量室完成称量操作，然后直接进行转移至配制室进行配制。

B. 工艺控制措施

（1）设施和设备的要求　称量室应对相临区域始终保持相对负压状态；通常在称量室和配制室之间还应当设置正压缓冲室，以减少称量间的粉尘对其他区域污染。通常称量室的环境等级为 C 级。

负压称量罩是最常见的称量设施，如附图 2-2 所示，其工作原理：采用垂直单向流的气流形式，回风先通过初效过滤器进行预过滤，将气流中的大颗粒粉尘粒子处理掉。经过预先处理后的空气，再经过高效过滤进行二次过滤，以起到充分保护高效过滤器的作用。负压称量罩从高效过滤器过滤的风，一部分通过顶部侧面排出，使负压称量罩的操作区与外部环境形成相对负压，从而避免粉尘的外泄引起的不同药品之间的交叉污染。负压称量罩本身是自循环系统，设备的运行和停止均不会对房间的压差产生影响。

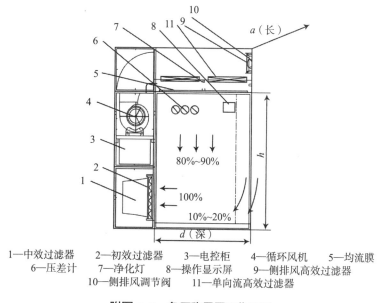

1—中效过滤器　　2—初效过滤器　　3—电控柜　　4—循环风机　　5—均流膜
6—压差计　　7—净化灯　　8—操作显示屏　　9—侧排风高效过滤器
10—侧排风调节阀　　11—单向流高效过滤器

附图 2-2　负压称量罩工作原理

（2）称量过程的工艺要求　原辅料进入称量室以前，应对其原有的外包装进行清洁处理；对用于存放称量后的原辅料的容器或器具采用注射用水清洁干燥或灭菌处理，避免对物料造成污染。

原辅料的称量计量衡器应有与药品批量相适应的计量精度，并方便校准和清洁。

用于同一批药品生产的所有配料应当集中存放，并作好标识。称量后剩余的原辅料应恢复原包装并包扎完整、做好标识，并按照贮存要求存放，防止污染和变质。

为防止称量过程的污染和交叉污染，企业应当对称量过程进行风险评估，从而制定相应的控制措施。

（3）信息化系统的应用　信息化系统在称量过程的应用，可通过系统设计提升防止差错的控制，具体如下。

- 最小包装条码管理，称量前通过扫码，自动识别原辅料是否正确。

- 对于需要根据含量、水分等计算的原辅料，系统自动完成计算过程，避免人员计算错误。

- 自动识别称量终点，不符合目标重量，无法进行下一步操作。

- 自动打印称量标识、剩余物料标识。

- 自动实现最小包装盘盈盘亏。

2.1.2 配制工艺

A. 配制系统的清洗和灭菌

（1）配制过滤系统的在线清洗（CIP）工艺描述　最常见的配制系统主要由浓配罐、稀配罐、接收罐、工艺管道、过滤组件、控制系统等模块组成，有些配制系统还会设置独立的 CIP 工作站。配制系统的 CIP 程序或配方以及相应的清洗参数应当经过验证。常见的关键清洗参数包括但不限于以下几种：清洁剂浓度、温度、流量、压力、用量、清洗时间、干燥时间等。

（2）配制过滤系统的在线灭菌（SIP）工艺描述　配制系统的 SIP 程序或配方以及相应的灭菌参数应当经过验证。常见的关键灭菌参数包括但不限于：灭菌温度、灭菌压力、灭菌时间、冷却干燥时间等。

（3）CIP 和 SIP 工艺控制措施

- CIP 及 SIP 前，应当对配制系统进行保压测试，确保配制系统无泄漏风险。

- 应尽可能采用自动化的控制系统控制整个 CIP 和 SIP 过程，确保效果的可重现性以及避免人员差错的发生。

● CIP 和 SIP 应当进行验证，并定期进行再验证。

● CIP 程序应当考虑不同产品清洗方法和清洗参数的不同，应当对不同的清洗配方进行管理和验证。

● SIP 结束后，在使用前，通常使系统保持微正压（例如通入无菌压缩空气或无菌氮气）。

● 配制系统设计时，除考虑生产产品的需求外，还应当考虑验证取样的要求。

● 如果系统设计灭菌后除菌滤芯完整测试，应当考虑完整性测试时无菌端排放时的无菌保障，还应当考虑完整性测试时使用的气体以及润湿滤芯的液体的无菌性等。

（4）非 A 级环境下的无菌对接　在不同的生产工艺中，有时需要在非 A 级的条件实现无菌对接，当前最常见的主要有两种方式。

● 一次性无菌连接器：一次性无菌连接器可提前进行灭菌处理，下面的例子并未涵盖所有类型和工作原理。具体见附图 2-3。

1. 设备的链接

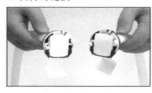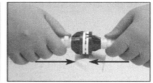

2. 取下膜

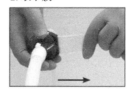

3. 激活

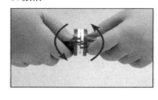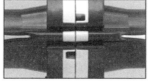

附图 2-3　一次性无菌连接器示意图

● 无菌焊接器和无菌切管封口机：该种方式可实现有液或无液状态下的无菌断开和再次无菌对接，但对管材有特定的要求。具体见附图 2-4。

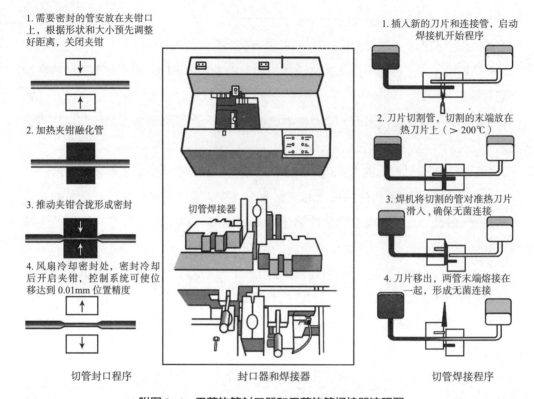

1. 需要密封的管安放在夹钳口上，根据形状和大小预先调整好距离，关闭夹钳

2. 加热夹钳融化管

3. 推动夹钳合拢形成密封

4. 风扇冷却密封处，密封冷却后开启夹钳，控制系统可使位移达到 0.01mm 位置精度

切管封口程序

切管焊接器

封口器和焊接器

1. 插入新的刀片和连接管，启动焊接机开始程序

2. 刀片切割管，切割的末端放在热刀片上（＞200℃）

3. 焊机将切割的管对准热刀片滑入，确保无菌连接

4. 刀片移出，两管末端熔接在一起，形成无菌连接

切管焊接程序

附图 2-4　无菌软管封口器和无菌软管焊接器流程图

B. 配制系统的工艺

（1）工艺描述　配制是指在灌装前将各种原辅料和溶剂混合均匀的过程，包括简单的液体混匀、固体原料的溶解等，也包括乳化等复杂的操作；对液体制剂而言，注射用水常作为溶剂来使用，参见本分册无菌制剂部分"6 配制"。

最简单常见的配制工艺步骤主要包括：初水→投料→搅拌溶解→调 pH →定容→预过滤。

（2）控制措施　配制过程需关注以下内容。

● 温度；

● 搅拌速度；

● 搅拌时间；

● 投料顺序；

● 配制总时长控制。

配制过程产品的关键控制项目包括但不限于：

● pH；

● 含量；

- 澄清度；
- 除菌过滤前微生物负荷；
- 细菌内毒素。

除菌过滤过程需关注：

- 过滤压力；
- 过滤时间；
- 过滤温度；
- 过滤器的完整测试。

2.1.3　内包装材料及器具的处理

A. 胶塞的处理

应对胶塞的清洗、灭菌、干燥等处理过程进行验证，其胶塞处理过程关键控制参数包括但不限于：

- 胶塞清洗水的可见异物和细菌内毒素负荷；
- 清洗时间、用水量（清洗时间过长和用水量过大有可能导致胶塞过于干涩，出现灌装加塞不畅或者冻干压塞反弹等情况）；
- 灭菌温度、时间、压力；
- 干燥时间、压力；
- 胶塞的水分控制：部分冻干产品对胶塞的水分特别敏感，在完成冷冻干燥后，冻干后产品会持续吸收胶塞中的残留水分，对产品的质量造成影响，甚至导致产品变质。

胶塞转运常见的方式有以下两种。

（1）呼吸袋转移法　胶塞通过胶塞清洗设备清洗干燥后，使用呼吸袋进行包裹，然后再通过湿热灭菌设备进行灭菌，转移至灌装机使用。

（2）洗灭一体机　胶塞清洗、灭菌、干燥在同一设备内完成。胶塞的无菌转移方式常见的有三种。

- 第一种：通过带有 RTP 无菌连接阀门的胶塞容器，将胶塞从胶塞机中完成无菌出料，然后将带有 RTP 无菌连接阀门的胶塞容器与灌装机的 RTP 接口进行无菌对接，完成胶塞的无菌转移。具体见附图 2-5。
- 第二种：胶塞在胶塞机内完成清洗、灭菌、干燥后，通过固定式落料系统自动转移至灌装机，实现胶塞的无菌转移；胶塞机及落料系统可进行在线 CIP 和 SIP；通常胶塞机设置于灌装机上方（亦可以局部抬高设计），采用重力原理通过自动落料系统完成胶塞落料，将胶塞直接从胶塞机中无菌转移至灌装机上。具体见附图 2-6。

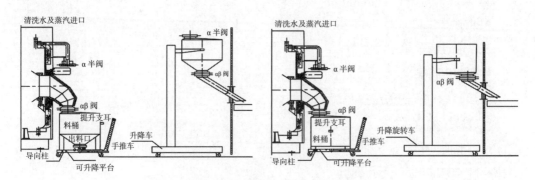

附图 2-5　洗涤灭菌干燥一体处理无菌转移示意图

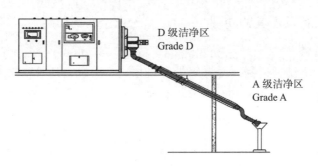

附图 2-6　自动落料系统无菌转移示意图

●第三种：胶塞清洗、灭菌、干燥在专用胶塞清洗机（贮罐同时作为洗塞容器）中完成，然后将无菌胶塞贮罐（清洗灭菌容器）转移至灌装机旁，与灌装机 RTP 接口实现无菌对接。具体见附图 2-7。

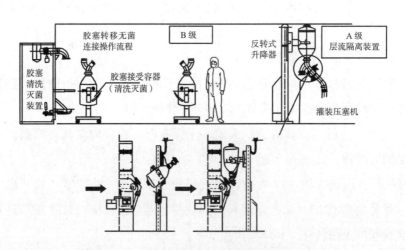

附图 2-7　同一容器洗涤灭菌无菌转移示意图

B. 洗、烘瓶

详细参见本分册无菌制剂部分"5.2 玻璃容器"。

（1）工艺描述　西林瓶在洗瓶机内使用经过过滤后的纯化水或注射用水对瓶内

外壁多次淋洗，最后经注射用水和无菌空气冲洗、吹干，然后自动排瓶进入隧道烘箱，进行洁净空气热风循环连续干热灭菌，并去除热原物质。西林瓶干燥灭菌冷却后，在单向流保护下通过传送带进入灌装间的灌装机上。

（2）控制措施　西林瓶清洗需关注以下内容。

- 清洗前注射用水的可见异物检查。
- 清洗后西林瓶可见异物检查。
- 清洗后西林瓶的干燥情况。
- 清洗水的压力。
- 清洗水的温度。
- 洁净压缩空气的压力。
- 洗瓶速度。

西林瓶干热灭菌需关注以下内容。

- 灭菌的温度。
- 隧道烘箱压差。
- 隧道烘箱网带速度。

（3）洗瓶机和隧道烘箱设备应关注的问题

- 循环水（如有）、纯化水（如有）、注射用水的温度、压力和压缩空气的压力应被监测并有超限报警。

- 隧道烘箱在设计上能够方便地进行清洁处理，对输送网带定期进行清洁（例如：超声波在线清洗）；隧道烘箱的冷却区能够定期进行化学气体或电加热在线灭菌或者采用其他方式进行灭菌。

- 高效过滤器应有合理可靠的密封方式，各区域和过滤器前后应有压差监测装置和完整性测试接口。

- 隧道烘箱的预热段、灭菌段、冷却段均应布置温度监测传感器，用于检测和控制隧道烘箱各段的温度。

- 洗瓶间、预热段、灭菌段、冷却段、灌装区应有适合的气压组织和良好的压差控制系统，保证不会对相邻段或房间产生影响，并有相应的压差平衡与记录装置。如附图 2-8。

C. 工器具的清洗、灭菌、转移

详细参见本分册无菌制剂部分"5.5　容器、管道及工器具"。

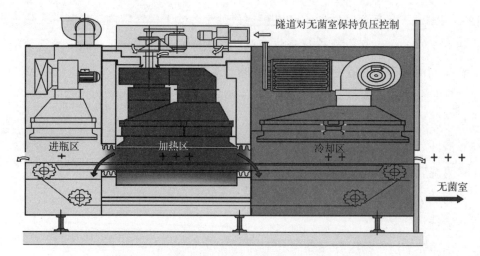

隧道对无菌室保持负压控制

进瓶区 加热区 冷却区

无菌室

附图 2-8 隧道式干热灭菌机各功能段压差的示意图

（1）工器具清洗

• 器具清洗应以具有"可重复性""能被记录"的清洗方式来去除残留杂质。

• 所有直接或间接接触药液的容器具均应进行清洗，可采用自动清洗，也可采用人工清洗，也可人工清洗和自动清洗相结合的方式进行。无论是人工清洗还是自动清洗，其清洗方法和关键参数（例如温度、时间、流量、压力等）均应被验证。

• 可先使用专用的清洗液清洗处理，然后再用纯化水进行清洗，最后用注射用水进行清洗。清洗完成后，在单向流的保护下进行装配或包裹。

（2）工器具灭菌　详见本分册无菌制剂部分"10 灭菌方法"。

（3）工器具转运　详见本分册无菌制剂部分"5.5 容器、管道及工器具"。

（4）器具清洗　器具清洗需关注以下内容。

• 清洗时间。

• 清洗温度。

• 清洗压力。

• 清洗流量。

• 清洁剂。

（5）器具灭菌　器具灭菌需关注以下内容。

• 灭菌温度。

• 灭菌时间。

• 灭菌压力。

• 装载方式。

2.1.4 无菌灌装工艺

详细参见本分册无菌制剂部分"7 灌装"。

A. 工艺描述

溶液通过除菌滤芯过滤至灌装机缓冲罐中，西林瓶通过洗瓶机和隧道烘箱处理后进入灌装机理瓶转盘，胶塞清洗灭菌干燥后通过无菌转移至灌装机的振荡锅中，启动灌装机进行灌装。冻干产品由于冷冻干燥的需要，加塞采用的是半加塞模式，从而保证在冷冻干燥时有足够的通道用于升华气体的释放。

B. 控制措施

（1）屏障技术   目前常见的屏障技术主要有：限制进入型隔离系统（RABS）和隔离器（Isolator）等。详细内容可参见本分册无菌制剂部分"17 屏障技术"。

（2）关键控制参数   关键控制参数主要包括但不限于以下内容。

- 装量控制。

- 最长可允许灌装时间。

- 灌装速度。

（3）灌装过程   灌装过程还应当重点关注以下内容。

- 非最终灭菌冻干产品的无菌操作过程的每一个错误行为都有可能导致产品的污染，因此，灌装操作人员的无菌操作行为对产品的无菌保障至关重要。

- 灌装区的最大人数应当被验证。设计时，应尽可能减少灌装区操作人员数量；生产时，应尽可能减少灌装区人员的活动。

- 应当通过气流模型确认其无菌操作行为不会对产品或无菌物料造成影响；灌装过程无菌干涉活动的频次、位置、干涉操作行为等均应当在无菌工艺模拟试验中进行挑战；干涉过程受影响的产品应当妥善处置。

- 装量应当定期抽查，装量抽查时的取样会增加干涉活动，设计自动取样装置可以减少这种干涉活动；在线称重系统可极大地减少无菌干涉操作。

2.1.5 装载与卸载

A. 工艺描述

灌装后的产品为半加塞状态，在层流的保护下，通过合适的方式转移至冻干机中进行冷冻干燥。半加塞产品的转移应当尽可能采用自动化方式，从而减少污染，具体的进料方式各有优劣，以下两种方式作为参考。

- 固定式（Fixed）上下料方法：上下料装置直接与冻干机安装整合，其与上下游设备通过传送带直接连接。上料时，西林瓶在装置上进行逐行累积，等高进料时不影响灌装机的连续运行；出料时根据卸料速度进行单行或多行卸载。

● 移动式（AGV）上下料方法：系统由转运车和上下料累积平台组成。累积平台与上下游设备通过传送带连接。上料时，平台累积出一张冻干机板层装载量的西林瓶后，转运车将西林瓶从平台转运并装载至冻干机，往复此过程直至冻干机装载完成；出料时，转运车将一张板层装载的西林瓶转运至平台进行卸料，往复此过程直至冻干机卸载完成，平台根据卸料速度进行单行或多行卸载。

B. 进料过程

进料过程还应当重点关注以下内容。

● 半加塞高度是否正常，避免对升华造成影响。

● 冻干粉针剂在溶液状态时相对不稳定，因此，半加塞产品的最长放置时间需要被考虑。

C. 出料过程

出料过程还应当重点关注以下内容。

● 某些产品二次干燥过程温度较高，因此还需要考虑出料时的温度要求。

● 真空压塞产品，在全压塞时还需要关注真空的控制要求。

● 在压塞过程，易发生黏板层、胶塞反弹等情况，通常这与胶塞顶部纹理设计、胶塞的干涩度等有关。

2.1.6 冻干

A. 工艺描述

根据产品的冻干曲线进行冷冻干燥（主要包括预冻、一次干燥、二次干燥），冻干曲线应当符合注册批准工艺要求。冻干过程中，尽可能选用自动控制模式，并保证各关键工艺参数符合设定的冻干曲线。详见本分册无菌制剂部分"8 冻干"。

冻干机应当定期灭菌，灭菌的频率应当根据设计和使用过程中与系统污染相关的风险来确定。对于没有采用屏障技术的手动装载或卸载的冻干机，应在每次装载前进行灭菌。对于通过自动化系统装载和卸载或者有密闭的屏障技术保护的冻干机，应当论证其灭菌频率。应当在维护或清洁后进行再灭菌，还应当在 APS 期间适当地调整灭菌循环和使用之间的放置时间；CIP 的方法和参数应当进行验证；SIP 最常见的方式是蒸汽灭菌法，包括对干燥箱和冷凝器的灭菌；灭菌的压力、温度、时间等应当进行验证。

气体过滤系统在使用前也需要进行灭菌，灭菌的频率应当根据设计和使用过程中与系统污染相关的风险来确定，最常见的方式是蒸汽灭菌法，灭菌的压力、温度、时间等应当进行验证，气体除菌滤芯应当定期进行完整性测试，定期更换。

B. 冻干过程注意事项

● 冷冻干燥过程通常由冻干机自控程序根据加载的冻干配方（冻干曲线）自动完成整个过程，无需人员干预，确认加载的冻干曲线正确无误非常关键。

● 冷冻干燥过程最重要的控制参数主要有：温度、时间、真空（或压力）。

● 操作人员应当密切关注冻干机的运行情况，包括压缩机低 / 中 / 高压、真空泵冷却系统温度、冷凝器的温度变化、真空控制情况等，并制定相应的控制要求，确保在异常发生或者停机前能及时发现相关问题，并进行干预。

C. 冻干过程日常维护重点

● 泄漏检查：箱体泄漏检查、波纹套泄漏检查（如蘑菇阀、液压系统、进出料系统）、循环系统泄漏检查（硅油管道是否存在泄漏）、制冷系统泄漏检查。

● 制冷系统：压缩机（油位是否正常、运行声音是否正常、仪表状态是否正常、阀门状态是否正常）、膨胀阀定期清洁、冷冻油定期更换、冷凝器定期清洁、制冷剂充注、干燥过滤器定期更换等。

● 真空系统：真空泵运行声音是否正常、真空泵油定期更换、真空泵冷却系统定期清洁、真空泵定期保养（如果真空泵出现卡泵、异常声音、无明确原因的停机时，需要马上进行保养）。

● 循环系统：导热油定期更换、导热油量定期检查等。

● 液压系统：运行声音是否正常、板层是否有非正常下降、液压缸密封件定期更换等。

● 气动系统：过滤器定期清洁、排水和更换；油雾器定期添加润滑油；气管定期检查是否漏气。

2.1.7 轧盖

详见本分册无菌制剂部分"9 轧盖"。

2.1.8 灯检

A. 冻干粉针剂的灯检不良品主要类型

冻干粉针剂灯检不良品的示例如附表 2-2 所示。

附表 2-2　冻干粉针剂的灯检不良品示例

序号	检查项目	描述	图片案例
1	轧盖不良	铝盖边缘不均一、缺口、牙边、未包边等	

序号	检查项目	描述	图片案例
2	铝盖不完整	铝盖破损、缺失等	
3	胶塞异物	胶塞上粘有其他异物	
4	胶塞不完整	胶塞萎缩、无胶塞、胶塞缺块及多料等	
5	挂壁	胶塞或瓶壁上有药粉黏附	
6	玻瓶划痕	玻瓶瓶颈、瓶壁有划伤痕迹及玻瓶自带线痕等	
7	瓶身色点	玻瓶上存在黑点、白点等	
8	瓶身异物	玻瓶上粘有异物且不会移动	
9	破瓶	瓶颈、瓶口、瓶身、瓶底破损及玻瓶存在裂痕等	

续表

序号	检查项目	描述	图片案例
10	结瘤	玻瓶自身带有凸起结块等	
11	粘底	药饼粘连在瓶底，并有熔融情况	
12	萎缩	药粉缩小，明显小于正常产品	
13	结皮	药饼表面出现完全分离或部分分离的薄片	
14	起泡	药饼中有气泡状鼓起且中空	
15	分层	药饼出现分层，完全断开分为两个粉饼或不断开	
16	融底	药饼底部熔融，形成液状物	
17	液体	药粉液态状	

序号	检查项目	描述	图片案例
18	药饼异物	药饼中混有药品成分以外的异物	
19	药饼异物	药饼中混有药品成分以外的异物	
20	多量/少量	明显大于或小于该产品粉饼高度	

B. 灯检质量控制点

- 控制灯检的速度。
- 定期检查灯检机的照度。
- 人工灯检：关注灯检人员的资质确认及视力检查。
- 设备灯检：使用缺陷样品定期对灯检机进行挑战测试。
- 关注灯检剔废品的标识做好隔离区分，避免混淆。

2.2 生产过程常见的污染风险问题分析

A. 微生物控制质量缺陷问题分析举例

附表 2-3 列举了微生物控制质量缺陷问题及管理措施。

附表 2-3　微生物控制质量缺陷问题分析

风险	风险原因	管理措施
原材料和内包装材料的风险	• 供应商质量保证不完善 • 物料贮存管理不善	• 供应商的审计与管理。对供应商实行动态管理，关注供应商内部变更可能对产品质量的影响，包括对供应商资质的变更情况、所供物料质量情况的动态变化等的跟踪 • 关注物料贮存条件，物料转移过程的控制，仓储虫害控制管理

风险	风险原因	管理措施
设备和工器具的风险	• 已清洁和已灭菌物料和器具管理不当 • 设备清洁消毒不彻底 • 灭菌设备灭菌时的无菌保证值向低偏移，达不到无菌保证的要求；灭菌烘箱的最冷点达不到灭菌温度；灭菌的仪表故障，灭菌物品的装载方式与验证不一致，导致灭菌不彻底 • 关键设备故障偏差导致微生物污染风险的增加	• 已灭菌或已清洁和未灭菌或未清洁的器具应当分开存放，并张贴可明显区分的状态标识；应当制定清洗后和灭菌后的存放时限，并进行验证 • 应当充分识别设备需清洁的部位，避免留下死角；例如灌装机清洁消毒只限于表面，未制定相应的周期拆卸相关部件进行清洁，导致灌装机部分部位长期未被清洁 • 灭菌设备应当进行周期性的再确认；关键仪表等应当定期校准；确认与校准的频率应当根据风险评估确定；制定相关 SOP，确保灭菌装载与验证时保持一致 • 应当在 SOP 中明确规定停电、空调系统异常停机、水系统异常停机、环境监测 OOS、冻干机发生故障或其他关键设备发生故障等偏差时应该采取或可以采取的应急措施
生产环境风险	• 生产环境不符合工艺规定的洁净要求；高风险区域不在 B 级背景下的局部 A 级下；空间清洁、消毒不当 • 生产环境温湿度、洁净区差压不符合要求，残留微生物在适宜的条件下繁殖	• 应尽可能采取实时监测手段，确保关键区域持续符合既定要求，例如通过对 A 级区的风速监测，可实时确认系统是否存在失效情况。通过对关键区域的压差实时监测，可确认不同房间或区域之间是否有交叉污染的风险 • 应定期用经验证的消毒方法对环境进行清洁与消毒 • 应当持续对环境的微生物污染情况进行趋势分析，实时了解洁净区环境微生物污染的变化情况 • 应当建立 SOP，明确规定发生悬浮粒子实时监测数据超标、洁净区微生物数据超标等偏差时应当采取的措施
操作人员风险	高风险区人员活动不规范	• 应当建立相应的管理要求，明确无菌区操作人员无菌资质的获得和定期审核的相关要求 • 应当定期对无菌区操作人员的更衣效果进行确认 • 应当确保无菌区操作人员定期参加无菌工艺模拟试验 • 应尽可能采取自动化手段，尽最大可能减少人员干预 • 应定期对隔离手套进行完整性检查，对于关键部位，在使用前后都应进行检查 • 对于无菌区人员的人员表面环境监测数据进行分析，对于 OOT/OOS 发生概率较高的人员应当加强培训，对于那些经过培训，监测结果仍然趋势不好的人员，必要时，应当调离无菌操作岗位

B. 可见异物、不溶性微粒质量缺陷

附表 2-4 列举了可见异物、不溶性微粒质量缺陷及管理措施。

附表 2-4　可见异物、不溶性微粒质量缺陷问题分析

风险	风险原因	管理措施
可见异物及微粒风险	• 生产环境不符合工艺规定的洁净要求，高风险区域不在 B 级背景下的局部 A 级下，高效过滤器有泄漏 • 过滤器的材质不符合工艺要求，过滤器使用前后完整性测试不符合要求；过滤器使用周期过长 • 内包装材料、工器具清洗不当，内包装材料与药品不相容 • 关键设备（胶塞清洗机、灭菌柜、冻干机）空气过滤器完整性的出现偏差 • 洁具、工作服的材质不符合要求；使用周期过长，不同区域、不同材质的工作服共用同一洗衣机或烘干机 • 高风险区人员活动不规范 • 配制、灌装、冻干的工艺参数和操作时限不确定	• 具有符合工艺要求的洁净区；洁净区定期进行环境监测，其频率应根据风险评估的结果确定。高效过滤器完整性应当定期进行检漏 • 过滤器应当进行相容性确认、使用的次数、最长使用时间或者最大过滤量等均应当进行确认 • 内包装材料与药液应当进行相容性确认。内包材以及工器具的清洗方法应当经过验证 • 关键设备的空气滤芯应当定期进行完整性测试，其使用的有效期或次数以及完整性测试的频次应当根据风险评估的结果确定 • 工作服的清洗和使用周期应当经过验证。应当制定相应的 SOP 明确工作的清洗要求，避免不同材质、不同洁净区域的工作服的交叉污染 • 定期对操作人员进行无菌操作的培训和考核 • 对配制、灌装、冻干工艺进行验证，控制各步骤的工艺参数

2.3　工艺区域环境需求的建立

2.3.1　生产区域环境要求

冻干粉针剂为无菌制剂，其生产环境的控制对产品的质量非常关键。进入洁净区的空气应当经过高效过滤器过处理。对于高风险的操作区域（A 级区），例如灌装区、无菌装配、无菌连接操作、无菌物料暴露的区域，都应当采用单向流的气流形式，单向流系统在其工作区域必须均匀送风，风速应当进行控制（例如 0.36~0.45 米 / 秒），并且应当对单向流的状态进行验证（例如烟雾测试）。对于其他操作区域（B/C/D 级洁净区），应当制定相应的换气次数要求，以便达到相应的自净时间要求。企业应当根据实际情况制定换气次数和自净时间的标准，并进行确认，具体设置要求可参见本套丛书《厂房设施与设备》分册相关章节。

洁净区与非洁净区之间、不同级别洁净区之间的压差应当不低于 10 帕斯卡，相同洁净级别的不同功能区域之间也应建立起压差梯度，以防止污染。采用压差自动监控和报警系统可以实现实时监测和记录。

企业应根据所生产的冻干粉针剂的性质及工艺特点，结合人员舒适程度，确定各房间或功能区域的温湿度标准。

2.3.2 功能区域划分举例

以一条洗烘灌联动线和三台冻干机的生产线为例。按照封闭系统原理和制备流程和工艺特点，围绕配制后灌装过程中加料、加塞的半自动方式，组成灌装、冻干、轧盖、检漏、灯检、贴签、装盒联动的生产线工艺布局，详见以下举例说明。

- 灌装及辅助的 B 级区：消毒液洁具暂存室、无菌器具暂存室、滤液接收室、灌装室、进出箱区域、更衣系统等。

- 轧盖室及辅助室的 B 级区：轧盖室、铝盖暂存室、轧盖出瓶缓冲道、洁具室，铝盖清洗灭菌及相应更衣系统等。

- 配料的 C 级区：原辅料暂存室、称量室、配制室、中控室及相应更衣系统等。

- 洗烘瓶/塞的 D 级区：消毒液洁具室、洗烘瓶/塞室、胶塞暂存室及相应更衣系统等。

- B、C 级的辅助支持区域：洁具洗存室、器具清洗灭菌室、器具暂存室、洗衣整衣室、消毒液配制室、弃物暂存室及相应更衣系统等。

- 无洁净级别区域：外包装室、成品待验室、灯检室、产品检漏室、拆外包室、备用室、洁具洗存室、纸箱暂存室、纸盒暂存室、印刷室、标签暂存室、冻干控制室等。

2.3.3 物料传递

物料传递的一般性要求请参考本分册无菌制剂部分"5.8 物料向洁净区的转移"。

A. 非洁净区域移向洁净区域、洁净区域移向洁净区域间物料的传递

通常设置带有连锁系统的气锁室（量较大的物料流动）或层流传递窗建立非洁净区域→洁净区域和两种不同洁净度等级区域之间的联系。

B. C 级、D 级区域与 B 级区域之间物料的传递

- 设置 B 级无菌气锁室与 C 级洁净气锁室组合屏障解决大量器具从 B 级区域运输到 C 级区域（单向）。

- 设置湿热或干热灭菌设备将 C/D 级区域物料灭菌后传递至 B 级区域（例如各类器具的传递）；用带单流保护的转运车对无菌器皿、过滤器进行无菌转移，有效避免至分装区域空间的交叉污染。

- 设置常温消毒（VHP 去污染）或带自净消毒的传递窗进行双向传递 C 级至 B 级区域间的物料。也可采用多层无菌包装形式，通过传递窗逐级脱包消毒方式进行传递。

- 对无菌区域的消毒液和清洁用水在 C 级或 D 级设置配制室，通过无菌过滤输送到无菌区的存放室；设置无菌药液接收区，缩短药液配制到无菌过滤的时间，有效控制边过滤边灌装时药液微生物污染水平的不确定。

C. 洁净 / 无菌区传送带之间物料的传递

除传送带本身能连续灭菌（如隧道式灭菌器）以外，传送带不得穿越 A 级、B 级或 C 级区与更低级别洁净区的隔离墙。

D. 不同物料的传递工艺举例描述

● 从外部供应商的物料先经过外表面清洁。

● 到各洁净级别的物料，在拆外包后，再进行外清消毒；采用托盘运输的物料在进入洁净区内时更换托盘。

● 原辅料：原辅料容器从仓库转移过来。在拆外包间进行清洁消毒，拆除外包装，在物流气锁间吹淋自净或传递窗紫外消毒，然后进入原辅料暂存间待用。

● 内包材：内包材主要是西林瓶、胶塞。西林瓶在拆外包装间去掉纸箱，然后在理瓶台上去掉内包装，在洁净空气保护下直接将瓶推入洗瓶传送带送至洗瓶，胶塞和铝盖处理方式同原辅料，存放在相应的暂存间待用。

● 外包材：外购的外包材在物流气闸进行外清后，进入包材暂存间待用。

● 半成品：已灌装半压塞的半成品应当在 A 级层流下进行转移或输送至冻干机干燥箱干燥，干燥完成后已压塞的半成品应当在 A 级层流下进行转移或输送至轧盖间轧盖。

● 成品：轧盖完成后通过输送带到检漏、灯检、贴签、外包装，成品由叉车转移至成品库暂存待检待销。

● 废物：各个区域产生的废物由专门的废物存放区域暂存，由工作人员定时转移出本车间。

2.3.4 人流控制

进出洁净区的程序详见本分册无菌制剂部分"4 人员"。下文为 B 级洁净区域人员进出程序举例说明。

（1）脱外衣更鞋洗手 该室洁净度等级为 D 级。人员脱去总更衣间更衣的外衣，放入各自的存衣箱，坐在更鞋凳上，脱去自己的鞋，将鞋放置在鞋柜中，身体旋转 180°，从更鞋凳的内侧鞋柜中取出洁净区拖鞋，穿上；返回时，穿上个人的外衣和鞋，退出脱外衣更鞋到缓冲室。

（2）洗涤消毒和穿无菌内衣 该室洁净度等级为 C 级。进入洗涤消毒室，洗手烘干，将手伸到自动净手器方，手心向上，使喷淋器喷淋手心一次（消毒剂用量约 2ml），手背向上，手腕喷淋手背及手腕一次，再搓洗至消毒剂充分接触手部；从洁净服袋内取出无菌内衣裤，然后依次穿上，并将手伸到自动净手器下，按前述消毒程序再消毒一次。

（3）穿无菌外衣和脱无菌衣　该室洁净度等级为 B 级。站立于穿无菌外衣的隔离槛外侧；先伸手从门槛内侧的不锈钢篮内取出无菌袜套，然后一边穿袜套一边迈过门槛，以解决无菌区域地面交叉污染问题；已穿好无菌鞋套、脚踏上不锈钢平台、戴上无菌手套，走到无菌衣挂架前，从无菌衣袋内，取出无菌帽、戴上口罩，将连体无菌服罩于无菌内衣外，戴上护目镜，然后戴上第二双无菌手套，并将手伸到消毒器下，手心、手臂、手腕接受喷雾消毒后，进入无菌气锁室；

灌装无菌区域工艺操作完毕后人员返回时，经过无菌气锁室在专用的脱无菌衣室脱去无菌服、无菌鞋，放入污衣桶，盖上盖，在脱外衣室，穿上外衣和鞋，退出洁净区域。

（4）控制方法与措施

● 分开设置 B 级的进出人流，避免产生交叉污染。气锁消毒室的出入门要设置联锁装置，防止同时开启。

● 该室实为无菌区域主要的污染区域，室内空气换气次数设计时应适当加大，以便于快速排出和稀释人员通过造成的污染。

● 利用穿无菌外衣室间的门槛内外的隔离，解决无菌袜套的转换，以保证无菌区域内的无菌保证度。

● 将无菌衣反向折叠，人员按规定拿取无菌衣，手不要接触无菌衣外表面，无菌衣不要接触台面，防止外表面交叉污染。无菌衣的穿戴程序应为：手套、口罩、帽子、连体无菌外衣，鞋套、护目镜、手套。无菌口罩应戴在连体无菌外衣的包裹内，以控制人员呼出的气体在无菌衣的包裹区内。

● 手部消毒应经过验证确定其操作程序，通过消毒效果确认。

● 脏衣服暂存室的脏衣服需分门别类存放，以保证清洗过程中不发生交叉污染。

附录 3　无菌分装粉针剂 GMP 实施案例

1　概述

无菌粉针剂通常情况下是采用无菌生产工艺中的无菌分装工艺进行生产的注射剂。应用无菌分装工艺的药品多数不耐热，分装后无法进行灭菌，故一般均为非最终灭菌产品。

无菌分装工艺是指经灭菌 / 除菌工艺处理后的原料药或者原料药和辅料，用无菌操作的方法分装到灭菌后的容器中再进行密封的生产工艺。

良好的无菌分装工艺研究和过程控制对保证产品质量起到非常关键的作用，其他如公用设施、物流和人流的设计、清洁和消毒、原料药的管理等也至关重要，任何一个过程的失控，都可能影响产品质量。

1.1　基本工艺流程

无菌分装粉针剂的生产工序主要包括：物料的准备及称量、配料、粉碎混合（必要时）、分装、轧盖、灯检等，后续外包装工序与普通产品类似，这里不做赘述。无菌分装粉针剂工艺流程示意图及环境区域划分见附图 3–1。

- 西林瓶处理：西林瓶使用洗瓶机进行清洗，压缩空气吹干残水，而后使用隧道式灭菌设备等进行除热原操作。

- 胶塞处理：企业可根据所生产产品的工艺特点自行对胶塞进行处理，如清洗、硅化、灭菌等，也可采用供应商提供的免洗胶塞（RTS）、免洗免灭菌胶塞（RTU）等。

- 铝盖处理：企业可根据所生产产品的工艺特点自行对铝盖进行处理，如清洗、消毒或灭菌等，也可采用供应商提供的免洗免灭菌铝盖等。

- 无菌原辅料：应在整个生产过程保证无菌原辅料的无菌性，根据工艺要求，必要时无菌原辅料可在分装前进行称量、配料和粉碎混合。

- 无菌分装 / 压胶塞：无菌原辅料或者混料通过分装机分装至除热原西林瓶中，并立即压胶塞。必要时，在充填加塞前使用氮气或其他惰性气体进行置换。

- 轧盖：西林瓶完成压胶塞后，进行轧盖，使产品完全密封。

- 灯检：轧盖后的产品进行 100% 灯检，检查西林瓶外观，剔除缺陷产品。

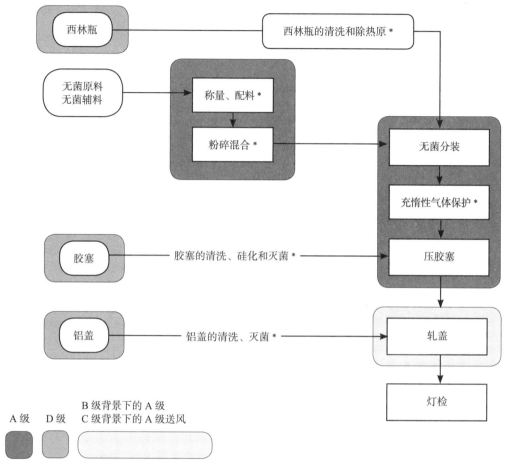

附图 3-1　无菌分装粉针剂工艺流程示意图

"*"表示必要时根据生产流程进行的步骤；轧盖前产品应视为处于未完全密封状态，根据已压塞产品的密封性、轧盖设备的设计、铝盖的特性等因素，轧盖操作可选择在 C 级背景下的 A 级送风环境中进行。轧盖区域，其洁净级别可为 B 级背景下的 A 级或 C 级背景下的 A 级送风。

1.2　生产过程质量控制要点

附表 3-1　无菌分装粉针剂生产质量控制要点示例

工序	质量关注点	潜在的质量控制要点	影响质量的属性
西林瓶的清洗	西林瓶	1.西林瓶清洗的最终淋洗水的质量应达到注射用水标准 2.使用除菌的压缩空气吹干残水 3.注射用水压力 / 压缩空气压力等	可见异物 不溶性微粒 水分
西林瓶的除热原	西林瓶	1.除热原的温度和时间 2.隧道对背景房间为正压 3.隧道网带速度	细菌内毒素 无菌性

工序	质量关注点	潜在的质量控制要点	影响质量的属性
胶塞处理	胶塞	1.胶塞清洗的最终淋洗水的质量应达到注射用水标准 2.硅化时间 3.灭菌、干燥的时间、温度、压力等	可见异物 不溶性微粒 细菌内毒素 水分 无菌性
无菌原辅料的称量/配料/粉碎混合	原辅料	1.原辅料的配比 2.混合机转速和混合时间 3.混合装载量	混合均匀度
无菌分装/压胶塞	分装后制品	1.分装速度 2.气流压力或螺杆转数	装量差异 含量均匀度
轧盖	轧盖后制品	1.轧盖速度 2.轧盖压力	产品密封性
灯检	轧盖后制品	1.灯检速度 2.灯检照度	产品外观 产品密封性 可见异物 装量

2 无菌分装粉针剂 GMP 实施指南

2.1 生产要素及环境控制

A. 生产区域环境要求

无菌分装粉针剂生产区域的环境要求及控制对产品的质量十分关键。

洁净区空气均应经高效过滤器处理，A 级区应始终保持单向流。同时，需考虑 B 级、C 级、D 级区空调的换气次数，以便达到相应的自净时间标准，自净时间用于表征洁净区空调系统的自净性能，企业依据实际情况评估其 B 级、C 级、D 级区的自净时间，如 15~20 分钟。

洁净区与非洁净区之间、不同级别洁净区之间的压差应当不低于 10 帕斯卡，相同洁净级别的不同功能区域之间也应建立起压差梯度，以防止交叉污染。

根据生产粉针剂的性质及工艺特点，结合人员舒适程度，需对洁净区温湿度进行控制，温湿度控制时建议分别设置行动限和警戒限，设置时需考虑温湿度对生产工艺、产品质量等方面的影响，例如，湿度过低时在粉针剂分装过程中易产生静电，导致药粉吸附进而影响产品装量，湿度过高时易导致某些吸湿性产品吸湿结块等。

生产过程中，洁净区空气悬浮粒子应保持在规定的范围内，企业应根据产品工艺特点，通过风险评估确定监测位点，在零件安装、分装生产等关键操作全过程中，应对 A 级区悬浮粒子进行连续监测，但是粉针剂分装生产时可能会产生大量粉尘，为避免损坏悬浮粒子计数器，可根据工艺特点，确定粉针剂生产的"产尘位点"，对于"产尘位点"，无法在日常生产中进行 A 级区粒子连续监测，则可在设备调试或不带药粉的模拟测试等操作期间对相应位点进行测试，以便评估设备及工艺本身的悬浮粒子控制水平。A 级、B 级、C 级、D 级区空气悬浮粒子的标准如附表 3-2。

附表 3-2　悬浮粒子最大允许数

| 洁净度级别 | 悬浮粒子最大允许数 / 立方米 | | | |
| | 静态 | | 动态 | |
	≥ 0.5μm	≥ 5.0μm	≥ 0.5μm	≥ 5.0μm
A 级	3520	20	3520	20
B 级	3520	29	352000	2900
C 级	352000	2900	3520000	29000
D 级	3520000	29000	不作规定	不作规定

值得注意的是，附表 3-2 虽然未对 D 级区动态粒子标准做出规定，但企业也应考虑根据风险评估和区域历史数据制定出 D 级区动态粒子限度。

同时，生产过程中（包括零件安装）还应对微生物进行动态监测，以评估洁净区环境中微生物的状况，监测方法有沉降菌法、定量空气浮游菌采样法和表面菌取样法，具体监测位点及频次应根据风险评估确定，例如 A 级区沉降菌连续监测、浮游菌可考虑每班次进行一次监测等。取样过程及操作应避免对洁净区环境造成不良影响，A 级、B 级、C 级、D 级区微生物监测的动态标准如附表 3-3。

附表 3-3　洁净区微生物监测动态标准

| 洁净度级别 | 浮游菌 cfu/m³ | 沉降菌（φ90mm） cfu /4 小时 | 表面微生物 | |
			接触（φ55mm） cfu / 碟	5 指手套 cfu / 手套
A 级	< 1	< 1	< 1	< 1
B 级	10	5	5	5
C 级	100	50	25	—
D 级	200	100	50	—

附表 3-2 和附表 3-3 中的限度均为行动限，建议企业在日常管理中根据自身情况运用统计学工具设置相应的警戒限，以便更好地控制洁净区环境，警戒限设置不宜过高，否则起不到警戒限应有的预警作用。

为使洁净区环境始终处于受控状态，须定期对洁净区空间、设备及物品进行清洁消毒。

应制定洁净区环境趋势分析的规则，当发现洁净区环境呈现出异常趋势时，须采取应对措施以保证环境始终受控。环境监测趋势分析建议分为短期趋势（如月度、季度）和长期趋势（如年度），以便更迅速地发现异常趋势并快速采取措施。异常趋势如同一个位点同一种监测方式多次超行动限或警戒限、连续三个回顾周期内同级别区域行动限超限率（超限率＝超行动限次数／监测次数）持续增加等。

B. 生产区域设计划分与 HVAC 系统设置

药粉粉碎混合和粉针剂分装操作等有药粉及直接接触药粉的零部件／包装材料暴露的区域，该区域属于核心区域，应处于 A 级单向流的保护之下。若采用 RABS 的方式进行隔离操作，该 A 级单向流的背景区域应至少为 B 级区，生产线设置时应采用风险评估等方式，对可预见的干预操作的位置事先设定好隔离手套，在有物料暴露或者直接接触药粉的零部件暴露的无菌生产过程中，应尽量采用隔离手套在 RABS 内部进行关门操作，避免开启隔离门。对于个别固有干预，如生产前的零件安装或零件转移等，若必须开启隔离门才可操作，建议在隔离门外设置 A 级送风区域（或叫作延展层流），提供相对洁净的环境区域，以保证开启隔离门后，隔离门始终处于单向流保护之下，减少对 A 级区域污染的可能性，该延展层流的风速建议比 A 级层流略低，避免对 A 级区域产生气流干扰；对于非常规干预或部分纠正性干预，若必须开启隔离门，可考虑采用风险评估的方式，综合各方面因素，评估相应操作的风险程度和风险控制手段，并在无菌工艺模拟试验中进行确认。若采用隔离器进行隔离操作，其背景区域至少为 D 级，且隔离门只能在生产结束后打开，生产过程中禁止开启。

直接接触药粉的零部件／包装材料灭菌后在完全密封的非 RTU 类容器中转移和存放时，其环境洁净级别应至少为 B 级，若使用 RTU，其环境级别满足 C 级要求即可。

直接接触药粉的零部件的清洗及预组装至少在 D 级环境中进行，为最大程度降低污染风险，建议采用 HEPA 气流对该操作及相应零部件进行保护，应考察零部件清洗后至灭菌前的存放时间。

由于粉针剂产尘量较大，生产过程中应考虑采用除尘装置，需注意的是该除尘装置不得对气流方向产生影响。

在生产区域设计时，建议采用梯度降低 / 增加洁净级别的方式，使 A 级区等核心区域始终处于其他洁净区的保护之下，且考虑设计气锁等方式，如附图 3-2 所示的设计模型，气锁用级别间的椭圆形表示。

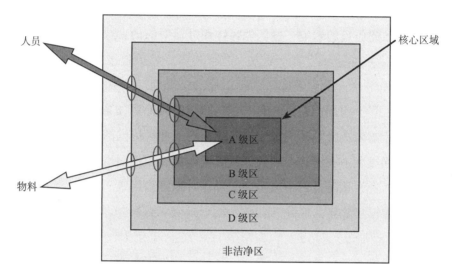

附图 3-2　理想状态下使用 RABS 进行隔离操作的洁净区设计模型

HVAC 系统对于达到和保持相应级别环境要求至关重要，其功能效果和运行状态应经过确认，HVAC 系统设计时可考虑稀释系统和置换系统，对于动态要求较高的区域如 A 级，应使用单向流置换系统，对于 B 级区域等，可以通过稀释系统来达到相应的目的，另外，在设计和安装时，还应考虑其清洁、维护和控制等尽可能在洁净区之外进行，以减少洁净区内的操作。

应制定 HVAC 系统的使用和日常维护规程，连续生产时 HVAC 系统应连续运行，不可间断。日常操作中，可以基于风险评估在非生产时段降低 B 级、C 级、D 级 HVAC 系统的工作负荷，但在此期间，需注意洁净区压差、温湿度等仍能达到企业经风险评估确定的标准，考虑人员进入带来的潜在风险等；同时，还须验证其降低负荷后仍能保证各环境级别处于受控状态，以及其恢复至正常运行状态所需时间。

应建立规程体系定期对 HVAC 系统进行确认，以确保其运行始终处于正常状态。建议 A、B 级区的确认周期为半年，C 级、D 级区的确认周期为一年。

C. 物流设计与物料向洁净区的转移

对于洁净区的环境控制，除基于风险制定定期的厂房设施设备清洁消毒计划外，还应控制物料转移过程，即物料从低洁净级别区域向高洁净级别区域的转移，避免微生物和异物的引入对无菌生产洁净区环境的影响。需建立标准操作规程，指导物料转移过程和操作，物料转移方式包括脱包装、消毒、灭菌等方式，详见本分册无菌制剂部分"5.8 物料向洁净区的转移"。

对于物料转移的控制可从以下几方面考虑。

首先，在进行物料转移前应对物料的包装形式、状态等进行确认，根据物料的用途和对产品的质量的影响，确认物料转移过程中的消毒或灭菌方式：对于不与产品接触的物品可通过合适的消毒方式进行转移，对于直接接触产品的物品则需要进行灭菌（如湿热灭菌、隧道灭菌等）处理，来确保产品无菌性，保护患者的安全。

在厂房设计方面，应设计气锁或传递窗，用于物料从低洁净级别区域向高洁净级别区域的转移过程。对于气锁的设计，可考虑对气锁地面进行标记，将洁净侧与非洁净侧区分，最大化降低污染风险。在设计时，宜采用单向转移流程。同时应考虑物流和人流的相互影响，物料转移应尽量保证物料转移过程使用独立的物流通道，物流通道与人流通道分开。

转移过程中可选择合适的消毒流程，包括自动化消毒或手工消毒，在转移前需确认物料包装完整且无目视可见的脏污或灰尘，消毒过程应保证物料表面全部被消毒剂润湿，消毒剂接触时间（润湿时间）满足要求。也可以采用脱一层包装的形式替代物品的手工消毒，去除一层包装袋时，包装内的微生物负荷必须符合物品转移后所在区域的表面微生物相关要求。

对于从非无菌生产区向无菌生产区转移的物料，可建立物料转移清单，仅允许按照已验证的程序进行消毒或灭菌的物料进入无菌生产区，对于未经过消毒或灭菌负载验证的物料，进入无菌区时需要对其必要性和风险进行评估。

D. 人流设计及人员更衣

在无菌生产过程中，应控制人员对无菌生产洁净区的影响，避免微生物和不溶性微粒的引入。对于人流设计和污染控制，可以从以下几个方面考虑。

（1）厂房设计方面　应设计气锁间用于人员更衣操作，并设置联锁装置，避免洁净室两侧门同时打开。对于更衣室的设计，可考虑在更衣室内设置物理隔断，将更衣室分为洁净侧和非洁净侧。为控制更衣室的污染，可根据更衣室的换气次数和环境控制情况等因素，规定在更衣室内进行更衣的最大人数。对于通往无菌生产区的更衣室，人员进入和退出的通道应分开。

（2）生产管理方面　应建立详细的标准操作规程，指导无菌服的折叠方式和更衣操作。更衣过程中人员的手部应避免接触无菌服外表面。可在更衣区域的醒目位置张贴标准的更衣说明或更衣流程图，以更好的指导员工进行更衣操作。同时，可在更衣室内设置全身镜，操作者在更衣过程中及更衣后，确认更衣效果。

典型的人流通道举例如附图 3-3。

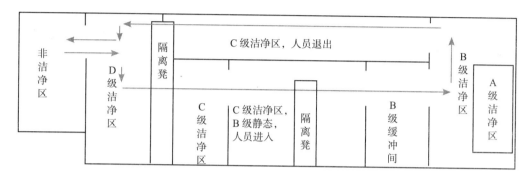

附图 3-3　典型的人流通道示意图

E. 生产区域环境空间消毒

应定期对无菌生产各区域按照既定的清洁消毒程序进行清洁消毒操作，以降低环境的微生物负荷。必要时，如厂房设施设备有重大维修或者空调停运等情况时，可在常规清洁消毒程序的基础上，考虑进行空间熏蒸消毒，以最大程度降低难以消毒彻底的死角等位置的微生物负荷。

在进行空间熏蒸消毒时，须关注消毒期间无菌生产区密闭状态和压差情况，确保消毒剂在空间内均匀分布且有足够的浓度和停留时间。空间消毒程序及消毒时无菌生产区的物品摆放等应经过验证，验证时至少应使用生物指示剂进行微生物挑战试验。

目前普遍采用的空间熏蒸消毒方法有：过氧化氢/过氧乙酸混合液体干喷雾消毒、过氧化氢喷雾消毒、甲醛熏蒸等。需要注意的是，在采用过氧化氢等氧化物消毒剂进行空间熏蒸消毒时，应确认厂房设施设备对消毒剂的耐受程度，考虑使用耐酸的彩钢板，并定期对厂房设施进行检查。

（1）过氧化氢/过氧乙酸混合液体干喷雾消毒　过氧化氢和过氧乙酸都具有很强的氧化作用，可将菌体蛋白质氧化而使微生物死亡，对多种微生物，包括芽孢及病毒都有高效、快速的杀灭作用，干雾液滴直径小，表面张力小，在碰到物体时不会由于表面张力大破裂而润湿物体表面，而是从物体表面反弹，进行类似气体的布朗运动且不易沉降和聚集，扩散到各个不易到达的房间及设备背面、底部等不易到达的地方。通过干喷雾发生器等设备将过氧化氢/过氧乙酸混合液体加压气化形成干雾，扩散至整个洁净室房间，即可对空间及表面微生物进行杀灭。具体参见附图3-4。

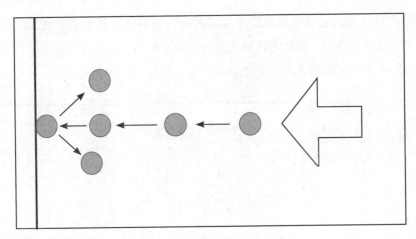

附图 3-4　干雾运动轨迹示意图

干雾浓度、作用时间、环境温湿度等均对过氧化氢 / 过氧乙酸混合液体干喷雾消毒效果产生影响，尤其是前二者，在一定范围内，增加干雾浓度、延长作用时间等均对消毒效果有促进作用。过氧化氢和过氧乙酸杀菌谱广，且高效快速，再加上干喷雾发生器对消毒剂的用量、喷雾时间等均有很好的控制，整个消毒过程高度可控，因此这种空间消毒方式在制药行业得到了越来越多的应用，其配比主要为：22% 过氧化氢 +4.5% 过氧乙酸。使用此种消毒方式，需考虑其对厂房和设备的腐蚀性的影响。

（2）过氧化氢喷雾消毒　过氧化氢具有安全、无毒、无残留等优越性，有研究表明，过氧化氢蒸汽的杀菌能力为液态过氧化氢的 200 倍以上，且其对各种金属材料、建筑材料等均具有很高的兼容性。过氧化氢喷雾消毒可以采用干喷雾的方式，也可以利用闪蒸技术，将高浓度过氧化氢溶液（浓度一般大于 30%）汽化为过氧化氢蒸汽，再喷射到环境中进行空间消毒，本部分主要介绍后一种方法，该方法主要分为干法工艺和湿法工艺。

干法工艺是通过汽化高浓度过氧化氢产生游离氧作用于环境中的微生物，一般分为除湿阶段、进汽稳定阶段、消毒阶段以及汽化过氧化氢清除阶段，与干法工艺不同的是，湿法工艺是一种微冷凝工艺，在这种条件下，过氧化氢可形成一种肉眼不可见的亚微米级的微冷凝膜，这种低温、无残留的凝结过程使得微生物失去了活性，湿法工艺没有除湿阶段，一般情况下需在 40% 左右的相对湿度和较低的温度下进汽以不断提高过氧化氢浓度，达到一定浓度后需维持一定的时间用以消毒，而后通风，从空间中移除过氧化氢。这两种工艺相比，干法工艺与物品的相容性较高，但对环境的要求比较严苛，消毒周期较长，而湿法工艺对环境的要求相对较低，所需过氧化氢也相对较少，企业可根据自身需求选择合适的消毒工艺。

在实际运用中，可考虑在生产区域中分配多个雾化装置以使足够的过氧化氢蒸汽分布到所有的区域。目前，过氧化氢喷雾系统主要运用在隔离器操作中，随着工业技术的不断发展，该方法在洁净区空间消毒中的应用也越来越广泛。

（3）甲醛熏蒸 甲醛消毒的主要原理为甲醛能凝固微生物蛋白质，还原氨基酸，使其蛋白质分子烷基化，进而使微生物灭活死亡。

通常情况下，湿度为 65% 左右、温度为 24~40℃ 的甲醛消毒效果是最好的。消毒时，将甲醛溶液倒入高锰酸钾中，通过释放的热量使甲醛蒸发弥漫到空气当中，或者直接对甲醛溶液进行加热，以释放甲醛蒸汽。甲醛消毒有其固有的优点，例如杀菌范围广等，但缺点也比较突出，主要体现在：①消毒作用时间长，影响生产，通常情况下消毒 1 次最少需要 24 小时；②易产生二次污染，甲醛熏蒸会出现多聚甲醛聚合物白色粉末，附着在洁净室内的设备表面，在消毒后几天内，其悬浮粒子数会增加，甲醛聚合物也会逐渐解聚成甲醛，对生产操作人员有一定的安全健康危害等，鉴于此，现在越来越多的企业开始选择其他的方法代替甲醛进行空间消毒。

F. 无菌原料药的管理

无菌分装粉针剂一般采用无菌原料药进行生产，即药品本身的无菌性由原料药供应商提供，所以对无菌原料药生产商的生产流程的控制和管理，对于无菌原料药的无菌性等其他关键质量属性的保证尤为重要。

企业应将无菌原料药生产商纳入高风险供应商管理的范围，并按照最高频次和最高标准进行质量监管和检查，并对其生产质量进行重点管控，无菌原料药生产商的生产工艺，特别是无菌保证工艺，应经过制剂企业的审核，并应符合相应的无菌原料药 GMP 法规要求，应推荐其使用密闭生产工艺，而其最终分装阶段应尽可能使用 RABS 或者隔离器进行生产，以最大程度提高无菌保证水平。

对于铝桶等密封包装形式的无菌原料药，企业应要求原料药生产商提供容器密封完整性评估数据和物料运输研究，在物料运输研究中也应考虑运输对无菌原料药容器密封完整性及无菌性的影响，应保证运输过程不会对无菌原料药的无菌包装产生破坏，并应有相应的防护措施。

企业应根据自身使用无菌原料药的工艺情况，要求无菌原料药的无菌包装形式和无菌包装层数，以满足无菌原料药最终进入制剂企业无菌核心区物料转移方式的要求。

企业应对每批到货的无菌原料药逐桶检查其外观完整性，对于外观存在破损等潜在影响无菌性的情况，应拒收该原料药，同时应逐批检验无菌性，为降低开桶取样对无菌原料药带来的无菌保证风险，企业可要求原料药生产商提供随货样品，但在实施随货样方式前，企业应在定期供应商审计中考虑随货样的取样流程和取样方法，并重点关注所取样品的代表性，必要时应签订随货样取样协议。若自行开桶取样，取样应在无菌生产相同洁净级别下进行，且取样过程不得对无菌原料药的质量产生影响，若取样后恢复无菌包装，需对包装方式进行验证。

对于无菌原料药，在工艺设计中，应尽可能减少零头物料的产生。企业应对无菌原料药的开桶次数、开桶后零头的包装形式、贮存条件和贮存时限等进行评估和确认，并在日常生产中监控开桶后无菌原料药的管理，以消除其污染风险，同时，在无菌工艺模拟试验中建议对此风险进行考察。

2.2 生产工艺实施指南及质量控制

A. 称量配料工艺

原辅料称量、配料的生产区域应达到 A 级洁净级别标准，为使人员对产品的影响最小化，可考虑采用屏障技术，如 RABS 或隔离器。

应建立原辅料称量、配料的标准操作规程，称量、配料操作应在指定的区域内进行，无菌环境的温湿度符合要求且照度充足，避免对原辅料的质量产生不良影响，且应避免操作过程中的交叉污染。原辅料称量通常应当在专门设计的称量室内进行，称量的方法和设备应进行确认或验证，以满足生产流程要求（如准确性和精密度），并对称量设备进行常规校验、定期检查和预防性维护。

在称量、配料前，应根据工艺规程要求确认原辅料信息，包括但不限于物料名称、批号、物料状态、物料数量和有效期等，并对物料外观进行检查，确认包装无破损或脏污。

原辅料的称量、配料应使用洁净的、无菌的、不释放物质且不与物料发生反应的容器。已完成配料的原辅料不可再返回原容器中。称量、配料的每一物料及其重量或体积应当由他人独立进行复核，并有复核记录，除非在称量、配料过程中，使用已验证的自动化系统进行原辅料的识别并对原辅料重量或体积进行输出及确认，确保原辅料的重量与标准用量一致。

盛装物料的容器应进行标识，标识信息包括但不限于：物料名称、批号、实际物料重量及单位、贮存条件等，如配料后的物料被分配至多个容器中，容器标识应能够实现对每个容器的区分。

B. 粉碎混合工艺

根据工艺要求，必要时，无菌原辅料可在分装前进行粉碎混合。

粉碎混合的核心工作区域为有药粉及直接接触药粉的零部件/包装材料暴露的区

域，其操作应在 A 级单向流的保护下进行，应尽可能考虑使用屏障技术。

粉碎混合所用零部件的清洗、灭菌及灭菌后存放、转移等均应采取相应的无菌技术进行，其操作和要求与分装零部件相同，详见本章"分装工艺 – 分装 / 压塞"。

结合药粉粒径及粒度分布等物理属性，粉碎混合工艺过程须考虑筛网目数对药粉性质及后续使用阶段的影响，同时还须考虑混合罐容积和形状、混合时间、混合机转速、药粉性质等对混合均匀度的影响，混合均匀度应经过验证。

由于粉碎阶段需使用筛网等部件，企业应特别关注设备状态和零部件，特别是药粉直接接触零部件的完整性，以防金属等异物的引入。建议企业根据自身实际情况对零部件状态进行描述和定义，在引入新部件时需考虑磨损等风险，必要时可采取控制措施，如使用离线设备对新部件进行使用前运转等。日常生产中，在生产开始前安装零件时和生产结束后拆卸零件时，应对相关零部件进行检查以确定其磨损情况，并对检查结果进行记录，同时对易损零部件有定期更换程序。

C. 分装工艺

粉针剂分装需使用到西林瓶及胶塞，本节主要从西林瓶的清洗 / 除热原、胶塞的清洗 / 硅化 / 灭菌、分装三个方面进行阐述。

（1）西林瓶的清洗和除热原　西林瓶的清洗建议验证最差清洗条件下的清洗质量，比如降低注射用水压力等，防止清洗条件变化影响清洗效果。

清洗时，西林瓶粗洗后需经纯化水或注射用水冲洗，最终再使用新鲜的注射用水淋洗，西林瓶表面多余的水分应使用无菌压缩空气吹干，清洗过程中应分别制定清洗段水压、温度、冲洗速度、冲洗时间或吹干用压缩空气压力等相关参数。

清洗后西林瓶应及时灭菌，西林瓶干热灭菌程序应达到使细菌内毒素下降 3 个对数单位的要求，灭菌后的西林瓶应处于 A 级单向流保护之下并验证其存放时间，不建议对西林瓶进行两次或两次以上的干热灭菌操作。

（2）胶塞处理　胶塞的清洗、硅化和灭菌对产品质量起到至关重要的作用，推荐采用清洗、硅化、灭菌一体化设备处理胶塞，以减少过程的污染。胶塞处理时需考虑水分等质量属性，且处理工艺应经过验证，验证时应对装载量、参数等进行确认，还应考虑不同供应商的胶塞加工工艺影响。

胶塞的灭菌一般采用湿热灭菌方式，一般情况下，不建议对胶塞进行两次或两次以上的湿热灭菌操作，除非建立胶塞允许重复湿热灭菌的最大次数并经过验证，建立及验证最大允许灭菌次数时应至少考虑胶塞理化性质的变化和对产品密封性、相容性及稳定性的影响。

应考察灭菌后的胶塞在无菌生产洁净区内的存放时间，一般情况下，胶塞灭菌后需要转移到分装线使用，在转移过程中需要采取措施以避免其被再次污染，例如：使用无菌呼吸袋和密封容器转移、使用带有无菌连接阀门的专用胶塞容器、使用无菌转移容器一体化设备等。

（3）分装/压塞　粉针剂的分装/压塞过程应在A级单向流的保护下进行，并尽可能减少人员对产品的影响，应尽可能考虑使用屏障技术。

推荐采用在线清洗/在线灭菌的方式对分装管路进行清洗、灭菌，对于无法进行在线清洗/在线灭菌的零部件（如分量盘、料斗、搅拌、压塞盘等），应在生产结束后及时拆卸，在经验证的时限内进行清洗，并用注射用水进行最终淋洗，清洗完成后在经验证的时限内进行灭菌，灭菌时推荐采用预组装的方式，以减少A级单向流下的零件安装干扰操作。

灭菌后的零部件及器具在无菌生产洁净区内的存放时间应经过确认。灭菌后，应采用无菌包装、密闭容器包装或洁净车将零部件及器具转移至分装线，在转移过程中需避免其被再次污染，零件安装等无菌连接操作应在A级单向流下并尽量使用隔离手套进行。

无菌加料过程可考虑使用无菌连接软管或带有无菌连接阀门的专用贮罐，通过隔离手套进行，以降低无菌操作的频次和风险。

对于直接与药粉接触的惰性气体或压缩空气，使用前应经除菌过滤处理，其所含微粒、微生物、油分、水分等项目应符合规定要求。如需使用惰性气体，其纯度应达到规定标准。

分装机装量稳定性应经过确认。应考虑产品类型、一次加粉量（粉位控制）、搅拌速度等工艺参数以及药粉流动性、堆密度、湿敏感性等物理属性对装量产生的影响，生产过程中应对装量进行控制和检查，尽量选用设备自动控制和检查的方式，若采用人工检查，需依据风险评估确定装量检查频次。装量检查称重仪器在使用前应校正，并定期进行校验，校验结果应予以记录。

应采取措施防止分装过程中因搅拌或其他原因导致异物脱落，如螺杆分装机宜具备螺杆碰壳报警装置，气流式分装机宜安装真空除尘、充填孔吹净装置等，并对吹粉压力、吸粉真空等参数进行监控，并在生产过程中根据分装装量控制情况进行一定允许范围内的调整。分装生产过程中，应定期检查分装产品的可见异物。

D. 轧盖工艺

轧盖前的产品视为处于未完全密封状态，因此产品在压塞后应尽快轧盖，企业应通过评估确定并限制产品压塞后至轧盖的最长时间间隔，注意防止压塞后轧盖前产品受到污染。

根据已压塞产品的密封性、轧盖设备的设计、铝盖的特性等因素，轧盖操作可分为无菌工艺和洁净工艺，当选择洁净工艺时，轧盖操作可在 C 级背景下的 A 级送风环境中进行。

当采用无菌工艺进行轧盖操作时，需采用清洁并灭菌的铝盖进行轧盖，对于洁净工艺，铝盖需进行清洁，但灭菌不是必须的。须注意铝盖的转移及装载方式，以避免操作过程对铝盖及生产环境的影响。生产过程中须尽量减少隔离装置开门次数，若必须开启，企业根据具体情况确定是否须将隔离装置内未轧盖的产品进行报废处理。

轧盖会产生大量微粒，应当设置单独的轧盖区域并设置适当的抽风装置，不单独设置轧盖区域的，应当有防止微粒污染的措施，并证明轧盖操作对产品质量没有不利影响。

轧盖设备建议具备自动检查功能，在轧盖前应检测胶塞缺失或翘塞，并能有效剔除无塞或翘塞的轧盖产品。

生产过程中应定期抽检轧盖后产品以检查其封口密封性，抽检样品应至少包括开始和结束，以及潜在影响产品密封性的调试维修后的样品，同时应考虑轧盖工艺的特点，保证所有轧盖刀头的样品均可以被检测。

E. 灯检工艺

无菌粉针产品在完成轧盖密封后，应逐一对粉针产品的外观缺陷进行有效的检查。灯检时需对每一支产品进行 100% 灯检，100% 灯检可使用人工灯检（可使用独立灯检工序进行离线人工灯检，或使用半自动人工灯检机驱动产品进行在线人工灯检等），或使用全自动灯检机进行自动灯检，也可使用先后进行人工灯检或自动灯检两道灯检工序的方式，以保证灯检工序可检出所有缺陷产品。在此基础上，建议企业采用 AQL 抽检方式进一步确认 100% 灯检的效果。

灯检方法应经过确认。灯检设备需要经过验证，且工作参数需要在验证范围内。企业应根据产品的特性、监测效能等因素对灯检的背景颜色（黑色、白色背景）进行评估。由于粉针剂型的特殊性，药粉较为松散且药粉可能附着在容器壁上，使用全自动灯检有一定的困难，如选择使用全自动灯检机，应通过合适的方法对自动灯检的检测效能进行评估。

应确定灯检的操作区域和操作流程，避免剔除的缺陷产品与合格产品混淆、批次间产品的交叉污染等风险。

对于人工灯检，灯检设备应设计足够的照度，工作区域环境舒适，适合进行灯检操作。执行灯检操作的人员应通过视力和色盲检查，并符合要求，且需经过培训和考核并在资格有效期内操作。考虑到日常生产过程中人员的疲劳，被考核人员应在线观察至少一个班次的生产时长，待视力处于疲劳状态时，使用验证的最大的灯检速度进行考核。灯检操作人员如离岗长时间未进行相关操作，应重新进行考核。日常进行灯检操作时，应规定人员在灯检操作期间，进行休息的时间间隔和时长，以缓解视力疲劳，如每灯检 30~50 分钟应休息不少于 5 分钟。同时，应规定人员实际灯检的最长时长。人员在操作过程中，应能够看到产品的全貌，同时避免人员被其他因素打扰。

基于缺陷对产品质量的影响程度，将外观缺陷进行分级，需包括 3 个级别：严重缺陷、主要缺陷和一般缺陷，并在标准操作规程中规定每个级别下的缺陷种类。根据统计学原理和历史数据，至少应规定每一级别的缺陷率及缺陷总数的可接受标准。应建立缺陷率的警戒限度，可根据最近一次趋势分析结论确定。

100% 灯检和 AQL 灯检过程中，需对缺陷产品的外观缺陷级别，及其对应的缺陷数量进行记录，并统计每批产品的 100% 灯检和 AQL 灯检的缺陷总数，计算每种缺陷级别的缺陷率，确认是否超过可接受限度要求。定期对缺陷类型进行趋势分析，如发现某些缺陷类型有异常趋势，需针对异常趋势采取适当的预防措施。

关于灯检工艺的具体操作要求详见本分册无菌制剂部分的"11 无菌制剂的最终处理"。

F. 无菌分装粉针剂产品的无菌工艺模拟试验实施指南

无菌粉针产品的模拟有其特殊性，通常需要将无菌粉体模拟介质和培养基两种物质分别加入到容器之中。无菌粉体模拟的考虑要点概述如下。

（1）模拟介质选择 粉针产品模拟试验中所选择的粉体模拟介质主要考虑三方面。

● 有较好的流动性，易于进行分装等工艺操作。

● 可溶于培养基，不会对培养观察产生影响。

● 在试验浓度下无抑菌性。

因流动性等问题，很少情况下直接选择培养基干粉末进行粉针产品的模拟试验。无菌粉体模拟介质一般可选择聚乙二醇 6000、乳糖、甘露醇等以代替粉体产品。粉体模拟介质灭菌方式一般可采用辐射灭菌方式，灭菌方式需经过验证，灭菌后其无菌性应符合药典标准且不得对模拟介质产生不良影响。模拟介质的包装形式应与被模拟物的包装形式一致或能充分代表该种包装形式。培养基可根据产品工艺需求，一般可选择胰酪大豆胨液体培养基（TSB）；如果产品需充入惰性气体、贮存在无氧条件，无菌操作在严格的厌氧环境中进行时（即氧气浓度低于 0.1%），应评估是否采用厌氧培养基，例如可选择硫乙醇酸盐液体培养基（FTM）或其他适宜的培养基。

（2）模拟范围　无菌工艺模拟试验需从粉体产品生产工艺中的无菌操作第一步开始直至无菌产品完全密封结束。产品配方中加入其他无菌物质的过程也应被模拟，例如称量配料、粉碎混合、分装等工序。这些工序可基于实际工艺需求，可分段进行模拟，也可进行连续步骤的模拟。

（3）设备和操作　粉针产品的分装设备与液体灌装设备差异很大，模拟时包含液体培养基和无菌粉末模拟介质两种无菌工艺操作，两种物质均需分装到容器之中，这方面的需求在设备的设计阶段应进行充分考虑，所采用的模式及其典型的优缺点见附表 3-4。这种分别分装的形式可能会增加污染风险，粉体的模拟设计需考虑这些风险且不得对产品商业生产工艺和操作过程产生影响。企业可根据具体工艺和设备情况设计无菌粉针的模拟试验的操作模式，需对采用的模式的合理性进行说明。

（4）注意事项

● 如粉针产品本身具有抑菌性，例如头孢菌素类、青霉素类等，在模拟试验中，需注意考虑和避免具有抑菌性的产品或环境可能对模拟结果产生假阴性以及对促生长结果产生影响，例如采用在模拟前更换新的清洗/灭菌的零件（即不采用生产结束后直接模拟的方式）、添加酶进行中和、物料抑菌性考察等方式。

● 在粉针产品无菌模拟试验中，无菌粉体介质的用量可能远少于正常商业生产中的批量，需考虑对粉体模拟介质用量进行说明或评估，如模拟介质的覆盖效果研究等。

● 因无菌粉体模拟介质和培养基两种物质均需加入容器中，应对模拟灌装产品进行颠倒、轻摇以使培养基接触所有内表面并促进粉体模拟介质的溶解，此过程中需注意观察粉体模拟介质在培养基中已完全溶解，避免对模拟结果和培养观察造成不利影响甚至假阴性或假阳性的结果。发现粉体模拟介质或培养基加入量异常时（无密封性缺陷），如粉体模拟介质加入过多或培养基加入过少导致无法溶解、只加入培养基但无粉体模拟介质加入、只有粉体模拟介质加入但无培养基等情况，此类情况的模拟产品的处理方式需进行合理评估和规定，若剔除必须有合理的理由并进行记录。

其他方面的要求，如最差条件、干预设计、培养和观察、环境/人员监控、接受标准、偏差调查等可根据无菌工艺模拟试验的通用要求进行，同时结合粉针产品工艺需求进行无菌工艺模拟试验。

附表 3-4　无菌粉针模拟试验的可操作模式

模式	优点	缺点	备注
无菌粉末分装设备灌装液体培养基	一步灌装、简化操作、减少污染、不需要额外设备	加料方式与正常工艺存在差别	粉末分装设备需同时具备液体灌装功能，当使用这一功能灌装时，液体培养基可以和无菌粉末一起注入加料斗
加装特殊设备灌装液体培养基	培养基灌装时不需要离线操作，对生产线不需要大的调整	可能因设计限制加装设备后生产线只能以较低速度运行	生产线通过加装设备来进行液体培养基灌装，这种灌装功能只用于工艺模拟试验中，在实际的生产中不使用
先在分装线上灌装培养基到容器中，然后再分装无菌粉末	培养基灌装时不需要离线操作，对容器无需更多处理	需要增加液体灌装设备，并需另做验证	这种方式是在粉末分装设备前加一个液体灌装器。先灌一定量液体培养基到容器中，然后再分装入粉末
先在分装线上进行无菌粉末的分装，然后再灌装培养基到容器中	培养基灌装时不需要离线操作，对容器无需更多处理	需要增加液体灌装设备，并需另做验证。在灌液体时粉末可能被溅出	这种方式可以在粉末分装设备前没有足够空间增加液体灌装器的情况下采用
先在分装线上进行无菌粉末的分装，然后在离线条件下灌装培养基到容器中或者先离线灌装无菌液体培养基到容器中，然后在分装线上进行无菌粉末的分装模拟	设备改造受限可以实施此方式，投资较小	两种方式都要涉及灌装或分装好的容器的密封、转移以及再次灌装前的清洁消毒。只有在设备限制，无法进行连续在线操作的情况下才会选择这样的方式	这种方式的因操作较多，且关键操作为离线进行，对模拟试验带来的风险较高。如采用此方式，需谨慎评估其风险并采取相应控制措施

关于无菌工艺模拟试验的具体描述详见本分册无菌制剂部分"12 无菌工艺模拟试验"。

G. 无菌分装粉针剂常见问题分析

（1）装量不稳定　分装机出现装量不稳定时，首先应排除称量系统的影响，确认称量系统运行正常后，需考虑设备本身的状况，比如除静电装置、气流分装机的吸粉真空、吹粉压力、活塞状态以及螺杆分装机的螺杆状态等，根据实际情况采取具体措施进行控制。

药粉的粒度分布、堆密度、流动性等受各种因素的影响有可能会有较大的变化，应加强对无菌原料药供应商的审计，确保其生产工艺及设备稳定，同时在日常生产中需根据经验对不同的药粉建立不同的分装控制条件。

（2）混合均匀度不符合规定　对于两种或两种以上物料组成的粉针剂，物料的物理性质、混合和分装生产工艺等均可能影响到产品混合均匀度，混合阶段混合罐形状、混合时间、混合转速等相对比较固定，不太容易导致某一特定批次产品混合均匀度异常，而物料的物理性质，如晶型、粒径等的改变，以及不同阶段设备震荡等可能会使某些物料产生分层，进而导致较大的含量差异。因此，在日常生产管理中需关注原料状态，加强供应商审计，确保原料物理性质的稳定；同时在制剂生产过程也应关注上述风险点。

（3）跳塞和锁盖不良　跳塞会对产品容器密封完整性产生影响。不同的设备压塞工艺不同，比如真空吸塞对胶塞冠部花纹要求便于密合真空；而依靠瓶体挂塞的设备则要求下塞轨道的挡片力度、胶塞颈部的锥度等有控制要求，胶塞表面的硅化度过低影响压塞的流畅性，但硅化度过高胶塞就容易反弹。干燥后胶塞温度也可对跳塞产生影响，应结合实际选择合适的胶塞外形、硅化度或者改善设备给予解决。西林瓶 / 胶塞 / 铝盖的外观变化、胶塞压塞不良、轧盖机运行不稳定等均可能造成产品的锁盖不良，轧盖是影响产品容器密封完整性的关键环节，企业应对轧盖工艺的关键参数进行充分验证和评估，保证在该参数下的产品密封性完好，轧盖刀头应定期检查，磨损变形的刀头应立即更换，产品灯检中应对锁盖情况进行检查，发现锁盖不严、锁盖褶皱、锁盖变形等情况，应及时进行调整，并对调整后生产的初始产品检验其密封性。

（4）碎瓶　分装线上发现有碎瓶时，须第一时间停机，如果有足够的证据证明碎瓶发生在了某工序，可只对该工序进行检查，否则，需对发现碎瓶的工序之前的所有工序进行检查。例如，操作人员在轧盖机内发现碎瓶但无法充分确定碎瓶发生在轧盖工序，立即停机后须对轧盖机、洗瓶机、隧道灭菌器、分装机等进行检查，以确定设备的运行状态，同时也应考虑加强对当批次西林瓶本身的检查。企业应结合实际情况对粉针产品进行评估，并最大程度划定潜在影响范围，评估时须考虑破碎的西林瓶碎片对产品质量，尤其是可见异物的影响，应对影响范围内的灭菌后空瓶以及产品进行报废处理。必要时，应增加洗瓶机前上瓶阶段的西林瓶外观检查，以减少在后续工序发现碎瓶的可能。

（5）可见异物　无菌分装粉针剂的分装过程中，可能会发现金属、玻璃屑、纤维、块状物等可见异物。有些属于原料引入，有些则是生产过程引入，可通过规范操作程序、改善设备运行条件等进行改进。

- 金属异物:
  - 使用金属原料桶时应采用易开启式外封盖,减少开盖过程的撕裂面,同时开启后应及时使用无尘布擦拭表面异物,避免带入金属桶内部。
  - 使用金属材质的包装袋包装的原料药,开启时应尽可能使用专用锋利的剪刀剪切,防止袋表面出现齿痕脱落。
  - 配料和投料过程中,应尽可能防止与金属容器碰擦产生金属屑。
  - 与产品直接接触的不锈钢等金属零件,应每批检查其外观,特别对于存在机械运动的金属零件,在其清洗和安装过程中,应检查其运动的顺畅程度,及时对老化的部件进行更换。
  - 玻璃屑洗瓶过程中因为机器备件损伤,冲洗时未能有效冲刷去除。
  - 隧道烘箱内运行速度降低时缺少联动报警,导致内部西林瓶挤压,撞击各加热段隔板、网袋护栏、瓶体等,导致瓶体破碎。
  - 压塞过程高度调整不合适出现瓶体划伤等。
  - 西林瓶加工过程中产生玻璃丝或屑黏附,或者应力消除不当,容易破碎等。
  - 西林瓶质量不稳定,容易破碎。

上述异常情况应通过增加联动报警、部件改善、设备调试、使用培训等改善设备状态,同时加强供应商管理,减少西林瓶破碎。

- 纤维:多数为清洗不彻底或者清洗用品产生的残留,如擦拭用无尘布表面划伤脱落、灭菌包裹用呼吸袋的划伤脱落、聚四氟乙烯或硅胶零件残留的纤维等;洁净服、口罩等更衣用品也存在掉落纤维的可能,故应尽可能使用屏障技术进行生产,避免开放的无菌操作,且清洗工艺中做好清洗后设备零件、洁净服、洁具等物品的外观检查,清洗后包裹时应不要造成包裹材料的损伤,采用质量更好的灭菌包裹材料等。

- 块状物和胶屑:胶塞生产工艺中硫化、模切等工艺均可能产生块状物或胶屑,但生产商一般都可以通过胶塞清洗已经去除。在胶塞干燥过程中频繁的翻滚摩擦也容易产生胶屑,因此并非清洗时间越长越好。

制剂生产设备表面的老化或清洁不良等,都可能产生类似的污染,比如隧道烘箱的高效过滤器老化或破损,因此对生产工艺中西林瓶开口阶段涉及的设备和物料均应加强外源异物风险的管理和检查,人员的不规范行为,比如从产品上方穿越、传递物品等也会增加此类污染,因此生产企业应根据现场调查情况采取适当措施,最大程度降低产品的异物污染。

附录 4   无菌脂质体制剂 GMP 实施案例

1 脂质体制剂

1.1 脂质体定义及特点

脂质体（Liposome）系指药物被类脂双分子层包封成的微小囊泡。一般而言，水溶性药物常常包含在水性隔室中，亲脂性药物则包含在脂质体的脂质双分子层中。脂质体有单室与多室之分。小单室脂质体的粒径一般在 20~80nm 之间，大单室脂质体的粒径在 0.1~1μm 之间，多室脂质体的粒径在 1~5μm 之间。多囊脂质体是一种由许多非同心腔室构成、具有更大粒径和包封容积的药物储库型脂质体，粒径在 1~100μm 之间。一些脂质纳米颗粒产品，如 mRNA 疫苗，并不符合脂质体的微观特征，但制备工艺具有诸多相似之处，可参考脂质体制剂进行管理。作为药物递送载体脂质体有以下五方面特点：①靶向性；②长效作用；③降低药物的毒性；④保护被包封药物，提高药物稳定性；⑤高细胞亲和性和组织相容性。

1.2 脂质体制备工艺（含生产工艺设计）

脂质体的生产工艺设计要考虑药物的化学结构特点、产品特性、药物对各物理因素（光、温度、水分、氧气、pH 等）的稳定性及无菌等多方面因素。通常根据药物载入脂质体方式不同，制备工艺主要被分为被动载药与主动载药，以及主动与被动载药技术联合使用。

被动载药是指脂质体形成和药物的装载在同一步骤完成的制备工艺。被动载药脂质体制备工艺又可分为药物载入脂质体磷脂膜中和药物载入脂质体内水相中两种工艺。采用药物载入脂质体磷脂膜工艺生产的脂质体，脂质体药物包封率及载药量主要与药物自身的 logP 及处方中磷脂组成有关。采用药物载入脂质体内水相生产的脂质体，脂质体药物的包封率及载药量主要与内水相组成、载药原理、脂质体大小等因素有关。常用的被动载药工艺分类包括：以干燥脂膜、脂粉为基础的制备工艺，以乳剂为基础的制备工艺，以混合胶团为基础的制备工艺，以乙醇、磷脂、水三相混合物为基础的制备工艺等。

药物载入脂质体磷脂膜的被动载药工艺过程通常包括以下几点。

- 磷脂与药物的混合物（混合溶液）制备。
- 脂质体制备及粒径调整（药物同时装载）。
- 过滤除菌或全程无菌操作。

- 灌装。

- 冻干（备选）。

药物载入脂质体内水相的被动载药工艺过程通常包括以下几点。

- 分别制备磷脂及药物溶液。

- 脂质体制备及粒径调整（药物同时装载）。

- 去除未包封的药物（备选）。

- 过滤除菌或无菌操作。

- 灌装。

- 冻干（备选）。

主动载药是指先形成空白脂质体，再借助特定的梯度来实现药物的装载的制备工艺。主动载药工艺对药物的性质有较严格的要求，需要药物在生理 pH 值附近有可以借力的基团，具有合适的油水分布系数，为弱酸或者弱碱，并且与脂质体内相缓冲液可以形成较稳定的复合物或者沉淀。常用的载药梯度有 pH 梯度、硫酸铵梯度、醋酸钙梯度、磷酸盐梯度、乙二胺四乙酸（EDTA）梯度等。

主动载药脂质体制备工艺通常包括以下几点。

- 空白脂质体制备及粒径调整。

- 置换脂质体外水相形成各种载药动力梯度。

- 药物溶液与空白脂质体孵育载药。

- 去除未被包封游离药物（备选）。

- 过滤除菌或全程无菌操作。

- 灌装。

- 冻干（备选）。

典型的主动载药脂质体常见生产工艺流程包括水相配制、脂相配制、混合水化、高压挤出、透析（一次/二次）、药物装载、预过滤、除菌过滤、无菌灌装、轧盖、灯检、包装等几个步骤，见附图 4-1（本附录的生产工艺流程仅以除菌过滤脂质体生产工艺为例，企业需要根据批准的生产工艺设计实际生产工艺流程）。

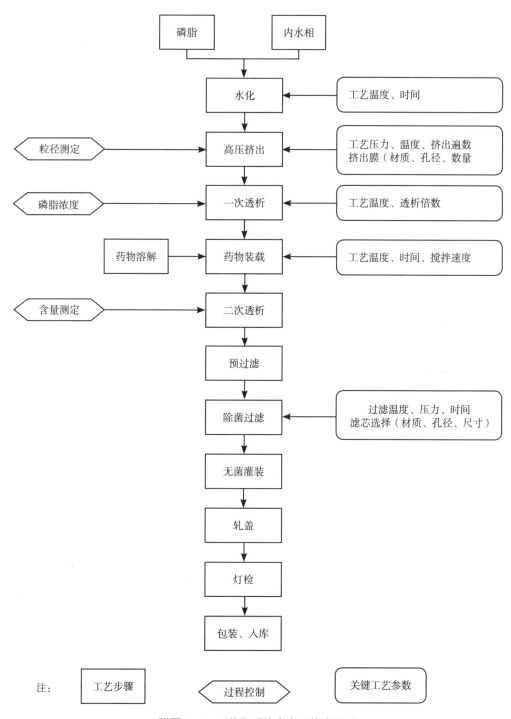

附图 4-1　无菌脂质体生产工艺流程图

2 人员管理

企业要配备"足够的、符合要求的人员"是实现质量目标的必备条件之一，企业应当建立健全组织机构，明确岗位职责和定期培训人员。脂质体生产工艺较为复杂，企业应当培养并定期对相关的操作人员和检验操作人员进行培训，从事生产操作、检验操作的人员，应了解产品相关工艺、剂型知识。培训内容除了产品相关工艺、剂型知识外，至少还应该包括员工所从事的特定操作有关的基本知识和操作技能，岗位操作 SOP，以及与其职责有关的 GMP 要求等。从事自动化程度较高的岗位人员，应有一定的计算机化系统管理能力，熟悉所从事岗位的相关自控系统及原理。培训记录应当保存，并应当定期进行再培训。

3 厂房设施和生产设备的要求

【背景介绍】

无菌脂质体为无菌制剂的一种，其厂房洁净级别和环境的要求同普通无菌制剂相似，具体要求请参考本丛书《厂房设施与设备》分册，本节不再赘述。目前国内外已上市的脂质体制剂涉及了抗肿瘤、抗菌、镇痛、疫苗等，其中抗肿瘤药物占到一半以上，部分抗肿瘤药物原料药具有细胞毒性，此类产品的生产线设计应充分考虑产品的特性，依据毒理学相关数据对生产线的布局、人物流方向、空调系统回排风等进行设计和评估，需要采取有效的预防管理措施，减小高毒高活产品对生产环境和操作人员的影响，避免污染到企业其他生产场地产品的产品。

无菌脂质体常用生产设备包括称量设备、配液设备、粒径控制设备、溶媒去除设备、细菌内毒素去除设备、过滤器、洗瓶机、隧道烘箱、灌装机、压盖机、冻干机以及辅助的干热或湿热灭菌设备等，其中洗瓶机、隧道烘箱、灌装机、压盖机、冻干机以及辅助的干热或湿热灭菌设备同普通无菌制剂管理类似，相关要求请参考本册其他相关章节。本章节将重点描述脂质体特有配液系统、粒径控制设备、溶媒去除设备、细菌内毒素去除设备的生产管理要求。

【实施指导】

A. 配液系统选择与控制

通常一套配液系统应能够实现料液的存储、搅拌混匀、温度控制、输送转移等，根据工艺需求可选择附加功能，如 CIP、SIP、洁净压空系统、真空系统、在线完整性测试系统以及与工艺相匹配的特殊设备等。

脂质体制剂配液系统较为复杂，一般包括油相配制灌、水相配制灌、细菌内毒素去除装置（如超滤）、粒径控制设备、溶媒去除设备、过滤装置以及系统清洗装置等。设备的选型和材质应满足生产工艺技术要求，不与产品或介质发生反应，使用过程中不污染产品和环境。

● 配液系统需要满足工艺要求并与注册工艺保持一致，系统的设计应避免产生死角，管道盲管至少符合 3D 标准，应尽可能实现完全排空，系统灭菌后应维持相对正压；可考虑使用压缩空气或泵对药液进行转移；系统选用材料应能耐受 SIP 时的高温、高压条件，不得产生异味、变形等异常情况，接触有机溶剂的罐体、阀门、密封件等需耐受腐蚀。生产程序、清洗程序等不同程序间需连锁控制，关键控制点应配备有报警功能。

● 设备、管件、过滤器等设备设施的材质要满足相容性要求，一般溶液配液罐及连接管线建议选择 316L 不锈钢；如料液酸性较强或含高氯离子等，需选择特殊材质，如钛材、含 PTFE 膜材料等。

● 鉴于脂质体生产工艺复杂、特殊，建议企业尽量采用自动配液系统，系统设计时可按照预设的配方步骤自动进行（其中如有需投料等人工步骤需提示）配液，也可进行单步半自动或完全手动控制进行配液。

● 配液系统的配方设计应同注册工艺保持一致，且符合数据可靠性要求，系统应经过验证确认，企业应对系统产生的电子记录数据进行管理。

● 配液罐设计容积、功能同产品工艺、批量相匹配，为保证配液准确性，建议根据工艺对部分配液罐配备在线称量设施。

● 配液系统的清洗：企业应根据工艺设计合理的清洗、消毒程序，可采用在线清洗 / 灭菌（CIP/SIP）程序，无法灭菌的设备需有可靠的减少细菌内毒素和降低微生物负荷的清洗程序。脂质体生产工艺中使用脂类物料，有一定的附着性，清洗程序中可能需采用适当的清洗剂如一定浓度的碱液，必要时会增加合适的溶媒清洗，清洗程序需经过验证，确保目标产品和清洗剂残留符合要求。

一次性配液系统相对不锈钢配液系统具有一定优势，包括：①不存在交叉污染问题，不需要清洁验证；②车间内无需过多预置管道，工艺调整灵活方便；③无需清洗及灭菌操作，生产效率提高；④厂房建设初期投资较少，对生产批次较少的产品可显著降低成本。近年来一次性配液系统在注射剂生产中的使用量逐渐增加，因此也可作为脂质体制剂生产的选择。但是一次性配液系统也存在温度耐受低、相容性较差、自动化程度低等问题。脂质体制剂工艺步骤较为复杂，部分工艺条件比较严苛，可能产生配液系统损坏或相容性问题，因此在选用一次性配液系统时应做好充分的评估和验证工作。

B. 粒径控制设备的选择与控制

脂质体粒径直接决定了产品体内释放行为，企业需根据产品制备工艺选择合适的粒径控制设备。传统的脂质体粒径控制设备包括高压挤出仪、高压均质机、剪切机等设备，此类设备可以实现将较大粒径的脂粒变成较小粒径的脂质体。目前较为前沿的粒径控制设备为微通道混合设备，部分厂家称为微流控设备，此类设备可以实现水相和油相混合及粒径控制一步到位。微通道混合设备通常不适用于大粒径产品的制备。不同厂家的微通道混合设备结构差别较大，不可随意置换，如需改变需开展充分的研究和验证工作。

（1）高压挤出仪的选择与控制　高压挤出仪，适用于"从大到小"的脂质体制备方式，设备一般为316L不锈钢材质，配备挤出膜使用。

● 设备原理：通过动力端产生一定的压力，挤压样品通过一定孔径的挤出膜，实现降低料液粒子尺寸的目的，样品的粒径大小与挤出压力及挤出膜的孔径有关。

● 原理示意图如附图4-2。

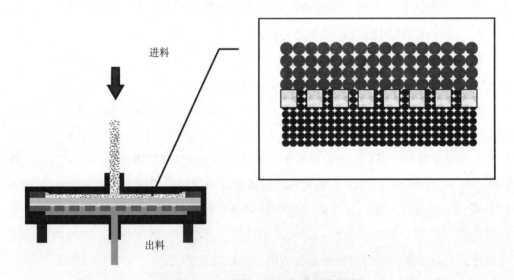

附图 4-2　高压挤出仪设备原理示意图

● 设备参数确认：根据产品特性及目标粒径，对挤出膜型号（材质、孔径）、工艺温度、挤出压力、挤出遍数进行控制。

● 滤盘通常是设备清洗的死角区，应建立合适的清洗方法，可考虑先选用合适的清洗剂离线清洗，再装配进行在线清洗的方式，清洗程序应经过验证。

（2）高压均质机的选择与控制　高压均质机适用于"从大到小"的脂质体制备方式，设备的选型和控制应关注以下内容。

●设备原理：高压均质机由增压装置和工作腔体组成，在增压装置产生的高压作用下使料液高速通过特定结构的工作腔体，通过剪切力、高频振荡、空穴效应、撞击效应等作用达到降低粒子大小的作用。

●常见工作腔示意图如附图 4-3 所示。

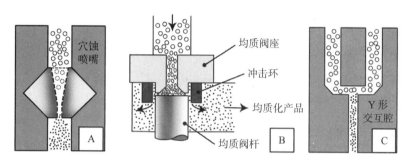

附图 4-3　高压均质机常见工作腔示意图

注：A.穴蚀喷嘴型　B.碰撞阀体型　C.Y 形交互型

●设备选型：关注设备工作原理、腔体（阀体）结构、处理能力等同工艺、批量相匹配；建立经评估与验证的清洗方式、灭菌方式（如需要）。

●设备清洗：企业需建立合理的清洗程序，并经过验证。企业需采用合理的清洗方式，如碱液清洗，降低微生物负荷、降低细菌内毒素负荷。

●设备参数确认：根据产品特性及目标粒径，对均质压力、均质遍数、工艺温度等进行控制。

●设备维护：采用狭缝或微孔道设计的均质腔，因在高压冲击环境长期使用造成磨损，企业需建立合理的检查、维护和更换周期。

（3）剪切机的选择与控制　剪切机一般用于粒径"从大到小"的脂质体制备，一般分为管道式剪切机、顶置剪切机、底置剪切机。设备的选型和控制应关注以下内容。

●设备选型：关注设备工作原理、定转子尺寸结构、处理能力、电机功率、工作温度等同工艺、批量匹配；建立经评估与验证的清洗方式、灭菌方式（如需要）。

●设备清洗：可以采用碱液或者清洗剂清洗，降低微生物负荷，建议采用 CIP 清洗避免频繁拆装带来的设备性能变化、漏液等风险。

●设备参数确认：根据产品特性及目标粒径，对搅拌频率、转速、剪切过程转速调整、进料速度，剪切时间，剪切温度等进行控制。

（4）微通道混合设备的选择　微通道混合设备的核心为混合单元（混合芯片），可以通过调整处方及工艺参数，实现水相和油相混合及粒径控制一步到位的目的。

- 设备原理：微通道混合设备的主要工作原理是让两路或两路以上流体在毫米甚至微米级别的流道内混合，实现粒子的形成和粒径控制。

- 设备选型：由于混合单元的结构类型繁多，选型时需重点考虑孔道形式、孔径、长度、数量同产品工艺的匹配性；材质需满足相容性要求。

- 设备清洗：根据混合单元的材质及结构确定一次性使用还是多次使用，如需多次使用需建立经评估与验证的清洗方式，并对芯片的使用寿命进行监控、考量，建立合理的更换周期。

- 设备参数确认：根据产品特性及目标粒径，对各相溶液比例、流速、温度、压力等进行控制。

C.溶媒去除设备的选择与控制

磷脂是脂质体的常用膜材，而磷脂的溶解需要使用溶媒，因此脂质体的多数制备方法（如薄膜分散法、逆向蒸发法、复乳法、乙醇注入法等）需要使用溶媒作为脂膜材料的溶剂，常用溶媒有：氯仿、甲醇、乙醇、叔丁醇、乙醚等；制剂中的残留溶剂量不应高于安全性数据可支持的水平，因此需要在工艺中进行溶媒的去除，需根据工艺特点选择合适的除溶媒设备，如蒸发设备、曝气设备、切向流过滤设备、喷雾干燥设备等。

（1）蒸发设备的选择与控制　蒸发设备常用于含脂质的混合物制备，所用体系的溶媒含量较高、沸点较低，通常具有易燃易爆特性。

- 设备选型：设备的选型需考虑溶媒性质、产品工艺特性，设备处理能力应与批量相匹配；材质选择满足相容性要求；蒸发设备一般包括辅助加热系统、真空系统、溶媒回收系统等，设备的设计应无死角、易清洗，并有良好的防污染措施。

- 生产控制：根据溶媒沸点及工艺需求选择合适的蒸发参数，常用的控制参数包括蒸发温度、真空度等。在保证工艺需求及产品质量的前提下，还需注意防爆、人员防护及环境保护问题。

- 设备清洁：蒸发可能导致脂类辅料干结，从而增加附着性，应根据产品特性设定合理的设备的清洗方法，确保清洗效果达到要求。

（2）曝气设备的选择与控制　曝气设备一般用于水相体系中的溶媒去除。

- 设备选型：设备的选型同产品的工艺特性、批量相匹配；材质满足相容性要求；曝气设备一般包括气体进入和分布系统、气体的流量控制系统、曝气环、溶媒回收系统等；设备的设计应无死角、易清洗，并由良好的防污染措施。

● 生产控制：根据产品的工艺需求选择合适的曝气过滤参数（常用的控制参数包括气体种类、流量、曝气温度、曝气压力等）在保证工艺需求及产品质量的前提下，应尽量提高设备处理能力，提高无菌保障水平。

● 设备清洁：应根据产品特性设定合理的设备清洗方法，确保清洗效果。建议使用 CIP 清洗，避免反复拆装导致的关键部件偏离固定位置，影响溶剂去除效率和产品的质量特性。

D. 细菌内毒素去除设备的选择与控制

无菌脂质体制剂需要对产品的细菌内毒素进行控制，但是因为脂质体可能包裹细菌内毒素导致细菌内毒素无法有效检出，或部分脂类辅料对细菌内毒素检测有干扰，造成仅对成品进行细菌内毒素控制存在质量风险，所以需要对原辅料进厂控制、设备清洗灭菌控制。此外制备过程亦需要采用一定的方式对过程溶液进行处理，防止细菌内毒素的富集。常用的溶液除细菌内毒素方式有超滤膜包截留、阳离子滤膜过滤吸附法等。

（1）超滤膜包截留法

● 膜包选择：选择截留分子量小于等于 10kD 或者其他经验证的超滤膜包，根据料液体积、工艺时间选择使用膜包的面积。

● 生产控制：根据产品的工艺需求选择合适的超滤参数，常用的控制参数包括跨膜压力、进口压力等。在保证工艺需求及产品质量的前提下，应尽量提高设备处理能力，减少工艺时间，降低微生物风险等产品质量风险。

● 膜包管控：料液和清洗温度不应超过膜包的耐受温度。膜包的保存应选用碱液或者其他抑制微生物滋生的溶剂，并对保存周期或者保存液更换周期进行确认、验证；定期进行膜包的完整性、通量监测，并建立合理的更换周期。

● 清洗程序：膜包使用后已富集细菌内毒素应选择合适的清洗剂及清洗流程，清洗方法应经过评估 / 验证。

（2）阳离子滤膜过滤吸附法　　该方法基于细菌内毒素分子在中性条件下荷负电，选择荷正电的微孔膜可以在一定条件下吸附去除细菌内毒素分子。

● 滤膜选择：根据产品的性质、溶液体积、细菌内毒素负荷水平、过滤去除颗粒物大小选择滤膜的材质、孔径、面积。

● 生产控制：阳离子滤膜吸附细菌内毒素的能力与操作温度、溶液 pH、过滤速度等有直接关系，因此需要根据验证结果确定过滤工艺的参数，并考虑足够的安全范围，在生产中需严格控制工艺参数。

E. 除菌过滤设备的选择与控制

无菌脂质体制剂达到无菌状态的主要手段分为无菌制备和除菌过滤，其中除菌过滤工艺居多。因脂质体制剂为微粒混悬液，其除菌过滤工序具有一定的特殊性，存在滤芯堵塞、颗粒截留、粒子破坏、过滤时间延长、过滤后料液均匀性改变等风险，是整个生产工艺的难点之一。

● 滤器选择：除菌过滤器首先应是供应商完成注射水条件下细菌截留挑战的除菌级滤器，孔径通常为 0.2μm 或 0.22μm。针对产品的除菌滤器选择主要是确定滤膜材质和滤膜面积。应根据实际产品的测试结果选择与产品无相互作用、吸附截留最少、对粒子破坏最小的滤膜材质；根据过滤能力选择与批量匹配的膜面积，并预留足够的安全系数。

● 生产控制：针对选定的过滤器需在商业化生产前完成与产品的细菌截留挑战验证，相容性验证或充分评估。为保证除菌效率，生产中需严格控制过滤工艺参数（如压力、温度、时间）在验证涵盖的范围内。基于粒子必然会在滤膜上截留或吸附，通常认为滤膜无法清洗干净，因此应限制为一次性使用。

【要点分析】

无菌脂质体制剂生产设备选择关注：

● 根据工艺特点进行设备选择、确认，设备处理能力与批量相匹配；
● 设备及配件材质同药液的相容性研究；
● 合理的清洗及灭菌方式，并经过验证，建立合理的清洗和灭菌周期；
● 对使用过程中关键性能进行考量，建立合理的维护、更换周期。

4 物料的管理要点分析

【背景介绍】

无菌脂质体制剂所用原辅料除常规理化检验项目要求外，还需要对细菌内毒素、微生物限度进行控制。由于磷脂类辅料（包含改良型脂质材料，如聚乙二醇、配体、抗体等）可能影响最终脂质体制剂质量，应关注此类关键辅料的功能性指标质量控制和供应商管理。

【实施指导】

脂质体原辅料管理的常规要求同普通制剂原料管理相似，可参照本丛书《质量控制实验室与物料系统》分册中对于物料的管理要求进行管理，本章节不再赘述。

脂质体的部分辅料源于动植物，如磷脂、胆固醇、乳糖等。由于不同来源、不同厂家、不同工艺的天然来源药用辅料通常存在内在差异，因此应充分评估不同来源辅料、不同厂家及不同工艺的辅料对脂质体的影响。

供应商审计范围和内容应基于风险评估，一般包括对原材料采集和辅料生产、流通等全过程的审计，并保证相关记录可追溯。其中磷脂类物料多为低温保存，因此此类辅料供应商的审计除常规审计内容外应额外关注物料的储存、运输条件及相应稳定性研究。对动物来源物料如胆固醇，供应商审计应包括但不限于：动物种属、来源国、取材部位、动物检验检疫、病毒与细菌内毒素去除或控制措施；外源因子、农药、兽药残留的风险、供应能力、生产资质、生产工艺及验证、质量控制、贮藏条件和运输过程等。对合成或半合成的脂质，如二肉豆蔻酰磷脂酰胆碱（DMPC），供应商审计应包括但不限于：合成工艺、纯化过程、起始物料、原材料、溶剂和试剂的质量控制，关键控制步骤及中间体控制等。

物料质量控制要点主要包括以下内容。

由于脂质体制剂包含磷脂类关键辅料，该类辅料可能直接影响脂质体质量，因此对该类辅料的质量应严格控制。

原料及关键辅料质量标准的制定应对比各国药典、进口注册标准、供应商标准，以及制剂成品标准和生产过程中的降解、杂质去除情况，最终确定企业质量标准。除通用检测项目外还应结合生产工艺、生产设备和成品的相关要求，对基因毒杂质、元素杂质制定合理的控制策略。

关键辅料如磷脂类通用检测项目应包含但不限于：性状、鉴别、水分、游离脂肪酸、溶血磷脂类、残留溶剂、微生物限度、细菌内毒素和含量测定等。

5 生产质量控制要点分析

【背景介绍】

无菌脂质体制备工艺通常较为复杂，某些关键工艺参数的改变可直接影响脂质体中间体的性质，从而影响终产品质量，进而改变药物体内行为，影响产品疗效和毒性。因此，为保证无菌脂质体产品的质量稳定性，需要建立生产工艺参数与脂质体产品的关键质量属性之间的关系，实现通过控制工艺参数来保证产品质量；建立适当的中间体控制策略；根据脂质体产品的品种特点确定关键质量属性，并建立合理的放行标准。

无菌脂质体属于纳米或微米混悬体系，澄清度较差，对可见异物或不溶性微粒检查带来一定困难，为了降低可见异物、不溶性微粒污染的风险，脂质体的生产过程中应考虑各种接触品的潜在污染，如清洗用水、直接（间接）接触物料、器具、零件的清洗过程、存放条件，从污染物的来源、容器密封完整性、保证体系等方面采取措施降低污染风险。

【实施指导】

A. 常见生产工艺要点

● 产品粒径分布：粒径是脂质体的关键质量属性，油相和水相混合方式/混合比例/混合速度，会影响脂质体的初始粒径和类脂膜结构，并决定后续挤出压力和次数；为了控制脂质体粒径分布均匀程度，达到目标粒径，生产过程中需控制均质/挤出压力、药液温度、均质/挤出次数、挤出膜孔径等，曝气设备的剪切转速、时间，剪切温度等。

● 产品体外释放率：粒径大小，均匀程度。

● 产品渗透压：渗透压控制，除脂质体和其载药物外，透析液浓度对于产品渗透压影响较大，生产过程中应控制透析液浓度。

● 产品残留溶剂：处方中的溶剂需要在生产过程中去除，去除方法有膜包透析法、真空蒸发法、曝气法等。如采用真空蒸发法，生产过程中应控制蒸发温度、真空度、进料速度，冷介质温度压力等；对于曝气而言，生产过程中应关注曝气频率、曝气温度、曝气时间等工艺参数的控制。

● 产品包封率：产品包封率除了与脂质体结构稳定性、磷脂性质、内外水相 pH 梯度差、API 性质有关外，与载药温度、载药时间、搅拌频率/转速等工艺参数有关。

● 产品细菌内毒素：根据生产工艺选择不同的工艺控制参数，如采用膜包法去除细菌内毒素，生产过程中需控制膜包、超滤压力，料液流速等参数。其次，脂质体制备工艺比较复杂，配液系统设备、管路、阀门较多，且脂质体的组分磷脂类物质均不溶于水，因此配液系统清洗灭菌工艺方法，配液系统碱处理浓度和周期，膜包清洗工艺，膜包碱封浓度，工器具碱处理浓度和周期等对于产品细菌内毒素的控制也尤为重要。

●产品无菌：除了终端过滤膜孔径、过滤压力、过滤时间等参数外，常规的无菌控制工艺都适合，如西林瓶灭菌温度和时间，灌装工器具灭菌温度和时间，胶塞灭菌温度和时间，A 级层流风速，灌装速度，灌装时长等。

B. 常见关键中间体质量属性

●理化性质：水相 pH、水相渗透压等。

●含量：均质后药物含量、透析后磷脂含量，载药后药物含量、除菌过滤后药物含量等。

●微生物：水相 / 透析液细菌内毒素、微生物负荷，预过滤后药液微生物负荷等。

●粒子：挤出 / 均质后粒径与粒径分布、载药后包封率；分散后粒径、曝气后粒径、浓缩粒径以及清洗过程粒径等。

C. 最终产品质量控制

除常规注射剂通用质控项目外，无菌脂质体制剂应首选影响药物靶向性、释放行为的重要属性进行质控，如粒径及其分布、包封率、体外释放率等。

●粒径及其分布：需根据产品特点建立合适的粒径测试方法，应提供粒径的平均值及其分布的数据或图形。

●包封率：应通过适当的方法分离包裹和非包裹部分的药物。

●体外释放率：检测方法应具有区分处方差异或工艺参数变化的能力，例如能与体内的药物动力学参数有相关性的方法最优。

●细菌内毒素：因存在脂质体包裹细菌内毒素的可能，需考虑破坏脂质体结构以提取被包裹的细菌内毒素；需关注脂类辅料或聚合物辅料对细菌内毒素测定的干扰；如无法建立合适的细菌内毒素检测方法，可采用热原法替代。

D. 上市后脂质体的稳定性考察

ICH Q1A "新原料药和制剂稳定性测试"的概念同样适用于脂质体产品的稳定性研究。一般来说，稳定性研究需考察脂质体产品的物理、化学和微生物的稳定性，如果脂质体产品采用空白脂质体和药物分开封装的形式上市，稳定性方案中空白脂质体和药物应在各自已批准的包装系统中进行稳定性试验。

脂质体稳定性测试项目除常规可见异物、不溶性微粒、细菌内毒素、无菌等通用项目，还需包含 pH 值、渗透压摩尔浓度、脂质成分的含量、其他脂质成分相关杂质、关键辅料含量、有关物质、含量、粒径、包封率、体外释放率等。稳定性放置过程中，质量指标的变化可能影响粒子属性，进而影响产品的疗效，举例如下。

• 平均粒径和粒径分布：脂质体在储存过程中可能发生粒子的融合、聚集，导致粒径的变化，从而改变脂质体的体内分布和释放行为。

• 包封率：脂质体在储存过程中易于发生药物的渗漏，导致包封率的下降，从而增加毒性反应。

• 体外释放率：随产品放置，体外释放率的变化可能影响产品的体内药物动力学变化。

附录 5　预灌封注射剂 GMP 实施案例

预灌封注射器（prefilled syringes）是预灌封注射剂的主要组件，指用于充装注射剂产品的容器系统，其组件包括半组装预灌封注射器、活塞、推杆、助推器（如有），也称预充式注射器、预充针、带药注射器等别名。预灌封注射器将"药物储存"和"注射功能"融为一体，是一种技术含量较高的、实用的、新型的剂型，一般主要用于疫苗、生物制品、非最终灭菌的药品或医疗器械，同时目前也有采用最终灭菌工艺的预灌封注射器产品出现。

预灌封注射器一般可以分为以下几类，如附图 5-1 所示。

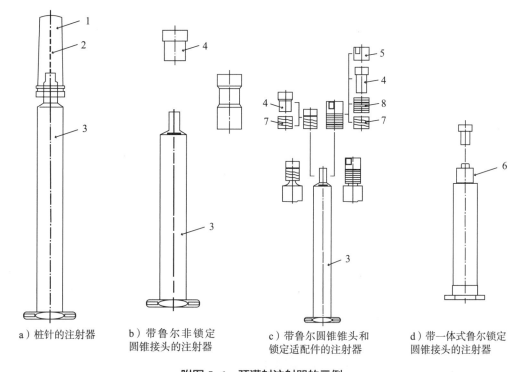

a）桩针的注射器　　b）带鲁尔非锁定圆锥接头的注射器　　c）带鲁尔圆锥锥头和锁定适配件的注射器　　d）带一体式鲁尔锁定圆锥接头的注射器

附图 5-1　预灌封注射器的示例

1. 针头护帽；2. 针；3. 注射器套筒；4. 锥头护帽；5. 保护性防盗（开启证据）帽；6. 一体式鲁尔锁定圆锥接头；7. 鲁尔锁定适配件；8. 刚性卡圈。7 和 8 通常为一体结构，即鲁尔锁定接头适配器卡圈。

与传统西林瓶或安瓿瓶包装相比，预灌封注射器不仅更容易使用，剂量也更精确，预灌封注射器在保护患者及医护人员的安全方面拥有明显优势，如一次性使用，避免使用稀释液后反复抽吸，减少二次污染机会。随着科技的进步，预灌封注射器的装置和种类也在发展，市场上出现了单腔和双腔预灌封注射器，在灌装上不仅仅灌装液体，也出现了冻干粉针，在给药方式上并不局限在注射剂，也出现了括鼻喷用预灌封注射器产品，本案例仅供参考。

1 生产工艺流程

本节主要介绍无菌生产的预灌封注射剂的工艺流程。预灌封注射剂的生产一般利用即用型预灌封注射器进行无菌灌装和加塞，使用即用型包材进行生产，其生产工艺主要包括拆外包、拆内包、配液、灌装、加塞、灯检、旋杆、贴签和包装。

如附图 5-2 所示，一般即用型预灌封注射剂具体生产工艺流程由以下内容组成。

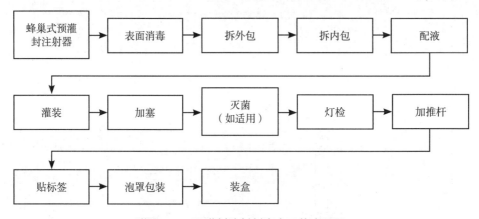

附图 5-2 预灌封注射剂生产工艺流程图

即用型预灌封注射器目前的包装形式主要为蜂巢式系统，蜂巢式预灌封注射器如附图 5-3 所示。

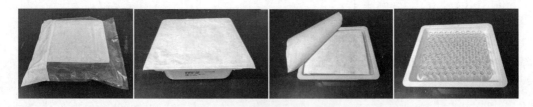

附图 5-3 蜂巢式预灌封注射器

由于即用型预灌封注射器通常是采购的 RTU 即用型免洗免灭的内包材，需要关注供应商的生产中关键控制点、硅化、灭菌，以及到货后的取样、入厂验收等关键步骤。

2　生产工艺布局要求

对于采用无菌灌装形式生产的预灌封注射剂，通常选用免洗免灭菌的针管及胶塞，针管为蜂巢盒式无菌包装，所以一般情况下车间内部布局设计不考虑预灌封注射器针管和胶塞的清洗、灭菌等设备。无菌灌装设备一般采用 B 级背景下 A 级层流或者隔离器提供无菌灌装的环境。

通常情况下，使用即用型预灌封注射剂生产线包含以下几个部分：配液区域、拆包装区域（包括外袋擦拭消毒）、拆内包区域、灌装加塞区域、灭菌区域（如适用）、灯检区域、旋杆贴签和包装区域、辅助区域，这些区域构成了预灌封注射剂生产的主要区域。

预灌封注射剂灌装线是预灌封注射剂的生产的主要设备，其功能包括拆外包、拆内包、灌装和加塞等几个部分，在设备平面布局上一般按照以下方式布局，如附图 5-4 所示。

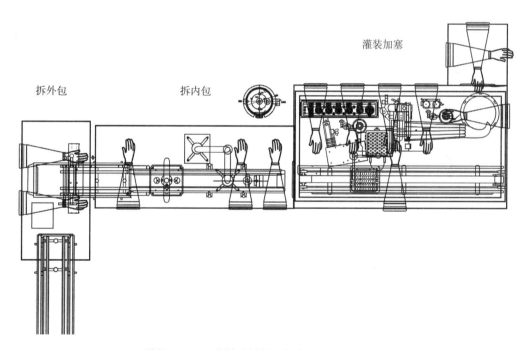

附图 5-4　预灌封注射剂灌装生产线平面示意图

预灌封注射剂的生产的灌装机需要无菌 A 级层流下进行无菌灌装，一般灌装线的洁净区域设计分类两类：一类使用 RABS 系统，在 B 级背景条件的 A 级层流下进行无菌灌装；一类使用隔离器，在 C 级或 D 级背景条件下的隔离器的 A 级环境中进行无菌灌装。

3 生产和质量管理要点

预灌封注射器生产线主要完成拆外包、拆内包、配液、灌装、加塞、灯检、旋杆、贴标等一系列活动组成，灌装生产线直接影响产品的关键质量属性，例如无菌、密封性、装量等。需要重点关注灌装过程中的生产质量控制，同时在生产过程中进行质量风险管理，针对识别的风险采取适当的纠正和预防措施。

3.1 拆外包

拆外包是指将即用型预灌封注射器巢盒的外包装脱掉，将注射器巢盒从袋子中取出，放入拆内包工作站。整个拆外包一般都在 D 级或 C 级背景下的 A 级送风的保护中进行，建议尽可能在 C 级环境下进行，注射器巢盒进入层流（C/D+A）之前，应进行消毒，由于拆外包后的巢盒只有一层内层纸的保护，建议是尽可能处于首过空气的保护下，避免由于内纸缺陷导致巢盒内注射剂被污染。

通常拆外包可以分为手动拆外包、半自动拆外包，全自动拆外包三种模式。手动拆外包一般是在 RABS 中通过手套进行操作，在注射器巢盒进入 RABS 层流（C/D+A）之前一般需要进行外袋的表面清洁和消毒（如使用杀孢子剂），然后手工将注射器巢盒放入进料轨道，由轨道将其输送到撕外袋工作站的层流区域内，手动剪切外包装袋，手工将巢盒推出外包装袋置于撕纸工作站的轨道上。半自动拆外包一般在 RABS 中进行，首先将托盘放入进料输送带上，手工将托盘放置到拆包平台上，利用设备打开切口，人工推出巢盒。自动拆外包一般是手工将预灌封注射器巢盒放入进料轨道，巢盒随轨道进入机器内，由机器进行自动的拆外包。

拆外包的注意要点包括以下内容。

拆外包的过程是将市售的即用型预灌封注射器转移到灌装机内部的过程，拆外包的过程是在 A 级送风保护的条件下进行，将无菌的巢盒注射器从外包装中取出，在整个拆外包过程中需要注意避免外袋对于巢盒和环境的微生物和颗粒的污染，通常在拆外包之前需要手动对外包装进行清洁擦拭和消毒，减少外包装袋上面的颗粒和微生物。为降低微生物污染风险，建议企业尽可能减少手动拆外包装操作，尽可能选择自动拆外包的生产工序。

有部分生产设备可以在拆外包之前使用消毒剂进行消毒，减少对无菌灌装环境的影响，将预灌封注射器巢盒通过手动或自动上料系统进入消毒轨道，利用轨道上的消毒系统对巢盒外表面消毒处理，以防止巢盒外包装表面的微生物污染巢盒、包装纸、A 级灌装区域，降低对关键区域污染的风险。

由于整个拆外包通常都在 D 级或 C 级背景下的 A 级送风的保护下进行，整个拆包工序是将无菌的巢盒从外袋中取出，虽然巢盒的外包装袋经过了清洁和消毒，但是也无法达到无菌状态，拆外包区域的环境监测方法和标准应基于风险评估来确定，例如粒子标准应符合 A 级层流的要求，微生物标准应至少满足背景环境的微生物标准。同时对于拆外包区域的微生物和粒子的监测结果如果出现了异常趋势，需要进行调查和改善，尽可能减少对于无菌灌装区的影响。

3.2　拆内包

预灌封注射器巢盒经过拆外袋后经轨道传入拆内包，拆内包有时也称撕纸，可以分为手动拆内包和自动拆内包，自动拆内包又分为机械手自动拆内包和加热式自动拆内包两种模式。

通常预灌封注射器巢盒拆内包是将注射器巢盒固定在拆包工位，通过真空吸盘或其他方式自动移去注射器巢盒上密封的纸和内纸，露出注射器口，并输送至灌装工位。

拆内包的注意要点包括以下内容。

拆内包的过程是在无菌 A 级层流环境下进行的，包括移除巢盒的密封纸和注射器上面的内纸，由于在撕纸和转移内纸时有可能产生颗粒，为了避免颗粒进入注射器内，需要在撕纸和转移内纸时避免动作幅度过大产生颗粒，并充分利用层流的气流保护注射器不被颗粒污染，并在该区域进行实时的在线粒子监控，评估和控制拆内包过程产生的颗粒的影响，粒子计数器取样头安装位置需要基于气流模型、生产操作、粒子来源进行风险评估、识别和确定。为降低微生物污染风险，建议企业尽可能使用多层包装的注射器巢盒，减少拆内包装手动操作，尽可能选择自动拆内包的生产工序。

3.3　配液、灌装和加塞

预灌封注射器的灌装一般包括配液、除菌过滤、无菌灌装、加塞等几个步骤。配液工序一般在 C 级房间进行，配液完成后一般会通过两级除菌过滤器进行除菌过滤，通常第一级除菌过滤器安装在 C 级，第二级过滤器安装在灌装机的 A 级层流下，除菌过滤后的无菌产品利用缓冲袋或缓冲罐暂存后进行无菌灌装，灌装泵一般使用柱塞泵或者蠕动泵等。

预灌封注射器的灌装一般采用自动灌装模式在 A 级层流下进行无菌灌装，预灌装注射剂胶塞一般是外购免洗免灭菌的胶塞，无菌胶塞的拆包装动作参考预灌封注射器拆内包装的要求，通过多层拆包后传递进入灌装机，将胶塞导入胶塞震荡盘后。然后通过胶塞转移杆或胶塞翻转装置将胶塞送到插杆位置，胶塞插杆向下运动，将胶塞插入注射器中。

按照产品灌装工艺的不同，灌装分为普通灌装、充惰性气体灌装和真空灌装三种类型，根据产品的需求选择不同的灌装方法，如在灌装过程中进行充惰性气体保护，使用的充惰性气体需要经过过滤器进行除菌过滤并验证合格后才可以使用。

预灌封注射器在灌装后的加塞方式通常为机械加塞和真空加塞两种方式。

机械加塞为常规的加塞方式，通常首先插杆将胶塞压入套管中，直至套管的末端，然后套管下移至离注射器液面 1 到 2mm 处，插杆顶住胶塞套管回退，直到胶塞完全脱离套管进入注射器中。

真空加塞是将胶塞经过真空腔压入注射器内，真空腔放置在注射器上形成一个密封腔体，对注射器抽真空，插杆推动胶塞向下移动很短的距离使之进入注射器内，真空负压会使胶塞向下移动。

对于不允许有气泡的高黏度产品，建议一般采用真空加塞方法，在不允许对胶塞产生挤压（较多采用镀膜/覆膜胶塞）或要求尽量减少空气残留量的情况下，采用真空加塞是最适合的方式。

在线称重/选择性称重：在预灌封注射器生产工艺中，部分产品需要进行在线的装量称重，以便灌装机可以选择在线称重/选择性称重系统对灌装量进行检查，根据灌装设备针头的数量，每次称量的支数可以设定多支，通常保证每次灌装的每支针头都检测一次。由于预灌封注射器皮重的批与批之间误差，也可以考虑收集一段时间的数据再制定相应的限度，也可以考虑用在线液位感应装置来代替在线称重/选择性称重。

预灌封注射器灌装和加塞的注意要点包括以下内容。

在整个灌装和加塞过程中应当有合适的方法保障注射器在整个过程中被稳定地固定，以防止由于位置偏离引起的灌装针、加塞管与注射器内壁产生摩擦。

机械加塞主要存在风险是加塞过程中胶塞受到很大的挤压，由于胶塞是被强制挤出套管，所受的摩擦力很大，因此可能出现胶塞损坏、产生颗粒和密封线变形等问题，在套管加塞设备调试和确认中，对于套管的尺寸和粗糙度需要进行检查和确认，保证加塞过程中减少对胶塞的损坏，保证预灌封注射器的密封性和产品的无菌性；由于套管底面与液面存在 1 到 2mm 的间隙，因此胶塞退出套管后也会与液面存在 1 到 2mm 间隙，所以加塞完成后注射器内会存在一定的残留空气，产生肉眼可见的气泡，气泡的大小不一，有可能导致使用者认为产品质量有问题。

3.4 灭菌

预灌封注射剂大多为非最终灭菌形式，但是也有由于产品特殊的原因要求而采用的最终灭菌工艺,最近市场上也出现了最终灭菌的预灌封注射剂。

预灌封注射器灭菌过程有其特殊性,由于其特殊的密封方式,任何因素如果造成胶塞两端的压力差,都有可能使胶塞发生位移,导致产品密闭性和无菌性被破坏,对于预灌封注射器这种软包装的特殊结构,灭菌过程中要求防止爆塞,要求胶塞无位移。

目前对于预灌封注射器的灭菌方式主要有蒸汽+空气混合式灭菌法和过热水喷淋式灭菌法两种方法,一般不采用脉动真空灭菌方式。

预灌封注射剂灭菌工艺开发注意要点包括以下内容。

除选好配套的灭菌柜之外,还要做好灭菌的工艺开发和过程控制,主要包括4个方面。

(1)预灌封注射器产品内外压差平衡控制　产品装载方式应经过确认,例如采取倒置,装载层数,每层装载盒数,最上层装载盒数等,可以设置专门的不锈钢小盒子,将蜂巢板整板倒置在盒子里面灭菌,灭菌过程中护帽朝上。

由于预灌封注射器产品性质不同,耐热性不同、受热膨胀系数不同,不同产品的灭菌压力参数需要测试和确认,并最终固化程序的压力控制参数。

(2)预灌封注射剂灭菌温度控制　空气蒸汽混合灭菌柜灭菌工艺过程包括预热、升温、灭菌、冷却四个阶段。

- 预热阶段,夹套进工业蒸汽,箱体进纯蒸汽与洁净压缩空气的混合气体,循环风机启动,强制对流。

- 升温阶段,控制夹套进工业蒸汽保持夹套恒温。箱体进纯蒸汽与洁净压缩空气的混合气体到设定压力后停止进压缩空气。调节阀开始自动调节,循环风机保持强制对流。

- 灭菌阶段,调节阀自动调节,保持箱内恒温。循环风机保持强制对流,确保箱内温度均匀。

- 冷却阶段,箱内冷却盘管开始进冷却水,箱体开始降温,通过控制进冷却水阀门来控制降温速度。控制箱内进洁净压缩空气保持箱内压力的恒定。循环风机保持强制对流,确保箱内温度均匀。

灭菌过程中可以将一个探头插入预灌封注射器中,一般选用直径很细的热电偶或热电阻探头,在线监测产品内部实际温度,根据在线监测结果进行压力的自动调节,生产记录中应保存温度、压力等灭菌参数和记录。

(3)灭菌柜内蒸汽与空气的充分混合　因为空气和蒸汽的比重不同,需选择适合的风机,适合的对流形式(水平流或垂直流),最好选用磁力传动形式的风扇,杜绝灭菌腔室的泄漏风险。在灭菌过程中对蒸汽和空气进行混合，确保温度分布和热穿透符合要求，确认注射器内产品的热穿透符合要求。

（4）预灌封注射器针头和针管焊接处的灭菌适应性　由于预灌封注射器针头和针管一般采用光敏胶进行连接，如果采用高温灭菌工艺进行灭菌，需要在灭菌工艺开发前确认针头和针管的连接材料和连接效果是否满足高温灭菌的要求，避免因为高温灭菌导致预灌封注射器的针头和针管的连接处密闭性出现异常（如脱胶），无法保证产品的无菌性。

3.5 灯检

灯检通常是通过观察是否存在含有颗粒、异物、玻璃碎屑渣以及灌装量、外观、胶塞位置、法兰等有瑕疵的产品，以及对于胶塞表面损坏的检查。

预灌装注射剂在完成灌装和加塞后，通过巢盒送出灌装机，进入灯检工序，一般灯检工序可以分为三种灯检方法，包括人工灯检，半自动人工灯检，全自动灯检。

3.6 旋杆和贴签

预灌封注射器一般是将旋杆和贴标工序在一起实施，旋杆和贴签工序主要是将推杆旋进注射器，在注射器表面张贴一张标签，标明产品品名、规格等产品信息。

旋杆和贴签注意要点包括：旋杆工序的扭矩旋转圈数或者力度需进行确认，考虑到过度旋杆有可能会影响预灌封注射器针管和胶塞的位移，导致密封性出现异常，进而造成产品无菌性受到影响。

3.7 泡罩包装

预灌封注射器为玻璃材质，易碎，护帽接触碰撞后有脱落的风险，针头碰撞后有歪针的风险，对预灌封注射器的密闭性存在一定的影响，为了能够更好地保证其包装不会受到影响，一般会采用特殊形状的泡罩板对预灌封注射器进行包装，有的包装还会增加旋杆保护块，避免推杆和胶塞的移动。

在进行泡罩板设计的时候应充分考虑以上因素，设计卡槽固定预灌封注射器，防止在泡罩壳内晃动，泡罩壳内留有足够的放置和拿取空间，将注射剂放入泡罩壳内的过程中应注意方向和方式，减少对产品护帽和针头的碰撞。

预灌封注射器一般采用外购泡罩或采用平板式泡罩包装机自行生产。

3.8 装盒

装盒一般采用手动装盒或机器自动装盒，将泡罩、说明书装入小盒中，在小盒的表面打印生产批号和有效期，然后进行装箱入库。

3.9 无菌工艺模拟试验关注要点

预灌封注射剂的无菌工艺模拟试验要求和本分册无菌制剂部分"12 无菌工艺模拟试验"保持一致，由于预灌封注射剂的特殊性，在无菌工艺模拟试验中需要重点关注以下几个方面。

如果培养基模拟灌装的数量远远小于实际生产批次的数量，在模拟过程中，考虑到拆外包装和拆内包装工序会带来微生物的污染，在培养基模拟灌装中需要进行风险评估和模拟设备的运行，例如设备空转、空瓶运转、使用注射水进行模拟灌装、模拟拆外包和拆内包动作。

对于使用真空加塞的预灌封注射剂，由于真空加塞的原理会导致预灌封注射剂内部有可能不存在空气，在无菌工艺模拟试验中如果预灌封注射器中没有充足的空气，有可能导致培养基生长出现失败，为了避免这种情况，在无菌工艺模拟试验中可以考虑降低真空度、适当减少培养基灌装的体积，确保预灌封注射器内的空气体积能够满足微生物生长的需要。建议开发无菌工艺模拟试验的专用灌装工艺，使残留的空气量适宜，有利于微生物生长。

3.10 包装系统密封性关注要点

考虑到旋杆工序有可能会导致预灌封注射器的密闭性出现破坏，建议在完成无菌工艺模拟试验和培养观察后，选择部分预灌封注射器进行旋杆，旋杆后再进行培养观察，确保旋杆工序不会对预灌封注射器的完整性产生不良影响。

由于预灌封注射器的胶塞不能完全固定在针管内，在贮存和运输过程，有可能存在由于外界低温和高温等环境、震动等影响下导致的胶塞位移，胶塞的位移有可能导致注射器内的产品被外界环境污染，需要尽可能控制和减少胶塞的位移。对于预灌封注射器的胶塞位移和控制，建议在预灌封注射器的开发及包材适用性阶段进行评估和研究，包括可能在不同压力和震动条件下产生的位移，以及在结构或组件设计上考虑如何阻止其位移（包括加固定塞限制和其托盘包装配合等），也可以考虑使用培养基对预灌封注射器进行贮存和运输过程的密封性进行测试和研究。

3.11 内包材关注要点

通常预灌封注射器使用的内包材是采购的免洗和免灭的 RTU 即用型无菌物料，包括针筒、胶塞、针头护帽等，对于免洗免灭的物料的质量要求建议参考本分册无菌制剂部分"18 一次性使用技术和免洗物料"，建议关注包括对于灭菌效果、ETO 残留、运输的完整性验证、注射针 UV 胶水耐热验证等质量要点。

对于预灌封注射器内包材生产商需要关注以下方面：供应商的证照和资格要求，内包材的材质控制和对于产品相容性的影响（特别是发生变更时），内包材部件材料和尺寸变化对于包装系统密闭性的影响，硅化过程和硅油的变化对于预灌封注射器使用的影响。

药品 GMP 指南 第2版

无菌制剂

下册　生物制品（单抗）　细胞治疗产品

国家药品监督管理局食品药品审核查验中心◎组织编写

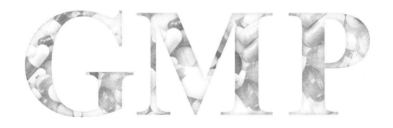

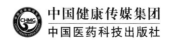

中国健康传媒集团
中国医药科技出版社

内 容 提 要

　　"药品 GMP 指南"（第 2 版）由国家药品监督管理局食品药品审核查验中心组织编写。《无菌制剂》分册内容紧扣《药品生产质量管理规范（2010 年修订）》及其附录的要求，结合国内外制药行业的具体实践，吸收参考了国际组织和监管机构有关指南的关键变化。本书以上版内容为基础，新增生物制品（单抗）和细胞治疗产品两个部分，以及脂质体和预灌封注射剂产品、一次性使用技术和免洗物料等内容。

　　本书可供药品生产企业、药品上市许可持有人、工程设计、设备制造、药品监管机构等相关人员和检查员参考使用。

图书在版编目（CIP）数据

　　无菌制剂 / 国家药品监督管理局食品药品审核查验中心组织编写；高天兵，郑强主编. —北京：中国医药科技出版社，2023.4
　　（药品 GMP 指南）
　　ISBN 978-7-5214-3822-2

　　Ⅰ . ①无… Ⅱ . ①国… ②高… ③郑… Ⅲ . ①制剂—药品管理—质量管理—中国—指南 Ⅳ . ① R943-62

　　中国国家版本馆 CIP 数据核字（2023）第 042756 号

责任编辑　吴思思　张　睿
美术编辑　陈君杞
版式设计　也　在

出版　**中国健康传媒集团** | 中国医药科技出版社
地址　北京市海淀区文慧园北路甲 22 号
邮编　100082
电话　发行：010-62227427　邮购：010-62236938
网址　www.cmstp.com
规格　787 × 1092mm $\frac{1}{16}$
印张　71 $\frac{3}{4}$
字数　1396 千字
版次　2023 年 4 月第 1 版
印次　2023 年 4 月第 1 次印刷
印刷　三河市万龙印装有限公司
经销　全国各地新华书店
书号　ISBN 978-7-5214-3822-2
定价　**598.00 元（上、下册）**

获取新书信息、投稿、为图书纠错，请扫码联系我们。

编　委　会

主　　编　高天兵　郑　强

副主编　曹　轶　韩　亮

编　　委（以姓氏汉语拼音为序）

毕　军	陈建新	陈中怡	程　玥	葛均友	蓝科蔚	李建科
任　民	陶铜静	王　丰	王　刚	王　亮	王　歙	王董明
王静怡	肖志坚	姚艳平	尹放东	张　华	张凤珊	郑金旺

撰稿人员（以姓氏汉语拼音为序）

安文强	柴庶泽	陈　瑞	陈茂伟	陈青连	陈苏玲	程　尹
崔雨婕	邓　艳	邓春来	东寰睿	段雪建	顿　昕	多　佳
方小聪	付　阳	郭建海	郭燕红	何　畅	何明霞	何燕娜
侯　军	胡继猛	胡仲新	黄　洁	黄　俊	黄清竹	黄晓刚
Ivan Lin	江满秀	蒋靖欣	阚　静	康　健	柯桂盛	李　进
李　鹏	李　泉	李　锐	李　珩	李贺平	李佳懿	李凌梅
李明刚	李森武	李彦辉	凌　磊	刘秋琳	刘苏建	刘勋涛
南东坡	牛　君	潘友文	丘崇辉	饶岳俊	宋洪杰	苏　虹
苏纪兰	孙　健	孙　磊	孙智明	Tatiana Golovina		王　丹
王德毅	王金成	王启明	王胜怿	王潇寒	王月明	王朝艳
魏才学	魏洪超	文剑丹	吴岚琛	吴文蕾	武福军	夏　杰
夏禄华	肖　辉	肖　婧	肖勇生	谢贵兵	谢胜华	徐晶晶
徐兰兰	薛　骏	杨　慧	杨　昀	杨秋艳	杨兴伟	易赛花
应伟娜	袁　野	袁　冶	张　兰	张　沁	张爱波	张小燕
张永华	赵天贵	赵振坤	郑　琪	钟　楠	钟亚玲	周进红
周进莉	朱　甜	朱慧君				

审稿人员 （以姓氏汉语拼音为序）

敖卓列	曹 辉	曹 渊	曹艳华	成 殷	崔 强	刁旺喜
丁 勇	丁满生	方笑语	甘一迪	高 杨	高存强	葛渊源
龚丽萍	韩 强	郝旭梅	贺铮怡	黄 维	黄锦航	黄雪月
孔 妍	李 晶	李 静	李达龙	李红秀	李建平	李香玉
梁 颖	刘 芬	刘俊云	娄再飞	楼双凤	马敏华	马岩松
潘志成	庞海河	裴艳茹	朴晋华	齐菲菲	沈 沁	盛 娉
施瑞娜	史 晶	孙 朗	孙程洁	孙素梅	汤 平	汤正坤
唐文燕	王 芳	王 元	王立杰	王诗琳	王守斌	温艳华
肖洁琼	徐 赜	许 丹	许青青	许文铂	宣培军	闫 桐
闫兆光	颜若曦	杨红艳	杨敬鹏	杨晓林	杨永胜	姚 泳
姚树元	叶 非	尹逊辽	俞佳宁	张 闯	张 新	张 燕
张长军	张凤梅	张华敏	张灵敏	张楠楠	张晓刚	张越琳
赵 飞	赵 俭	赵小军	赵孝斌	郑起平	周 亮	周 艳
周晓丽	周有治	周志彩	颛孙燕	卓亚红		

编写说明

"药品 GMP 指南"丛书自 2011 年 8 月出版以来，对帮助我国制药行业更好学习、理解、实施药品生产质量管理规范（GMP）发挥了重要作用，同时也为药品 GMP 检查员提供了学习教材。十年来，我国制药工业质量管理体系建设不断完善，质量管理水平不断提升，《药品管理法》《疫苗管理法》《药品注册管理办法》《药品生产监督管理办法》等法律、部门规章陆续修制定，以及多个 GMP 附录颁布实施，不断加强与完善了药品 GMP 实施的要求。随着国家药监局成为 ICH 管委会成员，疫苗国家监管体系通过世界卫生组织 NRA 评估，积极筹备申请加入药品检查合作计划（PIC/S），我国药品监管国际化程度日益深化。特别是近十年来国际药品 GMP 指南不断更新，涉及数据可靠性、无菌产品、连续制造等新理念、新标准、新技术，产业界对于"药品 GMP 指南"丛书内容更新修订的需求日益迫切。

2021 年 8 月，在国家药品监督管理局以及相关业务司局的支持和指导下，国家药品监督管理局食品药品审核查验中心会同北京大学知识工程与监管科学实验室和中国健康传媒集团中国医药科技出版社组织开展"药品 GMP 指南"修订工作。

"药品 GMP 指南"第 2 版以上版内容为基础，结合过去十几年国内外制药行业的具体实践，吸收 ICH、WHO、PIC/S、美国 FDA、EMA 有关指南，以及借鉴 ISPE、ISO、PDA、APIC 等有关指南的关键变化，旨在服务于知识和创新驱动的产业发展和以患者为中心、基于风险的科学监管。

来自 130 多家国内外药品监督管理机构、生产企业和研究机构的 500 余位专家积极参与再版修订工作，完成了 500 多万字的稿件，内容较上版增加近 1 倍。

"药品 GMP 指南"第 2 版《质量管理体系》分册新增研发质量体系、数据可靠性策略章节和药品上市许可持有人管理要求等;《厂房设施与设备》分册新增工艺气体系统、信息化和计算机化系统、先进制造三个部分;《口服固体制剂与非无菌吸入制剂》分册新增吸入制剂、缓控释制剂和中药颗粒剂附录,技术转移、工艺验证、共线生产等内容;《无菌制剂》分册新增生物制品(单抗)和细胞治疗产品两个部分,以及脂质体和预灌封注射剂产品、一次性使用技术和免洗物料等;《质量控制实验室与物料系统》《原料药》分册对接国内外产业法规指南全面升级,并就实验室调查、微生物实验室、供应商管理、委托储存、临床用原料药、溶媒回收等热点内容进行专题讨论。

本次修订得到了国家药品监督管理局以及相关业务司局的支持和指导,北京大学知识工程与监管科学实验室和有关企业给予了全力配合。在此,谨对关心和支持本次修订的各级领导和专家表示衷心的感谢!特别感谢北京市药品审评检查中心、辽宁省药品审评查验中心、上海药品审评核查中心、江苏省药品监督管理局审核查验中心、山东省食品药品审评查验中心、广东省药品监督管理局审评认证中心对本丛书审核工作给予的大力支持。

"药品GMP指南"第2版涉及的内容广泛,虽经努力,但因时间仓促、水平有限,错漏之处恳请广大读者批评指正。

国家药品监督管理局食品药品审核查验中心
2023 年 1 月

总 目 录

生物制品（单抗）

GMP

目录

7 符合生物制品（单抗）工艺控制要求的检测方法

8 参比品标定与管理

1 前言

1.1 指南说明

本章节通过介绍国内外人用重组单克隆抗体（简称单抗）制品生产和质量控制的先进思路和理念，以及与生产质量控制相关的单抗制品药学研究内容，结合国内企业近年来的探索实践，旨在为单抗制品生产和质量控制的具体实施方法和检查提供参考，希望能够帮助企业在符合《药品生产质量管理规范（2010 年修订）》及其生物制品附录的基础上，提高单抗制品生产和质量控制的实施水平。

本章节适用于单抗制品原液的生产和质量控制，主要突出单抗制品原液生产和质量控制的特点。制剂生产参见本分册无菌制剂部分，生产及质量管理的其他相关内容，请参见本丛书配套的其他分册（如《质量管理体系》《厂房设施与设备》《质量控制实验室与物料系统》等）。

1.2 法规背景

本部分在 GMP 及其生物制品附录的基础上，参考了国家药品监督管理局（以下简称 NMPA）、ICH、WHO、PIC/S、美国 FDA、EMA、ISPE、ISO、PDA、BPOG等监管机构或国际组织颁布的，与单抗制品生产相关的规范、指南、技术文件，以及单抗制品研究的最新进展，同时结合企业的需求及具体实践，使指南更具指导性、实用性。

1.3 技术背景

本章节中"人用重组单抗制品",系指采用单克隆抗体筛选技术、重组 DNA 技术及细胞培养技术制备的人用单克隆抗体药物,包括完整免疫球蛋白、具有特异性靶点的免疫球蛋白片段、基于抗体结构的融合蛋白等。其作用机制是通过与相应抗原的特异性结合,从而直接发挥中和或阻断作用,或者间接通过 Fc 效应发挥包括抗体依赖(antibody-dependent cell-mediated cytotoxicity,ADCC)和补体依赖细胞毒作用(complement-dependent cytotoxicity,CDC)等生物学功能。

典型的单抗制品制造工艺主要包括以下几个阶段:细胞库制备(主细胞库和工作细胞库)、细胞培养、纯化、制剂生产。

单抗制品生产细胞培养工艺有流加补料培养(fed-batch)、灌流培养(perfusion)以及浓缩流加补料培养(concentrated fed batch)等方式,纯化生产工艺有批生产和连续生产等模式。上游细胞培养反应器主要存在不锈钢生物反应器和一次性使用生物反应器两种形式,下游的纯化工艺主要采用可重复使用的柱层析生产工艺。

典型的单抗制品生产工艺步骤包括:工作细胞库制备、细胞复苏、摇瓶扩增、反应器扩增、反应器培养、收获、亲和层析、低 pH 值病毒灭活 / 去污剂(S/D)灭活、离子交换层析、除病毒过滤、超滤浓缩 / 换液、原液配制、过滤、分装、原液解冻(如有)、配制、混合、除菌过滤、制剂灌装、冻干(如有)、轧盖、灯检、贴签包装。单抗制品生产典型工艺流程示意图见图 1-1。

本章节以商业化生产阶段的流加补料培养和柱层析生产工艺为代表工艺,概述单抗原液的生产质量控制,其他类型 / 阶段的单抗制品工艺开发 / 生产可参考本章节执行。

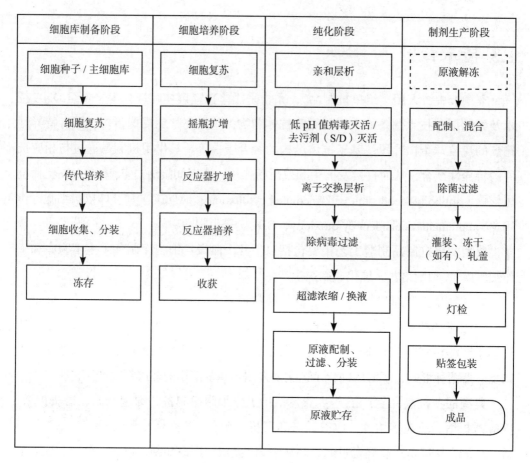

图 1-1　单抗制品生产典型工艺流程示意图

2 生产质量控制策略

本章主要内容：

☞ 单抗制品制定控制策略的原则

☞ 单抗制品在物料控制、工艺控制、分析控制、稳定性研究与应用、污染控
制等方面的注意事项

☞ 单抗制品开展工艺验证、清洁验证的原则

2.1 制定原则

控制策略是指根据当前对产品和工艺的了解，为确保工艺性能和产品质量而进行的一系列有计划的控制（ICH Q8）。控制策略可包括生产工艺参数、与原液和制剂生产相关的原材料、辅料及包装材料的属性、设施、设备运行条件、过程控制、产品质量标准，以及监测和控制的分析方法及频率等。

控制策略的形成是一个从产品理解到工艺理解的持续改进过程，需要依据质量源于设计（quality by design，QbD）的原则，在对产品及其工艺全面理解基础上，采用风险控制工具识别影响产品关键质量属性（critical quality attributes，CQAs）、关键物料属性（critical material attributes，CMAs）和关键工艺参数（critical process parameters，CPPs）、其他变异来源等，并依据风险评估结果建立并维持产品的受控状态，以及促进产品质量持续改进。在产品开发初期应根据目标产品质量概况（quality target product profile，QTPP）确定期望的产品质量属性，并基于现有知识、药学研究、非临床评价、临床研究的数据，评估质量属性对产品安全性和有效性的影响，以确定质量属性的关键性。质量属性关键性的评估可遵循 ICH Q9 的相关原则，并应随着产品知识和工艺知识的积累，在产品生命周期中持续进行更新。

为实现产品质量的持续稳定受控，需在工艺开发及工艺表征的过程中确定关键工艺参数，充分理解其与关键质量属性间的关系，并形成初步的控制策略，后续在

工艺性能确认（process performance qualification，PPQ）阶段对其有效性和适用性进行确认。根据对工艺的认知程度，可选择建立/设定目标值、操作范围、可接受范围、设计空间以及工艺性能监测方式等，并随着工艺理解的深入，持续改进。

质量风险管理的原则应贯穿产品整个生命周期，控制策略也应随着对工艺和产品理解的加深，以及工艺和技术的改进而进行持续优化。

图 2-1 说明了制定产品控制策略的流程。

单抗制品为细胞培养表达的蛋白质产物，其质量属性具有特殊性，例如：具有复杂的多级结构，结构直接影响产品功能活性及有效性；存在多种翻译后修饰、产品异质性强、产品相关物质多样、产品相关杂质复杂、工艺相关杂质来源众多；生产和贮存条件对产品质量影响大等。基于单抗制品的产品特性，通常将其质量属性分为产品相关质量属性、工艺相关质量属性、活性、常规质量属性及污染物。详细的分类示例见表 2-1。

本章节以单抗制品质量属性的评估和分类为基础，对其控制策略制定进行介绍，包括物料控制、工艺控制、分析控制、稳定性研究与应用、污染控制、工艺验证和清洁验证。

2.2 物料控制

A. 原材料、辅料及耗材控制

物料是单抗制品工艺及质量实现的关键要素之一，GMP"第六章　物料与产品"和"第十章　第七节　供应商的评估和批准"对物料以及物料供应商的管理提出了基本要求；《中国药典》三部生物制品生产用原材料及辅料质量控制中，对生产过程中使用的原材料和辅料质量控制提出了通用性要求。此外，本分册无菌制剂部分在"3.2.1 物料"章节对于无菌制剂生产中所用物料应重点关注的内容也提出了指导意见。

单抗制品生产所用物料按功能分类，主要为原材料、辅料和生产用耗材。其中原材料指生物制品生产过程中使用的所有生物材料和化学材料，不包括辅料。上游生产原材料主要包括配制培养基和相关溶液所需的培养基和添加物等；下游原材料主要包括生产过程中配制缓冲液所需的无机化合物及有机溶剂。根据《中国药典》三部生物制品术语，辅料指生物制品在配制过程中所使用的辅助材料，如佐剂、稳定剂、赋形剂等。生产用耗材主要为用于上下游以及制剂生产中使用的生物反应袋、配/储液袋、无菌连接器、滤器等一次性使用耗材，以及超滤膜包、层析介质等重复使用耗材。

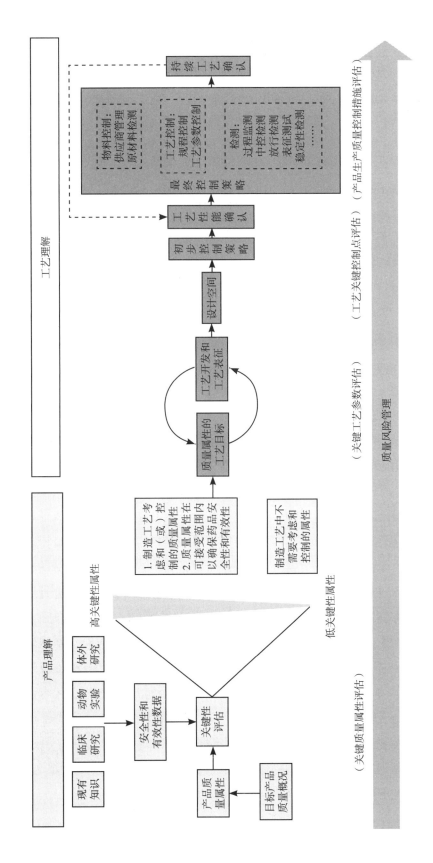

图 2-1 产品控制策略实现流程

注：参考 CMC Biotech Working Group，A-Mab：A Case Study in Bioprocess Development. 2009.

表 2-1 单抗制品质量属性示例

类别	质量属性示例
产品相关 质量属性	等电点、氨基酸序列、高级结构、糖基化、二硫键/聚合体、低分子量物质、酸性变体、碱性变体、氧化、脱酰胺、C 端赖氨酸
工艺相关 质量属性	宿主细胞 DNA（HCD）、宿主细胞蛋白（HCP）、Protein A 残留、细胞培养物和添加剂（如消泡剂、甲氨蝶呤、残留溶剂）等
活性	结合活性、生物学活性、ADCC 效应、CDC 效应
常规质量 属性	外观、蛋白质含量、pH 值、渗透压摩尔浓度、辅料含量、颜色、澄清度、装量、微粒、黏度*、装量差异、水分
污染物	支原体、病毒、微生物、细菌内毒素、浸出物

注：*对高浓度制剂还应关注黏度。

参考 CMC Biotech Working Group, A–Mab: A Case Study in Bioprocess Development. 2009.

一次性使用技术已广泛应用在单抗制品生产领域。目前，国际上已经有一系列相关的法规、指导原则及技术报告用于帮助供应商、制药企业和药品监管部门更加合理、有效地制造、应用和监管一次性使用技术，如 USP、欧盟 GMP 附录 1、PDA 第 66 号报告、BPOG 的相关技术指南等，同时国内也开始建立针对一次性使用技术的团体标准及技术指南，为国内一次性使用技术的应用提供参考及指导。无菌制剂中使用一次性使用技术的注意事项也可参考本分册无菌制剂部分"18.1 一次性使用技术"。

物料质量控制活动主要在以下环节展开：基于产品关键质量属性以及工艺评估确定物料关键质量属性、筛选确定物料供应商、建立物料的企业内控质量标准、入厂验收/检验与放行、贮存管理、发放与使用管理、退库管理、物料销毁管理、物料变更管理等。本丛书《质量控制实验室与物料系统》分册对物料的管理进行了系统的阐述，本节重点针对单抗物料管理的特殊关注点展开描述。

单抗制品原材料及辅料特殊关注点主要包括：动物源性物料风险、细胞培养基适用性、工艺特殊添加物去除能力、微生物（细菌、真菌）/支原体/病毒及细菌内毒素污染风险等。单抗生产用耗材特殊关注点主要包括：工艺匹配性、相容性、外来污染控制、完整性控制等。同时，应注意关注不锈钢系统阀体隔膜或密封材料（如垫片）材质、匹配性、相容性以及更换周期等。

单抗制品物料的质量管理要求以及控制实施指导，详见本分册生物制品（单抗）部分"4 上游工艺的生产质量控制"和"5 下游工艺的生产质量控制"。

B. 耗材相容性评估

单抗制品生产过程中，一次性使用耗材在与培养基、缓冲液、中间产品、原液、制剂等工艺流体直接接触的过程中，可能存在相互作用，导致耗材中部分可迁移的物质进入产品，进而影响产品的安全性和有效性。需关注一次性使用耗材对接触流体，特别是产品相关流体的安全性影响，即可提取物和浸出物。

一次性使用技术的相容性研究可参考本分册无菌制剂部分"18.1 一次性使用技术"。

可提取物的安全性风险高低与耗材在工艺流中的使用环节、耗材和流体接触的时间、温度、流体性质、接触面积 – 体积比、后续是否有杂质去除步骤等相关。首先需识别工艺过程中所使用的与工艺流体直接接触的聚合物材质是否为一次性使用耗材，然后通过风险评估（图 2-2），识别出工艺中各耗材的可迁移物安全风险等级，根据不同的风险等级，制定相应的控制措施。

评估过程可参考 BPOG 发布的 *Best Practices Guide For Evaluating Leachables Risk From Polymeric Single-Use Systems Used In Biopharmaceutical Manufacturing*（《生物制药生产过程中一次性使用聚合物系统浸出物风险评估的最佳应用指南》）或其他相关的法规指南，评估流程示意如下：

按照上述流程评估的过程中，对中等及以上风险的耗材进行安全性评价时，需要注意，由于不同供应商、不同耗材的可提取物研究条件存在差异，最终得出的安全性风险可能存在差异。在实际评价工作中，应考虑耗材在工艺中的使用步骤，以便更全面地评估。例如，因超滤浓缩 / 换液（UF/DF）工序可有效去除低分子量的物质，在超滤浓缩 / 换液前的工序中使用的耗材的可提取物和浸出物的风险通常相对较低。

2.3 工艺控制

单抗制品本身的性质复杂，需从产品质量属性出发，基于风险建立健全的工艺控制要求，以稳定、一致地生产出符合安全性、有效性要求的产品。应对每一质量属性进行风险分类或排序，以识别关键质量属性并建立初步的控制要求，通常常规质量属性及污染相关属性在不同项目中均可直接判定为关键质量属性。

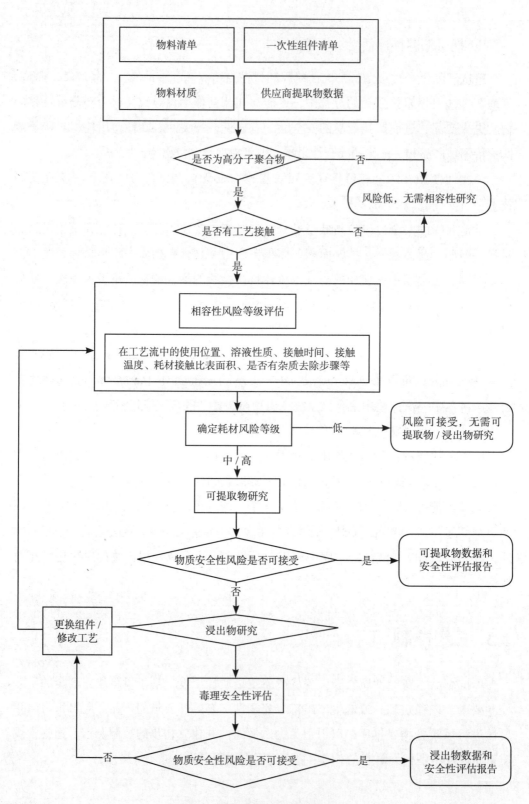

图 2-2　耗材风险评估流程示意图

产品相关质量属性及工艺相关质量属性总体评估思路可参见图 2-3。首先将评估属性分为产品相关质量属性和工艺相关质量属性,对工艺相关质量属性可进一步分为宿主细胞衍生物、生物活性工艺组分和无生物活性工艺组分。针对产品相关质量属性、宿主细胞衍生物及生物活性工艺组分可采用风险排序、预先危害分析等风险评估工具评估其关键性。针对无生物学活性的工艺组分(如甲氨蝶呤)对产品的安全性的影响,一般采用杂质日暴露剂量(permitted daily exposure,PDE)或杂质安全因子(impurity safety factor,ISF)对其进行评估。对于活性,一般生物学活性和结合活性直接影响产品有效性,直接判为关键质量属性;对 ADCC 效应及 CDC 效应等 Fc 功能,需结合产品的作用机制评价其关键性。根据评估的结果将质量属性分为关键质量属性和非关键质量属性。

单抗制品典型的关键质量属性示例见表 2-2。

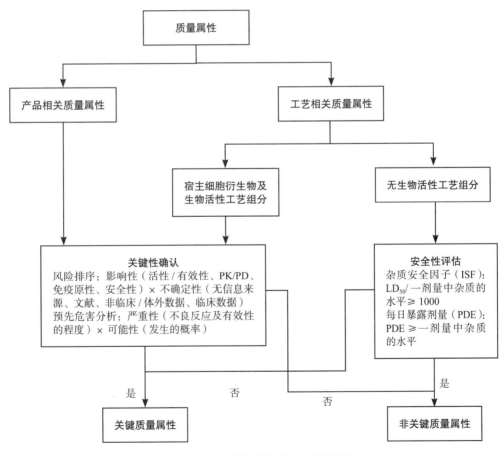

图 2-3 关键质量属性总体评估原则

表 2-2　单抗制品典型的关键质量属性示例

类别	关键质量属性
产品相关质量属性	氨基酸序列、高级结构、酸性变体、聚合体、低分子量物质
工艺相关质量属性	宿主细胞 DNA（HCD）、宿主细胞蛋白（HCP）、Protein A 残留
活性	相对结合活性、生物学活性
常规质量属性	蛋白质含量、pH 值、渗透压摩尔浓度、辅料含量、颜色、澄清度、装量、微粒、水分＊、容器密封完整性
污染物	支原体、病毒、微生物、细菌内毒素、浸出物

注：＊对冻干产品，还应关注水分。

当形成初步的关键质量属性后，结合行业、平台经验以及早期工艺研究的结果，进行初步工艺开发，建立初步工艺流程及参数控制目标或范围，在工艺性能确认前，基于已识别的工艺输入（可控的工艺参数），使用风险评估工具并结合当前对工艺的理解，分析此类工艺参数对于产品质量的影响程度，识别出潜在的关键工艺参数（potential critical process parameter，pCPP）和非关键工艺参数（non-CPP），随后建立可比的缩小模型，并以此为基础针对潜在关键工艺参数进行深入的工艺表征研究，以深刻理解工艺过程与产品质量间的关系，进一步明确潜在关键工艺参数属于关键工艺参数或者非关键工艺参数。针对非关键工艺参数，基于其对工艺性能影响的评估识别其为重要工艺参数（key process parameter，KPP）或非重要工艺参数。

工艺参数控制原则制定一般包括设定／目标值、可接受范围（proven acceptable range，PAR）以及常规操作范围（normal operating range，NOR）。可接受范围可以是基于多参数研究所得的设计空间（design space，DSp）或单因素研究所得的可接受范围；常规操作范围可基于表征研究或实际工艺需求等制定操作目标值，同时根据平台经验、正常工艺波动、设备控制能力以及人员操作等一系列系统误差进行目标值正常波动范围的制定。工艺参数关键性评估流程见图 2-4。

针对图 2-4 说明如下：

• 参数或属性：工艺变量可以是单元操作的输出和对另一单元的输入，对一个指定的单元操作，根据每个变量的直接可控性初步设定为参数或属性（是：直接可控制的工艺输入决定了工艺的可变性；否：不能直接控制的工艺输出是被监测的属性，可能表示工艺性能或产品质量属性）。

• 工艺参数：对关键质量属性的潜在影响 [是：如果怀疑参数的变化对关键质量属性（CQA）有影响，或如果数据显示可能会有影响，则指定这个参数为关键工艺参数（CPP）；否：参数为非关键工艺参数并进一步评价]。

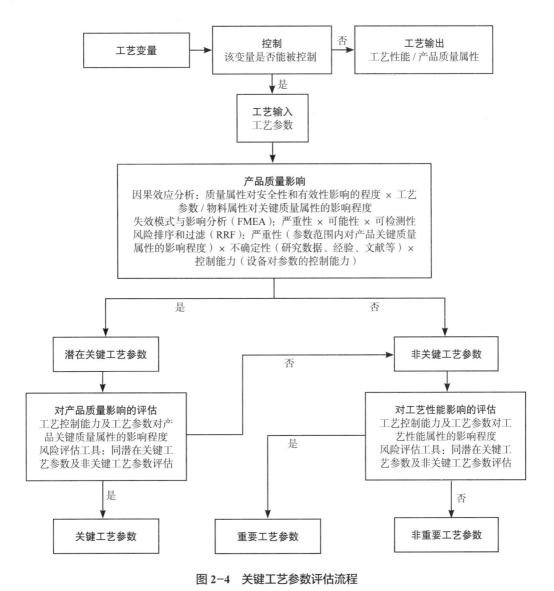

图 2-4 关键工艺参数评估流程

注：参考 PDA TR No. 60 *Process Validation：A Lifecycle Approach*（《工艺验证：生命周期方法》）。

● 非关键工艺参数：如果超定义范围运行，潜在影响工艺性能或稳定性［是：参数指定为重要工艺参数（KPP）；否：在较宽的范围，参数对工艺无影响，参数被指定为非重要工艺参数（non-KPP）］。

除工艺表征外，还需结合其他研究内容及商业化生产工艺实现的过程，建立中间过程的质量及性能指标的测试要求，从而制定整体的工艺控制策略。其他研究内容包括但不限于：细胞库检定、细胞库/细胞系稳定性、培养基稳定性、中间产品稳定性研究、除病毒验证、溶液稳定性研究、杂质清除研究、重复使用耗材寿命研究、搅拌均一性研究、相容性研究等。典型的单抗制品原液工艺控制原则示例如表 2-3。

表 2-3　单抗制品原液工艺控制原则举例

阶段	工序步骤	关键工艺参数	重要工艺参数	关键性能属性	工艺过程测试
细胞培养阶段	细胞复苏	/	温度、培养时间	细胞活率、细胞密度	/
	摇瓶扩增	/	温度、培养时间、接种密度	细胞活率、细胞密度	/
	反应器扩增	/	温度、pH 值、溶氧、培养时间、接种密度	细胞活率、细胞密度	/
	反应器培养	温度、pH 值、培养时间	补料时间/体积、溶氧、接种密度	细胞活率、表达量	培养过程的细胞密度、活率、代谢过程指标、培养终点的表达量、微生物限度、细菌内毒素、支原体、病毒
	收获	/	压力、流速	收率、浊度	蛋白含量、宿主细胞蛋白（HCP）、宿主细胞 DNA（HCD）、微生物限度、细菌内毒素
纯化阶段	亲和层析	载量、洗脱液 pH 值	收峰范围	收率	蛋白含量、宿主细胞蛋白（HCP）、宿主细胞 DNA（HCD）、Protein A 残留、SEC、IEC、微生物限度、细菌内毒素
	低 pH 值病毒灭活	pH 值、时间、温度	/	/	SEC、IEC、微生物限度、细菌内毒素
	阴离子交换层析	载量、上样样品 pH 值和电导率	收峰范围	收率	蛋白含量、宿主细胞蛋白（HCP）、宿主细胞 DNA（HCD）、Protein A 残留、SEC、IEC、微生物限度、细菌内毒素
	阳离子交换层析	载量、洗脱液 pH 值和电导率	收峰范围	收率	蛋白含量、宿主细胞蛋白（HCP）、宿主细胞 DNA（HCD）、Protein A 残留、SEC、IEC、微生物限度、细菌内毒素
	除病毒过滤	压力、载量	/	收率	蛋白含量、微生物限度、细菌内毒素、膜包完整性
	超滤浓缩/换液	换液倍数	跨膜压力	收率	蛋白含量、SEC、IEC、微生物限度、细菌内毒素
	过滤、分装	/	/	收率	过滤完整性
	原液	/	/	/	原液质量标准检项

　　注：工艺过程测试包括中控检测和过程监测；中控检测主要目的是对影响中间体和原液质量重大变异的工艺步骤设置相关控制指标，从而保证整体的工艺性能实现；过程监测主要目的是对中间体和原液相关属性进行检测，以追踪产品质量或工艺性能的变化趋势。

以上内容均为常规的工艺控制策略的举例，根据各企业产品的开发阶段以及对工艺和产品的认识程度不同，控制策略也不尽相同，表 2-3 中的工艺过程测试项目，仅为典型的测试类别，但其中与工艺实现及安全性相关的测试项目一般或推荐作为常规检项，如细胞培养终点的表达量、细菌内毒素、微生物限度、病毒及纯化过程各步骤蛋白质含量等。各企业需结合自身的工艺能力及产品特点建立科学合理的工艺过程控制、监测项目及监测频率等，并随着对工艺和产品的理解深入，更新优化上述控制策略。

以下将以质量属性聚合体及残留宿主细胞蛋白（HCP）为例进行工艺控制要求制定的说明。

实例分析

实例 1：产品相关质量属性控制要求制定（聚合体）

单抗制品聚合体含量通常与临床免疫原性强弱相关，基于行业知识、实验室研究、非临床研究及临床研究数据或知识，以及对产品质量属性的理解，运用风险评估工具，如风险排序（risk ranking），将聚合体评为关键质量属性，同时基于聚合体对产品的安全性及有效性的影响，根据研究数据及行业知识，初步制定该质量属性的可接受范围为聚合体含量 ≤ 5.0%（SEC-HPLC 纯度）。

通常上游工艺及下游工艺（极端的温度，如细胞培养过程；酸碱度，如低 pH 值病毒灭活；盐浓度、蛋白浓度，如层析过程；机械剪切力，如搅拌、传输过程；贮存过程等）均对此质量属性有潜在影响，应根据建立的关键质量属性及其范围，结合平台经验、行业经验及早期研究等进行早期的工艺开发，建立初步的工艺流程、参数控制范围及测试要求。在工艺性能确认前通过严重性、不确定性和参数控制能力等风险评估方式，筛选出对聚合体有影响的潜在关键工艺参数，通过工艺表征研究，建立潜在关键工艺参数与聚合体含量间的关系，并依据聚合体的控制目标建立各工艺参数的控制范围，最终通过参数范围内参数波动对聚合体含量的影响程度、参数的可控程度确定关键工艺参数。

利用风险优先系数（risk priority number，RPN）工具，从关键质量属性失效的严重性、失效的概率、该质量属性的可检测性三个维度，对聚合体的工艺控制风险进行评估，并结合聚合体在产品生命周期中的来源，建立工艺控制策略和测试策略，如物料控制、参数控制、中控检测、过程监测、放行测试、稳定性测试、表征测试等。

基于工艺表征研究，生物反应器培养工艺、亲和层析工艺、低 pH 值病毒灭活工艺、离子交换层析及超滤工艺对聚合体含量有显著影响，对上述工艺参数进行控制并建立过程监控点。结合聚合体对安全性及有效性的影响，基于工艺一致性控制需求，用 SEC-HPLC 纯度方法进行放行检测。考虑到产品贮存过程中可能形成聚合体导致聚合体含量升高，在稳定性考察中对聚合体含量进行检测。此外，因 SEC-HPLC 纯度放行方法无法直接反映聚合体的聚合度，故用 SEC-MALS 或 AUC 对聚合体进行表征检测。

综合以上分析，基于对产品及工艺的认识，对聚合体建立的控制策略见表 2-4。

表 2-4　单抗制品聚合体质量控制策略举例

单元操作	物料控制	参数控制	中控检测	过程监测 *	放行测试	稳定性测试	表征测试
种子复苏和接种							
传代扩增							
生物反应器培养		×					
收获							
亲和层析		×		×			
低 pH 值病毒灭活		×		×			
澄清过滤		×		×			
离子交换层析		×		×			
除病毒过滤							
超滤		×		×			
原液					×	×	×

注：* 过程监测的频率可根据周期性回顾及趋势分析的结果进行调整。

实例 2：工艺相关质量属性控制策略制定（残留宿主细胞蛋白）

宿主细胞蛋白（HCP）为一类由宿主细胞产生的蛋白，单抗制品 HCP 残留量通常与临床免疫原性强弱相关，其从关键质量属性到关键工艺参数的识别、研究以及最终控制策略制定的过程均与实例 1 聚合体部分的思路一致。但不同 HCP 具有不同的性质，且其相对丰度在不同批次的细胞培养过程中可能具有差异，并可能与生产规模相关，故下游纯化工艺中一般不进行此类杂质的挑战研究，建议使用来自商业化规模或具有代表性的发酵液，通过工艺表征研究，建立关键工艺参数与 HCP 残留量间的关系。

基于工艺表征研究，生物反应器培养工艺、澄清过滤工艺、亲和层析工艺、离子交换层析工艺对 HCP 残留量有显著影响，故对上述工艺参数进行控制并建立过程监控点。结合 HCP 残留量对安全性及有效性的影响，基于工艺一致性控制需求，在原液中对 HCP 残留量进行放行检测。考虑到产品贮存过程中不会引入 HCP，故稳定性考察中不进行检测。

综合以上分析，基于对产品及工艺的认识，对残留 HCP 建立的控制策略见表 2-5。

表 2-5 单抗产品 HCP 残留质量控制策略示例

单元操作	物料控制	参数控制	中控检测	过程监测 *	放行测试	稳定性测试	表征测试
种子复苏和接种							
传代扩增							
生物反应器培养		×					
收获		×		×			
亲和层析		×		×			
低 pH 病毒灭活							
澄清过滤		×		×			
离子交换层析		×		×			
除病毒过滤							
超滤							
原液					×		

注：* 过程监测的频率可根据周期性回顾及趋势分析的结果进行调整。

2.4 分析控制

单抗制品具有分子量大、结构复杂、产品非单一组分、生物学活性、杂质种类复杂等质量特点，以及生产工艺复杂、质量控制点分布广、对环境控制要求高等工艺特点，需要建立稳健且完善的分析控制原则。

单抗制品分析检验控制应贯彻质量源于设计（QbD）的策略理念，基于对产品关键质量属性、关键工艺参数和关键物料属性的风险评估，结合工艺的特点和需求，以及工艺对风险的控制能力，来制定产品全生命周期的分析控制原则，以期达到单抗制品使用的安全、有效以及质量可控的目标。相关分析控制应包含工艺关键步骤和中间产品控制、原液和成品质量控制、基于产品特点的表征分析、可比性研究测试、稳定性研究试验、分析方法的验证及其生命周期管理等（单抗制品典型分析项目示例见表 2-6）。

应注意在产品生命周期的不同阶段以及在生产的不同环节中，对分析控制的要求不同，例如，在产品开发不同阶段对分析方法验证的全面性有不同的要求，根据工艺对杂质的去除效果不同，不同阶段或生产环节的中间产品纯度指标的控制要求也不同。同时，分析控制原则应按照申报国家的药典、法规及指南要求进行设计和实施。由于单抗制品具有生物学活性，整个生产过程均需要保证产品的活性与功能，应特别注意生物学活性的分析控制。关于分析控制原则的内容，详见本分册生物制品（单抗）部分"7.1 关键质量属性和分析控制"。

单抗制品分析控制中所使用的参比品对其检测结果的可靠性至关重要，其制备、标定、表征、稳定性等都应有相关的控制要求，详见本分册生物制品（单抗）部分"8 参比品标定与管理"。

表 2-6　单抗制品典型分析项目示例

类别	项目
一级结构	完整分子量、还原完整分子量、切糖完整分子量、切糖还原完整分子量、非还原肽图、翻译后修饰、糖型分析、糖基化位点分析、唾液酸含量、游离巯基、等电点
高级结构	圆二色谱（CD）、差式扫描量热（DSC）、二硫键、荧光光谱
常规检验	蛋白质含量、装量、渗透压摩尔浓度、pH 值、颜色、澄清度、可见异物、不溶性微粒、辅料含量
鉴别	肽图、cIEF 或 IEC
产品纯度和杂质	SEC 纯度、IEC 纯度、还原 CE 纯度、非还原 CE 纯度
产品异质性	糖型、电荷异质性
工艺相关杂质	残留宿主细胞蛋白（HCP）、残留宿主细胞 DNA（HCD）、残留 Protein A、甲氨蝶呤等
活性相关	相对结合活性、生物学活性
微生物相关	无菌、细菌内毒素、密封完整性

2.5　稳定性研究与应用

单抗制品对环境非常敏感，特别是温度、光照、剪切力等因素的影响，例如，受到生产工艺、包装容器、贮存条件、运输方式及过程、使用环节等因素的影响，抗体蛋白在较长时间、较高温度以及暴露于较强光线的情况下，容易产生聚合体、电荷变异体等产品相关杂质／物质，在剪切力的作用下，可能发生肽键的断裂或分子构象的变化，产生片段杂质或影响活性。为保证其在最终使用时的安全性与有效性，避免失活或降解，在贯彻质量源于设计策略理念时，应根据产品的工艺特点、关键质量属性，以及质量属性与稳定性的相关性，建立单抗制品全生命周期的稳定性控制策略。相关稳定性研究包括中间产品的稳定性研究、原液和成品的稳定性研究、容器相容性对产品的稳定性影响、运输中的稳定性研究、配伍输注稳定性研究等。

稳定性研究能够检测出随环境因素变化而变化的质量属性，同时也是产品贮存条件和有效期设定的基础。通过稳定性研究，可以明确产品的敏感条件、降解途径与速率等相关信息。稳定性研究的具体要求参考《中国药典》指导原则 9402 生物制品稳定性试验指导原则、CDE 发布的《生物制品稳定性研究技术指导原则（试行）》、ICH Q5C *Stability Testing of Biotechnological/Biological Products*（《生物技术／生物制品稳定性试验》）和 ICH Q1E *Evaluation of Stability Data*（《稳定性数据的评价》）等。其中需要重点关注的内容包括：稳定性考察样品的选择、对容器的要求、稳定性指示检测方法的选择、稳定性考察试验的设计、数据及结果的分析等。

开展稳定性研究的样品应能够代表相应的工艺条件、规模、批次和产品规格，用于稳定性试验的原液和成品的质量应能代表临床研究及商业化生产产品质量。用于成品稳定性试验的各批次应来自不同批号的原液。

用于稳定性试验的原液应贮存在能充分代表其实际规模化生产所使用的容器中，也可将用于稳定性考察的原液置于缩小的容器中，但缩小的容器应与规模化生产所用容器的材质及密封系统相同（包括但不限于缩小容器的形状、密封方式等，如果使用缩小的不锈钢容器系统，还应注意其取样装置和取样方式应与规模化生产相同），成品应采用与规模化生产时相同的包装容器与密封系统。

由于单抗制品结构和组成复杂，采用单一的稳定性检测方法或参数并不能完全反映单抗制品稳定性特征的全貌，应根据产品的实际情况，设计一系列合理的稳定性试验项目，对生产过程的中间产品、原液、成品、运输及输注使用过程的不同产品进行稳定性试验，以尽可能全面地反映产品的稳定性特征。对于原液和成品应设计一系列稳定性试验条件，如长期、加速、影响因素（如冻融条件、振动、光照）等，以保证合适的稳定性研究条件能检测出其成分、纯度及效价的变化。长期稳定性的试验时间点应根据预定有效期的长短合理制定，如果产品在某个时间变化剧烈，可有针对性地进行更密集的检测。原则上，加速和影响因素试验应尽可能开展到产品不合格为止。对于生产过程的中间产品、运输产品及配伍输注的产品，应根据实际条件进行稳定性研究的设计以反映其稳定性。

对于稳定性研究所用的分析方法，应综合评估其是否全面监测了产品的关键质量属性，根据需要可增加一些表征方法检测其质量属性的变化。

稳定性结果的评估应综合考虑所有质量属性的变化，必要时应采用统计学工具或方法，分析数据批间一致性和稳定性趋势，若稳定性试验的数据表明产品质量变化非常小，从数据上可以明显看出有效期制定的合理性，则不必进行正式的统计分析，只要提供简略的理由即可。

应综合考虑产品从原液到成品以及运输分发过程等不同阶段的稳定性情况，分段评价其稳定性变化趋势，识别对稳定性影响最大的环节或风险，并评价从原液到成品以及运输使用过程中稳定性下降的累计效应，以评价产品在整个生命周期内的稳定性风险。例如，可通过考察采用近效期原液灌装的成品的稳定性或脱冷链样品的稳定性，来评估稳定性累计效应对产品质量的影响。

根据评估结果，明确产品的敏感条件、降解途径、降解速率等信息，制定产品的贮存条件和有效期（保存期），并根据产品特性，结合分析方法的变异性，制定产品合理的放行质量标准，以确保产品在有效期内符合货架期标准。

2.6 污染控制

在生产、取样、包装或重新包装、贮存或运输等操作过程中，原辅料、中间产品、待包装产品、成品受到的具有化学或微生物特性的杂质或异物的不利影响，即为污染。单抗制品采用细胞作为起始原材料，且在生产中需引入较多物料，其污染物主要有微生物（细菌、真菌）、支原体、病毒、细菌内毒素、微粒等。

污染控制策略（contamination control strategy，CCS）指为确保工艺性能和产品质量，在现有产品和工艺的理解上计划的一套对污染的控制措施。下文将根据单抗制品原液生产工艺及过程控制的特点，阐述微生物（细菌、真菌）、支原体、细菌内毒素和病毒的污染控制策略。其中细菌内毒素除物料、器具等引入外，更大的风险来自微生物污染导致的细菌内毒素污染，本小节将微生物和细菌内毒素合并为微生物污染进行描述。无菌制剂制定污染控制策略的一般性原则详见本分册无菌制剂部分 "2.1.2 污染控制策略"。

A. 微生物污染控制

微生物污染将导致抗体蛋白降解、活性降低、产生免疫原性、蛋白异质性、改变产品杂质谱、生产工艺无法去除的杂质等风险，从而影响单抗制品的有效性和安全性。应基于现有知识和系统性的风险评估，开发单抗制品微生物污染控制策略，从人员、厂房设施设备、物料、环境、生产工艺设计的方面进行控制，并结合实际的生产过程在生产不同阶段设置相应的监测点及控制标准，有效控制微生物污染的风险。单抗制品微生物污染控制策略（示例）见图 2-5。

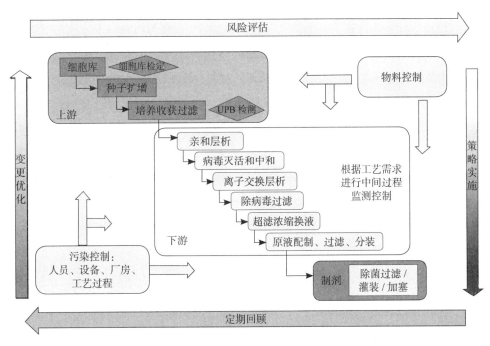

图 2-5　单抗制品微生物污染控制策略图（示例）

● 来源及其控制：单抗制品的生产过程中微生物污染的主要来源包括人员、设备、厂房设施、物料、工艺过程等。

人是洁净区环境的最大污染源，人员的数量和活动量将直接影响整个洁净区的环境质量。人员因健康问题，如患有传染病、皮肤病、创伤等可能引入微生物污染风险。应当精心设计并建立洁净区人员卫生、行为规范和人员资质确认程序，对人员进行微生物知识、无菌更衣、无菌操作、取样等有关培训。尽可能采用物理屏障手段，减少人员手工操作步骤，最大限度地降低人员对药品生产造成污染的风险。

设备表面也是可能的污染源，应明确设备的清洁和消毒方式（手工或在线）并制定书面的清洁消毒规程，规定每一台设备的清洁消毒程序，明确清洁和消毒使用的清洁剂和消毒剂以及清洁消毒周期。生产设备或系统应尽可能采用密闭系统，其结构设计、组装、清洁消毒和存放均应考虑降低生物膜形成的风险。

厂房密封性不够、车间布局不合理、厂房清洁消毒不彻底都可能引起微生物对环境的污染，进而造成污染产品的风险。应从设计上考虑对微生物污染的防控，例如：人物流的合理划分，车间功能间的合理布局，洁净区空调系统、压差、水系统、气体等公用介质系统的设计，建立厂房设施的清洁消毒要求，对消毒剂效力进行验证等。应制定合理的监测方案，并对监测数据进行定期回顾，确保厂房设施微生物控制的有效性。

细胞建库和单抗制品生产中使用到的物料和耗材种类多且复杂，比如细胞培养过程，使用到大量的培养基和葡萄糖等利于微生物生长的物料以及一次性使用的无菌耗材，如未对来料和生产过程的微生物进行控制，则可能会导致微生物的大量繁殖。应建立相应的风险评估流程，根据其对产品质量的影响以及生产工艺的关键性确定相应的风险等级，筛选质量可控的供应商，经评估后制定微生物负荷有关的进厂验收标准，并按标准进行检测。物料贮存中还应防范污染风险，如环境温湿度控制、防虫防鼠等。应根据用途对一次性使用的无菌材料进行评估或无菌检查。对于直接接触产品的工艺气体，应基于风险评估制定相应的标准，并进行监测。

工艺过程也存在引入微生物的风险。单抗制品的生产过程中存在开放性操作（如细胞复苏、摇瓶操作、纯化过程等），可能会在操作的过程中带入微生物从而污染产品。单抗制品一般为非最终灭菌产品，因此在整个生产过程中应最大限度降低微生物的污染。单抗制品原液生产阶段一般为非无菌工艺过程，应通过无菌操作、密闭系统、无菌连接手段等降低微生物负荷并严格控制微生物的污染风险。主细胞库（master cell bank，MCB）和工作细胞库（working cell bank，WCB）建库应符合 GMP 要求，细胞库的检定项目应包括细菌、真菌和支原体，对于未处理的细胞培养收获液（un-processed bulk，UPB）和生产终末细胞（end of production cells，EOPC），应进行微生物和支原体检测。生产前应做好反应器密封性检查，避免泄漏。对接种、转种等操作，应当有控制措施避免开放性操作中的微生物污染，应防范生产过程中的取样引入微生物污染。

• 工艺能力控制：应关注培养基、缓冲溶液等的贮存条件和时限，以及层析介质、膜包等的清洁消毒、贮存条件和时限。应基于风险评估和研究结果制定中间产品贮存条件（如贮存前过滤、低温贮存）和时限。建议对纯化各工序收集液开展微生物限度监测。根据工艺过程评估建立中间产品微生物负荷降低的措施，控制微生物污染。

- 监测控制：应根据产品质量属性及临床需求等，结合风险评估工具，系统性识别微生物引入、生长及快速繁殖的风险点（考虑点包括不限于：物料的接收、贮存、转运、厂房设施设备的设计和使用、人员健康及操作、工艺实现过程、清洁程序等），并建立相应的控制措施、监测计划和限度（接受标准、警戒限及行动限），超出限度应开展相应的调查和评估。

- 回顾与更新：应对建立的控制措施进行回顾和分析，通过持续监测的结果和趋势进行持续改进，以不断提升污染控制水平，确保产品安全性和有效性。

B. 病毒污染风险控制

单抗制品的工程细胞来源于动物的组织或器官，这些组织或器官原材料在取材、运输及保存过程中有可能导致病毒污染。工程细胞构建过程也可能导致病毒污染。使用工程细胞建立细胞种子（cell seed，CS）、主细胞库和工作细胞库的过程有可能导致病毒污染。这些细胞一旦感染病毒，可能会在细胞培养过程大量复制病毒，导致超出纯化工艺的病毒清除能力。纯化过程也同样可能受到来自人员、设施设备、物料、环境等方面的病毒污染。病毒污染会影响最终产品的安全性，因此需开展系统性的风险评估，并根据评估结果制定控制策略。

总体来说，病毒污染风险控制概括为病毒污染来源控制、病毒灭活/去除工艺能力控制以及病毒检测能力控制。下面将以单抗制品工艺为主线，从人、机、料、法、环、测等不同环节简要描述病毒污染风险控制原则。病毒污染风险控制需要系统性的风险评估输出实施要求，在实施过程后定期回顾实施效果，并进行优化，持续提升风险控制的有效性和及时性。单抗制品的病毒控制策略（示例）见图2-6。

- 来源及其控制：细胞构建和建库过程可能存在病毒污染风险，如细胞种子引入的污染，使用动物源性成分的培养基、耗材引入的污染。应尽可能避免使用动物源性成分的物料。对于建库过程细胞自身是否感染携带病毒，目前主要通过过程控制结合检测来识别。《中国药典》三部对主细胞库和工作细胞库的内、外源病毒因子检定有详细规定。检验方法应基于细胞系的来源和历史，以及在细胞系生成和扩增过程中与人类或动物来源材料的潜在接触进行评估制定。这些检测内容对于生产终末细胞（EOPC）也适用。当生产工艺发生改变时，应重新对生产终末细胞（EOPC）进行检测。每次从主细胞库建立一个新的工作细胞库，均应按规定项目进行检定。有些内源性病毒可能在主细胞库和工作细胞库阶段没有被检测出，应对达到体外细

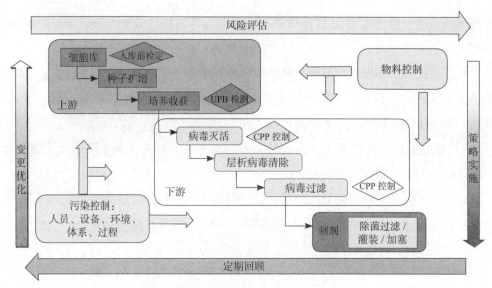

图 2-6　单抗制品病毒控制策略图（示例）

胞传代限次的细胞（limit of invitro cell age，LIVCA）的内源性病毒做出评价。对达到体外细胞传代限次细胞至少应进行一次适当的试验（如体内和体外试验），以进一步确保生产过程未受外源病毒的污染。如果此时测出有外源病毒污染，应对工艺流程作仔细检查以查明污染原因。若有必要，应重新设计全部工艺。

细胞培养过程也应尽可能避免使用动物源性成分的物料。对于细胞培养过程是否感染携带病毒，目前主要通过对未处理的细胞培养收获液（UPB）进行检测来识别。ICH Q5A 明确要求，应对未处理的细胞培养收获液进行病毒测试，除非部分初加工后的样品对病毒测试更敏感，如未处理的细胞培养收获液对检测细胞可能有毒性，而经部分加工后可能就不具有毒性。建议企业基于风险评估制定计划以持续评估生产批次中的外源病毒。对 UPB 进行病毒检测的范围和程度应通过考虑几个方面来确定，包括用于生产所需产品的细胞系的性质，细胞系确认过程中进行的病毒检测的结果和范围、培养方法、原料和试剂的来源以及病毒清除率研究的结果。对于连续生产工艺长时间细胞培养带来的内源病毒水平波动风险，建议企业通过评估确定适宜的取样时间节点开展病毒检测。

人员因健康问题，如患有传染病、皮肤病、创伤、病毒性感冒等可能引入病毒污染风险。患有传染病、皮肤病、创伤、病毒性感冒等对产品质量和安全性有潜在不利影响的岗位操作人员应调离操作岗位，治愈后方可继续上岗。还应关注人员因培训不足导致引入病毒污染的风险。应加强人员的培训，避免因操作不当引入病毒污染风险。

在物料引入病毒风险方面，应特别关注原材料如培养基，辅料如吐温等，耗材如硅胶管、耐压管、密封圈、垫片等，包装材料（胶塞等）等是否含有动物源成分；贮存条件是否有被虫鼠污染的风险；运输过程是否有造成破损导致污染的风险。具体要求可参考《中国药典》三部生物制品生产用原材料及辅料质量控制中对原材料和辅料的质量控制要求。如果生产过程使用到含有动物源性成分，应有充分资料证明其不会引入外源性病毒污染风险。

厂房位置不合理、密封性不够、车间布局不合理都可能产生病毒污染风险。厂房所处的位置应远离风险源（如动物培养房、病毒培养区）。厂房应有良好的密封性，应有防虫防鼠设施，防止病毒污染。除病毒过滤前后区域应尽可能物理隔离，尽可能采用独立的人流物流，防止潜在病毒风险区域的人员进入无病毒风险区域。空调的布局应合理，除病毒过滤前后区域的空调系统应严格分开。

- 工艺能力控制：如纯化工艺过程工艺能力不足，可能导致病毒无法有效灭活 / 去除。纯化工序应至少含有两个机制互补的病毒灭活 / 去除步骤，并经过有效性验证。病毒灭活 / 去除应参考 ICH Q5A，通过能代表生产规模的缩小模型进行验证，并在大规模生产过程中，重点关注影响病毒灭活 / 去除的关键工艺参数，如低 pH 灭活工序的 pH、温度、时间、病毒过滤去除工序的跨膜压、纳滤膜完整性等。当工艺规模放大或工艺发生重大变化时，应评估其对病毒灭活 / 去除的影响，并根据评估结果决定是否需要开展补充病毒清除验证。对于连续生产工艺，评估应包括：如果发生病毒污染，可能出现短时间内的高病毒量的情况，在此条件下工艺是否具有足够的病毒清除能力。

- 检测能力控制：在病毒检测方面，传统病毒检测方法可能在灵敏度和时效性上存在不足，也可能导致病毒扩散和污染。病毒检测方法中，应关注更灵敏的病毒检测方法，如基于核酸的检测方法可以更好地弥补传统检测方法的不足，相关内容可以参考 PDA 第 71 号报告 *Depyrogenation*（《除热原》）、ICH Q5A。

- 污染处理：对发生病毒污染的情况，企业应建立流程，对不同工序阶段的污染采取不同的措施进行处理。例如：在细胞收获液中检测到外源性病毒，则不得用于后续生产或使用，应立即进行全面调查，评估料液可能污染的工序、厂房设施、设备、物品、物料等，以及因时效性原因可能被污染的批次，根据调查结果和评估采取措施，如对被污染培养液、中间产品、半成品、成品等调查后进行灭活废弃。对污染厂房设施设备调查后进行全面消杀。对被污染厂内的物品也应进行全面消杀。对被污染物料调查后进行灭活废弃。

- 回顾与更新：应密切跟踪和定期回顾产品病毒安全情况，确保产品病毒安全风险受控，并通过对病毒灭活 / 去除工艺和病毒检测手段的优化改进，不断更新控制要求，持续提升病毒污染控制能力。

2.7 工艺验证

工艺验证应当证明一个生产工艺按照规定的工艺参数能够持续生产出符合预定用途和注册要求的产品。参考 ICH 指导原则（Q8 和 Q9）、美国 FDA 工艺验证工业指南、EMA 工艺验证指导原则、PDA 第 60-3 号报告（工艺验证：生命周期方法，附件 2：生物制药原液的生产），工艺验证应采用生命周期验证方法，主要分为工艺设计、工艺性能确认、持续工艺确认三个阶段。

工艺验证的一般性要求详见本丛书《质量管理体系》分册"3.6 确认与验证"。

图 2-7 简述了生物制品生命周期工艺验证方法的主要活动。

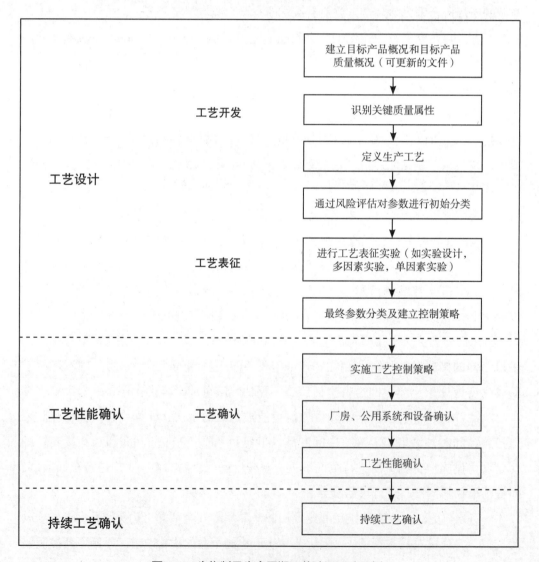

图 2-7 生物制品生命周期工艺验证活动示例

A. 阶段 1：工艺设计

工艺设计（process design）阶段的主要目的是开发出可以实现稳健生产的工艺方法，根据产品知识的理解及工艺研究结果建立初步控制策略，达到可以开展工艺性能确认所需的条件。

工艺设计阶段主要活动包括不限于以目标产品概况（target product profile，TPP）出发建立目标产品质量概况，经风险评估识别出关键质量属性，并以此为基础，进行工艺开发，经风险评估识别出潜在关键工艺参数，基于潜在关键工艺参数开展工艺表征，建立初步工艺控制策略。

工艺设计阶段确定的工艺参数、性能指标及工艺控制策略，将在下一阶段中进行确认。

B. 阶段 2：工艺性能确认

工艺性能确认是为了证明工艺变量的可控以及生产出符合预定质量属性的产品的能力，它的完成标志着工艺将从产品开发和临床生产阶段过渡到常规商业化生产。工艺性能确认证明了在商业化生产规模下工艺设计的有效性和工艺控制策略的适用性。

- 工艺性能确认的准备：在执行工艺性能确认之前，应进行准备状态评估，以确定所需信息的可用性或完成时间，并确保有适当的设施、设备与训练有素的人员。
- 工艺性能确认的批次数：通常工艺性能确认至少要使用三个连续的批次来证明一致的制造工艺，所需的批次数量应基于风险评估确定。
- 工艺性能确认的执行策略：为了便于工艺性能确认执行，可以采用分组策略来简化测试和最大程度的提高适用性。选择的策略必须经过科学判断和风险评估，并在工艺验证主计划和工艺性能确认方案中做出规定。
  - 矩阵法（括号法）：在工艺或设备参数（例如，批量大小、温度、pH 值、密度、流量、容器大小）的整个范围或极限范围内，可采用矩阵法（或括号法）进行验证，通过对最大范围或极限条件测试，代表测试变量的整个范围。
  - 分组法：适用于具有物理结构与功能相同或相似的设备，比如设备完全相同或类似（如生物反应器、储存容器等），相似程度应有充分说明。使用任何一个设备进行测试都能用于支持组内其他设备的确认或验证，可以对组内其他设备进行减少的操作与测试，例如，仅进行确认。如多个设计与尺寸相似 /

相同的生物反应器用于反应器生产工序，采用分组验证策略执行工艺性能确认的实践方法可参考本分册生物制品（单抗）部分"4.4 上游工艺验证"。

○ 最差条件（worst-case）：最坏情况下的策略包括测试一个条件或一组条件，这些条件包括较高和（或）较低的工艺限度，以及与常规操作条件相比，构成产品或工艺失败的最大潜在风险的情况。

● 工艺性能确认的接受标准建立：应基于工艺设计阶段获得的数据、历史知识和设备能力建立工艺性能确认接受标准。应确定批间和批内一致性的标准，同时第三阶段持续工艺确认中用于跟踪和趋势分析的参数和属性应包含在工艺性能确认接受标准中。通常接受标准包括以下几个方面。

○ 中间产品符合设定标准；

○ 所有工艺参数应保持在正常的操作范围，特别是关键工艺参数和重要工艺参数；

○ 所有的产品质量属性和工艺性能属性应符合预期的接受标准。

● 单抗制品工艺性能确认考虑要点：结合单抗制品生产工艺的特点，在进行工艺性能确认中通常应关注以下要点。

○ 细胞培养工艺研究；

○ 病毒灭活或去除；

○ 产品相关杂质 / 物质（包括聚合体、降解产物、电荷异构体等）和工艺相关杂质（包括残留 DNA、残留 HCP、残留 Protein A、消泡剂以及其他工艺添加物等）的去除；

○ 中间产品微生物和细菌内毒素控制；

○ 中间产品的保存时限；

○ 混合均匀性；

○ 重复使用的层析介质和膜包的寿命研究；

○ 原液冻融研究；

○ 工艺性能的一致性；

○ 产品质量属性批间一致性。

C. 阶段 3：持续工艺确认

工艺经过验证后，产品生命周期内将继续对工艺进行持续监测与评价，以确保工艺和产品质量始终处于受控状态。对前阶段建立的工艺输入和相应输出关系的理解，是持续工艺确认（continued process verification，CPV）成功的基础。

可以根据对工艺的理解程度分为两个阶段：第一阶段仍然需要一定程度的加强检测与监控，直到收集到的足够数据能有效地评估工艺波动。第二阶段在建立相应的控制限后，主要为常规的监控，同时根据工艺相关的变更或偏差回顾，适当地阶段性调整部分参数的监控或检测的强度或频率。

持续工艺确认实施主要包括以下方面：

（1）制定持续工艺确认方案，或建立产品专属的监控计划　包含取样计划，取样频率等。下游各工序监测项目包括但不限于：关键工艺参数（CPP），重要工艺参数（KPP），中控检测结果（如中间产品质量属性或产品相关杂质含量）、工艺性能属性或性能评价的辅助指标（如工序回收率等）。产品关键质量属性，或其他有需要的但未在首次工艺验证中关注到的因素。

（2）数据收集与审评　持续工艺确认的数据可以来自于生产批记录内记录的相关工艺参数，日常的中控及放行检测，以及根据监控方案设定的加强取样检测。相关部门人员需要对收集的数据进行周期性审评，审评周期或频率取决于风险的水平及对工艺的理解。

（3）数据的统计学分析及控制限的制定　按照不同的控制参数性质，选择不同的统计学工具进行分析，常用的统计学工具包括 3 Sigma 控制图和工艺控制能力（Cpk/Ppk）分析图等。对于某些工艺参数或属性，可在积累一定批次数据（建议30批以上）后，通过 3 Sigma 控制图输入工艺参数的内部控制限。而工艺控制能力（Ppk）通常作为审核工艺能力的指标。如当 $Ppk \geq 1.33$，表明工艺控制能力良好；当 $Ppk < 1.0$，表明工艺控制能力差，必须提升。生产企业可根据具体情况，制定相应工艺能力评价及持续改进机制。

2.8　清洁验证

对于共线生产，应基于质量风险管理的理念理解药品共线生产的危害、暴露和风险的关系，科学确定残留的可接受限度，分析产生污染和交叉污染的途径，采取降低污染和交叉污染措施，持续监控污染和交叉污染控制水平。

为降低或消除产品生产过程中的污染和交叉污染的风险，确保与产品和工艺用溶液接触的工艺设备、工器具及重复使用的耗材得到有效的清洁，企业应对清洁工艺进行验证。

企业应在产品研发阶段收集积累产品药理毒理学数据，并开发清洁方法；在技术转移阶段应基于产品特性、工艺及设备等进行共线生产可行性风险评估，设计清洁验证方案并着手开展清洁验证；在产品上市前完成清洁验证工作，并在上市后持续开展共线生产风险控制措施的监督，积累清洁过程数据，持续改进污染和交叉污染控制措施。

清洁验证的一般性要求详见本丛书《质量管理体系》分册"3.6 确认与验证"。

单抗制品的清洁工艺应结合上下游生产工艺特点和生产线模式进行开发，清洁验证通常分成三个阶段开展（表 2-7），包括清洁工艺设计与开发（包括分析和取样方法的开发及确认）、清洁工艺验证、清洁验证状态维护。

表 2-7　清洁验证的不同阶段

阶段 1	阶段 2	阶段 3
清洁工艺设计与开发	清洁工艺验证	清洁验证状态维护
• 残留目标物的识别 • 清洁剂的选择 • 建立限度 　○ 分析测试 　○ 残留计算 • 组合策略 • 建立污染与设备的关联分析 • 建立清洁参数 • 清洁方案策略 / 流程 • 测试位置 / 取样位置	• 执行清洁验证（生产规模） • 使用工艺产品残留挑战清洁有效性 • 如清洁不彻底，改进清洁工艺 • 完成并输出有效流程	• 周期性监控和确认 • 使用统计方法来观察清洁工艺的稳定性

A. 清洁工艺设计与开发

良好的设计和开发可以减少清洁工艺的风险和清洁验证的难度。对于单抗制品的清洁方法开发一般需要考虑以下内容：

● 单抗制品生产过程接触工艺设备表面的物质繁多，包括：活性蛋白、培养基、细胞及其代谢产物、工艺添加剂、缓冲液、清洁剂等，清洁程序的设计需考虑上述潜在污染物的去除。如果存在任何与活性蛋白或者其他工艺组分相关的特别毒性物质，则可能需要考虑使用专用的设备。

● 单抗制品清洁工艺的残留限度一般需要考虑活性蛋白残留（或者其他的主要物质成分）、清洁剂残留、微生物负荷、细菌内毒素水平，以及设备目检清洁要求。由于蛋白类产品在清洗过程中可能会发生降解或变性，可能会变成非活性物质，因此采用活性蛋白的基于健康的暴露限（health-based exposure limits，HBEL）计算可能是不合适的，可以参考 ISPE 推荐可比质量（comparable quality，CQ）方法进行残留限度计算［参考 ISPE *Cleaning Validation Lifecycle – Applications, Methods, and Controls*（《清洁验证生命周期 – 应用，方法和控制》）］。如预期原液下游工艺纯化步骤可以去除前端清洁过程中留下的残留物，可以适当放宽前端生产步骤生产清洁后的残留限度标准。

● 应考虑清洁验证中分析方法的适用性，确保能充分检测到相关残留物，需考虑残留目标物在清洗过程中发生的变化，如蛋白的降解。通常单抗制品清洁验证中的分析方法会选择非特异性分析方法，如总有机碳法（TOC）。

● 取样方法的选择取决于设备、待检测残留物的性质、残留物限度以及所需的分析方法。通常包括：直接取样（目检、仪器法）、淋洗取样、擦拭取样。企业应考虑单抗制品生产设备的特点选取适当的取样方法，并进行取样回收率研究 / 评估，确保取样方法的适用性和稳定性。

B. 清洁工艺验证

确定清洁工艺后，应使用真实物料或者经评估的有代表性的模拟物料进行清洁工艺验证，证明设计的清洁程序能够适用于大规模生产后的设备清洁。

执行清洁验证时，通常考虑在最差工艺条件下连续完成三次验证。最差工艺条件可包括最长的生产后保持时间、阶段性生产中最大批量或者最长运行时间、最短的清洗时间、最低的清洗温度和最差的 CIP 模块循环回路等。清洁验证的执行可以基于科学的评估，采用分组法进行，通常包括设备分组和产品分组。

上游使用不锈钢反应系统时，应额外关注公用系统、不锈钢系统的清洁验证。下游纯化阶段的清洁验证应关注非一次性使用耗材的使用连续性、使用周期，以及冲洗液可能带来的影响。

单抗制品清洁验证在上下游不同的关注点和实施要点可以参考本分册生物制品（单抗）部分"4.5 上游清洁验证"和"5.8 下游清洁验证"。

C. 持续的清洁验证状态维护

验证状态的维护应包括清洁工艺和设备，包括对被清洁设备和用于清洁的设备的预防性维护和校准。通常包括：关键参数监控、过程报警、变更控制、周期监控、数据趋势分析和回顾。

在持续的验证状态监控的基础上，企业也可以开展定期的再验证，以证明清洁工艺的稳定性。

2.9 单抗制品生产质量控制要素

对单抗制品从细胞库、细胞培养、纯化及原液制备、制剂生产过程中的物料、工艺、分析方法等控制关注要素进行梳理，具体内容见表2-8单抗制品生产质量整体控制要素表。与无菌产品其他共性的关注要素，可参考本分册无菌制剂部分其他章节相关内容。

表 2-8　单抗制品生产质量整体控制要素

要素＼工序		细胞库	细胞培养	纯化及原液制备	制剂生产
原材料、辅料及耗材控制		• 关注细胞冻存管对低温耐受能力、密闭性、完整性、无菌及无热原性 • 关注耗材相容性风险	• 关注外源因子（如病毒、支原体）引入的风险 • 关注培养基对细胞生长及抗体表达带来的风险，例如，对抗体糖基化的影响 • 关注一次性使用耗材的无菌保证能力	• 关注耗材相容性的风险 • 关注微生物、病毒、细菌内毒素引入的风险	• 关注生产及贮存用耗材的可迁移物促使蛋白聚集或断裂风险
工艺控制	生产	• 关注细胞传代稳定性 • 关注细胞低温贮存中的交叉污染风险 • 关注建库过程无菌保证能力 • 关注细胞库的均一性	• 关注细胞生长代次是否在限传代次内 • 关注工艺条件对细胞生长性能和收获液质量属性的影响，例如，对聚合体的影响 • 关注细胞培养过程中工艺参数的连续监测	• 关注病毒、产品及工艺相关杂质去除能力及验证 • 关注填料膜包寿命和使用 • 关注工艺过程对外源性污染的控制能力 • 关注重复使用的层析介质和膜包的处理及重复使用对产品引入污染的风险	• 关注原液反复冻融导致的产品稳定性风险 • 关注 pH 条件、蛋白浓度、辅料浓度，设备剪切力等因素对蛋白聚合体、微粒等质量属性影响的风险
	清洁	• 关注重复使用容器、器具的清洁和灭菌	• 关注目标蛋白、培养基，细胞及代谢产物等特殊污染物 • 关注因清洁方法及产品特定性质带来的清洁过程中清洁目标物的变化及其对分析方法的影响，例如，采用碱液作为清洁剂导致目标蛋白的降解，分析方法通常采用非特异性的 TOC • 关注重复使用的层析介质和膜包的清洁消毒及清洁后保存方式带来的微生物污染风险	• 关注因清洁方法及产品特定性质带来的清洁过程中清洁目标物的变化及其对分析方法的影响，例如，采用碱液作为清洁剂导致目标蛋白的降解，分析方法通常采用非特异性的 TOC

续表

要素	工序	细胞库	细胞培养	纯化及原液制备	制剂生产
工艺控制	技术转移和可比性	• 关注因细胞库变更，以及由于不同的变更类别带来细胞库检定、传代稳定性、生产工艺可比性研究、质量可比性研究、稳定性可比性研究、非临床/临床桥接（如有）	• 关注技术转移过程工艺变化带来的可比性研究 • 关注分析方法转移过程中因方法变更带来的前后方法的桥接（如有） • 关注缓冲液组分、储存条件、接触材料等条件变化带来的风险		• 关注因生产设备、包装材料、规模等变化带来的可比性研究
分析检验		• 关注细胞库检定	• 关注未处理细胞培养收获液及生产终末期细胞的检测（根据法规对批次的要求执行） • 关注针对同一质量属性需建立多种分析方法进行测试，产品组分复杂，对结果分析难度比小分子产品高，生物学活性、工艺相关杂质如宿主蛋白残留方法试剂盒覆盖率及方法变异性高等风险点 • 关注中间产品、原液及产品的低内毒素回收（low endotoxin recovery，LER）影响 • 关注参比品的制备、标定、表征和稳定性管理		
稳定性研究	贮存、运输、使用	• 关注细胞库低温贮存稳定性及细胞贮存过程中的备份贮存及安全性 • 关注细胞库的遗传稳定性和表达稳定性（如需）	• 关注中间产品储存稳定性（储存条件及时限） • 关注原液贮存、运输、反复冻融稳定性		• 关注产品脱冷链的时限 • 关注产品运输稳定性（温度、振动、光照等影响） • 关注产品使用稳定性如输液时配伍输注稳定性 • 关注产品稳定性下降的累计效应
污染控制	支原体	• 关注细胞本身及使用动物源性材料引入支原体污染的风险	• 关注培养基等引入支原体污染的风险	• 关注人员等引入支原体污染的风险	• 关注人员等引入支原体污染的风险
	微生物/细菌内毒素	• 关注建库过程开放性操作引入污染的风险	• 关注开放性操作引入污染的风险	• 关注环境、公用介质、溶液、耗材等引入风险	• 关注因单抗制品更易促进微生物生长、繁殖带来的无菌控制要求

要素 \ 工序		细胞库	细胞培养	纯化及原液制备	制剂生产
污染控制	微粒	N/A	N/A	• 关注原液分装工序的环境控制	• 关注单抗制品生产中引入外源性微粒的风险 • 关注单抗制品产品产生的内源性微粒对产品质量的影响
	病毒	• 关注细胞本身及使用动物源性材料引入病毒污染的风险	• 关注动物源性材料引入病毒污染的风险	• 关注除病毒后产品再次污染的风险	• 关注厂房设施车间布局设计方面控制污染的能力

3 生产用细胞库的制备、检定和维护

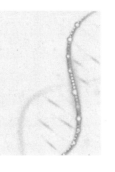

本章主要内容：

☞ 单抗细胞建库的通用流程和考虑要点

☞ 细胞库的检定的要求

☞ 细胞库的管理和维护的注意事项

☞ 细胞库上市后变更的要求

3.1 细胞库管理概述

法规要求 ··

药品生产质量管理规范（2010年修订）生物制品附录

第三十五条 生产和检定用细胞需建立完善的细胞库系统（细胞种子、主细胞库和工作细胞库）。细胞库系统的建立、维护和检定应当符合《中华人民共和国药典》的要求。

第三十七条 应当通过连续批次产品的一致性确认种子批、细胞库的适用性。种子批和细胞库建立、保存和使用的方式，应当能够避免污染或变异的风险。

第三十八条 种子批或细胞库和成品之间的传代数目（倍增次数、传代次数）应当与已批准注册资料中的规定一致，不应随生产规模变化而改变。

第三十九条 应当在适当受控环境下建立种子批和细胞库，以保护种子批、细胞库以及操作人员。在建立种子批和细胞库的过程中，操作人员不得在同一区域同时处理不同活性或具有传染性的物料（如病毒、细胞系或细胞株）。

第四十条 在指定人员的监督下，经批准的人员才能进行种子批和细胞库操作。未经批准不得接触种子批和细胞库。

第四十一条 种子批与细胞库的来源、领用、制备、贮存及其稳定性和复苏、使用情况应当有记录。储藏容器应当在适当温度下保存，并有明确的标签。冷藏库的温度应当有连续记录，液氮贮存条件应当有适当的监测。任何偏离贮存条件的情况及纠正措施都应记录。库存台账应当长期保存。

第四十二条 不同种子批或细胞库的贮存方式应当能够防止差错、混淆或交叉污染。生产用种子批、细胞库应当在规定的贮存条件下在不同地点分别保存，避免丢失。

第四十三条 在贮存期间，主种子批和工作种子批储存条件应当一致；主细胞库和工作细胞库的储存条件应当一致；另有批准或规定的按照批准或规定的条件储存。一旦取出使用，不得再返回库内贮存。

背景介绍

现有单抗制品多通过重组技术由哺乳动物细胞表达生产，每批产品都有一个经检定过的共同起源，即保存的细胞库。细胞库是生产单抗制品的起始原材料，因此直接影响到生物制品的特性、质量和安全性。建立细胞库的目的就是为了保证生产的可持续性和产品质量的稳定。重组单抗制品的生产必须建立在良好的细胞库管理基础上。

细胞库（cell bank）：是指活细胞被定量均一且体积适宜地独立分装后保存于规定条件下的一个细胞的保存库。这个保存库里面的每一个独立包装均可以代表未被分装前的细胞系。

单抗生产用细胞库的管理应符合《中国药典》三部生物制品生产检定用动物细胞基质制备及质量控制、人用重组 DNA 蛋白制品总论和人用重组单克隆抗体制品总论的相关要求。

📋 技术要求

表 3-1 是国际上针对细胞库管理的主要参考文件。

表 3-1 细胞库管理的参考文件

机构或组织	文件名称
ICH	Q5A *Viral Safety Evaluation of Biotechnology Products Derived from Cell Lines of Human or Animal Origin*（《来源于人或动物细胞系生物技术产品的病毒安全性评价》）
	Q5B *Analysis of the Expression Construct in Cells Used for Production of r-DNA Derived Protein Products* （《对用于生产 rDNA 来源蛋白质产品的细胞的表达构建体分析》）
	Q5D *Derivation and Characterisation of Cell Substrates Used for Production of Biotechnological/Biological Products*（《用于生物技术 / 生物制品生产的细胞基质的来源和鉴定》）
	Q7 *Good Manufacturing Practice Guide for Active Pharmaceutical Ingredients* （《原料药的药品生产质量管理规范指南》）
WHO	WHO TRS 957 Annex 2 *WHO Good Manufacturing Practices for Active Pharmaceutical Ingredients* （《附录 2 WHO 活性药物成分生产质量管理规范》）
PIC/S	*Aide Memoire Inspection of Biotechnology Manufactures*（《生物技术制品检查备忘录》）
美国 FDA	21 CFR 610 *General Biological Products Standards-610.18 Cultures.* （《21 CFR 610 一般生物制品标准 –610.18 培养》）
	Points to Consider in the Characterization of Cell Lines Used to Produce Biologicals （《用于生产生物制品的细胞系的特性分析中需要考虑的要点》）
	Points to Consider in the Manufacture and Testing of Monoclonal Antibody Products for Human Use （《人用单克隆抗体产品的生产和检验应考虑的要点》）
	Chemistry, Manufacturing, and Controls Changes to an Approved Application: Certain Biological Products （《已获批生物制品申请的 CMC 变更》）
	CPGM 7356.002M *Surveillance Inspections of Protein Drug Substance Manufacturers* （《CPGM 7356.002M 蛋白原液生产企业监督检查》）
EMA	EU EudraLex V4 Annex 2 *Manufacture of Biological active substances and Medicinal Products for Human Use* （《欧盟 GMP 附录 2 人用生物原料药与药品的生产》）
USP	<1043> *Ancillary Materials for Cell, Gene, and Tissue-Engineered Products*（ <1043> 《细胞、基因和组织工程产品的辅助材料》）
	<1044> *Cryopreservation of Cells* （<1044>《细胞冷冻保存》）
	<1048> *Quality of Biotechnological Products: Analysis of the Expression Construct in Cells Used for Production of r-DNA Derived Protein Products* （<1048>《生物技术产品的质量：分析用于生产 r-DNA 衍生蛋白质产品的细胞中的表达构建体》）
	<1050> *Viral Safety Evaluation of Biotechnology Products Derived from Cell Lines of Human or Animal Origin* （<1050>《源自人类或动物细胞系的生物技术产品的病毒安全性评估》）

细胞库的建立是为了保证重组单抗药物生产的稳定性和批间一致性。单克隆抗体的细胞库系统通常包括细胞种子、主细胞库、工作细胞库。单克隆抗体通常建立主细胞库、工作细胞库的两级生产用细胞库（参照《中国药典》三部人用重组单克隆抗体制品总论）。一般情况下主细胞库来自于细胞种子，工作细胞库来自主细胞库。在某些特殊情况下（如每年生产的产品仅需有限的几支细胞时），仅建有主细胞库而没有工作细胞库的单级细胞库，原则上是可行的，但需要得到国家药品监管部门的批准。

A. 细胞种子

对于单克隆抗体产品，是指经过克隆培养而形成的均一细胞群体，通过检定证明适用于生物制品生产或检定。在特定条件下，将一定数量、成分均一的细胞悬液，定量均匀分装于一定数量的安瓿或适宜的细胞冻存管，于液氮或 –130℃以下冻存，即为细胞种子，供建立主细胞库用。

2010 版《中国药典》三部曾称为原始细胞库（primary cell bank，PCB），在 USP 中称为 research cell bank（RCB）及 premaster research cell bank（pmRCB），通常也称为 Pre-MCB。

B. 主细胞库

取细胞种子通过规定的方式进行传代、增殖后，在特定倍增水平或传代水平同次均匀地混合成一批，定量分装于一定数量的安瓿或适宜的细胞冻存管，保存于液氮或 –130℃以下，经全面检定合格后，即可作为主细胞库，用于工作细胞库的制备。

C. 工作细胞库

工作细胞库的细胞由 MCB 细胞传代扩增制成。由 MCB 的细胞经传代增殖，达到一定代次水平的细胞，合并后制成一批均质细胞悬液，定量分装于一定数量的安瓿或适宜的细胞冻存管中，保存于液氮或 –130℃以下，经全面检定合格后，即为工作细胞库。

单抗生产用细胞株构建主要包括表达宿主细胞选择、表达载体构建、目标基因导入宿主细胞、细胞加压筛选、单克隆细胞株筛选、细胞种子、主细胞库和工作细胞库建立等工艺环节。细胞建库的通用流程和考虑要点见图 3-1。

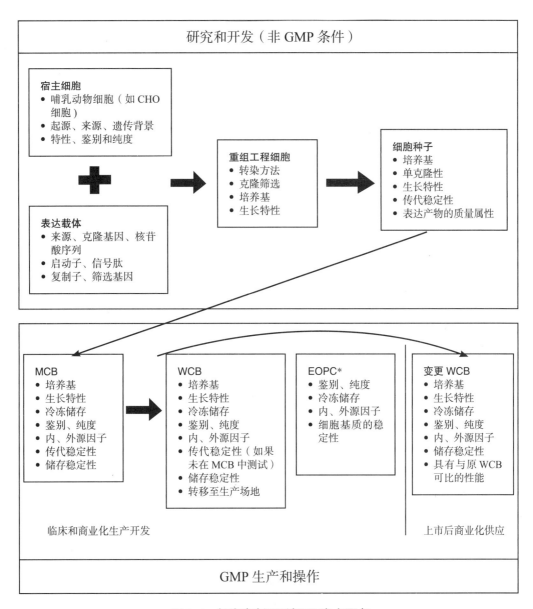

图 3-1　细胞建库通用流程和考虑要点

注：*EOPC：生产终末细胞，在生产条件下或与生产中使用的条件相当的条件下，从 MCB 或 WCB 培养到生产末期或超过生产末期时收获的细胞。

细胞种子通常来源于研究或者开发实验室，往往是在非 GMP 条件下制备。而 MCB 和 WCB 则必须在符合 GMP 条件下生产。细胞种子可用于临床前样品的制备，但临床试验用药品通常需要由 MCB 或者 WCB 制备。MCB 通常被认为是单抗原液 GMP 生产的起始原材料，并作为 WCB 的来源。早期临床研究的单抗原液，可由 MCB 直接生产，也可由 MCB 制备 WCB 后由 WCB 生产。用于后期开发和商业化生产的单抗原液通常由 WCB 生产。细胞库建立后，生产终末细胞（EOPC）至少应进行一次全面的检测，当生产工艺发生改变时，应重新对 EOPC 进行检测。通常为了确保产品的稳定供应，应根据商业化生产需求，前瞻性考虑是否需要从 MCB 建立新的 WCB。

3.2 主细胞库和工作细胞库的制备

实施指导

主细胞库和工作细胞库的制备流程基本一致，均包括细胞复苏、传代、扩增培养、分装、冷冻保存等步骤。应明确各级细胞库的传代方法、制备过程、建库规模和限传代次。细胞库制备流程见图 3-2。

MCB 和 WCB 应在符合我国现行 GMP 的条件下制备。建库及制备全过程应具有可溯源性及操作的一致性，并对各个环节的风险进行充分的评估。应充分考虑建库特定的工艺流程，并最大限度地避免污染和交叉污染。没有哪一种细胞库检测方案能检测出所有可能潜在的污染，因此，只有在细胞建库期间采取有效的污染控制措施，才能确保细胞不被污染，为生产提供可靠的细胞基质。以下列出MCB 和 WCB 制备工作需要考虑的关键要素。

A. 人员

• 应尽量避免人员带来的污染和交叉污染。细胞建库工作涉及活细胞的操作，应在质量风险管理的基础上，对建库工作人员的行为进行限制，或者采取污染控制措施，并对工作人员进出控制区域进行记录，以尽量减少污染和交叉污染的机会，并进行追溯。如制定程序避免同一工作人员处理其他活细胞或活的微生物后进行建库的操作。

• 经批准的人员才能进行建库操作，必要时可指定人员进行监督。未经批准的人员不得接触细胞库。细胞建库应设立专职工作人员。人员应有微生

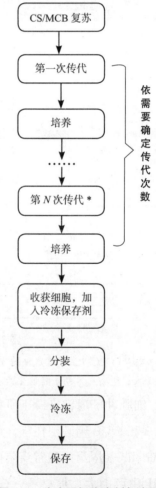

图 3-2　生产用细胞库制备流程图

注：*传代次数应有传代稳定性数据支持。

物学、生物学等相关的背景和知识，应经过专业知识和无菌操作的培训，并考核合格后批准上岗，并应进行定期的再培训和考核。

●工作人员应定期进行健康检查。患有传染病、皮肤病以及皮肤有伤口者、对产品质量和安全性有潜在不利影响的人员，均不得进入生产区进行建库的操作。

●建库工作人员应有良好的卫生和健康习惯。建库通常在 B 或 C 级背景的生物安全柜进行无菌操作，为了降低污染和交叉污染的风险，工作人员应穿着灭菌的连体洁净服，可加戴无菌的长手套。

B. 厂房和设备

●细胞建库一般应设立专用的生产操作车间/区域，或者与单抗上游生产细胞复苏和摇瓶培养工序共用生产操作车间/区域，应充分评估该区域的共线风险，并采取相应措施。该区域应为受控区域，只有经过授权的人员才能进入。企业应对细胞库建库设立相对固定的场所和区域，如有变化，应根据相关法规，按照风险评估原则分类进行变更管理。

●操作环境的级别应当与建库的操作要求相适应。如采用生物安全柜，背景环境的级别一般为 B 级或 C 级；如采用隔离器，则背景环境级别不低于 D 级。

●建库主操作间布局须合理，仅放置建库必须的设备，以便于操作，并最大限度地避免污染和交叉污染。

●考虑建库操作的特殊性，建库车间/区域宜采用独立的人流通道，必要时，可将进入和退出该洁净区的更衣间分开设置。清洗后的工作服应灭菌后再供建库使用，使用后的洁净服应考虑采取消毒或灭菌的方式灭活后再进行清洗。

●建库操作使用的物料、耗材体积较小，一般可使用传递窗作为物流通道。建库通常在 B 级或 C 级背景下的生物安全柜中进行无菌操作，建库主操作间面积较小，传递窗应避免直接连通 C 级和 CNC 区域。

●建库车间/区域应设置独立的空调系统，如与其他区域共用空调系统，可考虑将该车间/区域的排风设置为全排。

C. 生产方式

细胞建库一般采用阶段性生产的方式，不得在同一时间内在同一区域处理不同的细胞系或细胞株。

应建立建库车间/区域清洁和清场的标准操作程序。清洁和消毒的程序应经过验证，并在日常生产中进行监测。

D. 容器和用具

细胞建库常用容器和器具包括细胞冻存管、摇瓶、枪头、移液管和离心管等，为了避免污染和交叉污染，建议尽量使用无菌无热原的一次性耗材。

如果容器和器具需重复使用，应建立清洁、灭菌及去除热原（内毒素）的程序，并进行验证或确认。

使用无菌无热原的一次性耗材时，应建立相应的验收程序。

通常选择无菌无热原的一次性聚丙烯螺旋盖细胞冻存管用于细胞库的冷冻保存。应仔细审查相应耗材的规格，确保选择的材料能承受极端的液氮温度，与内容物在化学上相容，并确保容器的密闭性和完整性。通常不会对冻存管进行额外的完整性测试，但应在使用前检查容器的外观是否破损、垫圈是否密封，并在使用时仔细确认冻存管是否已被拧紧，以确保容器的密闭性、完整性满足要求。

E. 物料要求

细胞库制备使用的原材料应按照要求从质量部门批准的合格供应商处购买，且应符合批准的质量标准。应尽可能避免使用人和动物来源的物料（例如，人血清、牛血清、猪胰蛋白酶）。

培养基是细胞建库的主要原材料，对细胞的质量有直接的影响，也是细胞污染的可能来源之一。应明确培养基的组成和来源，并建立培养基配制、灭菌、取样和检测的标准程序。

应尽量使用化学成分确定的非动物源性培养基，对于动物源性添加成分，应尽可能控制并减少其使用。如果无法避免使用，应有与使用风险相称的相关文件或者确认材料的支持。应提供诸如原产国、原产组织、物料生产过程中应用的病毒灭活或者去除步骤，以及对物料进行的病毒检测类型等信息。所有动物源性材料均应无细菌、真菌、分枝杆菌、支原体及病毒等外源因子污染。应尽量采用无血清培养基，并尽可能减少用于处理细胞的动物来源的蛋白酶。细胞培养过程中所用的牛血清及蛋白酶应符合《中国药典》的相关要求。培养基中不得含有人血清，如果使用人血白蛋白，应使用获得国家药品监督管理部门批准的人用药品。

在可能的情况下，可以对培养基进行补充处理，例如，伽马射线照射、除病毒过滤、高温短时处理或者紫外线 C 照射，作为额外的病毒风险缓解措施。

细胞库建库制备过程不得使用青霉素或者 β– 内酰胺类抗生素。

F. 建库细胞种子

通常细胞种子是在非 GMP 条件下制备，因此在引入 GMP 设施之前应对该细胞系进行评估。评估可以参照《中国药典》三部、CDE《重组制品生产用哺乳动物细胞质量控制技术评价一般原则》、ICH Q5A《来源于人或动物细胞系生物技术产品的病毒安全性评价》、ICH Q5D《用于生物技术／生物制品生产的细胞基质的来源和鉴定》等要求，需考虑以下方面。

● 细胞系的来源清晰。应具有宿主细胞和表达载体的起源、来源、遗传背景，包括克隆基因的来源和特性、构建和鉴别情况，以及表达载体遗传特性和结构等详细资料。这些资料最好从细胞来源实验室或机构获得，也可引用正式发表的文献。

● 应具有细胞来源的证明资料。应从能够提供初始细胞历史及其溯源性书面证明材料的机构获得，且应提供该细胞在该机构的详细传代记录，包括培养过程中所使用的所有原材料的详细信息，如种类、来源、批号、生产日期及有效期、制备或使用方法、质量标准及检测结果等。

● 细胞系质量评估：生产、代谢、表达量、产品质量等特性，是否有初步传代稳定性研究数据，是否有单克隆证明性数据。

● 已经完成必要的分析和检验。在进入 GMP 生产设施之前，细胞系至少已完成并通过无细菌、真菌、支原体和外源性病毒检测，并确认细胞基质没有被污染。必要时，质量保证部门应对检测机构进行评估和认可。

G. 监测

● 应对建库车间／区域的温度、湿度、压差等进行监测。

● 企业应根据实际情况，进行风险评估，建立完整的建库车间／区域环境监测策略，一般应包括：静态环境的确认；在进行接种等关键操作时，生物安全柜的气流模型确认；每次进行建库操作时，主要功能间和生物安全柜的动态微生物的监测等。对于建库环境的监测，应进行风险评估，并将此作为 CCS 的一部分。

● 建库使用的主要设备，例如，CO_2 恒温震荡培养箱，应经过确认，主要培养参数如 CO_2 浓度、温度、转速等在细胞培养过程中应进行连续监测。

H. 中间过程控制

应建立 MCB 和 WCB 制备的工艺文件，按照工艺文件进行细胞传代扩增，并记录在批记录中。

细胞种子通常冻存在液氮罐中。将细胞冻存管从液氮罐中取出后应迅速解冻，缓慢的升温速率会导致重结晶损伤或细胞暴露于高浓度的细胞冻存液中，这两种情况都可能导致细胞死亡。对于每种细胞系都要制定最合适的解冻程序（温度、速度和时间），哺乳动物细胞通常的解冻温度一般约为37℃，解冻速度应尽可能快（大多数哺乳动物细胞应＞1℃/s）。通常细胞会在温水浴或自动细胞解冻仪中进行解冻。如采用水浴，应使用灭菌水或注射用水，每次使用后应将水排空，避免微生物的滋生，以降低产品污染的风险。

细胞冻存液通常是高渗的，因此解冻后需立即进行处理，洗涤或者稀释细胞是常用的方法。量化细胞解冻后的活力很重要，通常进行细胞计数并检测细胞的活力。按照《中国药典》要求，如果解冻后细胞活力低于80%，该细胞种子应废弃。

根据细胞计数的结果，计算扩增的体积和所需的摇瓶数量，并进行传代操作，将摇瓶放入 CO_2 恒温震荡培养箱中扩增培养。细胞扩增培养的关键中控参数包括以下四点。

● 活细胞密度，细胞的最佳密度取决于细胞类型、目的和最佳回收率，通常介于 10^6~10^7 个细胞/ml。

● 细胞活率，一般＞90%。

● 微生物控制，应无微生物污染。

● 收获细胞的标准，应在大多数细胞处于指数生长期时收获细胞。在此阶段收获细胞，可以确保细胞最有活力。

I. 分装

一般应在种子库建立之前完成单克隆筛选，以确保细胞种子库及后续主细胞库和工作细胞库的均一性。为了保证细胞库中每个容器中的内容物完全一致，如培养细胞采用多个器皿的，应将所有培养皿中的细胞混合均一后再分装。

细胞库的分装体积应结合其用途进行设计，既确保工艺使用的需求和便利，又避免浪费。

MCB 应尽量在产品的生命周期中保持不变。除非是某些特殊情况下（如每年生产的产品仅需有限的几支细胞时）。应尽早制备 WCB，尽量避免直接用 MCB 进行生产，消耗过多的 MCB。MCB 的分装数量应考虑放行检验、稳定性检验、产品生命周期中的使用量，并基于贮存安全及备份需求，进行制备。

WCB 相较于 MCB，使用频繁，需求量相对更大，其分装数量建议根据其放行检验、稳定性考察、日常生产的使用量，结合细胞库的制备和检验放行周期，以及细胞库制备的产能（传代代次和规模）等综合考虑。

为了在后续的冷冻保存中保持细胞的稳定性，在分装前需要加入冷冻保存剂，通常是细胞培养级的二甲基亚砜（DMSO），溶液的混合过程产生热量会导致培养基升温，因此通常应在混合前预冷培养基。混合过程中局部冷冻保存剂浓度会较高，应关注分装过程所使用容器与冷冻保存剂的化学相容性。

在分装前，应确认每个细胞冻存管外观是否有破损，垫圈（如有）是否完整，并在每个冻存管上进行标识。应确认标识的方式能够耐受极端的液氮温度。标签上的标记应清晰易读，如有可能可以带有条形码。标识的信息应包括细胞库的名称、批号、代次、冻存日期以及细胞冻存管的序列号。大多数的冷冻标签都非常小，所以附加的信息可以保存在相关的文档中（如果使用条形码）。

可以使用手持式移液装置或小型自动灌装装置来分装细胞悬液，分装后应仔细拧紧冻存管，以确保容器的密闭性。分装过程中应严格控制分装时限，分装时间应尽量短并可控，以尽量减少 DMSO 在较高温度下潜在的细胞毒性影响，确保细胞活力。在建库的工艺文件中应规定分装的时限，并将时限记录在批记录中。一种良好的实践方法是：建库的细胞量较大时，将所有培养器皿中的细胞收集于同一容器，调整至合适的细胞浓度并混合均匀，将细胞悬液（不含 DMSO）分装至几份，每份细胞在分装前加入冷冻保存剂（含 DMSO），混合均匀后开始分装。已经分装的细胞冻存管可以先放在 2~8℃冰箱冷藏。尽量快速操作，控制分装时限，待全部分装完成后，所有的细胞冻存管一起降温冷冻。

J. 冷冻和贮存

冷冻保存是在极低的温度下冷却和贮存细胞以保持其活力的过程。应采用适合细胞培养物的最佳冻存方法，同种细胞库每次冻存的降温过程应相同。冻存过程需在确定并可控的条件下进行，以确保细胞库的质量稳定。

通常用于哺乳动物细胞的冷冻方式有两种：

● 控制速率的可编程程序降温仪。程序降温仪连接到液氮，根据编程的步骤，通过增加或减少进入腔室的冷氮气流量来控制腔室的温度。受控速率冷冻方案通常涉及几个步骤，每个步骤都应针对特定的细胞类型进行评估和鉴定。对于同一种细胞库可以设定固定的编程程序。

● 被动冷冻。是将细胞库冻存管放入冻存盒，经过预冷后，再放入超低温冰箱（约 −80℃或 −150℃）的方式进行冷却。这种方式应评估大部分过程所达到的平均冷却速度和冷冻曲线的一致性，并对此进行确认。

应限制细胞在冷冻前暴露于冷冻保护剂的时间，在建库的工艺文件中应规定允许的最长时间并在建库批记录中记录。

冷冻过程完成后，将细胞库转移至液氮罐中贮存，细胞库转移的过程中，应尽量减少样品升温，如使用移动的小型液氮罐。

K. 冷冻前后的确认

为保证细胞冻存后仍具有良好的活力，冻存前的细胞活力应不低于90%，冻存后应取一定量的可代表冻存全过程的冻存管复苏细胞，复苏后细胞的活力应不低于80%（细胞库复苏后的活力可以直接采用生产批次的数据，无需额外的试验）。细胞冻存后，应至少做一次复苏培养并连续传代至衰老期，检查不同传代水平的细胞生长情况。细胞冻存后，可通过定期复苏细胞及复苏后细胞的活力数据验证细胞在冻存及贮存条件下的稳定性。

L. 隔离和放行

细胞完成建库后，应转入待验液氮罐储存。待验细胞库与放行细胞库应严格区分，以避免污染和交叉污染。

应建立生产用细胞库的放行程序。生产用细胞库只有放行后才可用于临床或者商业批次的生产。生产用细胞库按照质量标准完成检验［见本分册生物制品（单抗）部分"3.3 检定"］，完成生产和检验记录审核，并符合相关规定后，由质量部门放行。放行后的生产用细胞库由待验液氮罐转入放行液氮罐中贮存。

由于细胞库完成全项检验的时间较长，可以基于风险评估，建立条件放行的程序。通常在早期临床阶段，刚刚完成细胞库建库，尚来不及完成全项检验就要启动临床批次的生产。基于早期临床一般生产规模较小，使用一次性的系统等考虑，可以进行风险评估，在部分项目未完成检验的情况下，先条件放行细胞库用于临床试验用药品的生产。细胞库条件放行之前必须完成的检测通常至少需要包括：活细胞密度、细胞活率、无菌（细菌、真菌检查）、支原体检测。条件放行的细胞库在生产的产品放行之前必须完成细胞库的完全放行。

在商业化生产阶段，尤其是采用不锈钢系统进行生产的单抗，应优先考虑进行前瞻性规划，在细胞库完全放行后再进行后续生产，以控制污染的风险，确保业务的可持续性。

3.3 检定

背景介绍

对建库细胞基质的鉴定和检测是生物技术产品及生物制品质量控制的重要组成部分。通过对生产用细胞库的检定，可评估是否存在来自其他细胞系的细胞、外源和内源病毒因子以及其他污染物（如来自于宿主的毒素或抗生素）。检测的目的是为了证实用于生产的细胞基质的特性、纯度和适用性。

📋 技术要求

《中国药典》2020 年版 三部 生物制品通则

生物制品生产检定用动物细胞基质制备及质量控制

一、对生产用细胞基质总的要求

（四）细胞检定

细胞检定主要包括以下几个方面：细胞鉴别、外源因子和内源因子的检查、成瘤性／致瘤性检查等。必要时还须进行细胞生长特性、细胞染色体检查，细胞均一性及稳定性检查。这些检测内容对于 MCB 细胞和 WCB 细胞及生产限定代次细胞均适用。

细胞检定项目的基本要求见表 1。细胞库建立后应至少对 MCB 细胞及生产终末细胞（EOPC）进行一次全面检定。当生产工艺发生改变时，应重新对 EOPC 进行检测。每次从 MCB 建立一个新的 WCB，均应按规定项目进行检定。

表 1　细胞检定项目的基本要求

检测项目	MCB	WCB	生产终末细胞（EOPC）[①]
细胞鉴别	+	+	（+）
细菌、真菌检查	+	+	+
分枝杆菌检查	（+）	（+）	（+）
支原体检查	+	+	+

续表

检测项目		MCB	WCB	生产终末细胞（EOPC）[①]
细胞内、外源病毒因子检查	细胞形态观察及血吸附试验	+	+	+
	体外不同细胞接种培养法	+	+	+
	动物和鸡胚体内接种法	+	–	+
	逆转录病毒检查	+	–	+
	种属特异性病毒检查	（+）	–	
	牛源性病毒检查	（+）	（+）	（+）
	猪源性病毒检查	（+）	（+）	（+）
	其他特定病毒检查	（+）	（+）	（+）
染色体检查		（+）	（+）	（+）
成瘤性检查 *		（+）	（+）	–
致瘤性检查 *		（+）	（+）	–

注：①表示生产终末细胞，是指在或超过生产末期时收获的细胞，尽可能取按生产规模制备的生产末期细胞。

"+"为必检项目，"–"为非强制检定项目。

（+）表示需要根据细胞特性、传代历史、培养过程等情况要求的检定项目。

* 表示 MCB 或 WCB。

四、重组细胞的特殊要求

重组细胞系通过 DNA 重组技术获得的含有特定基因序列的细胞系，因此重组细胞系的建立应具有细胞基质构建方法的相关资料，如细胞融合、转染、筛选、集落分离、克隆、基因扩增及培养条件或培养液的适应性等方面的资料。细胞库细胞的检查除应按本通则"一、（四）细胞检定"的规定进行，还应进行下述检查。

1. 细胞基质的稳定性

生产者须具有该细胞用于生产的目的基因的稳定性资料，稳定性检测的项目及方法依据产品的特性确定，对于细胞基质来说，稳定性的分析是保证 MCB/WCB 与 EOPC 之间的一致性，包括重组细胞的遗传稳定性（如插入基因拷贝数、插入染色体的位点、插入基因的序列等）、目的基因表达稳定性、目的产品持续生产的稳定性，以及一定条件下保存时细胞生产目的产品能力的稳定性等资料。

2.细胞鉴别试验

除按本通则"一、（四）1.细胞鉴别试验"进行外，还应通过检测目的蛋白基因或目的蛋白进行鉴别试验。

实施指导

单克隆抗体的生产用细胞库一般来源于哺乳动物细胞系，应根据宿主细胞的来源、种属特性、重组细胞系的构建、传代历史、培养方法和使用的原材料等制定每个细胞库的质量标准。细胞库的质量标准应由国家药品监管部门批准。

单克隆抗体的生产用细胞库检定，会涉及内、外源病毒因子等特定项目的检测，有效的病毒测试方法是确定细胞库是否适用于单抗制品生产的重要部分。许多的分析方法可以检测内、外源病毒因子，适用的方法会随科学的发展而变化，如果有充分的资料支持，可以和监管部门讨论替代性的方法。

2022 年 9 月发布的 ICH Q5A（R2）《来源于人或动物细胞系生物技术产品的病毒安全性评价》（征求意见稿）推荐在适用的情况下，采用分子病毒检测方法补充或者替代体内动物试验和体外细胞培养法。分子病毒检测方法包括核酸扩增技术（nucleic acid amplification techniques，NATs）和下一代测序（next generation sequencing，NGS），分别适用于特异性病毒检测和广泛的病毒检测。

细胞库的检验项目通常会委托第三方实验室进行。应建立委托检验管理的程序，质量管理部门应按照委托检验的管理程序对第三方实验室进行质量审计，审计结果符合要求，方能批准第三方实验室为合格的服务供应商。应和第三方实验室签订质量协议，在质量协议中应约定双方在取样、检验及检验报告的审核和签批等方面的职责，并规定出现实验室异常或偏差后的调查和处理流程。

实例分析

实例 1：某单克隆抗体生产用细胞库质量标准制定的考虑要点

表 3-2 是某单克隆抗体的生产用细胞库质量标准。现以该单克隆抗体生产用细胞库质量标准为例，举例说明单克隆抗体生产用细胞库质量标准制定的考虑要点。

表 3-2 某单克隆抗体生产用细胞库质量标准

检测项目			检测依据	质量标准	MCB	WCB	EOPC
细胞鉴别			《中国药典》三部生物制品生产检定用动物细胞基质制备及质量控制	我国仓鼠细胞来源，且无其他细胞交叉污染	+	+	+
细菌、真菌检查			《中国药典》通则 1101 无菌检查法	应无菌生长	+	+	+
分枝杆菌检查				应无分枝杆菌生长	+	+	+
支原体检查			《中国药典》通则 3301 支原体检查法	应为阴性	+	+	+
细胞内、外源病毒因子检查	细胞形态观察		《中国药典》三部生物制品生产检定用动物细胞基质制备及质量控制	细胞形态正常	+	+	+
	体外不同细胞接种培养法			无细胞病变，血吸附试验及红细胞凝集试验为阴性	+	+	+
	动物和鸡胚体内接种法			至少接种乳鼠、成年小鼠、鸡胚（两组不同日龄）和豚鼠后 24 小时内动物死亡率 < 20%；观察期末动物存活率 ≥ 80%	+	−	+
	逆转录病毒检查	逆转录酶活性测定		报告结果	+	−	+
		透射电镜检测		报告结果	+	+	+
		感染性试验		应为阴性	+	−	+
	种属特异性病毒检查（HAP、MAP）			应为阴性	+	−	−
	牛源性病毒检查			应为阴性	+	−	−
	猪源性病毒检查			应为阴性	+	−	−
	鼠细小病毒污染检查			应为阴性	+	−	+

检测项目		检测依据	质量标准	MCB	WCB	EOPC
细胞活力	细胞活率	自建方法	应不低于80%	+	+	−
	活细胞密度		应符合批准要求	+	+	−
目的蛋白表达量 *			应符合批准要求	+	+	−

注："+"表示需要检定项目，"−"表示无需检定项目，"*"表示该项目无需在放行时完成检定。

该单克隆抗体的工程细胞是由编码某单克隆抗体基因的质粒构成的表达载体转染我国仓鼠卵巢细胞（CHO）构建。

细胞系的来源清晰，宿主细胞和表达载体的起源、来源、遗传背景，包括克隆基因的来源和特性、构建和鉴别情况，以及表达载体遗传特性和结构等详细资料齐全。

工程细胞构建过程、细胞种子、主细胞库和工作细胞库的制备过程均有详细可溯源的记录，制备过程所用培养基、冻存液不含任何动物来源成分和抗生素。

细胞种子在转入 GMP 生产车间以前已经完成并通过无细菌、真菌、支原体和外源性病毒检测，并确认细胞基质没有被污染。

根据《中国药典》三部生物制品生产检定用动物细胞基质制备及质量控制的规定，结合 ICH Q5A《来源于人或动物细胞系生物技术产品的病毒安全性评价》、ICH Q5B《对用于生产 rDNA 来源蛋白质产品的细胞的表达构建体分析》、ICH Q5D《用于生物技术 / 生物制品生产的细胞基质的来源和鉴定》等要求，制定该单克隆抗体的细胞库质量标准。生产用细胞库的质量标准应经国家药品监管部门的批准。

此质量标准主要适用于某单克隆抗体在中国的申报，如果考虑在其他法规市场提交上市申请，则需结合相应法规市场的具体要求进行调整。例如，申报美国需要参考美国 FDA 的相关指南，并按照现行版 USP 相关章节进行检验。

细胞库建立后应至少对 MCB 细胞及生产终末细胞（EOPC）进行一次全面检定。当生产工艺发生改变时，应考虑重新对 EOPC 进行检测。每次从 MCB 建立一个新的 WCB，均应按规定项目进行检定。

（1）细胞鉴别试验　生产用细胞库（MCB 和 WCB）和生产终末细胞（EOPC）应进行鉴别试验，以确认为本细胞，且无其他细胞的交叉污染。细胞鉴别试验方法有多种，包括细胞形态、生物化学法、免疫学检测、细胞遗传学检测、遗传标志检测以及其他方法（如杂交法、PCR 法、报告基因法等）。

对于该单克隆抗体的 MCB，同工酶分析和染色体核型分析已足以鉴别至中国仓鼠卵巢细胞的种属来源，也可采用其他替代的方法。对于 WCB 和 EOPC 采用一种鉴别试验即可。

（2）细菌、真菌　至少取细胞库冻存细胞总支数的 1% 或至少 2 支冻存细胞管（取量大者），依法检查（《中国药典》通则 1101 无菌检查法），应符合规定。可采用直接接种法检测。

（3）分枝杆菌检查　将细胞库解冻后，取至少 1×10^7 个活细胞用培养上清液制备细胞裂解物，按照无菌检查法（《中国药典》通则 1101 无菌检查法）进行分枝杆菌检查，也可采用经过验证的分枝杆菌核酸检测法替代培养法。

（4）支原体检查　取细胞培养上清液样品，依法检查（《中国药典》通则 3301 支原体检查法），应符合规定。细胞库的检定应同时进行培养法和指示细胞培养法（DNA 染色法），也可以采用经国家药品检定机构认可的其他方法。

（5）细胞外源病毒因子检查　应注意检查细胞系 / 株中是否有来源物种中潜在的可传染的病毒，以及由于使用的原材料或操作带入的外源性病毒。细胞进行病毒检查的种类及方法，须根据细胞的种属来源、组织来源、细胞特性、传代历史、培养方法及过程等确定。如 MCB 进行了全面检定，WCB 需检测的外源病毒种类可主要考虑从 MCB 到 WCB 传代过程中可能引入的病毒，对于仅存在于 MCB 建库前的病毒可不再重复检测。根据该细胞系的特性，制定外源病毒因子检查项目如下。

● 细胞形态和体外培养法在 MCB、WCB 及 EOPC 中均进行了检测。

● 该细胞系建库过程采用未使用任何动物来源的组分，动物体内接种法检测外源病毒仅需对 MCB、EOPC 进行检测，WCB 无需检测。

● 该细胞系来源于我国仓鼠，采用小鼠和仓鼠抗体产生试验（MAP 和 HAP）检测其种属特异性病毒，此项病毒不可能从传代过程中引入，仅在 MCB 中检测即可。

● 该宿主细胞传代历史中使用了牛血清，但在后续生产和建库过程中不再使用牛血清，按要求所建立的 MCB 或 WCB 和（或）EOPC 至少应检测一次牛源性病毒，经过评估，仅在 MCB 中进行检测。

● 该细胞系在初始的建立过程中使用了来源于猪的胰酶，但在后续生产和建库过程中不再使用胰酶，按要求所建立的 MCB 或 WCB 和（或）EOPC 至少应检测一次猪源性病毒，经过评估，仅在 MCB 中进行检测。

● 鼠细小病毒作为种属特异性病毒，按照《中国药典》要求，在 MCB 中应进行检测。考虑到 CHO 细胞对于鼠细小病毒易感，在 EOPC 中也进行了鼠细小病毒的检测。

（6）逆转录病毒检查　应采用多种方法进行逆转录病毒的检测。不同的方法具有不同的检测特性，逆转录酶活性提示可能有逆转录病毒存在，透射电镜检查可证明是否有病毒性颗粒存在并进行定量，感染性试验可证明是否有感染性的逆转录病毒颗粒存在，应采用不同的方法联合检测。

- 逆转录酶活性测定：采用敏感的方法，如产物增强的逆转录酶活性测定法（PERT 或 PBRT 法）进行检测，但由于细胞中某些成分也具有逆转录酶活性，因此，逆转录酶阳性的细胞应进一步确认是否存在感染性逆转录病毒。

- 透射电镜检查法：取至少 1×10^7 个活细胞采用超薄切片法进行透射电镜观察。

- 感染性试验：将待检细胞感染逆转录病毒敏感细胞，培养后检测。

CHO 细胞含有逆转录病毒基因序列，可能会表达内源性逆转录病毒颗粒，若细胞逆转录酶活性检测为阳性，则需进行透射电镜检查，以确证是否存在逆转录病毒颗粒。应进行感染性试验，以确定所表达的逆转录病毒是否具有感染性。MCB 和 EOPC 均应进行逆转录病毒的检测。

（7）成瘤性检查　成瘤性（tumorigenicity）：是指细胞接种动物后在注射部分和（或）转移部位由接种细胞本身形成肿瘤的能力，即接种的细胞自身形成肿瘤的能力。

CHO 细胞是已证明具有成瘤性的传代细胞，按《中国药典》规定用于生产治疗性生物制品时可不再做成瘤性检查。本生产用细胞库无需进行成瘤性检查。

（8）致瘤性检查　致瘤性（oncogenicity）系指细胞裂解物中的化学物质、病毒、病毒核酸或基因以及细胞成分接种动物后，导致被接种动物的正常细胞形成肿瘤的能力，即接种物［细胞和（或）裂解物］促使正常细胞转变为肿瘤细胞的能力。

细胞基质致瘤性可能与细胞 DNA（或其他细胞成分）或细胞基质中含有致瘤性因子相关。来源于肿瘤的细胞或因未知机制形成肿瘤表型的细胞，含有致瘤性物质的理论风险性相对较高。

单抗制品是高度纯化和不含细胞的生物制品，只要通过生产工艺验证或通过每批产品的放行检验，表明残留的宿主细胞 DNA 符合限度要求，通常不必进行致瘤性试验。本单抗制品在每批次原液的放行时进行残留宿主细胞 DNA 检验，生产用细胞库无需进行致瘤性检查。

（9）细胞活力　生产用细胞库长期在 < -130℃ 的条件下保存，冷冻保存细胞复苏后的高水平活力对于高效可靠的生产非常重要。活细胞密度和细胞活率可以直接采用 WCB 建库数据或者生产批次的数据。

（10）目的蛋白表达量检测　该项指标可不作为细胞库放行的指标，直接收集该 MCB/WCB 生产批次的数据，无需进行额外检测。

3.4 管理和维护

应制定生产用细胞库接收、贮存、维护和管理的规程，以避免污染、交叉污染、混淆和差错，确保细胞库的质量符合预定的用途和要求。

实施指导

A. 细胞库受控管理

仅有经过授权的人员才能进入细胞库。细胞库一般需进行双人双锁管理，未经授权的人员不得接触细胞库。

B. 贮存和贮存条件

细胞库在 –130℃以下的条件可以长期贮存。一般可贮存在液氮罐中，生产用细胞库应尽量贮存在液氮罐的气相中。

同一细胞系的不同细胞库应当在相同的温度下贮存。

细胞库的贮存条件应进行 24 小时连续温度监控和记录，并制定警戒限度和纠偏限度，由报警系统在超出设定条件时及时通知，以采取措施，保证细胞库贮存环境的稳定性。

C. 防止混淆和污染的措施

细胞库管理应制定防止混淆和污染的控制措施，例如：

- 非生产用细胞应与生产用细胞库严格分开贮存。
- 主细胞库和工作细胞库应分别贮存。
- 已放行的细胞库和未放行的细胞库应分别贮存。
- 商业化产品和非商业化阶段产品的细胞库风险点不同，建议分开贮存（非商业化阶段产品通常会由于项目推进进度，细胞库未完成全项检测，尤其是内外源病毒的检测，进行条件放行，因此有潜在交叉污染风险）。
- 商业化产品建议每个品种使用单独的液氮罐贮存细胞库，以避免混淆和差错；

非商业化产品可考虑不同的细胞库贮存在同一个液氮罐中，但每个专用容器（如冻存盒）只能存放同种细胞库，并有明显的标识区分。

- 细胞库冻存盒应放在液氮罐中的气相层（如细胞库存放在细胞库的液相中，需有额外的交叉污染控制措施，例如，只存放一种细胞、检查冻存管的密闭性）。
- 每个液氮罐均应考虑记录细胞冻存位置图，并根据入库和出库情况及时更新。

D. 灾难性事件的预防

细胞库管理应制定灾难性事件的预防措施，例如：

- 每一个生产用细胞库应在生产设施内至少两个不同的地点或区域存放。如果具备条件，生产用细胞库应建立异地存放的备用库。
- 贮存生产用细胞库的系统应配备备用电源，如双回路供电、UPS 等，以控制停电风险。
- 贮存生产用细胞库的液氮罐建议配备自动液氮补加系统，并连接报警系统。
- 应有应对突发断电或设备故障等突发情况的应急措施，如液氮的手动补充、备用的液氮罐等。

E. 细胞使用记录

每种细胞库均应分别建立台账，详细记录放置位置、容器编号、分装及冻存数量、取用情况等。细胞库中的每支细胞均应具有细胞系/株名、代次、批号、编号、冻存日期、贮存容器的编号等信息。

贮存期间，主细胞库和工作细胞库中的细胞一旦取出，不得再返回库内贮存。

F. 定期监测

生产用细胞库在贮存期间应定期进行贮存稳定性监测，以确保能够满足预定的用途。

细胞库的稳定性研究包括传代稳定性研究［详见本分册生物制品（单抗）部分"4.2 细胞基质稳定性研究"］和贮存稳定性研究。

应制定贮存条件下稳定性监测的方案，对每个细胞库（包括 MCB 和 WCB）进行贮存稳定性研究，以证实复苏细胞表达能力的稳定性。贮存条件下细胞库的稳定性监测内容包含解冻后细胞活率、细胞生长密度和（或）收获液蛋白产量等。贮存条件下的稳定性研究一般在生产过程中定期进行监测，细胞库的稳定性监测应在一支或多支冷冻保藏的 WCB 复苏后制备生产用细胞时进行，或当一支或多支冷冻保藏的 MCB 复苏并用于制备新 WCB 时进行。可根据生产数据，回顾稳定性考察内容，确认细胞库的稳定状态。如果长时间未进行生产，应按上市申请时所述的间隔时间对生产用细胞库进行活力测试，考察其在贮存条件下的稳定性状态。如果细胞的活力没有明显的减退，一般不需要对 MCB 和 WCB 做进一步的测试。

G. 细胞库的转移

冷冻保存的细胞库通常会在制备、贮存和使用地点之间运输。大多数用于单克隆抗体生产的细胞库通常在带有持续温度监测系统的液氮气相（杜瓦罐）中运输，以确保在运输过程中，细胞库的温度低于 –130℃。运输容器在运输过程中会受到明显的振动和机械应力，因此应定期评估其功能是否正常。需要对运输方法进行风险评估，必要时进行确认，以确定最佳选择，运输确认研究应涵盖最坏的情况或最差条件，确认的范围应包括温度监控设备。

冷冻保存的细胞，无论是国内还是国际，都应按照当地邮政和国际航空运输协会的指导方针进行运输。包裹还应满足检验检疫和生物安全的监管要求。应以不影响细胞完整性的方式包装和运输冷冻保存的细胞。发货时，托运人应附上在收到细胞库时正确存放的说明。

接收方应建立细胞库的验收程序，按照程序对转移的细胞进行验收。接收方应在接收时核对运输过程的温度是否符合要求、细胞库的包装是否完整无破损，核对细胞库数量和信息（名称 / 编号 / 批号 / 代次等）是否和转移单据一致。确认无误后，转移到指定的液氮罐或液氮箱中。

H. 细胞库的销毁

细胞库是生产单克隆抗体药物的起始原材料，一般会长期保存。无保存价值（如产品退市）、污染或检验不合格的细胞库需要销毁。应建立细胞库销毁的管理程序。

细胞库销毁应按照《中华人民共和国生物安全法》及当地卫生健康主管部门的要求，经细胞库管理部门、质量管理部门及环境健康安全部门批准，按照批准的处理方式进行销毁，销毁的过程应由质量管理部门监督。销毁后应在台账上注销，记录销毁原因、方式和日期等。

3.5 上市后变更

背景介绍

2021年6月CDE发布《已上市生物制品药学变更研究技术指导原则（试行）》，用于指导生物制品上市许可持有人（以下简称持有人）开展生物制品上市后药学变更的研究。指导原则按药学变更可能对生物制品安全性、有效性和质量可控性的风险和产生影响的程度，实行变更分类。从注册的角度，依据风险和产生影响的程度由高到低分为：重大变更、中等变更、微小变更。指导原则列举了常见的生物制品药学变更事项，在基于科学和风险的基础上，界定了具体变更事项的类别、需满足的前提条件和基本的技术要求。

WHO于2018年发布《批准的生物治疗产品变更程序和数据要求指南》，旨在为国家监管机构（NRA）和企业提供有关对已获得许可的生物治疗产品进行监管变更的指导，以确保其持续的质量、安全性和有效性。指南基于变更对生物治疗产品质量属性的潜在影响，以及这对产品安全性或有效性的潜在影响，将变更分为：重大（major）变更、中等（moderate）变更、微小（minor）变更和对产品质量没有影响的变更。

美国FDA于2021年6月更新了《已获批生物制品申请的CMC变更指南》，指南包含关于报告变更的类型、术语表以及关于批准后生产变更和建议报告类别的示例，帮助企业确定其产品哪些类型的变更应在年报中提交，哪些需要提交需事先批准的补充申请（post-approval supplements，PAS）。变更被归类为：需要提交需事先批准的补充申请（PAS）的变更、需要提交30天生效变更补充申请（changes being effected after 30 days，CBE30）或无需等待即可生效的变更补充申请（changes being effected immediately，CBE0）的变更、在年报（annual report，AR）中提交的变更。美国FDA在指南中列举出了关于细胞库变更的分类示例。

欧盟没有专门针对生物制品上市后变更的指南，细胞库的变更可参考《人用药和兽用药上市许可变更审查》[*Commission Regulation（EC）No 1234/2008*]，及其《变更分类详情指南》（2013/C 223/01）。

表3-3比较了我国、WHO及美国FDA指南中细胞库变更的分类情况：

表 3-3　生物制品变更指南细胞库变更分类对比

CDE	变更分类	WHO	变更分类	美国 FDA	变更分类
表达载体变更：目的基因和宿主细胞均未改变	重大	与已许可的主细胞库（MCB）或原始细胞库无关的新细胞基质可能需要新的上市许可申请或许可申请	新的许可申请	使用相同表达载体从源物料或细胞系中生成新的主细胞库或主毒种 注：使用不同表达载体可能需要以新的生物制品许可申请（BLA）	PAS
新主细胞库	重大	变更主细胞库的培养基	重大		
新主细胞库：新主种子批/新主细胞库由之前批准的原始种子批/细胞库或已批准的主种子批/主细胞库中制得；制备方法不变，种子批/细胞库质量标准缩紧或未发生改变；新主种子批/新细胞库代次未超出已批准的代次	中等	制备新的主细胞库：新的主细胞库由原始克隆或之前批准的主细胞库制得，并且生长在同一种培养基中	中等		
				新工作细胞库或新工作毒种由之前批准的主细胞库或主毒种制得，但没有已批准的规程	PAS
新工作细胞库：新工作种子批/新工作细胞库由之前批准的主种子批/主细胞库制得；新工作种子批/新工作细胞库代次不超过之前批准的代次	中等				
新工作细胞库：新工作种子批/新工作细胞库由之前批准的主种子批/主细胞库制得；新工作种子批/新工作细胞库代次不超过之前批准的代次；制备方法不变，种子批/细胞库质量标准缩紧或未发生改变	微小	制备新的工作细胞库：新的细胞库是由预先批准的 MCB 制备；新的细胞库不超过预先批准的传代水平；新的细胞库根据许可中预先批准的协议/流程放行	微小	新工作细胞库或新工作毒种由之前批准的主细胞库或主毒种根据已批准的规程制得	AR
菌（毒）种/细胞库冻存保护剂改变：仅限去除工作细胞库所含的动物源成分，如新生牛血清	微小				

CDE	变更分类	WHO	变更分类	美国FDA	变更分类
种子批/细胞库质量检验标准变更：增加新检定项目或缩紧验收标准，符合药典及其他国内外相关规范和指导原则	微小	细胞库的确认规程变更	中等	变更已批准的主/工作细胞库或主/工作种子确认规程	PAS
		细胞库的确认规程变更：规程被认为是更加严格的（增加新检定项目或缩紧验收标准）	微小		
		细胞库变更生产场地	中等		
		细胞库变更检测和贮存场地，用于放行的细胞库测试/验收标准未作任何更改。细胞库使用的贮存条件没有改变，细胞库的运输条件已经验证	微小		

实施指导

细胞库上市后的变更工作应按照相关法规的规定，参照变更指南，根据单抗产品自身特点，以及细胞库变更的具体内容，进行风险识别、风险评估和风险管控，做好以风险为依据的变更分类管理。

A. 前瞻性考虑

细胞库是单抗生产的起始原材料，细胞库的变更往往影响范围广泛，需要进行充分的研究和必要的验证，考虑到上市后产品的商业化供应可持续性，应提前进行前瞻性的规划。

例如，在进入商业化生产中通常会发生的工作细胞库的变更，如果按照既定的方法从批准的主细胞库制备新的工作细胞库，虽然从变更分类来看是微小变更，但考虑到细胞库的制备和检定所需的时间，尤其是内外源病毒检测的时间，必须提前规划，通常在正式变更一年以前提前进行规划。

B. 变更分级

在科学和风险的基础上，根据对生物制品安全性、有效性和质量可控性的风险和产生影响的程度，实行变更分类。依据风险和产生影响的程度由高到低分为：重大变更、中等变更、微小变更。对于重大变更需要通过系列的研究证明，该变更不对产品的安全性、有效性和质量可控性产生不良影响；对于中等变更需要通过相应的研究证明，该变更不影响产品的安全性、有效性，并且不降低产品的质量可控性。

C. 技术要点

根据变更的实际内容，结合产品的特点，按照 CDE《已上市生物制品药学变更研究技术指导原则（试行）》开展相应的变更研究。变更研究需要考虑的技术要点包括：

- 细胞库的建立及检定。
- 细胞库的传代稳定性。
- 生产工艺可比性研究。
- 质量可比性研究。
- 稳定性可比性研究。
- 非临床 / 临床桥接的考量。

D. 沟通与申报

按照法律法规对变更提出补充申请申报、备案或在年度报告中报告。

实例分析

实例 2：某单克隆抗体上市后变更 WCB 考虑要点

现以某单克隆抗体上市后变更 WCB 为例，举例说明对于单克隆抗体上市后细胞库变更的考虑要点。

1. 前瞻性考虑

该单克隆抗体是已上市单抗制品，在申报上市前已建立 MCB 和 WCB 两级细胞库，并获得药品监督管理部门批准。现 WCB 仅剩 100 支，仅能支持一年多的商业化生产，需制备新的 WCB 以确保商业化生产的持续性。

2. 变更分级

按照 CDE《已上市生物制品药学变更研究技术指导原则（试行）》的变更分类，基于以下五点考量，该变更为微小变更。

- 新的 WCB 和现 WCB 都来源于同一 MCB，该 MCB 已获国家药品监管部门批准。

- 新的 WCB 传代次数和现 WCB 保持一致。

- 新的 WCB 制备规模和现 WCB 保持一致。

- 新的 WCB 制备方法不变。主要制备设备基本一致，主要工艺参数基本一致。除了细胞解冻化冻由水浴改为自动细胞解冻仪。

- 新的 WCB 检验方法质量标准不变。

3. 技术要点

- 新的 WCB 应按质量标准进行全项检定后，方可放行用于商业化生产。

- 该单克隆抗体的 WCB 制备方法不变，培养基和冷冻保存剂不变，细胞解冻设备的变化主要是为了降低微生物污染的风险，不同解冻设备解冻后的细胞活力基本一致，评估设备变化对细胞解冻的影响较小。

- 采用缩小模型评估新的 WCB 和现 WCB 工艺表现和单克隆抗体产品质量具有可比性，无需进行商业化生产规模的可比性研究。

- 该单克隆抗体的 MCB 已完成传代稳定性研究，WCB 制备方法不变，新的 WCB 无需再进行传代稳定性研究。

- 新的 WCB 应定期进行贮存稳定性研究。

- 新的 WCB 和现 WCB 的制备工艺一致，可以进行评估，考虑是否将用于商业化生产规模的首批，取样进行 EOPC 检测。

- 新的 WCB 生产的原液和制剂，无需进行额外的稳定性研究。可以考虑将新 WCB 生产的首批原液和制剂作为持续稳定性考察批次。

4. 沟通与申报

该变更为微小变更，应在年度报告中报告药品监管机构。

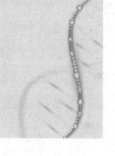

4 上游工艺的生产质量控制

本章主要内容：

☞ 上游工艺中物料管理的注意事项

☞ 细胞基质稳定性研究的内容

☞ 上游生产工艺的典型流程和各工序的控制要点

☞ 上游工艺验证的注意事项

☞ 上游清洁验证的注意事项

☞ 上游污染控制的要素

4.1 上游物料的质量管理

法规要求 ···

药品生产质量管理规范（2010年修订）生物制品附录

第四条 生物制品具有以下特殊性，应当对生物制品的生产过程和中间产品的检验进行特殊控制：

（一）生物制品的生产涉及生物过程和生物材料，如细胞培养、活生物体材料提取等。这些生产过程存在固有的可变性，因而其副产物的范围和特性也存在可变性，甚至培养过程中所用的物料也是污染微生物生长的良好培养基。

第三十四条 当原辅料的检验周期较长时，允许检验完成前投入使用，但只有全部检验结果符合标准时，成品才能放行。

第四十七条 用于生产的培养基/培养液应与批准的一致；培养基应进行适用性检查；禁止使用来自牛海绵状脑病疫区的牛源性材料，并应符合

《中华人民共和国药典》的相关要求。

第五十五条 应当按照《中华人民共和国药典》、国家药品监督管理部门核准的质量标准、相关质控要求对生物制品原辅料、中间产品、原液及成品进行检验。

背景介绍

单抗上游生产所用物料按照功能分类，主要为原材料和生产用耗材。原材料主要包括生产过程中配制培养基和相关溶液所需的基础培养基、补料培养基、细胞营养物（谷氨酰胺、葡萄糖等）、消泡剂、抗结团剂和无机化合物等。生产用耗材多由高分子材料制成，包括但不限于：用于细胞培养的一次性无菌细胞培养瓶、一次性生物反应器袋；用于培养基和溶液配制、过滤、贮存的混匀袋、过滤器和储液袋；用于液体传送的硅胶管、跨接管、缓冲容器以及管路连接组件；用于取样的取样袋、取样管、移液管；以及用于收获的深层过滤膜包以及用于微生物（含支原体等）控制的液体/空气过滤器等产品。此外单抗上游生产还使用到一些工艺气体，如空气、O_2、CO_2 和 N_2，企业应制定相应的验收标准、监测频率，并做好趋势分析，进行年度回顾。对于直接接触产品的工艺气体使用点的空气过滤器，应定期进行完整性检测，详见本分册无菌制剂部分"10.6.3.4 气体过滤器的使用"。

本分册生物制品（单抗）部分"2.2 物料控制"详细介绍了通用的物料控制策略。本节将对单抗上游物料中的原材料和生产用耗材相关的内容予以阐述。

实施指导

A. 原材料供应商的选择与管理

生产用原材料直接关系产品的质量，因此其来源、组成、用途、用量和质量控制等情况应十分明确。原材料的选择应考虑其使用的合理性和安全性，企业应根据原材料在企业内使用特点，建立对供应商的选择标准和流程，并对其供应商进行相应的质量审计及管理，确保原材料的生产与质量管理过程符合企业内部要求。

• 应确保所选原材料满足工艺需求，且无 TSE/BSE 风险。质量标准制定应符合工艺需要并参考药典的相关要求。

● 应根据原材料在工艺中的应用和对产品质量的影响程度确定供应商风险类别以及资格认定所需的评估要求。对于中高风险物料供应商应规定进一步的审计要求，并定期进行再评审。

● 供应商应根据质量协议的要求将变更通知使用方。

● 在工艺开发和技术转移的过程中，应尽量保持所使用原材料的一致性，尤其是尽量减少在商业化规模更换关键原材料。如需更换，应选择符合工艺要求并优先采用同等或更高质量级别的原材料。更换关键原材料建议参考《已上市生物制品药学变更研究技术指导原则（试行）》评估变更等级，应根据对产品质量的影响进行风险评估，并开展必要的研究。必要时应向监管机构及时沟通汇报。

B. 原材料的使用及其对应关注点

上游原材料主要用于上游生产各个阶段培养基和相关溶液的配制，包括种子扩增、生产细胞培养和目标产物的表达，以及收获。主要原材料包含基础培养基、补料培养基、葡萄糖、pH 值调节剂、消泡剂、抗结团剂等物料。其质量控制的关注点一般包括：性状、鉴别、含量、微生物限度、细菌内毒素和促生长（培养基，如需）。培养基及其添加物应考虑是否是化学成分限定的物料，是否包含动物源成分及引入外源污染的风险。细胞培养如添加一定的筛选压力（如甲氨蝶呤），应综合评估上游培养过程的添加量及其下游纯化工艺去除效率，确保添加剂的残留浓度低于安全限度，确保产品的安全性。原材料一般关注其是否满足工艺需求，《中国药典》收录的原材料应参考《中国药典》标准对原材料进行检测放行。对于非药典收录的物料，企业应建立内控标准以保证物料的质量符合要求。

C. 原材料的使用风险评估和质量控制

上游生产过程中原材料的使用对生产工艺和产品带来的风险包括：TSE/BSE、微生物引入、内毒素引入、外源因子杂质引入、细胞生长影响、蛋白表达与修饰影响等。企业需根据药典和工艺要求对生物制品生产用原材料进行风险评估。对于风险等级较高的原材料，应采取必要的措施在接收 / 验收→贮存→请验 / 取样 / 检验→放行 / 发放→领用→销毁（如有）的整个生命周期中对其进行严格的质量控制。

培养基是维持细胞生长的营养物质，在代谢中起调节及控制作用，根据《中国药典》要求其质量控制按照表 4-1 中第 3 级原材料进行管理。培养基应优先选择化学成分限定的培养基，尽量避免使用动物来源物料，以支持生产工艺和产品质量的一致性。培养基含碳水化合物、无机盐、缓冲系统、氨基酸和其他成分。在培养基出厂放行时，供应商一般考察性状、pH 值、渗透压、微生物指标（微生物限度和内毒素）等。入厂管理应根据风险评估，参考供应商的控制标准，建立企业的内控标准，包括但不限于：一般理化项目检查、微生物限度或无菌、细菌内毒素等安全性检查项目。基于风险评估，入厂后需对培养基按照内控标准进行检测或控制，合格后放行用于生产（当原辅料的检验周期较长时，允许检验完成前投入使用，但只有全部检验结果符合标准时，成品才能放行）。培养基有商业化培养基和定制化培养基，应基于不同培养基的特性制定不同的风险控制策略。应建立适当的培养基使用标准，包括适用性检查项目。

表 4-1　不同风险等级生物制品生产用原材料的质量控制要求 *

原材料等级	第 1 级	第 2 级	第 3 级	第 4 级
上市许可证明（如药瓶注册批件、生产许可证）	√	√	–	–
供应商通过药品 GMP 符合性检查 2	√	√	–	–
供应商出厂检验报告	√	√	√	√
国家批签发合格证	如有应提供	–	–	–
按照国家药品标准或生物质品生产企业内控质量标准全检	–	抽检（批）	√	√
关键项目检测（如鉴别，微生物限度，细菌内毒素，异常毒性检查等）	√	√	–	–
外源因子检查	–	–	–	动物原材料应检测
进一步加工纯化	–	–	如需要	如需要
来源证明	–	–	–	动物原材料应检测
符合原产国和我国相关动物源性疾病的安全性要求，包括 TSE	–	–	–	动物原材料应检测
供应商审计	√	√	√	√

注："√"为每批原材料使用前的质控要求，"–"为不要求项目。

*：参考《中国药典》三部生物制品生产用原材料及辅料质量控制。

**：也可提供符合 GMP 要求的相关证明材料。

针对细胞培养过程中的特殊添加物，如类胰岛素生长因子（IGF1）、甲氨蝶呤、消泡剂等，应考虑工艺的去除能力，同时在下游分析控制策略中应考虑是否需要进行相关杂质残留检测。

此外需要关注培养基的贮存和运输的条件，有些特殊培养基开封后需建立使用与保护策略，如规定避光保护、开封后使用时间或次数限制，或进行使用前的分装。可参考 GMP 原料药附录第二十八条生产操作的要求。

D. 原材料供应商的变更管理

对于上市后的产品，变更生产所用原材料应慎重。如因工艺需求或供应风险需要变更原材料，则应基于风险评估的原则，对变更后的物料进行质量评估（如变更前后供应商物料的质量属性对比）。变更主要物料供应商时，需要进行相关的验证，必要时还应对供应商提供的样品进行实验研究和试生产，以及对试生产药品进行稳定性考察，在得到质量管理部门和监管机构（如需要）批准后方能使用。

与培养基和生产用原材料相关的变更内容在不同前提条件下的分类等级以及所需满足的技术要求可参考《已上市生物制品药学变更研究技术指导原则（试行）》中相关章节。

E. 上游生产用耗材的应用和关注点

单抗上游生产用耗材多由高分子材料制成，也叫做一次性使用技术的耗材，本分册无菌制剂部分"18.1 一次性使用技术"章节详细介绍了一次性使用技术的应用和考虑、相容性研究、完整性检查、测试和验证研究、供应商管理和进厂验收等内容。

直接接触产品的关键耗材供应商应纳入供应商管理，应具有供应商质量保证 / 质量体系和核心验证文件（生物相容性、物理化学相容性、可提取物和浸出物分析）等，企业应结合生产工艺的要求，在风险评估的基础上建立入厂检验质量标准。生产商发生相关质量变更时，应及时获取信息并评价物料质量变更对产品质量的影响。

针对上游工艺，需重点关注一次性耗材对细胞生长的影响。与培养基、细胞培养液接触的一次性耗材要严格保证无菌。对一次性无菌材料应逐批进行评估或无菌检查，根据使用用途进行项目监测。管道无菌连接和无菌断开采用接封管和切管机或一次性无菌连接器或断开器进行时，应对无菌连接和无菌断开的无菌保证效果进行验证。培养基过滤的过滤器应进行完整性检测。对于一次性生物反应器袋，在使用前应进行完整性检查（如保压测试、使用培养基预平衡等），以降低泄漏污染的风险。一次性耗材的可提取物和浸出物的评估可参考本分册无菌制剂部分"18.1 一次性使用技术"描述的可提取物和浸出物评估流程和案例。对于上游工艺一般需先识别出需要评估一次性系统，然后根据一次性系统的工艺流位置、温度、接触时间、工艺流体类型和润湿表面积体积比等方面将一次性系统进行分类。因上游处于单抗生产工艺的前端，上游工艺使用的一次性耗材带来的可提取物和浸出物通常可以在收获时随着细胞碎片被部分去除，以及在下游工艺的层析工序以及超滤浓缩/换液（UF/DF）等步骤被进一步去除。因此上游工艺使用的一次性耗材的可提取物和浸出物风险一般相对较低。

4.2　细胞基质稳定性研究

背景介绍

　　单克隆抗体生产的起始原材料为冻存均匀且稳定的细胞基质，即 MCB 或 WCB。重组细胞源性的特征使得这一原材料在一定程度上影响最终产品的质量、安全性和生产的稳定性，例如：细胞源性可能带来的内外源污染（如内外源病毒因子、微生物、支原体等）；细胞基质传代培养过程中可能带来的重组基因拷贝数丢失、整合位点变化和目标序列的突变等；细胞库贮存过程中控制不当造成细胞库不能稳定持续地生产出稳定产量和质量的产品。对细胞基质进行适宜的控制，能够有效保证产品的质量和安全性。

　　对细胞基质的控制包含：细胞库的制备、检定和管理；细胞基质的稳定性研究和控制。细胞库的制备、检定和管理见本分册生物制品（单抗）部分"3 生产用细胞库的制备、检定和维护"，本节将重点说明细胞基质的稳定性研究和控制部分。

技术要求

　　细胞基质的稳定性研究包含：传代培养过程中细胞基质的稳定性研究和贮存条件下的细胞库稳定性研究。前者指考察传代培养期间，细胞基质的稳定性和生产预期产品的一致性，后者考察细胞库在指定的贮存条件下，长期保存的一致性。

　　传代培养过程中的稳定性研究包含表型稳定性研究和基因型稳定性研究。具体考察项目见表 4-2 所示。表型稳定性研究主要考察细胞基质传代过程中细胞倍增时间和产品质量的稳定性，基因型稳定性考察细胞基质在传代培养过程中重组 DNA 整合位点、拷贝数和目标序列等基因水平上的稳定性因素。

　　建立主细胞库时，应同步考察其表型稳定性和基因型稳定性，以确定细胞库的传代次数限度，支持生产工艺的需求。建立工作细胞库后，应考察工作细胞库的表型稳定性和基因型稳定性特征，确定工作细胞库的传代次数要求。

表 4-2　细胞基质稳定性考察项目

稳定性研究	考察项目
表型稳定性研究	• 细胞生长特性 • 细胞倍增时间 • 目的蛋白表达的稳定性 # • 产品纯度、异质性和其他产品关键质量属性 *
基因型稳定性研究	• 目标序列整合位点 • 目标序列基因拷贝数 • 目标基因的侧翼序列 • 目标序列完整性

注：# 小规模条件下的目的基因表达稳定性研究；

* 检测项目依据产品的特性决定。

在产品临床开发阶段，细胞库基质的稳定性研究可采用小规模条件下模拟生产传代的方式考察其表型和基因型稳定性，细胞库的稳定性研究应至少覆盖传代次数至生产终末细胞。对上市产品，细胞基质的稳定性应有更充分的研究，考察其体外传代限度，即有研究数据表明，传代至更长的代次，仍可保持其遗传稳定性特征，以支持上市后持续稳定供应的需要（如因培养工艺变更等需要更长代次稳定性的研究支持）。限度研究应考察中试或者实际生产规模，且覆盖至一定代次（超出工艺需要代次），评估其对细胞基质基因稳定性、产品质量和病毒安全性的影响。用于研究此限度的生产细胞通常由工作细胞库扩增而得，如有适当理由，主细胞库也可用于此项研究。

典型的上市产品细胞库的体外传代限度研究方法如下：

• 根据中试生产规模或实际生产规模，培养至生产终末细胞，转至小规模条件下，将细胞培养至目标代次或超出目标代次，研究不同代次工艺表现、产品质量和基因稳定性。

• 在细胞培养的前期，根据风险选择合适的工艺步骤，传代至一定目标代次或超出目标代次，再放大至生产规模，收获生产终末细胞，研究工艺表现、产品质量和基因稳定性。

有些内源性病毒可能在 MCB 和 WCB 阶段没有被检测出，在体外传代限度研究中，应对达到体外传代限次的细胞内源性病毒做出评价。对体外达到传代限次的细胞至少进行一次合适的测试（参考 ICH Q5A），将进一步保证生产过程不会导致内源性病毒的活化或外源病毒（包括生长缓慢的病毒）的扩增，如果此时检测到外源病毒污染，应仔细检查工艺流程，以查明原因。如有必要，应对工艺进行重新设计。

上游工艺控制中，应确保生产工艺不超出允许的传代限度，保证细胞基质的稳定性和安全性，进而保证产品的质量和安全性。如细胞培养工艺、规模和培养基等发生变化，应评估其对细胞传代限度的影响。

贮存条件下细胞库的稳定性研究指主细胞库和工作细胞库在长期贮存条件（液氮罐）下的稳定性考察，长期贮存条件下的稳定性研究应重点关注不同监管机构和注册批准的要求，应按承诺的期限完成稳定性评估。当贮存的细胞复苏用于临床试验或商业化供应时，细胞解冻后活力可证明这些复苏细胞在贮存过程中仍然保持活力。通过制备临床试验或商业化样品，可证实复苏后的细胞能用于生产所需产品。贮存条件下的稳定性研究应在生产过程中定期进行监测（如活细胞密度、细胞活率等），这种监测可在一支或者多支 WCB 被解冻后制备生产用细胞时进行，或当一支或者多支 MCB 被解冻用于制备 WCB 时进行（MCB 的贮存稳定性）。如长时间未进行生产活动，应考虑定期对生产用细胞库进行活力测试。

4.3 上游生产工艺控制

背景介绍

单克隆抗体上游生产工艺通常包括细胞复苏、摇瓶扩增、反应器扩增、反应器培养和收获几个部分，图 4-1 简述了常见的细胞培养和收获的各个步骤。首先，对 WCB 冻存管进行解冻，然后通过一系列摇瓶培养步骤对细胞进行扩增。合并摇瓶培养扩增的细胞，通过生物反应器（通常包括波浪式生物反应器和搅拌式生物反应器）继续扩增，最终接种至生产生物反应器中培养进行产品表达。细胞培养结束后通过离心机或（和）深层过滤进行收获。

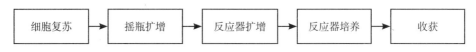

图 4-1　上游细胞培养的工艺流程图示例

注：细胞复苏和摇瓶扩增步骤为敞口操作，需在生物安全柜中进行。

生物制品的生产工艺较为复杂，周期较长，因此需要对每一个生产环节都制定稳健的控制策略，确保最终产品能够符合质量要求。通常控制策略应包含每个步骤对输入端操作参数的控制和输出端性能属性的检测。这些参数的重要性分类以及可接受范围通常是在工艺开发过程中，通过风险评估和工艺表征确定，主要依据其对生产工艺和 CQA 的潜在影响程度。应基于参数重要性等级开展偏离参数范围或限度的质量评价和制定需要采取的行动。

实施指导

细胞复苏与扩增培养的目的，是将冻存管中的细胞进行复苏并经一系列传代扩增以达到生产反应器的接种要求，当种子扩增细胞培养结束后，接种至生产反应器中，并在一定工艺条件下（如温度、pH 值、溶氧、转速等）培养用于表达"目的蛋白"，培养结束后通过收获步骤去除细胞及其碎片等得到收获液。从细胞复苏开始，到生物反应器的接种、转移、培养和收获等过程应尽量使用无菌操作技术降低微生物污染的风险。复苏后细胞的传代水平应不超过批准用于生产的最高限定代次。以下总结了上游工艺各个步骤通常需要关注的操作参数和检测的性能属性。

A. 细胞复苏及摇瓶扩增

将主细胞库/工作细胞库的冻存管细胞解冻（通常为 1 支），将适当体积的细胞悬液转移至含有适当体积扩增培养基的摇瓶中，使接种细胞达到所需密度（通常该密度有设定范围）。在一定工艺条件下（温度、CO_2 浓度、转速等）培养一定时间得到种子细胞悬液。解冻温度和解冻时间通常为复苏步骤的关键控制点，冻存管细胞解冻过程需控制解冻温度并应尽量缩短解冻时间。

扩增培养过程中的中间产物常见的测定项目有活细胞密度、细胞活率等（表4-3）。依此传代扩增，将上述细胞作为后一步扩增的种子，每次扩增前计算接种密度。

表 4-3　复苏和摇瓶扩增阶段常见的工艺参数示例

种子扩增步骤	工艺参数	工艺性能属性	备注
细胞复苏和摇瓶扩增	• 复苏温度和时间 • 培养温度 • CO_2 浓度 • 转速 • 培养时间 • 培养体积 • 目标细胞接种密度	• 活细胞密度 • 细胞活率 • 检查污染（如显微镜镜检） • 代谢监测项目，如 pH 值、pCO_2、葡萄糖、乳酸、铵、谷氨酰胺、谷氨酸等（如需）	• 重点关注细胞生长状态（细胞密度、细胞活率） • 取样及检测应有代表性（如注意混匀后执行取样），对于重复测样需有明确的操作规程指引

B. 波浪式生物反应器扩增

将适当体积的细胞悬液转移至含有适当体积培养基的细胞波浪式生物反应器中。使接种细胞达到所需密度（通常该密度有设定范围）。在一定工艺条件下（温度、CO_2 浓度、角度、振荡速率等）培养一定时间得到种子细胞悬液。扩增培养过程中的中间产物测定项目有活细胞密度、细胞活率等（表4-4）。依此传代扩增，将上述细胞作为后一步扩增的种子，每次扩增前计算接种密度。应对重要的工艺控制参数进行在线连续监控（如培养温度、角度、振荡速率等），对细胞生长（如活细胞密度、活率）进行监测，将以上监测数据纳入批生产记录并对数据进行复核以及做必要的校准。

表4-4　波浪式生物反应器扩增阶段常见的工艺参数示例

种子扩增步骤	工艺参数	工艺性能属性	备注
波浪式生物反应器扩增	• 培养温度 • 总通气量 • CO_2浓度 • 振荡速率 • 角度 • 培养时间 • 培养体积 • 细胞接种密度	• 活细胞密度 • 细胞活率 • 检查污染（如显微镜镜检） • 代谢监测项目，如pH值、pCO_2、葡萄糖、乳酸、铵、谷氨酰胺、谷氨酸等（如需）	• 重点关注细胞生长状态（细胞密度、细胞活率） • 取样及检测应有代表性（如注意混匀后执行取样），对于重复测样需有明确的操作规程指引

C. 搅拌式种子生物反应器扩增

将适当体积的细胞悬液转移至含有适当体积培养基的种子生物反应器中。使接种细胞达到所需密度（通常该密度有设定范围）。在一定工艺条件下（温度、pH值、溶氧、转速等）培养一定时间得到种子细胞悬液。扩增培养过程中的中间产物测定项目有活细胞密度、细胞活率等（表4-5）。依此传代扩增，将上述细胞作为后一步扩增的种子，每次扩增前计算接种密度。应对反应器培养的重要的工艺控制参数进行在线连续监控（如培养温度、pH值、溶氧、转速、培养时长等），对细胞生长（如活细胞密度、活率）进行监测，将以上监测数据纳入批生产记录并对数据进行复核以及做必要的校准。

表4-5　搅拌式种子生物反应器扩增阶段常见的工艺参数示例

种子扩增步骤	工艺参数	工艺性能属性	备注
搅拌式种子生物反应器扩增	• 培养温度 • pH值 • 溶氧（DO） • 转速 • 培养时间 • 培养体积 • 细胞接种密度 • 消泡剂添加（根据需要） • 顶通空气（根据需要）	• 活细胞密度 • 细胞活率 • 显微镜检查污染 • 代谢监测项目，如pH值、pCO_2、葡萄糖、乳酸、铵、谷氨酰胺、谷氨酸等	• 重点关注细胞生长状态（细胞密度、细胞活率） • 取样及检测应有代表性（如注意混匀后执行取样），对于重复测样需有明确的操作规程指引

D. 生物反应器培养

种子扩增细胞培养结束后，计算接种密度并将适当体积的细胞悬液转移至含基础培养基的生产反应器中，使接种细胞密度达到所需密度（通常该密度有设定范围），在一定工艺条件下（温度、pH 值、溶氧、转速等）进行培养（表 4-6）。应对反应器培养的重要工艺控制参数进行在线连续监控（如培养温度、pH 值、溶氧、转速、培养时长等），对细胞生长（如活细胞密度、活率）、代谢（如葡萄糖、乳酸等）进行监测，将以上监测数据纳入批生产记录并对数据进行复核以及做必要的校准。

表 4-6　生物反应器培养阶段常见的工艺参数示例

生产步骤	工艺参数	工艺性能属性	备注
生物反应器培养	• 培养温度 • pH 值 • 溶氧（DO） • 转速 • 培养时间 • 培养体积 • 细胞接种密度 • 补料 • 补糖 • 补碱（根据需要） • 消泡剂添加（根据需要） • 顶通空气（根据需要）	• 活细胞密度 • 细胞活率 • 显微镜检查污染 • 代谢监测项目，如 pH 值、pCO_2、葡萄糖、乳酸、铵、谷氨酰胺、谷氨酸等 • 表达量 • 产品质量（如需）	• 重点关注细胞生长（细胞密度、细胞活率）、表达量及关键产品质量（根据需要） • 取样及检测应有代表性（如注意混匀后执行取样），对于重复测样需有明确的操作规程指引

针对批次补料培养工艺，接种培养一定时间后，依照工艺需求，加入一定比例的补料培养基进行补料培养，同时需监控培养液中的葡萄糖浓度，当细胞悬液中葡萄糖浓度小于葡萄糖限度时，需添加葡萄糖至所需浓度。按照需求少量添加消泡剂以减少泡沫。在整个细胞培养的过程中，监测细胞代谢的状态，同时监测细胞密度和细胞活率。在生产生物反应器中的细胞培养持续至培养结束，培养结束标准参照培养时间或细胞活率不低于限度而设定。从细胞库复苏至细胞培养结束细胞总倍增次数（PDL）应不超过细胞传代稳定性的研究限度。在细胞培养结束时，需对未处理的 UPB 进行污染物（包括病毒、支原体等）检测（表 4-7，参考 ICH Q5A 及美国 FDA《人用单克隆抗体产品的生产和检验应考虑的要点》）。

表 4-7　未处理的 UPB 的检查参数示例

参数	接受标准
支原体	不得检出
无菌或微生物限度①	无生长或内控标准①
细菌内毒素	内控标准
外源病毒检查（体外法）②	不得检出
逆转录病毒检查（定量法，如电镜法）③	报告结果
种属特异性病毒④	不得检出

注：①如检测微生物限度，应设立合适的内控标准；②应对每批未处理的细胞培养收获液进行外源病毒检测；③申报 IND 批次以及 PPQ 和工艺发生变化的前三批；④上游工艺发生变更，考虑检测种属特异性病毒，如采用鼠源细胞库生产需检测鼠细小病毒（MVM），可同 EOPC 检测同步考虑。

E. 收获

在当生产生物反应器触发收获条件或达到规定的培养时间，将未经处理的细胞培养悬液经离心和（或）转移至含深层过滤器、减菌过滤器的串联过滤系统中经过滤得到无细胞培养液。此无细胞培养液（收获液）的保存时间依据存储研究制定，详见表 4-8。

表 4-8　收获阶段常见的工艺参数示例

生产步骤	工艺参数	工艺性能属性	备注
收获［离心机（如使用）及深层过滤］	• 收获时生物反应器温度 • 离心机控制参数（如适用） • 收获液温度 • 处理流量 • 背压（如适用） • 离心力（如适用） • 排渣时间（如适用） • 深层滤器控制参数 • 载量 • 过滤流速 • 压差 • 冲洗体积	• 收获液目标蛋白浓度 • 收获液体积 • 离心后料液浊度（如适用） • 步骤产率 • 微生物负荷 • 细菌内毒素 • 杂质残留*	需重点关注产率、产品贮存条件（如温度）、贮存时间及关注是否有产品特殊属性，举例：某些单抗产品具有特殊属性如容易还原，此时需要考虑缩短收获液贮存时间及在贮存过程中考虑通空气操作

注：*用于研究工艺杂质去除能力需进行残留检测（如宿主细胞 DNA 残留、宿主细胞蛋白残留等）。

实例分析

实例1：常见的细胞培养关键和重要工艺参数

表4-9列举了常见的细胞培养关键和重要工艺参数（根据工艺表征结果及参数分类定义确定）。

表4-9 常见的细胞培养关键和重要工艺参数

工艺步骤	操作参数	分类	设定点（操作范围）
细胞复苏和摇瓶扩增	培养温度	重要工艺参数	37（36~38）℃
反应器扩增	pH 值*	重要工艺参数	7.00（6.80~7.20）
	温度	重要工艺参数	37（36~38）℃
	种子细胞密度	重要工艺参数	0.3（0.2~0.4）× 10^6cells/ml
反应器培养	pH 值*	关键工艺参数	7.00（6.80~7.20）
	溶氧（DO）	关键工艺参数	50（20~80）%
	温度	关键工艺参数	37（36~38）℃
	种子细胞密度	重要工艺参数	0.25（0.20~0.30）× 10^6 cells/ml
	培养时长	关键工艺参数	14（13~15）天
收获	离心力（如使用离心机）	重要工艺参数	10000（9000~11000）g
	产品深层过滤流速	重要工艺参数	100（≤ 120）L/（m^2·h）
	产品深层过滤压力	重要工艺参数	< 1bar

注：*同一参数在不同阶段分类可能不同。以pH值为例：在反应器扩增阶段主要进行细胞增殖，仅有微量的蛋白表达，该阶段pH值主要影响工艺性能；在反应器培养阶段，目标蛋白会被大量合成，pH值除影响工艺性能外还可能影响产品质量。

4.4 上游工艺验证

背景介绍

工艺验证应当证明一个生产工艺按照规定的工艺参数能够持续生产出符合预定

用途和注册要求的产品。验证活动贯穿于从产品工艺开发直至产品退市的全生命周期。工艺验证策略及分析详见本分册生物制品（单抗）部分"2.7 工艺验证"。其中PPQ是工艺验证过程的重要环节，是为了证明在商业化生产规模下工艺设计的有效性和工艺控制策略的适用性。上游生产过程中通常会使用多个等同的设备，因此验证过程中，需要基于验证的合理性、验证成本及验证时间等方面综合评估确定验证批次数。

实例分析

实例 2：常见上游工艺验证策略

以下对如何应用分组法确定 PPQ 运行批次展开了讨论，对 PPQ 及在此之前通常需要完成的研究进行了总结归纳，以及总结了工艺验证第 3 阶段持续工艺确认中通常所需关注的参数。

（1）分组法 – 批次选择

上游工艺的细胞培养通常会使用多个等同的设备，因此在验证过程中需依据风险评估制定合理的验证批次数，避免每个生物反应器的多次重复运行。

以生物反应器为例，设备等同性可考虑从如下方面进行评估。

- 评估所用生物反应器的机械设计
  - 设备是否采用相同的材料和具有相同的功能。
  - 设备是否具有相同的物理属性（工作体积，几何形状，表面光洁度，控制设计等）。
  - 设备是否符合相同的安装确认和运行确认接受标准。
  - 设备软件控制是否相同。
- 评估所用生物反应器的确认状态
  - 工厂验收测试（FAT）。
  - 现场验收测试（SAT）。
  - 安装、运行、性能确认。
  - 评估所用生物反应器的氧传质系数是否可比。
  - 最终通过评估项目在所用生物反应器的实际运行表现（如工艺性能）进行确认。

表 4-10 列举了使用分组法进行细胞培养的 PPQ。

表4-10 分组法进行多个生产生物反应器PPQ示例

设备分组－生物反应器	评估	PPQ运行次数	支持数据
生产生物反应器1 生产生物反应器2 生产生物反应器3	反应器对比 结构设计 材质 验收标准 操作原理 工艺控制仪器和软件	反应器1：3批 反应器2：1批 反应器3：1批	例如：小规模工艺 表征数据支持参数设 定范围

注：①工艺验证可采用同一个反应器连续3批，其他反应器各1批的验证策略，如需减少验证批次数应进行充分风险评估，例如对于完全相同的生物反应器且已进行过多批次商业化生产的生产线，可以基于设备的等同性评估、已掌握的工艺知识、积累的平台经验、相关设施设备设计（公用工程、反应器的结构设计、工艺控制仪器及软件等）及已完成的相关确认（如IQ、OQ等）等方面综合评估合理制定验证批次数，但多个相同反应器一起验证的总批次应不少于3批。②表4-10示例中"批次"指全工艺步骤进行的验证活动，并非针对某一反应器或某一步骤单独展开验证。

（2）上游工艺验证阶段1和阶段2进行的研究

对工艺和产品知识的理解是在药物研发过程中逐步建立的，在此过程中需进行一系列相关工艺研究来更深入的理解工艺以建立稳健生产的工艺，上游需重点关注的研究详见表4-11。

表4-11 上游工艺验证阶段1、2开展的研究示例

细胞培养工艺相关研究／评估	
1	工艺开发研究
2	工艺表征研究
3	培养基、缓冲液混匀研究
4	培养基、缓冲液贮存研究（过滤前及过滤后）
5	澄清细胞收获液贮存时间稳定性研究
6	EOPC检测［检测项目见本分册生物制品（单抗）部分"3 生产用细胞库的制备、检定和维护"］
7	一次性耗材相容性评估／研究

（3）上游工艺验证阶段3持续工艺确认

PPQ成功后，需进行持续工艺确认（CPV），在商业化生产活动中按照已建立的确认方案对相关项目进行监控及进行趋势分析，以确保工艺保持受控状态。持续确认活动中的监控项目通常包括相关工艺趋势、中间产品及成品的质量等，分析结果

用于衡量和评估工艺稳定性及工艺控制能力。同时该报告也可作为年度产品回顾的补充。CPV 中的监控参数基于前期掌握的工艺知识、已完成相关研究及验证结果综合评估确定。表 4-12 列举了某项目在上游细胞培养工艺 CPV 中监测的参数。

表 4-12　上游 CPV 监测参数示例

工艺步骤		参数	限度 / 可接受标准
细胞培养	细胞复苏	复苏后细胞活率	≥ 85%
	反应器扩增	N-1 阶段培养结束时活细胞密度	$4.0{\sim}6.0 \times 10^6$cells/ml
	反应器培养	接种后活细胞密度	$0.3{\sim}0.5 \times 10^6$cells/ml
		接种后细胞活率	≥ 95%
		收获时活细胞密度	$10{\sim}20 \times 10^6$cells/ml
		收获时细胞活率	≥ 80%
		表达量	3.0~4.0g/L
		无菌	阴性
		支原体	不得检出
		外源病毒体外检测	不得检出
收获		收率	≥ 85%
		细菌内毒素	≤ 4EU/ml
		生物负荷	≤ 50cfu/10ml

4.5 上游清洁验证

背景介绍

　　清洁验证是单克隆抗体生产过程中重要的一环，主要是针对与产品直接接触的非一次性使用（重复使用）的设备系统。对这些设备进行清洁，并对清洁流程做验证的目的是避免污染和交叉污染。清洁验证策略及分析见本分册生物制品（单抗）部分"2.8 清洁验证"。结合上游生产工艺特点，本章节选择典型的不锈钢反应系统模式就清洁验证的三个阶段应用展开讨论。

实例分析

实例 3：不锈钢反应器系统清洁验证示例

某单抗生产车间拥有 6 个 6000L 的不锈钢反应器（图 4-2），已知在种子扩增线是使用一次性反应器，在细胞培养阶段是使用 6000L 的不锈钢生物反应器。

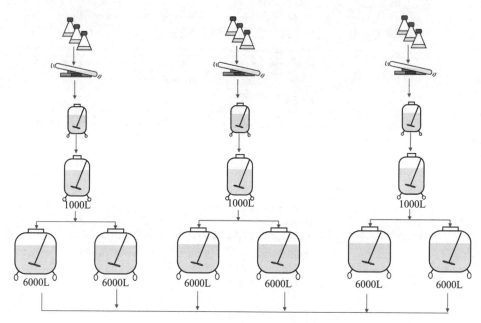

图 4-2 某单抗生产设备示意

结合单抗的细胞培养工艺进行风险评估，针对一次性系统和不锈钢做相应的区分，本例着重陈述不锈钢系统。

● 阶段 1：清洁工艺设计与开发——细胞培养阶段的工艺步骤主要是复苏 / 扩增 / 培养 / 收获，目标残留物来源于过程的培养基或者培养基添加物、细胞碎片、蛋白残留、代谢产物、消泡剂、清洁剂等。选择有代表性的残留目标物类型，综合考虑黏度、溶解度、细胞数量规模以及表达量等。对于细胞培养阶段代表性污染物的物料，应选择活细胞密度最高和产品浓度最高的介质，因此对涉及细胞产物的系统一般会选择细胞收获前培养液作为研究开发的代表性目标残留。对于培养基配制系统应综合考虑培养基黏度、配比浓度、配制体积等，选择最难清洗的培养基作为残留目标。

根据蛋白特性以及培养基 / 配制缓冲液，选择合适浓度的氢氧化钠进行清洁。如涉及特殊蛋白残留需使用其他清洁剂，需同时考虑清洁剂残留的研究。根据生产工艺，选定某种最难清洗的缓冲液以及细胞培养收获液中间品作为最差条件，结合清洁参数进行小规模实验；结合不锈钢反应器的材质，针对不同材质／粗糙度进行分类并考虑做 TOC 擦拭和淋洗水回收率的研究。需要注意研究物料的来源应该具有代表性。

特别地，在做清洁方法开发时，需要考虑系统完整的边界，如重复使用的不锈钢系统范围，以及涉及的连接部件处、密封处均应覆盖，以确保清洁方法的有效性。建议在做系统设计时就考虑适合的材质以及可更换性和易操作的更换方式，避免清洁死角。

● 阶段 2：清洁方法验证——方法开发完毕后，结合不锈钢系统的实际系统设计及施工进行充分的风险评估，需考量系统中多个生物反应器的安装差异（如管路长度／阀门安装角度等）等因素，综合考虑生物反应器的机械结构／物理特性构造的一致性后，可采用分组方法进行清洁验证。应依据分组中的生物反应器系统情况选择最差条件，执行三轮清洁验证，组内的其余反应器作为子反应器各执行一轮清洁确认。此处的最差条件应综合考虑输送管路距离、物料特性、介质在系统停留时长及清洁剂的溶解度等多种因素。对于主反应器需执行的清洁验证轮次，企业可结合自身的工艺认知、平台经验以及生物反应器等同性研究数据等综合考虑，进行充分科学的风险评估，同时保证总清洁轮次不少于三次以体现清洁工艺的有效重现性。由于清洁验证是需要在生产条件下进行，需要考虑结合实际生产轮次执行。

一般情况下，清洁验证是伴随着商业化生产规模执行，通常应不晚于工艺验证结束。如配合工艺验证批次执行，需要考虑两种验证的策略配合度。当清洁验证未完成时，伴随每次的生产应进行相应的清洁确认以保证下一次生产的安全使用，直到清洁验证完成。

● 阶段 3：清洁验证状态维护——当初始清洁验证完成后，企业应根据验证结果进行风险评估以确定再验证的频率，可通过周期性监控确认清洁工艺的稳定性。企业可依据评估选择关键清洁效果的指标并使用统计方法来考察清洁工艺的稳定性。

4.6 上游污染控制

背景介绍

污染控制是单克隆抗体生产过程中重要的质量控制内容，主要指对药品生产中的微生物、热原／细菌内毒素和粒子的污染控制。关于污染控制策略的通用要求参见本分册生物制品（单抗）部分"2.6 污染控制"，本节不再赘述污染控制策略的目的、基本流程、要求及其生命周期的管理等。

上游生产工艺中的污染控制主要关注细胞培养物的外源污染控制，包括非目标细胞对生产细胞的污染控制、微生物的污染控制（细菌、真菌）、支原体及病毒、细菌内毒素和其他生物污染物的控制（如传染性海绵样脑病朊病毒）。污染控制中应关注的另一主要污染物"粒子"通常不是影响细胞培养性能的关键因素，在本节中不做详细描述。

实施指导

A. 上游污染控制概述

企业通常会通过各类风险评估将上游污染控制的要求定义在日常的管理流程中，但是由于生物制品污染和交叉污染预防的复杂性，出现因污染导致的失败时，企业往往很难找到根本原因和制定有效措施。这些单一和分散的措施难以帮助企业形成污染控制的系统性管理，也无法让企业的管理人员对污染控制的情况进行整体把控。企业应汇总可能的"污染源""风险评估""污染控制措施"及"监测方法"，从而制定与污染风险相适应的所有控制措施和监测措施的整体策略，以掌握和评估上游污染控制的整体情况。

- 上游污染源：在典型的上游工艺中，常见的污染物主要来源于以下三个方面（表4-13）。

    ○ 厂房、公用系统、设备设施、人员及物料引入的细菌、霉菌、酵母菌、细菌内毒素及粒子等。

    ○ 由细胞株引入的支原体、病毒及非目标细胞等。

    ○ 由动物来源的物料引入的海绵状脑病朊病毒等。

细菌、霉菌、酵母菌、支原体及病毒可以利用细胞及其培养基的营养进行大量繁殖，与细胞生长形成竞争机制，其产生的大量代谢产物（如酶、抗原及毒素）将破坏细胞的生长环境，抑制细胞生长，促使细胞变异，是上游工序中最关键的污染控制对象。

非活性粒子通常对细胞培养的性能不产生关键的影响，并非该阶段主要关注的污染源。

由于朊病毒也属于蛋白质，不易在后续工序中进行去除，且工艺中通常没有相应的检测手段，属于必须完全控制的污染源。

另外，如果后续工序中没有设计针对热原 / 细菌内毒素去除的工艺步骤，应更为严格地控制热原 / 内毒素的污染源。

表 4-13 上游污染源的关键性

污染源	非常关键	关键	非关键
细菌、霉菌、酵母菌	√		
支原体	√		
分枝杆菌	√		
病毒	√		
朊病毒	√		
细菌内毒素		√	
非活性粒子			√

● 上游污染风险评估及策略制定：风险评估及其输出的控制措施往往是独立和单一的，污染控制策略可以将这些独立的措施相互关联来实现整体把控。企业可以考虑从厂房及环境、设备设施、物料、工艺及生产过程、人员五方面进行污染及交叉污染的风险评估和控制策略的制定。表 4-14 是一个将独立的风险评估和控制措施信息进行汇总的举例，为梳理企业已有的风险评估和控制措施进行污染控制策略制定提供参考。

表 4-14 污染控制策略制定信息汇总表

工艺步骤（例如：细胞复苏、摇瓶培养、生物反应器培养、收获）				
关键因素	说明	可能的污染	风险评估	措施及监测方法
厂房及环境	该步骤的生产环境，例如：C 级，A 级送风	生产环境中的污染源，如细菌、霉菌	厂房布局风险评估 空调系统风险评估 环境监测风险评估 共线生产风险评估 霉菌污染风险评估	功能区域的隔离 洁净级别的设定 人流、物流的设定 环境监测 清洁消毒的方式及频率 再验证的周期
设备设施	主要考虑直接接触培养液的设备 / 器具，如摇瓶、不锈钢生物反应器、取样器具等	结合设备 / 器具的清洁和无菌化处理方法进行考虑	设备设施风险评估 共线生产风险评估	CIP/SIP 的方法及周期 清场及清洁要求 密闭系统不同批次同时生产的污染控制要求 非一次性器具的清洗及灭菌

续表

工艺步骤（例如：细胞复苏、摇瓶培养、生物反应器培养、收获）				
关键因素	说明	可能的污染	风险评估	措施及监测方法
物料	应考虑该步工艺的起始物料及过程添加物料，对于使用一次性耗材的，应对直接接触料液的一次性物料进行评估	考虑细胞株、原材料、培养基及直接接触料液的一次性耗材（如适用）可能引入的污染，如TSE/BSE、病毒、细菌、真菌、内毒素等	物料风险评估 共线生产风险评估	细胞株的传代、接收、微生物的检验及储存 动物来源物料 TSE/BSE 申明 培养基开封后的管理 培养基微生物及内毒素检验 一次性耗材辐照灭菌的管理 一次性耗材完整性的管理 过滤器完整性测试 水系统微生物/内毒素监测
工艺及生产过程	如培养过程中的通气、添加培养基、酸、碱及消泡剂等操作	主要考虑操作过程中引入的来自人员和环境的污染，以及直接接触细胞液的人员洁净服可能受到的污染	工艺风险评估 生产过程微生物及内毒素风险评估	更衣流程及日常监控 细胞接种敞口操作人员操作资质确认 无菌对接操作 洁净区人员行为规范 直接接触细胞液人员洁净服的灭活处理
人员	应考虑上游如有敞口操作时，人员是否得到了合适的培训和考核，具备相关资质			

污染控制策略不是一蹴而就的，随着技术的提升、人员知识的增加、变更，以及在日常管理中发现的问题的积累，污染控制策略应该得到持续改进，以适应新的认知和需求。应定期回顾并分析检测/监测数据，以及因异常事件采取的纠正预防措施，将其转化为日常的污染控制策略，才能有效改进企业的控制手段，避免污染的发生。

B. 污染控制策略关键因素

• 上游厂房及洁净区的污染控制：厂房和洁净区是外来污染引入的重要途径之一，并且作为日常污染管理的基础，通常具有重大的影响。良好的设计能确保后续的日常管理更加简捷有效，而设计不足可能导致日常管理事倍功半，且厂房进入正式运营后难以进行大规模的改造，增加企业成本和产品污染的风险。

企业应按照生产工艺流程和洁净区分区原则，以及工艺的特性和风险设定来划分上游生产区域，包括但不限于培养基/缓冲液配制区域、细胞接种及摇瓶培养、生物反应器培养和收获的生产区域，以及根据工艺流程设定的辅助区域，如清洗间、灭菌间、固体废弃物处理间等。供参考的上游洁净区划分思路见表4-15。

表4-15 上游厂房及洁净区划分思路

分类	区域/房间	功能	洁净级别	说明
功能区	细胞接种间	细胞复苏、接种及摇瓶培养	C级 接种在生物安全柜中进行	接种过程由于存在敞口操作，应在C+A洁净环境下进行，以保护被接种的细胞免于污染
	细胞培养间	细胞在生物反应器中的培养	D级	细胞培养在密闭环境中进行，暴露部分应采用无菌转接头或其他适当的能防止污染的方法，如使用局部移动层流等
	收获间	上游收获	D级	如采用离心的工艺，应考虑收获间设置独立的房间，或如与生物反应器间在同一区域，能有相应的隔离措施，防止操作过程中产生的悬浮微粒导致的活性微生物扩散 如采用深层过滤工艺，建议收获间尽可能设置独立房间。如车间设计深层过滤与细胞培养间在同一房间的，应当通过一定手段控制生物活性物质暴露，如密闭系统、灭活试剂原位灭活等措施
	培养基配制间	培养基的配制	C级或D级	企业应根据操作风险来考虑洁净级别的设置，使培养基的配制过程能尽量减少敞口操作带来的污染以及培养基粉尘的扩散
辅助区	清洗间	器具清洗	D级或CNC	
	灭菌间	器具、物料灭菌	D级	
	废弃物处理间	废弃物清洁灭活处理	D级或CNC	应能确保生产过程中产生的废弃物经过合理的无害化处理后再离开生产区域，并应能防止废弃物回流到生产区

空调系统的设置应能有效防止不同区域/房间的交叉污染，企业应通过充分的验证和数据来证明空调系统的设计满足该要求。房间的送排风以及房间内工序的洁净度设计等应符合洁净室设计的基本原则。

应明确区分人物流。通常情况下，废弃物与生产使用的物料应使用不同的通道进行转运，并考虑在细胞液暴露和其他可能存在潜在污染物的区域，为人员设置独立的洁净更衣通道和退更通道，或应有充分的措施来保证使用同一通道时能有效防止交叉污染。废弃物的运输路径通常不得返回相对洁净的区域或与洁净物流在同一时间发生交叉，并应尽可能从最简洁的路线运送出生产区域。

● 上游设备设施：目前，单抗上游的生产通常分为以一次性系统为主的生产线、以不锈钢为主的生产线或一次性技术结合不锈钢的生产线三种类型。在污染控制方面，无论是一次性系统或不锈钢系统，均有其优势及不足。对于新建生产线的企业，应从系统设计和选择开始考虑污染的控制，已经具备生产线的企业，同样可以通过系统类型角度对现有生产线设备进行评估，对高风险的系统加强管理，持续改进污染控制策略。

一次性使用技术由于具备灵活性高的特点，便于不同产品和不同批次之间的转化，大大降低了交叉污染的可能，也避免了因不当的清洁方法引入或残留污染。企业应当对一次性使用技术进行系统性的管理：

○ 应尤其关注供应商的生产环境。

○ 确保供应商进行了合理且完整的辐射灭菌验证，并在日常生产中按要求进行环境的微生物监控和分析，定期对辐射灭菌剂量的有效性进行评估（包括上限及下限）。

○ 建立一次性使用技术接收、检查、放行及使用的管理流程，包括但不限于确认一次性使用技术的型号、辐射灭菌报告、包装完整性、各连接端连接无异常、应装配的所有部件均完整，系统无目视可见的非密封点，人工操作准确无差错，从而保证一次性使用技术的密闭性，确保生产过程不会因一次性使用技术的破损引入污染甚至导致失败。

由于不锈钢系统属于重复利用的设备，防止批次和产品间的交叉污染是其重点关注的问题。企业应确保不锈钢系统的设计不存在清洁及灭菌的死角，并对其 CIP 和 SIP 进行全面的验证和再验证。不锈钢系统具有更成熟的自控平台建设基础，可以大幅减少人工操作对生产及洁净环境的影响。

企业可以选择单一的生产线模式，也可以根据风险进行两者结合的生产线设计。下面从污染控制的角度出发，提供具有代表性的"结合型上游生产线"设计的思路供企业参考。

企业可以从系统的关键性（如是否与产品直接接触）以及清洁的难易程度考虑选择怎样的系统。一般情况下，直接接触产品的系统被认为是关键系统，且由于产

品成分较培养基 / 缓冲液更为复杂，其清洁难度相对较高，首先考虑选择一次性系统来控制污染及交叉污染的可能。对于非产品直接接触的系统，考虑定义为非关键系统，且其清洁相对容易，可考虑选择不锈钢系统。但这并不是绝对的，无论采取怎样的生产系统设计，均应进行充分的评估、研究及验证来确保有效的污染和交叉污染控制。表 4-16 概述了系统选择的一种思路供企业参考。

表 4-16　基于污染控制原则的上游系统选择参考思路

典型工艺步骤	系统与产品接触情况	清洁难度	代表性系统选择
培养基配制	间接接触	较简单	不锈钢系统
细胞接种及摇瓶扩增	直接接触	较难	一次性系统
反应器培养	直接接触	较难	一次性系统
收获	直接接触	较难	一次性系统

上游设备设施的日常管理应符合 GMP 管理的要求，包括一次性系统完整性的检查、非一次性系统的清洁消毒等。

- 上游物料与污染控制
  - 基本控制要求：企业应考虑物料在发放、退库及传递的管理要求。原则上，进入上游有潜在病毒污染区域的物料不应再传递至下游除病毒后使用，以防止交叉污染，除非企业能证明其能采取有效的措施防止污染的发生。上游工艺中的物料主要指细胞库、原材料及直接接触料液的一次性耗材，是上游生产工艺中引入污染物的重要途径（表 4-17）。

表 4-17　上游物料污染控制要求

物料	可能引入的污染	控制要求
细胞库	细菌、真菌、分枝杆菌、支原体、病毒、非目标细胞	详细的细胞库管理参见细胞库相关章节，在污染控制方面应重点关注以下要求： a. 待检、检验不合格及检验合格的细胞株应被贮存在不同的液氮罐中 b. 细胞应按《中国药典》的要求进行全检后方可用于生产，即使不是正式的生产，未完成安全性项目检查的细胞也不应引入 GMP 厂房中，避免对 GMP 生产区域或其他产品造成污染 c. 生产用细胞和非生产用细胞（如检测用细胞、产品研发用细胞等）的贮存应严格分开，非生产用细胞不应进入 GMP 生产区域

续表

物料	可能引入的污染	控制要求
原材料（培养基、细胞营养物等）	细菌、真菌、细菌内毒素、朊病毒	a. 朊病毒：应从供应商处获得培养基及其组成成分是非动物来源的证明，或无 TSE/BSE 声明 b. 微生物及内毒素：应在供应商审计时了解供应商的培养基生产环境和工艺是否能有效控制或消除微生物及细菌内毒素的污染，并对入厂的培养基进行微生物限度、无菌（针对 RTU 的培养基）及细菌内毒素检查。是否需要对所有原材料进行上述检测，可以根据该物料的特性和在工艺中的用量评估决定（图 4-3）
一次性耗材	细菌、真菌、细菌内毒素	直接接触产品的一次性耗材，如用于生产过程或微生物相关的样品取样，应根据待检测项目选择相应的无菌、无热原器具。企业应检查器具的辐射灭菌证书及厂家 COA 中关于微生物和细菌内毒素的检查结果，如用于关键步骤，还应进行适当的抽样检查

○ 物料入厂微生物质量控制评估：上游生产用原材料，在入厂时通常应经过微生物及细菌内毒素的检查后放行用于生产。在满足法规要求的基础上，企业也可以通过评估，确认物料是否可以免于检验，或降低检验频率等。

对于一种原材料是否存在被微生物污染，并且将该污染传递到产品中的风险，是基于物料本身的特性、工艺及物料用量决定的。为了确保放行物料的微生物污染风险低，可以通过物料本身的特性进行评估，包括：物料自身的抑菌性、物料的状态（固体或液体）、物料的潮解性（是否易被潮解）、物料的酸碱度、物料来源（是否生物来源）和物料是否含有防腐剂。

企业应根据物料污染风险的程度制定物料的检验放行要求，并根据监控数据及时进行调整。通常情况下，对于高污染风险（污染可能性高）的物料，应按来货批次每批进行微生物负荷及内毒素的检测；对于中污染风险（污染可能性中）的物料，可适当降低检测频次；对于低风险（污染可能性低）的物料，可免除物料放行时的微生物负荷和内毒素的检测。当供应商发生可能影响物料微生物相关的变更时，企业应重新评估物料的微生物污染风险。图 4-3 提供了简单的物料污染风险的评估树。

○ 废弃物料的处理：由于细胞培养液中的生物活性物质可能对外部环境产生污染，并可能返回到洁净区污染洁净环境和产品，企业应使用生物废弃物专用的容器对生物废弃物进行包装和标识，并在制定污染控制策略时充分考虑生物废弃物的处理要求。表 4-18 列举了单抗上游常见的废弃物及其处理要求（参照《国家危险废物名录》，按照企业的环境评估报告执行）。

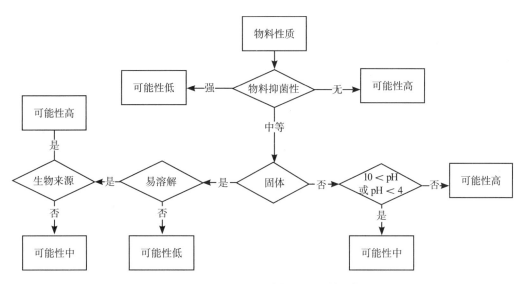

图 4-3 物料入厂微生物质量控制评估

表 4-18 单抗上游废弃物污染控制

工序	废弃物来源	主要废弃物	废弃物类别及处理方式
培养基配制	培养基/缓冲液配制与过滤	一次性混匀袋与储液袋/一次性连接管路/注射器/离心管/一次性过滤器	生物废液，冲洗废液并交有资质单位处理
种子扩增与细胞培养	细胞代谢	细胞培养废气（如 O_2/CO_2/水蒸气）	无害废气，直排
	接种剩余细胞液	接种后剩余细胞液	危险废弃物，灭活后交有资质单位处理
	取样检测剩余细胞液/培养或取样相关耗材	一次性摇瓶/一次性培养袋/一次性软管/取样袋/注射器/离心管等	固体生物危废，冲洗废液并灭活后交有资质单位处理
收获	与细胞培养液或深层过滤液接触的一次性耗材	深层过滤液收集混匀袋/一次性软管/取样袋/注射器/离心管等	固体生物危废，灭活后交有资质单位处理
	深层过滤膜包	深层过滤膜包	NaOH 浸泡后，冲洗液按照生物废弃物灭活处理 浸泡/湿热灭菌后膜包按照危险废弃物交有资质单位处理
	深层过滤系统 CIP	CIP 废液	生物废液，灭活处理

● 上游工艺与污染控制：单抗的上游生产应参考无菌药品生产的污染控制要求，并特别关注表 4-19 特定的关键污染控制要求。

表 4-19　上游工艺污染控制要点

操作	上游工艺污染控制要点
培养基/溶液配制	如使用的不是预配制培养基，基于培养基及培养基补充物易受污染并能促进微生物生长的特性，企业应关注培养基称量后的贮存环境，并控制培养基配制后至完成过滤的工艺时间，以及培养基除菌过滤后的有效期。即使企业有信心培养基的除菌过程可以有效去除污染的微生物，但是仍然要考虑大量微生物代谢产生和滞留在培养基中的有害物质（如代谢产物、细菌内毒素）。可去除支原体的过滤工艺也应得到充分的考虑，例如，使用0.1μm 的过滤器等
细胞接种	全过程应遵守无菌操作的要求，敞口操作应在 C+A 环境下进行。操作中尽量减少培养基反复开启的次数，应避免溢出和溅出，如有发生，应采取有效措施防止污染扩散
细胞传代及培养	操作过程中尽量减少培养基反复开启的次数，考虑定期对污染情况进行检查，对任何疑似微生物污染的现象均应提高警惕，保存污染图像并封存本批次使用过的设备及器具，便于后续调查，并避免污染扩散
取样操作	如为一次性使用技术，应在系统定制时设计足够的可防止污染的取样器具；如为不锈钢系统，应采用可以防止细胞培养液暴露的形式，如采用无菌对接取样或针刺式取样阀。操作应该遵守无菌操作的要求
收获前及收获	应对收获前料液（未处理的细胞培养收获液）及澄清收获液设置可能污染源的检测项及接收限度。收获前料液通常应按要求检测支原体、微生物、细菌内毒素及外源病毒等

● 上游工艺中委托服务的管理：在上游工序中，企业可能会委托第三方进行涉及污染控制的部分活动，例如终末细胞/收获液的内外源病毒和微生物检测、异物调查等，应纳入污染控制策略中进行考虑。

● 上游人员管理与污染控制：从事单抗上游生产、质量管理及其他相关工作的人员，应遵守 GMP 的要求定期进行微生物基础知识和生物安全的培训，其资质管理及培训要求本节不再赘述。本节将仅针对上游工艺中特定的人员要求进行讨论。

生产人员应定期检查身体，已知患有传染性疾病的人员不得进行细胞培养的工作。负责细胞培养工作的人员在生产区内不得进行非生产制品用细胞或微生物的操作；在同一工作日进行细胞培养前，不得接触动物或操作有感染性的微生物；在生产期间，在上游工作的人员，如果未采取经证实有效和规定的去污染措施，不得从上游区域穿越至其他生产区域；负责细胞接种的人员，应对其无菌操作进行考核，考核可以考虑使用无菌工艺模拟试验的形式，确保操作人员掌握细胞接种的无菌操作要求。

● 上游清洁消毒与环境控制：应对生产现场、设施设备及器具选择合适的清洁方法及清洁后的保存方式，清洁状态及有效期应进行标识。应能避免已清洁区域/房间和未清洁的区域/房间之间造成交叉污染，如果采用同一区域内的不同房间独立清洁的形式，应考虑有效的措施来避免人员在已清洁的房间／区域和未清洁的房间／区域之间穿梭。

如使用水浴锅进行细胞复苏，应使用注射用水或灭菌水作为媒介，并在每次使用后排空，使用前后均应进行相应的清洁；用于细胞接种和传代操作的生物安全柜在每次使用后均应进行全面的清洁及表面消毒，由于使用后生物安全柜的层流关闭，其内部的环境级别和背景一致，在使用前也需要进行消毒，如果超过清洁效期，还需要额外的清洁；CO_2 培养箱应定期进行清洁消毒。

细胞扩增及培养阶段，应有流程对细胞培养液或培养基泄漏的处理进行管理。当细胞培养物发生泄漏时，应立即采取封漏措施并进行现场清洁消毒，确保有效控制污染并彻底清除现场污染。建议考虑的要点包括：

- 封堵泄漏容器；
- 对泄漏液体进行围堵来减小受污染的区域；
- 将泄漏的料液收集到可密封的容器中，密封容器并清洁容器表面（也可使用袋子密封收集料液的容器）后，将容器转移至灭活区域进行无害化处理；
- 对受污染区域进行清洁消毒，通常情况下，采用的清洁消毒方法应强于常规洁净区清洁消毒的方法，例如，增加消毒剂用量和增加清洁次数，或采用具有杀灭支原体、病毒等外源因子能力的消毒剂；
- 对污染区域进行环境采样等。如果在同一区域有同时进行的其他产品／批次的发酵活动，应该评估这些产品批次受到的影响，并根据评估结果加强后续步骤的监控。

C. 共线生产的污染控制

- 上游共线生产的基本原则及流程：《药品共线生产质量管理指南》已对药品研发、技术转移及生产阶段中生物制品的共线生产要求进行了详细的阐述。对于单抗上游的生产，企业在考虑共线生产时还应特别关注以下风险点。

原则上，单克隆抗体不应与激素类生物制品、细胞毒类及高活性的药品共线生产，对于其他考虑共线生产的产品，在经过充分的共线生产风险评估后，可进行共线生产。典型的共线评估流程如图 4-4 所示。

- 上游共线生产的污染控制要求：在单抗的共线生产过程中，相对于传统的不锈钢系统，一次性使用技术能更好地防止交叉污染，在充分确认系统密闭性的条件下，单抗多产品的共线应首先考虑使用一次性系统。不锈钢系统用于单抗多产品共线生产时，需要更详细的风险评估和系统性的清洁验证来避免产品的交叉污染。

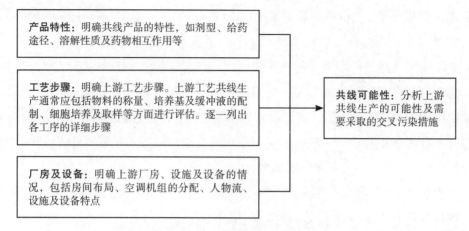

产品特性：明确共线产品的特性，如剂型、给药途径、溶解性质及药物相互作用等

工艺步骤：明确上游工艺步骤。上游工艺共线生产通常应包括物料的称量、培养基及缓冲液的配制、细胞培养及取样等方面进行评估。逐一列出各工序的详细步骤

厂房及设备：明确上游厂房、设施及设备的情况，包括房间布局、空调机组的分配、人物流、设施及设备特点

共线可能性：分析上游共线生产的可能性及需要采取的交叉污染措施

图 4-4　上游共线评估流程

另外，GMP 中明确规定企业不得在同一生产操作间同时进行不同品种和规格药品的生产操作，除非没有发生混淆或交叉污染的可能。因此，单抗上游的共线生产中应考虑采用时间隔离（错时生产）的形式，或采取可靠的措施来支持同时生产（如同一区域的独立密闭系统）。

　　○ 对于在生产过程中可能出现活性物质暴露的工艺步骤，在共线生产中考虑采用时间隔离（错时生产）的形式，如培养基配制、细胞接种等。错时生产的形式应建立生产线换产品管理的流程，确保在下一产品入场前完成清场及清洁，其操作应符合 GMP 的相关要求。

　　○ 作为密闭发酵阶段，可以同时进行产品的共线生产，但是仍然应该制定明确的管理流程来明确异常事件（如泄漏）的处理要求。

D. 污染的消除

如生产环境出现了超出标准的污染，或发现了有害微生物，应对环境进行全面的清洁消毒处理，采取的消毒方法应能对发生的污染具有明确的作用，例如，出现霉菌污染时，使用的消毒剂应是经过效力验证可以杀灭霉菌的消毒剂。如必要，生产区域清洁消毒后，应进行悬浮粒子、沉降菌及表面微生物的监测，合格后再使用。应调查环境污染的来源，并充分评估环境污染可能对产品质量造成的影响，包括但不限于分析产品在环境中暴露的可能性、增加产品的取样监测点及监测项目等。

一旦上游细胞培养液出现了微生物或病毒的污染，应立即对被污染的料液及其设备进行隔离，检查是否存在泄漏点，并对泄漏点进行封闭处理，对现场进行清洁消毒（如使用杀孢子剂或其他强效消毒剂），防止污染扩大。被污染的细胞培养液应

按经验证的程序进行灭活，可考虑采取措施降低料液在转移至灭活罐过程中造成更多污染的可能，例如，在料液中加入氢氧化钠达到一定的pH值进行料液的预处理等。对接触料液的器具、耗材等进行灭活处理。上述操作完成后，还应对设备设施及生产环境进行全面的清洁消毒及环境监测。对于处理污染的操作人员，其洁净服应先进行灭活处理，再丢弃或进行常规的清洗、消毒（如适用），防止洁净服对外部环境或其他区域、洁净服等造成污染。

实例分析

实例4：常见上游污染控制策略

采用HACCP风险分析工具对上游生产工艺及其他方面因素进行风险分析，风险等级及风险定义见表4-20。

表4-20　上游污染风险登记表

风险等级	风险定义
高风险	直接导致单抗上游生产中断或失败，如果该问题发生，没有一定可以检测到该问题的步骤，必须采取有效的控制措施防止该问题的发生
中风险	可能/间接导致单抗上游工序中断或失败，如果该问题发生了，一定可以在工艺被中断前被检测和纠正
低风险	对单抗上游工序影响甚微，可以不需要额外的控制措施

应识别上游工艺中各工序各污染影响因素的潜在问题，以及这些问题可能导致的风险，对风险等级进行判定，并根据风险等级确认污染控制措施，并设定监控措施以监控污染控制的有效性。将这些风险及措施汇总在污染控制策略中，供管理层及技术人员掌握现状及定期更新，及时发现和预防问题。

本节以常规上游工艺和设备设施为例，列举上游工艺中主要风险及污染控制策略（表4-21），限于篇幅，这不是一个完整的评估及污染控制要求，不会对常规的污染控制要求进行赘述（例如，人员在洁净区的更衣要求、洁净区清洁、环境监测、非直接接触产品料液的设备清洁等），企业应根据自身情况进行详细分析。

表 4-21　上游污染控制汇总表

工序	潜在的问题	潜在的风险	风险等级	有代表性的 CCS	有代表性的 CCS 有效性评估
上游物料准备	人员有传染病或暴露创口	从人员引入微生物污染	中	进入生产区域前进行自查并填写记录，对有疑虑的情况，应由微生物师做出判断和决策	环境监测数据及趋势分析　微生物鉴定结果　中间产品、产品污染偏差
	人员当天负责其他品种细胞的暴露操作，或有关动物的操作	从人员引入交叉污染，如杂细胞、病毒、支原体等	中	在文件中明确人员工作内容的要求，操作人员在执行当天的活动前应确认是否进行过其他品种细胞的操作　动物房设置在独立建筑中，与原液生产区域保持适当的距离，从事动物操作/实验的人员与上游工序人员不应兼任	
	物料称量罩失效，不具有负压和层流保护功能	操作人员和环境受到污染，导致其他物料被交叉污染	中	制定设备维护的计划，定期检测其气流状态和风量　使用前提前开启，检查设备运行状态正常后方可使用，过程中出现报警，应立即停止操作，保护物料。在必要时，人员应重新更衣，环境应重新清洁后方可重新开始物料称量	
	动物来源的物料或其衍生物	引入朊病毒	高	选择物料时尽可能避免动物来源的衍生物，或应获得相应的 BSE/TSE 申明	供应商档案　物料 BSE/TSE 申明　异常毒性数据
	物料本身能促进污染物的生长（如高营养物质），如培养基，尤其是可直接使用的无菌培养基或其添加物	物料自身被污染，在产品料液中增加产品污染概率	中	密封保存，一次性使用，该类物料通常不允许开封后的重新密封，如果必须这样做，应评估开启包装和重新密封的环境是能确保无新的污染引入	物料微生物检验数据　中间产品、产品污染偏差
	物料的微生物、内毒素等达不到控制要求	引入微生物、内毒素污染	中	制定物料的微生物和内毒素控制标准，根据其风险确认入厂检验的频率	物料微生物检测报告　中间产品、产品污染偏差

工序	潜在的问题	潜在的风险	风险等级	有代表性的CCS	有代表性的CCS有效性评估
上游物料准备	暴露的物料操作活动不符合无菌操作要求	人员、环境的污染物进入物料	中	制定无菌操作规范,进行相关人员的培训及考核;将无菌操作作为QA现场监督的检查项之一	环境监测数据及趋势分析 QA巡检记录统计 中间产品、产品污染偏差
	不同批次或产品的物料同时进行准备	批次/产品间交叉污染	中	物料应按产品进行阶段性称量/准备: (1)每种物料称量/准备后对区域进行适当清洁后再进行下一物料的称量/准备 (2)每种产品的物料完成称量/准备后,对区域进行清场和清洁,然后进行下一产品的物料称量/准备	交叉污染偏差
	物料贮存区域未设置合适的虫害控制措施	虫害引入外来因子(如病毒)	中	由专业的虫害控制专家进行虫害控制的布防,一旦发现虫害,对区域内的物料外观和包装进行检查,对现场进行适当的清洁	虫害控制报告及趋势分析 虫害偏差 中间产品、产品污染偏差
	在物料传递时不充分的物料包装清洁	污染引入洁净区,尤其是霉菌	中	选择多重包装的物料,在进入仓库时应除去运输外包装,进入洁净区前除去第二层包装。对于包装层数少的情况,进行表面清洁和消毒,如出现过物料传递引起的霉菌污染,物料包装的清洁消毒应考虑更高效但是残留低的消毒剂,如过氧化氢 传递窗或物流气闸需要满足对应洁净区管理及自净的要求	环境监测报告及趋势分析 中间产品、产品污染偏差
	缺少可以保护物料的适当的洁净环境	从环境引入污染	中	物料敞口的操作区域,其洁净级别等于或高于物料用于生产时的环境级别。对于不能一次性使用完,需要重新封口贮存的物料,采用A级送风保护后进行敞口操作	物料定期复检报告及趋势 中间产品、产品污染偏差

工序	潜在的问题	潜在的风险	风险等级	有代表性的 CCS	有代表性的 CCS 有效性评估
培养基 / 溶液配制	配制到除菌过滤 / 灭菌放置过长时间	微生物负荷过高，无法通过过滤 / 灭菌去除污染物	高	进行配制到除菌过滤 / 灭菌放置时间的研究 在日常操作中进行时限规定和微生物负荷限度设定	中间产品微生物检验数据及趋势分析
	过滤未选择合适的过滤器（灭菌未选择合适的灭菌条件）	不能有效去除培养基 / 溶液中的污染物	高	（1）过滤　使用 0.1μm 的过滤器进行培养基的过滤，以确保可以去除支原体 　对于过滤体积较大的培养基（如超过 500L），增加 0.2μm 的预过滤器，降低杂质及微生物负荷，确保 0.1μm 滤器的有效性 （2）灭菌　非温度敏感的溶液可采用高温灭菌，对灭菌参数和装载进行验证，确保灭菌有效性	中间产品（如收获前）支原体检验结果 中间产品微生物负荷检验结果
	过滤器完整性被破坏	不能有效去除培养基 / 溶液中的污染物	中	过滤后进行过滤器完整性测试，完整性测试失败的，培养基 / 溶液不得用于后续工序	过滤器完整性测试报告 中间产品微生物测试结果
	贮存容器泄漏	培养基 / 溶液被污染	高	贮存容器在使用前后均需检查其完整性 容器放置在特定的独立区域，运输和贮存过程均不得接触尖锐物品 培养基 / 溶液在使用前应目视检查容器完整性，以及培养基 / 溶液是否出现异常变化	容器泄漏 / 污染偏差
	贮存条件不适合或时间过长	培养基 / 溶液被污染	高	对贮存温度和时间进行研究和验证，并在日常操作中进行贮存条件和时限的规定	贮存环境温湿度监控数据 因培养基 / 溶液被污染导致的偏差
	不同阶段、批次、产品的培养基 / 溶液在同一区域配制	交叉污染	高	不同批次、产品的培养基 / 溶液工序需采取分阶段进行，完成全面清场及清洁后方可进行其他批次或产品的培养基 / 溶液配制	交叉污染偏差环境监测数据

工序	潜在的问题	潜在的风险	风险等级	有代表性的 CCS	有代表性的 CCS 有效性评估
细胞复苏及种子培养	人员在细胞敞口操作中不能严格进行无菌操作	因不良操作向细胞中引入污染	高	对人员进行无菌操作培训及考核 在文件中详细定义细胞复苏的操作注意事项	细胞培养污染数据
	细胞冻存管在解冻过程中有水浴中的水进入或残留在冻存管管口	水浴中的水进入细胞液，引入微生物污染	高	采用干式恒温器进行细胞解冻，如采用水浴进行细胞解冻，水浴高度应低于冻存管管口，或采用其他有效防止污染的措施（如使用洁净的外袋保护冻存管），水浴锅内使用注射用水或灭菌水，每次使用后排空，使用前后均进行清洁 解冻后使用挥发性消毒剂对冻存管外部进行擦拭消毒	细胞培养污染数据
	同一区域内同时进行不同产品的细胞复苏	交叉污染，包括非目标细胞及其他污染	高	在流程中规定不同产品细胞复苏的要求，不得在同一区域同时进行，在进行另一产品的细胞复苏操作前，该区域应进行清场及清洁 操作人员同一工作日在进行一个产品的细胞敞口操作后，不得再进行其他细胞的操作，除非有经过确认的可靠的去除污染的方法	环境监测数据及趋势分析 交叉污染偏差
	摇瓶不是无菌、无热原的，或缺少隔菌呼吸膜	细胞被摇瓶污染，或在摇瓶培养阶段被环境污染	高	选择无菌、无热原且带疏水呼吸膜的摇瓶，摇瓶入厂需进行放行检查，确认其辐射结果及无热原声明 使用前确认摇瓶包装的完整性	物料 COA 检查及放行报告 摇瓶引起污染的偏差
	接种过程细胞液暴露在非无菌的环境中	细胞液受到环境污染	高	在 A 级层流保护下通过无菌操作进行细胞的接种，操作过程进行环境监测	细胞培养污染偏差
反应器培养	一次性使用技术完整性失效或存在异物	细胞液受到生物反应器或环境的污染	高	使用前确认一次性使用技术的包装完整性、辐射灭菌标识、生物反应器的完整性，包括各链接处的完整性；确认无目视可发现的异物 每日进行显微镜检，确认细胞液污染情况	一次性使用技术 COA 及放行报告 细胞培养污染情况

工序	潜在的问题	潜在的风险	风险等级	有代表性的 CCS	有代表性的 CCS 有效性评估
反应器培养	细胞扩增的接种过程中，细胞液暴露在非无菌环境中	细胞液受到环境污染	高	采用无菌转接头进行细胞扩增过程中的细胞液接种，或使用可移动的 A 级层流保护接种过程中的暴露操作 每日进行显微镜检，确认细胞液污染情况	细胞培养污染情况
	过程中使用的工艺气体不是无菌的	细胞液受到工艺气体的污染	高	用于细胞培养的工艺气体需进行定期的微生物及粒子检测，进入生物反应器前需要经过除菌过滤器的过滤，滤器需通过完整性测试；一次性设备滤器企业需提供滤器的完整性测试合格证明；定期检查确认细胞液污染情况	细胞培养污染情况
	取样时培养的细胞液被暴露在环境中	细胞液受到环境污染	高	对于一次性使用技术，取样袋与培养袋进行一体化设计，并采用无菌断口技术；对于非一次性使用技术，可以使用针刺式取样阀进行取样操作；取样在密闭的管路和容器中进行	细胞培养污染情况
	补料/添加物添加时培养的细胞液被暴露	细胞液受到环境污染	高	补料容器与生物反应器采用无菌对接，物料传输使用密闭管路	细胞培养污染情况
收获	细胞液在收获前被污染	细胞液受到环境、设备或人员污染	高	在收获前进行微生物和内毒素的检测	收获液微生物/内毒素检测结果
	一次性使用技术完整性失效或存在异物	细胞液受到生物反应器或环境的污染	中	使用前确认一次性使用技术的包装完整性、辐射灭菌标识、袋子和软管等的完整性，包括各连接处的完整性；确认无目视可发现的异物	一次性使用技术泄漏偏差 异物偏差
	收获过程细胞液暴露在环境中	细胞液受到环境、设备或人员污染	中	进行减菌过滤后的收获液应收集到无菌密闭的容器中	收获液微生物/内毒素检测结果

工序	潜在的问题	潜在的风险	风险等级	有代表性的CCS	有代表性的CCS有效性评估
收获	收获液贮存条件不合适或时间过长	生物负荷或内毒素超出控制标准	中	验证贮存条件和时间限度，并在文件中进行规定；在最后一个循环上样前进行收获液的微生物负荷和内毒素进行检测	收获液微生物/内毒素检测结果
废弃物处理	废弃物在排出/转移出生产区时仍然具有生物活性	废弃物污染外部环境	中	制定废弃物排出前的灭活处理流程	排废指标
	废弃物的转移路径与干净的生产区域有交叉，或可能返回至洁净区域	废弃物对洁净的生产区域/产品造成污染	中	在人物流设计时应确保废弃物的运输路径不得返回相对洁净的区域或与洁净物流发生交叉，并应尽可能从最简洁的路线运送出生产区域	交叉污染偏差环境监测数据

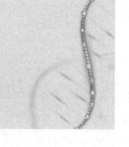

5 下游工艺的生产质量控制

本章主要内容：

☞ 下游工艺中物料管理的注意事项

☞ 下游生产工艺的典型流程，各工序的控制要点

☞ 下游开展中间产品稳定性研究的目的、开展方式

☞ 有效病毒灭活／去除工艺的建立

☞ 下游工艺控制微生物污染的方式

☞ 重复使用的层析介质与膜包的管理

☞ 下游工艺验证的注意事项

☞ 下游清洁验证的注意事项

☞ 低内毒素回收与缓解措施

5.1 下游物料的质量管理

背景介绍

单抗下游生产所用物料按功能分类，主要为原材料、辅料和生产用耗材。原材料主要包括生产过程中配制缓冲液所需的酸、碱、盐等无机化合物及部分有机溶剂；辅料主要包括在原液配制过程中所使用的辅助材料，如稳定剂、赋形剂、缓冲体系等；与产品接触的生产用耗材多由高分子类有机聚合物或硅质岩类无机材料制成，包括可重复使用的层析介质和超滤浓缩／换液膜包、一次性使用的各种缓冲液配制及储存袋、中间产品混匀及储存袋、原液长期贮存容器、中间产品深层过滤膜包、减菌／除菌过滤器、除病毒过滤器、液体传输管路、各种取样管及取样袋等。

一次性使用技术在单抗下游生产中有广泛应用，很大程度上可替代传统的不锈钢设备。本分册无菌制剂部分"18.1 一次性使用技术"全面介绍了一次性使用技术的定义，在制药领域的应用和考虑，相容性研究，完整性检查，测试和验证研究，供应商管理和进厂验收等内容。但针对单抗蛋白分子高级结构的不稳定性、工艺过程中微生物控制要求、聚合物表面对蛋白的吸附性及可提取物与可浸出物安全性要求等特点，需对单抗药物下游生产过程中使用耗材的质量管控有特殊的要求。下游使用一次性技术需要考虑的风险主要包括以下几方面：

- 产品与产品接触表面之间的相互作用（吸附、浸出物和溶出物）。

- 相比于不锈钢设备，一次性使用技术较为脆弱，存在穿孔及泄漏的风险。

- 工艺适用性，对其容纳体积、载量的要求（高温、高压、有溶出风险的高浓度有机溶剂不适用）。

- 人工操作数量与复杂度增加，需要使用前进行检查与相应处理。

- 一次性使用技术的灭菌工艺及对其质量的影响。

- 一次性使用技术引入的污染控制，如微生物、内毒素、颗粒和异物（如要求）。

本分册生物制品（单抗）部分"2.2 物料控制"详细介绍了通用的物料控制策略及耗材相容性评估策略。本节将重点阐述在单抗下游生产中所使用耗材的技术与安全性关注点、风险评估策略及变更管理。可重复使用的耗材在本分册生物制品（单抗）部分"5.6 层析介质与膜包的管理及持续寿命研究"中介绍。

实施指导

A. 一次性使用技术的应用及其对应关注点

一次性使用技术应用于下游生产的多个工序，包括缓冲液配制及贮存、中间产品混匀及贮存、液体转运及过滤、原液贮存及各工序的取样，根据用途的不同，其关注侧重点也不同。

一次性搅拌袋、储液袋的技术与安全性关注点如下：

- 完整性要求，破损和漏液问题，对于微生物控制的下游工艺，需尽量避免，应建立使用前检查及使用过程中发生漏液后的相关处理程序。

- 功能性要求，组件的稳固性、搅拌性能、参数测量与调节功能，与支撑容器的适配性/贴合度等。

- 微生物与内毒素控制。

- 化学兼容性与生物相容性。

- 颗粒的脱落。

- 动物源成分。

- 内表面材质，对蛋白的吸附性及稳定性影响。

- 可提取物和浸出物。

- 材料性质，如防冻性（对于原液低温贮存）。

- 特定贮存条件（温度、光照、气体阻隔性等）对于材料的要求。

一次性过滤器、深层滤器、除病毒滤器（膜包）的技术与安全性关注点如下：

- 过滤性能要求，如孔径、截留分子量等。

- 过滤器使用条件（压力、流速等）。

- 过滤器完整性测试方法及标准（如涉及）。

- 灭菌方式，重复灭菌的性能（如涉及）。

- 微生物与内毒素控制。

- 化学兼容性与生物相容性。

- 颗粒脱落与纤维释放。

- 动物源成分。

- 接触材质对特定检测项目无显著影响（如对残留 DNA 的吸附等）。

- 可提取物和浸出物。

B. 一次性使用技术的使用风险评估及质量控制

下游工艺比较接近单抗药物的最终产品，使用一次性使用技术对产品带来的风险包括微生物引入、内毒素引入、颗粒引入、可提取物与浸出物杂质引入、中间产品稳定性（降解、聚合及吸附）等。对生产工艺带来的风险包括工艺性能（如预定的搅拌效果、过滤效果）、系统完整性（泄漏、破损）等。

企业需要着重评估一次性使用技术对工艺控制及产品质量的潜在风险，推荐参考 ICH Q9、ICH Q10 等，建立适合企业自身特点的耗材质量管控体系，常用的风险评估工具有：FMEA、故障树分析（FTA）、鱼骨图、危害分析与关键控制点（HACCP）等。任何对药品质量（进而导致对患者安全）可能产生的不良影响，都必须作为主要关注点来考虑。对于评估级别较高的风险项，企业应采取必要的措施对风险进行控制，或通过对耗材制造商 / 供应商的加强管理进行间接控制。

C. 一次性使用技术的可提取物和浸出物风险评估及研究

一次性使用技术产生的可提取物和浸出物可能会影响产品的有效性和安全性，并因其在后续工序不涉及相关检测，因此需要在使用一次性技术前进行关注，国际上已有相关指导文件可参考，如 USP<665>、USP<1665>、BPOG 发布的《生物制药生产过程中一次性使用聚合物系统浸出物风险评估的最佳应用指南》等，目前国内也有关于药品包装材料相容性研究的指导原则可参考，如《化学药品注射剂与塑料包装材料相容性研究技术指导原则（试行）》及《化学药品注射剂生产所用的塑料组件系统相容性研究技术指南（试行）》等。

可提取物和浸出物的风险评估需基于实际工艺参数进行，制药企业可参考各技术指南及法规要求，制定自身的风险评估模型。风险评估的一般步骤及模型可参考本分册无菌制剂部分"18.1 一次性使用技术"描述的可提取物和浸出物评估流程和案例。

除上述常用的评估流程外，一次性使用技术风险评估过程中还有另一考虑点：下游超滤浓缩/换液（UF/DF）作为纯化步骤，具有降低和去除小分子浸出物杂质的作用，另外超滤前的吸附－洗脱层析工序，也具有降低和清除小分子杂质的功能，ICH Q3D 明确指出 UF/DF 可有效去除元素杂质，USP<1665> 征求意见稿将 UF/DF 等清除可提取物的步骤作为风险评估中降低风险的要素。因此，通常可认为超滤前的纯化工艺步骤中可提取物和浸出物的风险相对较低。

一次性使用技术的可提取物试验一般由供应商进行，可提取物和浸出物的试验样品、提取溶剂、提取时间、提取温度及后续的分析方法选择等，可参考相关的指导原则。

浸出物试验通常由制药企业根据实际使用条件进行，可使用同材质小体积的一次性使用技术进行，试验条件（包括装量、温度及时间等）均参考实际或可覆盖实际使用条件。

D. 一次性使用技术供应商的变更管理

产品上市后，变更生产所用一次性耗材应谨慎。应按照法规市场注册要求评估变更等级，并通过补充申请、备案或年报方式通知监管部门。一次性使用技术的变更，需基于科学与风险的原则，进行充分的评估与研究。同时，使用条件发生变更（如升高温度、调整 pH 值、延长接触时间等）也可能引起浸出物的变化和一次性使用组件风险评级的变化，因此需对一次性使用技术重新进行风险评估，必要时进行相关的试验并出具研究报告。

新增备选耗材时，对于第二供应商，应按照选择第一供应商的技术要求进行，并按照上市后变更相关技术要求进行研究，关注变更前后的差异。目前行业中尚无标准化的一次性使用技术检测方法，各供应商采取的控制方法可能是不同的，需确保其均符合各自的质量系统要求。例如，对于某项检测，两个供应商的检测频率或检测方法不同，但均可证明此项检测可控，也是可以接受的。

结合一次性使用技术的用途，对其进行风险评估，以确认备选物料的可替代性。评估可参考表 5-1 进行。

表 5-1　一次性使用技术变更风险评估示例

变更类型	描述	风险评估关注点 *	性能确认工作
对等替换	相同组件、尺寸和结构材料，由不同的供应商采用相同的工艺条件制造	1，2	通过变更控制，监测设计和用户技术规范
功能等效	材料性能相同，但材料供应商不同（如袋子、过滤器、管路）或工艺条件不同	1，2，3，4，6	监测性能属性，浸出物和产品关键质量属性
工艺、功能改变或改进	功能或性能相似，设计和结构材质不同，在使用时可能需要同时调整工艺或设备	1，2，3，4，5，6	利用缩小模型研究监测性能属性、浸出物和产品关键质量属性，必要时进行工艺验证

* 风险评估关注点：

1. 说明拟替代物料的设计、尺寸、性能和材质要求（形状、适配性和功能）。
2. 组件材料和工艺流体的相容性，接触面积和接触时间。
3. 提供生物安全性说明和可提取物实验数据。
4. 供应商提供的可提取物数据与实际工艺条件的适配性。
5. 后续步骤是否有可去除或稀释浸出物的能力。
6. 产品质量影响评估。

5.2 下游生产工艺控制

法规要求

药品生产质量管理规范（2010 年修订）

第三百一十二条

（十三）返工

将某一生产工序生产的不符合质量标准的一批中间产品或待包装产品、成品的一部分或全部返回到之前的工序，采用相同的生产工艺进行再加工，以符合预定的质量标准。

药品生产质量管理规范（2010年修订）生物制品附录

第五十一条 应当采用经过验证的工艺进行病毒去除或灭活处理，操作过程中应当采取措施防止已处理的产品被再次污染。

第五十三条 应当明确规定层析分离柱的合格标准、清洁或消毒方法。不同产品的纯化应当分别使用专用的层析介质。不同批次之间，应当对层析分离柱进行清洁或消毒。不得将同一层析分离介质用于生产的不同阶段。层析介质的保存、再生及使用寿命应当经过验证。

第六十条 应当对生产过程中关键工艺（如发酵、纯化等工艺）的相关参数进行连续监控，连续监控数据应当纳入批记录。

背景介绍

单克隆抗体下游生产各工序主要目的是去除产品相关杂质（如聚合体、降解产物），去除工艺相关杂质（如培养基成分、宿主细胞蛋白、宿主细胞 DNA、脱落蛋白 A 配基、抗生素、消泡剂、有机溶剂等），调节电荷异构体比例，灭活及去除潜在病毒，同时将单抗分子置换到稳定的缓冲体系内，加入适量稳定剂以利于单抗分子的长期贮存。图 5-1 简述了平台化的单抗下游纯化的各个工序。

下游工序从收集上游澄清收获液开始，首先经过亲和层析捕获目标抗体分子，然后通过低 pH 值（或其他化学灭活剂）灭活病毒，再通过阴/阳离子交换层析进行精细纯化、除病毒过滤，及切向流超滤浓缩换液，最后添加辅料，配制过滤，分装成原液并进行冷藏或冷冻贮存。

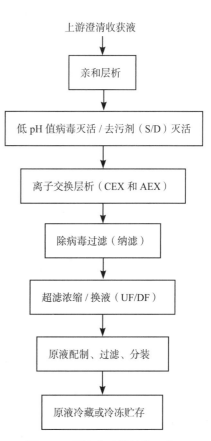

图 5-1　平台化下游纯化工序

以下总结了下游工艺各个环节通常进行控制的操作参数和监测的性能参数，其中微生物部分的监控在本分册生物制品（单抗）部分"5.5 下游工艺的微生物控制"中进行阐述。

A. 层析纯化操作实施的通用要求

层析是单抗下游生产中最为常用的工序，利用蛋白质的电荷性、特异性吸附、疏水作用、分子大小等原理实现单抗纯化的目的。层析系统通常由液体泵、层析柱、附属的管路及阀门、传感器（流量、压力、pH 值、温度），以及紫外和电导率等检测单元组成。在单抗的生产过程中，应建立层析相关的操作及管理规程，并关注以下要点：

• 层析系统应建立预防性维护保养程序，定期检查各阀门、管路及泵的运行情况，检查校准各测量单元与传感器，关注紫外检测单元光源使用情况，进行预防性更换。长期使用时，应关注管路的钝化和老化情况。

• 层析介质（填料）应建立入厂验收程序，如鉴别试验、微生物负荷及内毒素含量等。必要时考虑其工艺要求，如动态载量测试等。

• 层析柱装填前应检查层析柱的清洁状态和密封性等，如筛网、密封圈、柱管等组件。

• 层析柱装填前应目视检查填料性状，装填完毕后，应根据平台化的操作经验及填料的特性，测定柱效并符合设定的标准，如理论塔板数、对称因子等。

• 层析柱装填后持续使用期间，应根据性能监测情况及生产批次的安排，制定定期拆装柱计划（如需）。

• 层析系统与层析柱的清洗与在线消毒应建立相关规程。

• 层析介质在位或离线保存时，需选择合适的保存液，周期性检查保存液情况，定期更换保存液，避免液位下降与微生物滋生。

• 层析系统管道需要有标识，使用前应检查管路连接情况，避免接错，运行时应关注系统压力。

• 层析过程应连续监控关键工艺参数，自动层析程序运行前需确认程序配方，电子记录保存需符合数据可靠性要求。

• 层析工序要有明确的样品收集标准，生产过程中应关注层析图谱情况，如电导率、pH 值、紫外吸收值等。为考察工艺的稳健性，建议定期对商业化生产阶段批次间图谱的一致性做分析。

B. 亲和层析

亲和层析工序的目的是从上游澄清收获液中捕获目标抗体，并承担部分工艺相关杂质与潜在病毒的清除功能。亲和层析介质（也称填料）通常连接有蛋白 A（Protein A）或蛋白 G（Protein G）配基，可与抗体分子（通常为 IgG）中的 Fc 片段特异性结合，达到捕获和浓缩目标抗体的目的。

在亲和层析柱完成装填、清洗及平衡后，将上游澄清收获液上样至亲和层析柱，抗体分子将与填料结合，上样结束后，进行后平衡及冲洗（如需要），然后进行洗脱，根据出峰的紫外吸收值（如 UV280）收集目标组分。在收集完毕后，需进行层析介质的再生与清洁。

亲和层析工序的常见的工艺参数、性能属性及中控参数见表 5-2。

表 5-2　亲和层析工序的常见的工艺参数、性能属性及中控参数

生产步骤	操作参数	性能属性或中控参数 *	备注
装柱	• 柱高 • 介质使用循环数	• 理论塔板数 • 对称因子	
上样	• 前平衡体积 • 载量 • 保留时间 • 后平衡体积	• 柱压	需根据蛋白总量、载量计算每批需要的循环数
冲洗	• 冲洗液 pH 值及体积		
等梯度洗脱	• 洗脱液 pH 值 • 样品收集 UV280 吸收值 • 保留时间	• 柱压 • 工序回收率 • 中间产品质量，如 CE-SDS、CEX-HPLC 等	

注：* 中控检测可根据产品专属的分析控制策略选择进行日常监控，工艺验证或阶段性批次中加强监测，微生物相关控制见本分册生物制品（单抗）部分"5.5 下游工艺的微生物控制"。

亲和层析图谱示意图见图 5-2。

亲和层析洗脱得到的收集液 pH 值较低，可直接进入低 pH 值病毒灭活工序，或根据中间产品贮存稳定性情况进行短暂贮存（或回调 pH 值后贮存）后合并多个循环收集样品进入低 pH 值病毒灭活工序。如需暂存，需考虑贮存条件及贮存时限对产品理化性质及微生物负荷的影响。贮存条件、贮存时限应有明确规定。

亲和层析介质允许同产品不同批次间重复使用，考虑到基质的基架碎裂、配基脱落、杂质的吸附等会影响分辨率及可清洁性，层析介质的最大使用次数需根据小

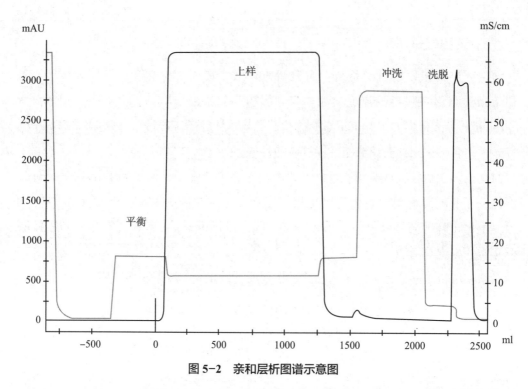

图 5-2　亲和层析图谱示意图

试研究数据及除病毒验证结果评估，并在生产规模进行同步确认，层析柱每次使用后需进行清洁与消毒，清洁与消毒程序应固定，清洗前后的保存时间（如适用）应当进行规定。层析介质的在线与离线保存，应规定保存条件（如温度等）、保存液种类和浓度，并定期进行更换。

C. 低 pH 值病毒灭活

该工序利用低 pH 值环境下，脂包膜类病毒的囊膜和病毒衣壳蛋白会逐渐变性而使病毒颗粒丧失感染能力，从而达到病毒灭活效果。通常亲和层析的收集液 pH 值通常在 3~4 之间，如不在病毒灭活预定的 pH 值范围内，可通过添加亲和层析洗脱液或酸溶液，将收集液 pH 值调节至目标范围，并保持一定时间（操作时注意加酸速度控制，以防 pH 值过低）。静置灭活的 pH 值、时间、温度应通过病毒灭活验证进行确定。病毒灭活完成后的中间产品需回调 pH 值至目标范围，进行深层过滤去除沉淀后（如需要）后得到蛋白收集液。

低 pH 值病毒灭活工序的常见的工艺参数、性能属性及中控参数见表 5-3。

pH 值回调后的中间产品在放置过程中，需考虑贮存条件及贮存时限对产品理化性质及微生物负荷影响。企业应根据中间产品稳定性研究结果结合实际生产情况，制定和明确贮存条件和时限。

表 5-3 低 pH 值病毒灭活工序常见的工艺参数、性能属性及中控参数

生产步骤	操作参数	性能属性或中控参数 *	备注
低 pH 值病毒灭活	• 蛋白质含量（如需） • pH 值 • 温度 • 灭活时间	• 工序回收率 • 单体纯度（SEC-HPLC） • 电荷异质性（CEX-HPLC、CZE 或 cIEF） • 杂质含量，如宿主细胞蛋白（HCP），脱落的亲和层析介质配基，宿主细胞 DNA（HCD）等	影响病毒灭活效果的参数一般为关键工艺参数（CPP） 灭活静置起止时间的 pH 值应被记录确认
pH 值回调及深层过滤	• 回调 pH 值范围 • 深层过滤载量、过滤通量及压力（如需）		

注：* 中控检测项可根据产品专属的分析控制策略选择进行日常监控，工艺验证或阶段性批次中加强监测，微生物相关控制见本分册生物制品（单抗）部分"5.5 下游工艺的微生物控制"。

D. 阳离子交换层析

阳离子交换层析工序是根据抗体蛋白分子带电荷的特性，与层析介质带电荷的基团，在不同的 pH 值和离子强度下，进行结合与解离，实现抗体的精细纯化。该工序主要目的是调节酸性及碱性异构性比例、去除产品相关的杂质（如高分子聚合体或低分子片段）及工艺相关的杂质（如宿主细胞蛋白、宿主细胞 DNA、亲和层析介质脱落的 Protein A 或 Protein G 配基等）。

在阳离子层析柱完成装填、清洗、平衡后，将上一工序的收集液（或按需要调节 pH 值及电导之后）上样至层析柱，抗体分子将与层析介质结合，上样结束后，进行阳离子层析柱的后平衡、冲洗（如需要），然后通过改变电导率和（或）pH 值进行洗脱，根据洗脱峰的紫外吸收值（UV280）或洗脱的柱体积（CV）收集目标组分。固定方式收集或分段收集后根据检测结果进行合样。在收集完毕后，需进行层析介质的再生与清洁。

阳离子层析工序常见的工艺参数、性能属性及中控参数见表 5-4。

表 5-4 阳离子层析工序常见的工艺参数、性能属性及中控参数

生产步骤	操作参数	性能属性或中控参数 *	备注
装柱	• 柱高 • 介质使用循环数	• 理论塔板数 • 对称因子	
上样	• 前平衡体积 • 载量 • 平衡液及上样样品 pH 值，电导率 • 保留时间 • 后平衡体积	• 柱压	需根据蛋白总量计算每批循环数

续表

生产步骤	操作参数	性能属性或中控参数*	备注
洗脱	• 平衡液及洗脱液 pH 值，电导率 • 洗脱梯度（如适用） • 保留时间 • 样品收集条件（UV280 吸收值或 CV 值） • 洗脱组分的合样方式（如需要）	• 柱压 • 工序回收率 • 单体纯度（SEC-HPLC） • 电荷异质性（CEX-HPLC、cZE 或 cIEF） • 杂质含量（宿主细胞蛋白，脱落的亲和层析介质配基，宿主细胞 DNA 等）	

注：* 中控检测项可根据产品专属的分析控制策略选择进行日常监控，工艺验证或阶段性批次中加强监测，微生物相关控制见本分册生物制品（单抗）部分"5.5 下游工艺的微生物控制"。

阳离子交换层析图谱示意图见图 5-3。

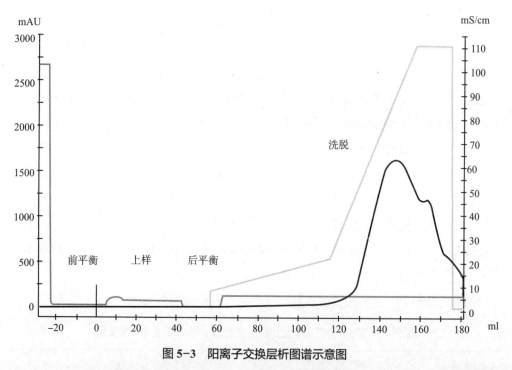

图 5-3　阳离子交换层析图谱示意图

阳离子层析收集液（或经合样后收集液）在放置过程中需考虑贮存条件及贮存时限对产品理化性质及微生物负荷影响。企业应根据中间产品稳定性研究结果，结合实际生产情况制定和明确贮存条件和时限。

阳离子交换层析介质在同产品不同批次间重复使用时，需考虑介质的分辨率及可清洁性能的变化，填料的最大使用循环数需根据小试研究数据评估，并在生产规模进行同步确认，每次使用后需进行层析介质的清洁和（或）消毒，清洁与消毒程序应固定，清洗前后的保存时间应当进行规定。层析介质的在线与离线保存，应规定保存条件（如温度等）、保存液种类和浓度，并定期进行更换。

E. 阴离子交换层析

阴离子交换层析主要是通过介质配基对宿主细胞蛋白（HCP）及宿主细胞DNA等杂质的吸附作用，实现抗体工艺相关杂质的去除，同时阴离子层析也具有较强的病毒清除功能。常用的平台单抗纯化工艺中，该步骤通常为流穿模式（杂质与病毒分子在上样时与层析介质结合，产品不与介质结合）。根据工艺的开发策略及产品的性质，阴离子交换层析与阳离子交换层析工序顺序并不是固定的，阴离子层析可先于阳离子，同时对于复合型阴离子层析介质，也可用于弱结合模式的梯度洗脱，本节阐述的阴离子层析以流穿模式为例。

在阴离子层析柱完成装填、清洗、平衡后，将上一工序的收集液（或按需要调节pH值和电导之后）上样至阴离子层析柱，抗体分子经流穿模式经过阴离子层析柱，根据洗脱峰的紫外吸收值（UV 280）或洗脱柱体积收集目标组分。在收集完毕后，需进行层析介质的再生与清洁。

阴离子层析工序常见的工艺参数、性能属性及中控参数见表5-5。

表5-5　阴离子层析工序常见的工艺参数、性能属性及中控参数

生产步骤	操作参数	性能属性或中控参数*	备注
装柱	• 柱高 • 介质使用循环数	• 理论塔板数 • 对称因子	
上样/洗脱	• 平衡体积 • 载量 • 平衡液及上样样品pH值，电导率 • 洗脱液pH值，电导率 • 保留时间 • 后平衡体积 • 样品收集条件，开始及结束的UV 280吸收值（或CV值）	• 柱压 • 工序回收率 • 单体纯度（SEC-HPLC） • 电荷异质性（CEX-HPLC、CZE或cIEF） • 杂质含量（宿主细胞蛋白，脱落的亲和层析介质配基，宿主细胞DNA等）	需根据蛋白总量计算每批所需循环数

注：* 中控检测项可根据产品专属的分析控制策略选择进行日常监控，工艺验证或阶段性批次中加强监测，微生物相关控制见本分册生物制品（单抗）部分"5.5 下游工艺的微生物控制"。

阴离子交换层析图谱示意图见图5-4。

阴离子层析收集液在放置过程中需考虑贮存条件及贮存时限对产品理化性质及微生物负荷影响，企业应根据中间产品稳定性研究结果，结合实际生产情况制定贮存条件及贮存时限。

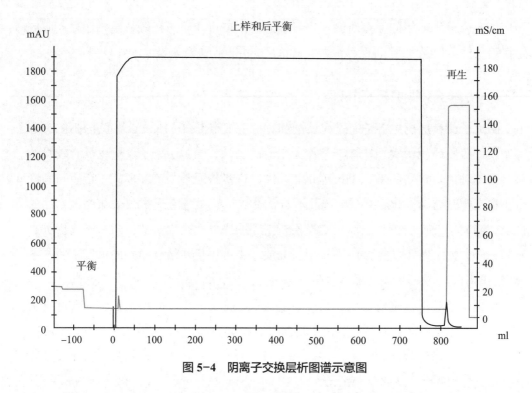

图 5-4　阴离子交换层析图谱示意图

阴离子交换层析介质在同产品不同批次间重复使用时，需考虑介质的分辨率及可清洁性能的变化，填料的最大使用次数需根据实验室研究数据及除病毒验证结果评估，并在生产规模进行同步确认，每次使用后需进行层析介质的清洗与消毒，清洗与消毒程序应固定，清洗前后的保存时间应当进行规定。层析介质的在线与离线保存，应规定保存条件（如温度等）、保存液，并定期进行更换。

F. 除病毒过滤

除病毒过滤也称为纳滤，主要通过分子大小拦截作用，采用纳米级的膜对病毒颗粒进行物理截留从而实现病毒去除，即小粒径的蛋白流穿，大颗粒的病毒被截留，与低 pH 值病毒灭活及层析工序去除病毒的原理有所不同。实际生产过程中，几种病毒清除／灭活原理可结合运用，以达到工艺特定的病毒清除目的。

在除病毒过滤系统完成清洁消毒后，将除病毒滤器（膜包）及预过滤器以及相关组件正确安装，根据蛋白溶液体积或蛋白载量计算膜包的最少有效过滤面积，以确定膜包的数量。

除病毒过滤是整个单抗生产工序病毒控制的最后一步，过滤后的收集液应在封闭系统内传输至另一单独区域，通常称为病毒后区域，该区域物理上应与病毒前区域隔开，应采用独立空调系统及人物流。应避免人员从病毒前区域进入病毒后区域，病毒后区域的设备建议区域专用，或做好清洁与消毒措施，防止产品被再次污染。如病毒过滤后区域无法与过滤前区域完全物理隔离，企业必须采取足够的措施控制病毒污染的风险，如封闭系统、全新风供应、压差梯度、单向人流物流等。

除病毒滤器或膜包在安装后一般使用纯化水或注射用水（或特定冲洗溶剂）进行预冲洗，预冲洗的主要目的是润湿过滤器内的过滤孔道，去除滤器本身的可提取物等相关杂质。

除病毒过滤的效果主要取决于过滤压力及载量，压力太大可能会造成病毒分子的穿透，因此大多数企业在除病毒过滤中采用恒压过滤法，通过膜前后的压差，使产品透过滤膜，而病毒则被截留达到去除病毒的目的。过滤载量需通过可滤性研究获得，并通过病毒过滤验证进行确认。过滤前可用缓冲液进行平衡操作，过滤结束后可使用平衡液将残留在系统及滤器中的料液进行顶洗，以提高工序回收率。

除病毒过滤工序常见的工艺参数、性能属性及中控参数见表5-6。

表5-6　除病毒过滤工序常见的工艺参数、性能属性及中控参数

生产步骤	操作参数	性能属性或中控参数 *	备注
膜包冲洗与平衡	• 预冲洗压力或流速 • 预冲洗体积 • 前平衡体积		供应商提供指导值，排气、检查密封性、冲洗可提取物杂质
除病毒过滤	• 过滤载量 • 恒压过滤压力 • 后平衡液顶洗体积	• 过滤过程中的压力波动或流速衰减 • 完整性测试 • 工序回收率 • 单体纯度（SEC-HPLC） • 电荷异质性（CEX-HPLC、CZE或cIEF）	过滤载量与压力应通过病毒清除验证确定，影响病毒去除效果的参数一般为关键工艺参数（CPP）

注：* 中控检测项可根据产品专属的分析控制策略选择进行日常监控，工艺验证或阶段性批次中加强监测，微生物相关控制见本分册生物制品（单抗）部分"5.5 下游工艺的微生物控制"。

除病毒过滤结束后，必须采用适当的方法对过滤器（或膜包）进行完整性检查并记录，推荐采用扩散流试验法。完整性测试通过后，中间产品方可进入下一工序生产。

完整性测试应关注以下要点：

• 除病毒滤器（膜包）完整性测试的润湿液体一般为纯化水或注射用水。冲洗时间/流速应明确规定，并经过确认。如涉及一些特殊试剂，如胶体金试剂，需要遵守供应商的指导手册。

• 应当建立滤器（膜包）完整性测试规程，应明确规定测试标准、最大可重复

测试的次数，如果排除测试操作原因后最终表明滤器完整性失败，应有相应的措施，如评估过滤后料液进入病毒后区域的污染处置情况等。

除病毒过滤工序本身对产品及工艺相关杂质去除无明显作用，但需要考虑过滤工序对蛋白分子结构与性质的影响及外部污染物的引入，如细菌内毒素、过滤器的析出物等。

企业应根据中间产品稳定性研究结果，结合生产实际情况制定除病毒工序后的中间产品贮存条件（贮存温度、贮存时限）。

G. 超滤

超滤浓缩/换液（UF/DF），是利用切向流过滤（TFF）的方式，在一定的压力或流速下，小分子溶质和溶剂可透过一定孔径的膜材，而大分子溶质被截留，利用此原理对除病毒过滤后的中间产品进行纯化，去除分子量较小的物质，同时更换缓冲体系，浓缩目的单抗分子。超滤工艺首先要选择合适截留分子量的膜包，通常30~100kDa，通过超滤浓缩及换液过程达到工艺设定的目标蛋白浓度及预期的缓冲液体系。根据工艺需要，超滤工序也可以设计在除病毒过滤工序或离子交换工序前，将中间产品的缓冲体系及蛋白浓度调节至适合下一工序需求的范围，超滤工序的工作原理不变。

超滤系统一般包括加压泵、用于固定超滤膜包的夹具、回流罐、液体传输管路、压力表、流量计及用于控制流量与压力的阀门。在超滤膜包安装完毕并对系统及超滤膜包执行清洁消毒后，需要对膜包进行完整性测试。企业应当建立超滤膜包完整性测试规程，根据膜包厂家提供的使用手册进行完整性测试。

生产开始前需平衡超滤系统，然后开始超滤工序，通常包含三个阶段：浓缩、换液及产品回收。

最先进行的是样品的浓缩，常规的控制方式有：流速+跨膜压（TMP）、压力增量（Delta P）+跨膜压（TMP）。通过调节超滤膜进口流速（或控制透过端、回流端流速）、回流端阀门开度来控制相关的参数。样品的浓缩过程中应关注压力、温度及回流罐内液位等变化，循环罐工作体积需要满足料液的最小可循环体积工作要求。

换液是以满足料液的溶剂属性与最终原液或添加保护剂前的原液溶剂属性保持一致，换液后的溶剂会带入最终产品中，因此配制超滤置换液所需物料需满足辅料的质量标准。换液是通过透出液在滤出端去除，在料液罐中加入另外一种缓冲液（置换液）循环置换完成的。常规的控制方式有：流速+跨膜压（TMP）、压力增量（Delta P）+跨膜压（TMP）。

产品回收是通过驱动泵将回流罐、超滤管路及膜包内的产品转移至贮存容器中。企业可根据自身产品的工艺特性适当增加冲洗步骤，提高工序回收率。

超滤工序常见的工艺参数、性能属性及中控参数见表5-7。

表5-7 超滤工序常见的工艺参数、性能属性及中控参数

生产步骤	操作参数	性能属性或中控参数 *	备注
超滤膜包平衡	• 平衡体积 • 跨膜压（TMP） • 压力增量（Delta P） • 膜包面积（或载量）	• 完整性测试	根据蛋白总量和载量确定工艺所需的膜包面积（数量）
浓缩	• 浓缩终点浓度或体积 • TMP • Delta P • 流速	• 回流液蛋白含量	超滤过程中的剪切力及高浓度环境可能会导致蛋白聚合体产生 电荷异质性如无明显变化，可考虑不用监测
换液	• 目标换液倍数 • TMP • Delta P • 流速	• 回流液蛋白含量 • 透过液 pH 值或电导率值	
产品回收	• 超滤后顶洗体积	• 工序回收率 • 电荷异质性（CEX-HPLC 或 CZE、icIEF） • 单体纯度（SEC-HPLC）	

注：* 中控检测项可根据产品专属的分析控制策略选择进行日常监控，工艺验证或阶段性批次中加强监测，微生物相关控制见本分册生物制品（单抗）部分"5.5 下游工艺的微生物控制"。

超滤工序生产结束后，超滤系统及膜包需要进行清洗。超滤膜包在同产品批次间重复使用时，需考虑膜包的通量及可清洁性能的变化。膜包的最大使用次数或更换标准需基于实验室研究数据评估，并进行生产规模的同步确认。超滤膜包每次安装后，使用前需进行清洗操作，清洗液在一段时间内接触整个系统的所有部件，包括膜的内表面，实现膜与系统的清洁、消毒和冲洗。膜包使用后应先使用平衡液或注射用水预冲洗，避免膜包内的残留蛋白直接接触碱液变性，降低膜包的清洗效果。对于重复使用的超滤膜包，需在生产结束清洗消毒后向膜组件内泵入保存介质。使用后的超滤膜的保存条件、保存液种类以及保存液更换频率需有效抑制微生物的滋生，应避免超滤膜包长时间干燥状态下贮存。当超滤系统因为生产周期切换、产品切换、预防性保养 / 维修等操作，其内部管路、接口等被打开暴露在环境后，应考虑进行增强的清洁 / 消毒程序，然后再用保存液保存。

企业应根据中间产品稳定性研究结果，结合实际生产情况制定超滤浓缩液中间产品贮存条件（贮存温度、贮存时限）。

H. 原液配制、过滤、分装及贮存

超滤浓缩液蛋白含量较高，需要添加一定量的蛋白保护剂，并将蛋白浓度稀释至目标范围（或与最终制剂浓度相同）。搅拌均匀后，进行 0.2μm 减菌过滤，并分装至合适的容器中，即成为原液，原液通常需冷藏或冷冻贮存。

原液配制、过滤及分装工序常见的工艺参数、性能属性及中控参数见表 5-8。

表 5-8　原液配制、过滤及分装工序常见的工艺参数、性能属性及中控参数

生产步骤	操作参数	性能属性或中控参数 *	备注
配制	• 辅料的添加量，如聚山梨酯，海藻糖等 • 搅拌转速，时间 • 温度控制（如需要）	• 滤器完整性测试 • 蛋白含量 • 摩尔渗透压、pH 值 • 聚山梨酯含量（如适用） • 微生物负荷 • 细菌内毒素 • 电荷异质性（CEX-HPLC，CZE 或 cIEF 等） • 单体纯度（SEC-HPLC）	配制完成后中间产品的质量属性的检测可在原液放行项中体现
0.2μm 减菌过滤	• 过滤流速（或压力） • 过滤载量 • 工艺时长		
分装、贮存	• 分装体积 • 冷冻温度（如需要） • 分装操作时长		

注：* 中控检测项可根据产品专属的分析控制策略选择进行日常监控，工艺验证或阶段性批次中加强监测，微生物相关控制见本分册生物制品（单抗）部分"5.5 下游工艺的微生物控制"。

原液配制过程除中间产品质量属性，同时需考虑所添加辅料的质量控制，如辅料的含量及化学稳定性、细菌内毒素、微生物限度等。对聚山梨酯类辅料应考虑其易氧化及水解的特性，需制定相应的使用策略，如限定单包装重复使用的次数等。同时，原液配制完成后过滤前蛋白含量、渗透压、细菌内毒素及微生物负荷等性质可通过风险评估后确定监控措施，同时应关注过滤器的吸附作用。

单抗原液通常会直接（或经稀释后）进行除菌过滤及无菌灌装成制剂成品，因此在原液的过滤、分装及贮存过程中需关注以下要点：

• 分装过程的环境控制，过滤后端的敞口操作推荐在 C 级背景下 A 级送风环境中进行，或采用密闭系统进行分装。

• 配制、过滤及分装的总时长，需关注过滤器材质的相容性及尽可能避免或缓解辅料添加后原液的低内毒素回收（low endotoxin recovery，LER）现象。

• 原液的贮存应考虑原液与容器的相容性、原液的长期稳定性及保存时间；贮存条件和有效期需足够的数据支持。

• 需冷冻贮存的原液应考虑冻融温度及升 / 降温速率对蛋白的影响，冻融次数、

贮存条件和有效期需足够的数据支持。

• 原液在转运过程中要考虑温度、振荡剪切力、光照（如适用）等对蛋白的影响，以及原液贮存包装的完整性。

如制剂灌装工艺涉及多批原液合并生产半成品，需明确规定每批原液应在有效期内，每批原液应按规定的工艺生产、单独检验，并符合相应质量标准。企业应制定原液并批和使用的原则，如半成品投料最多不超过几批、遵循先进先出的原则等。不得将不合格批次与其他合格批次原液进行混合制备半成品。混合的各批原液应可有效追溯，应对混合工艺进行验证。

I. 返工

返工是指将某一生产工序生产的不符合质量标准的一批中间产品或待包装产品、成品的一部分或全部返回到之前的工序，采用相同的生产工艺进行再次加工，以符合预定的质量标准。

参考 PDA 第 74 号报告 *Reprocessing of Biopharmaceuticals*（《生物制药返工》），返工（或重复执行已存在的某个生产工序）需要精心设计的程序和支持性的数据，以补充已完成的生产工艺验证。最重要的是，支持性研究数据必须高度保证产品的质量，即返工生产的原液具有与未返工批次同等的质量（comparable quality）。

原则上，只要能提供足够的数据支持，证明返工操作能够持续生产出与标准工艺相同的，且符合预定质量标准的原液，几乎任何操作工序都可以考虑进行潜在的返工。单抗原液的生产过程中，对于一些简单的操作工序，如因完整性测试失败引起的除菌或除病毒过滤工序的返工，容易被监管机构或行业界理解和接受。

基于产品的生产工艺特点、使用目的和风险、涉及市场的法规许可要求，商业化和临床试验阶段生产的返工操作要求可能会不同。临床试验产品的生产仍属于生产工艺的设计阶段，有返工操作的可能。如果发生偏差，在确认偏差发生原因，进行必要的风险评估并制定返工方案、取样以及检测策略后，可进行返工。同时应评估产品的质量和安全性，为后续的工艺性能确认及商业化生产收集必要的数据支持。任何的临床阶段生产的返工过程应有详细记录。

确定商业化生产工艺时，应根据工艺表征研究结果，回顾相关的生产或工艺开发历史，主动考虑可能的返工情况。定义为返工的情况必须是偶发事件，由特殊的原因造成，例如：设备机械故障、泄漏，过滤器（膜包）完整性测试失败，或因偶发的特殊原因导致过滤操作未完全按照预定工艺进行，原液过滤后暂存容器破损等情况等。准备充足的支持性数据，证明对产品质量的影响较低。需强调的是，频繁需要进行返工的生产工艺通常会被认为是工艺控制能力不足，工艺无法维持在验证状态内。

返工需有明确的适用范围，以下情况一般不允许返工：

- 产品没有通过无菌/微生物限度/内毒素限度要求。

- 返工范围和（或）次数超过最大允许的次数。

- 待分装原液不符合既定的质量标准要求，判定为不合格。

对于已经完成过滤的培养基、缓冲液（统称溶液）及中间产品，由于一次性袋子渗漏，为防止环境微生物侵入并滋生，经试验研究或评估对工艺影响较低的情况下，可进行再过滤，并建立相应的操作规程。

对于关键工序的返工，基于监管部门要求，可将需要的返工工序，以及相应的研究数据及必要的确认方案包含在注册文件中，以获得该工序的注册许可。

设计与执行返工操作时，推荐按以下程序及关注点进行：

- 对操作工序执行前瞻性技术风险评估（如 FMEA），结合工序的设计目的，与产品关键质量属性的关联度，识别可能需要返工的工序，建立返工的触发条件或中控检测，如滤器完整性测试等。

- 设计生产规模返工的程序，包含所有的设备，工艺参数、与相邻操作工序的衔接、返工前/后的相关程序（平衡、清洁消毒等）及工艺控制。应特别关注如何将待返工的中间产品与所需设备恢复到适合进行返工工序的起始条件。如调节中间产品的体积、pH 值、蛋白浓度、电导率等。

- 设计评估以考察更广范围的影响，如车间布局设计、除病毒前后区域的隔离、公用系统的消耗、生产计划等。

- 评估识别可能会因返工受影响的产品质量属性，关注产品的降解或聚集机理、与耗材表面的吸附、化学析出物、中间产品放置时间、冻融（如有）等对最终产品稳定性的影响。

- 识别或开发额外的分析方法，以监控返工工序前后产品关键质量的变化，如比较受影响的返工批次和未进行返工批次的纯度差异，建立可比性接受标准。

- 设计并确认缩小规模的返工模型，用代表性料液进行相应的返工研究。分析评估研究结果，确认是否满足所有预先确定的可比性接受标准；是否符合工艺参数操作范围；中间产品、原液及制剂成品的稳定性是否受影响。注册申报资料里包含足够的缩小模型的研究数据可减少监管部门对额外的生产规模数据的需求。

- 建立生产规模的工艺验证方案，可比性研究方案及稳定性研究方案（如需要）。包含返工的触发条件，允许的最长返工时间，返工的最大次数，附加的中控检测及可接受标准以证明产品是可比的，稳定性研究策略等。在首次市场许可的注册申报中包含以上方案。如未在首次上市许可注册申报中包含，建议通过补充申请方式与监管部门沟通。

- 当生产过程中触发返工后，按预先提交的方案执行返工，总结分析相关数据，形成验证报告及可比性研究报告（如需），向监管机构报告或备案。

实例分析

实例1：某单抗产品下游纯化主要工序及参数分级控制

表5-9列举了单抗产品下游常见的关键和重要工艺参数（根据工艺表征结果及参数分类定义确定）：

表5-9 某单抗产品下游纯化主要工序及参数分级控制

工艺步骤	工艺参数	分级*	参数范围	考量点
亲和层析	载量	KPP	≤ 45g/L	工艺一致性、杂质去除效率
	上样保留时间	KPP	5.0~7.0min	工艺一致性、杂质去除效率
	洗脱液 pH 值	CPP	2.8~3.2	产品质量、目的产品洗脱效率
低 pH 值病毒灭活	灭活 pH 值	CPP	3.0~4.0	病毒灭活效果、产品质量
	灭活时间	CPP	≥ 60min	病毒灭活效果
	灭活温度	CPP	18~25℃	病毒灭活效果
阳离子层析	柱高	KPP	15~25cm	工艺一致性，杂质去除效率
	载量	CPP	32~46g/L	产品质量，工序回收率
	洗脱液 A pH 值	CPP	6.5~7.0	产品质量，杂质去除效率
	洗脱液 B pH 值	CPP	6.5~7.0	产品质量
	洗脱液 A 电导率	CPP	1.8~2.2mS/cm	产品质量，杂质去除效率
	洗脱液 B 电导率	CPP	8.0~9.0mS/cm	产品质量
	洗脱梯度	KPP	20.0%~80.0% B 25.0CV	工艺一致性
阴离子层析	载量	CPP	≤ 300g/L	病毒去除效果
	上样样品 pH 值	KPP	6.5~7.0	工艺一致性
	上样样品电导率	KPP	7.0~9.0mS/cm	工艺一致性
	上样/平衡保留时间	CPP	4.0~6.0min	病毒去除效果，杂质去除效率

续表

工艺步骤	工艺参数	分级*	参数范围	考量点
除病毒过滤	过滤载量	CPP	≤ 900L/m²	病毒去除效果
	过滤压力	CPP	≤ 0.20MPa	病毒去除效果
	滤器完整性	CPP	通过	病毒去除效果
超滤浓缩换液	TMP	KPP	≤ 0.10MPa	工艺一致性
	Delta P	KPP	≤ 0.10MPa	工艺一致性
	置换液 pH	KPP	5.70~6.30	工艺一致性
	换液体积倍数	KPP	8~12	工艺一致性
原液配制、过滤及分装	搅拌转速	KPP	150~200r/min	工艺一致性
	搅拌时间	KPP	15~30min	工艺一致性
	0.2μm 过滤流速	KPP	≤ 4L/min	微生物负荷控制
	滤器完整性	KPP	通过	微生物负荷控制
	冷冻温度	CPP	≤ −35℃	产品质量

注：*参数的分类级别取决于工艺风险评估及表征的研究结果。

实例 2：除病毒过滤工序返工

（1）事件　在除病毒过滤工序完成后，除病毒膜包的使用后完整性测试失败，此结果将会影响产品放行。可通过一个新的除病毒膜包重新过滤，以确保有效地清除病毒。然而，此返工程序由于增加工艺时间，中间产品再次通过除病毒膜包，可能会对产品质量产生影响。

（2）考虑点　工艺开发阶段，使用具有代表性的缩小模型及代表性料液进行实验室规模的研究，以评估病毒过滤后中间产品再次通过膜包对产品质量的潜在影响。研究从生产规模的不同批次中取病毒过滤后的中间产品料液。每批料液均在实验室规模上依次通过两套新的、完整的除病毒过滤器进行重新过滤，以代表更差情况。研究数据证实，再过滤对产品收率及产品质量无明显影响，与未经重复过滤的中间产品纯度无明显差异，符合预定的可比性接受标准。

（3）解决方案

①将实验室规模重复过滤研究的结果作为支持性数据体现在首次上市许可的注册申报资料中，同时提交一份生产规模重复过滤的验证方案。用于监管部门审核评估并预先批准，以便后续在商业化生产批次中按该方案执行。

验证方案包含要点：

● 执行重复除病毒过滤工序的适用条件，如滤器完整性测试失败、过滤器后端的密封性破坏，或未进行正确的单元操作。

● 重复过滤确认的可接受标准，例如：该工序的 CPP、KPP 均控制在可接受范围内；加强检测重复过滤前后中间产品的质量属性，如分子排阻高效液相色谱（SEC–HPLC）、阳离子交换高效液相色谱（CEX–HPLC）等，并设定可接受标准；返工后的原液放行检测符合要求。

● 确定返工批次原液稳定性研究策略。

②调查膜包完整性测试失败的原因，并对需要执行的返工操作进行全面的质量风险评估，包括对中间产品质量的影响，除病毒过滤失败的中间产品在进入病毒后区域的容器密封性，中间产品转运至病毒前区域的方式，中间产品再次过滤前的样品预处理方式等。结合重复过滤的小规模研究数据，评估确认对产品质量风险较低的情况下，经质量部门批准后，方可执行返工。

③严格按监管部门预先批准的方案执行除病毒过滤的返工操作，在收集相应的工艺及质量数据后，确认所有关键工艺参数，关键质量属性均符合相应的接受标准，形成工艺验证总结报告及可比性研究报告。

④按监管部门的要求进行上市后报告（备案或年报），放行该批次产品。

5.3 下游中间产品稳定性

下游各生产工序之间通常是不连续的，工序之间有一定的时间间隔，同时，部分工序会设计成多个循环，如层析、超滤等。因此，含有单抗的中间产品不可避免地需要在室温（或 2~8℃冷藏）环境中放置，基于中间产品理化性质与微生物负荷控制的考虑，需要结合企业实际情况制定中间产品放置条件与时限。

中间产品稳定性考察应根据实际工艺特点，基于科学与风险的评估后确定，通常需要考虑的中间产品包括：上游澄清收获液、低 pH 值病毒灭活收集液、离子交换层析收集液、除病毒过滤收集液、超滤工序收集液等。如原液生产过程中使用的是一次性储存系统，则需要考虑储存容器的接触层材质、比表面积、光照条件（如适用）、环境温度、容器密封状况等，原液生产阶段的中间产品理化稳定性可采用缩小模型进行研究。

应根据中间产品的理化稳定性数据来确认各工序之间的最长间隔时间。如工序或工序间隔时长超过 24 小时，一般会结合中间产品微生物负荷控制要求，具体见本分册生物制品（单抗）部分"5.5 下游工艺的微生物控制"。

中间产品稳定性确认所涉及的产品相关检测项目含单体纯度［SEC-HPLC、十二烷基硫酸钠毛细管电泳（CE-SDS）］、电荷异质性（CEX-HPLC 或 CZE、iCIEF）、游离巯基（如适用）及生物学活性［酶联免疫吸附（ELISA）测定结合活性］等。通常稳定性确认的标准是放置期间内无明显变化或变化趋势控制在一定范围内，并符合下一工序的控制要求。

5.4 下游病毒安全控制

下游生产过程中病毒安全需从控制病毒污染源的意外引入以及建立有效病毒灭活／去除工艺两方面进行。其中病毒污染源引入控制可从人员、设备设施、起始原材料、辅料、耗材、细胞培养过程及中控检测等方面进行控制，详见本分册生物制品（单抗）部分"2.6 污染控制"。本节主要讨论建立有效的病毒灭活／去除工艺。

实施指导

单抗药物下游纯化工艺中的病毒灭活／清除步骤的效果需要通过缩小规模的生产体系，选择有代表性的模型病毒进行病毒灭活／清除的验证，根据测试结果评价生产工艺消除病毒的总体能力。

A. 模型病毒选择

模型病毒的选择应遵循与可能污染产品的相关病毒尽可能相似且要有广泛理化特性的原则。根据 ICH Q5A，可供选择的指示病毒分为三类："相关"病毒、"特异性"模型病毒、"非特异性"模型病毒。

- "相关"病毒是指已被鉴定的病毒或其同类型病毒，或是可能会污染细胞或生产过程中使用的其他材料或试剂的病毒。
- "特异性"模型病毒与"相关"病毒密切相关，是与已知病毒或可疑病毒相关，并与其具有类似理化特性的病毒。
- "非特异性"模型病毒是用来为生产工艺去除病毒能力定性的病毒，其目的是对生产过程去除／灭活病毒的总体能力进行定性，即确定纯化工艺的能力。

应优先选择与潜在污染病毒密切相关的病毒，如相关病毒不能获取或不适于体外培养（如不能离体培养到足够高的滴度），可采用"特异性"模型病毒代替；评价病毒清除的总能力时，应选择具有不同特性的"非特异性"模型病毒，包括 DNA/RNA、有 / 无包膜、颗粒大小，尤其对物理 / 化学处理明显耐受的病毒等。此外，还应考虑指示病毒的实验毒株与自然毒株及其他毒株之间可能存在的差异，在其他特性相同的前提下应优先选择抵抗力强的毒株。当研究目的是为了确定生产工艺灭活 / 去除病毒的总体能力，如需要确证病毒去除工艺的稳健性时，应使用具有不同特性的"非特异性"模型病毒进行病毒清除验证研究。（表 5-10）

表 5-10　四种常见指示病毒的特征

病毒	科属	基因组	脂包膜	大小（nm）	物理化学抗性
小鼠白血病病毒（x-MuLV）	C 类逆转录病毒	RNA	有	80~110	低
伪狂犬病毒（PRV）	疱疹病毒	DNA	有	120~200	中
呼肠孤病毒 3 型（Reo-3）	呼肠孤病毒	RNA	无	60~80	中
鼠细小病毒（MVM）	细小病毒	DNA	无	18~24	很高

B. 病毒清除验证最差条件

病毒清除验证采用可代表生产规模的缩小模型进行，缩小版的纯化水平应尽可能代表生产工艺，如层析设备、层析介质、层析柱高、线性流速、过柱时间、缓冲液、pH 值、温度、蛋白浓度、盐及产品均应代表生产规模水平，应有一个类似的洗脱方案。同时缩小模型设计需考虑采用病毒灭活 / 清除的最差条件，用于证明最差条件下病毒的灭活 / 清除能力。

通常采用的最差条件示例见表 5-11。

表 5-11　病毒清除验证各工序最差条件

工序	最差条件	备注
低 pH 值病毒灭活	• pH 值上限 • 灭活时间下限 • 灭活温度下限	对于不确定是否为最差条件的参数，建议采用与实际生产工艺一致的参数进行验证
有机溶剂 / 去污剂（S/D）灭活	• S/D 浓度下限 • 灭活时间下限 • 灭活温度下限	对于除病毒工序，暂停点需结合生产实际情况进行设计

续表

工序	最差条件	备注
亲和层析	• 扩展收集	对于不确定是否为最差条件的参数，建议采用与实际生产工艺一致的参数进行验证 对于除病毒工序，暂停点需结合生产实际情况进行设计
阳离子层析	• 扩展收集	
阴离子层析 （以流穿模式为例）	• 上样载量上限 • 扩展收集	
疏水层析	• 扩展收集	
除病毒过滤	• 过滤载量上限 • 泄压暂停情况（如适用） • 过滤压力上限	

C. 病毒清除验证阶段性的要求

病毒清除验证在不同阶段的要求也不同，如临床试验申请阶段、临床阶段、上市申请阶段。表 5–12 列出了国内外在不同阶段对于病毒清除验证的技术要求。

表 5–12　临床及上市申报阶段病毒清除验证的要求

工艺步骤	NMPA/EMA/ 美国 FDA 早期临床生产（IND）申报工艺	NMPA/EMA/ 美国 FDA 后期商业化生产（NDA）申报工艺
低 pH 值病毒灭活或去污剂（S/D）灭活	重复两次试验 一种病毒（指示病毒 MuLV）	重复两次试验 两种病毒（指示病毒 MuLV、PRV）
层析工序	重复两次试验 两种病毒（指示病毒 MuLV、MVM） 通常只考察一步病毒去除能力最强的阴离子层析	重复两次试验 四种病毒（指示病毒 MuLV、PRV、Reo-3、MVM） 需评估旧填料的病毒清除能力以及病毒残留
除病毒过滤	重复两次试验 两种病毒（指示病毒 MuLV、MVM）	重复两次试验 四种病毒（指示病毒 MuLV、PRV、Reo-3、MVM）

D. 整体病毒灭活 / 清除能力评估

建议设计一种清除多种潜在病毒污染物的下游工艺。在这种情况下，在可行且不对产品产生不利影响的情况下，实施两个不同的有效步骤，这些步骤在作用方式上相互补充。其中一个生产步骤应能有效清除无包膜病毒。

整体病毒灭活 / 清除能力评估需先分析或评估单个工序的病毒灭活 / 清除能力，

判断其是否为有效的病毒清除步骤或有部分清除病毒能力的步骤或没有清除能力的步骤。一般病毒清除值大于4log被认为是有效的病毒去除步骤，1~3log被认为有部分病毒清除能力的步骤，小于1log被认为没有病毒清除能力，且不计入整体清除能力的计算。

其次，层析工序需结合不同阶段收集液的检测结果，分析被清除病毒的分布以及分析残留实验（carryover）结果用于判断清除效果。另外，由于层析介质的寿命可能会影响病毒清除效果，因此需要考察旧介质的病毒清除能力，且需要对比分析新旧介质病毒清除能力的差异。

最后需要整体计算每个成品剂量里潜在的病毒颗粒数量，该计算仅适用于起始数目可以估算的病毒，如内源性逆转录病毒。细胞收获液中的逆转录病毒数量可以通过透射电镜进行检测，然后根据每个剂量的成品所需要的细胞收获液体积计算出每剂量终产品中的引入的病毒总量，一般需低于百万分之一，即一百万剂量中出现一颗病毒。详细计算见以下示例。

- 每成品剂量含病毒颗粒估算方法（ICH Q5A 附录 5）

适用于起始数目可以估算的病毒，如内源性逆转录病毒。举例：

 ○ 假设细胞培养收获液中，病毒测得或估计的浓度 $=10^6$/ml

计算得病毒消除因子 $\geqslant 10^{15}$

一个剂量的产品所需的培养收获液体积 $=1L$（10^3ml）

 ○ 每剂量颗粒的估算

$$\frac{(10^6 \text{病毒颗粒}/ml) \times (10^3 ml/\text{剂量})}{\text{消除因子} > 10^{15}} = \frac{10^9 \text{病毒颗粒}/\text{剂量}}{\text{消除因子} > 10^{15}} = < 10^{-6} \text{病毒颗粒}/\text{剂量}$$

因此，可以预计每一百万剂量中的病毒颗粒数少于一个。

E. 应用先验知识评价病毒清除率

作为一般原则，当将病毒添加到待研究的每个步骤的产品特定中间体物料中时，可通过实验评价病毒清除率。当生产企业通过已建立且经过充分表征的工艺（如使用相同的平台技术）开发类似产品时，为其他产品得到的病毒清除数据可能适用于同一工艺步骤的新产品。但是，为了使用这一数据，必须充分理解工艺步骤。特定工艺步骤的先验知识的代表性应得到明确的证明。由外部和内部经验组成的先验知识应涵盖以下方面：

- 应了解病毒清除的潜在机制。

- 应了解所有可能影响病毒清除的工艺参数。

- 应明确病毒和产品之间的相互作用不影响病毒清除。

- 特定工艺中间体的组成可能会影响病毒清除率。对于某些工艺步骤，即使是缓冲液、培养基、试剂、杂质水平组合的微小差异，也可能显著影响病毒清除率。因此，应证明其他产品的工艺中间体组合的代表性。此外，除非先验知识表明工艺中间体组合的病毒清除稳健性，否则在新产品和既有产品在特定步骤之前的处理应遵循类似的策略。

- 当将先验知识应用于特定产品时，应考虑病毒清除研究的一般局限性。

外部先验知识（包括已发表的数据）也可以支持指示灭活/去除病毒步骤的潜力，并可以提供对所涉及机制的深入了解。这些数据还可用于定义关键工艺参数，以及为特定病毒清除步骤中的检测设定最差情况限度。

F. 生产过程的控制

生产过程中应该严格按 GMP 要求执行，根据产品的特性、工艺、预定用途和设备等因素，使用风险评估的手段，采取相应的措施以预防差错及交叉污染，如使用专用厂房和设备、阶段性生产方式、使用密闭系统等。尽量避免同一设备用于不同阶段的纯化操作。应对共用的设备采取适当的清洁和消毒措施，并对清洁和消毒的效果进行验证，应特别关注病毒后区域是否被污染，防止病毒通过设备或环境由病毒前区域带入病毒后的产品中。

企业应该按照经核准的标准对相关原辅料、中间产品、缓冲液等实施质量管理和控制，并采取必要的措施，防止病毒灭活/去除后的产品被污染。

G. 病毒安全保障的持续改进

生产企业应密切跟踪药品的病毒安全情况，确保病毒安全风险受控。应持续关注新的病毒去除/灭活技术，通过病毒清除技术和检测手段的优化改进，不断提升病毒安全性保障。

由于科学技术的进步、法规制度的完善、市场的变化以及企业自身生产条件的改变等，单抗生物制品上市后进行持续改进，工艺变更不可避免。当生产或纯化工艺发生重大变化时，要考虑这种变化对病毒清除直接和间接的影响，必要时应对该工艺进行再评价。可以使用内部经验和平台知识评价可能影响病毒清除功效的生产工艺变更。如果其他产品的内部知识（内部经验）不能外推到具体产品和（或）不能再适用平台知识，则必须进行具体产品的病毒清除率研究。

5.5 下游工艺的微生物控制

背景介绍

单抗下游生产过程为控制微生物负荷的非无菌生产工艺，常规的层析、病毒清除/灭活、超滤换液、原液配制、过滤、分装及贮存等工序无法具有与化学或蒸汽灭菌相同的灭菌能力，而且单抗药物最终的给药方式以注射方式为主，如中间产品微生物负荷过高，会对产品的质量与患者的安全构成风险。例如：某些微生物产生的酶会降解产品有效组分，影响效价；微生物产生的异源蛋白在体内会产生免疫原性，产生的内毒素、外毒素、外源 DNA 等会对人体产生不良反应；微生物负荷过高会对最终产品的无菌性产生影响等。因此对下游生产过程的微生物负荷和细菌内毒素的控制要求相对较高。

《中国药典》三部人用重组单克隆抗体制品总论明确要求应对工艺过程中微生物污染进行监控（如微生物限度、细菌内毒素检查等）。

单抗的下游生产过程中存在液体中间产品贮存、中性的缓冲体系、营养物质丰富、常温的生产过程、重复使用的设备、层析介质与膜包、复杂的操作工序、部分操作非封闭等特点，而这些因素都为微生物的引入及增殖提供了有利条件。所以，在下游生产过程中对微生物负荷的监控尤为关键。

实施指导

A. 风险评估

基于科学的风险评估是建立微生物控制措施的基础，风险评估应由相关职能部门共同参与，并需要在生产开始之前完成（如工艺设计阶段）。风险评估有多种工具，如 FMEA、流程图、鱼骨图等，所选择的风险评估方式应适用于工艺和产品。通过风险评估来识别、评估下游生产过程中潜在的污染风险，并针对性的实施控制措施以降低风险。

全面的微生物控制涉及厂房、设施、设备、人员、物料及工艺等，企业应建立完整的质量管理体系，应有相应的控制规程，以保证生产环境具有良好的微生物控制水平。

从下游工艺设计开始，即应考虑工艺过程中微生物的控制风险点。在进行风险评估时，需关注以下要点：

● 缓冲液的配制：缓冲液是污染引入产品的可能性途径之一，配制缓冲液的原材料入厂检验需考虑微生物及细菌内毒素限度，缓冲液配制用水一般为纯化水或注射用水。同时，基于缓冲液组成中的营养成分、使用工序，应分析评估决定缓冲液配制后的过滤及过滤时限要求、缓冲液贮存容器、环境条件、贮存时限、是否需要使用前的放行检测等。

● 设备及贮存容器：不锈钢贮存及传输系统需关注清洁消毒及消毒后保持时间对微生物增殖的影响、中间产品贮存过程中的容器密封性等。相对于不锈钢系统，使用经预先辐射灭菌的一次性搅拌及储液袋、过滤器、液体传输管路，可有效降低过程中微生物引入的途径与几率。

● 生产环境及工艺设计：生产流程设计应考虑工艺的实际情况，如操作环境、营养成分、是否封闭操作等，如澄清过滤后的中间产品富含培养基成分，需要尽快处理，同时开放操作应当最大可能避免，以减少微生物的侵入。因生物制品的中间产品无法通过化学、高温灭菌等直接灭菌方式控制微生物，下游生产各操作工序结束后，应根据实际工艺的风险情况进行评估，可采用低温暂存或 0.2μm 过滤中间产品的方式进行微生物负荷控制。

● 中间产品暂存时长及暂存条件：暂存时长在生产过程中是一个重要考虑因素，因残留的微生物会随时长而进行增殖，暂存时长应成为生产风险评估的一部分。影响暂存时长内中间产品或缓冲液中微生物繁殖的因素有：基础微生物负荷、营养成分以及暂存条件（如温度、容器密封性、暂存环境）等。

企业应基于科学与风险，评估确定缓冲液、中间产品的暂存条件及暂存时限，必要时，进行生产环境和规模下的最大暂存时长确认，或采用有利于微生物生长的模拟物代替中间产品进行确认。同时，企业应建立对中间产品进行日常微生物和细菌内毒素监测的计划。

B. 中间产品微生物的监控计划

为考察生产过程中微生物分布情况，企业应制定全面的微生物监控计划。基于工艺特点、设备使用情况、已有的历史生产数据，综合进行风险评估，确定生产过程的代表性的监控取样点和取样频率。取样点的设计推荐从以下方面考虑：

● 缓冲液配制：除特殊原因（如抑制微生物生长）外，推荐缓冲液经过滤后使用。对于过滤后的缓冲液，如有必要，应选择具有代表性的缓冲液进行适当批次的微生物和细菌内毒素的监测，以评估缓冲液的微生物水平及放置过程中的变化情况。建议对层析之后的工序，如除病毒过滤、超滤浓缩换液、原液配制等工序所用的关键溶液增加细菌内毒素的控制或作为日常监测，在配制后或使用前监测细菌内毒素水平。

对于不经过滤的缓冲液原则上现配现用，并评估缓冲液的用途和关键程度，进行适当批次的微生物负荷和细菌内毒素监控，以评估现有生产过程的微生物控制能力。

• 层析纯化、除病毒过滤、超滤浓缩换液：下游各生产工序开始前或结束后，相关设备、层析介质和超滤膜包应执行清洁消毒操作。为了监测设备/系统、层析介质或膜包在清洁消毒后微生物负荷和细菌内毒素水平，推荐企业结合工艺的实际情况，在生产过程中持续进行，监测取样点的代表性及取样频率经风险评估后确定。

下游生产的每个操作工序结束后可根据评估决定是否需对中间产品进行 0.2μm 过滤以降低微生物负荷，中间产品在与重复使用的设备、层析介质和膜包等物品接触后，微生物及细菌内毒素可能会从介质、膜包或设备中引入，而下游生产工序间通常是非连续性的，过滤后的中间产品需要暂存等待下一工序，为更好地考察重复使用物品的消毒效果，暂存容器及环境对微生物负荷的影响，可选择在中间产品过滤前及过滤后暂存的最长时间点作为最差条件进行取样，进行微生物监测。

• 原液配制、分装工序：原液配制工序涉及的辅料添加方式、配制操作方式、配制环境与操作时间均有可能引起微生物负荷变化，可选取过滤前的原液进行微生物加强检测，或作为日常监测。原液过滤完成后，应对过滤器的完整性进行测试，以保证原液过滤的有效性。根据不同项目的工艺需求，原液的分装与贮存有多种操作方式，原液的微生物与细菌内毒素的监测取样应经过充分评估，取样位点和取样时间的设定应考虑取样的代表性、取样过程的风险以及分装操作的特点（如密闭系统分装或层流环境下敞口分装，分装至一个容器或分装到多个容器等）。

• 取样和检测
○ 取样方法：为保证取样不会受到微生物污染造成假阳性结果，应尽量避免开放的取样方式，推荐使用无菌的取样器或热塑管焊接进行取样，细菌内毒素样品的取样，应使用合适的低内毒素吸附的除热原容器，以防止假阳性或假阴性的结果。
考虑微生物在溶液环境中的不均匀性，微生物负荷检验取样体积应经过合理评估确定，以确保具有代表性。
应考虑微生物负荷检测样品的时效性。样品通常需放置在低温环境下

（2~8℃）暂存，企业需经过风险评估，明确规定检测样品允许的放置时间。在检测前应记录追踪样品的取样时间、转移方式及保存条件。

○ 微生物检查方法：微生物限度检查可参照《中国药典》通则 1105 非无菌产品微生物限度检查：微生物计数法，也可使用替代的快速检测方法，方法建立需要进行确认，参照《中国药典》指导原则 9201 药品微生物检验替代方法验证指导原则，现有快速检测方法列举见表 5-13。

表 5-13　快速微生物检测方法列表

检测类型	检查方法
定性方法	生物发光技术 电化学技术 比浊法等
定量方法	固相细胞计数法 流式细胞计数法 直接荧光技术等
基于微生物细胞所含特定组成成分的分析技术	脂肪酸测定技术 核酸扩增技术 基因组鉴定技术 质谱技术 基因指纹分析技术等

● 推荐的控制限度：生产过程中的微生物相关可接受标准（微生物限度、细菌内毒素）应根据目标产品概况、过程能力以及临床使用要求综合考虑制定，该标准可反映工序对微生物的去除能力，如层析可以一定程度上去除细菌内毒素，过滤可降低微生物负荷。通过持续监控，在达到一定批次后，应周期性对数据进行回顾以对生物负荷及细菌内毒素的内控范围进行再评价，控制限度应根据回顾结果进行更新。当结果超过限度时，应进行调查并评估对产品质量的潜在影响。推荐的下游工序的微生物控制限度见表 5-14。

表 5-14　下游工序的微生物控制限度示例

工序	推荐的控制范围
层析、超滤换液、除病毒等工序	滤前：≤ 1~100cfu/10ml
	滤后：≤ 1~10cfu/10ml
原液	≤ 1~10cfu/100ml

● 警戒限及行动限：当积累到一定批次的数据，建议企业整理分析已有的监测数据，并制定警戒限和行动限以监测工艺性能，确保微生物负荷超过既定的标准时，

有相对应的调查，并执行纠正预防措施。

设置警戒限的目的是为了监测工艺性能，并对不利趋势或行动限级别的偏离提供早期预警。因此，建议采取以下措施：

- 需要说明，必要时发起调查；
- 回顾并分析历史数据；
- 鉴定所发现微生物的菌种属性；
- 通知相关部门。

设置行动限的目的是在偏离发生时，有既定的行动用于调查纠正，因此除执行警戒级别的行动外，还建议采取以下措施：

- 发起调查，或启动偏差程序；
- 开展跨部门调查（生产、质量或工程等部门），鉴定菌种属性；
- 确定根本原因；
- 评估对产品质量潜在的影响；
- 执行纠正和预防措施（CAPA），并进行有效性检查。

● 调查与影响评估：微生物限度达到或超过设置的行动限并不表明产品质量一定受到了影响，但需要详细的调查和科学的评估。

初步调查结果的确认：应首先进行实验室调查，通常在结果出现的 24 小时内。实验室调查的目的是确认检测结果的有效性，排查实验室检测或取样流程。一旦确认结果有效，调查应扩大至生产范围的全面调查，并初步确定根本原因和影响评估，以及必要的纠正预防措施。

再检测、再取样以及额外取样：如果样品还在贮存时间内，则可进行再检测。如果异常是一个偶发事件，原取样位置再取样可能无法提供有用信息，若问题依旧存在，则再取样则可得到有效信息，同时可以额外对其他位置取样，这些取样可以为微生物负荷水平提供有价值的信息。

微生物的鉴定：应对超限的微生物进行鉴定，以确定污染源并帮助制定适当的处理措施。污染菌的鉴定可以提供一些调查方向，污染源往往与已知的微生物类别相关。如革兰阴性假单胞菌通常来自与水相关的液体系统的生物膜。这些污染源包括液体原料（包括水溶液、溶解成分或中间产品）和在设备内留下残余冲洗水的清洗过程。酵母菌、霉菌和革兰阳性孢子形成体（如芽孢杆菌）通常与空气中的灰尘和土壤污染有关。革兰阳性球菌（如葡萄球菌和微球菌）、多形性革兰阳性杆菌（如丙酸杆菌）及酵母菌可能表明与皮肤和身体微生物群有关。人员可能将这些污染物转移到工艺中。

微生物调查需关注所使用物料、环境监测及所用制药用水中检出微生物及是否有超标情况、微生物是否为同类型等情况，并结合以往生产批次中的微生物负荷情况进行综合评估。

确定根本原因：应使用风险评估的方式排好调查和纠正措施的优先级，对于调查，可使用分析工具（如鱼骨图、6M 分析法、失效树分析法等）确定根本原因。

影响评估：一旦发生微生物负荷达到或超过行动限事件，需对产品质量、安全性以及生产进程进行分析评估，评估应从考虑以下因素：

○ 污染微生物的菌种属性，是否为致病菌或条件致病菌，根据相关文献评估是否对人体有害；

○ 确定细菌内毒素检测结果是否符合标准；

○ 超限发生所处的工序，后续是否有工艺能力降低微生物负荷或清除毒素/代谢产物；

○ 超限发生时，产品的放置时间、产品的 pH 值和温度；

○ 是否对产品本身有潜在影响；

○ 中控检测值是否和历史趋势一致，原液是否符合放行标准；

○ 是否需要因此改变生产工艺或生产设备。

纠正和预防措施：依据根本原因，制定相应的纠正预防措施，如调整清洁消毒工艺、对生物膜进行彻底清除、更换清洁剂、设备维护或设计改进等。纠正预防措施应进行效果追踪，有助于确定真正原因。

● 不可接受微生物（objectionable microorganism）：不可接受微生物是一类非药典允许的可能具有潜在危害的微生物，可在药品溶液中繁殖，对药品的物理、化学性质产生不利影响，破坏药品的功能和疗效，并可通过用药途径可能对患者的健康产生不可接受的风险。

这一概念不适用于无菌药品的生物制剂生产，因为最终产品中不允许有微生物。而原液生产是微生物负荷控制的过程，推荐企业建立有害微生物的控制措施和程序、检验方法、放行标准，应有能力判断药品中的微生物是否为有害微生物。同时企业应关注中间产品、半成品以及水系统的微生物检测情况。对于检出的微生物应尽可能分离、鉴定，并评估风险。

5.6 层析介质与膜包的管理

层析介质及超滤膜包可以在同产品不同批次间重复使用，如何管理重复使用的介质与膜包，设定适当的使用循环次数或评价标准以指导替换全新的层析介质与膜包，对于制药企业至关重要。

企业应建立层析介质和膜包的使用管理程序，包括在线（层析介质或膜包贮存于设备上）及离线保存的条件、保存液种类及置换周期，保存过程需要建立相应管理程序以防止不同产品所使用层析介质或膜包发生混淆或交叉污染。

如何确保产品的安全性和有效性，建立持续有效的层析介质和超滤膜包的生命周期是一个复杂的问题。基于这些介质表面材质的化学性质，不同料液与其复杂的相互作用，如宿主细胞、核酸、脂质物质、病毒和工艺添加剂等。杂质成分一旦停留在介质表面，可能变性并稳定结合，难以去除。在接触过细胞料液后，使用缓冲液或清洗液对介质进行清洁和消毒。当完成一个层析循环或过滤单元操作，部分的杂质依然会结合在这些介质表面，并且随着这些介质长期保存甚至带入下一个批次的生产。

GMP 生物制品附录明确要求层析介质的保存、再生及使用寿命应当经过验证。层析介质的使用次数通常由实验室缩小模型进行相关研究，确保重复使用不会影响产品质量及介质的可清洁性能。同时，通过实验室研究确定的寿命标准需要在商业化规模持续生产中同步确认或评价。

A. 设定寿命标准

影响层析介质性能的因素包括：
- 层析工序在纯化工艺中的顺序。
- 料液的性质。
- 层析的模式。
- 层析介质的种类。
- 层析介质的再生与清洁程序。
- 层析柱的介质装填。
- 层析介质的保存，保存液种类、保存温度及时间，保存液更换频率。

影响超滤膜包寿命的因素包括：
- 膜包的材质与孔径（截留分子量）。
- 浓缩和换液过程中产品的特性。
- 工艺参数的设置，如超滤工艺的进口通量，跨膜压差。
- 膜包的清洁工艺，清洁剂，清洁频率。通常，使用标准水通量（normalized water permeability，NWP）和总有机碳（total organic carbon，TOC）来评价清洁的有效性。

• 膜包的保存，保存液种类、保存条件、保存液更换频率。

B. 层析介质和超滤膜包持续寿命研究

应通过对影响层析介质和超滤膜包寿命因素的分析，结合缩小模型（scale-down model）的研究数据支持，并根据生产规模的实际情况，对层析介质和超滤膜包制定生产规模持续寿命研究的基本策略。推荐执行连续三个轮次的同步寿命研究以获得更加客观真实的数据。由于持续寿命研究与商业化生产同步进行，所以研究的策略与监测计划应基于对产品质量及患者的安全性风险综合性考虑，在持续监测数据发现不良趋势时，可考虑提前更换新的批次，商业化生产规模的填料使用循环数一般不允许超过实验室规模规定的循环数，尤其对病毒清除有作用的层析工序。

实施指导

A. 层析介质

考虑缩小规模的研究与生产规模在装柱方式、装柱规模、装柱频率，料液的可变性，离线保存时长等无法完全一致，基于企业实际生产情况，制定生产规模研究方案。推荐的层析介质持续监控项目见表 5-15。

表 5-15　层析介质持续监控项目

类别	监控项目	频率	寿命评价考量点
层析介质装柱的工艺表现	目测介质的形状、测试装柱后的理论塔板数和对称因子	每 N 个循环，每次装柱后	符合预设定的标准，或出现明显下降趋势
清洁工艺有效性	执行空白运行（mock run）	每 N 个循环	残留洗脱峰出现明显增加趋势，检测残留量（carryover）明显增加
产品质量稳定性	产品质量属性、杂质去除效果及配基脱落情况	每批或每 N 个循环，或介质长期保存后重新使用	符合预设的中控标准，或出现明显不良趋势
工艺表现一致性	工序回收率，层析图谱一致性对比	每批	图谱一致，无不明洗脱峰出现，工序回收率符合预设定标准

类别	监控项目	频率	寿命评价考量点
保存有效性	阶段性生产间隔期间对层析介质保存有效性验证（离线或在线），微生物负荷及内毒素	保存期间定期	微生物负荷及细菌内毒素符合预设定标准

B. 超滤膜包

与层析介质具有相似的策略，以缩小模型实验研究为依据，或基于平台生产经验进行评估，制定生产规模的研究方案。推荐的膜包持续监控项目见表 5-16。

表 5-16　膜包持续监控项目

类别	监控项目	频率	寿命评价考量点
超滤膜包工艺表现	操作时长，水通量测试和完整性测试	每批	符合预设定标准
清洁工艺有效性	清洁后测淋洗水样（残留 IgG、TOC 及电导率）	每批或每 N 个循环	符合预设定标准
产品质量稳定性	产品质量属性（如 SEC-HPLC）	每批或每 N 个循环	符合预设的中控标准，或出现明显不良趋势
工艺表现一致性	工序回收率，TMP-Flux 曲线对比	每 N 个循环	图谱一致
保存有效性	生产间隔期间保存有效性确认（离线或在线），微生物负荷及内毒素	保存期间定期	微生物负荷及内毒素符合预设定标准

注：监控频率（N）可根据对工艺的理解和实际情况做适应性的调整。

5.7 下游工艺验证

工艺验证策略及分析详见本分册生物制品（单抗）部分"2.7 工艺验证"，本章节主要讨论下游工艺的验证要求。

实施指导

对于单抗类生物制品，在首次获得上市许可批准前，或已获批产品在发生重大工艺变更后，通常采用前瞻性工艺验证。

A. 工艺验证的策略及执行批数

下游许多操作工序都涉及相似的或相同的工艺操作，如暂存、过滤、消毒等，同时也会涉及相同的设备，比如混匀搅拌系统、贮存设备，可以考虑在工艺验证设计时使用分组法；一些多变量的工艺可以通过分组和矩阵的方式进行确认。

矩阵法适用于相同工艺和产品的组合有多个变量时的工艺验证，该方法基于选定的确认批次的组合可以代表所有组合下的工艺。选择组合和每种组合的代表性批数的理由，应经过科学判断，风险评估，并记录在验证总计划或验证方案中。

分组法适用于有多个相关但不同的实体能被分组，以便单个的实体能代表每个组的共同性质或最差情况，分组和选择代表性情况的判定理由应包括在验证总计划验证方案中。

下游工艺验证的批次数需根据风险评估予以确定，包括对产品及工艺的理解程度、下游操作工序的复杂性、工艺的可变性等。如上游细胞培养单抗的表达量、电荷异质性、聚合体含量、细胞活力的波动对下游工艺的影响；潜在的设备操作参数的可变性等情况。通常，对于首次工艺验证，下游工艺验证应执行不少于连续三批。

B. 下游工艺验证的相关的研究

• 病毒清除研究：采用有代表性的商业化生产工艺的样品，利用确定的下游病毒清除工艺的缩小模型，可在后期临床生产或工艺验证期间同步实施，具体内容见本分册生物制品（单抗）部分"5.4 下游病毒安全及控制"。

• 杂质清除能力研究：工艺及产品相关杂质的去除能力需要在工艺表征中进行评估与研究，同时在工艺验证批次中加强取样以确认各纯化工序的杂质去除能力，具体的加强取样点及检测项可根据杂质的产生及纯化工序的功能进行设计。例如，常见的杂质类型见表 5-17。

表 5-17　下游常见杂质的种类及产生的工序

杂质分类	杂质名称 / 种类	杂质来源
工艺相关杂质	宿主蛋白 HCP	细胞基质引入
	残留 DNA	
	逆转录病毒颗粒	

杂质分类	杂质名称/种类	杂质来源
工艺相关杂质	消泡剂	细胞培养引入
	诱导剂	
	生长因子	
	抗生素或其他化学抑制剂	
	血清成分（如有）	
	培养基成分	
	耗材析出物	
	脱落配基，如 Protein A	下游纯化工艺引入
	有机溶剂、抑菌剂	
	耗材析出物	
产品相关杂质	聚合体，抗体片段	细胞培养或下游纯化中产生
	结构修饰体	

初步的风险评估用于确定哪些杂质需要进行清除研究，基于潜在的安全性考虑或杂质的类型，选择具有代表性的杂质，风险评估需要考虑杂质的生物活性，杂质毒性，杂质数量，杂质的引入或产生的工序，还需要考虑每个工序对杂质的去除能力。

对于单抗类生物制品，在原液生产阶段元素杂质的风险被认为是很低的。这很大程度是因为：元素在单抗生产中不是典型的催化剂或试剂；在细胞培养过程中培养基或补料时加入的元素为痕量水平，不会累积，在进一步加工时会被显著稀释/清除；单抗生产中使用的典型的纯化过程，如层析和 UF/DF 工序，具备将细胞培养工序或与生产设备接触过程中引入的元素清除至可忽略的水平的能力。在这种情况下，通常不需要对生物技术药物原液生产中的元素杂质进行特别控制。

杂质清除能力的评估应包括杂质水平和目标值的比较以及清除趋势的一致性。

对于部分外源添加引入的杂质，如消泡剂、苯甲醇、抗生素等，首先需评估添加物的安全性，可利用杂质安全因子（ISF）进行评估，ISF 为剂量中可能存在的某种杂质的 LD_{50} 与其最大含量的比值；通常情况下，若 ISF ≥ 1000，说明该杂质的安全风险较低，如 ISF < 1000，需要设定中控检测项，或通过下游工艺的缩小模型考察清除能力，评估清除工序后的杂质残留水平。也可采用每剂量中杂质残留量与 PDE 进行对比的杂质安全评估方法。当工艺发生变化时，需要进行再评估。其他工艺和产品相关杂质的可接受水平将遵循常规中间产品的控制标准。

● 中间产品 / 下游缓冲液稳定性研究：工艺中间产品和缓冲液稳定性，应结合理化稳定性、生物学活性（如需要）和生产规模微生物监测数据，为生产过程中间产品和缓冲液最长贮存时限需求提供数据支持。

工艺中间品和溶液的化学稳定性研究对商业化生产至关重要，该研究可以在生产规模直接进行，也可以用代表性的实验室规模进行，如等比例的贮存容器接触面积及装量、代表性批次的中间产品料液、相同容器的结构和接触材质。建议研究的贮存时间范围超过预期提供的安全边界。对于中间产品，建议进行三批稳定性研究。对于一些稳定的无机盐溶液，如磷酸盐缓冲液（PBS）、氯化钠等，其理化稳定性可利用生产的平台经验及相关文献报道的稳定性来支持。贮存过程的微生物负荷变化建议在生产规模进行监测。

● 混合均匀性研究：混合均匀性需要在生产规模进行确认，可根据容器特点、大小、缓冲液或中间产品的特性及工艺要求，通过风险评估，结合设备分组和缓冲液分组方法，选出代表性的需要进行混匀研究的缓冲液，考虑搅拌速度、搅拌时间、容器搅拌方式及结构等影响，通常以 pH 值、电导率、渗透压或一些辅料浓度（如吐温）作为考察指标。中间产品混匀研究时还需要考察蛋白浓度。

混合均匀性可通过混合过程中的不同时间从容器中不同位置进行取样确认。

原液配制需要基于工艺表征研究的结果，结合生产规模的容器特点和操作特点，进行均匀性确认。

● 层析介质及膜包持续寿命研究：层析介质与膜包的持续寿命研究是长期的监控计划，建议在工艺验证开始之前确定研究的策略与方案，具体内容见本分册生物制品（单抗）部分"5.6 层析介质与膜包的管理及持续寿命研究"。

● 微生物监控方案：下游生产过程中的关键的缓冲溶液及中间产品的微生物监测数据通常需要在上市申报资料内提交，以证明生产过程中的微生物负荷得到良好控制，因此，需要在工艺验证中按确定的微生物监控方案执行，具体内容见本分册生物制品（单抗）部分"5.5 下游工艺的微生物控制"。同时日常的微生物监测计划也非常重要。

5.8 下游清洁验证

背景介绍

清洁验证是单克隆抗体下游生产过程中重要的一环，尽管一次性使用技术得到越来越多的应用，但下游工序中仍然不可避免有部分设备表面与产品直接接触，因此需要对与产品直接接触的相关设备系统进行清洁，并对清洁方法（流程）进行验证，目的是避免污染和交叉污染，这也是目前各国监管机构关注的重要质量管理要求之一。各地区在法规及指南中均有对生物制品的清洁验证相关要求。清洁验证策略及分析见本分册生物制品（单抗）部分"2.8 清洁验证"，本章节内容主要介绍下游清洁验证相关的关注点。

实施指导

A. 清洁程序（方法）开发

对于单抗类药物的清洁工艺，基于产品特性，在早期可以进行以下两方面的实验室研究以支持清洁程序的设计与开发。

● 清洗能力研究：清洗能力研究的目的是为了考察污染物的可清洁性，包括不同污染物，不同材质，不同的清洁条件等因素的组合。通过实验室模拟研究的结果，分析建立一个清洁工艺的"设计空间"。

对于污染物，下游生产过程包括培养基成分、辅料、中间产物、单抗蛋白、降解产物、缓冲溶液成分、清洁剂等。在清洁工艺设计和开发过程中，可以采用分组法，选择有代表性的污染物进行实验。

对于材质，可选择生产设备中与产品接触的代表性材质进行实验，如不锈钢、亚克力等。

对于清洁剂，单抗下游生产业内普遍以碱液作为清洁剂，也有部分企业基于其他因素考虑使用配方清洁剂（如 CIP100 或 CIP200）。清洁剂的选择应有充分的科学依据，如去除产品残留的能力、与设备的兼容性、清洁剂本身是否容易去除、低毒性以及任何与环境或安全有关的因素。

对于清洁参数，可以基于历史经验和供应商推荐设计合理的因素组合。

● 降解实验：单抗本质上为蛋白质，一般活性蛋白在高温或极端 pH 条件下容易降解，需证明活性蛋白的具体降解情况。

降解实验的一般方法是将活性物质暴露在选择的清洁剂中，通过模拟清洁条件（建议模拟最差条件进行设计，包括温度、清洁剂浓度、活性成分与清洁剂的比例等）进行处理。

处理后的样品滴定至中性 pH 值，然后对生成的混合物进行分析和（或）生物化学的测试。同时，可以考虑制备相同条件下未经清洁剂处理的对照样品进行测试。

可以使用十二烷基磺酸钠－聚丙烯酰胺凝胶电泳（SDS-PAGE）对暴露前后的样品进行检测，主条带消失，可认为活性蛋白已经完全降解。或者其他相适应的分析方法如酶联免疫分析法等，确认蛋白的生物学活性变化情况。

B. 清洁验证的风险评估

企业在进行清洁验证前应进行全面的风险评估，将清洁验证活动与风险管理原则联系起来。以把清洁验证中的风险降低到最小化，可选择常见的风险评估的工具，如 FMEA、FTA、HACCP、鱼骨图等。

C. 清洁验证的可接受标准制定

下游生产的清洁验证中建立的接受标准应该是务实的、可确认的、可达到的、科学合理的。推荐从以下几方面考虑：

● 产品残留：对于下游生产中产品专用的层析柱、层析介质、超滤膜包等，批次间的产品残留风险较低，但需要考虑层析介质与膜包多次重复使用后的可清洁性，企业可以根据产品特性和实际工艺情况，结合层析介质与膜包的寿命研究，制定合理的残留限度。

对于下游生产中产品共用的纯化收集罐、层析系统、超滤系统等，在制定产品残留限度时可以从下述几种方式上考虑产品间交叉污染风险。

应重点关注对产品质量有较大污染风险的工艺步骤，在前端生产工序的一些残留可以在相应的下游工序中去除。因此，在有足够研究数据支持的情况下，企业可选择使用最后一步纯化工序后的生产设备的总表面积（如超滤工序之后），结合最大允许残留量，进行单位面积的可允许残留限度计算，以避免使用整个生产线的设备表面积，导致极低的限度要求。

蛋白类产品在清洗过程中暴露于 pH 极值和（或）加热时会降解或变性，可能会变成非活性物质。因此，采用活性蛋白的基于健康的暴露限（HBEL）计算可能是不合适的。可参考 PDA 第 49 号报告 *Points to Consider for Biotechnology Cleaning Validation*（《生物技术清洁验证考虑要点》），以残留的总有机碳（TOC）限度值作为生物制品生产过程清洁效果的可接受标准。对于非活性物质的残留可以参考国际制药工程协会（ISPE）推荐可比质量（comparable quality，CQ）方法进行残留限度计算。

● 清洁剂残留：使用配方清洁剂时，需要了解配方的具体成分及相关信息以充分评估残留。如基于毒理学相关信息制定残留限度。

单抗下游生产中常用碱液作为清洁剂，该类常见清洁剂通常可用电导率值设定其间接限度，可以使用注射用水（1.3μs/cm）或稍高的纯化水（5.1μs/cm）标准。这种做法的原因是它要比科学（基于毒性数据残留或对工艺的影响）计算的限度值更加严格。通常碱液（如氢氧化钠）并不会以氢氧化钠的形式污染到最终的产品中，因此使用毒性计算是比较极端的。（参考 PDA 第 49 号报告《生物技术清洁验证考虑要点》）

● 微生物负荷：考虑到清洁后的微生物负荷，清洁过程本身不会导致设备的无菌。通常的做法是评估微生物负荷，确保随后的生产工艺不会过度挑战。通常只需达到一般的非无菌生产微生物限度标准（1~2cfu/cm^2 表面取样方法）。

采用注射用水（WFI）冲洗取样时，一种方法是使用通常的 WFI 的标准（10cfu/100ml），另一方法是使用 100cfu/100ml 或 1000cfu/100ml 其中的一个。使用更高限度值的合理理由是该设备清洗后将进行在线通蒸汽或灭菌处理。

● 细菌内毒素：通常测量最终冲洗水中的细菌内毒素，限度通常和注射用水（WFI）标准（0.25EU/ml）相同。如果后续工艺能够降低设备上的热原，可以基于合理的评估适当制定细菌内毒素限度。

D. 取样方法

为了评估清洁效果，有必要对与产品接触的设备表面进行取样，并确定存在的残留量。适当的取样方法是一个清洁验证计划的基本要素。一般最好至少同时采用两种取样方法，取样方法包括目视检查、擦拭取样、淋洗取样及其他科学合理的替代方法。

● 目视检查法：设备在目检前通常是需要干燥的。如果设备不进行干燥，需要说明理由。即使设备在日常使用中不需要干燥，但是为了更好的评估潜在的目检残留，验证批次检查时设备应该是干燥状态。

对于层析系统或一些其他管道等设备，在清洗程序后可能不是干燥的。可以考虑使用无纺布或拭子辅助进行目视检查。

● 擦拭取样：擦拭取样能够直接反应取样位置的残留量。擦拭取样位置的选择需要考虑设备的材质、形状、尺寸及最难清洁的区域。例如：罐体可以选取气液交界面、搅拌浆、探头、取样口、壁面、视镜（不同材质）及滤壳等位置。

擦拭取样的方法需经过确认并且回收率符合要求，执行擦拭取样的人员需要经过适当的培训或回收率测试考核。

● 淋洗取样：对于某些区域不容易进行擦拭取样（如管道系统）可以采用淋洗水取样。

淋洗取样的方法需要充分考虑残留物的溶解性，对于极易溶解的物质，回收率研究不是必需的，执行取样的人员需要经过适当的培训。

● 标识法取样：取一个圆片作为标识物，置于设备中适当的取样点上，进行上一产品的生产及清洁。在清洁后，对标识物上的污染物进行检测，采用外推法计算整个设备的全部污染。如果是要进行定量分析，则对标识物进行擦拭取样，然后对样品进行进一步分析。

E. 分析方法

在清洁验证中需要选择一个合适的分析方法，该分析方法必须经过验证，包括专属性分析方法和非专属性方法。

专属性分析方法是指，在有预期干扰物存在的情况下，仍可以检测特定残留物的方法。如果在验证方案中的目标分析物是活性成分，那些干扰物可能包括降解物和有关物质、辅料、清洁剂和清洁工艺副产物。专属性方法包括色谱法（如 HPLC、UPLC 和 TLC）、光谱法（包括紫外、可见和红外）以及免疫分析法。

非专属性方法测量的是一种大致的性质，如电导率和总有机碳（TOC），它可能源于多种分析物和不同来源。生物类药物分子易在清洗过程中发生降解，在大多数情况下企业在清洁验证流程中并不直接设置活性限度，或者直接检测活性，而是使用总有机碳（TOC）的分析方法。

F. 清洁验证实施要点

清洁验证是用书面证据证明一个已批准的清洁程序能在所使用设备上重复清除前次生产产品或所使用的清洁剂低于经科学评估设定的可接受标准。

● 分组方法：下游生产的常见设备有中间产品储罐、转移管道、层析系统、层析柱、除病毒过滤 / 超滤系统以及部分小部件。通常可以从设备的构造复杂程度、材质、尺寸及工艺关键性等方面进行设备分组。对于下游生产中涉及的不同中间产物 / 缓冲液转移的管道，也可以考虑使用等效性评估和计算的方式综合分析选择代表性管道。

下游生产涉及的中间产物可以通过对不同组分种类、浓度等进行适当风险分析方法进行计算和评估以确定代表性的污染物。

• 设备使用后待清洗保持时间（dirty hold time，DHT）及清洁后保持时间（clean hold time，CHT）：设备使用后应该在一定的时间内进行清洗以避免故障、污染或对影响产品质量的残留。对于层析系统，超滤系统等在日常生产结束后会及时进行 CIP，验证时不需要过度挑战清洗前间隔时间。

清洁后，设备再次使用前应该以合适的方式放置以保证不被污染。尤其是对于清洗后不经过干燥的设备更要考虑设备放置期间的微生物滋生。

对于层析系统，超滤系统等在 CIP 后贮存在抑菌性溶液中，应确定溶液可以抑制微生物生长（如稀碱溶液）或者持续监控获得数据以证明其抑菌性。应建立程序在设备使用之前充分去除抑菌性溶液。

• 清洗方法：中间储罐等一般采用在线清洗站的自动清洗方式。当使用自动化的清洁工艺时，需要验证设备的正常操作范围。

对于部分小部件可能采用离线的部件清洗机或手工清洗方式。当选择手工清洗时，需要考虑人员的波动及规程的详细程度，并考虑选择最差清洗条件进行验证。

不同的设备/部件可能会有不同的清洗程序。在进行分组时需要适当的考虑，只有同样清洗程序的才能被分为一组。

G. 清洁验证状态维持

要证明清洁工艺在整个产品生命周期持续受控。通常有表 5-18 七种方式维持验证状态。

表 5-18　清洁验证状态维持相关措施

监测类型	策略	监测项目
日常监测	每次清洗时执行	目视检查，电导率，pH 值或 TOC
周期性监测	周期性计划	监测项及频率基于风险评估
定期审核	季度或年度	清洁工艺变化的历史，关键参数监控及趋势，事件报警，日常监测，偏差，变更及累计影响，分析方法，清洁规程，风险评估，影响清洁过程的法规变更等
新产品引入	与最初确定最难清洁产品时相同的科学风险评估	新增较容易清洁品种时，进行一个批次清洗确认，引入更难清洁品则需要对新最差条件品种进行清洁验证或重新开发清洁工艺
新设备引入	基于风险评估	新增等同设备，或确认新旧设备等效，需要额外进行一个批次清洗确认，新增不等同设备，需按原先最差条件的验证要求重新完成清洁验证

监测类型	策略	监测项目
变更回顾 / 偏差回顾	季度或年度	回顾所有的变更以及变更对一个系统累积影响，审核清洁工艺相关偏差和 CAPA，包括目视检查失败和趋势等
再验证	N/A	影响清洁参数、分析方法、新技术或执行过程能力的重大变化或者发现不良趋势时可能需要再验证

H. 其他清洁验证相关考量点

● 特殊物料或设备：单抗生产中层析介质和超滤膜包均为产品专用，特定的清洁工艺取决于所使用层析介质或膜包的类型，清洁方法需考虑对工艺或其使用寿命的影响，清洁效果一般在层析介质或膜包持续寿命研究中考察，并在商业化规模下持续确认。

层析柱、超滤系统可以不同产品共用，推荐的做法是拆除层析介质后，柱体有单独清洗程序，并进行清洁验证。层析柱筛板是清洁验证的重要关注点，有条件的企业可以考虑筛板产品专用。

● 其他污染：用于清洗其他设备的清洗设备必须选用和维护以确保本身不是污染源（如部件清洗机、在线清洗站）。

对于用于层析介质准备的匀浆罐或其他设备，虽然设备本身不接触产品，但是接触用于产品的不同填料。应充分考虑其交叉污染风险，并制定合理的清洗程序。

● 过程分析技术（process analytical technology，PAT）技术的应用：清洁程序中和 PAT 最相关的应用是利用即时测量以确定清洁程序的完成。单抗生产的清洁程序最常见的 PAT 应用是电导率、TOC 及快速微生物检测法。比如可以将电导率与淋洗程序的结束建立关联，电导率就可能应用于 PAT 方法，但是需要考虑到在线 TOC 并不具备在线传感器，而是通过管路将液体从工艺管路转移至在线仪器。这种方式需要考虑取样和实际测试之间的延迟。

快速和（或）在线检测技术本身并不是 PAT，只要测定不能控制工艺步骤，它们就仅仅是快速检测工具，而不能称之为 PAT 工具。理想情况下，PAT 可用于清洁设备实时放行从而取代清洁验证。但现况是目前使用 PAT 技术以确认设备表面的清洁效果（在单抗生产中测量活性物质、清洁剂、微生物及内毒素）还不足以支持单抗生产过程中设备清洁的实时放行。

5.9　下游工艺低内毒素回收

背景介绍

低内毒素回收，也称为内毒素掩蔽，是近年来被逐渐关注、但已长期存在的现象。LER 是指在使用国际统一的鲎试剂（LAL）药典方法检测细菌内毒素时，无法检测到无菌生物制剂中的加标内毒素的现象。美国 FDA 已经开始强制要求提供研究数据证明鲎试剂法（即 LAL BET 方法，USP<85>）在一段时间内从加标样品中回收内毒素的能力，并且希望这些研究结果包含在生物制品上市许可申请中，以供审查。

参考 PDA 第 82 号报告 *Low Endotoxin Recovery*（《低内毒素回收》），将已知浓度的标准内毒素添加到未稀释样品中，随着时间的推移，标准内毒素的回收率无法达到 ≥ 50% 活性，即为 LER 现象。LER 现象无法通过稀释来避免。样品的贮存和处理方式可能会影响其内毒素含量的可检测性和稳定性。由于内毒素检测能力低，样品中的内毒素污染水平可能被低估或未被检测出。因此，需要对样品进行内毒素加标回收率测试，研究样品从取样至检测的最大允许存放时间。

实施指导

A. 生产过程控制中的相关考量

LER 可能是由某配方成分单独引起，也可能是因与蛋白样品混合引起。例如，螯合剂和表面活性剂的组合已被证明通常会导致 LER。然而，仅存在一种成分（即螯合剂或表面活性剂）时，不太可能会诱导 LER。

LER 研究应该在与工艺相关的温度和时间下进行。工艺相关是指最有可能对 LER 产生影响的工艺步骤，例如，添加聚山梨酯、螯合剂、保持时间、开放或密闭系统的工艺步骤。当工艺相关步骤在不同的温度和时间下进行时，为了测试之间的可比行和便于开展研究，可以分为以下几组：

● 如果工艺相关步骤是在冷藏（2~8℃）条件下进行的，则研究应在 2~8℃下进行 7 天。

● 如果工艺相关步骤是在室温下进行的，则应在 20~25℃下进行研究，研究时间基于风险评估确定。

● 如果有一个与工艺相关的步骤在 2~8℃下进行，一个或多个工艺相关的步骤在室温下进行，则应在 20~25℃下进行研究，研究时间基于风险评估确定。

B. 低内毒素回收缓解措施

最直接的缓解措施是确保纳入足够数量的样本，这样就可以通过一个额外的时间点对研究结束时回收率小于 50% 的单个时间点进行评估，以确定是否发生了 LER。另外一种直接缓解的方法是增加在生产过程相关工序中取样，并测定细菌内毒素含量。一些广泛报道的克服抑制与螯合作用的途径也证明可能会对缓解 LER 现象有用。

LER 现象的一个可能原因是细菌内毒素超分子状态的改变，导致不容易被检测到，特别对于那些以二价阳离子作为稳定剂的。因此，逆转或缓解 LER 的措施可分为：调整样品处理或检测方法，以恢复对细菌内毒素的探测能力；采用额外的更复杂的检测程序，以弥补经过实验室的努力后，仍然未克服的 LER 现象。

● 通过样品预处理的缓解措施：应首先检查 LAL BET 中用于消除抑制的传统处理方法（在干扰因素测试中阳性对照品回收率 < 50%），例如，样品 pH 值、避免已知的抑制剂、塑料制品的吸附、混合不充分等。许多 LER 问题可以通过遵循现有的相关研究指南，对样品处理的细节关注上来解决。此外，了解产品本身、配方缓冲液和温度对细菌内毒素的主要成分脂多糖的回收率的潜在影响，也是至关重要的。建议按顺序执行以下方法：产品本身评估，在样品中添加分散剂、添加过量的二价金属离子，采用有机溶剂增加样品的疏水性，评估其他 LAL 试剂或采用非 LAL 内毒素测试方法等。

● 通过生物体内法评估：通过样品预处理缓解措施失败，接下来可以确认在生物体内是否检测到添加的细菌内毒素。样品在加入细菌内毒素并在放置处理后按《中国药典》通则 1142 热原检查法进行测试，产生两种可能的结果：产生热原反应或不产生热原反应。

如果加入细菌内毒素放置后通过体内检查法产生热原反应，制药企业应将热原检查法纳入内部产品放行检项，直至开发出合适的体外检查法。

如果加入细菌内毒素放置后通过体内检查法未产生热原反应，热原检查法可以不需要，但企业应该在添加引起 LER 的配方成分前的工序中增加额外的中控细菌内毒素测试。或者通过控制已知可能会带入细菌内毒素的关键原料，并在后序的工序中严格控制微生物负荷，以确保最终制剂成品的低内毒素含量。

实例分析

实例3：生产过程中工艺相关低内毒素回收现象

表5-19　生产过程中工艺相关低内毒素回收现象识别示例

序号	操作步骤	工艺相关的LER	评估
1	中间产品（药物＋含枸橼酸盐）储存于2~8℃	否	LER风险低，聚山梨酯尚未添加
2	添加聚山梨酯（PS）（工艺时长在室温下5小时）	是	LER风险高，同时含有聚山梨酯与枸橼酸盐
3	添加组分至产品中：药物＋聚山梨酯＋枸橼酸盐（在敞口容器中操作，然后转移至密闭系统中，2~8℃下暂存5天）	是	LER风险高，因环境内毒素在开放工艺步骤污染产品
4	除菌过滤和灌装（在室温条件下进行，验证的最长时间为30小时）	是	LER风险高，因为在室温下保持时间较长
5	制剂取样及放行检测（经验证的QC样品存放时间为2~8℃下暂存5天）	不适用	QC样品暂存时间的验证与LER工艺无关，应单独进行

在表5-19中，步骤2、3、4确定为与工艺相关的LER。如果一个工艺相关的步骤在2~8℃下进行，另一个工艺相关步骤在室温下进行，则应在20~25℃下进行LER研究。在这个例子中，LER保持时间研究应该进行最长的保持时间，即步骤2和步骤4共同操作时间：5+30=35小时。并没有考虑步骤3，因为在步骤4的保持温度与时长研究可以覆盖步骤3的情况。

6 技术转移和可比性研究

本章主要内容：
☞ 生物制品（单抗）的技术转移流程和关注点
☞ 生物制品（单抗）开展可比性研究的注意事项

6.1 技术转移

背景介绍

技术转移（technology transfer，TT）通常不视作"工艺"，而是视作项目来进行考虑。技术转移通常采用项目管理，并以逐步实施的方式进行。生物制品（单抗）的技术转移应设计为一系列的计划性受控工作，设定相关预设标准，从而实现从技术转移的转出方成功地转移：①生产工艺；②分析方法；③生物基质材料、生产原辅料、最终包装材料及其质量属性指标、可接受标准等；④其他任何与产品生命周期有关的知识和技能，至技术转移的接收方。

技术转移双方要认真考虑技术转移的时间点和工艺技术的成熟度，无论发生在产品生命周期的任一阶段，都需要充分考虑转移过程的任何一步对注册申报造成的潜在影响。

通常研究用新药申请（investigational new drug application，IND）申报前发生的技术转移不发生在 GMP 体系下，相关实施可参考 GMP 体系下的技术转移活动。对于 IND 申报阶段将研发转移到 GMP 生产的技术转移活动，特别是技术转移活动中涉及 IND 申报的 GMP 批次，需满足对应国家 / 区域的 GMP 要求。

依据产品及其生产工艺的生命周期，技术转移可以发生其不同阶段，包括但不局限于：

A. IND 到关键临床阶段前的技术转移

包括 IND 生产到临床生产的技术转移，以及临床阶段发生的技术转移。通常这类转移伴随着工艺放大、生产场地变化以及工艺的持续优化，技术转移双方涵盖了不同车间、场地以至质量体系与申报主体。此阶段的技术转移活动应采用法规规定的适当方式向监管机构报告，如药物安全性更新报告等。若涉及可能影响产品安全性和有效性保障的工艺变更（如生产规模放大、关键原辅料变化、涉及产品安全性保障的关键工艺步骤变化、处方变化等）的技术转移活动，通常会进行相应的可比性研究。通常此阶段的可比性研究要求不同于上市后变更阶段全面的可比性研究，应依据该阶段对产品工艺知识的理解，基于质量风险管理要求，建立合理的标准和实施方案。如有需要，此阶段发生的技术转移活动可依据相关法规等要求采用合适的形式（如补充申请）告知监管机构。

B. 关键临床阶段到商业化阶段以及商业化阶段发生的技术转移

产品关键临床阶段（pivotal clinical phase）工艺通常应与商业化阶段的工艺保持一致，如果发生技术转移，其技术和质量要求应与商业化阶段发生的技术转移一致。此时的技术转移基于已积累的产品和工艺知识，在转移活动和风险评估上往往更加全面。上市后发生的技术转移一般按照其涉及的工艺变更大小［参见《已上市生物制品药学变更研究技术指导原则（试行）》，2021］采取适用形式向监管机构报告。在此阶段，通常会关联更加全面的可比性和稳定性研究要求。此部分要求详见本分册生物制品（单抗）部分"6.2 可比性研究"。

生物制品（单抗）技术转移通常包括复杂的过程和需要众多部门合作的各项活动，尤其是涉及不同地区转厂的项目，会涉及不同的质量管理体系，以及人员对新的工艺的系统培训，被转移的产品和相关技术需要结合研发成果和生产信息，一般也同时涉及相应的分析方法的建立和转移。通常推荐技术转移活动以项目的方式管理，采用对所涉及工作统筹计划、行动内容整合分类、逐步实施以及最终总结报告的形式完成。

技术要求

技术转移的一般性要求可参考本丛书《质量管理体系》分册"3.4.1 技术转移"。本章节描述的生物制品（单抗）的技术转移还参考了以下法规与权威指南：

- ICH Q10 *Pharmaceutical Quality System*（《药品质量体系》）
- WHO ECSPP TRS 1044 Annex 4 *WHO Guidelines on Transfer of Technology in Pharmaceutical Manufacturing*（《药品生产技术转移指南》）
- ISPE *Technology Transfer*（*Third edition*）[《技术转移（第三版）》]
- PDA TR.65 *Technical Transfer*（《技术转移》）

6.1.1 技术转移的阶段

无论是发生在公司内部（对内技术转移）还是公司之间的技术转移（对外技术转移），推荐采用分阶段实施的项目管理计划。生物制品技术转移通常可以分为 5 个阶段，包括计划、准备、执行、验收和收尾。图 6-1 提供了一个技术转移项目各阶段的示例（以临床阶段的技术转移活动为例）。依据技术转移项目目标和内容，不同项目各阶段的定义和要求不尽相同，转出方和接收方应对主要工作进行划分和阐述。通常认为没有相同的技术转移项目计划，每个技术转移都应该在启动前对其进行充分的分析和评估。

A. 计划阶段

在技术转移开始前，转出方和接收方要进行充分的沟通，拟定技术转移计划，确定技术转移的目的和范围、申报主体及通用流程等，该计划将指导整个项目。

考虑到对内和对外技术转移的区别，其技术转移计划阶段的复杂度不尽相同。对于对内技术转移的计划阶段，由于公司内部组织的职责和联系更加紧密，在技术转移实际开始前的早期交流更加全面和及时，在特定项目中，对内技术转移项目的计划阶段可能不是必需的。但是如果一个公司的对内技术转移发生在不同生产运营场地（特别是在不同质量系统或市场法规的监管下），仍推荐在技术转移计划阶段进行充分的技术交流和可行性分析等活动。

对于对外技术转移项目，转出方在与接收方（或其候选者）进行技术交流之前，通常应就质量管理的供应商审计和基于知识产权管理的保密协议达成一致。转出方应对接收方开展尽职调查和质量审计，对其场地、厂房、公用系统、检测、设备、技术能力以及质量系统进行综合考查，接收方对转移项目所需的工艺和生产要求进行回应。双方签署合同和质量协议，确认技术转移项目范围、费用、时间、资源、权利和义务等。双方联合制定和签署技术转移计划，进一步明确工作分解结构、责任分配矩阵，以及项目管理方式，确保项目的合理性和关联性，为后续工作提供指导。表 6-1 提供了一个示例，列举了该阶段的双方主要工作和交付物（包括文件和物料）。

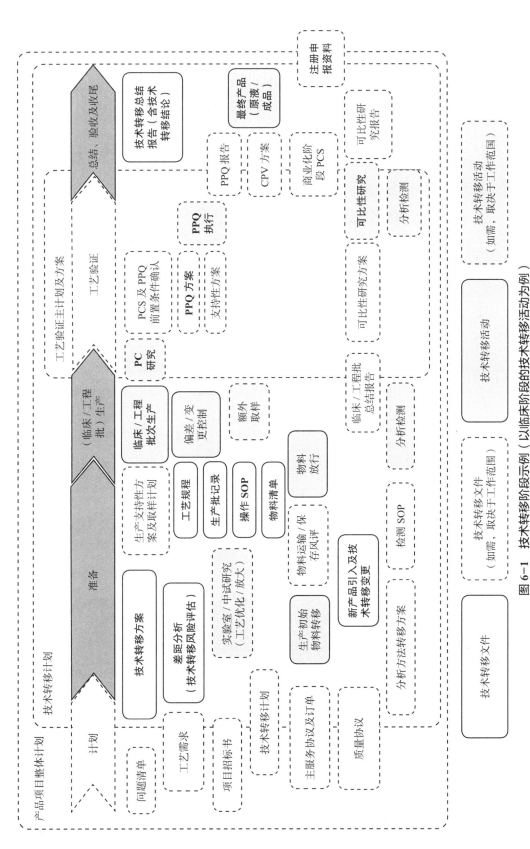

图 6-1 技术转移阶段的技术转移活动示例（以临床阶段的技术转移活动为例）

注：其中黑色加粗字体描述的内容为 GMP 规范和监管机构重点关注的技术转移相关文件 / 活动。PC: process characterization, 工艺表征；PPQ: process performance qualification, 工艺性能确认；CPV: continued process verification, 持续工艺确认；PCS: process control strategy, 工艺控制策略。

表 6-1　技术转移计划阶段的主要工作示例

工作	职责		交付物［文件和（或）物料］
	转出方	接收方	
技术交流①	• 提供问题清单，询问信息 • 确认监管部门审计历史情况	• 提供场地、检测、设备、技术能力信息 • 提供监管部门审计历史情况	问题清单
可行性分析①	• 起草初稿②，审阅并批准	• 提供信息以支持项目时间，场地，成本等的可行性分析	可行性分析报告②
工艺需求或技术招标书	• 起草工艺需求或技术招标书③，描述并提供（但不局限于）本次技术转移中的工艺、产品信息、法规申报市场、生产规模、设备、人员、环境、批次、GMP或non-GMP、检测、取样等要求，工艺放大研究，总体时间表和关键里程碑时间点等 • 根据接收方提供的对工艺需求反馈，调整技术转移活动的需求和范围，并最终批准工艺需求和接收方提供的反馈	• 起草工艺需求或技术招标书反馈，描述接收方对转出方提出的需求的响应，包括可行性分析、差距分析、生产线、设备、人员、检测、取样能力、工艺放大研究设计、总体时间表反馈、关键里程碑时间点、生产批次窗口、产能等承诺、质量管理等	工艺需求或技术招标书（来自转出方） 工艺需求或技术招标书反馈（来自接收方）
技术转移计划	• 起草技术转移计划④，包括活动细节、资源、日程表、里程碑节点、阶段交付物（含验收标准）和风险点评估，并最终批准	• 补充和响应技术转移计划，并最终批准	技术转移计划
主服务合同及附属订单	• 确定服务合同中技术转移工作的范围，确认报价，权利和义务以及其他法务要求，审阅并最终批准	• 起草合同，确认工作范围，最终报价，权利与义务，审阅并最终批准	主服务合同及附属订单
质量保证协议（QAA）	• 审核并最终批准质量协议	• 起草，审核并最终批准质量协议	质量保证协议

注：① 技术交流和可行性分析不仅适用于对外技术转移，对于发生在不同生产运营场地（特别是在不同质量系统或市场法规的监管下）的对内技术转移情形同样推荐进行。

②可行性分析也可以由接收方起草，转出方审阅并批准。可以作为工艺需求或技术招标书反馈的一部分，不单独提供。

③工艺需求或技术招标书可以由接收方根据技术交流获得的信息整体出初稿，转出方审阅并批准。

④技术转移计划可以由接收方根据技术交流获得的信息整体出初稿，转出方审阅并批准。

B. 准备阶段

此阶段的目的是确认流程已经准备就绪，项目的所有关键步骤都已经得到深入的分析，潜在风险也已经制定适当的解决方案。技术转移启动会标志着技术转移工作正式开始的起点，会议中明确转出方和接收方双方参与转移的部门、团队成员及其职责、沟通方式、会议频率、信息和文件分享途径，以及汇报、追踪和反馈机制等。在此阶段，双方应从风险管理的角度，对准备的状态和潜在的风险进行把关，同时在涉及人员、设备设施、物料、方法、环境、检测、安全等方面进行全面的技术转移准备，应注意，完成接收方相关人员的培训也是一个关键目标。该阶段转出方应转移所有相关的文件和知识（技术），接收方根据转移需要起草接收方文件，关键文件包括工艺和验证文件、清洁方法及其验证文件、新产品引入和共线生产风险评估（如适用）、物料、仪器设备、分析方法和程序、技术转移方案、差距分析和风险评估报告等。除了相关物料和文件的技术转移，双方技术转移团队应注重产品和工艺知识转移的完整性。对于单抗产品，一般地对于单抗分子及其生产工艺中的特别（风险）关注点（如分子活性、特性、产品／中间产品稳定性、关键物料及其控制等），应在技术转移风险评估中重点体现，如有必要，应制定合理的风险降低措施。

表 6-2 提供了该阶段的双方主要工作和交付物（包括文件和物料）。基于 GMP 基本要求以及风险管理理念，监管机构在此阶段通常关注技术转移方案以及差距分析（风险评估报告）的质量，包括但不局限于文件的 GMP 符合性、数据可靠性、科学性和质量风险评估。

如转移项目涉及分析方法转移，涉及的方法应该在生产前完成转移，以确保产品的适当检测。基于分析方法开发生命周期和风险管理理念，对于处于产品／工艺临床早期或之前阶段的方法转移，可根据风险评估和需要逐步完成，确保可用于产品放行。分析方法转移可以有不同的方式，但都需要开展相应的评估工作，例如，决定是否可以转移豁免、是否对需要转移的方法做对比测试、两个（或多个）实验室联合验证或再验证。

表 6-2　技术转移准备阶段的主要工作示例

工作	职责		交付物［文件和（或）物料］
	转出方	接收方	
技术转移启动会	• 锁定参与转移的团队成员、沟通方式、频率 • 建立汇报、追踪和反馈机制 • 建立技术转移数据传递、审阅、确认流程	• 锁定参与转移的团队成员、沟通方式、频率 • 确认并同意汇报、追踪和反馈机制 • 确认并同意技术转移数据传递、审阅、确认流程	会议纪要 技术转移例会日程表（如适用） 技术转移团队成员名单
技术转移资料①（从转出方到接收方）	• 准备，整合，批准并传递技术转移资料至接收方，包括但不局限于： 　○ CQA 　○ CMA（如有） 　○ 质量标准［原液、制剂、中间产品（如适用）、原料等］ • 工艺参数及其分级和可接受范围（如适用） • 过程控制及工艺监控 • 工艺操作说明及生产流程 • 包含物料平衡（收率）说明的工艺流程图 • 稳定性数据，包括产品，中间产品等 　○ 历史批次规模，生产数据（如有） 　○ 分析方法验证（如适用） 　○ 工艺验证，清洁验证等数据（如适用） 　○ EHS 注意事项	• 接收并确认技术资料包，并依据接收得到结果开始起草风险评估（包括新产品引入及技术放大/转移风险评估）、技术转移方案、工艺放大研究方案（如适用）以及其他生产文件准备，并对以下事项进行评估/确认： 　○ 转移后的目标生产规模 　○ 设备设施 IQ/OQ/PQ 是否完成，关键工艺设备控制范围是否满足工艺参数范围要求 　○ 设备与产品接触材质与产品的相容性评估 　○ 工艺参数的放大原则，参数在技术转移过程中修改的依据和理由 　○ 差距分析，并在生产前对风险进行纠正或评估 　○ 识别过程中样品取样点和检测方法 • 基于以上差距分析，完成差距风险评估报告（如适用）	技术转移资料①（从转出方到接收方） 差距风险评估报告（如适用，也可包含在最终的技术转移风险评估报告中）
物料清单及初始物料转移	• 整合，批准并传递物料清单至接收方；批准转移过程中接收方变更的替代物料（如适用） • 审阅并批准转移流程，转移初始物料（如细胞库等）至接收方；提供物料放行数据和安全性数据或声明（如需）	• 接收并确认物料清单，评估并提供可能的替代物料供转出方审阅和批准 • 评估转出方和接收方的环境差异（温度、湿度、压差等），可能会影响物料的贮存和运输 • 提供并批准转移流程，接受初始物料（如细胞库）；审阅并批准物料放行数据和安全性数据或申明（如需） • 对于转移涉及的关键物料，对其关键属性（CMA）完成必要的风险评估报告（如适用）	物料清单 BOM 初始物料（如细胞库等） 初始物料放行报告和（或）安全性数据或申明（如需） CMA 风险评估报告（如适用）

工作	职责		交付物［文件和（或）物料］
	转出方	接收方	
技术转移文件（如技术转移方案）	• 审核并批准技术转移文件	• 完成技术转移文件，并交付转出方审核和批准。技术转移方案应包括（但不局限于）： ○ 产品和项目简介 ○ 团队人员职责 ○ 工艺流程图 ○ 生产场地设施 ○ 场地、设备（含材质相容性）、工艺、检测、等差距分析 ○ 风险评估［新产品引入、共线生产（如适用）及工艺放大/转移］结论 ○ 控制策略（已完成风险降低计划，如适用） ○ 批次的执行日程表 ○ 可能的备选计划 ○ 技术转移结束的交付物 ○ 技术转移成功标准	技术转移文件（如技术转移方案）
新产品引入和工艺放大/转移风险评估	• 审核并批准新产品引入风险评估 • 审核并批准工艺放大/转移风险评估 • 审核并批准风险降低计划（如有） • 审核并批准风险降低完成后的再评估（如有）	• 采用相关风险评估工具（如FMEA），完成新产品引入生产线风险评估；如有必要，根据评估结果，建立风险降低计划（如清洁验证/确认） • 采用相关风险评估工具（如FMEA），完成工艺放大/转移风险评估；如有必要，根据评估结果，建立风险降低计划（如工艺放大研究，工程批等） • 若在生产执行前完成风险降低计划，应进行风险再评估，并交付转出方（SU）审阅并批准	新产品引入风险评估 工艺放大/转移风险评估 风险降低计划（如适用） 风险降低完成后的再评估（如适用）
生产文件准备	• 审阅并批准生产文件（批次生产方案，工艺规程，批记录，操作SOP等）	• 依据转移的工艺和质量体系要求，建立相关生产文件（批次生产方案，工艺规程，批记录，操作SOP等），并交付转出方审阅和批准 • 针对自动化控制的程序，生产前需要建立符合生产工艺需求的自动化程序	批次生产方案 工艺规程 批记录 操作SOP
技术转移变更	• 审阅并批准接收方建立的技术转移变更	• 根据质量管理系统要求，发起技术转移变更（技术转移启动会后应尽快发起）	变更记录

工作	职责		交付物［文件和（或）物料］
	转出方	接收方	
生产执行前审核	• 在进入下一个阶段（执行和生产）前，应基于风险管理的角度，进行一个全面的技术转移准备审核（人员、设施设备、物料、方法、检测、环境）	• 在进入下一个阶段（执行和生产）前，应基于风险管理的角度，进行一个全面的技术转移准备审核（人员、设施设备、物料、方法、检测、环境）	审核结论（如适用）

注：①技术转移资料包（转出方至接收方的内容、文件形式和范围取决于技术转移项目的范围以及待转移工艺开发所处的阶段）。

C. 执行阶段

在此阶段，接收方按照批准的方案和流程进行生产，转出方根据需要提供远程和现场技术支持。双方对日常生产、过程监控、取样情况等进行定期沟通。依据双方批准的质量保证协议（quality assurance agreement，QAA），对于过程中发生的偏差和变更，开展调查和影响评估，如需要时由双方审阅和批准。表 6-3 提供了该阶段的双方主要工作和交付物（包括文件和物料）。

表 6-3　技术转移执行阶段的主要工作示例

工作	职责		交付物［文件和（或）物料］
	转出方	接收方	
生产执行	• 提供技术和现场操作支持	• 依据相关方案，完成生产和其他工作，包括（但不局限于）： ○ 分析方法技术转移（如适用） ○ 物料属性/相容性研究（如适用） ○ 工艺放大研究（如需） ○ 中试生产和工程批（如需） ○ 生产规模支持性研究 ○ 原液/制剂 GMP 批次生产中间取样 ○ 过程控制，中间额外检测及放行检测（如适用） • 工艺监控和分析	生产日常汇报（如适用） 阶段性总结报告 中间取样（如适用）
偏差和变更	• 审核和批准执行阶段发生的相关偏差和变更，协助影响评估，并确保产品放行前偏差已关闭，变更已执行	• 依据双方批准的 QAA，报告执行阶段发生的相关偏差和变更，并开展调查和影响评估，如需时传递至转出方审阅并批准	变更控制记录偏差调查报告

执行期间，双方应基于产品的生命周期阶段以及约定的质量管理要求，决定技术转移执行阶段的生产批次遵从不同阶段的 GMP 要求。例如，对于早期临床阶段，总体上可以依据 GMP 的相关基本原则，最大限度降低制备环节污染、交叉污染、混淆和差错的风险。但对于关键临床批次，应采取和商业化生产一致的 GMP 要求，对生产过程微生物控制和全面分析、中间产品质量属性、工艺参数、工艺性能指标以及清洁有效性等进行监控，以获得足够的知识和数据，更好地理解产品工艺控制和生产控制。在这个阶段，工厂对变更的管理也随着 GMP 要求而加强。生产的产品批次（部分或全部）也可能依据法规申报和质量管理要求用于稳定性和可比性研究。

D. 总结、验收和项目收尾阶段

技术转移活动完成后，转移双方应对项目进行整体评估，判定转移是否成功。技术转移的方案实施结果和结论总结体现在技术转移总结报告中。报告应对过程中的主要行动、里程碑、与原计划的变动，以及后续生产中可以提高的方向进行总结，应对主要事件和偏差进行解释说明。同时，剩余物料的处置应有明确文件记录和规定，包括销毁、转移或移用等。

技术转移总结报告应依据预设的技术转移成功标准，对技术转移活动结果进行整体全面的评估，做出技术转移成功 / 不成功的结论。此文件的正式签批代表转移项目的结束。需要注意的是，即使结论表明技术转移整体是成功的，但仍需列出每个未完成 / 不成功的活动及其对应风险，提供风险再评估和风险降低计划。如果技术转移结束后工艺将进入商业化阶段，双方应共同准备工艺验证方案（草稿）和（或）持续工艺确认方案（草稿）。对于商业化产品，技术转移结束后双方仍然需要一个持续的确认计划，便于对产品进行持续监测。

6.1.2 技术转移中的关注要点

实施指导

A. 技术转移团队的组织构架

对于转出方和接收方，一个良好的技术转移项目中，应至少包括项目委员会、技术转移项目经理、技术转移小组以及质量保证代表。转出方和接收方应在项目计划期间成立专门的委员会，实时跟踪项目进展，当项目关键路径受阻时及时采取有力行动推动项目进展，保证及时有效地汇报程序。技术转移项目经理应用专业的项目管理工具对项目从始至终进行计划、追踪协调和沟通。技术转移小组应由不同功能部门、不同学科的成员组成。

对于对内技术转移，质量管理系统是其转移活动的重要基础。技术转移团队的质量保证代表应确保所有涉及 GMP 生产 / 检测的技术转移活动均遵从公司内部质量管理系统（如偏差、变更、供应商审计、内审、质量文件等系统）以及法规的要求。

对于对外技术转移，QAA 始终是技术转移启动的重要基础。应由 QA 主导 QAA 的审阅、签订和批准，并在整个技术转移过程中进行质量风险管理（QRM），负责偏差 / 变更控制、供应商审计、产品放行、培训、操作、验证等工作的合规性符合等。

图 6-2 提供了一个技术转移团队组织架构示例作为参考。

B. 技术转移过程中的知识管理和风险评估

技术转移往往是个长期的项目，包括众多的行动项和多学科的信息评估和阐述。为了确保转移后产品的质量和工艺性能，知识的管理和传递是关键要求，应当有一个系统的方法和（或）平台获取、分析、保存、归档、受控发放及分享这些知识。

在技术转移阶段，风险评估除了作为风险管理工具，通常还可以作为一种有效的知识管理工具 / 文件，将技术转移过程涉及各种工艺、产品、生产、设备等知识采取合理的思维分类方式，用文本化的方式记录下来。更重要的，风险评估不但可以记录技术转移过程中我们已经理解或研究过的产品 / 工艺知识，还可以从风险的角度记录和明确尚未理解或研究的产品 / 工艺知识，从而帮助团队从生命周期角度更加全面地理解产品及其工艺。

风险评估应该贯穿整个技术转移过程，包括项目早期的差距分析和结束期间的风险管理决策。转移双方应对潜在的风险进行详细充分的分析，避免差距和变化对产品质量和性能的影响。ICH Q9 质量风险管理提供了必要的工具和模板。

C. 工艺验证要求

如果技术转移涉及后期产品大规模生产转移至新厂房、新公司或新合同生产商（CMO）等，工艺验证便是技术转移的一部分。工艺验证需要按照相关法规指导进行，对工艺从设计阶段到商业化生产的数据进行收集和评价。转移双方应充分考虑工艺验证的策略以及对申报的影响，制定合理准确的工艺验证主计划、验证研究方案、批次生产计划、产品批次放行方法和用途。验证结束后质量部门批准验证总结报告，描述在验证期间发生的偏差和事件，得出工艺验证的结论，以及 CPV 的方法。

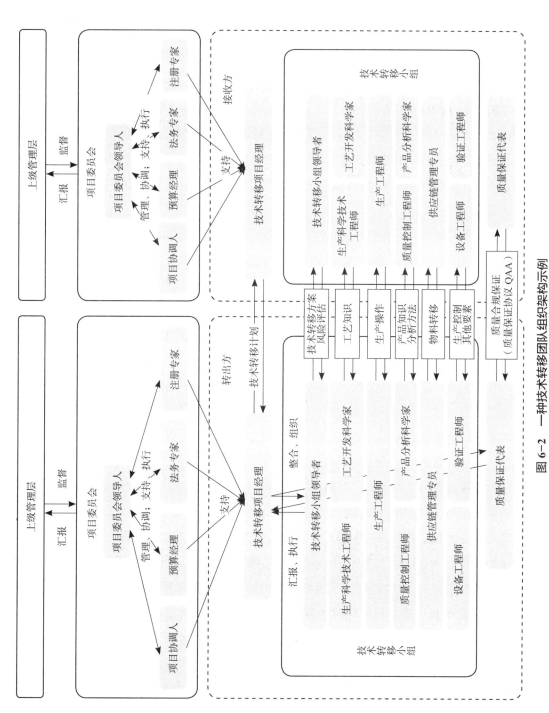

图6-2 一种技术转移团队组织架构构示例

注：对于对内技术转移，转出方和接收方之上支持的上级管理层和项目委员会通常为同一组织。

D. 对外技术转移的特别关注点

● 定制化研发生产服务商（customized development and manufacturing organization，CDMO）的选择：对外部公司委托生产的项目，CDMO 的选择是一个重大的决定，需要统筹考虑公司内部发展计划和寻求外部长期合作伙伴的利弊（如成本和资源分配）。除了对 CDMO 公司的规模大小、财务保障、仪器设备、产能、相似项目的经验、技术能力以及法规的考虑外，转出方需要对 CDMO 的产品、方法、变更以及各项转移活动进行监控，并确保其生产满足 GMP 和法规的要求。转出方可以通过采用现场管理的方式保证准确快速地和接收方沟通信息，同时能主动对潜在风险获得客观深刻的认识。

● 法律合同和协议：转出方和接收方之间的合同是双方合作的基础。通常技术转移项目会细化为一个或若干个合同规定下的项目包，规定涉及的责任、资源、预算和时间进度表。双方为满足项目要求会提供一些解决方案，但要同时考虑给团队带来的压力以及长期合作关系的维护。此外，转移双方应尽早签订质量协议。技术转移中出现的变化和变更的类型和程度决定了其复杂性，需要双方从质量、监管和技术角度仔细管理，并明确制定解决这些问题的联合对策。

● 团队管理和技术转移交流的挑战：公司内部的技术转移相对比较容易管理，但对公司之间的技术转移，转出方应该充分考虑接收方的成熟度，包括衡量其类似产品转移的经验、质量体系的成熟度、管理系统以及支持功能的能力（如开发、生产支持、分析表征、项目管理和验证）。基于技术转移团队的组织架构，应建立不同层级、不同讨论内容和范围的交流机制，以确保技术转移交流的及时性、专业性和效率，包括但不局限于：基于双方项目委员会层面的联合项目委员会会议机制，由双方技术转移项目经理主导的技术转移项目管理联合例会机制，由双方工艺/分析技术转移专家主导的定期或不定期的联合工艺/分析转移技术讨论会机制，以及双方专门的商务/法务讨论会（如需要）。对于跨地区和国家的技术转移，转出方和接收方应该充分考虑到两地的文化差异可能会增加转移的复杂性和难度，如地理或语言带来的困难，以及对组织和交流带来的挑战。企业文化和社会文化也可能有所不同，包括不同的程序、习惯、行为、期望和规范，甚至思维方式。在技术转移过程中，必须将不同的文化和思维方式融合在一起，进行调整和沟通。团队的互动和管理、日常工作的监管和指导，以及组织之间的关系梳理也是成功技术转移管理的一个先决条件和主要考虑。

E. 技术转移计划及技术转移成功的可接受标准

技术转移双方应从项目开始明确目标以及实现目标的途径，以确保全面合理的项目管理。技术转移计划是转出方和接收方联合起草的，是指导整个技术转移项目的关键文件，为工艺和产品知识从转出方到接收方的充分理解和恰当传递提供了保证。技术转移计划应详细记录关键行动任务、人员、时间，同时明确申报策略和差距分析，例如，工艺、设备和厂房设施的比较，相关变更的风险评估和计划降低风险的行动项等。技术转移计划的内容要有可行性，针对生物制品（单抗），考虑技术转移的复杂性，以下的要素通常是不可或缺的，包括但不限于：

- 转出方和接收方的职责，团队间的沟通机制。
- 需要转移的生产工艺，取样和检测的步骤。
- 项目阶段的划分，前后任务的关联性。
- 涉及的设备和设施，以及关键差距的分析。
- 关键物料（如细胞库、测试用关键试剂、参比品等）的要求。
- 关键文件的要求。
- 项目时间计划。
- 技术转移所涉及的工艺放大模型 / 工具（如适用）。
- 关键任务以及应急计划。
- 分析检测方法。

应在技术转移计划中明确转移成功的衡量标准，以指导用于具体活动的技术转移（实施）方案，同时应在相应的技术转移报告中做出结论。保证产品的质量和工艺性能是方案和计划的关键内容。报告应对项目中未按计划完成的、有问题的或不成功的步骤进行分析和风险评估。在方案实施过程中，转出方和接收方应对指定的行动计划进行监控和追踪，确保接收方能够按照预期的标准生产产品和继续项目计划。可接受标准由转出方和接收方联合制定，通常包括但不限于：

- 工艺性能确认以证明生产的可重复性。
- 技术转移后的产品通过产品质量标准放行测试。
- 接收方生产的产品与转出方原产品的可比性。
- 产品稳定性数据要求。
- 生产过程满足中间品及工艺步骤的控制限度（如适用）、期望收率、法规和质量要求。

在技术转移结束阶段，接收方应以技术转移报告形式对整个项目完成情况进行总结和做出结论，包括工艺概述、中间品、原液和成品的放行情况（如适用）、设备清单、行动项完成情况、文件、后续工艺持续监测的安排等。工艺技术转移报告需要转出方和接收方的共同签名，双方应对已达成的改进措施进行监督。双方也应对前期识别的风险再次进行评估，同时应用实施的经验推动后续的改进。

针对生物制品（单抗），临床后期和上市生物制品技术转移需要考虑产品的可比性。技术转移项目组应该在项目计划中充分考虑相应的批次和时间要求。

6.2 可比性研究

背景介绍

生物制品（单抗）的生产是一个复杂的过程，涉及许多步骤。变更可能发生在产品生命周期的各个阶段。变更的原因包括改进生产工艺、增加规模、提高产品稳定性、根据法规要求进行变更等。变更应有详细的记录、分析和批准，根据变更对药品的质量、安全性、有效性的影响程度和风险高低，与监管部门进行合理及时的沟通。

针对变更发生的阶段，可比性研究的关注点会有所不同。生物制品临床期间变更是以不增加临床受试者安全性风险为前提，该阶段的可比性研究结果应用于确认前期研发数据是否能够支持后期临床试验的开展，并为生物制品最终上市提供充分的支持性数据。对于已上市生物制品，则要确保变更不会对产品质量、安全性和有效性产生负面影响。通常，早期临床阶段受限于种种原因，如生产批次数量较少、对于产品和工艺的经验知识有限、分析方法尚未开发完全或经过验证等，且变更后产品仍会被应用到临床研究中，这一阶段的变更可比性研究可能比上市后变更可比性研究简化。随着经验和知识的积累，以及分析方法的不断完善，可比性研究应更全面，特别是对关键临床期间（或工艺锁定之后）发生的变更，由于没有更多临床数据的支持，应同上市后变更一样开展全面深入的可比性研究。本章节主要针对已上市产品变更开展的可比性研究。

由于工艺变更的原因、类型及内容各不相同，工艺变更对产品质量造成影响的潜在风险也有所不同。企业应结合变更的具体内容及其对产品可能造成的影响，对变更进行分类管理，并通过风险评估的方式来决定可比性研究开展的内容与形式。对于高风险变更，需要通过系列的研究（如产品的深度表征、稳定性数据甚至非临床和临床数据等）证明，该变更不对产品的安全性、有效性和质量可控性产生不良影响；对于中低风险变更，可通过相应的研究（如变更前后工艺和质量数据的对比或书面评估等方式）证明，该变更不影响产品的安全性、有效性，并且不降低产品的质量可控性。

企业应本着逐步降低变更风险的原则设计并开展可比性研究。通常，可比性研究起始于药学 / 质量比对研究（包括理化分析与功能研究），并根据其结果决定是否有必要开展进一步的非临床和（或）临床比对研究。在可比性研究开展前后以及过程中，企业应与监管部门保持良好的沟通，确保信息（如变更内容、变更类别定义、可比性研究方案、可比性研究结论等）交流的准确与透明。

📋 技术要求

本章节描述的生物制品（单抗）的可比性研究参考以下法规与权威指南：
- CDE《临床试验期间生物制品药学研究和变更技术指导原则》，2020
- CDE《已上市生物制品药学变更研究技术指导原则（试行）》，2021
- CDE《生物类似药研发与评价技术指导原则》，2015
- CDE《生物类似药相似性评价和适应证外推技术指导原则》，2021
- ICH Q5E *Comparability of biotechnological / biological products subject to changes in their manufacturing process*（《生物制品工艺变更前后可比性》），2004
- ICH Q12 *Technical and regulatory considerations for pharmaceutical product lifecycle management*（《产品生命周期管理的技术和法规考虑》），2017
- WHO *Guidance*：*Guidelines on the Procedures and Data Requirements for Changes to Approved Biotherapeutic Products*（《已批准生物制品变更流程与数据要求指南》），2017
- 美国 FDA *Guidance*：*Comparability Protocols for Human Drugs and Biologics：Chemistry，Manufacturing，and Controls Information Guidance for Industry*（《生物制品可比性方案 CMC 工业界指南》），2016
- 美国 FDA *Guidance*：*Development of Therapeutic Protein Biosimilars：Comparative Analytical Assessment and Other Quality-Related Considerations*（《生物类似药开发过程中可比性分析评价与质量相关考量》），2019
- 美国 FDA *Guidance*：*Chemistry，Manufacturing，and Controls Changes（CMCs）to an Approved Application：Certain Biological Products*（《已上市生物制品的 CMC 变更指南》），2021
- EMA *Guidance*：*Guideline on Similar Biological Medicinal Products Containing*

Biotechnology-Derived Proteins as Active Substance：Quality Issues（《生物类似药质量研究指南》），2014

● EMA *Guidance：Reflection Paper on Statistical Methodology for the Comparative Assessment of Quality Attributes in Drug Development*（《药物开发过程中质量属性可比性评估的统计学分析方法》），2021

6.2.1 可比性研究方案

可比性研究是通过收集充足的数据和建立恰当的标准，确定生产工艺的变更是否对产品的质量、安全性和有效性产生任何不良影响。需要的数据可能包括批次放行数据、生产控制数据、工艺验证数据、中间产品质量数据、分子结构表征和功能数据、稳定性数据，以及其他必要的产品质量研究数据等。在必要的情况下也要考虑到临床和非临床可比性研究。企业应根据相关要求制定合理的研究方案，根据方案展开各项研究活动。方案中同时应说明变更原因、内容和可能引起的差异，明确试验或分析的工作，并制定可比性的接受标准。此外，如果涉及分析方法的转移，则必须证明它们能产生等效的分析结果。

A. 变更描述及变更理由

变更存在多种形式和内容，可以包括工艺、物料、配方、厂房、生产设备设施、检测方法、质量标准、清洁策略、计算机软硬件等。这些变更可能直接或间接影响产品质量、法规注册或验证情况。企业可以根据变更对产品和工艺的影响程度，将变更分为重大变更、中等变更和微小变更。对于重大变更需要通过系列的研究证明，该变更不对产品的安全性、有效性和质量可控性产生不良影响；对于中等变更需要通过相应的研究证明，该变更不影响产品的安全性、有效性，并且不降低产品的质量可控性。在实施变更前应与监管部门进行充分沟通，并遵照相应法规要求进行申报与变更的执行。企业应依据相关法规制定变更管理流程，合理地对变更进行风险评估、执行监管和保持良好记录。

B. 变更风险评估

企业需要充分识别变更对工艺或产品的影响，尤其是合规性和注册申报带来的风险。企业可以依据 ICH Q9 质量风险管理的指导方法和企业风险管理政策，对风险项进行系统的识别、控制、沟通和审核。风险评估过程中可以通过不同方法来识别风险并对风险进行筛选排序，例如，考虑改变项与产品关键质量属性（CQA）及其目标范围之间的联系，考量各个工艺参数和物料性质对产品质量的影响，或者由潜在的失败模式推导等。常用风险评估工具包括流程图、检查表、FMEA、FTA、HACCP、危害与可操作性分析（HAZOP）等。确定高风险项后，必须确定这些风险是否可以接受。如果风险不可接受，需要提出风险降低计划，并在采取相应措施后对其风险等级进行再评估，直至风险等级降低到可接受水平。

C. 可比性研究策略

变更可比性研究是生物制品药学变更评价的基础和成功的关键。应根据变更风险评估结果确定可比性研究的策略和范围。通过一系列对变更前后相关产品的生产工艺、质量及稳定性数据的对比研究，综合评估，判定变更前后是否可比。变更可比性研究是一个递进的过程，除了开展药学可比性研究外，在某些情况下还应包括非临床和（或）临床桥接研究。

用于可比性研究的批次要具有代表性，例如，工艺验证批次、关键临床批次、稳定性研究批次、用于制备工作参比品的批次等。批次的数量要基于产品开发阶段和生产情况，同时考虑统计学分析的数据量要求。

D. 可比性研究内容

可比性研究的目的在于确证工艺变更前后产品质量、安全性与有效性的一致性。基于工艺变更的具体内容，该一致性评估可在原液与成品上分别或同步开展。可比性研究应遵照可比性方案开展，综合考虑变更对产品质量、安全性与有效性的潜在影响、产品开发阶段，以及产品与工艺的经验知识等因素。可比性研究应采用层级递进的方式开展，以药学（分析与工艺）比对为基础，若变更后产品质量属性超出预设的可比性接受标准，应对该质量属性差异的原因，以及对产品安全性和有效性的潜在影响开展深入调查和研究，包括与历史非临床研究批次和临床研究批次数据深入比对，以及结合进一步的质量特性研究更好地评估分析差异的影响，进而决定是否有必要开展进一步的非临床和（或）临床桥接研究。同时应注意，若原液的变更会影响制剂，应同时收集原液和制剂的数据，以支持可比性结论。

（1）工艺性能的比对　工艺可比性研究主要对变更前后的工艺步骤、工艺参数、过程控制结果和历史数据进行比较。除比较生产中的工艺过程控制参数外，还应对必要的工艺过程控制检测结果进行比较，关注变更前后生产工艺对产品相关物质、杂质和外源因子的去除能力的可比性。对关键临床样品或已上市产品的工艺变更，应对适宜批次进行变更后产品的分析或开展变更后生产工艺验证，以证实工艺的稳健性和批间一致性。应慎重考虑拟变更事项对后续工艺步骤和其他相关工艺过程控制参数的潜在影响。如必要，应对变更后工艺加强相应的中间控制。应论证变更前后工艺和中间产物具有可比性，变更后的工艺控制能力不低于变更前。

（2）批放行数据的比对　工艺变更前后产品批放行数据的比对是质量可比性研究的重要组成部分。但需要注意的是，尽管批放行数据有助于揭示变更对产品质量的影响，但往往并不能全面评估影响，必要时应以扩展的表征分析研究作为辅助。同时，工艺变更后，应根据可比性研究结果评估质量标准的适用性。对于变更后的产品放行需求，应评估现有方法的适用性，必要时考虑增加、删除或变更现有放行检测方法。应关注满足可比性接受标准但超出历史数据变化趋势的结果，这可能揭示了产品质量的变化，必要时应进行进一步研究与分析。除非有充足的理由支持，通常情况下不应放宽放行质量标准。

（3）扩展的表征分析　由于生物制品自身结构的复杂性，工艺变更前后的产品质量，如一级结构、翻译后修饰、分子变异体等方面的细微差异往往不能仅通过批放行数据的比对得到体现。必要时，扩展的表征分析应纳入到工艺变更对产品质量可比性影响的评估之中。所选用的方法应能最大限度地检测到工艺变更对相关质量属性可能造成的影响。为了能够对产品的理化与生物学特性进行全面表征，应尽量采用正交、互补方法对同一质量属性（如分子量、杂质、高级结构等）进行表征研究，并结合方法与产品特性制定相应的可比性接受标准。

在扩展的表征分析研究中，通常采用对变更前后产品进行直接比对研究的方式，揭示工艺变更对产品质量可能造成的影响。

（4）稳定性比对研究　由于单抗产品通常对缓冲液组分、贮存条件、接触材料等条件比较敏感，生产工艺变更可能造成产品分子结构与纯度的变化，需评估其对稳定性的影响。可比性研究中应包含对变更前后产品的稳定性直接比对研究，并作为对表征分析的补充研究，用以揭示表征分析中不能被立即观察到的微小差异。例如，残留在产品中的痕量蛋白酶往往仅能通过长期贮存条件下观察到的产品降解加以揭示。长期贮存条件下的稳定性研究有助于揭示变更前后产品稳定性可能的差异，应针对变更后原液和（或）成品开展。

加速与强制条件下的稳定性研究有助于揭示变更前后产品降解途径，应包含在可比性研究中。ICH Q5E 中提到，"对于任何有可能影响蛋白质结构、纯度以及杂质谱的变更，都应评估其对产品稳定性的影响，因为蛋白质通常对这些变敏感"。一般而言，强降解条件下观察到的产品降解途径未必能代表加速或真实贮存条件下的降解途径，但仍然有助于揭示变更前后产品之间存在的可能差异。因此，强降解研究结果应结合长期稳定性研究结果，用来支持和指导变更后产品长期贮存条件下货架期的制定。此外，由于强降解条件通常对产品质量属性的影响较大，为避免不同检测时间带来的差异，在有条件的情况下，应尽量开展变更前后产品在强制条件下的稳定性直接比对研究。强制稳定性研究中采用的条件应能在合理的时间范围内对产品产生可测量的降解，并用以评估产品的降解速率与降解产物。

（5）非临床与临床研究 如果已完成的分析比对研究表明变更前后产品质量高度可比，可比性研究可终止于质量比对研究。否则，应开展进一步的非临床或临床比对研究。是否开展非临床或临床比对研究应基于如下考量：

● 质量评估需求：有必要对变更前后产品差异程度，以及是否有新杂质或产品相关变异体产生进行毒理、动物药代动力学（PK）或临床生物等效性评估，或受限于分析方法能力，或在质量可比性研究中观察到的差异需进一步在非临床和（或）临床研究中加以确证。

● 产品知识
　○ 由于分子复杂性原因，如异质性和高级结构复杂性，理化与体外生物学活性方法无法检测到产品结构与功能的差异。
　○ 尚未建立起明确的质量属性与安全性 / 有效性的关系（结构 – 活性关系）。
　○ 治疗性蛋白与内源性蛋白关联以及由此引发的免疫原性后果。
　○ 分子作用机制（已知与未知、单一与多重活性位点）。

● 已有的非临床与临床数据
　○ 适应证与患者人群：产品间的差异需在不同的患者人群（如免疫原性）和适应证中进行风险评估。
　○ 用药（如给药剂量、方式与途径）：通常，长期给药和皮下注射与短期给药和静脉注射相比会有更高的免疫原性风险。
　○ 治疗窗与剂量效应曲线：变更对有不同治疗窗大小的产品的影响会有所不同。具有陡峭或钟形剂量效应曲线产品的安全性与有效性会受到 PK 或受体结合的微小变化的影响。
　○ 先验经验（如免疫原性、安全性等）：从本产品或同类产品中获得的经验可被用来评估不良反应风险（如免疫原性风险）。
　○ 药代动力学 / 药效学（PK/PD）关系、药物分布与清除。

非临床与临床研究可被用来评估变更前后产品差异，包括 PK 研究、PD 研究、PK/PD 研究、临床有效性研究、安全性研究、免疫原性评估和药物警戒研究。这些研究应尽可能进行变更前后产品之间的直接比对研究。

E. 可比性接受标准的制定及其制定依据

可比性研究应预设可比性接受标准。在早期临床研究阶段，由于产品批次与工艺知识相对有限，可比性验收项目可能相对较少，在确保安全性前提下，往往关注对产品有效性有关键性影响的检项，其可接受范围可能较为宽泛。随着产品与工艺经验的不断积累，可比性验收项目将会增加，相应的可比性接受标准也将收紧。通常，可接受标准的制定应基于历史批放行与表征数据，同时兼顾工艺与方法的变异性。

可比性接受标准的制定应基于对质量属性与安全性和有效性关系的理解基础之上。比如，对于已知不影响分子有效性的质量属性，其标准的制定通常可以宽于那些与有效性关系比较密切，或变更对有效性影响尚不清楚的质量属性。质量属性与分子有效性或安全性关系的了解可以来源于在研分子，或其他具有类似结构的分子。对于特定质量属性可比性接受标准的制定，还应考虑产品开发阶段、对受试者安全性的影响、给药方式与剂量、治疗适应证、用药人群，以及该属性已有的临床暴露量信息等。需要注意的是，可比性接受标准的制定应结合产品已获得的非临床或临床信息，以及分析方法与工艺能力，而不能仅依赖于历史批放行数据的统计分析。

对于变更后产品与变更前存在微小差异但仍满足可比性接受标准的情况，仍需对该差异对产品质量的影响进行评估，相应的可比性结论应建立在对该质量属性与产品安全性和有效性之间关联的充分理解的基础之上。应特别关注未在可比性方案中预设或预期到的差异项，这些差异项可能预示着某些由于变更而造成的对产品安全性与有效性的潜在影响。同时，应明确超出可比性接受标准，或确认变更前后某项质量属性的数据不可比，不一定会直接构成可比性研究失败的结论。如有充分证据表明该差异并不会对产品安全性与有效性造成负面影响，仍可认为变更是成功的。当然，变更前后产品不可比同样包括变更后产品在某属性上质量提升的情形。

可比性接受标准的制定依据通常可基于以下几种方式：

• 基于产品质量标准来制定可比性接受标准：在产品早期开发阶段，通常可以采用变更前产品质量标准作为可比性接受标准，评估变更前后产品的质量可比性。在晚期或上市后变更阶段，对于明确不会受变更影响的质量属性，仍可采用质量标准作为可比性接受标准。通常，可采用风险评估的方式衡量工艺变更可能影响的产品质量属性。采用产品质量标准作为可比性接受标准的方式同样可应用于药典或监管部门要求的必要质量属性上，如外观、颜色、浊度、pH值、渗透压、内毒素、微生物限度等。

- 基于对历史数据的统计分析制定可比性接受标准（如容忍区间法或等效性分析法等）：采用容忍区间（tolerance interval，TI）方法设立可比性接受标准时，需对变更后每一个数据进行评估，以确定其是否落在预设的容忍区间内。比如，95/99TI 方式通常用于工艺变更可比性评估，表示采用 95% 置信区间与 99% 的覆盖率进行可比性评价。采用该方法制定的可比性接受标准范围应基于变更前生产工艺下历史数据均值为中心的容许区间。等效性检验评估方式是基于变更前后产品检测均值的比对，进而评估均值之间的差异是否会对产品质量造成实质性影响。可比性评估中统计分析方法应用的考量可以参考 EMA《药物开发过程中质量属性可比性评估的统计学分析方法》，2021。

- 基于检测方法能力的图表趋势分析进行可比性评估（通常包括谱图的目视可比、稳定性图表的趋势分析、杂质谱比对等）：对变更前后产品谱图的目视比对或图表的趋势分析，也可评估变更前后产品的质量可比性。如果检测出变更后产品在纯度和杂质谱上与变更前产品有差异，应评估这些差异对安全性和有效性的潜在影响。变更产生新杂质时，如果可能，应对新杂质进行鉴定。应特别关注变更后产品中出现或丢失的杂质峰，并根据杂质的种类和数量，开展进一步确证研究，以确认对产品安全性或有效性没有产生不利影响。

- 或基于上述任何一种或几种方式的组合来进行可比性评估。

F. 可比性研究中的方法及其适用性考量

可比性研究开展之前，应根据变更的具体类型和范围评估现行检测方法的适用性，以及是否需要对现行方法进行优化或开发新的检测方法，并进行必要的分析方法确认和验证。比如，生产工艺的变更可能导致宿主细胞蛋白杂质谱的变化，需评估该类杂质检测方法对变更后样品检测的适用性，并确认是否有必要对检测方法进行优化或调整。一般情况下，监管部门和各类指导原则并不要求对可比性研究中用到的表征方法进行全面的方法学验证，但企业仍需确保所用方法具有良好的科学性，并能提供一致、可信的检测结果。用于产品放行和稳定性监控的方法应参照 ICH 相关指导原则［Q2（R1），Q5C，Q6B］进行全面的方法学验证。

分析方法在产品开发过程中通常会经过持续的优化、变更，甚至替换。需要注意的是，如果可比性接受标准是基于变更前方法产生的历史检测数据的统计分析，应在可比性方案中明确方法变更可能对检测数据造成的偏倚，以及对可比性评估结果可能造成的影响。必要时，应使用变更后的方法对工艺变更前后代表性样品进行直接对比检测。

6.2.2 可比性研究结果的解释与评估

A. 可比性研究报告

可比性研究报告是对可比性研究方案的执行情况和结果进行总结分析，依据设定的可比性接受标准，对变更前后产品是否可比作出最终结论。可比性结论并不意味着变更前后产品在质量属性上是完全等同的，但应确保差异不会对产品质量、安全性和有效性产生不良影响。如果有比较项存在不一致，需要有充分的依据判断产品可比性，判断的依据与合理性需与可比性结论一同在报告中描述。可比性研究报告也应对方案中未完成的行动项、主要事件和对可比性方案相关联的偏差进行记录，并对相应的风险和后续行动进行分析。

B. 可比性结果的递进与完整性评估原则

可比性研究由多个研究方案、报告组成，通常涉及多个部门不同时间段的研究工作。尤其是稳定性研究和扩展的质量对比研究，需要较长时间收集最终数据。各项工作以阶段递进的方法管理，直到完成所有指定的行动项和数据收集，相关的报告应经审批签署。可以通过主计划和主报告形式对涉及的所有研究和数据结果进行统一整理，在总报告中得出是否可比的最终结论。可比性研究方案和报告结构示例见图 6-3。

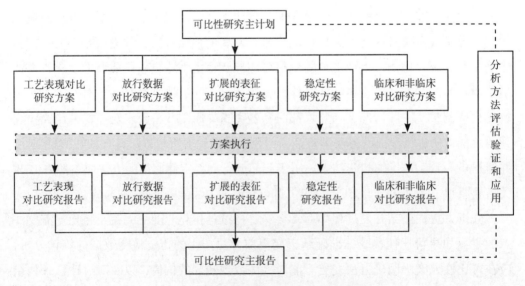

图 6-3　可比性研究方案和报告结构示例

6.2.3 可比性与生物相似性的异同

生物相似性评估不同于可比性评估，它是以已经批准的起始产品（原研生物药、参考品）为基础，在质量、安全性和有效性方面对生物类似药进行的广泛评估。依据 CDE《生物类似药研发与评价技术指导原则》和《生物类似药相似性评价和适应症外推技术指导原则》，参考美国 FDA 在 2019 年发布的 *Development of Therapeutic Protein Biosimilars：Comparative Analytical Assessment and Other Quality-Related Considerations*（《治疗性蛋白生物类似药的研发：比对分析评估和其他质量相关考量》），以及 EMA 在 2014 年发布的 *Guideline on Similar Biological Medicinal Products Containing Biotechnology-Derived Proteins as Active Substance：Quality Issues*（《含有生物技术衍生蛋白质作为活性物质的生物类似药指南：质量问题》），相似性研究应按照与参照药比对试验、逐步递进、一致性原则和相似性评价原则进行。研发过程可分阶段比对证明候选药与参照药的相似性，研究中采用相同产地来源的候选药产品（为工艺确定后的产品或其活性成分），考虑与参照药一致的方法和技术（如不同则应评估适用性和可靠性），在药学、非临床以及临床阶段证明与参照物的相似性。

● 药学研究和评价：包括工艺、分析方法、特性分析（如理化、生物活性、纯度和杂质、免疫学特性）、质量指标、稳定性研究以及其他研究（如宿主细胞、制剂处方、规格、内包装材料等）。

● 非临床研究和评价：包括在药学比对研究的基础上开展药效动力学、药代动力学、免疫原性、重复给药毒性试验，以及其他试验。

● 临床研究和评价：在药学和非临床比对研究的基础上进一步对临床药理学［药代动力学和（或）药效学］、有效性、安全性、免疫原性展开研究，证实与参照药的相似性。

与可比性研究相比，相似性的研究是用于候选药和参照药之间比对，但其涉及范围更为广泛。在有些情况下，可比性研究会成为相似性研究的一部分，例如，用于相似性研究的候选药对工艺、分析方法、规模或产地进行改变时，应评估变更后产品的可比性。

7 符合生物制品（单抗）工艺控制要求的检测方法

本章主要内容：

☞ 生物制品（单抗）的关键质量属性风险评估

☞ 生物制品（单抗）的分析控制策略的制定

☞ 生物制品（单抗）的典型分析方法

☞ 生物制品（单抗）分析方法的生命周期管理

7.1 关键质量属性和分析控制策略

背景介绍

分析控制策略的设计需要依据关键质量属性（CQA）风险评估以及总体工艺控制策略。分析控制策略包括对中间样品、原液、制剂以及稳定性样品的检测策略。在这些检测中，除与 CQA 关联的检测项目外，还需设计一系列相关检测，用于确保单抗原液、制剂生产工艺控制的稳健性、工艺表现的一致性以及产品质量的可控性。分析控制策略与工艺控制策略一起保证了单抗原液制剂在临床和商业化生产中的安全性和有效性。

7.1.1 关键质量属性风险评估

实施指导

CQA 的确定通常涉及 CMC 多个功能板块的共同努力，单抗类药物 CQA 的确定方式通常分为三种：

（1）药典中要求的必检项，如外观、微粒、pH、渗透压、病毒、微生物、细菌内毒素等。

（2）质量属性，如原材料引入的杂质以及生产过程中的浸出物等，通常需通过毒理风险评估的方式来衡量其是否应作为产品 CQA 加以监控。

（3）对于产品和工艺相关杂质，通常采用风险评估的方式，即对每一项产品和工艺相关杂质根据其对产品安全性与有效性的影响及影响发生的可能性进行综合评估打分，根据得分进行排名，确定其是否为该产品的 CQA。评估流程可参考本分册生物制品（单抗）部分"2.3 工艺控制"。

CQA 的确定将进一步指导工艺开发研究过程，并通过对 CQA 与工艺参数之间关联的定量分析来确定产品开发的关键工艺参数。CQA 风险评估应伴随产品生命周期，并随着新的工艺与产品经验的积累进行再评估。

实例分析

实例 1：贝伐珠单抗 CQA 评估示例

以贝伐珠单抗为例，采用风险等级过滤（risk ranking and filtering，RRF）法评估该产品的每个质量属性对安全性和有效性的可能影响。评估结果由两个因素决定：影响（impact）和影响的不确定性（uncertainty）。对影响的评估将考虑产品每个属性已知或潜在对生物学活性、药代动力学和药效学（PK/PD）、免疫原性和安全性四方面的影响，影响越大则排名越高。每个方面的影响单独排名，排名最高的单个影响类别结果决定了该属性的总体影响（表 7-1）。影响的不确定性是指用于评估影响的信息来源的确信程度，确信程度越高则排名越低（表 7-2）。对"影响"和"影响的不确定性"采用不同的分值系统来反映两个因素的相对重要性，影响大于不确定性，将这两个值相乘，得到风险评分，以确定属性的整体相关性：关键性（criticality）= "影响" × "不确定性"。所有的质量属性都根据各自的风险评分分配一个关键程度，得分范围在 2~140 分，分数越高则风险越大（表 7-3）。2~12 分的产品质量属性为低风险质量属性，得分为 12~112 分的为高风险质量属性，即产品的关键质量属性。风险评估不需要考虑工艺、生产能力或可检测性。

表 7-1 影响的评估

影响（分值）	生物学活性	PK/PD	免疫原性	安全性
非常高（20）	非常关键的变化	PK 有显著变化	检测到抗药抗体，需针对安全性考虑限度	不可逆的副作用

续表

影响（分值）	生物学活性	PK/PD	免疫原性	安全性
高（16）	关键变化	PK 中等变化，PD 受到影响	检测到抗药抗体，需针对有效性考虑限度	可逆的副作用
中等（12）	中等变化	PK 中等变化，PD 未受影响	检测到可控的抗药抗体反应	可控的副作用
低（4）	变化在可接受范围	PK 变化在可接受范围，PD 未受影响	检测到微小的抗药抗体反应	短时间微小的副作用
无影响（2）	没有变化	PK 和 PD 均未受影响	未检测到抗药抗体或检测到的抗药抗体无相关体内效应	没有副作用

表 7-2　不确定性评估

不确定性（分值）	评估依据
非常高（7）	无任何相关信息
高（5）	有相关分子的相关文献报道
中等（3）	有待评估分子非临床或体外研究数据；相似分子临床、非临床、体外研究数据
低（2）	已在该产品临床研究中曾被使用
非常低（1）	已在待评估分子的临床中被针对性研究

表 7-3　关键性评估分数表

影响 ＼ 不确定性	1（非常低）	2（低）	3（中等）	5（高）	7（非常高）
20（非常高）	20	40	60	100	
16（高）	16	32	48	80	112
12（中等）	12	24	36	60	
4（低）	4	8	12	20	
2（无影响）	2	4	6	10	

　　注：浅深灰处得分表示低风险质量属性（非 CQAs），深灰处得分表示高风险质量属性（CQAs），黑色处表示不确定性为"非常高"时默认以影响为 16 分计算关键性评估分数。评分相同情况下，优先考虑影响评分。影响为中等（12 分）和不确定性非常低（1 分）时，质量属性被评估为高风险。影响为低（4 分）和不确定性中等（3 分）时，质量属性被评估为低风险。

　　通过以上风险评估的方式确定贝伐珠单抗的关键质量属性，每一类列举一项属性评估见表 7-4。

表 7-4 贝伐珠单抗 CQA 评估示例

CQA 类别	属性	检测方法	影响	影响评分依据	不确定性	不确定性评分依据	得分	等级
产品相关杂质	聚合体	SEC-HPLC 法	20	可能增加免疫原性和影响有效性	5	有文献报道，聚合体的主要影响为免疫原性	100	高
工艺相关杂质	蛋白 A（Protein A）残留	ELISA 法	20	蛋白 A（Protein A）可能引起免疫反应和炎症，可能影响与 FcRn 结合，对 PK 产生影响	5	有文献报道，Protein A 残留的主要影响为免疫原性、炎症和半衰期	100	高
分子结构的变异体	电荷变异体中的酸性组分	CEX-HPLC 法	12	抗体酸性组分可能由脱酰胺、氧化、糖化、唾液酸化等修饰组成，可能降低有效性	5	对酸性组分进行收集和活性鉴定，尚未鉴定出酸性组分的确切结构，未观察到对生物学活性有影响	60	高
	糖基化异质性中的半乳糖含量	HILIC-UHPLC 法	2	贝伐珠主要结合体内游离的 VEGF，作用机制与 CDC 效应无关	5	据文献报道，半乳糖型与 IgG1 的 CDC 效应显著相关，半乳糖型存在于内源性抗体	10	低

7.1.2 原液、制剂和中间产品的分析控制策略

实施指导

分析控制策略主要包括以下五点：

• 原液的放行和稳定性测试：进行原液放行和稳定性测试，以确保最终产品符合既定标准和临床用途。

• 制剂的放行和稳定性测试：进行制剂放行和稳定性测试，以确保最终产品符合既定标准和临床用途。

• 中间产品过程测试 / 原材料测试。

• 特性研究：包括结构表征、纯度与杂质、生物学活性及免疫学特性等特性研究。

• 额外检测控制：如工艺性能确认 / 可比性研究测试、用于工艺性能确认 / 可比性中的测试等。

针对药品一般属性（含一般属性和辅料等制剂处方相关特性）、工艺相关杂质、产品相关变异体和杂质、外源性污染物四类主要的生物制品关键质量属性，需要制定相应的分析控制策略。对每类 CQA 的分析控制策略示例见表 7-5。

表 7-5 单抗生物药制剂的分析控制策略示例

原液/制剂质量属性		CQA 分类	影响	来源	分析方法	控制策略
纯度	单体	产品相关变异体和杂质	有效性	来源于生产工艺	SEC-HPLC	过程检测 原液与制剂放行检测 稳定性检测
	聚合体	产品相关变异体和杂质	有效性 免疫原性 安全性	来源于生产工艺、中间产品/原液/制剂贮存		
电荷异质性	酸性组分	产品相关变异体和杂质	有效性	来源于生产工艺、中间产品/原液/制剂贮存	CEX-HPLC	过程检测 原液与制剂放行检测 稳定性检测
	主峰	产品相关变异体和杂质	有效性	来源于生产工艺		
	碱性组分	产品相关变异体和杂质	对有效性影响低	来源于生产工艺、中间产品/原液/制剂贮存		
宿主细胞蛋白（HCP）残留		工艺相关杂质	免疫原性 稳定性	由生产工艺引入	HCP ELISA	过程检测 原液放行检测
宿主细胞 DNA（HCD）残留		工艺相关杂质	安全性	由生产工艺引入	qPCR	过程检测 原液放行检测
蛋白 A（Protein A）残留		工艺相关杂质	安全性与免疫原性	由生产工艺引入	Protein A ELISA	过程检测 原液放行检测
蛋白含量		药品一般属性	有效性	来源于生产工艺、中间产品/原液/制剂贮存	UV	过程检测 原液与制剂放行检测 稳定性检测
颗粒物		药品一般属性	免疫原性 安全性	由生产工艺引入，中间体/原液/制剂贮存	ChP <0903> USP <787> EP <2.9.19>	制剂放行检测 稳定性检测
聚山梨酯 80		药品一般属性	安全性 有效性	由生产工艺引入，中间产品/原液/制剂贮存	FLD-HPLC	制剂放行检测 稳定性检测
无菌		外源性污染物	安全性	由生产工艺引入，中间产品/原液/制剂贮存	ChP <1101> USP <71> EP <2.6.1>	过程检测（微生物限度）制剂放行检测 稳定性检测
细菌内毒素		外源性污染物	安全性	由生产工艺引入，中间产品/原液/制剂贮存	ChP <1143> USP <85> EP <2.6.14>	过程检测 原液与制剂放行检测 稳定性检测

在可能的情况下，尽量使用过程控制和（或）原材料测试来降低产品的风险。当过程控制不能充分控制时，需要通过放行分析控制将剩余风险降低到可接受的水平。在正常操作下，如果风险水平被认为非常低，可以不进行放行或过程控制测试。这些 CQA 控制将作为工艺确认研究的一部分进行测试，并根据特性分析和可比性的需要进行评估（例如，评估制造工艺和生产变更的影响）。分析控制策略应根据新出现的知识、临床经验、生产性能和工艺的任何潜在变更定期重新评估。

分析控制策略同时还有以下特点：

● 在各个阶段都适用。例如，与"安全"相关的 CQA 的分析控制，如无菌和细菌内毒素基于药典测定，一般在各个阶段均需控制。

● 在不同阶段中会发生变化，控制策略加强。一些分析开发会随着开发阶段变化而发生变化和改进。典型例子包括从平台宿主细胞蛋白（HCP）ELISA 过渡到产品特异性宿主细胞蛋白（HCP）ELISA 检测，或从基于生化原理的活性测定（如结合测定、酶特异性测定）过渡到更能反映药物体内作用机制的活性检测方法（例如，以细胞为基础的试验、酶活性试验或与生理有关试验等）。

● 随着对产品理解的提高，测试项可能会减少。提高对产品 CQA 和分析方法的理解，可以使一些分析方法从放行变为中间产品过程控制。结构／功能研究表明，单一 CQA 如果被多种检测方法考察，随着对产品理解的加深，在整体风险可控的原则下，考察同一 CQA 的其他检测可能会保留在表征或可比性测试中。

7.2 分析方法

背景介绍

根据检测用途不同，分析方法一般分为特性研究方法、中控产品检测方法、放行检测方法、稳定性检测方法和其他检测方法（如支持工艺验证检测方法）。

根据方法目的不同，分析方法一般分为鉴别方法、含量与效价方法、产品相关物质与纯度、工艺相关杂质、安全性检测等。本节主要介绍重要的分析方法，并解释其检测的重要质量属性。需要强调的是，随着分析技术的不断进步，本节未提及的其他方法，如质谱等，同样对大分子相关质量分析起着关键作用。

实施指导

A. 鉴别

• 肽图［反相高效 / 超高效液相色谱（RP–HPLC/UHPLC）法］：肽图是《中国药典》三部人用重组单克隆抗体制品总论中所推荐的鉴别方法。《中国药典》通则3405 肽图检查法中介绍了肽图法的应用、肽图检查法建立的常规步骤、重要参数和验证的基本要求。蛋白质氨基酸序列结构是决定蛋白质功能的重要性质之一。根据供试品蛋白质的结构特性选择特定的裂解方法（如化学法或酶裂解）。鉴别法常用的酶有胰蛋白酶（tripsin），或赖氨酸蛋白酶（lys–C）等可使蛋白质产生特异性断裂，将蛋白质降解为一系列分子量和组成不同的氨基酸片段，即肽段。通过反相液相色谱进行分离，这些肽段在色谱图上表现为多个峰，即肽图。同一蛋白质在相同条件下得到的肽图基本相同，不同的蛋白质由于氨基酸序列不同，裂解得到的肽段也不同，即肽图谱不同。通过比对样品与参比品的肽图，从而鉴别蛋白质一级结构的一致性。

抗体药物一般采用 RP–HPLC/UHPLC 法进行肽图测定，比较供试品谱图和参比品谱图，一般以供试品与工作参比品肽图谱图相比，供试品特征峰与工作参比品特征峰相对保留时间一致作为接受标准。

• 等电点（cIEF/iCIEF 法）：等电点是蛋白质自身的特殊属性，该方法同样可以作为鉴别方法。此外，抗体蛋白在生产和贮存过程中，由于脱酰胺、氧化、C- 末端赖氨酸剪切及 N- 末端环化形成焦谷氨酸程度不同等原因，会产生电荷异质体，表现为等电点有酸碱差异的多种组成成分，这些等电点不同的组分也构成了产品的特征之一。可采用毛细管等电聚焦电泳法（cIEF/iCIEF 法），将等电点不同的组分进行分离，根据各组分峰的特征及分布，确定产品电荷异质性的特征。

B. 产品相关物质与纯度

• 纯度（CE–SDS 法）：十二烷基硫酸钠毛细管电泳（CE–SDS）为《中国药典》三部推荐用于单克隆抗体制品分子大小变异体检测的方法。非还原型 CE–SDS 能对片段进行定量分析，还原型 CE–SDS 能对非糖基化重链（NGHC）进行定量分析。利用毛细管内填充凝胶的分子筛效应，借助 SDS（十二烷基硫酸钠）消除不同蛋白质间空间结构以及电荷的差异，在电场下，使蛋白质根据分子量大小进行分离，从而达到检测样品纯度的目的。CE–SDS 法与 SDS–PAGE 法原理相同，但 SDS–PAGE法在操作过程中，由于凝胶配制、考马斯亮蓝染色及脱色等条件的变化对检测结果的影响较大，方法的分辨率及稳定性较差；CE-SDS 由于采用了高压电场和毛细管的分离，配合相应检测器（如二极管阵列，PDA），因此在现代大分子分析中一般选择灵敏度和分辨率更高的毛细管凝胶电泳法，即 CE-SDS 法来检测蛋白的纯度。

- 纯度（SEC-HPLC 法）：生产和贮存过程中蛋白分子可能产生聚合物和片段，影响产品的纯度和安全性。体积排阻色谱法（SEC-HPLC 法）可将不同分子大小的蛋白进行分离，在色谱图上采用峰面积归一化法计算主成分峰面积占总峰面积的百分比，从而得到目的蛋白的 SEC 纯度。多聚体和碎片的含量也可以同时计算得到。

- 电荷异质性（CEX-HPLC，cIEF/icIEF 等）：抗体蛋白在生产、工艺和贮存过程中，由于糖基化程度不同、脱酰胺、氧化、N 末端谷氨酰胺环化、C 末端赖氨酸缺失等，容易产生等电点有微弱差异的多种电荷变异体。离子交换色谱是基于电荷差异进行分离的一种分析方法，以离子交换树脂作为固定相，树脂末端修饰可交换的离子基团。当流动相携带着可电离组分通过固定相时，组分离子与树脂末端离子基团进行可逆交换，根据组分离子对树脂表面亲和力不同而得以分离。根据与之交换离子基团性质的不同分为阳离子交换色谱（CEX）和阴离子交换色谱（AEX）。基于抗体蛋白表面电荷分布的不同，离子交换色谱可用于抗体蛋白酸碱电荷变异体的分离与分析，根据酸性峰、主峰和碱性峰各组分所占的比例可鉴定各生产批次的电荷异质性，控制产品质量，考察批次之间一致性。cIEF/icIEF 法同样可以作为电荷异质体的检测手段。

- N- 糖基化分析（FLD-HPLC 等）：N- 糖基化是一种最为常见的翻译后修饰，糖链的结构在补体激活和受体亲和性上发挥着至关重要的作用，可影响治疗性单抗的有效性。关于 N- 糖链分析多数方法均基于通过 PNGase F 对蛋白质 N- 糖链的酶促释放。由于缺乏内在发色团，分析前通常还会使用荧光标记物对糖链进行衍生化。每个 N- 糖链包含一个可以与过量荧光标记物反应的还原端位点，因此每条 N- 糖链将与一个荧光基团连接。处理后的样品即适用于通过分离和荧光检测的相对定量分析，无需任何定量标样或校准步骤。2-AB 是一种稳定的中性标记物，常用于 N- 糖链的分析。另外，目前商业化的试剂盒如 RapidFluor-MS、InstantPC 等也用于 N- 糖链的快速分析。

C. 工艺相关杂质

- 外源性 DNA 残留（qPCR 法）：外源性 DNA 残留为《中国药典》法定要求检测的工艺相关杂质。大分子药物原液采用实时荧光定量 PCR（qPCR）检测外源性 DNA 残留。利用细胞基因组内的重复序列，设计正向和反向引物。在 PCR 反应体系中，扩增靶序列，加入专属或者通用的荧光染料，该染料可特异性地掺入 DNA 双链后发射荧光信号，游离的染料分子不发射任何荧光，从而荧光信号的增强与 PCR 产物的增加保持完全同步。荧光信号的累计情况与样品中的初始 DNA 量成正比，可通过标准曲线计算出待测样品残留 DNA 的含量。

对于大剂量的生物制品（如单克隆抗体），WHO 允许限度为 ≤ 10ng/ 剂量，根据药物最大使用剂量［单位 mg/kg 按体重 75kg 换算成单位毫克 /（人·次）］，可以将外源性 DNA 残留量标准换算成 pg/mg。

● 宿主细胞蛋白残留（HCP ELISA 法）：残留在生物制品中的宿主蛋白属异源蛋白，有研究报道，残留宿主蛋白不仅可能引起机体的过敏反应，还可能引起机体对蛋白质药物产生抗体。HCP ELISA 方法运用 ELISA 法，将捕获抗体与固相载体结合，形成固相抗体（试剂盒已包被好），将辣根过氧化物酶（horseradish peroxidase，HRP）标记的酶标抗体、受检物（抗原）加入，形成固相载体 –HCP– 酶标抗体夹心复合物，经洗涤洗去其他未结合的物质，此时固相抗体的酶量与标本中受检抗原量 HCP 有关。

● 蛋白 A 残留（ELISA 法）：在采用固定了 Protein A 的亲和层析柱纯化抗体过程中，极微量的 Protein A 可能从层析柱上脱落。被 Protein A 污染的生物制品极有可能对患者产生不良反应。可通过 ELISA 方法检测供试品中残留的 Protein A。将特异性抗体与固相结合，形成固相抗体，将标本（标本中的受检物即抗原）加入，形成固相载体复合物，经洗涤洗去其他未结合的物质，再加 HRP 标记的酶标抗体，与复合物上抗原相结合，此时固相抗体的酶量就与标本中受检抗原（Protein A）的量有关。

D. 效价（活性方法）

生物学活性方法是重要的单抗药物结构 / 功能的检测方法。活性主要包括结合活性和生物活性，结合活性一般采用 ELISA 法或细胞 ELISA 法，生物活性一般采用细胞增殖抑制法、细胞毒性法、ADCC、CDC、荧光素酶报告基因细胞测定法等。常用方法举例如下：

● 细胞 ELISA 法：本方法运用 ELISA 原理，将细胞包被于细胞培养板上，与蛋白（抗体或抗原）进行结合，再结合 HRP，通过 TMB 显色，得到 OD 值，通过拟合出曲线，计算供试品和参比品 EC_{50} 值的比例反应生物学活性。

● 荧光素酶报告基因法：该方法是基于分子的作用机制及其信号通路设计并建立检测方法中的靶细胞、效应细胞，最终通过加入底物检测荧光信号的强弱判断荧光素酶报告基因的表达，进而获取药物剂量效应曲线。

E. 含量

通过测定蛋白含量，可以有效控制产品的有效性和安全性。因蛋白质中酪氨酸、苯丙氨酸和色氨酸残基的苯环含有共轭双键结构以及胱氨酸的吸收，使蛋白质溶液在 280nm 有最大紫外吸收峰。在一定吸收范围内，蛋白质在最大吸收波长处的吸光度与浓度成正比（比值即吸收系数），因此可以通过测定蛋白质在 280nm 的紫外吸光度，由已知的消光系数，计算出样品中蛋白质的含量。

F. 辅料

聚山梨酯 80 含量（FLD-HPLC 法）：可以按照《中国药典》通则 0512 高效液相色谱法，使用荧光检测方法进行测定。取聚山梨酯 80 标准品，用不含聚山梨酯 80 的制剂缓冲液分别稀释作为聚山梨酯 80 标准品溶液，用于制作标准曲线。将供试品的峰面积带入标准曲线公式中计算得出供试品中的聚山梨酯 80 含量。

G. 药品一般属性检定

● 外观及性状（观察法）：在贮存过程中由于蛋白质变性、降解等原因，可能出现变色、沉淀，是注射剂的质量风险，须严格加以控制。

● pH 值（pH 值测定法）：按照《中国药典》通则 0631pH 值测定法测定。

● 渗透压摩尔浓度（渗透压摩尔浓度测定法）：按照《中国药典》通则 0632 渗透压摩尔浓度测定法测定。

● 装量（容量法）：按照《中国药典》通则 0942 最低装量检查法（容量法）测定。取供试品 5 支，得出相应的装量。

● 不溶性微粒检查（光阻法）：按照《中国药典》通则 0903 不溶性微粒检查法（光阻法）检查。

例如：按药典规定成品该项检定的质量注册标准为标示装量 100ml 以下的静脉用注射液：每支 ≥ 10μm 的微粒数应 ≤ 6000 粒；每支 ≥ 25μm 的微粒数应 ≤ 600 粒。眼用制剂还有更严格要求。

● 可见异物检查（可见异物检查法）：按照《中国药典》通则 0904 可见异物检查法（灯检法）检查。

H. 安全性检测

● 无菌检查（无菌检查法）：按照《中国药典》通则 1101 无菌检查法（薄膜过滤

法）检查。

● 细菌内毒素检查（细菌内毒素检查法）：按照《中国药典》通则 1143 细菌内毒素检查法（凝胶法）检查，采用适宜灵敏度的鲎试剂。

依据《中国药典》，注射剂人每千克体重每小时最大可接受的内毒素剂量为 5EU。

● 微生物限度（微生物限度检查法）：按照《中国药典》通则 1105 非无菌产品微生物限度检查：微生物计数法（薄膜过滤法）检查。

● 异常毒性检查（异常毒性检查法）：按照《中国药典》通则 1141 异常毒性检查法检查。即观察期内，动物全部健存，且无异常反应，到期时每只动物体重均增加。

I. 高级结构表征

蛋白质高级结构决定其生物学活性。对单抗特性需要进行研究以确认其高级结构。例如，利用质谱分析以确定蛋白质正确的二硫键连接，圆二色谱（CD）在远、近紫外区的扫描图谱，反映蛋白质肽键的排布信息，通过对比远近紫外圆二色谱的谱图，可得知样品的二级结构和三级结构信息。或者利用差示扫描量热（DSC）技术来检测蛋白分子的热稳定性。

7.3 分析方法生命周期管理

背景介绍

分析方法生命周期管理包括但不限于分析方法的开发与确认、分析方法转移、分析方法验证、分析方法持续监控、分析方法的变更与桥接以及分析方法的退役，从识别分析方法需求开始，止于分析方法的退役。

分析方法的验证、确认和转移的一般性要求也可参考本丛书《质量控制实验室与物料系统》分册"8 分析方法的验证、确认和转移"。本节主要描述大分子生物制品的分析方法生命周期管理。

技术要求

本章节内容参考以下法规与权威指南：
● 《中国药典》指导原则 9101 分析方法验证指导原则

●《中国药典》指导原则 9099 分析方法确认指导原则

●《中国药典》指导原则 9100 分析方法转移指导原则

●《中国药典》指导原则 9102 药品杂质分析指导原则

●《中国药典》指导原则 9401 生物制品生物活性 / 效价测定方法验证指导原则

● CDE《已上市生物制品药学变更研究技术指导原则（试行）》

● ICH Q2（R1）：*Validation of Analytical Procedures*（《分析方法验证》）

● ICH Q14：*Analytical Procedure Development*（《分析方法开发》）

● USP <1220>：*The Analytical Procedure Lifecycle*（《分析方法生命周期》）

● USP <1224>：*Transfer of Analytical Procedures*（《分析方法转移》）

● USP <1225>：*Validation of Compendial Procedures*（《药典方法验证》）

● USP <1226>：*Verification of Compendial Procedures*（《药典方法确认》）

● PDA TR.57：*Analytical Method Validation and Transfer for Biotechnology Products*（《生物技术产品分析方法的验证和转移》）

● PDA TR.57-2：*Analytical Method Development and Qualification for Biotechnology Products*（《生物技术产品分析方法开发和确认》）

实施指导

分析方法生命周期与产品生命周期紧密相关，在不同产品阶段均应对分析方法进行评估，确保其可以满足产品下个阶段的需求，详见图 7-1。

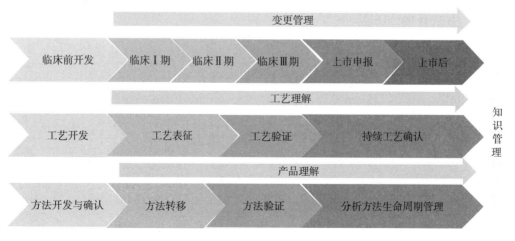

图 7-1　方法生命周期、工艺生命周期与产品生命周期

● 临床前，开发部门对于自建质量控制方法应完成分析方法的开发与确认（qualification），并使用确认后的方法对中试生产的产品进行放行检测；应对药典方法（如微生物限度、无菌、细菌内毒素等）进行确认（verification）。

● 临床 GMP 批次放行前，自建的分析方法由开发部门确认并转移至使用部门，已确认的方法用于 I 期、II 期临床产品的放行检测与稳定性检测，产品进入临床 III 期后工艺性能确认（PPQ）前应完成全面的方法验证；工艺变更时，应评估变更对方法的影响，确定方法是否需要再次确认或验证。

● 分析方法验证完成后应对方法进行持续监控和周期性回顾，确保方法保持验证/确认状态。

分析方法开发前需要基于产品潜在的 CQA 评估明确方法的目的与使用范围，如分析方法是否用于支持放行检测、稳定性检测、中控产品检测、工艺验证检测或特性研究。分析方法开发时也应明确其方法支持的产品阶段，临床前、临床阶段或商业化阶段。

分析方法开发前应根据方法的目的、使用范围、产品的潜在 CQA 以及法规与监管部门的要求明确对方法性能（如专属性、精密度、准确度等）的需求。分析方法开发也需要基于工艺输出的潜在 QTPP、CPP，并结合当前技术平台和发展制定出分析方法目标（analytical target profile，ATP），用于支持方法开发。

分析方法选择时应根据现有平台的技术、药典通用方法（如外观、pH 值、渗透压等）以及行业的先进水平等，开发的方法应易于操作、简单、快速；试剂、耗材质量稳定，且易于获取，满足 EHS 要求。

A. 方法开发

质量控制类方法中，大小变异体等纯度类和残留类等通用性较强的分析方法可以基于表达体系开发平台方法。单克隆抗体新项目开发时应结合产品特性，如靶点、结构等，评估平台方法适用性，在平台方法基础上进行优化与确认，评估方法对于杂质的鉴别能力及其定量能力。

项目专属方法（如效价方法、电荷变异体等）需要进行全面的方法开发，必要时应使用实验设计（design of experiment，DOE）的方法。对于双特异性抗体项目开发时应评估生物学活性方法的双臂识别能力。同时有些表征方法，如抗体的 ADCC 活性和 CDC 活性方法，关联到抗体的一些专属特性（如专一性靶点等），这类项目专属方法也需要进行较全面的方法开发。分析方法开发也可以借鉴分析质量源于设计（analytical quality by design，AQbD）。应用 AQbD 时，需首先定义分析方法目标，并根据目标对关键方法属性（critical method attributes，CMAs）和关键方法参数（critical method parameters，CMPs）进行全面评估，结合实验设计（DOE）和统计分析制定方法控制策略（control strategy），通过系统化、结构化、层层递进的方式建立分析方法，提高分析结果的准确性和可靠性。

方法开发时应选用有代表性工艺的样品，杂质类方法选用该阶段下能代表最终工艺的样品。根据对已选方法的理解、平台方法的知识与经验、分子结构的理解，应用风险评估的方式选出方法的关键参数，并对其进行摸索优化。方法关键参数初步确认完成后，对方法的耐用性进行评价，必要时应使用实验设计（DOE）的方法，确认各关键参数的设计空间。

分析方法开发完成后应制定初步的分析方法控制策略，如系统适用性接受标准与样品检测接受标准，并在整个方法生命周期中持续收集数据，在产品的不同阶段根据方法确认、方法验证与周期性回顾结果审核或修订方法控制策略。

分析方法开发时，计划用于稳定性检测的方法应考察其稳定性指示能力。应制备强制降解样品，确认方法对于稳定性样品中的降解产物可以不受干扰地定量检测，具有良好的灵敏度与专属性。

对于分析方法中需要使用的各类标准品、参比品，方法开发时应选择能够满足法规与申报需求的材料，并对其进行确认或标定，明确其来源或供应商，根据供应商提供的信息及已有的数据确认其使用方法、贮存条件、有效期和复验需求。

分析方法应明确方法的关键试剂与耗材，必要时对关键试剂、耗材的批间一致性进行考察。对于实验中需要使用的关键试剂、系统适应性样品、控制样品，应根据实际使用需求规定贮存条件、使用方式，根据已有的数据与供应商提供的信息制定有效期。方法开发时，应考虑关键试剂与耗材的备选供应商。

当工艺变更时，应根据对现有工艺、产品、方法的理解评估现有质量控制类分析方法是否持续满足预期的需求。对于杂质类方法，工艺性能确认（PPQ）前负责产品开发的部门应使用当下工艺代表性样品对现有方法进行评估，确认其持续满足方法预期需求。若不适用，则由负责产品开发的部门进行方法开发与确认，并将新方法转移至使用部门。

B. 方法确认

分析方法开发完成后应完成方法确认，确定现有方法适用于其预期的目的。确认完成后的分析方法可用于产品（中试样品与临床样品）的放行检测和特性（表征）研究。定量分析方法确认包括但不限：专属性、精密度、准确度、定量限/检测限、耐用性等；鉴别等定性分析方法确认包括但不限于：专属性、耐用性等；特性（表征）研究方法应根据其方法的预期目的来确定是否进行确认及确认项，确认项包括但不限于：专属性、重复性等。

方法开发与确认报告中应提供方法设计 / 方法开发的策略、方法关键参数的评估、各关键参数的设计空间、样品检测时重复样品个数评估、系统适用性 / 可接受标准及其制定理由、标准品 / 参比品 / 控制样品使用方法与限度制定理由等。此外，产品开发部门应提供方法转移文件，其要求可以参考本分册生物制品（单抗）部分"6.1 技术转移"中的相关要求。

C. 方法转移

分析方法转移前，方法转移方与方法接收方应进行初步的评估，方法接收方应确认分析方法满足产品相应阶段下（即临床阶段或商业化阶段）对方法的要求，并且接收方具有足够的资源与能力接收该分析方法。方法转移方与接收方应根据方法特性、项目需求制定合理的转移计划。

分析方法转移方应在分析方法转移启动时立即将方法 SOP 转移至接收方，通知接收方分析方法需要使用的试剂、耗材、仪器设备、软件、样品、工作参比品、标准品以及分析方法操作环境需求（如温湿度、洁净级别等），双方进行初步的分析方法转移差距分析，确认接收方实验室具有接收分析方法的相应资源。

分析方法的转移应同时考虑质量标准在转移中可能的变化。接收方应确认各质量控制方法性能（如精密度、耐用性等）可以用于产品放行检测，与产品的工艺能力、质量标准匹配。

分析方法转移前，转移方应提供方法开发与确认报告、方法 SOP、方法的历史数据、方法关键步骤、关键参数及其设计空间、方法的注意事项等，接收方应对上述内容进行复核，确认该分析方法能够满足临床阶段或商业化阶段需求，可以进入转移实施阶段。

分析方法转移应根据方法的目的与复杂程度、接收方实验室能力、实验员技术与经验、项目的阶段，应用评估的方式设计实验。对于已用于其他项目的平台方法、药典方法（如外观、pH 值、渗透压等），可以通过评估对方法转移的对比实验进行豁免。对于技术复杂、接收实验室缺乏平台经验的方法转移过程，必要时应增加对方法精密度、准确度与耐用性的考察。

分析方法的转移应包含分析方法知识的转移和转移文件的培训，转移方应分享新技术新平台的使用方式与技巧、方法开发 / 使用过程中工艺研发过程中积累的对项目分子的知识、方法的知识、关键设备/关键试剂/关键步骤的使用指南和注意事项。

D. 方法验证

分析方法验证前需有方法 SOP，且此 SOP 能够用于指导实验操作，可以真实、全面地反映各实验操作步骤。方法验证前需回顾 SOP 的所有变更或修订历史，明确在方法开发与确认后的各变更或修订对分析方法的影响。

方法验证前需确认方法对应产品中的质量标准，理化类方法质量标准中可接受标准的有效数字应与方法的性能（即精密度）匹配。方法验证设计需要满足法规要求，如遵从《中国药典》指导原则 9101 分析方法验证指导原则、ICH Q2《分析方法验证》。方法验证前应回顾整理现有产品的知识、工艺的知识，分析所有申报批次的批放行数据、稳定性考察数据，确认工艺的能力。

方法验证前应对方法的性能进行全面的回顾。该回顾包括但不限：历史检测数据、方法开发报告中的耐用性数据、方法相应偏差、异常数据调查、产品稳定性数据回顾、关键试剂和耗材批次信息回顾和设备确认状态回顾等内容。

分析方法验证前应进行风险评估，该风险评估可以体现在方法验证方案中。应根据待验证方法的类型（新方法、优化后方法、平台方法、药典方法）、项目阶段与需求、工艺对产品质量的潜在影响等综合评估需要验证的项目（完整验证或部分验证）以及各项目的可接受标准。

方法验证中可接受标准的设定应满足方法开发时对方法性能的预期需求。一般而言，可接受标准要考虑产品质量标准、法规需求、工艺能力、批放行数据、平台方法的经验以及该分析方法的历史数据回顾等综合制定。

当产品工艺变更、关键试剂/原辅料供应商变更、方法变更时，应根据风险评估结果进行方法再验证。分析方法验证应根据方法检测中实际情况与检测的需求进行实验规划，验证中的各项实验操作应能够真实代表实际检测条件。

方法验证完成后应撰写方法验证报告，报告内容包括但不限于：验证总结、验证相关偏差与变更、试剂/耗材/设备、参比品/样品信息、溶液配制信息、各验证项的结果、数据分析与讨论、结论等。方法验证报告中还应根据方法验证结果确认现有方法的控制策略，如有更新应将更新的内容以及理由体现在方法验证报告中并更新方法 SOP。

药典分析方法（如微生物限度、无菌、细菌内毒素等）的确认（verification）参照最新版药典。药典升级后应根据风险评估或者差距分析结果决定方法是否需要再确认。

E. 方法的持续监控

分析方法应进行定期回顾，在产品生命周期的关键阶段，如工艺验证、产品申报等阶段分析方法均应进行回顾，确认其在可控状态，持续满足使用需求，维持其验证状态。如回顾中确认方法检测结果存在异常趋势，应展开调查，找到根本原因，必要时发起方法变更，修订分析方法。

商业化阶段，产品各质量控制方法应周期性回顾，确认方法持续保持验证状态。方法性能应与方法验证结果一致，如不一致或发现方法性能的不良趋势，应立即启动调查。

F. 方法变更

从变更的种类看，分析方法变更分为方法的优化与替代。方法优化分为：①样品前处理条件的优化；②方法关键参数的优化；③系统适应性可接受标准的优化；④样品重复检测策略的优化等。方法的替代分为：①不同检测原理的方法替代；②相同检测原理，由于关键试剂/耗材或技术平台变更引起的方法替代；③根据项目需求开发并转移新的方法或扩大原有方法的目的与范围，如方法由检测中间产品的方法或特性研究方法变更为质量控制方法。

从分析方法类型看，变更分为药典方法变更与非药典方法变更。非药典方法变更应提供方法变更的理由，必要时应有数据支持。方法变更启动前应由变更启动方完成方法可比性评估，确认变更后的方法精密度、准确度应不低于原方法，代表性工艺样品、稳定性样品检测结果可比。

方法变更应根据项目所在阶段评估对产品工艺的影响、稳定性考察的影响、质量标准的影响、批放行检测的影响、方法验证、其他部门的影响（研发部门可比性研究等）、工作参比品的影响等。如替代的方法涉及新设备/耗材，还应评估对设备的影响等。应根据项目阶段评估方法变更对产品及工艺的影响，应对变更前后的两方法设计并进行桥接实验。

产品上市后如果分析方法需要进行变更，应先启动变更流程，参照《已上市生物制品药学变更研究技术指导原则（试行）》对变更进行评级划分，根据不同的变更等级（如重大、中度或者微小变更等）进行评估，包括：评估分析方法变更的理由和依据；提供与已批准分析方法具有等效性的支持性资料；如采用新分析方法需提供分析方法和方法学验证结果；经法规部门评估以确定该方法变更是否需要提前告知监管部门。

分析方法桥接应证明新的或候选检测方法与已批准或正在使用的方法具有相等或改进的方法性能。一般检测方法可以分为定量和定性两类，定性检测方法提供了定性结果，而定量检测方法以与质量标准相同的单位报告结果。

一般定性检测方法无需准确度或精密度的对比，但应对检测的分析物专属性及检出限进行对比。可使用概率统计的方式在极低的分析物浓度下比较两种命中/漏检比，比较方法的检出限或灵敏度。

对于所有定量方法，应比较方法性能特征、准确度和精密度（中间精密度）。定量检测的中间精密度比较可能有三个可接受的结果（非劣效性、等效性或优效性）。根据预先规定的允许差异，结果的显著变化可能需要变更放行质量标准或其他可能的调整，然后才能使用新方法进行放行检测。证明方法在准确度方面是否可比时，必要时可能需使用等效性模型。

除了采用方法学验证比较分析方法性能之外，还需从科学性方面揭示两种方法的原理，变更后的方法原则上应更具优越性。此外，需对多批次样品采用两种方法进行对比检测，并尽可能采用统计学的方式分析检测结果的一致性，如为稳定性指示方法，应对比两种方法的稳定性指示能力。

分析方法变更的对比研究需形成分析方法的桥接报告，以支持临床阶段及上市后的方法变更。如有需求，需发起体系变更流程进行追踪，同时需要分析方法转移方进行评估。

G. 方法退役

分析方法退役时应对分析方法进行回顾，确认分析方法持续保持验证状态，分析方法生命周期内所有产生的纸质数据、电子数据均已归档、备份。

8 参比品标定与管理

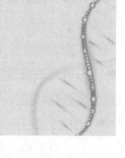

本章主要内容:

☞ 参比品的种类和关系

☞ 参比品在制备和贮存方面的注意事项

☞ 参比品的确证、标定与放行

☞ 参比品的稳定性考察和监测

☞ 使用过程中的注意事项

☞ 变更参比品的要求

背景介绍

单抗的生物学活性或效价反映其作用机制和功效。单抗作为复杂的生物分子,其效力不能采用化学和物理性质进行定量,因此必须通过与参比品进行比较来确定,通常使用基于细胞或免疫学的生物测定。由于缺乏确定效价的绝对方法,以及实验方法的可变性和潜在的误差,使得参比品效价的标定和监测在单抗药物的开发和制造过程中成为一个重大挑战。因参比品可以把患者用药剂量的效力与临床研究的效力关联起来,单抗参比品的效价标定对于确保患者使用药物的质量至关重要。

本章节内容重点对单抗鉴别、效价及含量测定参比品的制备、标定与管理进行阐述。对用于产品其他物理化学检测使用的标准品 / 参比品,以及产品相关物质、产品相关杂质和工艺相关杂质检测使用的标准品 / 参比品,本章节不展开阐述,其管理可参考本丛书《质量控制实验室与物料系统》分册 "6 标准物质的管理"。

参比品根据其来源分为外部参比品与内部参比品。

外部参比品:指官方参比品,主要指法定的或来源于监管方认可机构的参比品(如药典参比品、中检院参比品或国际公认的参比品),可用于内部参比品的标定,以及临床样品与商业化产品的生物学检测和物理化学试验。生物类似药可能获得官方参比品，如生物类似药产品的拟上市区域或上市区域有官方参比品，应采用该参比品，无法获得官方参比品时，应制备内部参比品。

内部参比品：按照其制备阶段及用途主要分为过渡期参比品（interim reference standard）、一级参比品（primary reference standard）、工作参比品（working reference standard）。本章节内容中内部参比品均简称为参比品。

过渡期参比品：企业用代表临床前研究及探索性临床（指 I、II 期临床）批次工艺制备的经质量特性分析的物质，用于临床前研究及临床批次产品的生物学检测和物理化学试验。

一级参比品：企业用代表确证性临床及商业化生产批次工艺制备的，经质量特性分析的物质，主要用于工作参比品的生物学检测、物理化学试验以及标定。也可用于各批产品的生物学检测和物理化学试验。

工作参比品：制备方法与一级参比品相似，工作参比品一般用一级参比品标定而得，作为日常实验室分析的参比品之用。

📋 技术要求

本章节描述的参比品的标定与管理参考以下法规指南：

• 《中国药典》三部人用重组单克隆抗体制品总论

• ICH Q6B *Specifications：Test Procedures and Acceptance Criteria for Biotechnological/Biological Products*（《质量标准：生物技术产品及生物制品的检测方法和验收标准》）

• ICH Q7 *Good Manufacturing Practice Guide for Active Pharmaceutical Ingredients*（《原料药生产的 GMP 指南》）

• USP <1032> *Design and Development of Biological Assays*（《生物检定的设计和开发》）

实施指导

在单抗等重组治疗产品中，参比品在结构确证、批放行、可比性及稳定性研究中都发挥着不可替代的作用。在产品研发过程中，应充分应用参比品作为临床数据的桥梁作用，在商业化生产过程中，参比品同样起保持产品质量相对稳定的重要作用。

一般情况下，在临床前及探索性临床阶段，需建立过渡期参比品；而在确证性临床阶段可考虑建立一级参比品与工作参比品；上市申报期间应建立两级参比品。一级参比品一般情况下应尽量保持不变，除非重大的工艺变更显著影响了产品的关键质量属性，或者一级参比品稳定性不能满足要求需更换批次。所建立的工作参比品均应采用一级参比品进行标定，以避免因参比品质量属性的变化造成生物学活性的漂移。临床前研究、临床研究到商业化阶段单抗参比品的类型与关系见图 8-1。

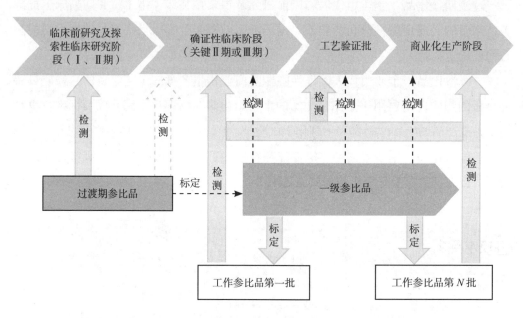

图 8-1 临床前研究、临床研究到商业化阶段单抗参比品的类型与关系

注：确证性临床阶段，在尚未建立一级参比品及工作参比品前，可使用过渡期参比品进行产品放行检验。如已建立一级参比品，但未建立工作参比品前，可使用一级参比品进行产品放行检验，但应密切关注一级参比品数量，避免消耗过快导致频繁更换一级参比品的风险。

参比品的科学管理和使用显得尤为重要，此章节将结合法规要求，说明确证性临床研究及商业化生产阶段一级参比品及工作参比品的制备、确证、标定、稳定性考察或监测、使用、变更等管理要求。

8.1 批次选择

📋 技术要求

《中国药典》三部人用重组单克隆抗体制品总论中规定："选择已证明足够稳定且适合临床试验的一个（多个）批次，或用一个代表批次作为标准物质，用于鉴别、理化和生物学活性等各种分析，并应按特性分析要求进行全面分析鉴定。"ICH Q6B 指出，"对于新分子实体的药品注册申请，一般不可能获得国际标准品或国家标准品作对比。申报时，生产商应建立经过质量特性分析的内部一级参比品，该参比品应采用能够代表生产和临床研究用样品的代表性批次制备。用于产品批检验的内部工作参比品应用一级参比品标化。如能获得适宜的国际标准品或国家标准品，则应尽可能用其标化参比品"。

实施指导

A. 一级参比品

一级参比品的工艺和临床批次的代表性十分重要，建立一级参比品时应进行充分评估。为了确保参比品对于临床试验的代表性，首次建立一级参比品，应选择能代表商业化生产工艺的批次制备一级参比品，如使用确证性临床研究批次或者采用工艺验证的批次进行制备。一级参比品是效价测定的"金标准"，用于单抗产品在整个商业化生命周期内工作参比品的标定和稳定性测试。一级参比品可能会使用很长时间，因此必须采取措施，以可靠的方式包装和贮存，其制备数量应能避免在产品生命周期中频繁更换批次。

B. 工作参比品

工作参比品应选择能代表商业化生产工艺的批次进行制备，工作参比品一般情况下建议使用与一级参比品不同批次产品进行制备（首次建立工作参比品可使用与一级参比品相同批次产品进行制备）。

8.2 制备与贮存

《中国药典》三部生物制品国家标准物质制备和标定中规定："生物制品国家标准物质制备用实验室、洁净室应符合我国现行《药品生产质量管理规范》或相关实验室操作规范要求。"

参比品制备与贮存的关注点包括以下十个方面。

● 制备与分装方案：参比品的制备应有经审批的方案或规程，并有完整记录，确保制备全过程可追溯。

● 缓冲体系选择：参比品需长期保存，通常情况下产品的配方足够稳定，则无需考虑缓冲体系的替换，可直接使用原液或成品进行参比品的分装。但在特殊情况下，为了提高参比品的稳定性，延长其有效期，可替换为更稳定的缓冲体系，如添加稳定剂等（注意：更换缓冲体系需考虑对分析方法的影响，需开展相应的验证，如分析方法专属性）或采用冻干形式保存。早期处方研究与稳定性考察数据可为参比品缓冲体系的选择提供依据。

● 制备过程污染控制：参比品灌装 / 分装应采用与成品生产相同或类似的工艺及环境，以控制微生物污染及其他可能存在的污染。如参比品需置换为与产品不同的缓冲体系时，还应考虑用于换液设备的交叉污染风险。如参比品配制或换液过程存在微生物引入的风险，在灌装 / 分装参比品前，建议执行过滤，同时需要评估过滤可能产生的影响。

● 参比品制备均一性控制：参比品制备过程应尤其注意控制其均一性，例如，在配制过程中确保其充分混匀，在过滤、灌装 / 分装过程中注意容器（如过滤后储罐）及管道 CIP/SIP 后残留水的影响，关注灌装不同时段浓度是否维持稳定等风险。在控制这些风险的同时，应根据制备过程可能对均一性造成影响的风险点，基于统计学设计取样检验方案，以证明其均一性，例如，在配液罐不同位置取样检验，灌装前中后分别取样检验（灌装前段取样应包含初始数瓶）等。

● 参比品容器选择：应根据参比品的制备工艺及贮存条件，选择适宜的容器，容器的选择主要考虑以下因素：

○ 密封性：对容器进行密封性评估或研究，确认容器密封性满足要求。

○ 无菌、无热原：应选择无菌、无热原的容器，或通过处理使其达到无菌、无热原的状态。

○ 材质及贮存温度：原则上，参比品容器材质不得影响参比品的质量，参比品容器材质（甚至生产厂家）的选择需进行材质相容性评估或研究，确认其相容性（主要指容器材质溶出或发生吸附等影响参比品质量的情况）是否符合要求，确保容器材质不影响参比品质量属性，根据评估或研究结论选择材质及生产厂家。大多数情况下，参比品为低温或超低温冻存，如 –20℃、–40℃、–70℃、液氮冻存等，因此，参比品容器应具备相应贮存条件的耐冷冻性。

常见的单抗参比品容器为冻存管及西林瓶（与产品包装容器一致或类似）。

● 分装体积：参比品分装体积应结合其用途和检验用量进行设计，既满足检验需求及使用方便，同时减少损耗。

● 分装数量：一级参比品通常应尽量保持不变，应结合其放行检验、标定工作参比品及工作参比品稳定性检验、一级参比品稳定性考察等用途的用量，计算规划适宜的制备数量，尽量确保数量满足产品生命周期的使用需求。同时基于贮存安全及备份考虑，充分考虑冗余量，如制备三倍需求量。

工作参比品相较于一级参比品，其使用频繁，需求量相对更大，其分装数量建议考虑根据其放行检验、稳定性考察/监测、日常检验的使用量，结合预期的使用时间以及一批工作参比品制备的产能（如根据制备方式，一个班次能完成分装的合理的产量）、贮存空间等综合考虑。

● 贮存条件：为使参比品有更长的有效期，一般采用低温贮存，如 –20℃、–40℃、–70℃、液氮冻存等。通常情况下单抗在更低的温度下会更加稳定，但这不是绝对的，何种温度更有利于保持参比品的稳定性，应根据前期不同温度下参比品的稳定性研究数据进行选择。

● 参比品标签：标签应能在相应的低温冻存环境下稳固不脱落，并使标签信息保持清晰可辨。参比品最小包装容器标签信息可相对简化，但应至少包括参比品名称、批号（建议增加瓶号信息）。在参比品包装盒/袋上应张贴完整标签，信息内容应至少包括名称、批号、制备日期（如有）、含量或效价、贮存条件等。

● 参比品制备流程及控制要点示例：如图 8-2 所示。

8.3 确证、标定与放行

A. 质量标准

● 一级参比品质量标准：一级参比品的主要用途为工作参比品的检验、标定及稳定性考察，应按特性分析要求进行全面分析鉴定，一般情况下，其质量标准应至少包含鉴别、纯度、含量、活性指标。同时需要对一级参比品进行结构确证，如一级结构、高级结构、糖基化、Fc 效应功能。

● 工作参比品质量标准：工作参比品主要用途为产品放行检验，其质量标准与一级参比品基本一致，首次制备工作参比品可与一级参比品采用相同批次产品，且同批制备，如一级参比品已执行结构确证及其他分析鉴定，工作参比品的确证可引用数据。后续批次工作参比品均应按质量标准及确证方案执行确证，结构确证项目可根据评估确定。

参比品质量标准及分析方法示例见表 8-1，结构确证项目及分析方法示例见表 8-2。

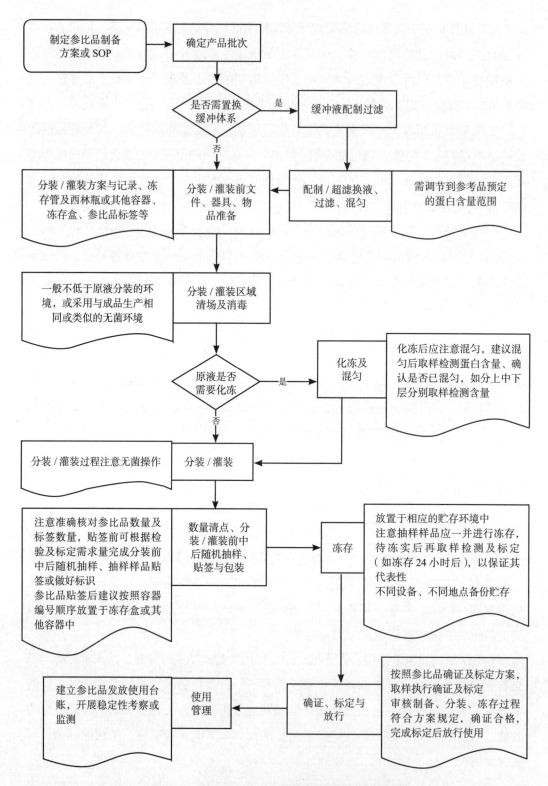

图 8-2　参比品制备、分装流程及控制要点示例

表 8-1 参比品质量标准及分析方法示例

类别	项目	分析方法
鉴别	等电点	毛细管等点聚焦法等
	肽图	反相色谱法等
含量	蛋白含量	紫外 – 可见分光光度法等
一般理化	pH	pH 值测定法
	渗透压	渗透压摩尔浓度测定法
纯度	分子大小变异体	分子排阻色谱法、CE-SDS 电泳法、分析超速离心等
	电荷变异体	毛细管等点聚焦法、离子交换色谱法等
效价	生物学活性	细胞活性检测法
	结合活性	酶联免疫法等

注：此表内容仅供参考，需结合单抗品种特点制定对应的参比品质量标准。

表 8-2 结构确证项目及分析方法示例

类别	项目	分析方法
结构确证 – 一级结构	分子量	LC–MS 及 LC–MS/MS
	末端氨基酸序列	
	二硫键确认	
	序列覆盖率	
	翻译后修饰	
结构确证 – 高级结构	高级结构	FTIR、CD、荧光光谱等
	热力稳定性	DSF、DSC 等
	游离巯基总量	Ellman's 试剂法
结构确证 – 糖基化	糖基化位点	LC–MS/MS
	糖型分析	高效液相 – 荧光（HILIC-FLD）
Fc 效应功能	Fc 效应功能	Fortebio、SPR、ELISA、细胞活性检测法等

注：此表内容仅供参考，需结合单抗品种特点设计结构确证项目。

B. 确证

参比品应按照批准的质量标准、确证方案完成确证，确证结果符合标准规定，完成标定后，方可放行使用。工作参比品应采用一级参比品作为基准进行确证（如活性项目），第一批一级参比品可采用过渡期参比品进行确证，后续批次一级参比品采用前一批一级参比品为基准进行确证。

部分企业将检验确定单抗参比品蛋白含量的活动，称为参比品蛋白含量标定。由于单抗蛋白含量通常采用紫外－可见分光光度法测定，无需采用参比/标准品进行含量"标定"，因此检验确定单抗参比品蛋白含量的活动称为参比品蛋白含量测定更为准确。在参比品蛋白含量测定时，除采用常规紫外－可见分光光度法进行测定外，还可考虑改变样品稀释方式，如采用称重稀释法，或采用无需进行样品稀释的检测仪器（如可变光程紫外－可见分光光度计、微流控光谱分析仪）来消除人为稀释误差，以提升测定结果的可靠性。无论采用何种方法，蛋白含量的测定方案需要根据方法的性能，基于统计学进行设计。

C. 标定

单抗参比品标定通常指效价的标定，本部分主要以效价标定为例，说明标定的策略及方法。

● 一级参比品标定要求：一级参比品作为活性参比的基准，因其采用能代表商业工艺批次的产品制备，通常具备确证性临床批次代表性，并进行了充分结构确证，所以第一批一级参比品活性无需进行效价标定，直接赋值为100%，采用此方式进行第一批一级参比品活性赋值时，应注意使用该参比品与阶段性参比品进行对比桥接，必要时（如对比数据存在显著差异），需要对历史检验数据进行回顾评估。推荐采用过渡期参比品标定第一批一级参比品，标定方法与采用一级参比品标定新批次一级参比品或标定工作参比品的方法相同。在已经有一级参比品的情况下，新制备批次的一级参比品，可采用旧批次一级参比品进行标定。

● 工作参比品标定要求：一般情况下，工作参比品需使用一级参比品对其效价进行标定。

● 标定检验方法：效价标定检验方法应经过验证，该方法通常与产品放行检验方法一致。

● 标定实验设计：为了确保标定结果的准确可靠，在标定实验设计时，应重点考虑以下因素：

○ 样品代表性：关注标定样品的代表性，如在分装/灌装前中后段随机取样，对不同瓶号的样品分别进行标定。

○ 标定实验室：参比品可能会在不同的实验室使用，为了识别、评估不同实验室之间的数据波动，建议在设计标定实验时，考虑由不同的实验室参与标定，如由企业内部不同工厂的实验室参与标定、研发分析实验室和 QC 实验室共同标定，或者由其他可靠的第三方实验室参与标定。如已有数据证明，用于标定的分析方法在不同实验室之间的检验数据波动较小（方法重现性良好），不同实验室之间检验人员的分析数据不存在相对偏高或偏低（如 A 实验室数据显著高于 B 实验室）的情况，或者参比品仅在一个实验室使用的情况，由不同实验室参与标定不一定是必须的。

- 标定实验次数：根据检验方法精密度等因素，按照统计学的思路，设计合理的标定次数，变异越小的分析方法需要的标定次数越少，反之方法变异越大，需要标定的次数越多。

- 检验人员：建议由不同的实验人员参与标定，以控制人为因素造成标定结果漂移的风险。

- 标定时间（日期）：建议在不同日期开展标定实验。

- 标定结果统计方法：制定科学的标定结果统计计算方法，如离群值判异，采用平均或加权平均计算标定结果等。

● 参比品标定结果最终赋值：在对工作参比品的生物学活性进行赋值时，通常情况下若多次测定相对效价的 95% 置信区间位于原批次参比品 90%~110% 时，可以将新批次参比品相对活性赋值为 100%。也有企业做多次标定后取均值或加权平均值进行赋值，无论采取何种方法进行赋值，应说明其合理性。

D. 放行

参比品应由质量部门审核批准放行后，方可用于产品检验。放行审核的内容通常包括但不限于：制备过程应符合规程或方案的要求；已按质量标准及确证方案完成确证，且结果符合规定；已完成标定；制备、检验、结构确证、标定活动均有完整的记录。

8.4 稳定性考察 / 监测

应对参比品进行稳定性考察或质量监测，以评估其稳定情况。参比品的稳定性考察包含两种类型，一种是在其正常贮存温度下的长期稳定性考察（如 –70℃），另一种是支持其使用过程稳定性评价的加速稳定性考察（如冻融、高温）。如果已有产品的稳定性数据，足以支持对其化冻后使用过程的稳定性评价，则开展加速稳定性考察不是必须的；如果已有数据无法支持，则需开展不同温度（如

一般放置于 –20℃、4℃、25℃、37℃）的加速稳定性考察，以评估参比品的稳定性。

A. 考察项目

● 一级参比品稳定性考察项目：应根据前期已获得稳定性数据设计参比品的稳定性考察项目，通常对一级参比品纯度及含量项目进行考察，如 SEC 纯度、IEC 纯度、CE-SDS 还原/非还原纯度、蛋白质含量项目，以判定其是否稳定。由于一级参比品是产品效价赋值的基准，直接反映了产品的"效力"，但通常没有对应的参比品对一级参比品进行活性检验来判定其效价的稳定性。因此应尽可能收集关注参比品使用过程相关数据，多维度综合评判一级参比品的稳定性，例如：

○ 一级参比品理化性质的变化；

○ 一级参比品标定工作参比品活性以及检验工作参比品活性稳定性数据的变化趋势；

○ 用一级参比品进行原液/成品放行或者稳定性检验时的数据趋势；

○ 用一级参比品和工作参比品进行检测或者标定时，质控品活性数据变化的趋势（质控品采用能代表商业化工艺生产批次产品制备而成，通常与参比品来源于不同批次，用以监测分析方法的性能）；

○ 制备参比品对应批次原液稳定性考察数据等。

● 工作参比品稳定性考察项目：通常对工作参比品纯度、含量、活性项目进行稳定性考察，如 SEC 纯度、IEC 纯度、CE-SDS 还原/非还原纯度、蛋白质含量、生物学活性、相对结合活性等。采用一级参比品对其活性进行检验。

B. 考察周期间隔

应根据前期已获得的稳定性数据，设计参比品的稳定性考察周期间隔，定期开展稳定性考察或监测。

参比品稳定性考察的要求与产品稳定性考察类似，可参考本丛书《质量控制实验室与物料系统》分册"9 稳定性研究"，本节不再展开讨论。

8.5 使用管理

在本丛书《质量控制实验室与物料系统》分册中，对标准品的管理有详细的阐述，参比品的使用管理与其相似，因此本节不再重复论述，仅对单抗参比品特殊管理要求进行描述。

A. 贮存管理

参比品应由专人负责保管,因单抗参比品的重要性以及低温贮存的特性,在备份贮存及贮存温度维持两个方面需要特殊考虑。

参比品对于企业非常关键,需要特别考虑其贮存的安全性,建议参照细胞库备份贮存管理的思路,将参比品(尤其是一级参比品)分不同设备、不同地点进行贮存。

参比品贮存的设备建议设置 UPS 及温度持续监测报警装置,以确保其贮存的安全性及温度的稳定性。

B. 领用管理

参比品领用应建立台账,明确记录领用时间、用途、领用瓶号、领用人等信息。

C. 转移

部分企业在不同工厂生产同种单抗产品的情况较为常见。这种情况下,对于不同工厂使用的同产品的参比品,采用统一制备、分发使用的管理方式,可降低不同批次参比品质量漂移的风险。

参比品在不同工厂间进行转移,应尤其关注转移过程中运输条件对参比品质量可能造成的影响,以及转移过程混淆的风险。因此,转移过程应确保参比品标识完整,转移运输前以及接收过程进行严格的信息确认,经过评估必要时进行抽样鉴别,以控制混淆的风险。参比品贮存条件通常为冻存状态,转移运输过程可能影响参比品质量的因素一般包括温度、振动等,应结合转移运输过程可能影响参比品质量的因素进行评估,必要时,在接收后应对可能发生变化的指标进行必要抽样检验,以确定转移运输过程参比品质量是否发生变化。同时,应注意采用能连续记录温度的设备或装置持续记录转移运输过程温度数据。

D. 使用过程注意事项

● 因参比品冻融后可能出现局部不均一现象,因此在使用前应特别注意混匀操作,确保混合均匀,同时应注意混合的方式不能过于剧烈,避免剪切力等因素对蛋白质量造成影响。

● 一般情况下,参比品化冻开瓶后应立即使用,不得再进行冷藏或冻存,如需重复使用，需有相应的稳定性研究数据支持。

E. 废弃管理

未使用完或过期的参比品丢弃前应按生物活性废弃物进行灭活处理，通常采用煮沸、高压灭菌、高浓度碱液浸泡等方式进行灭活处理。

8.6 变更

CDE 2021 年 6 月发布的《已上市生物制品药学变更研究技术指导原则（试行）》中，对标准品 / 参比品的变更分类及管理要求进行了如表 8-3 所示规定。

表 8-3　标准品 / 参比品的变更分类及管理

变更事项	主要内容	前提条件	参考类别	技术要求
标准品 / 参比品 （3.2.P.6）	利用国际（或国家）标准品标定企业内部参比品		中等	1
	从企业内部参比品变更为国家或国际标准品		中等	1
		①	微小	1
	利用已批准的参比品确证新批次参比品		中等	1
		②	微小	1
	变更标准品确证方案		中等	2
	延长标准品有效期	③	微小	3

前提条件
①用于理化检查 ②根据批准的方案，对新参比品进行确证，包括通过与批准的一级参比品确证新批次二级参比品 ③根据批准的研究方案

技术要求
1. 明确标准品 / 参比品的来源、制备、检定结果、标定过程及稳定性研究等信息。标准品 / 参比品检定包括鉴别、外观、纯度等，并进行新旧标准品 / 参比品等效性评估。等效性评估应基于统计学分析结果。拟定标准品 / 参比品，应与供试品同质，不应含有干扰性杂质，应有足够的稳定性和高度的特异性 2. 更新参比品确证方案。详述变更参比品确证方案的依据 3. 根据批准的稳定方案完成稳定性研究

应按其规定的变更分类及技术要求开展相应的变更管理及注册活动，同时应按照企业变更管理制度对参比品的变更进行管理。其中"利用已批准的参比品确证新批次参比品"是较为常见的变更项，需要重点关注的是"根据批准的方案，对新参比品进行确证，包括通过与批准的一级参比品确证新批次二级参比品"属于微小变更，因此在上市注册申报时，建议在申报资料中提交参比品的确证方案。

一级参比品一般应尽量保持不变，除非通过可比性研究证明如重大的工艺变更显著影响产品的关键质量属性。另一方面，因一级参比品的稳定性问题，可能需要重新制备。如果在用一级参比品批次即将用完或失效，则需重新选择能代表商业化工艺生产的原液重新制备。这种失效往往是可预期的，其数据来源于过渡期参比品、一级参比品的稳定性研究或监测，建议尽可能在一级参比品失效前完成新批次参比品的制备，以确保可使用旧批次一级参比品对新批次进行桥接。

工作参比品变更批次的情况较为常见，其流程与首次制备工作参比品类似，应采用一级参比品对新批次参比品进行确证、标定，并根据参比品确证数据与结果、效价标定数据与赋值统计分析等信息评估新旧参比品的等效性，确认符合注册管理要求并经批准放行后方可投入使用。

细胞治疗产品

GMP

目 录

3 √ 生产管理

4 √ 人员管理

5 厂房、设施与设备

6 物料

7 质量控制

1 前言

细胞治疗产品的种类与技术迭代发展迅速，本章节是基于现有法规、指南、技术背景条件下编写，结合目前细胞治疗产品生产实践经验，存在一定的局限性，企业应根据自身情况与产品特点，在风险评估的基础上选择应用。

尽管本部分远不能完全解决我国细胞治疗产业化面临的监管和技术挑战，但为政府部门、企业、研究机构和科研院校提供了深入探讨这些问题的契机和起点。

1.1 适用范围

本章节所述的细胞治疗产品是指按药品批准上市的经过适当的体外操作（如分离、培养、扩增、基因修饰等）而制备的人源活细胞产品，包括经过或未经过基因修饰的细胞，如自体或异体的免疫细胞、干细胞、组织细胞或细胞系等产品。本章以免疫细胞治疗产品为重点进行介绍。

本章节适用于细胞治疗产品从供者材料的运输、接收、产品生产和检验到成品放行、储存和运输的全过程。

本章节重点突出了细胞治疗产品生产与质量控制的特点，细胞治疗产品同时应遵循无菌制剂的一般要求，可参见本分册无菌制剂部分的相关内容。

本章节内容是推荐性、非强制性的，生产企业可以有其他合理选择。

1.2 技术与法规背景

1.2.1 技术背景

作为一种新兴的医学干预形式，细胞治疗产品面临着生产制造相关的诸多挑战，这些挑战既来自于人类细胞其本身的个体多样性或病毒载体的使用、生产过程中的可变性，也来自该领域相关科学和技术的快速更新迭代，许多生产设备、加工组件和供应链解决方案不能从现有的制药生产工业体系直接获取，需要针对产品做适应性的调整。

细胞治疗产品生产企业一方面要建立完善的药品质量管理体系和风险管理策略，以保证产品质量，另一方面要考虑到本领域科学和技术的快速发展情况，保持创新性与灵活性，不断提高产品质量保证水平。

1.2.2 研究现状

免疫细胞治疗产品主要利用人体免疫细胞，如 T 细胞、DC 细胞、NK 细胞等进行工艺处理后回输人体，主要应用于肿瘤细胞杀伤、病毒清除、免疫调节等方向。

免疫细胞治疗产品研究类型主要包括：非基因修饰的 T 细胞（来源于肿瘤组织或者血液等）、嵌合抗原受体基因修饰的 T 细胞（CAR-T）、T 细胞受体基因修饰的 T 细胞（TCR-T），以及基于自然杀伤细胞（NK）或树突状细胞（DC）等其他免疫细胞的免疫细胞治疗产品，如细胞因子诱导的杀伤细胞（CIK）和嵌合抗原受体基因修饰的 NK 细胞（CAR-NK）等。此外，还包括由诱导多能干细胞（iPSC）诱导分化为各类免疫细胞的产品。

- 非基因修饰的 T 细胞是自患者体内分离出的 T 淋巴细胞［肿瘤浸润 T 淋巴细胞（TIL）等］，在体外大量扩增，再回输到患者体内，从而扩大肿瘤特异性免疫应答，治疗原发或继发肿瘤的方法。

- 嵌合抗原受体 T 细胞（CAR-T）以及 T 细胞受体基因修饰的 T 细胞（TCR-T）是利用基因修饰技术，使得 T 细胞表达人工设计的具备靶向识别肿瘤，并可强化、调节 T 细胞功能的蛋白受体，增强了 T 细胞的靶向能力与杀伤能力，是目前免疫细胞产品研究的热点，值得注意的是，随着研究深入，各类新型受体蛋白的结构设计与功能快速迭代，在其他类型免疫细胞的扩展应用，使其定义进一步拓展。

- NK 细胞与 T 细胞的杀伤作用机制不同，NK 细胞的杀伤活性受细胞表面的抑制性受体和激活性受体的共同调控，当激活与抑制的平衡被打破，NK 细胞便会行使相应的功能，在人体中同样可起到靶向杀伤目的细胞的作用。

- 树突状细胞是倍受关注的专职抗原呈递细胞，能摄取、加工及呈递抗原，可在体外或体内进行诱导，启动 T 细胞介导的免疫反应。

在制备工艺方面，由于细胞种类的多样性与所采取的工艺差异，目前尚无较为通行的、统一的制造工艺，免疫细胞产品可能包括以下主要工艺步骤：

- 细胞起始原材料的获取。

- 目的细胞的分离与纯化。

- 细胞库的建立。
- 细胞的诱导、活化、基因修饰。
- 细胞的扩增培养。
- 细胞的收获与灌装、冻存及运输。

值得注意的是，在不同的细胞治疗产品中可能存在更多的工艺步骤或没有上述工艺步骤的情况。总体来说，细胞治疗产品生产工艺目前仍处于快速迭代的时期，仍然存在较大的可变性。

1.2.3 国内外 GMP 法规背景

细胞治疗产品总体仍处于商业化的早期阶段，生产实践经验积累较少，各领域科学和技术的快速更新迭代进一步增加了监管难度，国内外对此类产品的 GMP 监管思路也有所不同。需要注意的是，国外相应法规与指南的适用范围和我国发布的相关文件，如《细胞治疗产品生产质量管理指南（试行）》，可能存在不一致。

A. 国内 GMP 法规背景

我国于 2019 年 11 月首次发布了《药品生产质量管理规范 – 细胞治疗产品附录（征求意见稿）》，在 2022 年 1 月再次更新征求意见稿，并于 2022 年 10 月发布了《细胞治疗产品生产质量管理指南（试行）》。细胞治疗产品在满足 GMP 要求的同时，还应满足无菌药品附录、生物制品附录等相关附录的要求，并参考诸如血液制品附录等相关内容。临床试验用药品（包括试验药物、安慰剂）的制备还应遵循临床试验用药品（试行）附录的要求。

B. WHO GMP 法规背景

WHO GMP 和生物制品 GMP（WHO *Good Manufacturing Practices for Biological Products*）可供细胞治疗领域参考，但具体针对此领域的技术指南与监管文件较少。值得注意的是，WHO 于 2021 年底发布了 WHO *considerations on Regulatory Convergence of Cell and Gene Therapy Products*（*Draft*）(《WHO 关于细胞和基因治疗产品监管趋同的考量文件（草案）》，该文件对细胞治疗产品领域中的名词、监管架构、风险评估体系作出了建议，可作为行业人员对自身产品的初步评估与认知使用。2022 年 7 月发布了 WHO *Approach Towards the Development of A Global Regulatory Framework for Cell and Gene Therapy Products*（*Draft*）(《WHO 制定细胞和基因治疗产品全球监管框架方法（草案）》)，该文件概述了细胞治疗产品的监管基本原则，这些原则对于不同类型的细胞治疗产品的监管和审查非常重要。此外，结合细胞治疗产品的特点，WHO 发布的 *Laboratory Biosafety Manual*, *4th Edition*（《实验室生物安全手册》），可作为生物安全管理的重要参考。

C. PIC/S GMP 法规背景

在 PIC/S 的 GMP 文件体系中，细胞治疗产品属于先进治疗产品（advanced therapy medicinal products，ATMP），并有单独 ATMP GMP 附录（PIC/S GMP *Guide Annex 2A*: *Manufacture of Advanced Therapy Medicinal Products for Human* Use），指南中指出，该附录不是一个独立的文件，应与 PIC/S GMP 指南和其他附录一起使用，如 *Annex 1*: *Manufacture of Sterile Products*（《附录 1: 无菌药品生产》），同时，如果由于产品的性质或技术必要性，附录中提供了具体的指导，则应遵守，并优先于 PIC/S GMP 指南中的其他章节，除非有充分的理由不这样做，并有书面的合理、科学的依据。

D. 美国 GMP 法规背景

美国 FDA 考虑到细胞治疗涉及的再生医学领域的特殊性，制定了 21 CFR 1271 法规，对人体细胞、组织及其来源的产品进行监管。但对于细胞治疗产品或基因 / 细胞治疗技术联合应用的产品，并未设置单独的 GMP 要求。

对于细胞治疗产品，应符合药品 CGMP 法规（21 CFR 210 和 211）和生物制品条例（21 CFR 600S）规定。特别地，如果是应用于Ⅰ期临床试验，则应符合美国 FDA *CGMP for Phase I Investigational Drugs*（《Ⅰ期研究用药品的现行生产质量管理规范》）的相关要求。

E. 欧盟 GMP 法规背景

在欧盟，细胞治疗产品属于先进治疗产品（ATMP），需遵守 ATMP GMP 指南（*Guidelines on Good Manufacturing Practice Specific to Advanced Therapy Medicinal Products*），指南对临床研究用 ATMP 和已上市 ATMP 均做出了相应规定。需要注意的是，指南中明确指出，除非特别提及，其他药品 GMP 指南（EudraLex–Volume 4）不适用于 ATMP。

细胞治疗产品的生产过程中，除 GMP 法规之外，还要遵循人类细胞使用领域的相关要求。在制造过程的上游，按照 GMP 生产之前，欧盟要求人体细胞的捐赠、采购和检测要遵循欧盟组织和细胞指令（*The European Union Tissue Cells Directives*,

EUTCD）（2004/23/EC）。一旦进行生产，这些细胞的后续生产、贮存和运输分发就属于 GMP 的管辖范围，需执行欧盟 ATMP GMP 指南。

细胞治疗产品的生产可能包括转基因操作，在这种情况下生产商还必须遵循欧盟各成员国的相关健康和安全的法规。这些健康和安全法规更偏重于对生产操作人员和环境的风险管控，往往要求采取相关管控策略，尽可能防止转基因生物进入环境。

F. 日本的法规背景

日本对细胞治疗产品的监管特点在于其再生医学产品的监管模式。日本在 2014 年底实施了《药品和医疗器械法案》（PMDAct）和《再生医学安全法案》（ASRM），形成了两种细胞与基因产品临床应用路径。PMDAct 主要监管以上市为目的的产品，但将有效性评价从上市前转移到了上市后，并可通过"有条件限时上市许可"获得事实上的商业化上市，甚至纳入日本医疗保险支付范围。按 PMDAct 路径申报的产品，其生产过程受到 GMP 法规的监管，同时日本药品与医疗器械管理局（PMDA）也推出了若干针对细胞治疗产品的 GMP 指南。按 ASRM 路径进行的细胞治疗产品临床应用，同样可以达到规模化商业应用的目的，其在生产条件、质量控制等方面相与 GMP 法规有较大差异，相关要求降低很多。

G. 其他监管机构

其他监管机构也有针对细胞治疗产品的 GMP 指南，可供参考，如澳大利亚 TGA 发布的 *Australian Code of Good Manufacturing Practice for Human Blood and Blood Components，Human Tissues and Human Cellular Therapy Products*（《澳大利亚人体血液和血液成分、人体组织和人细胞治疗产品 GMP》），新加坡 HSA 发布的 *Guidelines on Good Manufacturing Practice for CTGTP*（《细胞、组织和基因治疗产品（CTGTP）GMP》）。

由于细胞治疗产品体系较为复杂，产品种类与技术不断发展，各监管机构、协会用于指导规范 CMC、早期开发、临床等阶段的指南、法规，其中部分内容可能同时对 GMP 管理起到指导作用，生产企业应给予充分关注并借鉴。

1.3 框架

本部分首先在"2 生产质量控制策略"中阐述了细胞治疗产品基于风险的质量控

制策略，并对控制要素，如供者及供者材料的管理、医疗机构的质量管理、供应链（流通渠道）的质量管理、基因修饰载体系统的质量控制等，进行了详细介绍。

　　本部分主要对细胞治疗产品区别于常规无菌制剂的生产、质量要点进行系统阐述。在"3 生产管理"中，对细胞治疗产品生产的工艺流程和产品生产的特殊关注点进行了介绍，针对质量控制与实验室管理及产品放行、环境控制等考量点，撰写了"7 质量控制"。对人员、厂房设施和设备、物料、技术转移的管理要点也进行了详细介绍，包括"4 人员管理""5 厂房、设施与设备""6 物料""8 技术转移"。同时，针对细胞治疗产品特殊的关注要点，如生物安全、产品追溯，分别在"9 生物安全防护"和"10 产品追溯系统"进行了介绍。

　　本部分结构图如下（图 1-1）：

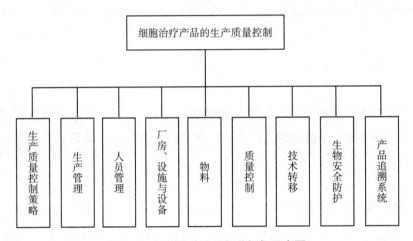

图 1-1　细胞治疗产品部分框架示意图

2 生产质量控制策略

本章主要内容：

☞ 细胞治疗产品生产的特殊性

☞ 如何制定质量控制策略

☞ 细胞治疗产品生产质量控制策略的要素

背景介绍

细胞治疗产品作为一类"活细胞"产品，相比其他化学及生物药品，其具有一定特殊性。细胞治疗产品的供者材料一般来源于人体，具有天然的个体差异性，其来源、类型、用途、性质、功能、生物学活性、可能携带的传染性病原体等特征，对产品质量与生产工艺均造成影响，导致多样化，细胞治疗产品生产具有以下特殊性：

● 供者材料来源于人体，可能含有传染病病原体。

● 供者材料的质量受其来源、类型、特性等因素影响，具有差异性。自体细胞产品生产工艺需要充分考虑供者材料个体化差异的影响，制定合理的工艺步骤和参数并在经批准的范围内实施生产。

● 受供者材料来源和产品类型影响，产品生产批量差异可能较大，生产组织模式相对灵活，生产与临床需求结合更为紧密。

● 温度和时限对供者材料和产品的质量具有更为显著的影响。

● 由于细胞治疗产品为活细胞，包含维持细胞生存的营养物质，供者材料采集后的生产过程受到污染后更利于微生物的繁殖和扩散，且无法进行最终灭菌，污染不易去除。

● 自体细胞产品或采用异体供者材料生产的需与患者配型使用的产品，一旦发生混淆或差错，造成供者材料或细胞治疗产品与患者之间的不匹配，可能会对患者产生危及生命的严重后果。

针对细胞治疗产品这类"活细胞产品"，应从不同细胞治疗产品各自产品及工艺特点出发，围绕从生产起始物料开始的供者材料采集及运输、GMP 生产及质量控制、产品放行及发运流通的闭环全流程中的各个环节，识别产品和生产工艺中的具体风险，评估对产品质量、安全性及有效性潜在影响，设计出符合 GMP 要求的措施，才能实现细胞治疗产品质量可控，保护患者用药安全，实现以患者为中心的质量管理目标。

细胞治疗产品的质量管理体系建立应包含自起始原材料（供者材料）开始、体外经过运输及加工生产、再返回至患者的全过程，包含医疗机构（治疗中心）、供应链（冷链运输及产品流通渠道）、产品制备工厂（生产中心）的三个端的闭环范围。应在充分的工艺开发和全面的质量研究的基础上，逐渐增加对细胞治疗产品的科学认识和经验积累，及时分析评估对产品质量有影响的风险因素、产品质量与临床安全性、有效性的相关性，建立与细胞治疗产品相适应的全生命周期质量控制策略，实现产品从生产到使用的全程质量受控。自体 CAR-T 细胞治疗产品生命周期质量管理闭环示意图见图 2-1。

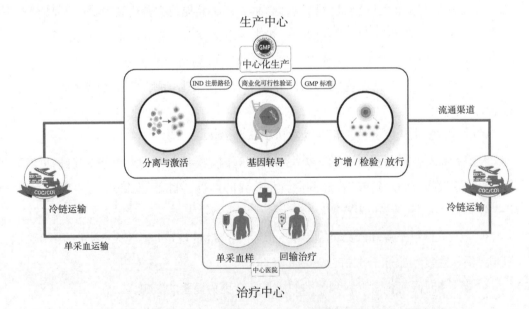

图 2-1　自体 CAR-T 细胞治疗产品生命周期质量管理闭环示意图

2.1 基于风险的质量控制策略

背景介绍

　　基于细胞治疗产品的特点，对所有与产品生产工艺相关的风险进行考量时，应基于当前的科学知识、积累的经验、所有可取得的信息、对产品质量、安全性及有效性潜在影响的评估，以及其他与人的健康和环境相关的风险，制定最合适的控制 / 规避措施。

　　在临床研究期间，确保临床试验受试者的安全是临床试验的重要环节，确保临床试验结果的可靠性也同等重要，尤其是确保产品的一致性，保证在非 GMP 车间生产的产品不会影响临床试验结果。因此，从开发阶段起，就应启动保证产品质量的控制策略。另外，对产品的认知是一个循序渐进的过程，相应的生产工艺和控制方法会随临床试验的不同阶段逐渐精细和完善。

　　对于获得上市许可的细胞治疗产品，制定的质量控制策略应符合注册批准要求，如对原材料和供者材料、生产设施及设备的控制、检验及验收标准、工艺验证、放行标准以及稳定性研究等。

　　细胞治疗产品目前尚处于新兴和快速发展阶段，对细胞类产品的科学认识和 GMP 规模化生产的经验尚在不断积累，因此，基于现有的科学知识及有限的经验开展风险评估的策略，也应随着行业的进步不断更新调整，最终应将基于科学知识的质量风险评估与保护患者联系起来，质量风险管理的资源投入、形式和文件应与风险的水平相适应。当然，运用基于风险的方法的管理策略不等于可以经过风险评估，降低 GMP 明确规定的要求和监管当局规定的要求。

实施指导

　　对质量源于设计（QbD）的药品研发方法与控制策略的详细介绍，可参考本分册无菌制剂部分"2 无菌制剂生产和质量管理概要"。针对细胞治疗产品，注射剂协会 PDA 于 2018 年发布的 81 号技术报告 *Cell-Based Therapy Control Strategy*（《细胞治疗产品控制策略》）中，对如何将质量源于设计（QbD）的理念运用在细胞治疗产品中和如何制订质量控制策略进行了阐述（图 2-2）。此处不再展开描述。

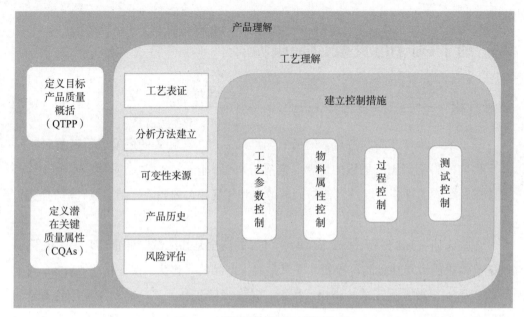

图 2-2　质量控制策略开发概览图

注：本图来自于 PDA TR 81《细胞治疗产品控制策略》

实例分析

本案例以 CAR-T 细胞治疗产品为例，描述了制定质量控制策略的过程，仅供参考。

A. 目标产品概况（TPP）

- 适应证。
- 治疗人群。
- 产品分类。
- 细胞获得 / 细胞源。
- 剂型。
- 作用方式机制。
- 含量。
- 给药方式。
- 给药方案。
- 规模。
- 贮存条件。
- 有效期。

B. 目标产品质量概况（QTPP）

● 药品属性：包括适应证、剂型、给药方案、给药总量、容器包装系统、稳定性及贮存条件等。

　● 安全性。

　● 鉴别。

　● 含量。

　● 纯度。

　● 杂质。

　● 活性。

　● 通用要求。

C. 关键质量属性（CQA）、关键工艺参数（CPP）和关键物料属性（CMA）

● 从 QTPP 中识别影响产品质量的质量属性，风险程度高的定义为 CQA。

● 整理所有生产工艺参数，将直接影响 CQA 的工艺参数定义为 CPP。

● 按照工艺流程图识别出细胞治疗产品生产使用的所有原材料及辅料，评估出物料的关键性程度，将关键性程度高的物料属性定义为 CMA。

D. 控制措施

● 工艺参数控制措施举例

　○ 供者材料采集细胞参数控制：如 CAR-T 细胞治疗产品单采血的采集参数将直接影响供者材料的质量（如淋巴细胞总量、采集总体积等）。

　○ 产品生产过程工艺控制：如细胞扩增培养条件中温度及 CO_2 浓度会直接影响细胞生长和扩增。

● 物料属性控制措施举例

　○ 关键起始物料控制：CAR-T 细胞治疗产品中常用的基因修饰载体是病毒载体，在细胞转导步骤对细胞进行基因修饰，作为关键性物料的病毒载体质量（如不得携带外源性污染因子）是 GMP 生产成功的关键。

　○ 一次性无菌耗材控制：基于细胞治疗产品全过程无菌生产的特点，生产中使用的一次性耗材必须是无菌的，一次性耗材需要满足细胞治疗产品对无菌、细菌内毒素、外来异物等的控制要求。

- 过程控制措施举例

  ○ 环境监测：基于细胞治疗产品不能进行灭菌/除菌工艺，生产中敞口工序的无菌保证对操作环境依赖度极高，因而在细胞治疗产品的批生产时，应对直接操作细胞的生产人员进行表面微生物监测，对在 B 级背景下 A 级进行的关键操作全过程进行悬浮粒子监测，对关键工艺操作过程的背景进行微生物监测。

  ○ 无菌操作管理：定期对生产操作的全程无菌操作步骤进行无菌工艺模拟试验，对生产用无菌培养基配制工艺进行验证及周期性再验证。

- 测试控制措施举例

  ○ 细胞生长情况监测：在细胞扩增培养阶段，取样测定细胞密度和细胞活率，判断细胞生长情况是否满足工艺预期。

  ○ 放行检测：依据工艺产品的特点，对生产过程及成品设置取样点，制订取样方案和实施取样，评价细胞治疗产品的质量状况。

CAR-T 细胞治疗药物的 CQA、CPP、CMA 和控制措施策略示例见表 2-1。

2.2 生产质量控制要素

细胞治疗产品和传统药物相比存在的特殊性，使得细胞治疗产品质量体系管理边界和范围略有不同。从细胞治疗产品的质量风险控制出发，建立包含医疗机构（治疗中心）、供应链（冷链运输及产品流通渠道）、产品制备工厂（生产中心）的三端连接的闭环管理质量体系尤为重要。

本部分从细胞治疗产品的全生命周期闭环流程出发，基于风险程度，列举了细胞治疗产品可能共有的质量风险点（不同细胞治疗产品的工艺不同，可能有的风险点不适用），建议企业制定相应的控制措施。

2.2.1 供者及供者材料的管理

背景介绍

供者材料作为细胞治疗产品的起始物料，来源于人体，一方面会影响细胞治疗产品的质量，另一方面其中可能含有传染病病原体，存在对生产操作人员健康产生影响的风险。因此供者材料的质量要求应作为关键物料属性进行管理，避免污染和混淆，确保采集样本符合生产工艺要求，减少不同批次供者材料间的质量差异。应

表 2-1　CAR-T 细胞治疗药物的 CQA、CPP、CMA 和控制措施策略示例

CAR-T 细胞治疗产品生产质量控制策略					
序号	工艺步骤	关键质量属性（COA）	关键工艺参数（CPP）	关键物料属性（CMA）	控制措施举例
1	单采血	淋巴细胞总数；采集总体积	单采循环血量 / 循环时长	采血套件完整 / 无菌性	采集参数设置；单采血套件的使用前完整性检查
2	T 细胞分选	细胞活率；细胞数	分选磁珠添加量	CD4/CD8 分选磁珠性能	CD4/CD8 磁珠的入厂测试；过程取样细胞计数
3	T 细胞激活	细胞活率；细胞数	激活磁珠添加量；激活时长	激活磁珠性能	激活磁珠的入厂测试；培养过程取样细胞计数
4	T 细胞转导	细胞活率；细胞密度	病毒载体添加量（总滴度）；转导时长	病毒载体滴度	病毒载体入厂测试滴度；病毒载体 MOI 及转导时长控制；培养过程取样细胞计数
5	细胞扩增	细胞活率；细胞密度	培养温度 / CO_2 浓度	细胞扩增培养基性能（促生长能力、培养基无菌性）	配制后培养基取样测试促生长能力；除菌滤器完整性测试；培养温度及 CO_2 浓度连续监测；培养过程取样细胞计数
6	细胞收获	细胞活率；细胞密度；CAR 阳性转导率	培养温度 / CO_2 浓度	细胞扩增培养基性能（促生长能力、培养基无菌性）	配制后培养基取样测试促生长能力；除菌滤器完整性测试；培养温度及 CO_2 浓度连续监测；取样细胞计数 / 测试 CAR-T 阳性率
7	原液	细胞活率；CAR-T 细胞数；工艺杂质残留	清洗 / 收获参数	一次性收集袋的完整性	设置相应的细胞分离参数；取样测试细胞活率 / CAR 阳性率；清洗后取样测试工艺杂质（BSA/RCL/HCP/Mycoplasma）；一次性收集袋供应商审计 / 入厂检验无菌、细菌内毒素
8	半成品配制及分装	细胞活率；CAR-T 细胞数	CAR-T 细胞总数；冻存液添加量	辅料质量匹配工艺要求	取样细胞计数；控制投入 CAR-T 细胞总量；辅料供应商审计 / 入厂检测鉴别、无菌、细菌内毒素、不溶性微粒
9	产品冻存	细胞活率；CAR-T 细胞数	程序降温参数	产品冻存袋性能（耐低温，产品相容性、无菌性）	程序降温参数控制；产品冻存袋供应商审计 / 入厂检测无菌、细菌内毒素

CAR-T 细胞治疗产品生产质量控制策略				
序号	工艺步骤	关键质量属性 （COA）	关键工艺参数 （CPP）	关键物料属性 （CMA）	控制措施举例
10	成品	成品放行标准 （鉴别、含量、纯度、杂质、活性、无菌、支原体、细菌内毒素等）	贮存温度	—	成品存储罐实时温度监控及报警系统；成品按放行标准进行全检

在生产工艺规程中明确规定投入生产的细胞材料的质量标准（例如：单采血的起始细胞总数、外源因子污染情况等）。不符合标准的供者材料可能导致生产失败。例如：用于 CAR -T 产品的起始生产用的单采血，应关注淋巴细胞总数是否符合工艺标准，采集的单采血是否有病原微生物污染等。

📋 技术要求

细胞治疗产品生产质量管理指南（试行）

七、供者筛查与供者材料

（一）企业应当建立供者筛查和检测标准及供者材料的质量标准，并综合考虑微生物的生物安全等级、传染病类别和细胞产品的预定用途等因素进行风险评估，定期回顾其适用性。

企业不得接收不符合质量标准的供者材料。

（二）企业应当选择具有合法资质的医疗机构作为供者材料采集和细胞产品使用的机构，并明确双方职责。质量管理部门应当定期对医疗机构进行质量评估，并根据评估情况会同企业有关部门对医疗机构进行现场质量审计，以确保医疗机构供者筛查和检测、供者材料采集以及产品的使用符合相关要求。

（三）企业应当建立对医疗机构进行质量评估和认可的操作规程，明确医疗机构的资质、选择的原则、质量评估方式、评估标准及合格医疗机构认可的程序，并明确现场质量审计的内容、周期、审计人员组成及资质。

（四）企业质量管理部门应当指定专人负责医疗机构的现场质量审计，确定经认可的合格医疗机构名单，并建立每家医疗机构的质量档案。

（五）企业应当与经认可的合格医疗机构签订质量协议。质量协议的内容应当至少包括医疗机构和企业双方的职责，供者材料的采集方法、保存条件、质量标准、接收规程和/或细胞产品的使用。

（六）企业应当定期对医疗机构采集供者材料和使用细胞产品的情况进行回顾和评估，一旦发现医疗机构出现不符合操作规程，可能会对患者造成不利影响的情况，应当及时要求医疗机构采取纠正措施和预防措施，必要时不再纳入合格医疗机构名单。

（七）企业应当制定供者材料采集、保存、运输、接收的书面要求，详细说明供者材料的采集方法、保存和运输条件以及接收的标准。

（八）企业对每批接收的供者材料，至少应当检查以下各项内容：

1. 来源于合法且经企业评估认可的合格医疗机构。

2. 运输过程中的温度和时限监控记录完整，温度和时限符合规定要求；如对供者材料采集后的储存温度和时限有特殊要求，还应有完整的温度和时间监控记录，且符合标准要求。

3. 包装完整无破损。

4. 包装标签内容完整，至少含有能够追溯到供者的个体识别码、采集日期和时间、采集量及实施采集的医疗机构名称等信息；如采用计算机化系统的，包装标签应当能追溯到上述信息。

5. 供者材料采集记录。

6. 供者筛查和临床检验结果，至少应当有检查特定传染病病原体标志物的结果。

（九）已知含有传染病病原体的自体供者材料在运输、接收、贮存、发放或转运过程中应当与其他供者材料彼此隔离，每个包装都应有明显标识。

（十）投产使用前，企业应当对每批供者材料进行质量评价，内容至少应当包括：

1. 确认供者材料来自于合法的且经过企业评估认可的医疗机构及符合筛查标准的供者，并按照上述第（八）中第4条内容核对相关信息。

2. 供者材料从医疗机构采集结束至企业放行用于生产前的储存温度和时限符合规定要求。

3. 供者材料包装完整，无破损。

4. 运输、储存过程中出现的偏差已按相关规程进行调查和处理。

实施指导

A. 供者传染病病原体筛查

细胞治疗产品生产过程中通常不包括病毒去除工艺或步骤，来源于供者材料中的传染病病原体，无法在现有细胞治疗产品的生产工艺中去除，因此，对供者材料的提供人员，应建立传染病病原体筛查机制，在医疗机构使用经监管当局批准的试剂盒进行病原微生物检测，筛查结果应满足生产企业对供者材料的质量要求。

对于 CAR-T 等自体细胞治疗产品，应根据产品治疗适应人群，制定筛查标准。如细胞治疗产品生产用的单采血，在采集前应要求捐献者至少进行 HIV、HBV、HCV 和梅毒螺旋体等特定传染病病原体的检测，符合要求的才可开展后续单采血采集。

部分异体细胞治疗产品，如干细胞和通用型免疫细胞治疗产品，可能需要进行多批次的细胞采集和筛查，因此还需要有更全面的供者筛查和细胞检测标准。

B. 供者单采血采集

根据不同细胞治疗产品工艺开发要求，明确采集细胞数量（例如：CAR-T 细胞治疗产品建议采集淋巴细胞总数达 5×10^9 个）、采集体积（采集的最小体积应满足工艺规定）等技术标准，制定相应的采集标准并对院端采集人员进行培训，确保采集细胞符合生产要求。

C. 供者材料的运输

- 含有传染病病原体的供者材料在运输过程中应当与其他供者材料彼此隔离。
- 供者材料运输过程需要经过确认，运输过程需要有温度监控记录。
- 供者材料应当始终存放于具有冷链运输条件的设施设备中。
- 应确保供者材料在运输过程中不经过 X 线辐射，不可倾倒、重摔、混淆，全程不应打开冷链包装。
- 若采用第三方物流，运输供应商应经过细胞治疗产品生产商确认后成为合格供应商，并签订质量协议。

D. 供者材料的接收

应设有专门的供者材料接收地点，含有传染病病原体的供者材料应在单独隔离的空间接收及存放。供者材料接收的包含文件应有明确规定并建立接收及存放标准。供者材料接收的注意事项包括：

- 供者材料来源于合法且经企业评估认可的医疗机构。

- 运输过程中的温度和时限监控记录完整，温度和时限符合规定要求；如对供者材料采集后的贮存温度有特殊要求，还应有完整的温度监控记录，且符合标准要求。

- 包装完整无破损。

- 包装标签内容完整，至少含有能够追溯到供者的个体识别码、采集日期和时间、采集量及实施采集的医疗机构名称、细胞总数、患者体重等信息；如采用计算机化系统，供者材料从医院发运到生产场地后，对供者材料包装上的标签进行扫码，通过与电脑系统中预先录入的患者 ID 号核对，确认是否正确；同时，在电脑系统中获取患者的体重、所在医院科室和病床号、医师、采集时间、细胞数量等信息。

- 供者材料采集记录完整。

- 供者筛查的临床检验结果，至少应当有检查特定传染病病原体标记的结果。对于已知含有传染病病原体的供者材料，企业应当隔离存放，每个包装都有明显标识。

- 供者材料应在规定的温度条件下暂存，直至用于生产。

E. 供者材料的放行

应建立供者材料的放行管理流程，只有经过质量保证部门质量评价，合格后才可放行进入后续生产使用。质量评价内容包括但不限于：

- 确认供者材料来自于合法的且经过企业评估批准的医疗机构及符合筛查标准的供者。

- 运输过程中的温度监控记录完整，温度符合规定要求；如对供者材料采集后的贮存温度有特殊要求，还应有完整的温度监控记录，且符合标准要求。

- 供者材料从医疗机构采集结束至企业放行用于生产前的贮存温度和时限符合规定要求。

- 供者材料包装完整，无破损。

- 运输、贮存过程中出现的偏差已按相关规程进行调查和处理。

- 异体供者材料不得含有经细胞、组织或体液传播疾病的病原体。

对供者材料进行入厂检测，确认检测结果符合质量标准之后放行使用。如果由于特殊的细胞治疗产品特点（如生产周期短等），企业无法在使用之前完成所有供者材料的检测项目，企业可以在风险可控的情况下对供者材料进行限制性放行，但需要在细胞治疗产品放行时完成供者材料的检测并符合质量标准。

实例分析

对于供者材料筛查，需基于产品风险和供者使用要求，明确供者的任何相关特征，包括但不限于年龄、性别、既往辐射暴露、疫区停留情况、既往病史、家族史、病原微生物筛查信息、人白细胞抗原（human leukocyte antigen，HLA）分型信息、血型、血常规检测等。筛查项目一方面可参考《中国药典》三部血液制品生产用人血浆中的描述，检测项目包括：

- 外观。
- 蛋白质含量。
- 谷丙酸氨基转移酶（ALT）。
- 乙型肝炎病毒（HBsAg）。
- 梅毒螺旋体。
- 人类免疫缺陷病毒（HIV-1 和 HIV-2）。
- 丙型肝炎病毒（HCV）。

企业可根据供体健康/疾病史或区域流行病区生活逗留的具体情况适时增加相应的筛查项目。

另一方面，对于供者材料的入厂检验标准，可结合产品特点进行部分工艺相关指标的检测，以下检测项目供参考：

- 总细胞数。
- 细胞活性。
- 细胞抗体标志物检测。
- 支原体检测。

2.2.2 医疗机构的质量管理

背景介绍

供者材料无论来自于患者自体细胞还是捐献者的组织细胞，均需由有医师资格人员在医疗机构内实施采集操作。现已上市的 CAR-T 细胞治疗产品，均需要在回输前由有经验的医护人员实施细胞制剂成品的复融操作。同时，在院端开展细胞治疗前，还需要专业医师指导，完成患者用药前的桥接治疗、淋巴细胞清淋等细胞治疗前处理。因此，具备细胞治疗经验和能力的医疗机构是保证患者治疗效果和用药安全的关键。

企业建立的质量管理体系应将供者材料采集端和治疗端的医疗机构包含进去，筛选具备条件的医疗机构，对医疗机构相关医护人员进行采集和复融等操作的培训，对采集场地和治疗场地进行现场审计，经过质量评估并确认符合要求的，纳入合格医疗机构和合格医护人员清单，双方签订质量协议。质量协议的内容应至少包括：医疗机构和企业双方的职责、供者材料的采集方法和贮存条件、质量标准接收规程和产品的使用等。对合格医疗机构还应实施动态维护，定期开展审计及再审计，及时补充经审计合格的医疗机构名单，并从清单中剔除存在风险的医疗机构。

实施指导

A. 医疗机构的筛选

根据细胞治疗产品对供者材料采集和治疗的医疗机构的要求，从医疗机构的医疗水平出发，评估医疗机构既往治疗患者数、治疗水平、已建有的细胞治疗全流程多学科诊疗管理或院际合作团队情况（如对于 CAR-T 产品，团队可不限于本院治疗科室、ICU 科、神经内科、感染科等）等，评估医疗机构的硬件配备、住院治疗的床位数等情况，和医疗机构进行沟通和共建意愿度评估，确立目标合作医疗机构。

B. 医疗机构的培训

对经过初步筛选的合作医疗机构的相关业务科室及人员，企业应负责开展相关产品医学及使用的知识培训，使医疗机构人员熟悉产品的使用环节，了解产品使用过程中的重要注意事项，包括用药后可能发生的不良事件的处置流程等。培训内容应包括：

● 细胞治疗产品相关医学基础知识：由企业专门负责医学管理的医学专业人员作为讲师，对产品知识及相关的医学数据进行培训，如病例分享、不良反应处理等。

● 产品使用相关操作流程培训及练习性预演：由企业的专业人员作为培训讲师，和医疗机构相关科室现场进行的讲解和培训。培训内容主要包含：

○ 供者材料采集标准流程及关键操作要点说明。

○ 供者材料从医疗机构交接至运输商的交接流程及确认的关键点。

○ 供者材料运输过程中的质量管理介绍。

○ 产品运输至医疗机构的交接流程及确认关键点。

○ 产品在使用前的复融操作流程及关键操作点。

○ 使用后剩余产品的处置。

○ 练习性预演实操：配合真实运输设备的运输及交接进行模拟性操作练习。

C. 医疗机构的质量审计 / 认证

企业应建立医疗机构质量审计 / 认证的标准操作流程，由质量管理部门对目标合作医疗机构进行现场质量审计，评估医疗机构硬件和软件是否支持产品在该医疗机构开展治疗。可将卫健委对采血机构的相关管理法规作为评估参考依据：

- 《单采血浆站质量管理规范》。
- 《单采血浆站实验室质量管理规范》。
- 《静脉血液标本采集指南》。

D. 合格医疗机构的定期评审及退出机制

- 经过质量审核合格且成功完成实战操作演练后，企业应和医疗机构签订质量协议，明确双方质量责任。将审计合格的医疗机构纳入《合格医疗机构清单》。并按照产品注册批准上市时监管要求，定期将合格医疗机构名单上报当地药品监管部门进行备案。

- 发生偏差、质量投诉，应及时启动偏差及投诉调查，必要时启动有因审计，若审计活动中发现无法满足要求时，应暂停相关治疗活动，确认医疗机构的整改符合要求后才可重启治疗活动，必要时，应将该医疗机构从合格清单中剔除。

实例分析

以自体 CAR-T 细胞治疗产品为例，对医疗机构采血现场审计要求如下：

- 确认细胞单采室现场硬件条件，具体如下：

○ 单采室场地情况：具有适当的规模和管理，以便接收、准备、采集、运输包装单采血材料。

○ 现场设备情况：采血机的品牌 / 型号、校准状态和校准周期、使用和维护记录。

- ○ 采血机配套使用耗材及试剂的储存管理情况。
- ○ 单采人员情况：单采人员具备相应资质、符合培训要求证明。
- 确认医疗机构的质量管理体系，具体如下：
- ○ 医疗机构对单采人员培训和资质管理流程。
- ○ 医疗机构的文件管理流程。
- ○ 单采设备操作、校准和维护等管理流程。
- ○ 物料耗材管理流程。
- ○ 单采流程管理情况（包括单采准备、单采过程数据记录、保证患者身份准确、信息可追溯等）。
- ○ 单采室的清洁和环境管理流程。

2.2.3 供应链（流通渠道）的质量管理

背景介绍

细胞治疗产品的供应链包含了从起始供者材料的运输、最终制剂产品运送至患者所在医疗机构开展用药治疗的整个流通环节，供应链是连接生产中心和治疗中心的质量管理闭环中重要纽带。例如：对于已上市的自体 CAR-T 细胞治疗产品这类"患者订制"单人单批次的个人用药，其供应链由药品经营企业（例如：已上市 CAR-T 药品采用的 DTP 药房负责"最后 1 公里配送"）和药品物流企业构成了向医疗机构端配送的闭环式结构。

采用的运输方式应能维持产品质量稳定，运输过程中能够防止差错及混淆等规范运作，是确保产品质量安全可靠的重要环节，供应链质量控制内容应是细胞治疗产品质量管理体系中的重要部分。企业可通过与供应链服务商的质量约定，共同对产品运输包装的温控能力进行确认，对运输过程中可能的外界干扰（例如：撞击、辐射）是否会对产品质量产生风险进行研究和确认，运输过程中产品温度波动是否符合产品允许的范围进行确认，对运输过程中防止差错及污染的措施进行质量评价，确保细胞治疗产品在流通渠道过程中产品质量受控，降低细胞治疗产品在流通领域中可能的质量风险，最终确保患者用药安全。

企业应与供应链服务商（药品经营企业，如 DTP 药房）和药品物流企业（承运商）共同建立多方联动的供应链协同管理团队，负责供者材料和最终成品的营运流程、信息交换、物流运输的全程监控，确保执行经设计并经验证的运输方案，结合订单信息提供个体化的运输服务，实现产品配送全程质量管控。

企业还应与供应链服务商共同建立多方联动的应急管理团队，对细胞治疗产品在供应链流程中出现的异常情形做出快速决策和响应。

实施指导

A. 供应链服务商的筛选及质量审计

企业应结合自身产品特点，选择相适应的供应链服务商，初步评估物流运输商的运营能力、业务响应能力、合作意愿度及其内部质量管控体系等，筛选出可能的物流运输商，并由技术团队和物流运输商团队合作，联合开发，或在物流运输商已有包装中筛选，初步确认满足产品运输要求的可能包装样式。完成供应商的初步筛选和评估后，由质量管理部门启动对服务商质量体系的全面质量审计。

B. 运输确认

企业应与服务商协同，完成供者材料和细胞制剂成品的运输验证。确保运输全过程满足生产工艺及产品贮存的需要。应明确符合运输要求的运输包装形式、确认包装保温的最大时长，作为实际运输时限管理的依据。

C. 供应链服务商的定期评估和退出机制

经质量审核合格的供应商，企业应与其签订质量协议，并纳入《合格供应链服务商清单》进行管理。

若发生偏差、质量投诉等，应执行相应的偏差调查及投诉调查流程，必要时启动现场审计，若发现无法满足要求时，应暂停相关运输活动，确认整改符合要求后才可重启使用该服务商，否则，应采取退出机制，从合格清单中剔除。

实例分析

以冷链运输的自体 CAR-T 细胞产品为例，对供应链服务商的审计要点包括：

• 冷链运输设施设备应配置温度自动监测设备，可实时采集、显示、记录、传送配送过程中的温度数据，具有远程及就地实时报警功能；应配置定位系统，可实现配送轨迹的监控；应采取安全保障措施，防止药品在配送过程中丢失或替换。

• 应确保供者材料、药品在运输过程中避免 X 线辐射，不可倾倒、重摔、混淆，全程应尽可能避免打开冷链包装，并确保随行文件和患者信息的安全。

● 有药品专用的固定贮存区域，并通过监控设备实施贮存期全程监控。药品贮存时，应保持存放在经验证的适用于冷链运输的设施设备中。固定贮存区域温度应保持在冷链设备验证的环境温度范围中，并有专人管理，建立记录。

● 物流运输商应有相应的异常情况处置机制。如发生温度异常、冷链运输设施设备破损、倒置、跌落、封签非正常开启等任何异常情形，应及时反馈至企业，执行企业要求采取的相应应急措施。

● 物流运输商建有的质量管理体系应包含对冷链药品的验收、在库维护、发运及应急处置等相关管理流程，应符合《药品经营质量管理规范》及其附录《冷藏、冷冻药品的储存与运输管理》中的相关规定。

2.2.4 基因修饰载体系统的质量控制

背景介绍

基因修饰载体系统是关键的起始原材料，在细胞治疗产品的生产中，对最终产品的质量保证至关重要，载体基因结构设计、制备过程以及质量控制等方面的差异将直接影响产品的安全性和有效性。基因修饰载体系统的生产过程应在 GMP 条件下进行。

目前，细胞治疗产品的上市许可持有人（MAH），其基因修饰载体系统（如 CAR-T 细胞转导用的病毒载体）采用委托研发生产外包组织（CDMO）公司生产为主，外部生产企业的质量管理体系差异各有不同，因此 MAH 应建立相应管理 CDMO 公司的流程，和其签订质量协议，对 CDMO 公司进行质量审计和定期再审计。对入厂的基因修饰载体系统建立到货验收标准（涵盖入厂检验质量标准），取样检测合格后才可放行用于生产。

管理要求的进一步阐述，详见本分册细胞治疗产品部分"6 物料"。

2.2.5 污染控制策略

法规要求

药品生产质量管理规范（2010 年修订）

第一百八十八条 不得在同一生产操作间同时进行不同品种和规格药品的生产操作，除非没有发生混淆或交叉污染的可能。

第一百八十九条 在生产的每一阶段，应当保护产品和物料免受微生物和其他污染……

第一百九十七条 生产过程中应当尽可能采取措施，防止污染和交叉污染……

第一百九十八条 应当定期检查防止污染和交叉污染的措施并评估其适用性和有效性。

药品生产质量管理规范（2010 年修订）无菌药品附录

第三条 无菌药品的生产须满足其质量和预定用途的要求，应当最大限度降低微生物、各种微粒和热原的污染。

第四十六条 生产的每个阶段（包括灭菌前的各阶段）应当采取措施降低污染。

背景介绍

欧盟 2022 年 8 月发布的 GMP 附录 1"无菌药品生产"中给出了污染控制策略（contamination control strategy，CCS）的定义：源于现有产品和工艺的理解，以确保工艺性能和产品质量为目标而设计的针对微生物、细菌内毒素 / 热原和微粒的一系列控制措施，这类措施包括对原液、辅料及成品的组成及成分、生产设施和设备操作状况、过程控制、终产品质量标准、相关方法及监控频次设立相应的控制参数和质量标准。

基于细胞治疗产品"活的细胞"的特性，常用的灭菌 / 除菌工艺不能用于细胞治疗产品的生产，因此，现已批准上市的细胞治疗产品，其工艺培养体系均按照全程无菌生产要求来管理，一旦发生微生物污染，会直接导致最终产品不合格或不得不终止生产。因此，遵循无菌药品的生产管理要求是防止微生物污染，确保产品成功的重要手段。例如：对于工艺步骤中涉及的敞口操作，应在 B 级背景下的 A 级进行；生产车间为了避免污染，应有良好的人物流设计，使得进入洁净区的人员和物品携带微生物负荷降低到相应洁净度级别规定；直接从事无菌操作的人员，应经过微生物控制培训和无菌操作规范的培训，成功通过无菌工艺模拟试验（aseptic process simulations，APS）后才能上岗从事细胞治疗产品生产操作。

实施指导

A. 细胞治疗产品的厂房设计

细胞治疗产品的生产从起始供者材料采集开始，至最终成品制剂的生产工艺全过程所有的敞口操作，均为在 B 级背景下的 A 级进行的无菌操作，因此需要对进入生产制备操作间的人员更衣流和物料传递流进行良好的设计，以有效避免污染及交叉污染和防止微生物污染；需要对生产洁净区建立确认及日常环境监测策略，制订批生产时环境悬浮粒子、微生物监测频率；对检出的环境微生物进行鉴定和调查。

具体管理内容，详见本分册细胞治疗产品部分"3 生产管理""5 厂房、设施与设备"。

B. 无菌操作人员培训

现有上市自体 CAR-T 细胞治疗产品由于其生产规模小，依赖操作人员在生物安全柜内完成关键的工艺步骤操作，例如从细胞培养袋中取样细胞计数、添加培养基及换液、半成品的配制等，因此，直接从事细胞治疗产品无菌操作人员的无菌操作能力是生产制备成功的重要保证。

企业应建立一套无菌操作培训的流程，经过严格的无菌培训和操作考核后的合格人员才能从事细胞治疗产品的生产操作。无菌操作培训内容至少包括：

● 无菌更衣培训。

● 无菌操作培训。

● 无菌工艺模拟试验。

具体管理内容，详见本分册细胞治疗产品部分"4 人员管理"。

C. 生产用物料无菌控制

细胞治疗产品为全过程无菌生产，因此直接和细胞治疗产品接触的设备、原材料和一次性耗材等必须满足无外源性病毒因子污染、无菌 / 无热原的要求。因此，对生产用关键物料的质量控制至关重要，质量管理内容至少包括：

● 供应商筛选：在生产工艺开发和生产用物料筛选时，就应特别关注物料可能引入外源性病毒因子的风险，尽可能选择非人、动物组织来源或其生产加工工艺中不含生物源性材料的原材料，若必须使用（如胎牛血清），应进行充分评估和确认，其产品工艺中必须包含病毒去除工艺和进行最终检测，确保其提供的产品没有外源性病毒因子引入的风险。

- 供应商质量审计：重点关注物料的生产工艺，提供无菌产品的无菌保证情况，放行标准等；审计合格后应和供应商签订质量协议。
- 物料入厂检验：对关键物料进行质量风险评估，制订入厂检验标准（包含无菌、细菌内毒素限度等），执行入厂检验和放行管理。

具体管理内容，详见本分册细胞治疗产品部分"6 物料"。

D. 过程污染监测

在细胞治疗产品的生产过程中，应建立产品的过程取样监测策略，及时发现生产过程中微生物污染情况，监测项目至少包含：

- 支原体污染监测。
- 微生物污染监测。

具体管理内容，详见本分册细胞治疗产品部分"7 质量控制"。

2.2.6 生物安全管理

背景介绍 ——————————

细胞治疗产品的供者材料来源于人体血液或组织，属于生物源性材料，存在引入、传染及传播传染性病毒因子的风险，在细胞治疗产品的生产过程中，必须严格执行防止差错及混淆的措施，控制外源因子引入导致的产品安全性风险。

在细胞治疗产品的生产端，应建立生物废弃物处置及灭活、含有传染病病原体的生物材料泄露应急处置等管理措施。例如：在接收及生产操作/检验操作过程中，应严格遵循相应的生物安全操作，过程废弃物应及时进行灭活处置，灭活工艺参照GMP要求进行验证或确认。

针对含有传染病病原体的样本，应在指定的专门的操作间进行处置，并保持与相邻房间的负压，相应的操作过程应在生物安全柜内进行，以确保操作人员的安全，涉及操作的实验室场地还应符合卫健委对生物安全实验室级别的要求。

具体管理内容，详见本分册细胞治疗产品部分"9 生物安全防护"。

2.2.7　产品追溯系统

背景介绍 ────

　　基于细胞治疗产品的特点，要实现细胞治疗产品全流程的防混淆 / 防差错，不仅在生产过程中需要进行防差错 / 防混淆的管理，还应从起始供者材料开始，对采集的细胞及组织的体外运输进行全流程的防差错 / 防混淆的质量管理，建立产品的全程追溯系统，确保细胞治疗产品的质量及用药安全。

　　产品追溯的进一步阐述，详见本分册细胞治疗产品部分"10 产品追溯系统"。

2.2.8　批记录管理

背景介绍 ────

　　细胞治疗产品的批记录的保存时限与其他传统药物不同。GMP 第一百六十二条规定：批记录至少保存至药品有效期后一年。在《细胞治疗产品生产质量管理指南（试行）》中规定：细胞产品的批记录应当至少保存至产品有效期后 5 年。供者材料、关键物料的追溯以及供者与患者关联识别等关键追踪记录或资料，至少保存 30 年。而欧盟规定，ATMP 产品追溯系统数据要求至少保存至产品有效期后 30 年（ATMP生产质量管理指南 6.37）。

　　建议企业根据相应产品的具体情况，制订合适的批记录保存效期。

实例分析

　　CAR-T 细胞治疗产品批记录由产品全周期内生产及质量控制活动产生的相关记录组成，可以按照供者识别码编号整理所有的批记录进行归档，归档的批记录包含但不限于：

　　● 起始供者材料的采集记录、运输过程温控记录、生产中心接收及检验记录和供者材料的质量评价放行记录。

　　● 批生产及过程控制记录、中间产品及成品的检验记录和最终成品质量评价放行记录。

　　● 成品运输至治疗中心过程的温度记录和产品复苏回输操作记录等。

2.2.9 产品召回及其他降低风险的措施

背景介绍

细胞治疗产品质量管理体系涵盖了由医疗机构（治疗中心）、供应链（运输流通端）和细胞制备（生产中心）链接起来的闭环，闭环内一旦发生任何与产品相关的质量问题（投诉）时，应触发质量体系中的产品投诉调查流程，展开应急处理和原因调查，若经过调查确认有产品质量风险存在时，应立即做出停止流入下一环节的纠正措施，必要时从院端（治疗中心）或流通端召回产品。

技术要求

细胞治疗产品生产质量管理指南（试行）

十、质量管理

（四）企业应当建立应急处理规程，当获知细胞产品在运输和使用过程中发现有质量风险，如包装袋破损、标签信息错误和脱落，或者产品温度在运输过程中超标，应当立即启动应急处理并展开调查，相关应急处理和调查应当有记录和报告。必要时还应当启动产品召回。

实施指导

A. 产品召回

• 应建立有效系统确保对质量相关的投诉进行记录并充分调查，无论投诉是口头的还是书面的。除另有规定外，负责处理投诉及质量缺陷调查的人员应该独立于市场及销售部门。

• 应建立收到投诉后应采取相关行动的操作流程，流程中应包含对产品召回行动对患者获得医疗产品可及性影响的评估。

• 对于召回的产品，应制定书面处理流程，内容包括：如何发起产品召回、召回应告知方（包括主管部门及医疗机构），以及召回材料如何处理；应确保产品召回流程能在任何时候都能被快速实施；应从保护公众健康的角度，在找出问题根源并充分描述产品缺陷之前就进行产品召回。

- 对于已批准上市的细胞治疗产品，应考虑实施产品模拟召回演练。

B. 其他风险最小化措施

患者在用药后均伴有不同程度的不良反应是一般细胞治疗产品的临床治疗特点，例如：临床上观察到的细胞因子释放综合征和免疫效应细胞相关神经毒性综合征是细胞治疗后的常见不良反应，因此，一般患者需要住院用药，用药后的一段时间内需要在院端由医护人员进行密切监护。各国药监机构在批准细胞治疗产品上市的同时，均规定药品上市许可持有人（MAH）的产品上市后的风险管理计划中，应根据细胞治疗产品所开展的动物研究以及人体临床研究中获得的有效性及安全性数据，结合适应证人群的特点，明确药品的已确认风险和潜在风险，提出与风险相匹配的药物警戒活动计划和风险最小化措施，以确保药品上市后在适用人群的临床用药过程中保持获益大于风险。

- 药物警戒活动

常规药物警戒活动包含但不限于：

  ○ 不良事件的收集、处理、随访、分析评估。

  ○ 不良事件和定期安全性更新报告的提交。

  ○ 附条件批准产品按要求开展的临床试验中对可疑且非预期严重不良反应（SUSAR）和研发期间安全性更新报告（DSUR）的提交。

  ○ 对产品安全性特征的持续监测。

  ○ 必要时与监管机构及时沟通。

特殊药物警戒活动包括但不限于：

  ○ 对治疗中心进行评估认证和定期再认证。

  ○ 持续开展针对接受产品治疗患者的长期安全性随访，并通过非干预性研究收集和评估治疗产品在更广泛人群中的安全性和疗效。

  ○ 建立产品从生产、运输、使用到后续随访的全链条管理体系，在出现不良反应时可对应到特定产品，实现可追溯。

- 其他风险最小化措施

常规风险最小化措施包含但不限于：通过说明书和标签等载体中相关项目如〔不良反应〕〔注意事项〕〔用法用量〕和〔警告〕等部分，传递细胞治疗药品可能存在的风险，并提供管理该风险的常规风险最小化措施的临床建议。在风险信息发生变化时，应及时更新说明书和标签。

额外风险最小化措施包含但不限于：开展医生、患者和物流人员的教育培训、发放患者提示卡等，如出现教育材料中某环节相关的大量不良反应，可考虑对教育材料进行评估和适时更新。

3 生产管理

本章主要内容：

☞ 细胞治疗产品生产的典型流程

☞ 生产管理的关注要点

☞ 如何开展工艺验证和无菌工艺模拟试验

☞ 对质粒、病毒载体的控制需要关注的内容

☞ 种子库和细胞库管理的要点

背景介绍

本章节主要对免疫细胞治疗产品（以下简称细胞治疗产品）生产过程控制的相关要求进行阐述。

直接用于细胞治疗产品生产的基因修饰载体或其他赋予其特定功能的材料（如病毒、质粒、RNA、抗原肽、抗原蛋白、蛋白质–RNA 复合物等）的生产、检验和放行等过程，应当参照 GMP 的相关基本原则以及数据可靠性要求，最大限度地降低制备环节污染、交叉污染、混淆和差错的风险，确保细胞治疗产品的安全和质量。

以自体 CAR–T 细胞治疗产品为例，典型的生产流程如下（图 3–1）。

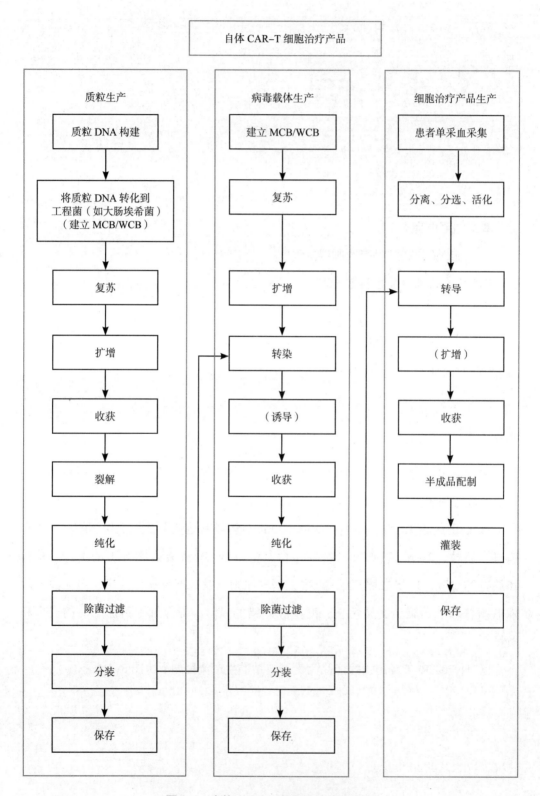

图 3-1　自体 CAR-T 细胞治疗产品生产

📋 技术要求

细胞治疗产品生产质量管理指南（试行）

九、生产管理

（一）细胞产品根据其工艺特点，产品批次可考虑定义为：在同一生产周期中，采用相同生产工艺、在同一生产条件下生产的一定数量的质量均一的产品为一批。单一批次所生产出来的所有细胞的总量为此次生产的批量。

（二）细胞产品、直接用于细胞产品生产的基因修饰载体或其他赋予其特定功能的材料的无菌工艺模拟试验至少应当符合以下要求：

1. 采用非密闭系统进行无菌生产操作的，无菌工艺模拟试验应当包括所有人工操作的暴露工序。

2. 采用密闭系统进行无菌生产操作的，无菌工艺模拟试验应当侧重于与密闭系统连接有关的步骤；如有未模拟的无菌生产操作，应当进行风险评估，并书面说明不开展无菌工艺模拟的合理性。

3. 需要较长时间完成的无菌生产操作，应当结合风险评估，说明缩短模拟某些操作（如离心、培养）时长的合理性。

4. 对微生物生长有抑制作用从而可能影响无菌工艺模拟试验结果的无菌生产操作（如冻存），经风险评估后可不包含在无菌工艺模拟试验中。

5. 同一生产区域有多条相同生产线的，每条生产线在成功通过无菌工艺模拟试验的首次验证后，可采用极值法或矩阵法，或两者联用的方法，至少每班次半年进行1次无菌工艺模拟试验，每次至少一批。

使用相同设备和工艺步骤生产不同的产品，如采用极值法进行无菌工艺模拟试验，应当模拟某些生产操作的最差条件；如采用矩阵法进行无菌工艺模拟试验，应当模拟相似工艺步骤的最差条件；如采用两者联用方法的，应当书面说明理由及其合理性，模拟应当包括所有的无菌生产操作及最差条件、所有生产用的设备类型。

（三）细胞产品生产工艺应该经过验证，其工艺验证应当符合以下要求：

1）采用自体供者材料生产细胞产品的生产工艺有一定的特殊性，其验证所用的供者材料可来源于健康志愿者；如果来源于患者的，可采用同步验证的方式。

2）对于用自体供者材料生产细胞产品，应当根据风险评估考虑实际生产中的最差条件。如同一生产区域有多条相同生产线的，或者同一生产操作间内有多个隔离器的，最多可同时进行生产操作的生产线数量，或隔离器的数量，同时还应将生产环境、操作人员及实验室检验能力等影响因素作为最差条件予以考虑，并经过验证。

（四）直接用于细胞产品生产的基因修饰载体或其他赋予其特定功能的材料生产工艺应当经过验证，工艺验证至少应包含三个连续的、完整生产工艺的批次。

（五）细胞产品生产过程中应当采取措施尽可能防止污染和交叉污染，控制质量风险，如：

1.含有传染病病原体的自体供者材料，在生产、转运过程中应与其它不含有传染病病原体的供者材料或细胞产品相互隔离。

2.采用非密闭系统或设备进行生产时，同一生产区域内不得同时生产不同品种的细胞产品，同一生产操作间内不得同时生产相同品种的不同批次细胞产品。

3.同一生产区域的不同生产操作间内同时进行同一品种不同批次细胞产品生产时，宜采用密闭系统，如无法保证全部生产过程的密闭控制，则应充分进行风险评估，并采取有效的控制措施，如密封转移、房间压差控制、不得跨越房间操作、直接操作人员不得交叉走动、灭菌与消毒以及单向流传递等。

4.同一生产区域内采用密闭系统进行同一品种不同批次细胞产品生产时，除细胞培养步骤外应避免在同一生产操作间内同时进行多个相同或不同步骤的生产操作，在完成一个步骤生产操作后应及时进行清场。还应采取有效的控制措施，如房间压差控制、人员管控、交替操作、定置管理、灭菌与消毒以及单向流传递等。

5.同一生产操作间内有多个隔离器时，应当定期对其进行完整性检查，隔离器不应直接向操作间内排风，且排风不可循环利用。还应采取有效的控制措施，如密封转移、交替操作、定置管理、灭菌与消毒以及单向流传递等。

6.采用密闭系统进行细胞培养，同一生产操作间或同一培养箱内可同时培养和保存不同批次产品，但应当采取有效措施避免混淆；采用非密闭系统进行细胞培养，应对培养箱内不同批次产品进行物理隔离（如采用蜂巢式培养箱）或采用不同生产操作间的独立培养箱，培养箱内应保持一定的洁净程度且可以进行消毒或灭菌。还应进行充分的风险评估，采取有效措施以避免交叉污染和混淆。

7.密闭系统或设备发生意外开启或泄漏的，应当进行风险评估并采取有效的应急措施。

（六）应当制定监测各生产工序环境微生物污染的操作规程，并规定所采取的措施。处理被污染的产品或物料时，应当对生产过程中检出的微生物进行鉴定并评估其对产品质量的影响。

应当保存生产中所有微生物污染和处理的记录。

（七）细胞产品生产过程中应当采取措施尽可能防止混淆和差错，如：

1. 生产过程中的供者材料和产品都应当有正确的标识，低温保存的产品也应当有标识。

2. 自体细胞产品供者材料和产品的标识信息中应当有可识别供者的具有唯一性的编号（或代码）。

3. 生产前应当仔细核对供者材料和产品的标识信息，尤其是用于识别供者的具有唯一性的编号（或代码），核对应有记录。

4. 生产过程中需对产品进行标识的，应当确认所标识信息的正确性，自体细胞产品应当与自体供者材料上用于识别供者的具有唯一性的编号（或代码）一致，确认应有记录。

（八）细胞产品生产用包装容器及其连接容器（如有）应当在使用前和灌装后立即进行外观检查，以确定是否有损坏或污染迹象，外观检查应有记录。

（九）直接接触细胞产品的无菌耗材应当尽可能使用一次性耗材。

（十）生产过程中的中间产品和物料的转运有特殊要求的，如温度、时限等，应当对转运条件有明确的规定，并在转运过程中进行相应的监控，且有相应记录。

（十一）生产过程中含有传染病病原体的污物、废弃物或可疑污染物品应当原位消毒，完全灭活后方可移出工作区域。处理过程应符合国家医疗废物处理的相关规定。

3.1 总体原则

细胞治疗产品具有多样性、异质性、复杂性、迭代快等特点，随着对产品特性及工艺了解的加深，可以优化生产工艺及控制。但应注意，对于已上市的细胞治疗产品，任何变更都应以保证产品的安全性和有效性、质量可控性为基本出发点，在考虑终产品质量可比性的前提下，充分评估变更风险，结合产品特点以及变更的实际情况开展变更研究，并按照有关规定进行补充申请、备案或报告，保留完整记录，确保可追溯性。

细胞治疗产品的生产过程中应当采取措施以防止污染和交叉污染、混淆和差错。如果发生偏差，无论偏差大小，都应重视。应对偏差进行调查，以查明原因或合理推测可能的原因，并且采取适当的纠正和预防措施。

细胞治疗产品相关的质量风险与细胞／组织的来源及生物学特性（如是否含传染病病原体）、载体（如是否具备复制能力或逆转录能力）的生物特性、非细胞组分

（原料、基质）的特性以及生产工艺相关，企业应使用基于风险的方法，确保产品质量。

细胞治疗产品涉及生物活性物质（如病毒载体），其生产环境和生产过程控制应在满足 GMP 的同时考虑有关生物安全的规定，以防止有毒有害物质的泄露和散播。应建立生物安全管理体系并保留相应的记录，配备适宜的设备和设施，制定生物安全防护措施以及应急预案。

3.1.1 生产准备

A. 物料的接收和处理

入厂物料和原材料接收后，应立即进行物理隔离、待检，直到放行以供使用或分发，同时应设立必要的不合格品存放区，用以存放检测不合格的物料和原材料。

在确认满足质量标准要求后，采购的物料、中间产品和生物活性物质（如病毒载体）在生产使用前，需要经放行审批。

生产过程中，所有的物料、原液的容器、主要设备都应贴上标签或标识，在适当的情况下，还应标记操作房间，或者标明加工产品或物料的信息，如浓度或效价（如适用）和批号。如条件允许，应该注明生产阶段。

容器、设备、设施上的标签应该清晰且明确。除了标签上的文字外，可使用不同的颜色来标明所处状态（如：待验、接收、不合格、清洁）。需要确认标签性能（如黏附性）与贮存或生产条件（如：极低的贮存温度、恒温水槽）是否匹配。

试剂与溶液应有明确的标签，包括配制日期、配制人员、试剂/溶液名称或代码、有效期、贮存条件、批次号、规格等。

用于生产质粒或病毒载体的菌种和（或）细胞株，应按照《中国药典》三部生物制品生产检定用动物细胞基质制备及质量控制相关规定以及 ICH 等相关指南进行制备和检验，检验合格并放行的菌种库/细胞库才能用于生产。

对于人体组织或细胞，无论是从医院采集或是从第三方获取，都应建立完整的从医院或第三方到实验室或车间的完整的接收管控措施，有关追溯的要求可参考本分册细胞治疗产品部分"10 产品追溯系统"。

应确认病毒载体、非病毒载体、人体组织或血液细胞等材料投产前符合质量要求，相关要求可参考本分册细胞治疗产品部分"6 物料"。

B. 厂房和设备确认

可参考本丛书《厂房设施与设备》分册和本分册细胞治疗产品部分"5 厂房、设施与设备"。

C. 生产人员

详见本分册细胞治疗产品部分"4 人员管理"。

3.1.2 清场管理

药品生产必须保持清洁卫生环境，不同洁净区对生产环境、设备和人员等有不同的清洁卫生要求。

为了保证整个生产过程严格执行卫生标准，防止对药品产生污染，必须建立卫生制度和清洁规程，明确生产环境、设备和人员的清洁消毒要求，并对清洁、消毒方法进行验证，建立有效的清洁消毒体系。

为了防止药品生产中不同品种、规格、批次之间的污染和交叉污染，各生产工序在生产结束、更换品种及规格或换批号前，应彻底清理及检查作业场所，密闭性一次性使用技术可根据风险评估确定清场管理规则。

生产人员应接受定期培训，形成按规程操作、按规定填写记录、发生偏差应及时汇报上级的良好习惯，从而最大限度地预防人为的污染因素。

清洁

同一品种连续生产时，批次间应进行清洁，连续生产结束后，产品转换前需采取额外的措施，如将批次间已验证过的清洁方法重复运行一次。

厂房应建立相应的清洁清场操作规程，操作规程内容应至少包含：频次、方法、效期及标准。

对重复使用的工具和与产品直接接触的设备部件，其清洁程序应进行验证。如色谱树脂（填料）和超滤膜包（柱），在连续生产结束后应采用已验证的方法进行清洁。不同产品的纯化应当分别使用专用的层析介质。

高度相似的细胞治疗产品的清洁程序无需逐个验证，可使用最差条件选择一个产品作为代表进行验证。如：相同骨架带有不同目标基因（gene of interest，GOI）序列的质粒载体，带有不同 GOI 的同一类病毒载体，以及带有不同靶向功能的T 细胞。

3.1.3 灌装、分装、目检、冻存

细胞治疗产品多数是带有活性且黏稠度较高的产品，灌装精度受制剂洗涤液残留、细胞总量不一等影响，需参考药典通则，并制定相应标准，对灌装量、灌装精度进行确认和检验。

细胞治疗产品具有生物活性，无法实施最终灭菌，需要采用无菌生产工艺进行生产，生产的产品为非最终灭菌的产品，其无菌保证水平需严格控制。

细胞治疗产品应建立适当的生产过程目检程序及标准，并确认包装的完整性。

有些产品（如个体化的细胞治疗产品）批次生产规模小，分装的总数量少，无法直接按成品取样进行相关质量检验或样品量不足，如注册申报时已经过充分的风险评估、对比研究、验证且获得许可，可对细胞培养物合并洗涤后、制剂灌装前的离心洗涤液样品进行部分样品需求量大的项目的检测。在生产时也可以考虑大体积分装和小体积分装并存的情况，以小体积分装的产品的检验数据代替大体积分装的结果，但分装需要在同一次操作中完成。不同规格的包材材质应当相同。

细胞治疗产品的冻存工艺应经过验证。

3.1.4 包装

应建立包装和贴签的标准操作规程，相关要求应参考《中国药典》三部生物制品分包装及贮运管理。

对产品标签的一般要求包括：

● 产品标签（包括内标签和外标签）的内容应经过批准，并进行版本控制。

● 产品标签中应至少包含如下信息：生产日期和时间、产品名称、规格、批号、贮存条件、剂量、个体识别码（如适用）。相关要求应参考 NMPA 发布的《药品说明书和标签管理规定》。

● 产品标签应受控，打印、发放 / 领用、破损及销毁应有记录，标签和包材均纳入物料平衡管理。

内包装标签的粘贴需要在受控环境中进行，其要求一般包括：完全密闭的产品（如已轧盖的西林瓶、已密封的储存袋、已密闭的样品管），贴标可以在受控但未分级（CNC）区域进行。

3.1.5 产品放行

参考本分册细胞治疗产品部分 "7 质量控制"。

3.1.6 批次管理

细胞治疗产品根据其工艺特点，批次可定义为在同一生产周期中，采用相同生产工艺、在同一生产条件下生产的一定数量的质量均一的产品为一批。单一批次所生产出来的所有细胞的总量为该批次生产的批量。

细胞治疗产品批次管理的注意事项包括：

- 应建立有关批次和批号管理的规程文件。
- 产品批号的设计规则应符合《中国药典》三部生物制品分包装及贮运管理中的规定。
- 产品批号应唯一，产品批号应按批号管理规程生成。
- 原液和制剂之间的批次关系应能追溯（如适用）。
- 从原液到中间品，中间过程取样应与批次对应且能追溯。

3.1.7 贮存和发运

细胞治疗产品的贮存应满足以下要求：

- 半成品、中间品、成品（合格品、不合格品）应有明确存储分区。
- 质粒、病毒、细胞等产品应有不同的储存环境，应有物理隔离的措施。
- 含有传染病病原体的供者材料应独立存储。
- 各存储区域应有明确的标识和详细的出入库记录。

细胞治疗产品的发运应满足以下要求：

- 产品的发运或转移应可以追溯，并能监控和保留详细的记录，包括运输的时间、运输过程、温度监控等。
- 产品的发运应遵守生物安全的相关规定。
- 病原微生物菌（毒）种或生物样本运输的外包装应有生物危险标签、标识、警告用语以及送出和接收单位的名称、地址、联系人和联系电话等。
- 产品发运的承运商应能满足产品的运输要求，并具备特殊物品承运的相应资质并经质量部门认定批准，签署承运质量协议。

3.1.8 单采管理

背景介绍 ————

细胞治疗产品的单采血操作属医疗操作，但关系着细胞治疗产品生产用初始原材料的质量，需综合考虑卫健委血细胞单采相关技术要求，血细胞的采集、保存、运输管理还应符合产品生产要求。

对于单采流程，建议参考卫健委颁布的《单采血浆站质量管理规范》《单采血浆站实验室质量管理规范》《静脉血液标本采集指南》等相关要求。

对于细胞治疗产品，供者材料是工艺的关键起始原材料，其中自体细胞产品每个患者一个批次，供者材料采自每个独立的患者，经过生产后回输给同一个患者，其供者材料通常都是生产工艺的最大变量，因此需确保单采得到的供者材料符合生产工艺的需求，且能始终生产出符合预设质量标准的产品，企业作为责任主体，需依据对产品关键质量属性以及工艺的理解，制定供者筛查标准，制订供者材料采集、运输、接收标准操作规程，详细说明供者材料的采集方法、保存和运输条件以及接收的标准。

对于供者材料的采集方法，应至少明确以下要点：

● 筛选标准：如适应证、血常规、全血处理量或采集产物体积、传染性疾病的病原体筛查等。

● 设备及耗材：如采集设备的型号以及对应的耗材、管路预冲以及使用的溶液等。

● 患者的预处理：如补预先充血钙、是否需要深静脉置管等。

● 单采程序的设置：如设备所采用的单采程序等。

● 单采运行：如抗凝剂比例、采集流速等。

● 包装及运输：如包装要求、运输温度、运输时限、标签信息（含追溯信息）、运输验证等。

● 异常情况处理：因患者个体化差异，单采期间可能发生的技术性问题需提供建议的解决方案。

实例分析

本实例以自体 CAR-T 细胞治疗产品为例，对单采流程进行介绍。

自体 CAR-T 产品的起始原料多为外周血单核细胞（PBMCs），如采用其他来源，可参考基本要求。

自体单采产物是从患者体内通过血液成分分离系统（血细胞分离机、单采机），利用离心原理将血液成分分离，采集白膜层而得到。自体单采产物是 CAR-T 的主要起始原材料，因此对于单采需进行相应的管理以确保单采产物符合工艺需求。

企业应重点关注采集过程以下环节：

● 血常规收集以及传染病筛查

医疗机构需在患者单采血采集前一定时限内给患者进行血常规检查并收集相关信息，可能包括但不限于：血红蛋白、血细胞比容、红细胞压积、血小板计数、白细胞计数、单核细胞计数、淋巴细胞绝对计数、中性粒细胞绝对计数等，以取得设置单采运行的基本患者信息。

对于传染病病原体筛查，需依据产品相关要求，以及公司相关生产线的设计，来决定是否接收传染病阳性样本用于生产。传染病筛查主要包括但不限于艾滋病病毒（检测方法及诊断标准可参考 WS 293—2019《艾滋病和艾滋病毒感染诊断》）、乙型肝炎病毒（检测方法及诊断标准可参考 WS 299—2008《乙型病毒肝炎诊断标准》）、丙型肝炎病毒（检测方法及诊断标准可参考 WS 213—2001《丙型病毒肝炎诊断标准》）、梅毒螺旋体筛查（检测方法及诊断标准可参考 WS 273—2007《梅毒诊断标准》）。对于血源性传染病病原体筛查，应明确需要使用血源性筛查试剂盒进行筛查检测，不宜使用诊断试剂进行检测。

● 设置单采参数

单采设备都有其指定的单采程序，单采操作者应遵守企业制定的单采操作参数，方可采集到符合工艺要求的细胞。

对于白细胞单采，为得到符合生产工艺需求的细胞数量，需考虑对于全血处理量的设定。企业需根据对工艺的理解制定全血循环量体积。如处理全血量可依据血常规结果而制定。如果绝对淋巴细胞计数大于或等于特定数值时，可采用较低的全血量的目标值。如果绝对淋巴细胞计数小于特定数值时，可在范围内增加处理全血量的目标值。

白细胞单采产物一般为细胞和血浆的混合物，血浆可增加运输过程中的细胞稳定性，因此企业需考虑研究和制定对于白细胞单采产物的体积要求。

白细胞单采产物的储存袋一般为单采耗材配套的储存袋。单采产物应避免阳光直射及高温。

● 运行单采

开始单采程序，细胞采集参数、白细胞采集频率和全血/抗凝剂比例在采集过程中可能会因为患者情况进行相应调整。单采操作者应结合患者情况，临床经验及设备制造商操作指南进行调整。

单采过程中可能发生突发情况或不良反应，企业应依据医院机构临床经验进行对症处理或依据企业既往累积的经验制定突发情况的应急处理预案。

● 包装及运输

完成单采后立即进行单个核细胞采集袋的管道进行热合密封和包装，单采产物采集袋进行标识后，将包装后的单采血样放入冷链运输箱中的血样包装盒内封箱并加封签。一般采用适宜温度的冷链运输箱进行运输，冷链运输箱需经过运输验证，也可依据企业产品及工艺需求进行冻存和运输。冻存工艺需考虑个体化差异进行研究及验证。

需进行单采产物的运输稳定性研究以确定运输温度和时限。

运输过程中可能遇到安检和 X 线照射的情况，企业需考虑研究 X 线照射对于单采产物及最终成品的影响。如采用航运，还需考虑其他因素的潜在影响，如气压对单采产物的潜在影响。

3.2 污染和交叉污染的控制

对于细胞治疗产品及直接用于细胞产品生产的基因修饰载体或其他起始生物材料（包括：病毒、质粒、RNA、抗原肽、抗原蛋白、蛋白 –RNA 复合体等），应遵循质量风险管理的原则评估控制生产过程中可能出现的污染和交叉污染风险。

直接用于细胞产品生产的基因修饰病毒载体（如 Lentivirus、AAV、HSV 等）应与细胞产品及其他载体（如质粒 DNA、mRNA、gRNA 等）或生物材料分别在各自独立的生产区域进行生产，并配备独立的空调净化系统。可复制型病毒载体 / 基于可复制型病毒载体的产品，或感染性材料 / 基于感染性材料的产品不可与其他材料 / 产品的同时培养 / 贮存。病毒载体生产区域的送排风口应采取有效的措施防止出现泄露和污染风险。

不同品种间的设备、器具需要共用的，应进行充分的清洁确认和验证，证明清洁效果和产品残留的安全性，与最终产品直接接触的组件应尽可能使用一次性使用技术。

自体细胞治疗产品相对异体细胞治疗产品在对于传染病和病毒的检查和控制方面有可能存在区别，建议尽可能避免两者共线生产。

考虑到病毒和质粒修饰的时候有可能会存在交叉污染的风险，对于需要体外进行病毒、质粒或基因编辑等修饰的细胞治疗产品，建议尽可能避免与没有修饰过的细胞治疗产品（如干细胞、DC 细胞等）共线生产。

向洁净区传入物料、设备、器材时，应避免引入污染，传入与传出行为应是明确规定或标示的。传入的物品推荐采用（双扉）灭菌柜（干热或湿热）、过氧化氢气锁、紫外、表面消毒、双层脱外层密封包装等方式，避免引入污染。物料传入方式应经过风险评估，选取合适方法，更多内容可参考本分册无菌制剂部分"5.8 物料向洁净区的转移"。

在任何生产操作开始前，应先确保工作区域和设备干净，环境符合生产洁净度要求并且没有任何与本次生产不相关的物料、产品、产品残留物、文件等。在生产过程中应尽可能采取防止差错、混淆、污染和交叉污染的措施，包括：

- 在分隔的区域内生产不同品种的产品。
- 采用阶段性生产方式。
- 设置必要的气锁间和排风。
- 空气洁净度级别不同的区域应有压差控制。
- 未经处理或未经充分处理的空气不得进入生产区。
- 在易产生交叉污染的生产区内，操作人员应穿戴该区域专用的防护服。
- 采用经过验证或已知有效的清洁/灭活和去污染规程进行清洁，至少应该在每个批次之间进行适当的清洁/灭活流程；必要时，应对残留量进行确认。
- 采用密闭系统生产。
- 生产和清洁过程中应避免使用易碎、易脱屑、易发霉器具。
- 严格控制生产用材料的质量并建立生产线清场的操作规范，避免生产用原材料和生产操作过程中引入外源性污染或交叉污染。
- 尽量采用单元化的生产工艺，尽可能使用专用的、产品特定的或一次性使用的装置。
- 必须快速且安全地处理意外泄露物，尤其是活生物体。考虑到生产中所使用的生物材料，以及与生物材料有关的风险，应采取经确认的灭活措施。
- 不同批次生产记录同时出现时可采取不同颜色或款式封皮进行区分。
- 对于无法实施有效灭菌的生物材料，应进行风险评估制定处理措施（如辐射）并进行验证，以尽量减少污染物的引入。

生产环境的洁净度级别，可以参考本分册细胞治疗产品部分"5 厂房、设施与设备"。

3.2.1 交叉污染的控制

基于质量风险管理原则，在整个生产步骤中应尽可能使用密闭系统进行生产。在有充分的操作和（或）技术控制下，可以允许在同一区域同时生产两个或多个不同的细胞治疗产品批次，例如：

- 同一生产操作间内有多个隔离器，应当定期对其进行完整性检查，隔离器不应直接向操作间内排风，且排风不可循环利用。还应采取有效的措施避免物料、产品和废弃物的差错和混淆，如密封转移、交替操作、定置管理、灭菌与消毒以及单向流传递等。

● 同一生产区域内的多个生物安全柜，分布于不同生产操作间，宜采用密闭系统同时进行同一品种不同批次细胞产品的生产；如无法保证全部生产过程的密闭控制，则应充分进行风险评估，并采取有效的措施避免物料、产品和废弃物的差错和混淆，如密封转移、房间压差控制、不得跨越房间操作、人员不得交叉走动、灭菌与消毒以及单向流传递等。

● 采用非密闭系统或设备进行生产时，同一生产区域内不得同时生产不同品种的细胞产品，同一生产操作间内不得同时操作相同品种的不同批次细胞产品；不建议洁净室内同一培养箱存放不同批次产品，如需同时培养同一品种不同批次的产品，应对培养箱内不同批次产品进行物理隔离（如采用蜂巢式培养箱）或采用不同生产操作间的独立培养箱，培养箱内应保持一定的洁净度且可以进行消毒或灭菌。还应进行充分的风险评估，采取有效措施以避免交叉污染和混淆。可复制病毒产品，或感染性材料/产品与其他非复制性/非感染性材料/产品不建议同时进行培养。

● 采用密闭系统进行细胞培养，同一生产操作间或同一培养箱内可同时培养和保存不同批次产品，但应当采取有效措施避免混淆。

● 如果使用封闭系统生产，应确保所有设备以正确的方式连接，并处于密闭状态。使用自动化系统时，应特别注意完整性测试的完成。对一次性系统，应确认其完整性，并基于质量风险管理原则制定适当的周期、程序和方法。完整性测试可自行完成，也可引用供应商的数据（如培养瓶上的呼吸器完整性测试）。使用后的完整性可以根据完整性检测的可行性和适宜性确定。重复使用设备的完整性应在设备使用前后的清洁和消毒后进行确认。

● 在非无菌的条件下添加或取出材料时，应严格执行无菌操作。如未使用无菌连接器或未采用无菌连接的过滤器，则认为系统的密闭性已经被破坏。

● 如果风险不能通过操作和（或）技术手段进行控制，需在独立区域进行生产。在同一区域的任何后续生产之前，应用经过验证有效的方式进行彻底清洁和去污染。

3.2.2 处理含有传染病病原体的供者材料的注意事项

使用含有传染病病原体的供者材料生产细胞治疗产品时，其生产操作应当在独立的专用生产区域进行，并采用独立的空调净化系统经过带有防泄漏保护的过滤系统处理后排放，保持产品暴露于环境的生产区域相对负压。当在同一生产区域内需要生产含有不同传染病病原体的供者材料时，须进行充分的评估，包括但不仅限于传染病的种类、是否有药物治疗，并应同时参考《中华人民共和国传染病防治法》和 GMP 血液制品附录的相关要求。

含有传染病病原体的供者材料在运输、接收、贮存、发放或发运过程中应当与其他供者材料彼此隔离，在生产、转运过程中不得接触其他不含有传染病病原体的供者材料或细胞产品。对于检测实验室，应参考有关生物安全实验室的国标、原卫生部的人间传染的病原微生物目录中对检测实验室的特殊要求。

对于已知含有传染病病原体的自体供者材料，企业应当隔离存放，每个包装都有明显标识。

生产过程中含有传染病病原体的污物、废弃物或可疑污染物品应当原位消毒，完全灭活后方可移出工作区域。处理过程应符合国家危险废物处理的相关规定。

处理含有传染病病原体须同时满足《中华人民共和国传染病防治法》和《中华人民共和国生物安全法》的相关要求。

3.3 无菌生产的工艺设计

细胞治疗产品的生产应参考 GMP 无菌药品附录的相关规定，进行全生产过程控制。

细胞治疗产品所使用的原材料，如质粒和病毒载体，由于分子量大，部分产品无法采用除菌过滤的方式控制微生物的水平，且不能采用最终灭菌的工艺。因此，部分或全部过程应采取无菌生产工艺。

细胞治疗产品为活细胞制剂且为非最终灭菌产品，为降低污染和交叉污染风险，保障无菌生产，应尽量考虑使用密闭系统进行生产。密闭系统是为了避免产品或材料暴露于室内环境中而设计的生产或操作系统。产品或物料转入密闭系统时，必须以非暴露的方式（如通过无菌连接器或密闭的转移系统）进行，避免产品或物料暴露于室内环境。如果打开密闭的系统（如安装过滤器或进行连接），再回到密闭状态或者使用前需要进行消毒或灭菌。

密闭系统既可以避免产品或材料暴露于室内环境，达到空间隔离的效果，可大大降低污染和交叉污染的风险，同时相较于非密闭系统，其更易于以横向扩展的方式（scale out）放大细胞治疗产品的生产规模。但其缺点是在连接或融合交叉处有污染的风险，须评估其对于密闭系统的污染风险，并制定相应的防止污染的预防控制措施（如消毒或灭菌）。

细胞治疗产品无菌生产的工艺设计应尽量考虑密闭化、自动化设备、一次性无菌密闭管路耗材 / 试剂等。

A. 设备

- 宜采用密闭、自动化设备进行细胞治疗产品的生产操作。

- 同一生产区域有多条相同的生产线，且采用隔离器的，应当定期对其进行完整性检查，隔离器不应直接向操作间内排风，且排风不可循环利用。

B. 物料

- 采用一次性使用无菌物料。

- 物料应尽量实现生产所需最小独立无菌包装。

- 密闭、自动化设备，宜采用密闭、管路耗材 / 试剂，通过无菌对接的方式进行生产操作。

C. 厂房

- 对于含有传染病病原体的供者材料，其生产操作应当在独立的专用生产区域进行，并采用独立的空调净化系统，保持产品暴露于环境的生产区域相对负压。

- 密闭设备、管路安置环境的洁净度级别可适当降低。

实例分析

使用密闭设备生产细胞治疗产品（图 3-2）

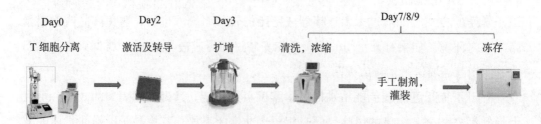

| Day0 | Day2 | Day3 | | Day7/8/9 | |
| T 细胞分离 | 激活及转导 | 扩增 | 清洗、浓缩 | | 冻存 |

图 3-2　使用密闭设备生产细胞治疗产品示意图

Day0 使用细胞分选仪从单采血中分离 T 细胞，该细胞分选仪采用的是全密封一次性耗材，与单采血袋子的连接通过无菌焊管机；分离得到的 T 细胞，再用密闭式细胞处理仪进行清洗，该密闭式细胞处理仪同样是采用一次性密封耗材。

Day2 前两天的细胞培养是在密封的透气袋中进行，病毒转导也是在透气袋中进行。

Day3 通过无菌管路焊接将透气袋中的细胞转移至细胞培养系统中，该细胞培养系统是全密闭的培养容器，用于细胞扩增。

Day7~9 细胞到达收获量的时候，采用密闭式细胞处理仪进行清洗浓缩以及制剂，该密闭式细胞处理仪采用的是全密闭一次性耗材；细胞装在密闭的冻存袋中，程序降温仪降温，后续放入液氮罐中长期贮存。

3.4 工艺验证

细胞治疗产品生产工艺应根据相应阶段的法规要求和风险评估进行适当的验证。基于组织 / 细胞数量有限的潜在限制，工艺验证应根据风险评估考虑实际生产中的最差条件。

验证应按照规定的流程执行，验证数据和结论应被记录。

当起始材料短缺时，在工艺验证期间使用代表性的替代材料是可接受的（如自体治疗、匹配供体情况下的异体治疗、未扩增到 MCB 的异体治疗）。应评估替代材料的代表性，例如：供者年龄、健康供者材料的使用、解剖来源（如股骨与髂嵴）或其他不同特征（如使用代表性细胞类型或使用代次高于产品规格中设定的细胞）。

在可能的情况下，对于生产过程的关键点，应考虑使用来自实际起始物料的样品来验证。例如：在基于自体细胞修饰治疗遗传疾病的情况下，在适宜的条件下，使用自体细胞（受疾病影响）来进行关键的工艺过程验证，其他方面可以使用具有代表性的替代细胞（如健康人群来源的细胞样品）进行验证。

对于采用自体供者材料的细胞治疗产品，特别需要考虑实际同时生产的最大产能。

产能研究需基于对产品、产品工艺、设备、厂房设计、清场清洁流程等进行综合评估。不同工艺路线产能增加的风险程度可能不同，产能扩增的方式也可能存在不同，如增加新的生产线，同一个操作间增加相同的工艺设备数量或者增加生产班次等。这些情况均可能增加混淆、污染和交叉污染风险，或无法稳定地生产出符合预设质量标准的产品，或无法及时完成产品检测和放行，延误患者治疗时机。因此产能扩增需基于产品特性、工艺特点和生产模式等对每个案例进行风险评估以识别潜在的风险。对于自体细胞治疗产品，风险评估的因素可能包括但不限于：

- 厂房设计、生产工艺设计和生产班次安排。

- 同一个生产区域／生产操作间同时仅一个批次还是可能存在多个批次。

- 工艺操作主要采用封闭体系操作还是非封闭系统，以及操作的洁净区背景。

- 生产操作大多采用自动化的、标准化的设备还是大多采用经培训的人员手工操作。

- 生产管理是否采用了信息化系统，如 MES 系统等还是无信息化系统，仅使用纸质记录。

- 生产均采用了一次性无菌组件还是存在与产品直接接触的重复使用组件或设备。

- 清场清洁流程是否能支持产能扩增。

- 已培训的人员数量是否与生产要求匹配。

- QC 的设备数量、检验能力等是否与生产能力匹配。

需基于风险评估的结果判断产能扩增的风险。如果同一区域在非密闭系统情况下仅同时存在一批，或现场存在多个批次的情况下均采用了密闭系统、采用了自动化、标准化设备、使用一次性无菌耗材、生产管理采用了信息化系统管理，通常而言风险相对较低。

如果同一区域内有多个生物安全柜，分布于不同生产操作间，且无法保证全部生产过程的密闭控制，更多依靠手工操作，生产无信息系统管理，通常而言风险相对较高。

参考《细胞治疗产品生产质量管理指南（试行）》，细胞产品生产工艺应该经过验证，其工艺验证应当符合以下要求：

A. 采用自体供者材料生产细胞产品的生产工艺有一定的特殊性，其验证所用的供者材料可来源于健康志愿者；如果来源于患者的，可采用同步验证的方式。

B. 对于用自体供者材料生产细胞产品，应当根据风险评估考虑实际生产中的最差条件。如同一生产区域有多条相同生产线的，或者同一生产操作间内有多个隔离器的，最多可同时进行生产操作的生产线数量，或隔离器的数量，同时还应将生产环境、操作人员及实验室检验能力等影响因素作为最差条件予以考虑，并经过验证。

依据该要求，需要在工艺验证中考虑产能的相关模拟研究，基于生产场地、生产工艺以及生产排班情况的综合评估，模拟出产能挑战的情况。以下列举了一个最大产能的研究案例。

实例分析

如一个主要的生产区域包括 4 个独立的生产操作间，这些操作间共享相同的生产辅助区域（如配液区域等，未在图上显示），每个生产操作间在同一个时间存在一个批次在生产，但 4 个操作间可能存在同时生产的情况。每个独立操作间的洁净区背景均为 B 级，每个操作间包含一台生物安全柜（图 3-3）。

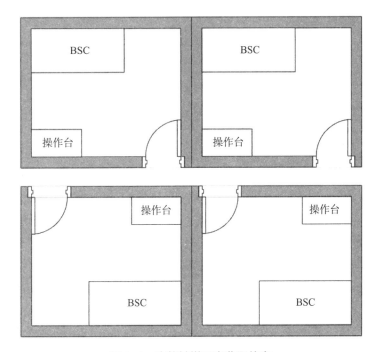

图 3-3　产能扩增研究背景信息

该产品基本工艺包括细胞分选、细胞激活、细胞转导、细胞扩增、细胞收获和制剂，所有生产操作均在每个独立的生产操作间进行，其中非密闭系统操作均在生物安全柜操作，部分密闭系统操作在操作间操作台上进行。每个批次生产周期约为 10 天，检测时间约为 7 天。

基于对产品、产品工艺、设备、厂房设计、清场清洁流程等综合评估，认为其产能最差的条件是 4 个操作间均安排生产时，根据该评估，安排相关产能研究批次，同时应列明支持该产能研究的生产工艺设备数量、检测设备数量、已获得资质的各个生产操作单元的人员数量、已获得资质的各个检测项目的人员数量、环境监测的设备数量及已获得资质的环境监测人员的数量、洁净介质（如注射用水、洁净气体等）的使用情况等。某产品的产能研究计划见表 3-1。

表 3-1　某产品的产能研究计划

	操作间 1	操作间 2	操作间 3	操作间 4
第 1 天	细胞分选	细胞分选	细胞分选	细胞分选
第 2 天	细胞激活	细胞激活	细胞激活	细胞激活
第 3 天	细胞转导	细胞转导	细胞转导	细胞转导
第 4 天	细胞扩增	细胞扩增	细胞扩增	细胞扩增
第 5 天	细胞扩增	细胞扩增	细胞扩增	细胞扩增
第 6 天	细胞扩增	细胞扩增	细胞扩增	细胞扩增
第 7 天	细胞扩增	细胞扩增	细胞扩增	细胞扩增
第 8 天	细胞扩增	细胞扩增	细胞扩增	细胞扩增
第 9 天	细胞扩增	细胞扩增	细胞扩增	细胞扩增
第 10 天	细胞扩增	细胞收获和制剂	细胞收获和制剂	细胞扩增
第 11 天	细胞收获和制剂	N/A	N/A	细胞扩增
第 12 天	N/A	N/A	N/A	细胞收获和制剂

自体细胞治疗产品的生产周期可能每个批次情况不太一致，如果在风险评估时认为细胞收获和制剂过程风险最高，是最挑战的工艺步骤，则最差条件应考虑模拟4 个批次同时收获和制剂。生产应依据最差条件的判断做出相应的模拟情况。

生产完成后的 QC 检测也需模拟最差条件，但建议避免刻意拖延检测开启的时间或持续时间。

产能研究的可接受标准应至少包括但不限于：

- 所有产能研究的批次均顺利完成生产，无混淆、差错、污染和交叉污染情况。
- 所有产能研究批次的成品均符合产品质量标准。
- 产能研究期间，生产过程的环境监测数据无明显变差的趋势。
- 产能研究期间，洁净介质系统（水系统、气体系统等）的监测数据无明显变差的趋势。

3.5 无菌工艺模拟试验

对于所有无菌工艺，无菌工艺模拟试验应作为初始验证的一部分进行，此后应该按照 GMP 无菌药品附录的规定每六个月重复一次。在生产频次较低的情况下（即如果两批生产之间的间隔时间大于六个月小于一年），在下一批生产前进行无菌工艺模拟试验是可以接受的，需在下一批次产品生产之前提供无菌工艺模拟试验的结果。

对于需要很长时间的步骤，也可开发其他替代的方法。结合风险，说明缩短模拟某些活动（如离心、培养）时间的合理性。在一些情况下，可将流程拆分为几个关键阶段，分别进行模拟，前提是每个阶段之间的转换也要进行评估。当采用密闭系统来生产时，工艺模拟应该侧重于与密闭系统连接有关的步骤上。

如生产不同类型的细胞治疗产品，可以考虑矩阵法和（或）分组法。在分组法中，可仅对某些设计因子在极端值下的样品进行完整的工艺模拟，这种方法适用于生产工艺相似的不同产品（相同的设备和工艺步骤）。在矩阵法中，当不同的细胞治疗产品采用相似的工艺步骤时可合并无菌工艺模拟试验，但须确保矩阵法已覆盖最具挑战的生产条件。有正当理由时可联合使用矩阵法和（或）括号法。

如果长时间不生产（即超过一年），则应按初始验证处理，在生产开始前至少进行 3 次无菌工艺模拟试验，需涉及所有相关操作人员。考虑到产品性质、产品质量和患者安全的各个方面，任何偏离此方法的行为都需要根据质量风险管理进行充分论证。

无菌工艺模拟试验的通用要求应参考本分册无菌制剂部分"12 无菌工艺模拟试验"。

3.6 质粒的生产控制

质粒 DNA 是最常用的非病毒基因载体。其制造过程包括种子制备、发酵培养和下游工序。

• 上游工序——种子制备

种子制备通常包括一次种子和二次种子的制备。制备过程的控制点可能包括温度、转速、接种比例等。在种子扩增和发酵前，需要进行中间过程控制测试，以确定其满足发酵要求。

• 上游工序——发酵培养

种子液达到发酵培养要求后，即可接种到发酵培养基中。发酵培养过程中的控制点可能包括接种比例、培养温度、酸碱度、通气量、转速、补料方案等。应明确发酵结束终点。

• 下游工序

下游纯化工艺通常包括菌体裂解、澄清、超滤浓缩洗滤、层析纯化、再浓缩洗滤、除菌过滤、灌装等步骤。

应明确规定层析分离柱的合格标准、清洁或消毒方法。不同产品的纯化应分别使用专用的层析介质。不同批次间应当对层析柱进行清洁或消毒。不建议将同一层析分离介质用于生产的不同阶段。层析介质的保存、再生及使用寿命应当经过验证。

3.7 病毒载体的生产工艺控制

用于瞬时转染生产病毒载体最常见的细胞系是 HEK293，其他生产方式中也会使用单纯疱疹病毒、Sf 9 昆虫细胞和 HeLa 人肿瘤细胞系等。上游周期可达 35 天。细胞培养开始时，使用较高的接种细胞量可以减少上游工艺的生产周期。特别是对于贴壁细胞，上游工艺长时间的细胞培养和大量的手动操作造成污染或细胞死亡的可能性很高。因此，使用密闭系统和适当的细胞处理是上游工艺成功的关键。

如果使用了复制缺陷型病毒载体，需要评估在载体的生产过程中是否有可能产生复制型病毒。如果产品有可能含有翻译病毒结构或非结构蛋白的元件，应充分评估该产品在体内产生活性完整病毒颗粒的风险。应根据产品特点，评估分析基因突变和内源性病毒片段重组产生复制型病毒的可能性。检测复制型病毒的技术方法应通过方法学验证。

病毒载体的下游通常是 2~3 天，根据纯化步骤的数量可以更长。纯化后经浓缩得到期望的病毒滴度。然而，病毒滴度可能与病毒载体的转导活性（如空衣壳数量）不直接相关。因此，控制关键参数以获得稳定的生产工艺是获得质量稳定的病毒载体的关键因素。

对于涉及病毒载体的生产区域，贮存区域应具有足够的容量，以便有序存放各类物料和产品，包括起始物料和原材料、包装材料、散装物料和成品等。例如：贴壁细胞的消耗物料数量明显高于悬浮细胞，需要足够的空间存放来料，以及大量的培养箱进行培养。

对于直接用于细胞产品生产的病毒载体的制造过程，其生产操作环境的洁净度级别可参照表 3-2 中的示例进行选择。

慢病毒载体生产工艺

典型的慢病毒载体生产工艺如下（图 3-4）：

表3-2　生产操作环境的洁净度级别示例

洁净度级别	细胞治疗产品生产操作示例
B级背景下的A级	1. 处于未完全密闭状态下的生产操作和转移 2. 无法除菌过滤的溶液和培养基的配制 3. 载体除菌过滤后的分装
C级背景下的局部A级	1. 生产过程中采用无菌注射器对处于密闭状态下的产品和生产用溶液进行穿刺取样等操作 2. 病毒载体生产用细胞的传代操作 3. 可除菌过滤的溶液和培养基的除菌过滤 4. 载体的除菌过滤
C级	1. 可除菌过滤的载体的纯化操作 2. 可除菌过滤的溶液和培养基的配制
D级	1. 采用密闭管路转移产品、溶液或培养基 2. 采用密闭系统或设备进行细胞产品、载体的生产操作（如在隔离器中进行产品的无菌分装）、取样 3. 质粒生产用工程菌或病毒载体生产用细胞在密闭罐中的发酵或培养

注：表中除D级以外的生产操作示例，均指在非密闭系统下的操作。成品应在适当条件下贮存，以保持产品质量并防止混淆。

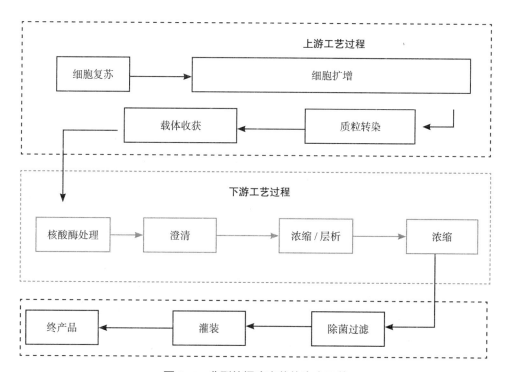

图3-4　典型的慢病毒载体生产工艺

注：应根据厂房设施、环境控制、物料、工艺等评估是否需要除菌过滤以及除菌工艺所处的阶段，保障产品的无菌性

● 细胞在培养基中被扩增和传代，以制备足够数量的细胞用于生产慢病毒载体。

● 利用质粒通过瞬时转染生产慢病毒载体。

● 生产时将质粒合并，并添加到转染试剂中混合，以产生转染所需的混合物。

● 将复合物添加到含有细胞的培养基中，并将培养物培养特定的时间。

● 培养后，收集含有载体的上清液，并通过封闭的下游纯化过程进一步处理。

● 上清液通过核酸酶处理，澄清后，随后进行切向流过滤，通过层析步骤以去除相关杂质，并将病毒载体浓缩到制剂缓冲液中。

3.8 细胞治疗产品的制备

细胞治疗产品的工艺流程一般包括：供者材料处理、细胞表型分类、基因修饰（如适用）、细胞扩增和细胞清洗 / 配制。

实例分析

自体 CAR-T 细胞生产工艺

CAR-T 细胞生产平台过程包括以下单元操作（图 3-5）：分离 / 分选、激活 / 转导、扩增、浓缩、洗涤、制剂工艺、灌装和冻存。

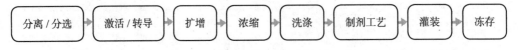

图 3-5 自体 CAR-T 细胞生产工艺

该过程包括：

● 分离分选出目标细胞。

● 将分离分选的细胞接种在培养基中，进行激活。

● 在转导工序，以批次恒定的感染复数（MOI）将慢病毒载体接种至培养瓶或培养袋中进行基因转导。

● 在工艺的后续指定日期，使用密闭系统扩增细胞至目标数量后，收集、浓缩和洗涤细胞。

● 制剂工艺。

- 通过无菌转移将所需体积灌装至冻存袋中进行冻存。
- 经检测放行后按照运输条件 / 贮存条件运输至治疗中心。

3.9 种子库和细胞库管理

对于异源性的，对供者和患者匹配性无要求的细胞治疗产品，推荐建立主库及工作种子库 / 细胞库。对于直接用于细胞产品生产的基因修饰载体或其他起始生物材料，如适用，也推荐建立主库及工作种子库 / 细胞库。细胞库体系可以防止不必要的性能漂移，这种漂移往往发生在重复的亚批或多代培养中。

种子库或细胞库，与活性物质和成品之间扩增或传代的次数应与注册临床申请或上市申请的质量标准保持一致。

作为产品生命周期管理的一部分，种子库和细胞库的建立，包括主代次和工作代次，以及他们的维护和贮存，应在适当的 GMP 条件下进行，包括：

- 应有适当受控的环境，以保护种子批、细胞库以及处理它的人员。

- 在建立种子批和细胞库期间，不得在同一区域或由同一个人同时处理其他活的或感染性物质（如病毒、细胞株）。

- 在主细胞库建立前，所有文档都应被保存以支持可追溯性。

- 所有与最初采购和基因开发过程中使用的对产品安全有潜在影响的组件相关的问题（如生物源试剂）都应记录在案。

- 建立的主细胞库 / 工作细胞库应分别存放，细胞检定包含细胞鉴别、细胞内外源病毒因子、无菌检查等，相关要求可参考《中国药典》三部生物制品生产检定用动物细胞基质制备及质量控制。

- 应通过连续批次产品的特性和质量的一致性来进一步证明其持续可靠性。种子和种子库的稳定性和复苏能力的证据应加以记录，并应以允许进行趋势评价的方式保存记录。

- 种子批和细胞库的贮存和使用应尽量减少污染的风险（例如：分装在密封容器中并贮存在气相液氮中或其他替代方法）。不同种子和（或）细胞在同一区域或同一设备上贮存的控制措施应能防止混淆，同时应考虑物料的传染性，以防止交叉污染。

- 贮存容器应密封，清楚标识，并保存在适当的温度下。必须保存库存台账。贮存温度和使用点的液氮水平应被持续监测。应记录与设定限度相关的偏差及采取的纠正和预防措施。

• 最好将库存分开，并存放在不同的地点，以减少全部损毁的风险。这些地点的管控应满足以上几段的描述。

• 库存的贮存和处理应按照相同的程序和参数进行。一旦从种子批／细胞库管理系统中拿出，不得再返回库存。

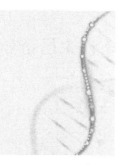

4 人员管理

本章主要内容：

☞ 细胞治疗产品对关键操作人员的特殊要求

☞ 人员培训，包括医疗机构人员培训的内容

☞ 人员健康管理和生物安全防护的注意事项

☞ 接触含有传染病病原体供者材料的人员行为有哪些注意事项

背景介绍

相比于无菌制剂，细胞治疗产品的特殊性决定了其额外的人员管理特点：

• 产品无法进行最终灭菌，因此生产全过程均应进行严格的无菌控制，对于参与生产的人员管理要求更高、更为细致。

• 该类产品现阶段仍存在大量依赖生产人员直接或近距离接触产品的手工操作步骤，形成人员与产品的双向生物安全性风险，需关注生物安全防护的要求。

• 供者材料来源于人体血液或器官，通常由医疗机构采集，产品使用过程也涉及临床操作人员，人员管理链条应延伸至临床场景。

基于以上特点，本章节着重阐述了生产人员、检验人员、物流人员、临床人员在此类产品生产中额外的培训要求、卫生管理要求、生物安全防护等要点。无菌制剂对人员的一般要求请参考本章节。

4.1 人员资质

法规要求 ······

药品生产质量管理规范（2010 年修订）

　　第二十条　关键人员应当为企业的全职人员，至少应当包括企业负责人、生产管理负责人、质量管理负责人和质量受权人。

　　质量管理负责人和生产管理负责人不得互相兼任。质量管理负责人和质量受权人可以兼任。应当制定操作规程确保质量受权人独立履行职责，不受企业负责人和其他人员的干扰。

技术要求

细胞治疗产品生产质量管理指南（试行）

　　五、人员

　　（一）生产管理负责人、质量管理负责人和质量受权人应当具有相应的专业知识（微生物学、生物学、免疫学、生物化学、生物制品学等），并能够在生产、质量管理中履行职责。

实施指导

　　企业负责人、质量管理负责人、生产管理负责人的职责管理的一般性要求可参见本丛书的《质量管理体系》分册"3.2 机构与人员"。非冻存细胞制剂具有有效期短等特点，质量受权人需及时对产品进行批质量评价并执行放行工作，质量受权人可以进行转授权工作委托，但只是职能委托，责任不可以委托。

　　转授权工作委托需满足的条件包括：

　　● 质量受权人转授权工作只能委托给质量部门人员，不得将职能委托给其他部门的人员。

● 受托人资质应当满足受权任职资格。

● 受托人应经过与产品放行有关的培训。

● 质量受权人应对转授权受托人批准放行的产品进行质量评价,职能委托应以书面形式进行确认,形成正式文件。

对于从事关键工序的操作人员及特定项目的检验人员,也应关注其资质要求,如具备生物学、生物工程、免疫学、药学等相关知识,上岗前应经过微生物学相关培训及生物安全培训,尤其是经过如何预防经供者材料传播疾病方面的知识的培训。关键工序操作人员应参与成功的无菌工艺模拟试验(APS),且在 APS 过程中执行的操作与实际生产中负责的工作相一致。

关键工序操作 / 检验人员应满足的要求包括:

● 具备细胞生物学、免疫学、生物化学和微生物学等相关的知识。

● 理解偏离经验证的程序可能对产品和患者带来的风险。

● 熟练掌握相应载体生产和(或)细胞培养技术。

对于手工操作,应保证人员操作的一致性,最大程度地减少人员对产品的影响,如将核心工序进行详细分解,规范每个工艺操作。

对于自动化操作,关键工作操作 / 检验人员应熟悉相关设备的使用、维护与验证,能对设备故障进行适当的处理。

4.2 人员培训

法规要求 ·····

药品生产质量管理规范(2010 年修订)

第二十七条 与药品生产、质量有关的所有人员都应当经过培训,培训的内容应当与岗位的要求相适应。除进行本规范理论和实践的培训外,还应当有相关法规、相应岗位的职责、技能的培训,并定期评估培训的实际效果。

第二十九条 所有人员都应当接受卫生要求的培训,企业应当建立人员卫生操作规程,最大限度地降低人员对药品生产造成污染的风险。

药品生产质量管理规范（2010年修订）无菌药品附录

第二十条 凡在洁净区工作的人员（包括清洁工和设备维修工）应当定期培训，使无菌药品的操作符合要求。培训的内容应当包括卫生和微生物方面的基础知识。未受培训的外部人员（如外部施工人员或维修人员）在生产期间需进入洁净区时，应当对他们进行特别详细的指导和监督。

药品生产质量管理规范（2010年修订）生物制品附录

第六条 应当加强对关键人员的培训和考核，培训内容至少包括相关法律法规、安全防护、技术标准等，并应当每年对相关人员进行专业考核。

从事生物制品生产、质量保证、质量控制及其他相关人员（包括清洁、维修人员）均应根据其生产的制品和所从事的生产操作进行专业知识和安全防护要求的培训。

📋 技术要求

细胞治疗产品生产质量管理指南（试行）

五、人员

（二）从事细胞产品生产、质量保证、质量控制及其他相关工作（包括清洁、维修人员等）的人员应当经过生物安全防护的培训并获得授权，所有培训内容应符合国家关于生物安全的相关规定，尤其是预防传染病病原体传播的相关知识培训。

从事细胞治疗产品的生产人员应经过培训，熟练掌握相应载体生产和（或）细胞培养技术，接触供者材料的人员应经过如何预防经供者材料传播疾病方面的知识培训，如应培训预防经血液、暴露伤口、气溶胶传播疾病的相关知识及操作注意事项等。从事细胞治疗产品生产、检验、维修和清洁等人员应经过相关生物安全事故应急处理措施的培训及演练。

应将生物安全实验室的特殊危害告知生产、实验室人员，并遵循相应的标准操作规程，通常由对工作和相关要求最为了解的人员来确定生物安全培训规划的内容。

企业应确保医疗机构中参与供者材料采集、细胞产品回输的医生、护士、管理人员经过相应培训，熟悉供者材料采集流程及细胞治疗产品的使用和风险处置方法。

培训应有文件记录，进行必要的确认，并形成培训档案。

企业内部培训内容应包括但不限于：

- 《药品生产质量管理规范》及相关附录。
- 无菌操作技术及污染控制策略。
- 岗位操作规范。
- 洁净区行为规范。
- 无菌更衣规范。
- 生物安全防护及应急处置方法。
- 细胞生物学、微生物学等相关知识。
- 物流运输规范等。

医疗机构人员培训内容应包括但不限于：

- 细胞治疗产品适应证及供者筛查标准。
- 供者材料采集、保存方法。
- 产品使用说明书。
- 产品使用风险处置等。

实施指导

A. 生产人员培训

- 手工操作人员培训

细胞治疗产品手工操作较为复杂的，可将工序进行分解，分模块组织培训，培训形式包括但不限于理论知识讲解、视频观摩、工艺实操等，同时应侧重各工序无菌控制、防混淆等要点，同时无菌操作人员应通过无菌工艺模拟试验。可将操作视频保留，制作为培训教材，培训视频文件的使用和保存应符合 GMP 文件管理的要求。

细胞治疗产品的供者材料来源于人体血液或者器官组织，生产过程中存在部分敞口操作，且批量小、批次多，生产操作结束后的清场、清洁和消毒尤为重要，应对生产人员进行严格的清场、清洁和消毒培训，培训方式应注重实操培训。

- 自动化设备操作人员培训

使用自动化设备进行生产时，人工干预相对较少，但耗材与耗材、耗材与试剂、耗材与设备、设备与设备之间的无菌连接尤为重要，应作为自动化设备操作人员培训的重点。

- 信息化人员培训

细胞治疗产品多使用信息化手段对供者材料和产品进行全程跟踪和追溯，应重点培训信息化人员对各个生产和质量控制环节的理解，关注数据的及时性、准确性以及数据的安全性，使其熟悉信息化系统需要重点监控的风险点。

B. 医疗机构人员培训

对于涉及供者材料采集，以及产品接收、转运、使用及其管理的医疗机构人员（临床医生、护士、药事管理人员等），应在企业进行备案，企业应当对其开展培训，培训方式可采取现场讲解、模拟实操、线上培训等，培训效果评估可采用知识竞赛、试卷考核、问答、实际操作、回顾等方式。

- 首次培训

根据合格医疗机构在企业进行备案的人员清单，对备案人员进行首次培训。培训合格后方可执行供者材料采集及产品回输等操作。

- 定期培训

根据医疗机构医护人员执行供者材料采集及产品回输情况，如执行次数、操作过程中异常情况等开展定期培训。

- 临时培训

新申请备案人员加入、现场出现偏差、供者材料采集或产品回输发生变更时，应及时开展临时培训。

- 培训评估

应定期对培训进行评估，评估内容可包括：

○ 培训计划执行情况。

○ 培训效果统计分析。

○ 培训调查问卷分析。

○ 培训资源匹配情况，如培训师、培训设备、场地、培训经费等。

○ 培训过程不足及改进建议等。

C. 物流人员培训

对于供者材料和终产品的物流运输人员，应重点对运输过程进行培训，包括供者材料/产品的运输流程、运输环境及装载方式、电子监测系统的使用、可能出现的异常情况的处理、生物安全防护等。

D. 其他

工艺变更或生产流程发生变化时，应对所有涉及的人员进行培训，完成培训并考核通过后方能实施变更。

4.3 人员卫生

法规要求 ···

药品生产质量管理规范（2010年修订）

第三十条 人员卫生操作规程应当包括与健康、卫生习惯及人员着装相关的内容。生产区和质量控制区的人员应当正确理解相关的人员卫生操作规程。企业应当采取措施确保人员卫生操作规程的执行。

第三十二条 企业应当采取适当措施，避免体表有伤口、患有传染病或其他可能污染药品疾病的人员从事直接接触药品的生产。

第三十三条 参观人员和未经培训的人员不得进入生产区和质量控制区，特殊情况确需进入的，应当事先对个人卫生、更衣等事项进行指导。

第三十五条 进入洁净生产区的人员不得化妆和佩带饰物。

第三十六条 生产区、仓储区应当禁止吸烟和饮食，禁止存放食品、饮料、香烟和个人用药品等非生产用物品。

药品生产质量管理规范（2010年修订）无菌药品附录

第二十二条 从事无菌药品生产的员工应当随时报告任何可能导致污染的异常情况，包括污染的类型和程度。当员工由于健康状况可能导致微生物污染风险增大时，应当由指定的人员采取适当的措施。

药品生产质量管理规范（2010年修订）生物制品附录

第八条 根据生物安全评估结果，对生产、维修、检定、动物饲养的操作人员、管理人员接种相应的疫苗，需经体检合格，并纳入个人健康档案。

第九条 患有传染病、皮肤病以及皮肤有伤口者、对产品质量和安全性有潜在不利影响的人员，均不得进入生产区进行操作或质量检验。

实施指导

应对细胞治疗产品的人员交叉污染风险进行有效控制，尤其是源自供者材料与操作人员间的交叉污染。应制定人员卫生管理规程，以防止传染性疾病的病原体在物料、产品和人员之间传播，并控制对环境的潜在影响。

人员卫生管理一般包括两方面：人员健康管理及针对操作含传染病病原体体细胞的人员生物安全防护控制。

A. 人员健康管理

直接从事产品生产和检验的人员、供者材料采集人员的卫生状况与药品质量相关，应制定规程对上述人员进行健康管理和监控，包括入职体检、在职定期体检、离职体检等。对于从事生产、检验、维修、内控等与产品/供者材料接触的操作人员，其任职资格中应包含人员健康要求，如不应患有乙型肝炎、梅毒、艾滋病、传染性皮肤病等，并作为健康体检项目依据。供者材料/产品的运输人员应根据接触风险制定健康管理要求；应建立人员健康档案，用以追溯人员健康情况。

应制定健康异常情况上报制度，当生产操作人员健康异常时（如发热、流感、腹泻、患有传染病、体表有创伤等），应主动报备，经评估可能影响产品质量时，这类人员不得执行与产品接触的操作。

应当根据产品和生产过程中使用材料的已知风险采取相应措施来保护操作人员，对高风险的员工（如直接接触供者材料或产品的员工等）开展职业健康监护，人员不能为细胞易感病毒携带者，如乙型肝炎病毒携带者。

B. 人员生物安全防护控制

针对操作含传染病病原体体细胞的人员生物安全防护控制，除建立人员安全防护措施及生物外溢应急处理措施外，还应评估体细胞可能携带的病原体种类及风险，根据风险等级制定相应预防措施，如从事生产、检验等与产品接触的人员接种相应疫苗；体表有创伤者应暂时调岗，治愈后方可继续操作；加强人员培训避免因操作不当引入病毒污染风险等。

更多人员生物安全防护的内容请参考本分册细胞治疗产品部分"9 生物安全防护"。

4.4 人员行为规范

法规要求 ....

药品生产质量管理规范（2010 年修订）

第三十七条 操作人员应当避免裸手直接接触药品、与药品直接接触的包装材料和设备表面。

药品生产质量管理规范（2010 年修订）无菌药品附录

第二十三条 应当按照操作规程更衣和洗手，尽可能减少对洁净区的污染或将污染物带入洁净区。

药品生产质量管理规范（2010 年修订）生物制品附录

第十一条 生产期间，未采用规定的去污染措施，不得从接触活有机体或动物体的区域穿越到生产其它产品或处理不同有机体的区域中去。

📋 技术要求

细胞治疗产品生产质量管理指南（试行）

五、人员

（三）生产期间，从事载体生产的人员如未按规定采取有效的去污染措施不得进入细胞产品的生产区域，直接接触含有传染病病原体供者材料的人员不得进入其他生产区域。

细胞治疗产品生产人员的行为除满足无菌生产洁净区的良好行为规范要求外，还应满足：

- 人员不应从接触活微生物、转基因生物、毒素或动物的区域直接进入处理其他产品、灭活产品或不同生物体的区域。如果这种通过是不可避免的，应采取适当的风险控制措施。

- 为防混淆和差错，每次操作前应严格进行身份鉴别可追溯链（code for chain of identity，cCOI）等信息识别与核对，核对无误后方可进行下一步操作。

- 手工操作较为复杂，工艺用时较长，为减少人员长时间操作对环境和产品的影响，除对人员进行洁净区行为规范要求外，还应明确各工艺时限要求，以保证在规定的时间内完成各工序操作。

- 供者材料采集操作前、产品回输前应严格核对供者 / 患者信息，防止混淆。

实施指导

对于接触含有传染病病原体供者材料的人员，其行为规范包括但不限于以下要求：

- 在进行含有传染病病原体供者材料操作时，任何时候都必须穿着防护工作服（如连体衣、隔离服等），并且戴口罩、眼罩。

- 在进行可能直接或意外接触到血液、体液以及其他具有潜在感染性的材料的操作时，应戴上合适的手套，一次性手套需要佩戴双层。佩戴前，应检查手套是否有褪色、穿孔（漏损）、裂缝等现象。一次性手套不可重复使用。手套用完后，应先消毒再摘除，随后洗手。

- 在处理完感染性生产、实验材料后，以及在离开生产、实验室工作区域前，都必须洗手消毒。

● 对于可能产生潜在眼睛损伤（生物、物理等）生物安全的生产、实验操作，应选择适当的眼镜防护装备类型和尺寸。

● 生产区、实验室内部如发生生物危害液体或腐蚀性液体等喷溅到工作人员的眼睛时，应立即（或者在同事的帮助下）利用就近的洗眼装置，用大量缓冲清水冲洗眼睛表面，时间至少 15 分钟。

● 严禁穿着生产区、实验室防护服离开生产区、实验室，不能携带生产、实验材料离开操作区域。

● 在生产区、实验室内用过的防护服不得和日常服装放在同一柜子内，需经过灭活处理后方可移出生产区、实验室。

● 需要带出生产区、实验室的手写文件必须保证在生产区、实验室内未受到污染。生产检验过程中的记录不得在生物安全柜内填写。

● 对于可能包含、接触人体组织、血液、病毒、致病细菌的耗材、液体废物、用具等，应进行基于验证的物理（如湿热灭活）、化学方法（如 VHP）原位灭活处理后方可进行暂存、处置。

5 厂房、设施与设备

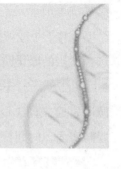

本章主要内容：

☞ 细胞治疗产品的生产区应满足的要求

☞ 质量控制区应满足的要求

☞ 细胞贮存库区应满足的要求

☞ 废弃物暂存区应满足的要求

☞ 生产中使用的设备应满足的要求

法规要求

药品生产质量管理规范（2010年修订）生物制品附录

第二十二条 无菌制剂生产加工区域应当符合洁净度级别要求，并保持相对正压；操作有致病作用的微生物应当在专门的区域内进行，并保持相对负压；采用无菌工艺处理病原体的负压区或生物安全柜，其周围环境应当是相对正压的洁净区。

第二十三条 有菌（毒）操作区应当有独立的空气净化系统。来自病原体操作区的空气不得循环使用；来自危险度为二类以上病原体操作区的空气应当通过除菌过滤器排放，滤器的性能应当定期检查。

背景介绍

细胞治疗产品厂房设施的布局必须进行整体设计，在满足生产、设备和工艺布局要求的前提下，同时考虑房间特定功能，设计合适的气流方向、人流方向、物流方向，便于生产操作、清洁和维护。细胞生产区应设立洁净区，洁净区的设计、建设、管理、进出、使用、清洁、消毒、环境监测等应参照GMP无菌药品附录的相关要求。同时，洁净区应当根据制备流程及相应的洁净度级别和生物安全要求合理设计、布局和使用。厂房、设施、设备的一般要求请参考本丛书《厂房设施与设备》分册和本分册的相关内容。

"可能含有传染病病原体"是细胞治疗产品最突出的一个特殊性。因此，在厂房、设施和设备设计、选型与实施中，要及早对产品可能涉及的病原体风险进行评估，并制定相应的风险控制策略，有效防止引入、传播病原体。

📋 技术要求

细胞治疗产品生产质量管理指南（试行）

六、厂房、设施与设备

（一）直接用于细胞产品生产的基因修饰病毒载体应与细胞产品、其他载体或生物材料相隔离，分别在各自独立的生产区域进行生产，并配备独立的空调净化系统。

（二）使用含有传染病病原体的供者材料生产细胞产品时，其生产操作应当在独立的专用生产区域进行，并采用独立的空调净化系统，产品暴露于环境的生产区域应保持相对负压。

（三）宜采用密闭系统或设备进行细胞产品的生产操作；密闭系统或设备放置环境的洁净度级别可适当降低，应当定期检查密闭系统或设备的完整性。

（四）细胞产品、直接用于细胞产品生产的基因修饰载体或其他赋予其特定功能的材料，其生产操作环境的洁净度级别可参照表格中的示例进行选择。

洁净度级别	生产操作示例
B级背景下的A级	1. 处于未完全密闭状态下的生产操作和转移； 2. 无法除菌过滤的溶液和培养基的配制； 3. 载体除菌过滤后的分装。
C级背景下的局部A级	1. 生产过程中采用无菌注射器对处于密闭状态下的产品和生产用溶液进行穿刺取样等操作； 2. 病毒载体生产用细胞的传代操作； 3. 可除菌过滤的溶液和培养基的除菌过滤； 4. 载体的除菌过滤。
C级	1. 可除菌过滤的载体的纯化操作； 2. 可除菌过滤的溶液和培养基的配制。

洁净度级别	生产操作示例
D 级	1. 采用密闭管路转移产品、溶液或培养基； 2. 采用密闭系统或设备进行细胞产品、载体的生产操作（如在隔离器中进行产品的无菌分装）、取样； 3. 质粒生产用工程菌或病毒载体生产用细胞在密闭罐中的发酵或培养。

备注：表格中除 D 级以外的生产操作示例，均指在非密闭系统下的操作。

（五）含有传染病病原体的供者材料和相应细胞产品应有单独的隔离区域或设备予以贮存，与其它供者材料和相应细胞产品的储存区域分开，且采用独立的储存设备，隔离区域和储存设备都应当有明显标识。

（六）用于供者材料和细胞产品的传染病病原体标志物检查，或对含有传染病病原体样品进行检测的实验室，应符合国家关于实验室生物安全的相关规定，应当有原位灭活或消毒的设备。

细胞治疗产品厂房设施根据生产工艺的不同可遵循以下布局的基本原则：

• 细胞治疗产品厂房宜建立在自然环境良好的区域，应远离严重空气污染、水质污染、病原微生物（含未知或无检测手段的病原微生物）丰富的场所，由于细胞治疗产品的成品制剂及原材料通常对温度敏感，运输时限要求很强，因此，在保证不受振动或噪声干扰的前提下，适于选择相对交通便捷的区域。

• 厂房的设计与建设应遵循物理隔离的建筑设计原则，以细胞治疗产品的质量为核心，应能够最大限度地避免污染、交叉污染、混淆和差错，同时确保人员工作环境的安全无害。细胞治疗产品厂房应根据工艺特点，具有满足工艺要求的面积。

• 企业需根据工艺的设计，基于风险评估确定厂房的洁净度级别，处于非密闭状态下产品的生产操作和转移，需考虑在 B 级背景下的 A 级环境下操作；处于密闭状态下的产品生产操作，可考虑在 D 级或 C 级环境下操作，密闭系统需经过验证。密闭系统或设备发生意外开启或泄漏的，应当进行风险评估并采取有效的应急措施。

• 细胞治疗产品厂房应设置相应的功能区，根据工艺的不同，功能区包括但不限于细胞生产区、病毒载体和质粒的生产区、质量控制区、贮存区、医疗废物存放区和其他辅助区等。各功能区应有明确的功能要求和独立的空间、设施和设备。直接用于细胞产品生产的基因修饰病毒载体或生物材料等应与细胞治疗产品及其他载体或生物材料分别在各自独立的生产区域进行，并配备独立的空调净化系统。建议经过基因修饰的细胞治疗产品和没有经过基因修饰的细胞治疗产品不进行共线生产。

- 含有传染病病原体的供者材料的处理及生产场所应根据企业产品的生产方式进行充分的风险评估，如采用非密闭系统生产，宜考虑在独立的物理空间中进行。含有传染病病原体的供者材料制备间应保持产品暴露于环境的生产区域相对负压。含有传染病病原体的供者材料的污物建议原位灭活，经完全灭活后方可移出工作区。

- 细胞治疗产品厂房应定期进行环境风险评估。

- 细胞治疗产品厂房应建立并实施防虫、防鼠、防花粉等措施，防止无关动（植）物进入关键区域。

- 功能区的设计、建造、运行和维护应满足细胞治疗产品的质量要求，应便于清洁、操作和维护。

- 细胞治疗产品厂房应采用持续供电系统、集中供气系统，必要时可考虑供氧系统，确保连续和稳定地提供电力、液氮、气体（二氧化碳、氮气、氧气等），满足细胞治疗产品贮存条件长期稳定的要求。

5.1 生产区

本小节分别介绍了非密闭和密闭工艺条件下细胞治疗产品的厂房设计、病毒载体生产区的厂房设计、质粒生产区的要求和生产区的其他要求。

5.1.1 非密闭工艺条件下细胞治疗产品生产区厂房设计

A. 基本要求

- 高风险区的嵌入式设计

针对细胞治疗产品，设计时应考虑以下方面：核心操作区（如细胞培养和制剂灌装）应采取嵌入式的设计，在其外部设置保护区域，人员经过更衣控制，物料和部件则需要经过必要的清洁灭菌后方可进入无菌操作区域，使外界对无菌环境的影响降到最低。

- 气锁设计

人员、设备和物料应通过气锁间进入洁净区。

气锁的作用主要是维持压差以防止空气污染，有正压与负压两种类型，可用于人员进出及物料传递。气锁是两个不同洁净区间的连接通道，气锁应保持逐级压差梯度。气锁可采用连锁系统或光学和（或）声学的报警系统防止两侧的门同时打开。

• 洁净级别确认

洁净级别确认是厂房设施确认的一部分，并需要定期进行再确认。洁净级别确认和洁净区监测是两个环节，应该明确予以区分并分别管理。洁净区的设计必须符合相应的洁净度要求，包括达到"静态"和"动态"的标准。

• 压差控制

GMP 规定"洁净区与非洁净区之间、不同等级洁净区之间的压差应不低于10Pa。必要时，相同洁净度级别的不同功能区域（操作间）之间应保持适当的压差梯度"。涉及含有传染病病原体的供者材料的制备房间，应保持相对负压。

• 气流方向

一般来说，建议单向流动所有工艺元素，如人员、物料、中间体、产品、设备和废物。气流应按照预先要求的方向进行流动。适当的气流组织有助于较快地满足环境的温湿度和分级要求，有利于防止有害环境污染物对产品产生不利影响。首先可通过烟雾试验观察单向流系统保护下的气流与设备的相互作用，如果空气因为湍流而产生回流，系统必须重新平衡或调整。人员进入操作时，继续考察气流流向，若操作时烟雾回流，必须建立操作规程以避免人员进入上述区域，防止污染、交叉污染。在任何运行状态下，洁净区通过适当的送风应当能够确保对周围低级别区域的正压，维持良好的气流方向，保证有效的净化能力。

• 人员进出控制

洁净区可考虑设计门禁系统，限制非必要的人员出入。此外，厂房设计时可考虑设计录像监控系统或观察窗，方便管理人员或其他人员从外部观察指导洁净区内部的操作行为。

B. 特殊要求

由于生产过程中存在产品暴露，细胞治疗产品厂房设计还应考虑以下方面：

• 对于处于非密闭状态下产品的生产操作和转移，应在 B 级背景下的 A 级中进行。

• 根据产品特性需考虑批次间交叉污染及混淆的风险，采取措施预防交叉污染，如使用阶段性生产方式或专用的厂房和设备等。对于含有传染性疾病病原体的供者材料，其生产操作应当在独立的专用生产区域进行，并采用独立的空调净化系统。

• 生产用物料的转移方式（向 B 级转移）需要结合工艺流程考虑灭菌设施设备的选型，需要注意灭菌方式对物料失活的影响。

• 核心洁净区无菌功能保证的设备选型要求，用于培养的设备应当能够防止产品受到外源性污染；应定期确认产品直接暴露的隔离与封闭系统无泄露风险；设备表面应易于清洁消毒，操作简单，易于布置在生物安全柜内，设备不能污染核心生产区，能采取措施保证满足核心区的无菌要求。

实例分析

图 5-1 为某非密闭工艺条件下的厂房示意图实例，按图中所示，工艺主操作间人、物单向流动，准备间人、物非单向流动，各主操作间共用进入、退出走廊。进入和退出走廊均为洁净区。

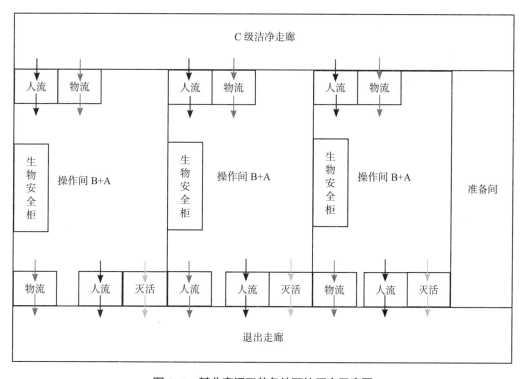

图 5-1 某非密闭工艺条件下的厂房示意图

5.1.2 密闭工艺条件下细胞治疗产品生产区厂房设计

生产过程为密闭工艺或隔离器背景下的厂房设计的注意事项包括：

- 按照 GMP 要求划分一般生产区和洁净生产区。
- 工艺区主操作间人流单向。
- 工艺区主操作间物流传递单向。
- 工艺区主操作间废弃物灭活退出单向。

- 可以考虑同一房间内使用多个密闭系统或隔离器，但需具备有效的措施防止交叉污染。
- 含有传染性疾病病原体的供者材料，其生产操作应当在独立的专用的生产区域，采用独立的空调净化系统。
- 采用密闭设备和管路，其环境的洁净度级别可适当降低，可以考虑 C 级或 D 级。
- 密闭设备和管路意外发生泄漏时，应基于风险评估制定并采取有效的应急措施。

实例分析

使用隔离器或密闭管路工艺条件下的厂房示意图如图 5-2 所示，其功能区主要有公共进入区域和退出区域、C/D 级的工序操作间，C/D 级的工序操作间内可设多个操作台或隔离器。可以同时在一个操作间内使用多个密闭系统（如 WAVE 培养系统），但需具备有效措施防止交叉污染。

5.1.3 病毒载体生产区厂房设计

病毒载体厂房设计时应按照细胞治疗产品特点及国内外相关的法律法规规划设计工艺平面和相关配套设施。病毒载体生产车间一般包括：细胞培养、转染、病毒载体纯化和产品灌装以及辅助房间等区域。每个房间的大小及人、物流要求、房间内设施的布局是影响工艺布置的重要因素。

A. 平面设计

病毒载体产品单批次产量相对较少，生产车间面积小，房间设置较为灵活。在设计工艺平面时，除了工艺流程外，各生产步骤所需要的时间也是非常重要的影响因素。在满足生产工艺要求的前提下，建议根据各工艺步骤所需要的生产时间合理地划分生产区域，便于对已完成生产步骤的区域进行单独灭活，使其提前进行下一批产品的生产，从而提高车间的使用率和生产效率。同时需注意病毒生产区有毒区和无毒区要严格区分。

B. 空调设计

不同类病毒载体其生产操作应当在独立专用的生产区域进行，并采用独立的空

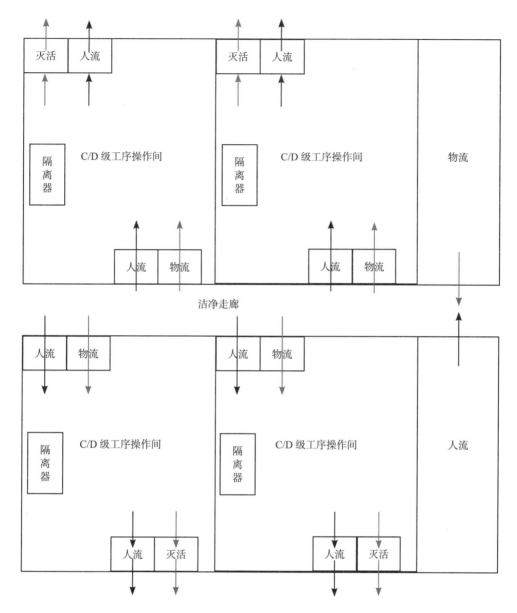

图 5-2　使用隔离器或密闭管路工艺条件下的厂房示意图

调净化系统,空调系统建议直排。洁净区内在污染较大的房间与相邻房间或过道应保持相对负压,防止交叉污染。病毒生产区有毒区和无毒区的空调系统需要完全独立和区分。

C. 其他辅助设计

对于病毒载体的制造,应基于风险评估考虑进行额外的分离和控制,避免在同一时间同一设施中生产多个产品,以防止污染 / 交叉污染,例如:

- 制造区域内的物理隔离 / 时间隔离。
- 独立空气处理装置（air handling units，AHU）。
- 废气通过 HEPA 过滤。
- 适当的套件 / 气锁压差（dP）设计。
- 不同风险等级（复制 / 非复制）的病毒的分线生产。
- 采用密闭系统进行生产。
- 使用隔离器或生物安全柜进行生产。

此外，由于病毒载体产品的附加值高，生产过程因断电所造成的损失十分巨大。在关键生产步骤和贮存时，设备都需要不间断电源，此类设备数量也较多，且不间断电源通常为集中设置。因此，关键设备需要设置 UPS 电源，在厂房设计时应提前考虑。

实例分析

某慢病毒载体生产工艺流程主要分为上游（细胞复苏、细胞扩增、细胞转染、收获），下游主要为纯化、浓缩等环节，最后为灌装环节。根据慢病毒载体的生产工艺流程，将车间按无毒区（细胞复苏、细胞扩增）和有毒区（细胞转染、纯化、浓缩等）进行严格区分，分为 2 个独立的洁净空调系统。

某慢病毒生产车间无毒区布局示意如图 5-3 所示：

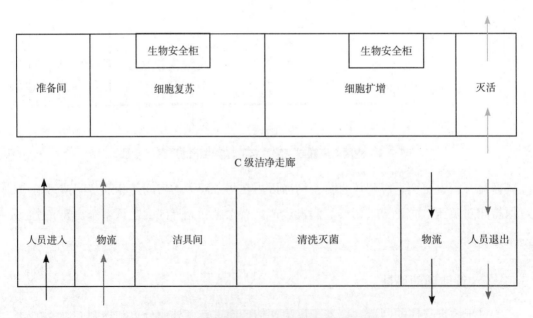

图 5-3 某慢病毒生产车间无毒区布局示意图

某慢病毒生产车间有毒区布局示意如图 5-4 所示:

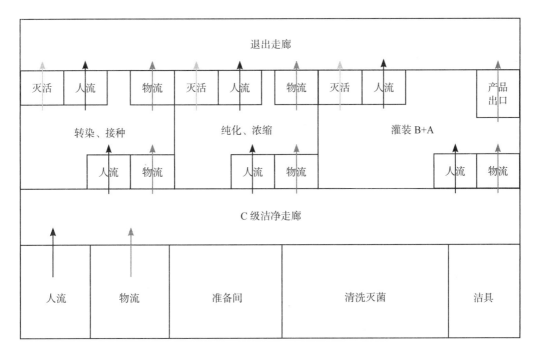

图 5-4　某慢病毒生产车间有毒区布局示意图

5.1.4　质粒生产区的要求

质粒制备区域包括了细菌菌种接种、发酵、收获、质粒提取纯化和产品灌装以及辅助间、人流更衣、物流缓冲、废物灭活等区域。应依据工艺要求设置房间的洁净级别。质粒制备区域的工艺布局与病毒载体制备区域类似。需注意的是质粒可以扩散到空气中，不容易降解，空间熏蒸不能破坏质粒，可能会带入到产品中扩增。在质粒的生产过程中建议尽可能使用密闭系统，避免质粒的暴露和泄漏，在不可避免的敞口操作中，应使用生物安全柜进行保护。

5.1.5　生产区的其他要求

生产区还应满足的其他要求包括:

● 细胞治疗产品不能进行最终灭菌或除菌过滤，在整个制造过程中都需要无菌技术。如考虑采用密闭系统，设施的设计和布局应适合于预期的操作，并应考虑到每个制备过程的工艺流程。

● 细胞治疗产品需要灵活的平面和房间配置，以支持不同的工艺流程，使细胞治疗产品和载体制造可以标准化和规模化。细胞治疗产品所需的一般设备有生物安全柜、培养箱、离心机、细胞计数仪、培养瓶或生物反应器系统及特定工艺的设备（如细胞分离和转导系统）。

- 在公共区域进行多产品分离时，应执行风险评估和控制策略，如果发生空气处理机组（AHU）故障，应在设计前考虑控制措施（如备用 AHU、关键管道分支点的隔离阀、不间断电源）。

- 由于原材料数量多、一次性耗材数量大、操作过程中人员数量多，物料和人员气锁间以及每个制备车间内要根据工艺、设备留有一定的空间，以适应适当的物料消毒和转移，并确保不会由于操作人员的存在而对加工区域产生不利影响。

- 对于采用自体供者材料生产的细胞治疗产品，在进行工艺验证时需要符合实际同时生产的最大产能要求，生产区设计时，也要相应从空间上满足实际同时生产的最大产能要求。

- 包装操作与灌装操作的功能间建议分开设置。

5.2 质量控制区

质量控制区应与细胞生产区和细胞贮存区物理隔离，设有醒目的标识。质量控制区的平面布局应遵循防止污染和交叉污染以及生物安全的风险要素，进行合理设计规划。对于无菌操作与微生物限度及阳性对照等区域，建议独立设置或采用独立空调系统。处理潜在阳性样本的实验室，需根据潜在的不同的阳性样本的生物安全等级，设置不同级别的生物安全实验室，并遵循相应的生物安全实验室管理规定，具体设施要求可参照 WHO 实验室生物安全手册（表 5-1）中的相关规定。同时建议设置检验废弃物灭活能力的相应功能间。

表 5-1　WHO 实验室生物安全手册中不同生物安全水平对设施的要求

	生物安全水平			
	一级	二级	三级	四级
实验室隔离 [a]	不需要	不需要	需要	需要
房间能够密闭消毒	不需要	不需要	需要	需要
通风				
——向内的气流	不需要	最好有	需要	需要
——通过建筑系统的通风设备	不需要	最好有	需要	需要
——HEPA 过滤排风	不需要	不需要	需要 / 不需要 [b]	需要

	生物安全水平			
	一级	二级	三级	四级
双门入口	不需要	不需要	需要	需要
气锁	不需要	不需要	不需要	需要
带淋浴设施的气锁	不需要	不需要	不需要	需要
通过间	不需要	不需要	需要	—
带淋浴设施的通过间	不需要	不需要	需要 / 不需要 c	不需要
污水处理	不需要	不需要	需要 / 不需要 c	需要
高压灭菌器				
——现场	不需要	最好有	需要	需要
——实验室内	不需要	不需要	最好有	需要
——双门	不需要	不需要	最好有	需要
生物安全柜	不需要	最好有	需要	需要
人员安全监控条件 d	不需要	不需要	最好有	需要

注：a. 在环境与功能上与普通流动环境隔离；b. 取决于排风的位置；c. 取决于实验室中所使用的微生物因子；d. 例如：观察窗、闭路电视、双向通讯设备。

一些检测中可能用到复制型病毒，其实验室的设计和管控须进行风险评估，并进行适当的控制。

细胞治疗产品特别是干细胞治疗产品，比常规药物质检项目多出很多，质控区设计时，应从质检空间上满足实际同时生产的最大产能要求。

5.3　细胞贮存库区

应以各级库为单位设置独立区域，应有醒目的标识用于区分各级库区。库区的环境、通风、照明和空气指标（包括氧分压）应符合液氮安全存放要求和安全操作要求；库区地面应耐压、耐冻、防滑；库区应装备空气成分自动监测和报警系统，并可以进行远程监控。适宜装备液氮深低温保藏设备：

- 实时监测装置，监测液氮保藏设备内温度和（或）液氮水平的装置。

- 远程自动报警装置，当贮存条件发生异常或特殊情况，可能超出设定值时应能自动远程报警。

对于未完成检测的细胞治疗产品，特别是自体产品，建议采用追溯系统进行定置定位管理。

含有传染病病原体的供者材料和相应细胞治疗产品应有单独的隔离区域或设备予以贮存，与其他供者材料和相应细胞治疗产品的储存区域分开，且采用独立的储存设备，隔离区域和储存设备都应当有明显标识。若使用液相液氮罐保存样品，冻存管或冻存袋便会长期浸泡在液氮中，一旦冻存管或冻存袋密封不严，可能造成交叉污染，因此建议使用气相液氮罐，同时应注意避免在同一个气相液氮罐内存放含有传染病病原体的供者材料或细胞和不含传染病病原体的供者材料或细胞。

5.4 废弃物暂存区

细胞治疗产品的废弃物在转移出洁净车间之前应先进行灭活处理，未灭活的废弃物应提前进行密封处理，贴好标签，根据废弃物的类型和危险度应设计一个专用的废弃物处理区。应设在远离其他功能区、可封闭、能耐受清洗和消毒的独立设施中；应在医疗废物存放区配备必要的防护措施；应对医疗废物实行集中存放，专人专管，确保不扩散，定期转运。不同类型的废弃物处理应按照《医疗废物管理条例》的要求执行。需要特别注意废弃物如果处理不当有可能导致质粒、病毒对环境的污染。

5.5 公用设施

工艺公用设施包括注射用水、纯化水、纯蒸汽、洁净气体系统和净化空调系统等。公用设施的一般性要求可参考本丛书《厂房设施与设备》分册。

各系统的注意事项包括：

• 因为细胞治疗产品不能最终灭菌和过滤除菌，生产用水和试剂应为无菌。如每日用量不大，可直接使用外购的无菌水和试剂，如每日所需无菌水较多，则可考虑设计注射用水储存和分配系统，注射用水应经过灭菌之后使用。

• 需要纯化水站及储存和分配系统，以用于洁净区工作服的清洗、生产用的工器具的清洗和洁净区的清洁。

• 需要 CO_2 气瓶间，通过汇流排调压除菌后输送到 CO_2 培养箱，并监测 CO_2 浓度。

• 洁净区的净化空调系统，需要按照区域进行设置，以便于管理和减少交叉污染。传染性病毒阳性血的细胞操作间，应设计为全排风。洁净区的温湿度，一般为18~26℃和45%~65%相对湿度。

5.6　设备

细胞治疗产品使用的常规设备请参考本丛书《厂房设施与设备》分册和本分册的相关内容。本节将着重介绍适用于细胞治疗产品的隔离器、自动化密闭系统、生物安全柜等工艺设备，以及工艺公用系统及辅助设施。

5.6.1　隔离器

背景介绍

隔离器在细胞治疗产品生产中已经开始广泛应用，并逐步代替传统的无菌洁净室，成为一种发展趋势。本节将介绍隔离器在细胞治疗产品中的使用要求和应用。在计划使用隔离器前需进行充分的风险评估，尤其应考虑过氧化氢对原材料储存袋的穿透性，以避免过氧化氢穿透及残留对原材料，尤其是细胞治疗产品产生影响。隔离器的一般要求请参考本分册无菌制剂部分"17 屏障技术"。

技术要求

隔离器应当合理设计，以有效防止与周围环境发生交叉污染。

细胞治疗产品所使用的隔离器的设计及应用取决于隔离器使用的性质，应根据细胞治疗产品的特性，设计隔离器的气流、压差、构造材料、环境、类型等。

在工艺中使用隔离器时，需根据使用特性和需求制定用户需求标准（URS），目的是可靠地生产明确的产品，所有的URS都应在项目进程中被清晰地定义和及时归档。

实施指导

细胞治疗产品无菌用途隔离器的设备通常在正压下运行，在使用前需按规程有效进行去污染。一般用于处理无菌物料的隔离器需遵循以下原则：

- 隔离器内所有工作和物料的处理应经无菌手套控制操作完成，运行时不能有人员或身体部位直接进入隔离器进行操作。

● 所有进入隔离器的物料必须经去污染或灭菌，并且必须直接经过去污染或灭菌系统进入，或经过快速转移舱进入。

● 去污染方式应经过验证。

A. 用于细胞治疗产品的隔离器组成

隔离器的总体分区应根据产品的工艺需要设置，建议包括但不限于传递舱、操作舱、观察舱、培养舱等功能舱体。如舱体可自由组合，各舱体间可采用快速转移接口（rapid transfer port，RTP）对接方式或双层气密封对接方式进行舱体对接。但需强调的是，密封圈是公认的隔离系统的潜在污染源。当两个RTP法兰连接形成一个密封的传递通道时，密封圈上仍可能存在微生物污染，对于在RTP连接后外露出来的密封圈，应在RTP连接后，物品通过传递前，及时用杀孢子剂处理，传递物品时仍需遵循无菌操作要求，传递的物品及操作手套均不能触碰到RTP的密封圈。

● 传递舱

建议包含快速传递仓和瞬时灭菌通道。

○ 快速传递舱：主要用于细胞制备的物料及试剂（如一次性培养容器、移液管等）的传递。

○ 瞬时灭菌通道：主要用于冻存样品等小型样品（如细胞、细胞因子等对常温暴露时间有要求的样品）的灭菌通道。

● 操作舱

建议根据工作需要，包括但不限于恒温制冷存储空间、恒温制冷操作平台、内置离心机、复温器等。

○ 恒温制冷存储平台：通常设置2~8℃和–20℃两个暂存区，用于存放缓冲液、消化液、培养基、细胞因子、质粒等。

○ 恒温制冷操作平台：通常为2~8℃的制冷平台，用于一些对温度敏感的试剂和细胞，如消化酶液和小批量细胞的分装等。

○ 内置离心机：通常设置低速水平离心机，通常用于细胞及试剂的离心。

○ 复温器：可设置恒温可调，用于培养基等试剂的预热复温工作。

○ 固废通道和吸液器。

● 观察舱

内置倒置显微镜（装置），用于观察细胞在接种后于培养容器中的分布、生长情况，生产过程中观察细胞的生长密度用于判断是否收获或传代以及细胞计数观察等。

- 培养舱

内置细胞培养箱，宜内腔全密闭式设计，具备在线汽化过氧化氢去污染。

B. 在线环境监控和数据系统

隔离器应包含在线的悬浮粒子监测和在线浮游菌监测，可实时检测操作舱的操作环境，同时，应保证有足够气压、能源供应以及温湿度，并有相应的报警装置。应内置设备运行管理系统，具备电子签名、电子管理、视频操作记录等追溯功能。

C. 隔离器的维护和清洁

隔离器的清洁及维护可参考本分册无菌制剂部分"17 屏障技术"。

5.6.2 自动化密闭设备

背景介绍

自动密闭化设备具有以下优点：

- 减少了产品暴露风险和人员干预导致污染风险。

- 自动化过程容易操作，全封闭，无需生物安全柜，避免了操作者与培养体系的直接接触，工艺转移和生产地址变更所需进行的可比性研究相对容易。

- 自动化有助于改进检测过程和工艺验证，确保安全有效，质量可控。如贴壁细胞脱离培养瓶壁需要震荡摇晃，如果人工处理，很难保证操作的均一性。对于较大规模、商业化的生产而言，自动化的封闭式细胞处理系统是细胞洗涤和浓缩的更优选择。

技术要求

细胞治疗产品生产质量管理指南（试行）

六、厂房、设施与设备

（三）宜采用密闭系统或设备进行细胞产品的生产操作；密闭系统或设备放置环境的洁净度级别可适当降低，应当定期检查密闭系统或设备的完整性。

在选择使用自动化封闭式处理系统时，应考虑以下因素：

● 应着重考虑处理的产品类型，应根据自体细胞、异体细胞类型加以区分。

● 在工艺要求方面，需重点考虑设备的最大、最小处理体积、活细胞百分比及最大、最小处理速率等。

● 在设备整合方面，需重点考虑软、硬件的集成，尤其是管路耗材的兼容性等。

● 工艺开发过程中，需重点评估人员的可操作性、工艺参数的稳定性、试剂耗材的成本及保持产品质量并满足监管要求等。

实施指导

设备选择的考虑要点具体如下：

A. 细胞来源

细胞的来源可分为自体细胞和异体细胞，这两者对生产加工的核心需求是不同的，如细胞数量、活性和细胞浓度等，因此对设备的选择也不同。洗涤和浓缩的步骤可发生在细胞富集过程的初始步骤，也可应用于中间过程来改变介质或在制备结束时来浓缩细胞悬液，最后用于产品配方和灌装。

对自体细胞产品而言，设备的最小处理量和活细胞回收率的能力是重点考虑的因素。较低的活细胞回收比例会导致细胞治疗产品生产失败。而当制备浓缩的细胞悬浮液时，最小输出量也是制备能否顺利进行的关键。例如：当通过电穿孔法制备 CAR-T 细胞产品时，细胞浓度需要保持在每毫升（40~300）× 10^6 个细胞。通常情况下，对于单采来说，一个细胞洗涤装置需要能够将收集的产物浓缩至体积小于 10ml，才能适用于电穿孔。

对异体细胞产品而言，最大处理量才是更重要的因素。主要考虑的是起始材料的输入体积范围。异体产品起始材料的体积最小可到 50ml（如脐带血来源），进行细胞扩大培养后体积最大可至 1000L。所以对设备的体积处理量要求较高。

影响洗涤和浓缩设备选择的另一个关键因素是处理速度和时间。任何对细胞质量的负面影响（如剪切力）都可能会在下游设备处理中被放大。另外，转染、转导、酶消化或细胞分选等过程都会给细胞施加压力，使其对洗涤和浓缩的操作更加敏感，不易控制。

B. 可整合性

可整合性是自动化封闭式细胞治疗处理系统的核心价值。自动洗涤和浓缩设备作为加工链的一部分，是以模块化的方式与其他设备进行物理连接，这其中如何规划和评估设备的互相连接方式十分重要。

如果试剂是包装在袋子中的，则洗涤和浓缩装置的设置方式相对容易。因为包装袋可以和大多数设备兼容，在管道尺寸合适的情况下，通过尖刺的端口或者无菌焊接连接即可。但如果是采用了其他形式的包装，需要增加一个先将材料转移到袋子中的步骤，再进行无菌连接和洗涤浓缩。因此，如果转移不能实现无菌连接，自动化设备消除污染风险的价值将大大降低。理想状态下，浓缩后的产品也应该通过封闭设备转移到下游的流程中（如制剂和分装）。

C. 材质

设备的材质选择也需要重点考虑，宜尽量选择耐清洁消毒的设备。

D. 软件集成

软件集成也是封闭式细胞处理系统的重要组成。集中的电子记录使操作可以自动化，能够取代批次间生产和质量控制的手动记录。此外，匹配的控制软件还可以扩展到应用同一集中式系统的多个设备上，这样可以控制所有连接的设备并提供实时反馈。

E. 工艺流程设计

工艺流程设计的目标是开发一种稳健的、可重复的工艺，同时保持产品质量，并满足监管要求。一种稳定、合适的洗涤和浓缩工艺应该做到不因材料的变化改变其生产的稳定性。

要开发这样一种工艺，需要控制过程的关键工艺参数，重复的多变量分析有时是必不可少的。例如：基于离心过程的关键过程参数可能包括流量速度、离心速度和沉降时间。优化这些参数时，应考虑工艺参数与产品质量之间的关系，以确保制造工艺适合规模化生产。

实例分析

实例1：细胞分离系统示例

某细胞分离系统，是一种全封闭、高度自动化的细胞分离设备，可通过预设的工艺程序，实现单核细胞的分离、骨髓干细胞的分离、脐带血干细胞的分离、脂肪干细胞的分离、细胞复苏、细胞浓缩洗涤、细胞分装等，密闭系统减少了交叉污染，全自动操作可降低批次间差异，使人工干预最小化。该细胞分离系统处理过程中，将活塞式离心桶放入机器的离心单元中，与封闭的无菌管路连接，通过气动装置、称重传感器等，将样品导入活塞式离心桶中，在离心的作用下实现不同组分的梯度分离，然后通过推动活塞，在旋转三通阀的配合下，将桶内的液体导出到不同的储液袋及细胞收集袋中。

以单核细胞分离为例，离心桶中血液在细胞分离液及梯度离心的作用下，由内至外依次被分为血浆层、单核细胞层、淋巴分离液层和红细胞层，通过活塞的上下移动，改变离心桶内的体积，控制液体进出。

实例2：封闭式细胞处理系统示例

某系统由一台小巧的多功能主机、一次性使用无菌套件，以及直观、可视化、可定制程序的软件组成。共同构成了一个封闭式细胞处理系统，可以高效、灵活地进行细胞的分离、浓缩、洗涤、缓冲液置换和冻存。

- 该系统使用逆流离心技术，细胞输入口设置在离心室内。
- 可连续处理范围广泛的输入体积，输出体积可低至5ml，高浓度的输出产物中仅包含极少量缓冲液或溶液残留，适用于电转以及自体细胞产品的商业化生产。
- 能够清洗和浓缩小于50ml的细胞样品，处理时间小于15分钟，且能够维持细胞活率最高可达100%。
- 在细胞的处理过程中还可以同步去除红细胞等干扰，减少操作步骤。
- 温和的流化床可实现低剪切力处理，能够在保持细胞活性和高速度的同时实现超过95%的细胞回收率。
- 系统还配有摄像头，提供实时的可视化信息，便于随时观察和调整，便于工艺流程优化。
- 通过可定制的自动化程序软件，该系统可以进行模块化的改装，按照需求定制生产的流程。

5.6.3 生物安全柜

细胞治疗产品生产过程中会使用到很多的生物安全柜，特别是在无菌生产工艺中使用生物安全柜提供无菌生产环境，需要注意以下事项：

- 生物安全柜的选型需要考虑到排风的设计，对于一个房间有多个生物安全柜的，不建议直接排风到洁净室内部。

- 需要掌握生物安全柜的原理、功能、操作、清洁和维护，以及生物安全柜的降风速和面风速的区别。

- 生物安全柜内部的单向流系统在其工作区域必须均匀送风，应当有数据证明单向流的状态并经过验证。

- 生物安全柜由于其特殊的设计，其风速有可能无法满足 A 级环境风速为 0.36~0.54m/s（指导值），此时可以考虑采取必要的措施证明无菌操作的可靠性，如气流模型等。

5.6.4 细胞培养设备

A. 静置培养设备

传统方法使用透气培养袋或透气培养瓶在二氧化碳培养箱中培养，形成稳定的温度、湿度和二氧化碳浓度，在细胞治疗领域，常见的培养箱具有多种不同的腔体体积、灭菌方式等可供选择。

B. 生物反应器

近年来，波浪生物反应器以其低剪切力，可高密度灌流培养等特点被广泛应用于细胞治疗产品的培养，其主要特点如下：

- 摇动培养平台，可扩展、灌流培养，实现更高的细胞密度数量级。
- 密闭体系，通过无菌结合方式链接上、下游细胞处理系统。
- 自动化操作效率高，降低因患者细胞个体差异导致的操作可变性。
- 软件实时监控记录生产过程，便于数据追溯。

6 物料

本章主要内容：

☞ 细胞治疗产品如何进行物料风险等级评估

☞ 物料管理方面存在哪些风险

☞ 有哪些降低物料风险的措施

背景介绍

对于物料的定义以及类型，在国内以及国际所颁布的规范、指导原则、指南中有不同的描述，以下部分摘录供参考：

• GMP：物料指原料、辅料和包装材料。

• 2020 年版《中国药典》三部生物制品生产用原材料及辅料质量控制生物制品生产用原材料系指生物制品生产过程中使用的所有生物原材料和化学原材料。生产用辅料系指生物制品配方中所使用的辅助材料，如佐剂、稳定剂、赋形剂等。

• 2020 年版《中国药典》三部人用基因治疗制品总论用于基因治疗制品生产的起始原材料主要包括生产用细胞、细菌或病毒种子。

•《细胞治疗产品生产质量管理指南（试行）》：供者材料指从符合筛查标准的供者获得的用于细胞产品生产的细胞或组织等。

•《免疫细胞治疗产品药学研究与评价技术指导原则（试行）》：生产用物料系指免疫细胞治疗产品生产过程中使用的所有原材料、辅料和耗材等。原材料包括起始原材料（如生产用细胞、生产辅助细胞、体外基因修饰系统）和其他原材料（如培养基、添加因子、其他生化试剂等）。生产用细胞来源包括人体供者来源（自体细胞、同种异体细胞）和人源细胞系来源，生产辅助细胞根据用途或功能，可能为病毒包装细胞、滋养细胞等。

• EMA *Questions and answers on the principles of GMP for the manufacturing of starting materials of biological origin used to transfer genetic material for the manufacturing of ATMPs*（《关于 ATMP 生产用基因递送物料所用生物来源起始物料生产的 GMP 原则问答》）：对于基因修饰细胞，起始物料应为获得基因修饰后细胞所用的成分，如生产载体的起始物料、载体和人体或动物细胞。

图 6-1 中包括了细胞治疗产品可能会使用到的一些物料，如细胞、基因转导与修饰系统、辅料、内包装材料、其他生产用材料，其中涉及的细胞库、菌库、辅料、内包装材料、其他生产用材料（如培养基、一次性使用技术、酶、生物源性材料）等物料的管理，与其他生物制品相关物料的管理类似，因此本章节不再对这些物料的管理进行描述，而重点描述细胞治疗产品中供者材料、基因转导与修饰系统（如质粒、病毒载体）的相关风险、控制措施，以及细胞治疗产品物料管理中一些特殊的策略。

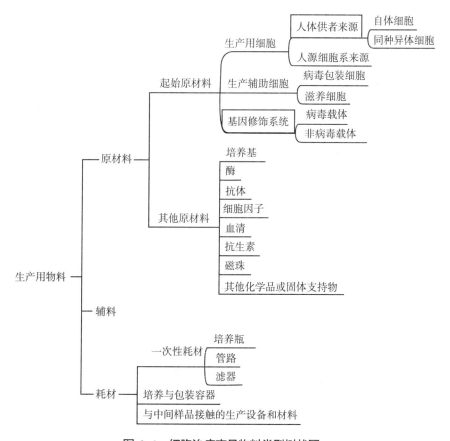

图 6-1 细胞治疗产品物料类型树状图

注：以上树状图根据《免疫细胞治疗产品药学研究与评价技术指导原则（试行）》绘制，方框内为本章节重点描述的内容。

此外，本章节所描述的内容仅包括生产过程中所使用的物料，对于生产过程非直接相关物料以及检测相关物料、试剂，不包括在本章节内。

本章节将重点介绍物料风险等级评估、物料风险识别和降低风险的措施。

6.1 物料风险等级评估

对物料风险等级进行合理的评估是做好物料管理的前提。《中国药典》三部生物制品生产用原材料及辅料质量控制中，根据原材料的来源、生产以及对生物制品潜在的毒性和外源因子污染风险等，将生物制品生产用原材料按风险级别从低到高分为四级，不同风险等级生物制品生产用原材料应进行适宜的质量控制。细胞治疗产品相关的物料可以参考这一分级进行控制，但是需要根据细胞治疗产品特点，通过物料对产品质量属性的影响程度，对其进行适宜的分级并采取相应的控制措施。

A. 关键物料属性（CMA）评估

在进行关键物料属性评估时，需要确定哪些物料对产品关键质量属性有影响，并对影响程度进行分级，其分级通常可分为三级，也可以根据实际情况将影响程度分成不同的等级（表 6-1）。

表 6-1 物料对产品关键质量属性的影响程度分级示例

影响	标准	物料等级
高	物料属性的微小或中等变化对 CQA 造成显著影响	关键物料
中	物料属性大的变化或小的变化累加其他因素会对 CQA 造成显著影响	潜在关键物料
低	物料属性对 CQA 没有影响	非关键物料

〔实例分析〕提供了以胎牛血清（FBS）为例进行影响程度分级的示例。

B. 物料风险等级评估

除了上述的 CMA 评估方法，通过对 CQA 的影响程度来确定物料的级别之外，亦可通过以下因素来考虑或确定物料的风险级别：

- 是否为主要营养物质来源（如培养基）或冻存保护剂。
- 是否与产品杂质去除、活性处理有关（如层析填料、线性化酶等）。

- 是否与除菌过滤后产品直接接触（如盛装除菌过滤后料液的容器或是内包材）。
- 是否为终产品的主要组成部分（如辅料）。
- 是否会影响 A 级洁净环境（如擦拭 A 级洁净区的无菌布）。
- 是否是动物来源。

此外，在进行细胞治疗产品生产过程中，需要根据产品特点选择适宜级别的物料，根据中国食品药品检定研究院于 2018 年发布的《CAR-T 细胞治疗产品质量控制检测研究及非临床研究考虑要点》，在进行原材料和辅料的选择时，可采用以下原则：

- 药用无菌制剂优于药用制剂，尤其是对于那些不经过除菌过滤而又参与到关键生产步骤的成分（如人血白蛋白），需要考虑采用无菌制剂。
- 药用级原辅料优于非药用级原辅料。
- GMP 级优于非 GMP 级原辅料。
- 非动物源性优于动物源性原辅料。

上述提到的 GMP 级物料，业界目前尚无明确的定义或是标准。为了使得细胞治疗产品生产商能够选择适宜级别的物料，以下列举出一些 GMP 级别物料所需要具备的基本要素供参考：

- 遵循 GMP 的原则，最大限度降低制备环节污染、交叉污染、混淆和差错的风险。
- 人员
  - 人员经过适宜的培训并记录。
  - 人员健康状态能够满足生产需要。
- 设备
  - 设备处于良好状态并能满足预期需求（经过计量或是确认）。
  - 仪器仪表经过计量或是适宜的方式能够确保显示数值的准确性。
  - 对设备进行了良好的维护保养。
- 质量体系
  - 建立了偏差或是异常事件处理流程。
  - 建立了变更控制流程，对变更进行分级管理，并且明确对于影响产品质量的变更将会通知客户。
  - 建立了客户投诉流程。
  - 建立了超标（out-of-specification，OOS）或是不合格数据调查流程。
  - 建立了文件管理流程。

  ○ 建立了培训管理流程。

- 物料

  ○ 建立了原材料供应商管理流程。

  ○ 建立了原材料取样、检测及放行流程。

  ○ 对必要的生产原材料进行留样。

  ○ 对物料或是产品相关 TSE/BSE 进行了适宜的管控（若适用）。

- 厂房设施设备

  ○ 产品在适宜的环境条件下进行生产，并对环境进行相应的控制。

  ○ 对生产区域进行清洁或消毒，满足产品生产需求。

  ○ 生产区域有适宜的人员、物料流向控制措施。

  ○ 设置了足够的生产、检测、仓储区域。

- 检测

  ○ 建立了相应的流程进行产品检测。

  ○ 对检验过程进行了记录。

  ○ 建立了产品留样管理制度。

  ○ 对产品有效期或是复测期进行了研究。

- 生产

  ○ 有适宜的微生物、细菌内毒素控制措施（若适用）。

  ○ 有适宜的无菌保证措施（若适用）。

  ○ 有适宜的杂质控制措施（若适用）。

  ○ 若是共用生产线，采取了足够的措施避免交叉污染。

  ○ 对生产过程进行了记录。

  ○ 建立了批号管理流程。

实例分析

实例 1：以胎牛血清（FBS）为例进行影响程度分级的示例

以下使用 FBS 为例介绍如何进行影响程度分级（表 6-2）。

上述评估表显示，FBS对产品多项CQA产生影响，因此被定义为高风险物料。

表 6-2　FBS 对产品 CQA 的影响程度示例

物料	CQAs								理由
	安全		鉴别		效力	纯度			
	源因子	支原体	CD44+	CD151+	细胞浓度	残留FBS	成纤维细胞污染	死亡细胞	效价	
FBS	关键物料	关键物料	关键物料	关键物料	关键物料	非关键物料	关键物料	关键物料	关键物料	FBS是动物来源物料，存在引入外源因子的可能，培养基中存在FBS对细胞的表型有直接的影响，对它们的增殖能力和活力，高浓度的FBS能促进成纤维细胞的增殖

注：关键物料——对CQA有严重影响；潜在关键物料——对CQA有中等程度影响；非关键物料——对CQA无影响。

实例 2：以甘油为例说明物料风险评级过程

以质粒载体建库过程中使用到的甘油举例说明物料风险评级过程（表6-3）。

表 6-3　甘油风险级别评估示例

物料名称	甘油	物料代码	××××
申请部门	生产部	物料用途	大肠埃希菌工作种子库保护剂
序号	项目	风险等级	
1	是否是辅料	☐ 是→高风险 ☑ 否→转 2	
2	是否是内包材	☐ 是→高风险 ☑ 否→转 3	
3	是否是动物来源	☐ 是→高风险 ☑ 否→转 4	
4	是否会影响 A 级环境	☐ 是→高风险 ☑ 否→转 5	
5	是否与除菌过滤后产品直接接触	☐ 是→高风险 ☑ 否→转 6	

物料名称	甘油	物料代码	××× ×
申请部门	生产部	物料用途	大肠埃希菌工作种子库保护剂
序号	项目	风险等级	
6	是否为主要营养物质来源或是产品冻存保护剂	☐ 是→中风险 ☑ 否→转 7	
7	是否与产品杂质去除、活性处理有关	☐ 是→中风险 ☑ 否→转 8	
8	是否为终产品的主要组成成分	☑ 是→中风险 ☐ 否→低风险	
物料风险等级	☐ 高风险　　☑ 中风险　　☐ 低风险		

6.2 物料管理方面的风险

A. 基因转导与修饰系统（如质粒、病毒载体）

直接或间接用于细胞治疗产品生产的基因转导与修饰系统，如质粒、病毒载体，亦会对细胞治疗产品质量产生影响。此外，这些载体在细胞治疗产品中定位多样性，如质粒既可以作为载体用于病毒载体 CAR-T 产品的生产中，也可以做为载体用于非病毒载体 CAR-T 产品生产中。对于不同定位的载体，若是未能执行适宜的质量管理，则会给载体质量带来风险。

B. 物料取样、放行

细胞治疗产品是一个新兴的产品，发展时间较短，生产所需的物料存在供应商少、规格少、可选择级别少、价格昂贵、检验方法特殊等特点，为此，在物料取样、放行方面存在一些有别于其他药品物料的特点，细胞治疗产品物料在取样、放行方面的风险包括：

● 患者需要尽快使用产品，细胞治疗产品需要尽快生产，但是在产品生产之前物料未能完成所有检测及放行，不能确定物料质量属性是否满足产品生产需要。

● 物料供应商少，部分物料只有研究级别可以使用。

● 物料价格昂贵且包装形式不能满足个性化细胞治疗产品生产的需要，难以确定物料取样、留样量。

6.3 降低风险的措施

6.3.1 基因转导与修饰系统

本小节描述的基因转导与修饰系统指质粒、病毒载体等，以下简称载体。

A. 载体的定义、定位

载体是细胞治疗产品中关键的物料，其工艺稳定性、质量可控性可影响细胞产品的安全性和有效性。以下为不同的国家的法规、指南对载体的定义、定位，企业应根据产品特点对载体进行适当的定位，采取适宜的质量管理。

● 《细胞治疗产品生产质量管理指南（试行）》

　　直接用于细胞产品生产的基因修饰载体或其他赋予其特定功能的材料（如病毒、质粒、RNA、抗原肽、抗原蛋白、蛋白质–RNA 复合物等）的生产、检验和放行等过程应符合《药品生产质量管理规范》及其相关附录的要求。

● PIC/S GMP *Guide Annex 2A*：*Manufacture of Advanced Therapy Medicinal Products for Human Use*（《附录 2A：人用先进治疗产品生产》）

该附录给出了附录适用范围的示例，并指出，在 ATMP 活性物质生产的早期到后期中，GMP 要求水平是增加的（表 6-4）。

表 6-4　PIC/S 对 ATMP 生产的要求

示例产品	本附录的应用[1]			
基因治疗：mRNA	线性 DNA 模板制备	体外无细胞转录	mRNA 纯化	配制、灌装
基因治疗：体内病毒载体	质粒生产	建立 MCB 和 WCB[2]	载体生产和纯化	配制、灌装
基因治疗：体内非病毒载体（裸 DNA、脂质体、多聚体等）	质粒生产	建立细菌库	发酵和纯化	配制、灌装

示例产品	本附录的应用 [1]			
基因治疗：离体基因修饰细胞	起始组织/细胞的捐赠、采购和检验	质粒生产	细胞离体遗传修饰	配制、灌装
		载体生产 [2]		
体细胞治疗	起始组织/细胞的捐赠、采购和检验	MCB、WCB 或原代细胞批或细胞库的建立	细胞分离、培养纯化、与非细胞成分的组合	配制、组合、灌装
组织工程产品	起始组织/细胞的捐赠、采购和检验	初步加工、分离和纯化、建立 MCB、WCB、原代细胞批次或细胞库	细胞分离、培养、纯化、与非细胞成分的组合	配制、组合、灌装

注：1. 附录适用于深灰色部分的生产步骤。附录或附录的原则是否适用于浅灰色的步骤取决于相应成员国的立法要求。

2. 对于基因治疗离体基因修饰细胞，附录适用于载体生产，除非成员国法律另有授权，否则应适用 GMP 原则。

- EMA *Questions and Answers on the Principles of GMP for the Manufacturing of Starting Materials of Biological Origin Used to Transfer Genetic Material for the Manufacturing of ATMPs*（《关于 ATMP 生产用基因递送物料所用生物来源起始物料生产的 GMP 原则问答》）

在 ATMP 生产中用于转移基因物料的一些生物来源的起始物料，如体外转录至 mRNA 时用作模板的线性 DNA，生成病毒载体和（或）mRNA 的质粒以及载体仍然必须符合 GMP 原则。

在该问答中，EMA 使用表 6–5 展示了质粒、病毒的定位以及所需符合的 GMP 要求。

表 6–5　EMA 对 ATMP 生产中 GMP 原则及 GMP 应用的示例

示例产品	起始物料 – 活性成分 – 成品 →			
体内基因治疗：mRNA	质粒生产及线性化	体外转录	mRNA 生产及纯化	配制、灌装
体内基因治疗：非病毒载体（如裸质粒）	质粒生产	细菌库的建立（MCB，WCB）	DNA 生产发酵及纯化	配制、灌装
体内基因治疗：病毒载体	质粒生产	细胞库（MCB，WCB）以及病毒种子的建立（若适用）	载体生产及纯化	配制、灌装

示例产品	起始物料 – 活性成分 – 成品				
离体：基因修饰细胞	组织/细胞的捐赠，采购及测试	质粒、病毒载体以及毒种扩增所需要的<u>细胞库（MCB、WCB）</u>的建立	质粒生产，载体生产	**基因修饰细胞生产**	配制、灌装

注：加下划线的是 AMTP 起始物料，粗体字是 ATMP 活性成分；通过电子和分子生物学方法构建质粒发生在质粒生产之前，被认为是研究和开发，因此不在本次问答范围内。

深灰色显示的生产步骤采用 GMP，浅灰色显示的生产步骤采用 GMP 原则

● FDA *Considerations for the Development of Chimeric Antigen Receptor（CAR）T Cell Products*（《CAR–T 细胞产品开发过程的考虑点》）

Ⅲ. CAR–T 细胞设计及开发的通用考虑

B. 载体

载体是由生物材料组成或起源的运送工具，旨在传递遗传物质。载体包括质粒、病毒和细菌，它们已经被改造以传递遗传物质。对于 CAR–T 细胞来说，载体是提供治疗疾病的药理活性的关键组成成分。

Ⅳ. CMC 推荐

我们建议申办者以通用技术文件（CTD）的格式组织信息，将载体 CMC 信息描述在一个完整的原液（DS）部分，将 CAR–T 细胞信息组织在一个单独的 DS 部分和一个单独的制剂（DP）部分，如 GT–CMC 指南第Ⅳ. B 节中所讨论的。

CAR–T 细胞和载体应在与开发阶段相适宜的 GMP 条件下制造。

B. 载体的质量管理

对于细胞治疗产品生产使用的基因修饰载体，企业可以向供应商采购或是委托供应商进行生产，也可以自行生产，无论采取何种方式获得载体，企业都应该采取足够的质量管理措施，以保证载体质量。以下分别对外购/委托生产载体以及自行生产载体需要关注的要点进行介绍。

a. 外购/委托生产载体

企业应通过供应商资质确认（如问卷调查、入厂测试等）定期评估载体生产商是否应用了 GMP 原则。

以下对供应商管理中现场审计、问卷调查、质量协议（QAA）签署方面的关键

点进行介绍。

- 现场审计

除遵循常规的 GMP 审计要点之外，以下内容需要重点关注：

- 传染性海绵状脑病（transmissible spongiform encephalopathy，TSE）控制。
- 病毒污染和与其他载体或其他基因物质交叉污染的可能性。
- 复制能力强的病毒（在复制缺陷病毒载体的情况下）应证明在所使用的病毒生产系统水平上没有形成具有复制能力的病毒。
- 微生物（如支原体）或细菌内毒素 / 热原污染的可能性。
- 源于原材料的任何潜在杂质，或作为工艺的一部分而产生并残留的任何潜在杂质。
- 若为无菌产品，则无菌保证的能力是否足够。
- 在没有专用设备和（或）设施的情况下，其他过程中携带的任何杂质的可能性，如残余 DNA（抗生素抗性基因、潜在致瘤细胞系的残余 DNA 等）、动物源性物质、抗生素等。
- 环境控制和贮存 / 运输条件，包括冷链管理（如适用）。
- 若为共线生产，是否进行过相应的风险评估以及相应的检测，以证明交叉污染的风险水平可接受。
- 对于特殊病毒产品，需要考虑相关的生产、质量人员是否需要接种疫苗，避免所生产的产品对生产、质量人员身体造成影响。

- 质量保证协议

企业需要与生产过程中的物料供应商签订质量协议，而质粒、病毒作为其中的关键原材料，质量协议显得更加重要，企业需要根据质粒、病毒对成品质量、安全性和有效性的潜在影响的程度来确定要求的范围，其中应包括质量管理体系、文件、原材料、细胞库、生产、质量标准、检测和控制、贮存以及处理和运输等其他方面。如果质粒、病毒是作为直接用于细胞产品生产的基因修饰载体或其他起始生物材料，企业还需要根据协议的要求介入到供应商的质量管理活动中，如偏差、变更、OOS 等方面的管理。

如果载体是从不同的供应商处采购的，则企业需和不同的供应商签订好质量协议，明确相应的责任及义务。此外，企业需要在质量协议中与载体供应商明确，需要供应商配合接受药监部门的延伸检查。

以下为 QAA 中需重点关注的双方的责任。

质粒、病毒载体供应商的责任包括但不限于：

- 配置足够的生产、质量人员，按照既定的制造、检定规程进行生产、检测。
- 当重大、主要变更／偏差发生时通知企业。
- 当确定的 OOS 发生时以及样品复测前通知企业。
- 对共线生产风险进行评估。
- 物料放行。
- 产品出厂放行。
- 履行技术转移转出方的职责（人员、厂房设施设备、物料等方面差距分析）（涉及技术转移时）。
- 配合接受客户审计以及药监部门延伸检查。

企业的责任包括但不限于：

- 批准工艺规程、质量标准、稳定性考察方案等文件。
- 批准变更、偏差、OOS。
- 产品最终放行。
- 履行技术转移接收方的职责（分析方法、工艺、知识转出）（涉及技术转移时）。

以上仅描述协议双方一部分的责任及义务，双方其他的责任及义务可以结合质粒、病毒在细胞治疗产品的定位并参考《药品委托生产质量协议指南（2020 年版）》中的《药品委托生产质量协议模板（2020 年版）》进行制定。

b. 自行生产载体

若是细胞治疗产品拥有者自行生产载体，则同样需要执行适宜的 GMP 原则（与上述载体供应商执行的 GMP 原则相同）。此外，对于质粒、病毒生产过程中所使用到的物料，应根据质粒、病毒产品定位以及物料所处产品生产阶段等因素，选择合适的级别。物料级别选择需考虑：

- 若质粒是作为细胞治疗产品的原材料（质粒是病毒生产的原材料，而病毒是直接用于细胞产品生产的基因修饰载体，那么质粒可视为细胞产品的原材料），则建议在纯化之后所使用的物料为药用级或 GMP 级别（若有）；若质粒是直接用于细胞产品生产的基因修饰载体，则发酵、纯化及后续工序过程所使用的物料需为药用级或 GMP 级别（若有），若是没有药用级或是 GMP 级别，则需选择适宜级别的物料，同时进行风险评估，尤其是安全性方面的风险，参照 GMP 对物料进行管理。

- 病毒载体是直接用于细胞治疗产品生产的基因修饰载体，生产过程用到的物料需为药用级或 GMP 级别（若有），若是没有药用级或是 GMP 级别，则需选择适宜级别的物料，同时进行风险评估，尤其是安全性方面的风险，并参照 GMP 对物料进行管理。

c. 临床生产阶段与商业化生产阶段的差异点

质粒和病毒载体可应用于产品生命周期中的不同阶段，企业可根据阶段不同而采用相适应的质量管理策略。总体来说，临床阶段重点关注产品安全性，上市后生产阶段，除了关注产品安全性、有效性以及质量可控性之外，还需要保证工艺、方法的一致性、稳健性。

以下对应用于不同阶段的载体，其质量管理要素执行的差异点进行举例，企业根据产品特点进行风险评估，确定在不同阶段所需进行适宜的质量管控（表6-6）。

表6-6　不同应用阶段的质粒、病毒载体质量管控差异点

质量管理要素　＼　阶段	临床生产阶段	商业化生产阶段
生产环境	洁净区，独立生产区域	洁净区，独立生产区域
环境监测	按照指南或法规要求定期执行	按照指南或法规要求定期执行
人员培训	良好的数据和记录管理规范培训（GDRP）+临床 GMP 培训	良好的数据和记录管理规范培训（GDRP）+GMP 培训
物料放行（包括生产过程中使用的原材料及耗材）	中、低风险物料：COA 放行 高风险物料：COA 放行＋入厂检测放行	低风险物料：COA 放行 中风险物料：COA＋入厂检测放行 高风险物料：按照企业内控质量标准全检
产品放行	• 批生产记录审核 • 偏差、变更、OOS 审核 • 环境监测数据审核 • 物料放行审核 • 批检验记录审核 • 审计追踪记录抽查 • 公用系统监测数据抽查	• 批生产记录审核 • 偏差、变更、OOS 审核 • 环境监测数据审核 • 物料放行审核 • 审计追踪记录审核 • 公用系统监测数据审核 • 稳定性考察数据审核
生产记录	QA 批准发放、管理	QA 批准发放、管理
过程监控	对批生产过程关键步骤进行检查	对批生产过程全过程进行检查
偏差、变更、OOS 等质量事件	按照书面的偏差、变更、OOS 等质量事件处理流程进行处理	按照书面的偏差、变更、OOS 等质量事件处理流程进行处理，调查的深度、范围强于临床生产阶段

续表

质量管理要素 \ 阶段	临床生产阶段	商业化生产阶段
厂房设施 / 设备确认	设备至少进行 IQ、OQ，公用系统进行 IQ、OQ、PQ	按照 GMP 要求进行 DQ、IQ、OQ、PQ
工艺确认 / 验证	• 进行灭菌工艺验证 • 进行无菌工艺模拟试验	• 进行灭菌工艺验证 • 进行无菌工艺模拟试验 • 进行产品工艺验证 • 进行产品持续工艺确认
分析方法确认 / 验证	分析方法确认	分析方法验证
清洁确认 / 验证	清洁确认（对淋洗水进行取样，检测 TOC、微生物限度、电导率等）	清洁验证（对清洁验证相关的分析方法进行验证，执行取样回收率试验）
运输	• 运输过程中温度监控探头，并保存运输记录 • 静态运输确认（模拟试验）	• 运输过程中温度监控探头，并保存运输记录 • 动态运输验证（根据实际运输路线进行运输验证）

实例分析

TSE/BSE 控制是载体生产过程中需要重点关注的风险，企业应尽可能采用无动物源的物料进行生产从而避免这一风险。如果细胞治疗产品生产企业外购或是委托生产获得载体，则需要供应商提供载体的 TSE/BSE 声明。表 6-7 中的 TSE/BSE 声明示例供参考。

表 6-7　TSE/BSE 声明示例

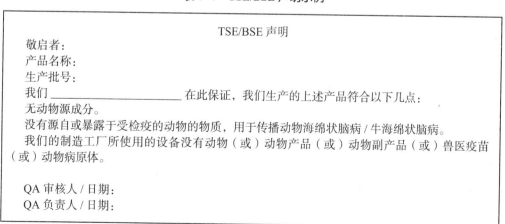

TSE/BSE 声明

敬启者：

产品名称：

生产批号：

我们 _____ 在此保证，我们生产的上述产品符合以下几点：

无动物源成分。

没有源自或暴露于受检疫的动物的物质，用于传播动物海绵状脑病 / 牛海绵状脑病。

我们的制造工厂所使用的设备没有动物（或）动物产品（或）动物副产品（或）兽医疫苗（或）动物病原体。

QA 审核人 / 日期：

QA 负责人 / 日期：

6.3.2 物料取样、放行管理

鉴于细胞治疗产品特点，其生产过程中使用到的物料在取样、放行方面存在一些有别于其他药品物料相关的风险。以下描述了对于这些风险所建议采取的控制措施或控制风险的思路。

A. 取样管理和检测项目

● 取样操作的具体要求详见本丛书《质量控制实验室与物料系统》分册相关内容。

● 完成取样后，至少需要等到鉴别检测完成后才可以用于生产。

● 细胞治疗产品所用物料需要按照《中国药典》三部生物制品生产用原材料及辅料质量控制要求，确定适宜的检测项目，对于检测项目中缺少鉴别项的物料，可以使用如核对配方号或是物料号等方式对物料进行确认，防止物料的混淆。

B. 放行策略

● 供者材料以及其他物料的限制性放行（终产品放行前完成完全放行）：对于一些个性化治疗的细胞治疗产品，患者对产品的需求迫切，因此存在产品在生产之前物料尚未完成全部检验的情况。在这样的情况下，企业可以经过充分的风险评估，采取适当的控制措施后，对供者材料或是其他物料进行限制性放行，用于产品的生产，并在产品放行前完成这些物料的检测及放行。若后期发现物料检验不合格，应评估对产品的影响，只有确认对产品质量无影响时方可放行产品。限制性放行应有书面的控制程序。

● 对于研究级别的物料，企业应充分了解使用研究级原料的风险，通过检测的方法，如功能测试、安全性实验，确认这些原材料的适用性，只有满足生产需求的研发级别物料才能放行，以用于产品的生产。

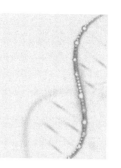

7 质量控制

本章主要内容：

☞ 细胞治疗产品如何进行产品的取样

☞ 产品检验的注意事项

☞ 产品放行的注意事项

☞ 如何进行留样

☞ 产品进行稳定性考察的要点

☞ 环境控制的要求

细胞治疗产品从供者材料采集、运输、接收、生产、检验、放行、成品运输和使用均应进行全过程控制，考虑到细胞产品的特殊性，本章节侧重指导细胞治疗产品特殊的质量控制要求。

主要内容包括：取样管理、产品检验、产品放行、留样管理、稳定性考察管理和环境控制。

7.1 取样管理

背景介绍

细胞治疗产品的生产工艺和产品存在较多特殊性，应结合产品及工艺流程的风险点设计细胞治疗产品的取样方案，确保能够使用合适的、具有代表性的样品对产品的关键质量属性进行控制，以确保产品质量。本节主要讨论因细胞治疗产品的基本特征和特殊性、相关取样操作的技术要求及考虑点。

A. 技术特点

● 细胞治疗产品的主要成分为细胞，属于"活的药物"，无法进行最终灭菌、除菌过滤、微生物去除／灭活等操作，发生污染和交叉污染的风险较高。

● 细胞治疗产品的生产工艺涉及细胞分选、转导、清洗等多种工序，不同工序的细胞组分及特性存在明显的差别，非单一细胞库的直接增殖。

● 细胞治疗产品的个性化程度较高，且细胞对温度环境较为敏感，对于取样操作及取样后的样品处理及保存要求较高。

● 对于自体细胞治疗产品，对取样及检验的时效性要求较高，一方面由于其为定制生产，患者情况决定了制备及检验过程的时限要求；另一方面细胞样品本身的常温保存时限较短，也对检验时效性有较高要求。

● 自体细胞治疗产品生产批量较小，以满足自体回输剂量为目的进行生产及制剂，难以获得大批量的产品／样品用于检验及留样。

● 对于自体细胞治疗产品，存在多批次同步同阶段生产的情况，发生混淆及差错的风险较高，且发生混淆的后果严重。

B. 取样策略

细胞治疗产品的取样策略需要根据取样目的、法规要求，结合产品及生产工艺特点（如采用连续生产工艺、单元化生产工艺等）制定详细、完整的取样计划：

● 细胞治疗产品的取样策略应满足产品质量标准检测项目及检验方法的要求，以确保使用合适的取样样品用于检验。如无菌检查、细菌内毒素检查等，原则上应尽可能在最终产品制剂后进行取样检测，以满足法规要求。

● 原则上细胞治疗产品应尽可能使用最终细胞产品进行放行检测，但对于自体细胞治疗产品，考虑到生产批量较小，细胞产量有限，且检验时效性要求较高，可考虑结合生产工艺过程设计取样点，并经过充分的风险评估及必要的质量研究，证实在合适的工序下进行取样的样品，能够反映终产品的特点，以达到产品质量控制的目的。

● 应结合检验方法及产品／工艺特点制定适宜的取样量，并需满足法规要求。考虑到细胞治疗产品的特点，无菌检查取样量应结合产品批量、规格及检查方法等制定取样策略，必要时可参考国内外法规，如 EP 2.6.27 *Microbiological Examination of*

Cell-Based Preparations（《细胞制剂的微生物检验》）等。同时，对于取样量有限的场景，在条件许可的情况下，可考虑采用小样本量的检测方法进行检验，如开发使用荧光定量 PCR 等高灵敏、低样本量的检验方法等。

- 对于细胞治疗产品的注册检验样本的取样，考虑到工艺及其质量放行检验的特殊性，应依照《药品注册检验工作程序和技术要求规范（试行）》中的规定，结合工艺特点，以最适样本为原则，选择来源于过程控制样本或终产品样本等制定取样策略。

C. 取样要求

可参考无菌药品通用的取样流程进行取样，对于细胞治疗产品，重点的取样要求如下：

- 为了避免发生污染，生产过程中取样需在满足生产操作环境的洁净度级别的要求下，以最大限度地降低污染及交叉污染的风险。

- 对于取样样品，应具有清晰、明确的标识并可追溯，以避免发生混淆，包括同一生产批次不同取样样品间的混淆、批次间样品的混淆等。

- 取样操作过程中，需要结合产品及工艺特点，选择适宜的取样器具及样品容器进行取样，且取样操作及取样后的样品处理、保存及检验应符合相应样品的保存条件的要求。建议考虑密闭体系的取样方式，同时取样方式需评估样品代表性，合理排除死体积等因素的干扰。

实例分析

对于某自体 CAR-T 细胞治疗产品，其生产工艺包括细胞分选、细胞转导、细胞扩增、细胞收获及制剂等步骤，其最终产品装量（剂量）为按 CAR-T/kg 患者体重计算。该产品生产过程中，结合生产工艺特点，在生产收获日的多个步骤分别取样及检验，用于产品放行。

在收获日细胞扩增结束阶段，取细胞混悬液样本进行支原体检查。该取样步骤为支原体检查的最适样本，可以确保最大限度地检测到潜在的支原体污染。

在收获日扩增阶段后，产品经过清洗步骤，在清洗后进行工艺相关杂质残留情况的取样检验。

在收获日制剂后、冻存前，取样进行细菌内毒素、无菌检查等项目的检验，以确保产品制剂后的成品符合无菌药品的要求。

7.2 产品检验

A. 检验项目

参考《免疫细胞治疗产品药学研究与评价技术指导原则（试行）》，免疫细胞治疗产品的检验项目一般包括鉴别、生物学活性、纯度、杂质、转基因拷贝数（如适用）、细胞数量（活细胞数、功能细胞数/比例等）和一般检测（如 pH、渗透压、无菌、支原体、细菌内毒素、外观、明显可见异物等）等。

B. 检验方法

应充分结合细胞治疗产品的特点选择检验方法，并参考《免疫细胞治疗产品药学研究与评价技术指导原则（试行）》《人源性干细胞产品药学研究与评价技术指导原则（征求意见稿）》《CAR-T 细胞治疗产品质量控制检测研究及非临床研究考虑要点》等适用的法规、指导原则及技术考虑要点等，并完成方法学验证或确认，用于产品检验。

对于自体细胞治疗产品，其生产工艺及产品特点存在较高的特殊性，在检验方法的选择上需考虑：

● 自体细胞治疗产品为单人单批次定制生产，由于其临床使用场景极具特殊性，对产品检验放行的时效性要求极高。

● 自体细胞治疗产品的生产批量较小，为了满足生产工艺、产品取样及留样的需求，检验方法可考虑选择样品检验量较小、灵敏度较高的方法，并进行充分的方法学验证，用于产品检验。

● 细胞治疗产品的个性化程度较高，患者间差异大，检验结果的波动性可能较大。因此应充分考虑到产品特点选择检验方法并完成方法学验证，以确保检验结果的可靠性及对产品质量的代表性。

● 自体细胞治疗产品存在多批次同步生产或检验的情况，检验方法及检验流程中应重点关注样品及结果的可追溯性，避免发生混淆，包括同一生产批次不同阶段取样检验的混淆、不同批次间取样检验的混淆等。

C. 产品安全性检查

对于无菌检查、支原体检查等方法，依据《中国药典》中相应检查法的规定，使用传统方法难以满足免疫细胞治疗产品的检验样品量有限、快速放行等的检验需求。对于免疫细胞治疗产品，尤其是自体细胞治疗产品，可考虑开发快速检测方法，并进行充分的方法学验证及与药典传统方法的比对验证，证明快速方法的应用优于或等同于药典传统方法，可替代传统方法。

● 快速无菌检查

细胞治疗产品有别于传统的无菌药品，存在工艺差异性大、产量少、效期短、临床需求紧迫等特殊性，需要对成品进行快速检测放行，而现有的药典无菌检查法难以适用。可采用快速无菌检查方法来替代药典的无菌检查法，并验证其适用性，以基于风险的方法，确认产品微生物质量可接受度，以确保成品不会对患者构成微生物风险。

目前细胞治疗产品主要应用的替代快速方法主要采用基于细菌、真菌生长的原理，其中检测微生物呼吸信号的方法为目前最常见的类型，包括但不限于基于二氧化碳底物显色的检测技术、基于荧光增强显示的检测技术、基于气压感应的检测技术等，相关方法利用微生物在生长过程中所累积的产物（如 CO_2 等）或引起气压的变化（如代谢产生或消耗气体等），仪器通过对感应器的持续监测绘制信号曲线，并通过相应算法分析样品是否发生微生物污染。

快速无菌检查方法的开发和验证可参考以下文件：

○ 2020 年版《中国药典》指导原则 9201 药品微生物检验替代方法验证指导原则。

○《中国药典》《细胞类制品微生物检查指导原则》（2022 年第二次公示稿）。

○ EP 5.1.6 *Alternative Methods for Control of Microbiological Quality*（《微生物质量控制的替代方法》）。

○ EP 2.6.27 *Microbiological Examination of Cell-Based Preparations*（《细胞制剂的微生物检验》）。

○ USP <1223> *Validation of Alternateive Microbiological Methods*（《替代微生物方法的验证》）。

○ USP <1071> *Rapid Microbial Tests for Release of Sterile Short-Life Products*：*A Risk-Based Approach*（《短效期无菌产品放行的快速微生物检测：基于风险的方法》）。

○ PDA 技术报告 TR33 *Evaluation，Validation and Implementation of Alternative and Rapid Microbiological Methods*（《替代快速微生物方法的评估、验证和实施》）。

对于使用快速无菌检查方法的方法学验证，可结合标准菌株、环境优势菌株等，从方法专属性、检测限、重现性、耐用性等方面分别进行验证。方法验证的具体实施过程，可以按法规要求并参考相关技术指导原则和团体标准［如《细胞和基因治疗产品快速无菌检查法的验证技术要求》（公示稿）］等的验证策略，充分验证快速检验方法符合微生物定性检验的要求。

同时，新型无菌快检法在完成方法学验证后，可在企业内部采用该快速方法进行产品检验，并同步实施药典无菌检查方法检测，累计一定数量批次数据，以评估新型无菌快检法和药典无菌检查方法的一致性。

● 支原体

与无菌检查方法类似，由于药典传统支原体检查法难以满足细胞治疗产品快速检测放行等的要求，需要考虑开发快速检查方法用于中间过程监测或产品放行，如采用基于核酸扩增技术（nucleic acid amplification techniques，NAT）进行快速检验，通过扩增并检测特定支原体基因组保守序列来进行支原体污染的检测，已成为实验室检测支原体污染的常用方法。

目前 USP <63> 已允许使用经过验证的 NAT 法或依赖酶活性的方法检测支原体污染，同时要求快速方法应与药典方法具有可比性；EP <2.6.7> 中将支原体 NAT 法作为支原体检查的可选方法，同时应按照验证指南进行验证并证实与药典方法的可比性。如采用基于 NAT 的方法用于支原体快速方法的开发及验证，应参考《中国药典》的相关规定及国际要求，如 EP 2.6.7 *Mycoplasmas*，（《支原体》）、EP 2.6.21 *Nucleic Acid Amplification Techniques*（《核酸扩增技术》）、USP <1071>《短效期无菌产品放行的快速微生物检测：基于风险的方法》等进行方法开发及验证，并证明所用快速方法的最低检出限应不低于药典方法。

对于使用快速方法进行的支原体方法学验证，可结合多种支原体菌株等，进行专属性、灵敏度、耐用性等方面分别进行验证，并就代替药典法进行比对研究，证实快速方法与药典方法检测能力可比。

D. 仪器管理

a. 细胞计数仪

细胞治疗产品生产过程及检验过程中会使用到细胞计数仪器，需要注意以下事项：

- 需要具备完善的电子记录和审计追踪，符合数据记录完整性的要求。

- 可以满足 GMP 要求的 IQ/OQ 验证程序。

- 建议选取便于擦拭清洁的一体机设计。

- 建议选取自动化高的设备，减少手动操作。

b. 流式细胞仪

流式细胞仪是对细胞进行自动分析和分选的装置。它可以快速测量、存贮、显示悬浮在液体中的分散细胞的一系列重要的生物物理、生物化学方面的特征参量，并可以根据预选的参量范围把指定的细胞亚群从中分选出来。

流式细胞仪在细胞治疗产品中多用于细胞产品的检验工作，此处重点介绍分析型流式细胞仪在检验过程中保障检验数据可靠性的注意事项。

- 流式细胞仪的质量控制

  - 光路与流路校正：主要目的是确保激光光路与样品流处于正交状态，使仪器检测时的变异减少到最小，从而控制仪器的变异系数（CV 值）。

  - PMT 校准：采用质控品进行 PMT 校准，必要时进行电压补偿，使仪器检测灵敏度不会因 PMT 的放大功率降低而改变。

  - 绝对计数的校准：采用绝对计数标准品建立绝对计数标准。

- 标本的制备

标本制备非常重要，常常由于标本制备过程中出现人为非特异性荧光干扰（尤其在间接免疫荧光染色中）或细胞浓度低等影响检测结果，为了保障检验数据的可靠性，建议采取以下措施：

  - 根据机器自身特点，调整标本上机检测前的浓度，细胞浓度过高过低都会影响检测结果。

  - 使用蛋白封闭剂封闭非特异结合位点，尤其在间接免疫荧光标记时必不可少。

  - 荧光抗体染色后充分洗涤，注意混匀和离心速度，减少重叠细胞和细胞碎片。

  - 设置对照样品，采用与抗体来源同型匹配的无关对照和荧光抗体的本底对照。

  - 判定结果时，应注意减去本底荧光，为使免疫荧光的定量分析更精确，应用计算机程序软件，用拟合曲线方法从实验组的曲线峰值中减去对照组的曲线峰值，可以得到更准确的免疫荧光定量结果。

○ 注意染色后避光，避免荧光衰减。

• 其他注意事项：电子档案管理模块应符合 GMP 计算机化系统附录中关于电子记录及电子签名的要求。

c. 荧光定量 PCR

荧光定量 PCR（qPCR）主要通过荧光信号的变化实时监测 PCR 扩增反应中每一个循环扩增产物量的变化，通过 Ct 值和标准曲线的关系对起始模板进行定量分析，具有操作简便、快速高效、高通量、高敏感性等特点，在细胞治疗产品的检验中应用广泛，多用于病原体的定量检测、CAR-T 细胞治疗产品载体拷贝数和复制型慢病毒的检测等。

荧光定量 PCR 仪有单通道、双通道和多通道之分。当只用一种荧光探针标记的时候，选用单通道；有多种荧光标记的时候使用多通道。单通道也可以检测多荧光的标记和目的基因表达产物，因为一次只能检测一种目的基因的扩增量，需多次扩增才能检测完不同目的基因片段的量。多通道利于做多重 PCR，实现一次检测多种目的基因的功能。建议在选择 qPCR 仪时需注意以下方面：

• 硬件

○ 功能涵盖广泛：基因表达分析，病原体绝对定量分析，SNP 基因型分析以及以阳性内对照为基础的阳性 / 阴性结果判定。

○ 尽可能支持更多的荧光标记检测，包括但不限于：FAM™/SYBR® Green Ⅰ、VIC®/JOE、NED™/TAMRA™/Cy3®、ROX™/Texas Red® 和 Cy5® 等。

• 软件

○ 实验设计尽量简化。

○ 扩增反应曲线的实时监测。

○ 尽可能自动设定荧光基线，自动计算荧光阈值。

○ 基因表达相对定量软件可以多块孔板基因表达实验的数据。

○ 自动 SNP 分型软件以直观的图表输出分型结果并自动进行分型质量评分。

○ 分析软件经过验证。

实例分析

某自体 CAR-T 细胞治疗产品放行检验项目示例如下：

某自体 CAR-T 细胞治疗产品，基于对于产品的风险评估、生产和临床研究的统计分析，并结合质量研究、稳定性研究的结果，制定了产品的质量标准，用于产品放行。对于其中的检验项目示例如表 7-1：

表 7-1 某自体 CAR-T 细胞治疗产品放行检验项目示例

质量属性	检验项目
鉴别	细胞鉴别
物理检查	外观
	明显可见异物检查
	pH
	渗透压摩尔浓度
	装量 / 剂量
纯度	细胞活率
	CAR 转导效率
杂质	产品相关杂质
	工艺相关杂质
效能	生物学活性
安全性	转基因拷贝数
	可复制性病毒检查
	细菌内毒素含量
	支原体检查
	无菌检查

7.3 产品放行

📋 技术要求

《免疫细胞治疗产品药学研究与评价技术指导原则（试行）》

（二）质量控制

4. 其他情况

产品放行检测是确保产品质量满足临床应用的重要保障，但是部分免疫细胞治疗产品因时效较短，可能无法在临床使用前完成全部放行检测。在这种情况下，如果风险被充分研究评估，并经过验证证明可控的情况下，可以考虑在完整放行检测结果获得前先行使用（使用放行）；当风险未被充分研究评估或评估认为可能造成严重的无法挽回的后果时，则不建议考虑使用放行。

为加强质量控制，降低风险，建议考虑以下一些措施：

（1）在放行检测时间受限时，可考虑加强原材料的质量控制和过程控制，将其与放行检测相结合，控制风险。

（2）检测方法方面，可采用快速替代检测方法进行检测，以最大程度控制风险。在充分完成替代检测方法验证前，需开展药典方法和替代检测方法的平行检测，积累数据并在研究中不断优化。

（3）在使用放行的同时，应继续完成完整的放行检测。需充分考虑相关风险，提前制定措施，当后置的放行检测结果出现异常或不合格时，需启动相关风险适用的紧急预案。

企业应当建立产品批准放行的操作规程，明确批准放行的标准、职责，并有相应的记录。产品放行的主要流程包括质量评价和批准放行。质量评价是对产品所有相关的原始数据进行评估和批准的过程，判断物料、工艺和过程是否符合质量标准、注册标准，包括对批生产记录和批检验记录的回顾，还需考虑环境检测和中间过程控制的数据，确认每批产品的信息完整、正确且可追溯。产品的质量评价应当有明确的结论，如批准放行、不合格或其他决定，每批产品应由质量受权人签名批准放行。

对于自体细胞治疗产品，由于受到效期短、临床需求紧迫等特殊性的限制，可以考虑在基于充分的风险研究及评估、并经过验证证明可控的情况下，制定快速检验放行的策略，并依照注册标准要求开展检验和实施产品放行，如依据批准的流程在完整放行检测结果获得前进行使用放行，以满足临床需求。同时，采用使用放行时，应充分考虑相关风险，提前制定措施或紧急预案，以应对当后置的放行检测（如采用传统药典方法进行的无菌、支原体检查等）结果出现异常或不合格时，控制风险。

自体细胞产品或采用异体供者材料生产的需与患者配型使用的细胞产品，放行前应当核实供者材料或细胞的来源信息，并确认其与患者之间的匹配性。使用检验完成前投入使用的供者材料生产细胞产品的，放行前的质量评价应当评估供者材料对最终产品质量的影响。

当产品符合质量标准，质量受权人可能对在产品或质量控制过程中发生偏差的相关批产品予以放行，前提是：对偏差影响进行的深入评估支持该偏差对产品的质

量、安全性和有效性都不产生负面影响的结论，且评估将受影响的批次纳入稳定性
研究项目中的必要性。

7.4 留样管理

背景介绍

企业按规定保存的、用于药品质量追溯或调查的物料、产品样品为留样。用于
产品稳定性考察的样品不属于留样。

用于留样的样品要能代表整批物料或产品的质量，也可以抽取其他样品来监控
生产过程中最重要的环节（如生产的开始和结束环节）。本章节主要讨论因细胞治疗
产品的基本特征及特殊性，产品留样的一些技术要求及考虑点。

技术要求

细胞治疗产品生产质量管理指南（试行）

十、质量管理

（一）细胞产品的供者材料、关键物料和成品应该按规定留样。特殊情况下，如
因供者材料或物料稀缺，产品批量小、有效期短和满足临床必需等，供者材料、物
料和细胞产品的留样量、留样包装、保存条件和留样时间可进行如下适当的调整：

1. 供者材料的留样

自体和异体供者材料一般应当保存留样，稀缺的供者材料如需调整留样要求或
不保存留样的，应书面说明其合理性。

2. 物料的留样

关键物料（如直接用于细胞产品生产的基因修饰载体或其他赋予其特定功能的
材料、细胞因子、生长因子、酶、血清、饲养细胞等）对调查产品可能出现的质量
问题至关重要，企业应当对有效期或货架期内的关键物料保存留样。

3. 成品的留样

①成品留样量可以根据不同细胞产品的批量适当减少。

②因满足临床必需，确实无法留样的，应当在留样记录中附有成品的照片，能
够清晰体现成品标签的完整信息。

③需要缩短留样保存时间的，企业应当进行评价并有相应报告。

④因产品有效期较短，而需要延长其留样保存时间的，应当采取适当的方法（如低温冻存）以满足留样的预定目的。如新鲜细胞低温冻存后不能作为表征质量的样品，但可作为病毒检测的样品。如成品留样经冷冻保存不能满足预定目的，企业应考虑采用替代方法（如采用中间产品的留样替代成品留样）。

⑤无法使用成品留样的，可选择与成品相同成分的中间产品留样，留样的包装、保存条件及期限应当满足留样的目的和要求。留样的包装方式和包装材质应当与上市产品相同或相仿。

实施指导

A. 技术特点

● 细胞治疗产品生产批量相对较小，如自体细胞治疗产品以满足自体回输剂量为目的进行生产及制剂，难以获得大批量的产品/样品用于留样。

● 细胞治疗产品的放行检验多采用过程控制样本检验与终产品样本检验相结合的形式进行质量控制，留样策略的制定需要参考产品检验的关键节点进行设计。

● 细胞治疗产品的个性化程度较高，且细胞对温度环境较为敏感，对于留样样品的处理及贮存要求较高。

B. 留样策略

细胞治疗产品的留样策略应参考法规要求、产品批量及生产工艺路线制定。

● 细胞产品的供者材料（包括自体和异体供者）一般应当保存留样，同时可考虑在生产过程中的关键环节进行留样，以实现对生产过程的质量管理及追溯。

● 如条件允许，应考虑使用成品留样。如无法使用成品留样的，可选择与成品相同成分的中间产品留样，如在制剂后阶段取样作为留样，以最大程度反映产品的质量。

● 制定留样策略时，应充分评估样品稳定性及代表性，以确保相应留样可以反映产品或关键工艺样品的质量。同时，结合留样目的、工艺特点及法规要求制定合理的留样量，并选择合适的包装规格、贮存条件、留样期限等。

● 特殊情况下，如受限于产品批量等因素，无法按照法规要求进行留样的，应充分结合质量风险进行评估，对于留样的策略（如留样量、留样包装等）等进行适当的调整。如选择使用与成品包装同材质的小规格包装容器与密闭系统用于留样；或基于相应的风险评估及研究数据，评估使用替代包装方式用于稳定性考察及留样的科学性及代表性，并可参照注册申报中与稳定性考察中一致的包装方式进行留样等。

C. 留样的使用

公司应建立规程规定留样的使用。一般情况下，留样样品不得随意取用，仅在有特殊情况时，如调查、投诉、成品因异常无法回输且有成品留样时才能使用，使用前需要得到质量管理负责人的批准。

7.5 稳定性考察管理

背景介绍

稳定性试验的目的是考察原料药、中间产品或制剂的性质在温度、湿度、光线、振动等条件的影响下随时间变化的规律，为药品的生产、包装、贮存、运输条件和有效期的确定提供科学依据，以保障临床用药的安全有效。并且通过持续稳定性考察可以监测在有效期内药品的质量，并确定药品可以或预期可以在标示的贮存和贮存条件下，符合质量标准的各项要求。

对于细胞治疗产品，由于其个性化程度较高、产品批量有限、温度环境敏感、非冻存状态下有效期较短、稳定性和批间一致性低等特点，需要充分结合产品特点及申报阶段要求设计稳定性试验方案，如上市前稳定性研究、上市后稳定性考察、持续稳定性考察等，贯穿上市前研发至上市后的质量研究的全过程，为产品的生产、贮存及使用提供依据。

稳定性试验方案的设计应参考 ICH Q5C *Stability Testing of Biotechnological/Biological Products*（《生物技术生物制品：生物技术/生物制品稳定性试验》）、《中国药典》指导原则 9402 生物制品稳定性试验指导原则、《免疫细胞治疗产品药学研究与评价技术指导原则（试行）》和其他国内外相关指导法规等。同时，如涉及药学变更，还应遵循《已上市生物制品药学变更研究技术指导原则（试行）》等要求进行稳定性研究，为相应的药学变更提供支持。

A. 产品特点

● 细胞治疗产品的主要成分为细胞，对温度环境非常敏感，稳定性受生产工艺、贮存温度等影响较大。

● 细胞治疗产品对贮存及运输要求较高，非冻存状态下有效期较短，如为冻存工艺，冻存后需在低温环境下（如液氮罐、-80℃等）保存。

● 细胞治疗产品的个性化程度较高，批间一致性低，细胞产品的稳定趋势的预测难度偏大。

● 细胞治疗产品生产批量小，如自体细胞治疗产品以满足自体回输剂量为目的进行生产及制剂，难以获得大批量的产品用于稳定性试验。

● 不同细胞治疗产品的生产工艺差别较大，如涉及中间产品的保存，需对中间产品的稳定性进行试验，为中间产品的保存期的制定提供有效依据。

B. 稳定性试验策略

细胞治疗产品的稳定性试验策略，可参考一般生物制品稳定性试研究的要求，并充分结合产品特点、贮存及使用需求设计并制定考察策略。

● 稳定性试验目的

需要结合工艺及产品特点、贮存及使用需求制定稳定性试验方案。如在产品上市前阶段展开的稳定性研究，包括针对产品贮存条件及有效期进行的长期稳定性研究、加速稳定性研究；针对临床使用场景的稳定性研究（in-use stability）；针对成品的冷链运输的稳定性研究；针对供者材料的保存及运输的稳定性研究；针对非连续生产工艺中间品的稳定性研究等；以及在产品上市后，在有效期内监控已上市药品的质量，以发现药品与生产相关的稳定性问题而进行的持续稳定性考察等，对供者材料及产品的贮存、运输、使用的各环节进行全面的研究。

● 稳定性试验样品

稳定性试验应结合其考察目的及产品特点，选择相应的代表性样品进行研究。如对于稳定性样品，其细胞密度、制备及冻存工艺（如有）等应能反映产品的特点，并可选择产品规格的包装容器与密闭系统进行稳定性考察，或者采用同材质的小规格包装容器与密闭系统作为代表性样品进行研究。特殊情况下，如受限于产品批量等因素，无法按照法规要求进行稳定性试验的，应充分结合质量风险，对于考察策略（如样本量、样本包装等）等进行适当的调整，并对其科学性及代表性等进行评估：如评估使用小规格的替代包装方式（以获得更多的样本量）进行连续时间点的稳定性试验，或使用不同批次成品规格的样品在多个时间点分别进行稳定性试验等，并充分考虑样品选择策略对于稳定性试验的影响。

同时，对于自体细胞治疗产品，基于伦理及产品批量方面的因素，使用患者来源的样品用于稳定性试验具有一定的难度，可选择相同工艺及条件下的来源于健康供体的代表性样品进行稳定性的试验，并对患者材料的代表性进行论证和研究。

• 稳定性试验项目

稳定性试验项目应结合其研究目的及产品特点进行选择，并可参考《免疫细胞治疗产品药学研究与评价技术指导原则（试行）》进行稳定性研究的相关策略的制定。

对于长期稳定性研究可基于产品放行检验项目进行设置，并重点考察受稳定性影响较大的项目，并结合检验方法设置合理的稳定性考察标准，以全面、有效地评估产品稳定性随时间的规律。

对于临床使用稳定性（in-use stability）的考察，可结合临床使用场景的特点，如复融后保存时长、给药条件等设计稳定性考察方案，并结合风险点选择合适的考察项目进行研究。

对于运输稳定性，可基于产品运输过程相关特点（如运输路线、交通工具、距离、季节、时间、运输条件等）及产品的风险点，设计稳定性考察方案及考察项目，如重点关注运输场景下对产品包装、效能等的影响。

对于非连续生产工艺的中间产品的稳定性，可结合中间产品及工艺的特点及稳定性考察目的（如中间品的保存时长、保存条件等），进行稳定性考察的设计，如关注中间产品储存后的质量变化、使用中间产品制备成品的关键质量属性等。

实例分析

某自体 CAR-T 细胞治疗产品需进行长期稳定性研究，基于使用患者材料的伦理考虑，评估使用相同工艺及条件下的来源于健康供者的细胞作为代表性样品用于稳定性考察。同时，由于产品批量较小，难以获得同一个批次的多份产品（成品规格）用于稳定性研究，经评估选择了与产品相同材质的小规格包装容器（以获得同一批次的多份样品用于连续时间点的稳定性考察），并按相同制剂细胞密度进行稳定性样品的制备，以用于长期稳定性研究。

该产品的长期储存条件为液氮条件，该条件下细胞的稳定性相对较高，设计产品预定的有效期可达到 1 年以上，参考《中国药典》指导原则 9402 生物制品稳定性试验指导原则，设计在冻存后到 3、6、9、12、18 个月进行长期稳定性考察，考察产品质量与时间变化的规律。

长期稳定性研究考察项目基于产品放行检测项目进行设计，并结合稳定性风险点、稳定性样本量等情况进行评估，制定稳定性考察项目及可接受标准。

7.6 环境控制

A. 生产过程的环境控制

细胞治疗产品属于无菌药品，其主要成分为细胞，无法进行最终灭菌、除菌过滤、微生物去除/灭活等操作，发生污染和交叉污染的风险较高，因此需要遵循无菌药品的生产管理策略进行环境控制，以确保满足无菌生产要求。

由于生产工艺差异性较高，应充分结合生产工艺路线及厂房设施的特点制定系统的环境监测方案，以确保洁净区环境在良好的受控状态下运行。

细胞治疗产品根据其工艺路线（如自体细胞治疗产品、异体细胞治疗产品等）不同，生产规模差异较大（单批次针对单一患者或多位患者），其生产区布局、工艺设备需依据相应工艺（采用密闭系统/非密闭系统等）及需求配置，需以此为基础评估环境控制需求。

根据细胞治疗产品生产操作过程中使用密闭系统或非密闭系统的工艺特点，可参考《细胞治疗产品生产质量管理指南（试行）》的生产操作示例，在相应的洁净度级别下进行生产操作，并进行环境监测，以确保生产过程的操作环境可控。

对于自体细胞治疗产品，由于其为单人单批次定制生产，存在多个批次同时生产的场景，在厂房设计及生产管理过程中应采取相应的措施防止微生物污染及交叉污染。当同一生产区域有多条相同生产线同时生产时，可基于风险评估对背景区域、单条生产线制定相应的环境监控策略。

使用含有传染病病原体的供者材料生产细胞产品时，其生产操作应当在独立的专用生产区域进行，并采用独立的空调净化系统，保持产品暴露于环境的生产区域相对负压。

B. 检验过程的环境控制

对于细胞治疗产品，因供者材料来源于人体，可能含有传染病病原体；同时检验过程可能涉及基因修饰载体（如病毒载体）等生物材料，存在生物安全的风险，实验室的设计及管理也应关注相应的生物安全控制。

同时，对于供者筛查、供者材料和细胞产品检验实验室，用于传染病病原体标记检查，或对含有传染病病原体样品进行检测的，应符合国家关于实验室生物安全的相关规定，必要时应当有原位灭活或消毒的设备。

8 技术转移

本章主要内容：

☞ 细胞治疗产品进行技术转移的主要关注点

☞ 开展可比性研究的注意事项

☞ 针对病毒载体变更，开展可比性研究的注意事项

背景介绍

不同的工厂或实验室之间对于生产工艺或分析方法的技术转移是药物研发和商业化生产的必要部分，细胞治疗产品也不例外。

对于细胞治疗产品，由于生产规模较小，早期研发和临床阶段的生产批次可能均在研发和临床样品生产场地进行，在关键临床或者商业化生产前可能转移至符合商业化规模要求，且 GMP 符合性更高的生产场地。此时需要通过技术转移来完成研发和生产部门之间或不同生产场地之间产品知识和工艺技术的转移，以实现临床样品或商业化产品的生产。技术转移的策略应当建立在风险管理及法规要求的基础上，结合细胞治疗产品及其工艺特点，全面考虑双方的人、机、料、法、环等 GMP 基本要素。

成功的技术转移取决于良好的项目管理流程、风险管理体系以及对产品和工艺的深刻理解，同时也要求转移方和接收方的密切配合，以确保技术转移的高效和成功。

技术转移过程中，需要转移的内容包括但不限于以下方面：

- 产品的相关科学信息。
- 产品的质量属性（包括产品关键质量属性和物料关键质量属性）。
- 工艺描述，包括各个单元操作（如工艺流程图、关键工艺参数等描述）。
- 产品控制策略。

- 持续优化项目。

- 以往的经验和发生的问题总结。

- 对产品质量潜在风险的理解。

- 环境保护/健康/安全相关要求。

一个技术转移项目完成时，常用的成功标准为：接收方能够通过确定的工艺持续生产出符合预设质量标准的产品，包括但不限于以下方面：

- 关键工艺参数（CPP）均在预先设置的可接受范围内。

- 中间控制检测项目（IPC）结果均符合预设标准。

- 产品放行检测结果均符合预设的产品质量标准。

- 其他预设的工艺表现均符合预期（如有），如主要工艺步骤的杂质清除水平，主要工艺步骤的收率等。

- 可比性研究的可接受标准（如适用）。

当产品处于不同阶段时，技术转移的评价方法和标准可能存在差异，对于不同阶段的技术转移，以下考虑可供参考：

- 在 IND 申报之前，产品还未投入到临床试验，此时，可能以完成 IND 申报批次作为技术转移的成功标准。

- 在 IND 申报后，关键临床前，如果发生了技术转移，则应参考《临床试验期间生物制品药学研究和变更技术指导原则》开展相应可比性研究，并评价对已进行的非临床和临床研究的影响。

- 在关键临床后，如果发生了技术转移，则应参考《临床试验期间生物制品药学研究和变更技术指导原则》开展相应可比性研究（药学）和（或）工艺性能确认，并评价对已进行的非临床和临床研究的影响。

- 在产品上市后如果发生了技术转移，则应依据上市后变更的指导原则，进行相应的可比性研究（药学）和（或）工艺性能确认来证明产品质量的可比性，并评价对已进行的非临床和临床研究的影响。

企业可按照各自项目的阶段以及产品情况制定相应的技术转移成功标准。

实施指导

在讨论细胞治疗产品的技术转移前，需首先了解该品种的特殊性。

细胞治疗产品为比较新颖的药品，与一般生物制品（如单抗等）相比较，在产品的使用方式、生产批量、无菌控制、起始物料、工艺控制、放行策略、产品稳定性、产品认知及给药方式等方面均存在较明显的差异。细胞治疗产品可能存在自体细胞治疗产品、异体非通用型细胞治疗产品、通用型细胞治疗产品等不同形式，甚至自体细胞治疗产品也存在不同的工艺路线，风险评估的因素可能存在较大差异，如：自体细胞治疗产品在发生场地变更的技术转移中可能更多采用工艺扩展（scale out），混淆、污染和交叉污染风险可能更高，而通用型细胞治疗产品可能会发生工艺放大（scale up），工艺放大的成功与否对产品质量可能影响更大。同时技术转移的过程中也可能叠加了大量的变更，如生产场地变更、病毒载体变更、关键工艺设备变更、关键物料变更等因素。为了更好地确保转移前后的产品工艺稳健可控、质量一致，在技术转移策略上，还需要结合风险管理原则的应用。以下列举了一些风险评估中需要考虑的关键因素，包括但不限于：

- 新产品引入；需确认转入场地是否已经有产品在该场地生产；需同时考虑已有产品的生产对新产品的影响，以及新产品引入对已有产品的影响；特别是需对厂房生物安全性的评估；不仅限于细胞生产的部分，作为关键原材料的质粒和病毒载体，引入新产品时也需要进行相应的评估。

- 厂房设计；如新的生产场地与原生产场地相比有无变化，原有的非封闭式生产操作是否还适用；生产区与中控和 QC 区域的样品传递路线是否更长，是否符合中间品或样品的时限；细胞生产区、质粒生产区和病毒载体生产区等是否独立，有无交叉污染风险等。

- 关键原材料和耗材是否有变化；关键原材料可能包括起始原材料，如血样、质粒/病毒载体、辅料、内包材、培养基、细胞因子等；是否发生了供应商或者产地变化；原有的物料包装形式是否符合新场地的使用要求；物料运输至生产操作区的流程是否需要更新等。

- 关键工艺设备是否有变化；如关键工艺设备发生变化，设备性能能否符合工艺要求，设备程序是否发生变化等。

- 关键工艺参数是否有变化；原有的关键工艺参数及范围是否有变化，有无新增的关键工艺参数等。

- 生产规模、生产班次和生产频率等是否有变化；批量是否有变化，是否有工艺放大还是工艺扩展；是否符合已验证的最大产能；清场清洁流程是否能支持新的生产模式等。

- 关键的分析方法（包括检验仪器）是否有变化；如发生变化，如何确认与验证新方法，并与旧方法做好桥接；如何评估原有数据等。

- 人员和人员培训；已培训并获取资质的生产人员和 QC 检验人员数量是否与产

能匹配；培训是否有效等。

在完成风险评估后，需基于风险评估的结果，针对每个被识别的风险，制定具体的措施，包括但不限于优化流程、增加研究等，这些具体措施均应被记录在技术转移的计划文件中。

特别需要关注以下方面：

A. 无菌生产工艺的建立和确认

由于细胞治疗产品无法通过除菌过滤或最终灭菌的方式获得无菌保障，需结合接收方的设施设备，以及工艺过程中所有物料、一次性耗材的实际情况，建立相应的全程无菌生产工艺和评价体系，包括但不限于：

- 物料及耗材传递过程的包装形式和清洁消毒方式。
- 起始物料、过程控制及终产品的无菌取样 / 留样数量和具有代表性的节点。

B. 建立合适的技术转移可接受标准

细胞治疗产品技术转移的方案和可接受标准应考虑不同患者之间异质性的特点，建议使用同一健康志愿者的供者材料进行工艺转移研究批次的生产，以加强转移双方数据的可比性。同时，可接受标准的制定也应充分考虑双方厂房设计和工艺流程等的异同，及由此可能带来的影响。

C. 建立合适的过程控制及放行策略

细胞治疗产品具有批量小、对环境因素（如光、温度、湿度等）较敏感的特点，在建立生产过程控制及放行策略时，应考虑以下因素：

- 起始物料、中间产物及终产品批量较小，可检测样本量小，需要制定合适的取样数量、取样节点和检测项目。
- 需结合接收方设施设备的实际情况，以及起始物料、中间产物和终产品的稳定性，确定各工艺步骤工艺时长。

D. 产品稳定性研究

技术转移应考虑进行长期稳定性研究，如果起始物料、关键原材料、包材、关键一次性耗材或设备等发生变化，应通过风险评估，考虑是否需要增加运输稳定性及使用稳定性等研究。

E. 产品和工艺的知识传递及持续监控计划

由于细胞治疗产品的新颖性，工艺技术开发及规模化生产尚处于起步阶段，和其他药品或生物制品相比，实操经验和技术人员都比较缺乏，在技术转移时，建议充分考虑全面的知识转移计划，包括细胞治疗产品的基本知识以及被转移产品的工艺知识，建立并执行完成首次转移后的工艺过程数据持续收集、分析、沟通及持续学习的方案。

在完成技术转移后需要持续监测生产情况和关键数据，确保措施的有效性，并进行持续改进。

技术转移的一般性流程可参考本丛书《质量管理体系》分册"3.4.1 技术转移"，本章节重点阐述细胞治疗产品的特殊性。

8.1 可比性研究

可比性研究是细胞治疗产品技术转移中发生可能性较高且非常关键的研究。本章节仅探讨药学可比性相关要求及研究，不包含非临床和临床可比性研究内容的讨论。

背景介绍

细胞治疗产品的变更可比性研究具有其复杂性和独特性。可参考的一般原则包括：

- 逐步递进的原则。
- 适当的对比样品。
- 适当的分析方法。
- 对比研究范围和特性。
- 基于风险的对比研究策略。

对于可比性研究的风险评估，应考虑以下方面：

- 研究阶段：工艺开发早期 / 工艺开发晚期。
- 变更的工艺单元：上游工艺、下游工艺、制剂工艺（注：此处上、下游工艺的划分主要针对质粒和病毒载体等生产，如细胞制品生产部分可能不存在上、下游工艺等划分）。
- 变更的范围：细胞批次更新、工艺调整、规模放大（如适用）、工艺扩展、供应商变更、增加或变更生产场地。

对于这些识别的风险，基于风险高低，应体现在可比性研究方案中，包括但不限于：

- 研究范围：工艺、过程控制、放行检测、拓展研究、临床／非临床。
- 研究批次：变更类型、质量变异度、质量控制策略、方法学、研究阶段。
- 可比性标准：合理、严谨的可比性标准。
- 方法学：方法学开发和桥接、统计工具的应用。

📋 技术要求

已上市生物制品药学变更研究技术指导原则（试行）

二、基本考量

（三）变更可比性研究

开展变更可比性研究是生物制品上市后药学变更评价的基础和成功的关键。应根据变更事项和类别，预期变更对产品造成的影响，以及变更对产品安全性和有效性潜在影响的评估，确定可比性研究的策略和范围。通过一系列对变更前后相关产品的生产工艺、质量及稳定性数据进行对比的、综合的评估，判定变更前后是否可比。变更可比性研究是一个递进的过程，除了开展药学可比性研究外，在某些情况下还应包括非临床或／和临床桥接研究。

生物制品工艺变更前后可比性（ICH Q5E）

1.2 背景

生物技术／生物制品在开发和获得批准后，其生产商经常会变更产品的生产工艺，变更的原因包括改进生产工艺、增加规模、提高产品稳定性，以及根据法规要求进行变更。变更生产工艺时，生产商应总体评估产品的有关质量特性，从而证明该改变没有对制剂的安全性和有效性产生不利影响。这样一份评估应该说明：是否还需要进行非临床和临床研究。

1.4 基本原则

可比性研究并不意味着变更前后的产品在质量特性上是一致的，但它们应高度相似并且现有知识应能充分预测，以确保质量特性上的任何差别对药物制剂的安全性或有效性不会产生不利影响。

可比性结论应以分析检测、生物学测定以及某些情况下的非临床和临床数据为基础。如果生产商仅通过单独的分析研究就可以保证比较试验的可靠性，那么变更后产品的非临床或临床研究就不必进行了。但是，如果还没有建立特异的质量特性和安全性及有效性之间的关系，并且，观察到变更前后产品在质量特性上有差别时，可比性试验中就应包括质量、非临床和 / 或临床的对比研究。

其他可供参考的指导文件包括：

● EMA *Comparability Considerations for Advanced Therapy Medicinal Products* (ATMP) *Questions and Answers*（《先进疗法产品可比性考虑问答》）(EMA/CAT/499821/2019)。

● EMA *Reflection Paper on Statistical Methodology for the Comparative Assessment of Quality Attributes in Drug Development*（《药物研发中关于质量属性可比性评估的统计方法学的思考性文件》）(EMA/CHMP/138502/2017)。

8.1.1 可比性研究的基本策略

细胞治疗产品的可比性研究需针对变更内容进行风险评估，对风险进行分级，一般以是否影响关键质量属性作为风险评估与分级的依据。除此以外，对于自体细胞疗法，因其特殊性，起始物料来源于每个患者，需评估物料来源的可替代性，并以评估结论决定可比性研究所使用的起始物料。

可比性研究的决策过程可参考图 8-1：

A. 可比性研究的方案设计

可比性研究设计应基于风险评估的原则：

● 应根据产品质量属性和工艺特点合理的、有针对性的、规范的进行可比性研究设计。

● 应提供详细的变更前后差异的比较，并说明依据及变更目的。

● 应使用风险评估工具选择合适的可比性研究，选择变更可能与产品质量属性的关联性及可能影响产品的质量属性，以确定可比性研究的策略和具体研究内容。

除产品质量及表征研究外，可比性研究也应关注对工艺过程及杂质等的潜在影响，选择适合检测变更影响的工艺过程步骤，如上游工艺的变更也需要对变更下游工艺的关键步骤、过程控制、工艺表现、产品稳定性等进行评估。

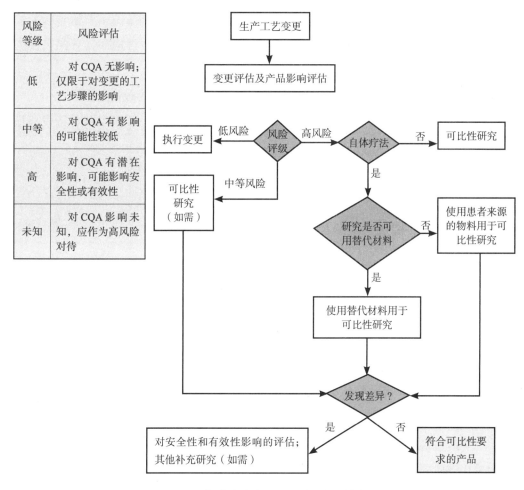

图 8-1 细胞治疗产品可比性研究决策树

B. 可比性研究及可接受标准的设计

采用的比较方式可包括与历史数据的比较和平行试验比较。

对于定量标准，应基于足够的、具有代表性的历史批次数据统计分析，预设验收标准，可采取历史数据的最大值、最小值，也可通过统计学方式计算可接受范围，如计算获得的范围均低于该品种质量标准的要求，则应使用质量标准规定的范围，即使用更为严格的标准。除符合预设的可接受标准外，也应对变更前后的批次进行趋势分析。

对于定性标准，可比较变更前后的图谱的重叠性（如适用）。

C. 供者细胞（如适用）

细胞治疗产品的起始原料个体差异较大，在平行试验中，使用来自同一供体来源的细胞可有效降低来自起始物料（供体细胞）的变异性，选择供体细胞时应关注样品的代表性，考虑到患者样品的稀缺性及潜在的伦理问题，可选择具有代表性的健康供者细胞进行可比性研究。

任何观察到的分析差异都应评估其对产品质量、安全性和有效性的影响。

对于同时或不同时引入多个变更的情况，应关注变更是否可能存在交叉或叠加的效应，持续关注与安全性和有效性相关的质量属性的趋势变化。

8.1.2 可比性研究的执行

A. 可比性研究执行的阶段

执行可比性研究时，应注意：

● 产品全生命周期的变更都应被记录且充分评估。

● 在产品开发早期，应广泛开展工艺及产品表征研究，以尽早建立、积累未来可比性研究中使用的分析方法及历史经验；随着工艺知识和生产经验的积累、分析方法的进一步开发，可比性研究应当全面使用可获得的各种信息和数据。

● 对于临床前研究或临床早期阶段，可比性研究通常用于证明变更前后产品之间的代表性，及变更前的非临床和临床数据适用于变更后的产品。

● 如果工艺变更是在开发后期引入的，此时应该评估相应的风险等级，并进行全面的可比性研究。

B. 用于可比性研究的分析方法

针对可比性研究中使用的分析方法，应注意：

● 用于放行检测的方法及产品表征研究方法均可被用于可比性研究。

● 分析方法应该适合目的并且足够稳定、灵敏以确保可检测到变更带来的差异，对于检测方法变异大的项目，可增加平行试验进行比较。

● 鼓励采用多种方法对同一属性进行多维度的评估。

● 应预留足够的留样用于后续的可比性研究，考虑到病毒载体及细胞产品样品的稀缺性及效期较短，变更前的样品可能无法获得。在这种情况下，应充分利用分析方法进行可比性的评估，如在分析方法足够稳定且未发生变更的情况下，可使用历史数据作为变更前的依据；在分析方法发生变更时，可采用分析方法的桥接，以支持变更前后的质量异同的评估。

● 建立参比品可更好地支持变更可比性的评估。

● 对于平行试验，在同一场地／同一次试验中进行样品检测可有效降低分析方法相关变异性的引入。

C. 结果解读

针对可比性研究的结果，有以下结果：

● 基于有关质量特性的适宜比较，变更前后的产品高度相似，具有可比性，可以预期对产品安全性或有效性没有产生不利影响。

● 变更前后的产品可观察到质量特性比较中的一些差别，但根据积累的经验、相关资料和数据，可以证明对安全性和有效性没有不利影响。这些情况下，可以认为变更前后的产品具有可比性。

● 变更前后的产品的质量特性中存在一些差别，但并不排除可能对产品安全性和有效性产生不利影响。且更多有关质量属性的数据以及对此进行的分析将不能有助于确认生产工艺改变前后的产品是否具有可比性。应考虑进行非临床和（或）临床研究。

● 质量特性的差别非常显著，可以确定产品不是高度相似，并且不具有可比较性。应考虑进行非临床和（或）临床研究。

D. 稳定性研究

稳定性研究的相关性应基于变更进行评估。稳定性研究可发现理化特性、功能试验不能发现的细微差别，尤其是加速和（或）强制降解稳定性研究，可用于建立产品的降解模式、降解趋势，从而对变更前后的产品质量可比性评估提供进一步的支持。

可根据加速和（或）强制降解稳定性和长期稳定性的初步结果，延用变更前的贮存条件和有效期。

E. 生产场地可比性研究的特殊考量

对于生产场地的可比性研究，首先需通过技术转移流程明确两个场地之间的差距，以及这些差距的影响，包括"人、机、料、法、环、测"等各个方面，以明确对于产品质量的潜在影响。

自体细胞治疗产品生产场地变化一般可能存在工艺扩展（而非工艺放大），场地可能存在多台同一型号的设备，可比性研究中通常不会使用到所有的设备，需评估设备的代表性问题。从临床生产场地转移至商业化生产场地时，其最大产能可能发生变化，对于自体细胞治疗产品，防混淆、差错、污染和交叉污染尤其重要，需在可比性研究中对产能变化的影响进行评估，或通过产能研究的方式进行。另外，需收集转移方的工厂所有的相关批次数据用于可比性可接受标准的制定。

实例分析

CAR-T 自体细胞治疗产品的场地变更研究

假定有 A 工厂与 B 工厂两个生产场地，A 工厂为临床样品的生产场地，B 工厂为商业化产品的生产场地，A 工厂已经完成了较多批次临床样品的生产，积累了较多的批次数据。产品从 A 工厂转移给 B 工厂，其中：

- 生产工艺和控制策略均未发生变化。
- 关键原辅料和内包材均未发生变化，部分原料由同一供应商的不符合 GMP 要求的物料变更为符合 GMP 要求的物料。
- 病毒载体未发生变化。
- 关键工艺设备均未发生变化，部分辅助设备的品牌有所变化，设备数量有所增加。
- 部分开放式的操作变更为密闭体系的操作。
- 生产批量未发生变化，每个患者一个批次，细胞扩增的规模未发生变化。
- B 工厂每周生产批次数量有所提升。
- 产品质量标准均未发生变化。

基于对生产工艺的理解和结合两个工厂生产车间的差异分析，进行相应的风险评估。"人、机、料、法、环、测"方面均未发生显著变化，风险较低。但是根据对自体 CAR-T 细胞治疗产品的理解，供者材料（白细胞单采产物）可能是最大的输入变量，对于场地可比性研究需考虑消除供者材料带来的影响。

该品种的基本工艺包括细胞分选、细胞激活、细胞转导、细胞扩增、细胞收获以及制剂。

在方案设计时，可考虑将单采获得的白细胞单采产物均分为两袋，或者如存在细胞分选工艺，可在完成细胞分选后，将纯化后的 T 细胞平均分为两袋，分别用于 A 工厂和 B 工厂后续的平行生产活动。同时由于 A 工厂和 B 工厂每个单元操作使用的设备同时存在多台同一型号的设备，因此每批使用同一型号的不同设备。

依据该方案设计（图 8-2），完成生产后，总计有 3 个 A 工厂批次以及 3 个 B 工厂批次用于可比性研究。首先需要分析 B 工厂 3 个批次的中控及成品放行检测数据。连续 3 个批次终产品质量属性需符合预设的可接受标准：

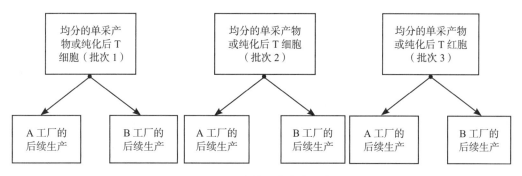

图 8-2   可比性研究方案示意 1

- 通过关键质量属性评估得出所有现行工艺中的 CQA。
- 对于数值型属性的可接受标准，可根据产品放行标准和历史批次数据的最大值、最小值，或者通过统计学方法制定；应选取其中比较严格的标。
- 所有批次均来自 A 工厂临床研究符合产品放行标准批次的数据。
- 定性属性的可接受标准与产品放行标准相同。

如 B 工厂符合以上要求，则认为可比性研究符合要求。

在此基础上建议进一步对 3 批 A 工厂的批次与 B 工厂的批次数据进行对比分析，结合 A 工厂生产的数据，经由技术专家进行判断和总结，如发现平行运行批次的数据有明显差异的，需分析原因，确定是否影响工艺稳健性及产品质量，如有影响，则认为可比性研究的结果不符合要求，需制定纠偏措施后重新研究；如无影响，则认为可比性研究符合要求。

8.2 病毒载体变更的可比性研究

本章节主要针对病毒载体的相关变更进行的可比性研究。对于细胞治疗产品，如发生病毒载体变更，应包括病毒载体的质量可比性和功能可比性，即除针对病毒载体自身需进行可比性研究外，还需将病毒载体应用于细胞治疗产品进行相应的可比性研究。

可比性研究的一般要求可参考本分册生物制品（单抗）部分"6 技术转移和可比性研究"和本分册细胞治疗产品部分"8.1 可比性研究"。

8.2.1 病毒载体的可比性研究

背景介绍

基因载体系统可在人体外将外源基因导入靶细胞或组织，通过添加或敲除、替代、补偿、阻断、修正特定基因，以达到治疗疾病的目的。由于细胞治疗产品的细胞来源、类型、体外操作等方面差异较大，质量研究和质量控制相较传统药物更加复杂。

对于病毒载体产品，变更通常是必要的且无法避免的，包括增加新的生产用细胞库、优化生产工艺、更改过程规模、更改原材料供应商、增加新的生产场地等。在所有此类情况下，可比性成为支持产品现有安全性和有效性数据同样适用于变更后的有效工具。

病毒载体产品质量标准只是确定产品的常规质量，而不是对产品进行全面的鉴定，因此可能不足以评价病毒变更对病毒载体产品和细胞治疗产品的所有影响。可比性研究的质量对比分析需在放行检测项目的基础上进行扩展，通常应包括结构特征、纯度、效价、杂质等，必要时也应包含病毒载体生产工艺过程表现的对比分析，以及使用该病毒载体进行生产的细胞治疗产品的工艺过程表现和质量属性的对比分析。

用于体外编辑的病毒载体产品的质量风险有别于体内基因治疗产品，经在体外进行基因修饰后的细胞还可能经过一段时间的体外培养、换液清洗的步骤，在应用于人体之前还要经过细胞终产品放行检测。因此，其可比性研究也应结合该特点进行设计、执行和评估。

细胞治疗产品有其固有的变异性，如起始原料的变异性、复杂的生物学特征和制造工艺。因此，基于质量属性的"高度相似（因此具有可比性）产品"的 ICH Q5E 指南概念对细胞治疗产品尤其具有挑战性。但 ICH Q5E 的一般原则可以应用于病毒载体产品的变更，对于病毒载体的上市后变更，也可参考《已上市生物制品药学变更研究技术指导原则（试行）》开展研究。

实例分析

CAR-T 细胞治疗产品病毒载体变更

假定有病毒载体 A 和病毒载体 B，为同一种病毒载体，由不同的供应商进行生产，A 病毒载体已生产了多个批次，并用于较多批次的细胞治疗产品生产，积累了较多的批次数据，病毒载体 B 为变更后的病毒载体。针对病毒载体 A 和 B 的变更差距分析和风险评估，包括：

- 病毒载体工艺的简述。
- 详细的变更前后差异的比较，并说明依据及变更目的。
- 变更的影响评估，可借助风险评估工具、质量风险管理工具对变更病毒载体及细胞治疗产品潜在的影响进行评估、梳理及汇总。对于复杂的变更，一般应有单独的文件对变更前后进行差距分析，并对风险等级及风险项进行评估，以指导可比性研究方案的制定。

依据病毒载体 A 批次的历史数据，可考虑通过统计学方式制定可比性研究的可接受标准，包括质量标准、表征属性、工艺参数控制、工艺过程表现、杂质残留及杂质清除能力等质量属性方面，检验项目应考虑以下项目：

- 残留宿主细胞蛋白。
- 载体滴度。
- 无菌、细菌内毒素。
- 干扰素 γ 分泌。
- 残留宿主细胞 DNA。
- 残留质粒 DNA。
- 渗透压。
- 其他工艺相关杂质和产品相关杂质等。

如生产过程中还使用了核酸酶等，其残留也应体现在质量检测中。

对杂质清除能力的研究，应在声称具有相关杂质清除能力的工艺完成后，进行取样并检测杂质残留，并与变更前的病毒载体生产或研究数据做比对，判断是否有显著差异，如在生产过程中使用了抗生素，需检测和评估其工艺的去除能力。

通过至少 3 个批次以上的病毒载体 B 可比性研究批次的生产，将这些批次数据与预设的可接受标准进行对比。符合以下标准则认为研究结果符合要求：

- 所有关键工艺参数均符合预设范围。
- 所有中控检测项目均符合预设范围。
- 所有产品检测结果均符合可比性研究范围。
- 杂质清除能力无显著差异。
- 生产过程的收率等其他工艺过程表现符合预期，无显著异常。

8.2.2 病毒载体变更的细胞治疗产品可比性研究

除病毒载体自身的可比性研究外，还应考虑该变更对细胞治疗产品的影响，因此需基于变更前后的病毒载体进行细胞治疗产品的可比性研究。病毒载体变更的细胞治疗产品可比性研究的法规要求及技术要求均可参考本章节的"8.1 可比性研究"，本小节主要提供案例参考。

实例分析

CAR-T 细胞治疗产品病毒载体变更的细胞治疗产品可比性研究

假定有病毒载体 A 和病毒载体 B，为同一种病毒载体，由不同的供应商进行生产，A 病毒载体已生产了多个批次，并用于较多批次的细胞治疗产品生产，积累了较多的批次数据，病毒载体 B 为变更后的病毒载体。对于病毒载体变更应用于细胞治疗产品的可比性研究，除病毒载体变更以外，供者材料（白细胞单采产物）可能是最大的输入变量，对于病毒载体可比性研究需考虑消除供者材料带来的影响。该品种的基本工艺包括细胞分选、细胞激活、细胞转导、细胞扩增、细胞收获以及制剂。

在方案设计时，可考虑将单采获得的白细胞单采产物均分为两袋，或者如存在细胞分选工艺，可在完成细胞分选后，将纯化后的 T 细胞平均分为两袋，分别使用病毒载体 A 和病毒载体 B 进行平行生产。

依据该方案设计（图 8-3），完成生产后，总计有 3 个使用病毒载体 A 的细胞产品批次以及 3 个使用病毒载体 B 的细胞产品批次用于对可比性研究。

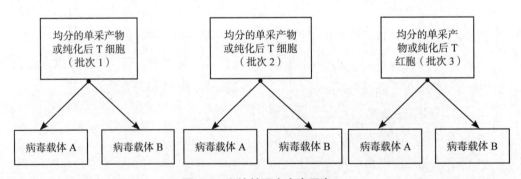

图 8-3 可比性研究方案示意 2

首先需要分析使用病毒载体 B 的 3 个批次的中控及成品放行检测数据，包括杂质研究样品（如有）。连续 3 批次终产品质量属性需符合预设的可接受标准：

- 通过关键质量属性评估得出所有现行工艺中的 CQA。

- 数值型属性的可接受标准根据产品放行标准和历史批次数据的最大值、最小值，或通过统计学方法计算，选取合理的可接受标准。

- 用于可比性研究可接受范围制定的所有批次，均来自使用病毒载体 A 生产出的，符合产品放行标准的批次。

- 定性属性的可接受标准与产品放行标准相同。

通过可比性研究批次的生产，将使用病毒载体 B 生产出的批次数据与这些预设的可接受标准进行对比。符合以下标准则认为研究结果初步符合要求：

- 所有关键工艺参数均符合预设范围。

- 所有中控检测项目均符合预设范围。

- 所有产品检测结果均符合可比性研究范围。

- 杂质清除能力无显著差异。

- 生产过程的收率等其他工艺过程表现符合预期，无显著异常。

在此基础上建议进一步对 3 批病毒载体 A 的批次与病毒载体 B 的批次数据进行对比分析，经由技术专家进行判断和总结，如发现平行运行批次的数据与病毒载体功能相关的指标有明显差异的，如转导效率等，需分析原因，确定是否影响工艺稳健性及产品质量，如有影响，则认为可比性研究的结果不符合要求，需制定纠偏措施后重新研究。如无影响，则认为可比性研究最终符合要求。

9 生物安全防护

本章主要内容:

☞ 细胞治疗产品生物安全防护的总体原则

☞ 产品防护需要考虑什么

☞ 人员防护需要考虑什么

☞ 环境防护需要考虑什么

法规要求

药品生产质量管理规范(2010年修订)生物制品附录

第五条 生物制品生产企业在生产质量管理过程中,应当按照国家有关生物安全管理法律法规、生物制品生产检定用菌毒种管理规程等建立完善生物安全管理制度体系,应当对包括生物原材料、辅料、生产制造过程及检定等整个生物制品生产活动的生物安全进行评估,并采取有效的控制措施。

第六条 应当加强对关键人员的培训和考核,培训内容至少包括相关法律法规、安全防护、技术标准等,并应当每年对相关人员进行专业考核。

从事生物制品生产、质量保证、质量控制及其他相关人员(包括清洁、维修人员)均应根据其生产的制品和所从事的生产操作进行专业知识和安全防护要求的培训。

背景介绍

广义的生物安全是指与生物有关的各种因素对社会、经济、人类健康及生态环境所产生的危害或潜在风险。狭义的生物安全是由动物、植物、微生物等生物给人类健康和自然环境可能造成不安全的防范。本章节主要关注细胞治疗产品的生物安全，其风险主要来源于以下方面：

- 供者材料来源于人体，可能含有传染病病原体，且生产过程中难以去除。
- 产品本身为活细胞，容易受到微生物污染或交叉污染。
- 供者材料或产品本身属于患者的遗传样本，应满足《生物安全法》的相关要求。
- 基因修饰细胞使用的转基因手段，需要采取防护手段避免对操作人员和环境的影响。

技术要求

细胞治疗产品生产质量管理指南（试行）

四、原则

（二）鉴于细胞产品的以上特殊性，企业应当对从供者材料采集到患者使用的全过程采取特殊控制措施，至少包括：

2. 建立生物安全管理制度和记录，具有保证生物安全的设施、设备，预防和控制产品生产过程中的生物安全风险，防止引入、传播病原体。

五、人员

（二）从事细胞产品生产、质量保证、质量控制及其他相关工作（包括清洁、维修人员等）的人员应当经过生物安全防护的培训并获得授权，所有培训内容应符合国家关于生物安全的相关规定，尤其是预防传染病病原体传播的相关知识培训。

六、厂房、设施与设备

（六）用于供者材料和细胞产品的传染病病原体标志物检查，或对含有传染病病原体样品进行检测的实验室，应符合国家关于实验室生物安全的相关规定，应当有原位灭活或消毒的设备。

七、供者筛查与供者材料

（一）企业应当建立供者筛查和检测标准及供者材料的质量标准，并综合考虑微生物的生物安全等级、传染病类别和细胞产品的预定用途等因素进行风险评估，定期回顾其适用性。

企业不得接收不符合质量标准的供者材料。

生物安全管理体系通用要素应纳入 EHS 体系，遵照持续改进的原则进行管理，体系要素主要包括：

- 组织与人员方面：建立生物安全专家委员会，进行指导和咨询，可聘任外部专家。人员符合相应资质，实验室符合相关要求，开展生物安全培训等。

- 风险与设施方面：开展生物安全风险评估，应满足不同等级生物安全区域的通用要求、不同等级实验动物设施的生物安全要求、典型生物安全设备要求（生物安全柜、安全设施等）、空调系统与公用工程系统、生物安全安保要求等。

- 流程与制度：包括微生物学操作规范、消毒、去污染与灭活、重组 DNA/ 基因修饰技术要求、废弃物管理（含废水、废气）、健康监护与免疫接种、生物安全事故与应急、个人防护、感染性物质的运输（厂内、厂外）、菌毒种管理、生物安全信息告知与维护等。

- 其他要求：化学品操作危害防控、火灾和电气风险防控等。

对于新引入的产品，企业应开展生物安全风险评估，根据企业生产产品特性，结合《病原微生物实验室生物安全管理条例》《人间传染的病原微生物名录》《WHO 实验室生物安全手册》以及其他相关规范，进行分级分类管理。

本节主要围绕产品防护、人员防护、环境防护三个方面综合阐述本领域应额外注意的要点。为确保生物风险可控，涉及感染性材料时，企业应参照《生物安全法》《实验室生物安全通用要求》《WHO 实验室生物安全手册》《疫苗生产车间生物安全通用要求》等，建立生物安全管理体系，必要时也可参照美国、欧盟、加拿大等国家或地区最新公布的研究成果进行补充完善。

9.1 产品防护

细胞治疗产品应建立从供者材料采集开始，至产品生产使用全过程的生物安全防护体系：

- 供者材料采集和运输过程中应建立样本保存容器的密封与防混淆策略。

- 产品生产过程中应建立完善的防混淆追溯体系，尽可能应用信息化、自动化、密闭生产系统，以防止产品污染。

- 进行手工操作及开口操作时，应确保操作环境符合无菌制剂生产环境要求，操作人员应符合健康要求，并接受培训和考核以降低风险。

- 应建立适宜的防止交叉污染的硬件与规程策略，避免不同供者、不同产品之间的交叉污染。

- 对于基因修饰载体，应设置独立的操作区域与隔离策略。

- 产品运输过程中，应设计符合产品特性的包装形式，避免环境病原体的侵入，应尽可能采用专用的运输载具，避免使用可能存在风险的载具。

具体防止交叉污染的措施可参考本分册细胞治疗产品部分"3.2 污染和交叉污染的控制"。

9.2 人员防护

细胞治疗产品的人员防护应符合以下要求：

- 从事细胞治疗产品生产、质量保证、质量控制及其他相关工作（包括清洁、维修等）的人员必须经过生物安全防护相关知识的培训并经考核合格后上岗。

- 职业健康管理部门及时发放劳动防护用品。

- 从事细胞治疗产品生产、质量保证、质量控制及其他相关工作（包括清洁、维修等）的人员应正确佩戴相适应的防护用品。

- 从事暴露操作的人员需经体检合格，必要时应接种相应的疫苗。

- 应针对病原微生物泄露、人员感染等事件，建立相应的应急管理规程，对从事细胞治疗产品生产、质量保证、质量控制及其他相关工作（包括清洁、维修等）的人员进行定期培训以及定期应急演练，提高人员面对突发事件的应急处置能力。

- 对医院端人员和运输人员进行培训并考核，通过考核后方可开展相关工作。

9.3 环境防护

细胞治疗产品需满足相关的环境防护要求，包括：

- 生产必须符合环境法规关于保护空气、地表水、地下水等的要求，应制定废气排放、废水排放、危险废弃物处置等制度和措施，获得相应监管部门的批准。

- 细胞治疗产品可能涉及来源于人体的材料，因此需对可能接触、包含、分离后所产生的废物、废耗材、废液、废气，依照其可能存在的病原体、生物污染特性进行收集与灭活处理。所产生的医疗废弃物，如含有残留血液的采集容器等，应妥善收集隔离后，委托具备资质的医疗废物处理机构进行处理。对生产过程中的可能存在环境危害的检验样品，同样应进行集中收集与灭活处理。

● 对基因载体，包含人为构建引入的基因片段，如耐药基因等，泄露至自然环境中存在重组引入天然菌株、生物导致突变的风险。因此应首先评估此类物质的生存与复制特性，对存在仅依赖自然环境自我复制或整合的风险物质，应考虑通过特定生产步骤灭活，消除基因片段的复制和传播能力。

实例分析

生物安全防控需要在企业生物安全管理部门的组织下，根据生物危害等级进行分级分类管理，对可能的风险点进行识别，进而采取必要的措施进行防范。

以某生产细胞治疗产品操作涉及某病毒（生物等级为二级）为例，进行生物安全防护整体策略的说明，风险点包括但不限列举项，仅供参考，详见表9-1：

表9-1　细胞治疗产品生物安全风险及防护措施

序号	项目	风险点	防护措施
1	供者材料包装	1. 供者材料容器不坚固、密合不严，有可能导致样品溅洒、溢出、渗漏 2. 供者材料运输包装不符合生物安全要求，可能导致样品的侧翻、渗漏，造成环境扩散	供者材料采用采血容器、样本包装袋和采血盒三层包装。第一层包装采血容器，密封，具备一定的抗压能力，能够防止泄漏，并被包在第二层包装内；第二层包装样品包装袋，密封，能够防止泄漏，对于阳性供者材料采用有生物安全标识的样品包装袋；第三层包装采血盒，采用硬质材料，保护内容物，避免内容物振动和泄漏。包装完成至实验室接收前，禁止开启包装；运输过程的冷链包装采用保温箱的形式，均使用经过验证的保温箱，能够满足供者材料的运输要求
2	供者材料暂存	1. 现场存在多份供者材料时，供者材料存在混淆的可能 2. 阴性和阳性供者材料存在交叉污染的可能	供者材料间采用物理隔离；每份供者材料多层包装；包装上有标签可以进行标识；阴性和阳性供者材料分别有独立容器或设备暂存
3	供者材料运输	1. 使用不合格车辆运输，可能会对环境造成污染或人员造成伤害 2. 运输过程中监管不力，造成供者材料的丢失，可能会对环境造成污染或人员造成伤害 3. 运输人员培训不到位，操作不当	1. 选择经质量部门审计合格并签署质量协议的物流公司进行运输，运输车辆为密闭式运输工具且都在企业备案，避免社会物流运输带来的安全风险 2. 所有运输途中的供者材料均可通过系统进行线上监控，能够获取供者材料所处位置及温度等信息，当出现了与运输路线偏离的情况，第一时间沟通了解情况，如出现供者材料丢失，立即上报部门领导，并向相关管理部门报告，必要时报警 3. 对运输人员定期进行培训

序号	项目	风险点	防护措施
4	供者材料接收	接收过程容器溢漏可能会对供者材料接收人员造成伤害或对供者材料接收区域造成环境污染	1. 人员接收供者材料前,穿戴好防护服、帽子、口罩、手套等个人防护用品 2. 供者材料接收环境备有消毒剂,需对接收的供者材料进行表面消毒后接收 3. 如容器出现溢漏,尽快对接触的部位进行清洗和消毒,降低感染的危险,尽快就医 4. 溢漏的容器,按照废弃物的处理流程,进行相应灭活处理后,转交到危废间
5	供者材料(样品)送检	容器如有溢漏,感染性样本可能会对供者材料接收人员造成伤害或供者材料接收区域造成环境污染	1. 人员接触供者材料前,穿戴好防护服、帽子、口罩、手套等个人防护用品后进行检测 2. 容器如出现溢漏,尽快对接触的部位进行清洗和消毒,降低感染的危险,尽快就医 3. 溢漏的容器,按照废弃物的处理流程,进行相应灭活处理后,转交到危废间
6	供者材料操作	供者材料操作过程中出现溅洒,造成人员伤害或台面、地面等环境污染	1. 使用生物防护二级的设备(如生物安全柜),防止血液分离过程意外洒溅到操作人员身上 2. 在SOP中规范人员的操作,动作标准、轻缓,避免溅出 3. 若有意外溅出污染,污染到的操作台面、地面及其他物品立即用经验证的方法进行灭活处理,废弃物按医疗废物进行处理
7	产品运输	1. 使用不合格车辆运输,可能会对环境造成污染或对人员造成伤害 2. 运输过程中监管不力,造成供者材料的丢失,可能会对环境造成污染或对人员造成伤害	1. 运输供者材料的车辆均要求为封闭式运输工具,且负责供者材料运输的均为自有物流人员或是经过审计合格备案后的第三方物流公司,避免社会物流运输带来的安全风险 2. 所有运输途中的供者材料均可通过系统进行线上监控,能够获取供者材料所处位置及温度等信息,出现与运输路线偏离的情况时,第一时间沟通了解情况,如出现供者材料丢失,立即上报部门领导,并向相关管理部门报告,必要时报警
8	产品暂存	可能会出现产品溅洒、溢出、渗漏的情况,会对环境或人员造成伤害	出现溅洒、溢出、渗漏的情况,及时对所存放区域消毒处理,产生的垃圾按照医疗废弃物处理
9	清洁消毒	操作完毕后,若不及时对工作台面、生物安全柜等现场或使用后的设备进行消毒,则有可能会造成操作间环境污染或人员感染	1. 操作完毕后,及时对操作所涉及的场地及设备表面用经过验证的清洁消毒方式进行处理 2. 消毒完毕后,人员由退更间先脱去手套,将手套外表面翻转入内,再脱去防护服,将防护服外面卷向里面,装到专用容器内。阳性室内使用的防护服或碰到感染性废弃物的防护服灭活后进行清洗,其他的防护服放置待清洗区

序号	项目	风险点	防护措施
10	危险废弃物处置	1.废弃物分为感染性废弃物和损伤性废弃物 感染性废弃物有废培养袋、废离心管、废弃的样本、废外周血、废手套等，若处理不当，可导致感染或者致病因子外泄而伤害人员和污染环境 损伤性废弃物，如一次性使用的注射器等，未按照要求处理，存在意外刺伤或划伤人员的隐患 2.废弃物随意扔放在危废间，导致感染因子外泄而伤害人员和污染环境或者损伤性废弃物存在意外刺伤、划伤人员的隐患 3.废弃物大量堆积在危废间，造成环境污染 4.危险废弃物的处置单位不符合资质要求，导致环境污染或者人员感染 5.废弃物存放的建筑物不符合法律法规要求，造成环境污染或者人员感染	1.废弃物处理遵循《危险废物管理制度》等制度要求，分类收集，规范处置 所有损伤性废弃物放置于有警示标识的硬质、防漏、防锐器刺破的专用器盒中，所有感染性废弃物放置于有警示标识的医疗废弃物专用包装袋中，进行灭活后转移到危废间 2.按照《危险废物管理制度》，安全环保部负责核实接收危废的种类和重量，并现场填写危废暂存记录表，做到危废物按照种类定置存放 3.按照《危险废物管理制度》，应确认危废间的危废储量和处置公司的实际情况，及时联系有资质的处置公司进行转运处置，并现场填写危废转移记录表 4.按照《危险废物管理制度》对危废处置单位的资质进行审核 5.危废间地面及裙脚具有防渗措施，如防渗层为2mm厚高密度聚乙烯，渗透系数 $\leq 10^{-10}$ cm/s
11	电力供应	若实验室没有布置双路供电，或电力供应不稳定，存在实验活动突然中断、实验设备停止工作等所带来的相关安全风险	1.布置双路供电 2.主要设备配备备用电源 3.配备报警系统
12	电气操作	操作间活动涉及的电气操作，包括实验室工作区电气设备的启动、关闭、安装、空调机组等电气设备的启动、关闭等，这些电气操作的过程中可能产生触电、电击、电气故障等风险	1.电气设备的设计制造符合相关安全标准的要求，并由取得电工资格证的人员进行操作 2.新的、改装过的，或修理过的电气设备，在未经电工完成电气安全测试和设备符合安全使用要求之前，不允许使用 3.电气设备使用人员接受正确操作的培训，定期检查设备中可能引起电气故障的破损，只有电工才能从事电气设备和电路工作，禁止从事未经授权的工作
13	维修维护	阳性区域生物安全柜、隔离器、传递窗、排风过滤器等维护及更换高效时，可能对维护人员带来感染风险	1.维护人员进行生物安全专业培训 2.配备隔离防护服、防护毒面罩、防护手套等防护装备 3.作业前对设备进行消毒

序号	项目		风险点	防护措施
14	人员结构		新进人员无处理意外事件经验，风险会增加	根据岗位要求进行培训；新上岗操作人员均有老员工带领操作
15	人员资质		未执行相关的专业知识培训并未获得上岗证，无法保证工作质量和安全	建立员工培训制度，职前职后进行培训，合格后方可上岗操作
16	人员健康		操作人员患有传染病、皮肤病以及皮肤有伤口者、对产品质量和安全性有潜在不利影响的人员	1. 操作人员应定期体检，患有传染病、皮肤病以及皮肤有伤口者、对产品质量和安全性有潜在不利影响的人员，均不得进入操作区 2. 操作人员应当接种相关疫苗
17	生物安全培训		工作人员上岗前没有接受严格的生物安全以及相关生物安全设备操作的技术培训，易造成生物安全事故的发生	建立完善的生物安全培训制度，规定上岗前培训、定期培训的工作流程。操作人员须经上岗前培训并考核合格方能上岗；公司每年定期组织培训以及应急演练，确保人员能够熟练操作生物安全设备、设施
18	生物安全设备设施	个人防护用品	个人防护用品如若穿戴不规范、大小不合适或使用过期的防护用品等，将会导致效果降低、甚至失效，均可能存在人员感染或环境污染的风险	1. 操作人员上岗前进行防护用品穿戴培训并经考试合格 2. 操作人员选择大小合适、有效的防护用品 3. 公司定期对防护用品的有效期进行检查，及时更换到效期的防护用品
		应急救治设施和用品	实验室若没有配备洗眼器、应急药箱等必要的应急设施和物品，或配备的急救用品种类不全、不合适或过期，则导致应急时无法发挥作用	实验室内配备洗眼器，功能正常，配备的75%医用酒精、过氧乙酸（PAA）或其他消毒剂、创可贴等急救物品与实验活动相适应，并在有效期内使用，由专人负责管理，进行定期维护、清理和更新
		消毒灭菌剂	消毒产品过期、配制方法或浓度不正确、种类选择不合理，都将会导致消毒效果降低、生物灭活能力降低，或对物品腐蚀性增加、对皮肤造成刺激等问题	所使用的消毒灭菌剂为75%医用酒精、PAA，分别从有资质的正规生产企业购买且按照说明书正确操作使用，消毒过程中人员全程穿戴防护服、手套、口罩等个人防护用品
19	非常规活动		1. 进入操作间可能会引起操作间感染特别是不慎打翻、打破血管或损坏仪器部件情况 2. 实验室运行过程中其他人员需要进入实验室参观时，存在影响实验正常运行的风险	1. 进入人员绝对不能私自动用操作间内有标志的危险品（除非经过授权） 2. 实行人员准入、登记制度。任何外来人员进入实验室应由实验人员全程陪同 3. 禁止未穿防护服的人员随意进出实验室的防护区域，同时，也禁止穿防护服的人员走出实验室的防护区域

序号	项目	风险点	防护措施
20	被误用	操作间活动结束后不及时对操作场所进行清洁、消毒，其他操作人员在不知情的情况下可能误用标本、实验材料和设备设施等，导致人员感染和操作间环境污染等	1. 操作过程中正确使用实验材料和设备设施，材料、试剂等有明确的标识，便于使用 2. 操作结束后，立即对工作场所进行消毒处理，且整理好操作用到的仪器设备等材料 3. 实验室实行准入制度，非实验人员禁止入内（除非授权）
21	管理体系	如果组织结构不健全、设置不合理，体系文件与实际不匹配，以及部门职责不清或者衔接不当等就可能带来风险	定期对生物安全管理制度的适用性进行回顾和评估，必要时进行修改、完善，以确保生物安全管理体系持续有效地运行

生物安全防控是持续改进的，随着技术的提升、人员意识的提升、工艺的变更，以及在日常活动中发现的问题，防控措施应不断更新，另外需要将异常事件采取的纠正预防措施转化为日常的防控，才能有效且持续改进控制手段，避免生物安全事件的发生。

10 产品追溯系统

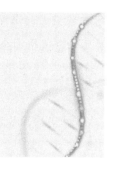

本章主要内容：

☞ 细胞治疗产品搭建产品追溯系统的一般性要求

☞ 如何建立产品追溯系统的用户需求文件

☞ 纸质系统和电子化系统的关系是什么

背景介绍

细胞治疗产品应建立产品可双向追溯的管理体系，以确保产品从供者到受者全过程"端到端"的可追溯性闭环管理，严格防控不同供者样品（或不同批次样品）间的混淆。要实现细胞治疗产品"端到端"全流程的防混淆 / 防差错，不仅在生产过程中需要进行防差错 / 防混淆的管理，还应从起始供者材料的采集、运输、生产、检验、放行及产品贮存、运输直至医疗机构端的使用进行全流程的防差错 / 防混淆的质量管理，建立产品的全程追溯系统确保细胞治疗产品的质量及用药安全。同时，细胞治疗产品的全程追溯系统还应考虑和政府监管系统的有效对接。

技术要求

细胞治疗产品生产质量管理指南（试行）

十一、产品追溯系统

（一）企业应当建立产品标识和追溯系统，确保在供者材料运输、接收以及产品生产和使用全过程中，来源于不同供者的产品不会发生混淆、差错，确保供者材料或细胞与患者之间的匹配性，且可以追溯。

该系统宜采用经验证的计算机化系统，应当可以实现对产品从供者到患者或从患者到供者的双向追溯，包括从供者材料接收、运输、生产、检验和放行，直至成品运输和使用的全过程。

（二）企业应当对每一个供者编制具有唯一性的编号（或代码），用于标识供者材料和产品。

（三）企业应当建立书面操作规程，规定供者材料和产品在接收、运输、生产、检验、放行、储存、发放过程中正确标识与核对标识信息的操作和记录，确保可识别供者且具有唯一性的编号（或代码）不会发生标识错误或遗漏，确保供者材料或细胞产品与患者之间的匹配性，且具有可追溯性。

（四）企业应当与医疗机构建立信息交流机制，及时交流供者材料采集、产品使用以及与产品质量相关的关键信息等。

A. 合规性管理

对于电子化的追溯系统，应符合国家药监局发布的《药品记录与数据管理要求》（2020 年第 74 号）及 GMP 计算机化系统附录的要求，确保数据在建立、修改、保存、获取以及恢复、备份等环节的可靠性和安全性。

B. 追溯流程管理

追溯系统需要通过唯一识别码联接"端到端"全流程中每一个利益相关者，包括：医疗机构、物流公司、上市许可持有人、委托加工厂、经销商、DTP 药房等，实现"端到端"全流程的追溯和监控（图 10-1）。

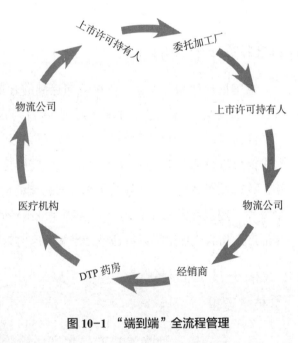

图 10-1 "端到端"全流程管理

实施指导

细胞治疗产品的追溯体系在临床应用的不同阶段可以通过不同形式实施。例如：在早期临床试验阶段，采集和使用点比较集中，供应链简单，批次少的情况下，可以采用纸质追溯体系；而随着商业化生产的实现，生产批次增多，终端医疗机构不断扩展，物流供应链变得复杂后，引入电子化的追溯体系是非常有必要的，当然，也可以考虑电子和纸质系统的结合应用。

企业在建立产品全流程双向追溯系统时，除了应满足一般药品 GMP 生产的追溯要求外，还应考虑具备以下功能：

● 产品追溯系统应为全流程双向追溯系统，系统对患者供者材料伪名化，每个患者的一次单采对应一个唯一追溯码，并与相应的供者材料识别号、药品批号进行关联，确保在供者材料接收、GMP 制备过程关键操作过程、产品检验、产品流通、交付、使用过程中，不会发生混淆、差错，系统应覆盖细胞 / 组织体外运行全程。

● 追溯系统中应确保能获取包括运输管理过程应记录完整的运输信息，将运输人员、紧急联系人等信息关联唯一追溯码，同时具备温度、定位的电子记录，具备报警功能，当产品温度、时效或位置等发生异常时，系统自动触发报警，并立即推送报警信息。

● 应在单采血交接、工艺生产、产品流通交接关键节点设置操作人员进行电子签名，追溯系统应具备审计追踪功能。

● 追溯系统的数据可单独保存（若易于获取且明确可关联至相关药品，也可在批记录之外保存），但是应能确保一旦需要时，可以快速获取相关追溯性数据。

10.1 用户需求

企业确定需要建立追溯体系时，应当首先明确"用户需求"，并通过初步的风险评估，确定关键性和非关键性需求，建立用户需求文件，基本需求可以考虑以下功能：

A. 基础信息库建立和维护

● 应建立"端到端"整个追溯闭环中每一个相关利益方的基础信息，包括：
  ○ 医疗机构（医院）、科室、医护人员的具体信息，如名称、姓名、地址、联系方式等。
  ○ 物流公司名称、地址及物流人员姓名、身份证号、联系方式等。
  ○ 上市持有人及生产工厂信息，如工厂代码、联系人姓名、联系方式等。
  ○ 经销商、DPT 药房名称、地址、联系人姓名、联系方式等。
  ○ 产品名称、产品代码、运输要求、包装规格、使用剂量等。

○ 采集或输注所需的一次性套装名称、型号、编号等。

- 应考虑基础信息的使用和维护过程中的安全性和可靠性
  ○ 系统使用和管理人员的权限级别设置。
  ○ 基础数据及执行记录的修改权限和审计追踪。
  ○ 各终端间数据共享和限制管理。
  ○ 应具备可靠的数据恢复和备份功能。

B. 追溯流程管理

在建立追溯管理系统时，需要相关业务部门共同分析讨论整个业务流程中每一个环节的步骤和具体操作要求，并通过患者唯一识别码和追溯系统衔接。

- 工厂企业端
  ○ 采血申请及订单确认（血样标签打印等）。
  ○ 血袋接收信息确认。
  ○ 血袋质量放行。
  ○ 产品生产（一次性耗材管理、过程及产品、样品标签打印等）。
  ○ 放行待包装。
  ○ 确定并出具回输订单（包装材料管理）。
  ○ 包装并执行出厂放行。
  ○ 产品出库、物流交接（物流人员信息）。
  ○ 订单终止。
  ○ 产品销毁。

如果生产端使用了其他电子化生产管理系统，如制造执行系统（MES）、实验室信息管理系统（LIMS）、质量管理系统（QMS）等，应确保和计算机化的产品追溯系统的有效联接，例如：物料/一次性耗材发放、标签打印、CoA 出具、留样管理等。

- 医院端
  ○ 采血准备及信息确认。
  ○ 血袋交付，物流交接。
  ○ 产品接收，信息确认。
  ○ 产品使用。
  ○ 产品销毁。

- 经销商/DTP 药房
  ○ 订单信息确认。

○ 交付确认。

● 监管机构端（必要时）：获取产品追溯信息。

C. 电子签名

由于追溯系统涉及的相关利益机构多，细胞治疗产品从供者材料的采集到产品回输周期长，计算机化的追溯系统应能实现电子签名功能。

10.2 电子化系统开发和功能设计

对于电子化追溯系统，在企业明确了用户需求后，应当和系统开发供应商充分沟通，共同开发系统，根据用户需求设计相应功能，形成功能要求文件。

10.3 电子化系统功能实现和确认

电子化追溯系统一旦确定了用户需求和功能要求后，可以根据 GMP 计算机化系统附录和确认与验证附录进行验证、确认后投入使用。

10.4 纸质追溯系统

在临床早期阶段没有建立电子化追溯系统的情况下，也可以通过全程或部分纸质表单记录和传递方式来实现全程追溯，在数据管理和流程管理的基本要求上，纸质系统和电子化系统没有本质区别，可以作为电子化系统的应急备选预案，以确保业务的可持续性。

实例分析

自体 CAR-T 细胞治疗产品在 GMP 生产追溯体系基础上建立全流程双向计算机化追溯系统

某自体 CAR-T 细胞治疗产品生产企业为了满足商业化生产的需求，组建项目团队，开始搭建全流程双向计算机化追溯系统。项目包括项目建立、项目实施和项目交付阶段。本实例仅就项目计划和用户需求进行分析，项目的其他管理可以参考有关项目管理和验证管理指南予以实施。

A. 项目计划

在项目建立阶段，非常重要的内容是明确项目目标、范围、利益相关方和项目成员，以及其他项目管理的基本元素，如经费预算、时限、风险等，形成项目计划文件。

项目目标：建立"端到端"（医疗机构—企业—物流—医疗机构）全程双向计算机化追溯系统。

项目范围如下：

- 数据库：医疗机构、患者、工厂、产品、物流、经销商、DTP 药房。
- 流程
  ○ 主数据库的建立和维护。
  ○ 采血需求和需求确认（包括生成患者唯一识别码）。
  ○ 采血过程及血袋贴签、运输。
  ○ 工厂接收及放行血袋至生产。
  ○ 产品收获。
  ○ 产品检验并放行至包装。
  ○ 输注需求及需求确认。
  ○ 产品包装及放行出厂。
  ○ 产品运输物流交接。
  ○ 经销商和 DTP 药房交接。
  ○ 产品使用。
  ○ 和公司现有的计算机化管理系统制造执行系统（MES）、企业资源管理系统（ERP）及实验室信息管理系统（LIMS）的有效联接。
- 项目组成员组成：供应链、生产、质量、仓库、商务、验证、IT 部门成员。

B. 用户需求

项目组成员对既定项目范围内全流程的每一环节进行拆解，通过调研、讨论的方式，分析具体用户需求，包括关键和非关键项，形成用户需求标准（URS）。

需求关键性判定依据如下：

- 是否为 GMP 法规具体条款要求。
- 是否直接涉及批次混淆风险控制。
- 是否影响关键质量控制参数。

- 是否影响数据完整性。

- 是否直接用于产品质量处置。

主数据库建立和维护要求如下：

- 医疗机构（医院及科室）名称、编号、地址、联系方式应能被执行输入、查看、修改、生效、废止等操作。

- 医护人员姓名及其所在医院、科室，联系方式、单采资质期限等信息应能被执行输入、查看、修改、生效、废止等操作。

- 物流公司名称、编号、地址、联系方式、资质期限应能被执行输入、查看、修改、生效、废止等操作。

- 物流人员姓名、身份证号、资质期限、联系方式应能被执行输入、查看、修改、生效、废止等操作。

- 生产工厂名称、代码、联系方式应能被执行输入、查看、修改、生效、废止等操作。

- 产品信息（包括产品名称、产品规格、产品代码、包装规格等）应能被执行输入、查看、修改、生效、废止等操作。

- 输注及单采所需一次性套装名称、型号、品牌等信息应能被执行输入、查看、修改、生效、废止等操作。

- 经销商名称、地址、编号、联系方式应能被执行输入、查看、修改、生效、废止等操作。

- DTP 药房名称、地址、编号、联系方式应能被执行输入、查看、修改、生效、废止等操作。

- 数据库中数据变更应有审计追踪，能追溯到变更执行人、执行时间及执行原因。

- 数据库应根据使用者需求设立不同级别的使用权限，包括建立、维护、输入、编辑、查看等权限。

- 数据库应具有单位、编码、地点、时间等搜索功能，并根据需求形成可查阅或打印的报表。

- 数据库应能支持数据建立、修改或废止的线上审批流程。

- 数据库应能支持附件上传及查看等功能。

追溯管理流程如下：

- 采血需求和采血确认

  ○ 业务端提交采血需求申请，包括医疗机构信息、患者基础信息（姓名、身份证号、年龄、诊断、传染病检查结果等）、计划采血时间、产品信息等。

○ 系统应能自动生成患者唯一性编号及对应的追溯码，编号和追溯码一旦生成，应能被查阅或废止，但不得替换或删除。

○ 采血需求应能被自动通过邮件或其他方式通知到相关人员，确保及时响应。

○ 供应链端应能根据实际生产计划，确定或修改采血日期，并自动通知相关人员。

○ 系统应能支持采血申请和采血确认的线上审批流程。

○ 系统应能支持血袋及运输标签打印，并包含必要的信息，如药品名称、批号、生产日期、患者唯一性编号和追溯码等，标签打印应具备审计追踪功能。

- 采血及物流交接

○ 采血端应能进入系统核对确定了的采血订单，包括患者信息、产品信息及标签信息。

○ 应能输入采血当日患者基本情况、采血设备、采血起始及结束时间、采集物体积、抗凝剂使用情况、运输温度计信息、冷链封箱时间、采集一次性套装型号，以及异常情况记录、运单号等信息记录和相关附件。

○ 采血及物流及交接完成，并确认后，系统应能通过邮件或短信自动通知相关人员。

○ 应能通过物流条码扫码操作，将血袋的患者追溯码和物流条码关联，以便运输过程追踪。

- 血袋接收和放行

○ 工厂应能通过扫描血袋追溯码核对订单的患者信息、采集信息、标签信息等。

○ 应能输入接收信息，如接收时间、随箱文件核对、外观检查结果、随箱温度记录等，并完成物流交接确认，系统自动通知相关人员。

○ 检查核对完成后，系统应能执行 QA 放行 / 拒绝 / 隔离等操作。

○ 应能记录接收过程中的异常情况。

- 生产和标签打印

○ 应能通过追溯码扫描，将追溯码和制造执行系统的生产批号关联，确定生产批号、生产日期和有效期至信息，并打印标签，标签应有唯一性追溯码。

○ 标签打印应具备审计追踪功能。

- 检验和放行至包装

- 系统应能执行 QA 在线放行 / 拒绝 / 隔离等操作，并具备在线审批和异常事件备注功能。
- 系统应能支持上传相关附件，以及异常情况记录。

- 产品输注需求及需求确认
  - 业务端提交产品输注需求申请，包括医疗机构信息、患者信息（姓名、唯一性编号、身份证号等）、计划输注时间、产品信息等。
  - 需求经在线审核确认后，系统应能自动生成运输标签并执行打印，并自动通过邮件或短信通知相关人员。

- 产品包装及放行出厂
  - 系统应能通过追溯码扫码核对患者信息和标签信息。
  - 系统应能执行 QA 在线放行 / 拒绝 / 隔离等操作，并具备在线审批和异常事件备注功能。

- 物流交接及产品运输
  - 应能输入运输信息，如运输单号、随箱温度计信息、冷链箱信息，包括封签号和封箱时间等。
  - 应能通过扫码将运单号和患者追溯码关联，核查患者信息。
  - 经销商、DTP 药房端应能通过扫描追溯码确认产品信息及运输时限。
  - 物流人员一旦在线确认接收后，系统应能自动通知相关人员。

- 医疗机构端接收和使用
  - 应能在系统中核对冷链箱信息、封签号、温度记录等，并备注异常情况，在线确认接收。
  - 产品一旦确认接收，系统应能通过邮件或短信立即自动通知相关人员。
  - 应能通过扫描患者唯一追溯码，核对患者信息、产品信息、随箱文件、标签信息等，并在线确认。
  - 应能记录产品离开冷链箱开始复融时间、结束复融时间、开始回输时间、回输结束时间等信息，并备注输注过程中的异常情况。
  - 应能在系统中确认输注完成，并自动通过短信或邮件通知相关人员。

- 订单终止和产品销毁
  - 系统应能执行订单终止和产品销毁操作，并能上传相关附件，执行在线审核流程。